Grundriß der Geschichte der deutschen Pharmazie

von

Dr. phil. A. Adlung
Oberstabsapotheker a. D., Ober-
regierungsrat und Mitglied des
Reichsgesundheitsamtes.

und

Dr. sc. nat. G. Urdang
Apotheker, korr. Mitgl. d. Ges. für
Geschichte d. Pharm., korr. Mitgl. d.
österr. Pharm. Ges., Honorary mem-
ber of the Americ. Pharm. Assoc.

Herausgegeben auf Veranlassung der
Gesellschaft für Geschichte der Pharmazie
mit Unterstützung durch
Die Deutsche Apothekerschaft

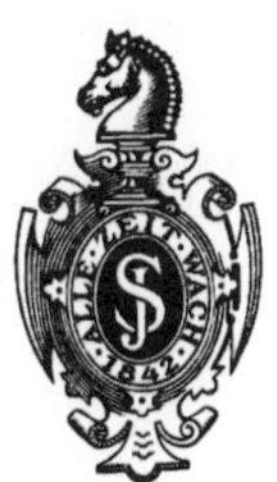

Springer-Verlag Berlin Heidelberg GmbH
1935

IN MEMORIAM

HERMANN SCHELENZ

ISBN 978-3-642-52555-1   ISBN 978-3-642-52609-1 (eBook)
DOI 10.1007/978-3-642-52609-1

Vorwort.

Das vorliegende Buch ist aufgebaut auf den von U r d a n g bereits auf den Naturforscherversammlungen in Innsbruck (1924), Düsseldorf (1926), Hamburg (1928) und in der Deutschen Pharmazeutischen Gesellschaft (1923) aufgestellten Grundsätzen für die Geschichtsschreibung der Pharmazie, die auch in den „Richtlinien" der Gesellschaft für Geschichte der Pharmazie ihren Niederschlag gefunden haben.

Die diesen Grundsätzen entsprechende Anlage des Buches, die Aufteilung des Materials in Sachmonographien statt der bisher üblichen rein chronikalen pharmazeutischen Geschichtsschreibung ist das prinzipiell Neue dieser Arbeit. Sie stellt die Aufweisung des Entwicklungsganges innerhalb der einzelnen Teilgebiete des pharmaziegeschichtlich wichtigen Geschehens an die Stelle des nur zeitlich zusammengehörenden Durcheinander der verschiedensten Materien und Sachverhalte. Die dispositionelle Ordnung des Gesamtwerkes sichert die Wahrung des großen Zusammenhanges.

Wir haben es uns zur Aufgabe gemacht, ein Buch zu schaffen, das bei guter Lesbarkeit zugleich als Quellenwerk angesehen werden kann. So sind wir, soweit irgend angängig, auf die Quellen zurückgegangen. Die aus älteren Werken, aus der Schelenzschen „Geschichte der Pharmazie" und der Berendesschen Arbeit „Das Apothekenwesen" usw. übernommenen Angaben und Daten sind umso eingehender überprüft worden, als sich hier eine ganze Reihe von Fehlern und Irrtümern herausstellte.

Dem eigentlichen, auf die Mitteilung der für die Entwicklung w e s e n t l i c h e n Einzelheiten beschränkten Textteil ist ein gleichfalls nach sachlichen Gesichtspunkten eingeteilter Tabellenteil angegliedert, der, bei den Arzneibüchern, Taxen usw. nach Jahreszahlen geordnet, eine möglichst weitgehende Übersicht gewähren soll. Die biographischen Angaben sind ausschließlich auf Persönlichkeiten beschränkt, die nicht mehr unter den Lebenden weilen.

Das hier vorliegende Buch ist ein „Grundriß der Geschichte der d e u t s c h e n Pharmazie" und gilt der Darstellung des Entwicklungsganges in den Ländern des derzeitigen deutschen Reichsgebiets. Ob es vorbildlich für gleichartige Darstellungen in anderen Ländern wirken wird und kann, steht dahin. Immerhin hat Giulio C o n c i seiner vor kurzem erschienenen „Pagine di Storia della Farmacia" (Edition Vittoria, Milano) eine Einteilung gegeben, die den von U r d a n g aufgestellten und C o n c i seinerzeit auf Anfrage brieflich erläuterten Grundsätzen Rechnung trägt. Über seine Bedeutung für die Kenntnis und Erkenntnis des Entwicklungsganges der deutschen Pharmazie hinaus ist dieses Buch ein Baustein an dem großen, der Zukunft vorbehaltenen Geschichtswerke der Gesamtpharmazie.

Berlin im Mai 1935

Dr. Alfred Adlung   Dr. Georg Urdang

Inhaltsverzeichnis.

Einleitung:

Die Vorgeschichte der Pharmazie bis zum Entstehen der Apotheken im heutigen Sinne 1

Erster Teil:

Das Apothekergewerbe 7
  1. Die gesetzlichen Grundlagen des Apothekergewerbes . . . 7
  2. Der Apothekereid 64
  3. Die Apothekenreformbewegung 71
  4. Apothekenbetrieb u. Arzneimittelverkehr innerhalb der Apotheke 81
  5. Das Arbeitsgebiet des Apothekers außerhalb der Arzneibereitung
     und Arzneiabgabe 98
  6. Der Arzneimittelverkehr außerhalb der Apotheken . . . 112
  7. Die pharmazeutische Ausbildung 131
  8. Das Apothekenpersonal 152
  9. Die pharmazeutische Industrie 161
 10. Das Verhältnis der Apotheker zu den Ärzten 181
 11. Das Verhältnis der Apotheken zu den Krankenkassen . . 200
 12. Die amtliche und halbamtliche pharmazeutische Standesvertretung 219
 13. Die außeramtliche Vertretung des Apothekerstandes . . . 237
 14. Das pharmazeutische Zeitungswesen 258
 15. Die Militärpharmazie 271

Zweiter Teil:

Der Arzneischatz der Apotheken 301
  1. Die Entwicklung des Arzneischatzes 301
  2. Arzneibücher, Dispensatorien, Antidotarien 313
  3. Kräuterbücher, Kräutersammlungen und Kräutergärten . . 338
  4. Die Arzneitaxen 346
  5. Homöopathie, Biochemie und Volksheilmittel 361

Dritter Teil:

Die pharmazeutische Technik 381
  1. Pharmazeutische Arbeitsgeräte und -vorgänge 381
  2. Apothekergewichte, Waagen und Meßgeräte 393

Vierter Teil:

Pharmazeutische Kulturgeschichte 399
  1. Apothekenbauten und Apothekeninventar 399
  2. Der Apotheker als Subjekt und Objekt der Kunst . . . 403
  3. Der Apotheker als Bürger 411

Fünfter Teil:

Pharmazeutisch-Biographisches 422
  1. Praktiker, Politiker und Historiker der Pharmazie . . . 422
  2. Apotheker als Hochschullehrer 449
  3. Auf außerpharmazeutischen Gebieten bekanntgewordene Apo-
     theker (Nicht-Hochschullehrer) 485

Schlußbetrachtung:

Die deutsche Apotheke im Wandel der Zeit 494

Tabellenteil:

1. Apotheker- und Medizinalordnungen 520
2. Amtliche Arzneitaxen 532
3. Amtliche Arzneibücher und Dispensatorien 542
4. Armen-Arzneibücher, Homöopathische Arzneibücher und Arznei-
   bücher-Kommentare 548
5. Nichtamtliche Arzneibücher, Antidotarien und dergleichen . . 550
6. Kräuterbücher und dergleichen 553
7. Wichtiges Schrifttum über pharmazeutische Gesetzeskunde . . 554
8. Pharmaziegeschichtliches Schrifttum 555
9. Sonstiges pharmazeutisch wichtiges Schrifttum 561
10. Verzeichnis der benutzten Archive und Bibliotheken . . . 568
11. Verzeichnis älterer, in der Gegenwart nicht oder in anderer
    Bedeutung bestehender Arzneiformen 569
12. Entdeckungsdaten der wichtigsten chemischen Arzneimittel . 571
13. Zusammenstellung der aus dem Apothekerstande hervorge-
    gangenen pharmazeutischen Hochschullehrer, nach Hochschulen
    geordnet 580
14. Fabriken und Drogengroßhandlungen der Gegenwart, die aus
    Apotheken hervorgegangen sind 584

Namen- und Sachverzeichnis:

1. Namenverzeichnis 586
2. Sachverzeichnis 599

Druckfehler-Berichtigungen:

Seite 4, Zeile 9 von oben ist hinter „gemäß" das Wort „nach" einzufügen.

Seite 76, Zeile 4 von unten ist vor „ihrer Erben" das Wort „und" einzufügen.

Seite 93. Zeile 12 von oben muß es statt „Karl V." — „Karl IV." heißen.

Seite 135, Zeile 13 von unten muß es statt „805" — „1805" heißen.

Seite 176, Zeile 12 von oben muß es statt „Hagen" — „Hager" heißen.

Seite 186, Zeile 2 von unten muß es statt „1800" — „1801" heißen.

Seite 237, Zeile 4 von unten muß es statt „Reichsschaft" — „Reichsstadt" heißen.

Seite 242, Zeile 15 von oben muß es statt „August Zarcke" — „August Garcke" heißen.

Seite 253, Zeile 17 von oben ist hinter „dienende" das Wort „pharmazeu-tische" einzufügen.

Seite 312, Zeile 12 von oben muß es statt „auf der einen" — „sowie" heißen.

Seite 372, Zeile 12 von oben muß das letzte Wort der Zeile „den" durch „zum" ersetzt werden.

Seite 402, Zeile 11 von oben ist hinter „Böhme-Bernau" — „Walter D ö r r - Stuttgart" einzufügen.

EINLEITUNG.

Die Vorgeschichte der Pharmazie bis zum Entstehen der Apotheken im heutigen Sinne.

„Der Ursprung der Heilkunde liegt", sagt M e y e r - S t e i n e g[1]), „ebenso wie die ersten Anfänge aller anderen Kulturerscheinungen im Dunkel der Vorzeit verborgen". Diese Feststellung gilt umsomehr auch für die Arzneikunde und Arzneikunst, als sie bis zur Entwicklung einer systematisch aufgebauten Methodik des Krankheitserkennens, der „Diagnose", einen wesentlichen, in der Frühzeit der Menschheitsgeschichte sogar den wesentlichsten Bestandteil der „Heilkunde" bildete.

Zweifellos hat das innige Zusammenleben des primitiven Menschen mit der Natur ihn die Eigenschaften seiner Umwelt kennen lernen lassen. Unmittelbare Erfahrung hat ihn darüber unterrichtet, welche Naturstoffe er in bestimmten Krankheitsfällen mit Aussicht auf Erfolg verwenden konnte und allmählich dürfte sich so eine gewisse, durch mündliche Überlieferung übertragene lehrbare Kenntnis entwikkelt haben. Mit dem Augenblick, in dem das geschehen, in dem eine Heiltradition entstanden war, mußte ein Berufsstand vorhanden sein, dem die Pflege und Vervollkommung dieser Tradition oblag. Die nahe Beziehung der primitiven Medizin zum Übersinnlichen machte es zur Selbstverständlichkeit, daß zunächst der Priesterstand die Funktionen des Arztes und zugleich die des Arzneibereiters, des Apothekers, übernahm.

Was aus der vorchristlichen Zeit an Nachrichten über Arzneikenntnis und -bereitung auf die Gegenwart gekommen ist, entstammt, was vielfach übersehen wird, andersgearteten, aber darum nicht weniger hochstehenden Kulturen. So ist es nicht verwunderlich, daß z. B. der altägyptische Arzneischatz, wie er sich aus dem nach seinem Entdecker, dem Historiker und Romanschriftsteller Georg E b e r s benannten, etwa um das Jahr 1600 v. Chr. geschriebenen „Papyros Ebers" ergibt, eine ganze Anzahl wertvoller, auch heute noch arzneilich gebrauchter Stoffe enthält und der „Papyros Ebers" Zeichen für

---

[1]) Th. M e y e r - S t e i n e g und Karl S u d h o f f, Geschichte der Medizin im Überblick, Verlag von Gustav Fischer, Jena.

eine ganze Anzahl pharmazeutischer Verrichtungen, für Sieben, In-
fundieren, Kochen, Mazerieren, Kolieren und Filtrieren (v. O e f e l e)
aufweist. Bei den Angehörigen der etwa um das Jahr 600 v. Chr.
blühenden griechischen Ärzteschulen in Kos und Knidos gab es nach
M e y e r - S t e i n e g bereits „besondere Hilfskräfte, welche die mehr
mechanischen Tätigkeiten des Sammelns und Herrichtens von Arzneistoffen, der Unterstützung bei der Ausübung des Berufes, Verabreichung von Bädern, Umschlägen, Einreibungen, Schröpfen und andere Maßnahmen der niederen Chirurgie versahen." Hier bahnt sich
bereits eine Arbeitsteilung an, die den Keim zu dem Berufe des
Apothekers und dem des Heilgehilfen enthält.

In diesen griechischen Ärzteschulen hat sich, nach unserer Kenntnis erstmalig, eine systematisch aufgebaute Krankheitslehre und damit
eine wissenschaftliche, d. h. auf bestimmten Grundsätzen beruhende
methodische Diagnostik herausgebildet, die sich beide insbesondere
an den Namen des aus der Schule von Kos hervorgegangenen „Vaters der Heilkunde" Hippokrates (460—377 v. Chr.) und an die in
bezug auf die Autorschaft umstrittenen Hippokratischen Schriften
knüpften.

Die Krankheitslehre des Hippokrates hat, da sie von Galen nur
ausgebaut, nicht eigentlich verändert wurde, bis in die Neuzeit hinein
die Grundlage der Medizin und damit der Therapie gebildet. So
dürfte die kurze Erklärung, die M e y e r - S t e i n e g in der bereits
erwähnten Geschichte der Medizin ihren wichtigsten Prinzipien widmet, auch an dieser Stelle von Interesse sein. M e y e r - - S t e i n e g
nennt die Krankheitslehre des Hippokrates „ausgesprochen humoral-
pathologisch" und fährt dann wie folgt fort:

„Die Säfte (humores) bedingen durch ihr qualitatives und quantita-
tives Verhalten Gesundheit und Krankheit. Die vier Kardinalsäfte sind das
Blut, der Schleim, die gelbe Galle und die schwarze Galle. Jedem dieser
Säfte wohnen bestimmte Eigenschaften inne: dem Blute das Feucht-
Warme, dem Schleime das Kalt-Feuchte, der gelben Galle das Warm-
Trockene, der schwarzen Galle das Kalt-Trockene. Eine richtige Mischung
dieser Säfte bedingt Gesundheit, fehlerhafte Mischung ruft Krankheit
hervor."

Es ist selbstverständlich, daß auch die Arzneitherapie sich in das
System dieser von den sogenannten „Dogmatikern" vielfach ausgebauten Krankheitslehre einfügen mußte. Die Art der Verwendung der
Arzneimittel wurde natürlich nach wie vor durch ihre empirisch
gefundene Wirksamkeit bestimmt. Aber ob man sie überhaupt und in
welchem Umfange man sie verwertete, wurde mehr und mehr von
grundsätzlichen, durch das System der Krankheitslehre bedingten
Erwägungen abhängig gemacht. Man unterschied allgemeine ärztliche
Verordnungen, zu denen insbesondere diätetische Maßnahmen arzneilicher und nichtarzneilicher Natur gehörten, und die besondere, im
Wesentlichen den Krankheitssymptomen geltende, auf dem Prinzip
des „contraria contrariis" beruhende Therapie. Man kannte und verwendete Umschläge, Einreibungen, Pflaster, Stuhl- und Mutterzäpf-

chen, Salben, Aufgüsse, Abkochungen, Auszüge, Latwergen usw. (M e y e r - S t e i n e g). Die Arzneistoffe waren, mit wenigen Ausnahmen, u. a. Alaun, Schwefel, Kupferblüte, Kupfersulfat und Eisenrost (Ferrihydroxyd), pflanzlicher Natur.

Die Epoche der Systematisierung der Heilkunde und damit auch der Arzneiverwertung blieb nicht ohne Rückschlag. Die der Überlieferung nach von Philinos von Kos und Serapion von Alexandreia in der zweiten Hälfte des 3. Jahrhunderts v. Chr. begründete empirische Schule suchte die Theorie, das „System", tunlichst ganz auszuschalten und die Heilkunde ganz auf eigener und fremder, gegebenenfalls überlieferter Beobachtung und schließlich auf dem Analogieschluß aufzubauen. Es ist klar, daß innerhalb dieser Epoche die Zahl der als wirksam erkannten Arzneimittel eine erhebliche Zunahme erfuhr. Das bekannte Antidotum des Königs Mithridates Eupator von Pontos (120 —63 v. Chr.), dessen Zusammensetzung später von Andromachus, dem Leibarzte des römischen Kaisers Nero geändert wurde und in dieser Form als „Theriak des Andromachus" ein bis in das 18. Jahrhundert n. Chr. geschätztes Universalmittel wurde, stammt aus dieser Epoche.

Es kann nicht Sache dieser Darstellung sein, einen Überblick über die Entwicklung der Arzneikunde zu geben. So muß sie sich auf die Erwähnung der für diese Entwicklung im Hinblick auf die Aufgaben der praktischen Pharmazie, d. h. die ordnungsgemäße, auf den wissenschaftlichen und praktischen Erfahrungen der jeweiligen Zeit begründete Beschaffung, Bereitung, Aufbewahrung und Abgabe von Arzneimitteln, wesentlichen Männer und Geschehnisse beschränken. Zu diesen Männern gehören vor allen Dingen Pedanios Dioskurides (Dioskorides) aus Anazarba (Mitte des 1. Jahrhunderts n. Chr.) und der große Systematiker, dessen Einfluß mehr als anderthalb Jahrtausende, bis in die Neuzeit hinein, die Medizin und die Arzneitherapie maßgeblich beeinflußte, der im Jahre 130 n. Chr. in Pergamon geborene Claudius Galenos.

Die Arzneimittellehre des Dioskurides,[1]) die der Apotheker und Pharmaziehistoriker Julius B e r e n d e s ins Deutsche übersetzt und kommentiert hat, ist von allen späteren Autoren dieses Gebietes benutzt und herangezogen worden und hat auch für die wissenschaftliche Botanik eine große Bedeutung gewonnen. Von Galenos, der in seiner ein Jahrhundert später geschriebenen Arzneimittellehre hinsichtlich der Charakteristik der einzelnen Mittel auf die von ihm als maßgeblich anerkannte Beschreibung des Dioskurides verweist, ist die Arzneikunst weniger bereichert als systematisiert und an fester Stelle dem von ihm geschaffenen grandiosen System der Heilkunde eingegliedert worden. Er habe, sagt Galen von sich selber, die Bahn, die Hippokrates nur angelegt habe, gangbar gemacht, und in der Tat

---

[1]) Verlag von Ferdinand Enke, Stuttgart.

hat er das Gebäude der wissenschaftlichen Medizin, das Hippokrates
in seinen Grundlinien abgesteckt hatte, zu Ende gebaut.

Arzneimittel „pharmakon" nennt Galen nach B e r e n d e s[1] „das-
jenige, was im Körper eine Veränderung hervorbringt, im Gegensatze
zu den Nahrungsmitteln, die eine Vermehrung bewirken; die innerlichen Mittel heißen auch Antidota. Die einfachen Arzneimittel sind
rein und unverfälscht und wirken nur nach einer Seite hin. Haupt-
aufgabe der Pharmakologie ist es, dieselben den einzelnen Krank-
heitszuständen gemäß ihren Elementarqualitäten des Warmen, Feuchten und Trockenen zusammenzusetzen".

Die Tatsache, daß man diejenigen Arzneipräparate, die im wesentlichen ohne größere Apparatur, auf der Grundlage empirischer
Feststellungen und mit Hilfe manueller Geschicklichkeit hergestellt
werden, auch heute noch „Galenica" nennt, dürfte darauf zurückzuführen sein, daß Galen für eine ganze Anzahl solcher Mittel, Pflaster,
Salben usw., auf Grund eigener Erfahrung Vorschriften angegeben
hat, die immer wieder variiert und verwendet wurden. Die von Galen
gegebene Zusammenstellung von Mitteln mit analoger Wirkung, die
im Bedarfsfalle, d. h. beim Fehlen des einen oder anderen Präparats,
an Stelle des fehlenden gebraucht werden konnten, ist die erste
bekannte offizielle Anweisung zum Substituieren, zu dem später eine
so ominöse Rolle spielenden „Quid pro quo".

Es ist bekannt, daß Galen seine „Composita" selbst anfertigte
und das gleiche dürfte bei den meisten Ärzten der Antike der Fall
gewesen sein. Andererseits wurde bereits erwähnt, daß schon um
600 v. Chr. bei den Angehörigen der Ärzteschule von Kos und Knidos das Sammeln der Arzneistoffe und die Herstellung der Arzneimittel von „besonderen Hilfskräften" besorgt wurde. Selbständigen
Gewerbetreibenden scheint man jedenfalls in offiziellen Kreisen das
gerade bei der Zubereitung der Arzneien erforderliche Vertrauen in
der Früh-Antike nicht geschenkt zu haben.

Alfred S c h m i d t ist der Frage der Arzneibereitung und des Arzneimittelkleinhandels in der Antike in seinem Buche „Drogen und
Drogenhandel im Altertum"[2] sowie in einem Vortrage „Über den Ursprung der Apotheken"[3] nachgegangen. Er stellt fest, daß die Gewerbetreibenden, die sich im Altertum mit der Herstellung und dem
Vertrieb von Arzneimitteln befaßten, vermutlich in zwei Klassen
geschieden waren, die pigmentarii, die die einheimischen Drogen von
den Kräutersuchern, den Rhizotomen — die Bezeichnung führten auch
mehrere Verfasser antiker Kräuterbücher —, bezogen und sie an das
niedere Volk als Heilmittel, an die Färber und Handwerker für ihr
Gewerbe verkauften, und die unguentarii oder seplasiarii (von der
Seplasiagasse in Capua), die zur Herstellung ihrer Kosmetika die teu-

---

[1]) Das Apothekenwesen, Verlag von Ferdinand Enke, Stuttgart.
[2]) Verlag von Johann Ambrosius Barth, Leipzig.
[3]) Pharmazeutische Zeitung 1927 Nr. 72.

Erster Teil

Das Apothekergewerbe.

1. Die gesetzlichen Grundlagen des Apothekergewerbes.

I.

Als man dazu überging, durch gesetzliche Maßnahmen die Rechte und Pflichten der Apotheker festzulegen und Bestimmungen über das Apothekenwesen zu erlassen, geschah dies zunächst nur im Rahmen der alle Heilberufe umfassenden Medizinalgesetze, denen in der Regel als besonderer Abschnitt Bestimmungen über Apotheker und Apotheken beigegeben waren. Vielfach begnügte man sich auch damit, in die aus Anlaß der Errichtung von Apotheken ausgestellten Bestätigungsurkunden, Privilegien oder Eide, entsprechende Bestimmungen aufzunehmen, wodurch diese Urkunden zu einer für die Person des Berechtigten geltenden Apothekerordnung wurden. Erhöhte sich in einer Stadt oder im Lande die Zahl der Apotheken, dann wurden in der Regel besondere Apothekerordnungen erlassen. In späterer Zeit wurden wichtige Abschnitte des Apothekenwesens in Verbindung mit anderen Gesetzen, wie z. B. Gewerbegesetzen, geregelt. Auf die wichtigsten amtlichen Bestimmungen über das Apothekenwesen sei im nachstehenden kurz eingegangen.

Als erste amtliche Regelung des Apothekenwesens auf europäischem Boden sind die in der Zeit zwischen 1162 und 1202 entstandenen Statuta sive Leges Municipales Arelatis, Ärzte- und Apothekerordnung der südfranzösischen Stadt Arles, anzusehen. Diese „Ordnung" enthielt bereits Bestimmungen über die Trennung der Medizin von der Pharmazie, verlangte von den Apothekern einen Diensteid, verbot den Ärzten das Halten von eigenen Apotheken und setzte für Apotheker und Ärzte Strafbestimmungen fest.

Die im Jahre 1240[1]) vom Hohenstaufenkaiser Friedrich II. für seine Stammländer Sizilien und Unteritalien erlassene Medizinalordnung ist den Leges Arelatis so ähnlich, daß die Annahme, die

---

[1]) Über den Zeitpunkt des Erscheinens der Medizinalordnung Kaiser Friedrichs II. finden sich in der Literatur verschiedene Angaben, so 1224, 1231, 1240 und 1241. Richtig dürfte wohl die von Huillard-Bréholles in seiner Historia diplomatica Friderici Secundi, Paris 1854, tom. IV. gemachte Angabe sein, daß die Medizinalordnung wahrscheinlich im Jahre 1240 erlassen worden ist. (Siehe Adlung, Die ältesten Apothekerordnungen, Veröffentl. der Gesellschaft für Geschichte der Pharmazie 1931.)

in Arles getroffene Regelung sei dem Kaiser bekannt gewesen, nahe
liegt. Aber die Medizinalordnung Friedrichs II. weist zwei Neuerungen grundsätzlicher Art auf, die sie und nicht die Leges Arelatis zum
Ausgang der modernen Apothekengesetzgebung gemacht haben. Sie
legte fest, daß nur in bestimmten Städten des Reiches Apotheken
eröffnet und nur solche Apotheker, „stationarii", die Erlaubnis zur
Eröffnung und zum Betriebe einer Apotheke bekommen sollten, die
vorher vereidigt worden waren. Sie setzte also erstmalig die später
allgemein eingeführte Erlaubniserteilung durch den Landesherrn fest.
Dazu enthält sie summarische Taxbestimmungen und damit die erste
amtliche Festlegung der Arzneipreise der Apotheken.

Der Ruf der Medizinalordnung des Kaisers Friedrich II. drang
bald weit über die Grenzen der Stammländer hinaus. Es vergingen
aber noch viele Jahre, bis sich das Institut der Apotheke auch in
Deutschland einbürgerte und damit die Notwendigkeit zum Erlaß von
Apothekerordnungen fühlbar wurde.

Wenn man von dem aus den Jahren 1271—1322 stammenden
B a s e l e r   A p o t h e k e r e i d absieht, der dadurch von besonderem
Interesse ist, daß für die Ausübung des Apothekergewerbes der
Nachweis gewisser Kenntnisse verlangt wird, ist die erste deutsche
Apothekerordnung in der nach Stengel[1]) vermutlich von dem Bischof
Thomas v. Sarepta, in den Jahren 1336—1350 in Breslau als Leibarzt
des Herzogs Boleslaus III. v. Liegnitz und als Rat Kaiser Karls des IV.
tätig, verfaßten M e d i z i n a l o r d n u n g   d e s   K a i s e r s   K a r l IV.
enthalten, die zur Zeit im Staatsarchiv Breslau aufbewahrt wird.
Nach dieser Ordnung durften Ärzte und Apotheker ihre Kunst nur
dann ausüben, wenn sie würdig waren und ihren Eid abgelegt hatten. Wer diese Gesetze nicht hielt, sollte bestraft werden, als ob er
einen Meineid geleistet habe. Der Wortlaut der Verordnung zeigt
deutlich, daß die Medizinalordnung des Kaisers Friedrich II. als
Vorbild gedient hat.

Obwohl im 14. Jahrhundert die deutschen Städte, insbesondere
die Reichsstädte, in hoher Blüte gestanden haben, sind aus jener Zeit
nur einige wenige Apothekerordnungen oder ähnliche Verfügungen
bekannt. Eine Verordnung für die Stadt K o n s t a n z vom Jahre 1387
verdient dadurch ein besonderes Interesse, daß sie den Apotheker
verpflichtete, in einem etwaigen Kriege als Feldapotheker Dienst zu
tun. Die im Jahre 1397 erlassene A p o t h e k e r o r d n u n g   d e s   R a t s
d e r   R e i c h s s t a d t   R e g e n s b u r g verlangte vom Apotheker, daß
er sein „Antidotarium", wahrscheinlich das des Nikolaus, kannte und
daß er nach den darin enthaltenen Vorschriften seine Arzneien bereitete. Ohne Wissen und Rat des Arztes durfte er nicht substituieren.

Die B a s e l e r   A p o t h e k e n v e r o r d n u n g   a u s   d e n   J a h -
r e n   1 4 2 3 — 1 4 2 6 bringt verschiedenes Neue. Zum ersten Male

---

[1]) Übersicht der Arbeit und Veränderungen der schlesischen Gesellschaft für vaterländische Kultur im Jahre 1842 (Breslau 1843).

werden amtliche Vorschriften über das Einsammeln, Trocknen und Aufbewahren der Pflanzendrogen bekannt gegeben. Diese Verordnung
stellte bereits gewisse wissenschaftliche Anforderungen an den Apotheker und verbot die Anwendung von Ersatzmitteln. Der Ausdruck
„quid pro quo", den man später in fast allen mittelalterlichen Apothekerordnungen trifft, findet sich in der Baseler zum ersten Male. Sie
enthielt auch bereits Bestimmungen über die Einschränkung des Opium-
verbrauchs und ordnete zum ersten Male die stete Dienstbereitschaft
des Apothekers an.

Die in der zweiten Hälfte des 15. Jahrhunderts entstandene
Baseler Apothekerordnung verlangte nicht nur, daß der
Apotheker sorgfältig, treu und fleißig und in seiner Kunst erfahren
sei, sondern auch, daß er sein Latein in ziemlichem Maße kennen
sollte. Während man nach der Breslauer Handschrift noch einen in
der Berechnung sich auswirkenden Unterschied zwischen Sirupen aus
Honig und Zucker machte, aber beide nebeneinander gelten ließ, wurde
hier ausdrücklich angeordnet, daß man Sirupe und Latwergen nicht
mehr mit Honig, sondern nur mit Zucker bereiten dürfe. Eingehend
wurde die Literatur behandelt, die der Apotheker kennen mußte.

Als der Rat der Stadt Frankfurt im Jahre 1461 einen Apotheker anstellte, erließ er auch eine Apothekerordnung mit
Taxe, deren auffallende Kürze wohl darauf zurückzuführen ist, daß
die vom Stadtapotheker vordem beschworene Bestallung bereits die
wichtigsten Verpflichtungen enthielt.[1]) Die Frankfurter Apothekerordnung hat, wie aus dem Wortlaut der in der Zeit von etwa 1472
erlassenen Konstanzer Apothekerordnung ersichtlich ist,
dieser als Vorbild gedient. Das gleiche gilt für andere in jener Zeit
entstandene Apothekerordnungen.

Besonders ist noch die zur gleichen Zeit (1471) erlassene. Heidelberger Apothekerordnung zu erwähnen. Sie verlangte, daß der
Apotheker seine Apotheke persönlich leitete und die Herstellung der
zusammengesetzten Arzneien überwachte und schrieb bereits die besondere, von der sonstigen materia medica getrennte Aufbewahrung
der aus Moschus und Kampfer hergestellten Arzneien vor.

An der im Jahre 1478 erschienenen Kölner Apothekerordnung ist besonders interessant, daß der Apotheker verpflichtet
wurde, alle Rezepte aufzubewahren. Auf Wunsch hatte er Abschriften anzufertigen. Bei Verstößen gegen die Apothekerordnung wurde
er dadurch bestraft, daß er seine Fenster acht bis vierzehn Tage lang
zu schließen hatte, also seinen Betrieb solange einstellen mußte.

Eng verwandt sind zwei Apothekerordnungen, von denen die
eine, die Stuttgarter, unter dem Titel „Der appotecker
aide und gesazt" im Jahre 1482 und die andere, die Ulmer,
unter dem Titel „Der Appentheker zu Vlm Gesatz und
Ayd" 1491 erlassen worden ist. Beide Ordnungen sind sehr aus-

---

[1]) Frankfurter Stadtarchiv, Med. Akt.

führlich. Die Stuttgarter Verordnung zeigt eine gewisse Großzügigkeit und dürfte wohl als eine der besten der damaligen Zeit bezeichnet werden können. Die „Knecht oder Gesellen" durften nach der Stuttgarter und der Ulmer Ordnung nur dann angenommen oder angestellt werden, wenn sie vorher von dem geschworenen Arzte bewertet und zugelassen und auf die Ordnung vereidet worden waren.

Um die Wende des 15. Jahrhunderts hatte der Rat der Stadt F r a n k f u r t, wie aus den noch vorhandenen Akten hervorgeht, seinem Medizinalwesen große Aufmerksamkeit geschenkt. Er machte sich die eigenen Erfahrungen und die der anderen süddeutschen Städte zu nutze und gab verschiedene ausführliche und wertvolle Verordnungen heraus, von denen in erster Linie das J u r a m e n t u m A r o - m a t i c o r u m s i v e A p o t h e c a r i o r u m, J u r a m e n t u m M e - d i c o r u m, „D e s s R a t e E r t z t e t V e r s c h r e i b u n g" und vor allen Dingen die F r a n k f u r t e r A p o t h e k e r o r d n u n g zu nennen sind, die vermutlich um 1500 entstanden war.

Die Apothekerordnung schrieb vor, daß Drogen zur rechten Zeit gesammelt und so aufbewahrt werden mußten, daß sie nicht schimmelig, kraftlos oder von Katzen, Ratten, Mäusen oder anderem Getier verunreinigt und beschädigt werden konnten. Zur Unterbringung der „Stücke" waren geeignete Gefäße zu verwenden. Unbrauchbare Ware mußte ausgesondert werden. Gemengte Arzneien mußten genau nach den Vorschriften der Antidotarien von N i k o l a u s und M e s u e angefertigt werden. Stete Dienstbereitschaft wurde gefordert. Gifte mußten vorsichtig aufbewahrt werden. Kam es wegen der Bezahlung zu Streitigkeiten zwischen Apotheker und Patienten, so hatte diese der Stadtarzt mit zwei Ratsmitgliedern zu schlichten und der Apotheker hatte sich ihren Anordnungen zu fügen. Die Tendenz der Frankfurter Apothekerordnung wird durch folgende Leitsätze, die der Verordnung vorangestellt sind, charakterisiert:

„Item vier Dinge gehörent in eyner Apoteken. Zum ersten eyn getrewer Apoteker, Zum andern recht gut materialia oder materii in die Apotek, Zum dritten recht bereyttunge der stuck, die zu der ertzney gehorent, Zum vierden das die Dinge so in der apoteken gemacht werden vmb eyn zyemlich gelt geben werden von dem apoteker."

Der größte Teil der Apothekerordnungen der nächsten Jahrhunderte ist zweifellos auf den bereits erlassenen aufgebaut. Sie schließen sich inhaltlich ihnen eng an. Einzelne enthalten aber erwähnenswerte Abweichungen und Besonderheiten, auf die nachstehend hingewiesen werden soll.

Kurze Zeit nach Erlaß der Frankfurter Apothekerordnung erschien im Jahre 1502 in W ü r z b u r g eine in deutscher und lateinischer Sprache verfaßte, vom Bischof Lorenz von Bibra erlassene O r d n u n g f ü r Ä r z t e u n d A p o t h e k e r, die einige ganz interessante Bestimmungen enthält. Nach ihr mußte ein jeder Arzt in der Apotheke ein Register auflegen, worin Name, Krankheit und Arznei seiner Patienten eingetragen wurde, „damit jedermann Einsicht davon

nehmen und dem Kranken umso treulicher geholfen werden könne."
Diese Verordnung steht im Gegensatz zu der Kölner Apothekerordnung vom Jahre 1478, die dem Apotheker über den Inhalt der
ärztlichen Verschreibungen Verschwiegenheit auferlegte. Dem Würzburger Apotheker war ausdrücklich die Selbstherstellung seiner Arzneien vorgeschrieben; nur was im Lande nicht wachse, durfte gekauft
werden. Die Compositiones hatte er nach den Antidotarien Mesue
und Nikolaus anzufertigen. „So aber ein Apotheker eine meister-
liche Composition hat, die viel und oft glücklich gebraucht werde",
durfte er sie mit Wissen des bischöflichen Arztes anfertigen. Er war
auch verpflichtet, sich an die gleichzeitig angekündigte Taxe zu halten.

Es sei gleich bemerkt, daß diese Medizinalordnung im Laufe des
16. Jahrhunderts durch mehrere neue Medizinalordnungen verbessert
und ergänzt wurde und zwar durch die Medizinal-Ordnungen der
Bischöfe Conrad von Thüngen (1535), Melchior von Zobel (1550)
und Julius Echter, des Gründers des Juliushospitals (1583). Von diesen
Medizinalordnungen enthält die des Jahres 1550 eine Besonderheit.
Der Apotheker durfte nach ihr Mercurium, Auripigmentum und Arsenicum nur an Adelige und Praelaten oder an Bekannte oder „wer
eine Urkunde von der Behörde hat" abgeben. Trotz der verschiedenen
Verbesserungen auf dem Gebiete des Medizinalwesens sind, wie es
in der Verordnung des Jahres 1583 heißt, erbärmliche Zustände in
der Medizinalpolizei eingerissen, denen die neue Ordnung, die sowohl
den Ärzten wie den Apothekern galt, abhelfen sollte. Es wurde gerügt,
daß die ersteren verbotenerweise Arzneien selbst abgaben und die
letzteren schlechte, oft sogar lebensgefährliche Arzneien verkauften.
Diese traurigen Zustände waren nicht auf Würzburg beschränkt. Sie
waren so allgemein geworden, daß sie auf dem im Jahre 1548 in
Augsburg unter dem Vorsitze des Kaisers Karl V. abgehaltenen
Reichstage zur Sprache gebracht wurden. In der damals erlassenen
„Reformation guter Polizei" wurde ein Artikel 33 aufgenommen, der von den Apothekern handelte und die Obrigkeiten verpflichtete, die Apotheken durch Vertrauensleute und Sachverständige
jährlich wenigstens einmal zu besichtigen und „gute reformation darin
fürzunehmen und den materialien gebührlichen Wert zu setzen".

In jene Zeit fällt auch die Einführung der von Karl V. erlassenen
„Peinlichen Gerichtsordnung", kurzweg Constitutio criminalis Carolina genannt, die auch Bestimmungen über das Apothekenwesen bzw. den Verkehr mit Arzneimitteln und Giften enthielt.
In den Artikeln 37, 50, 113 und 133 regelte sie den Kauf und Verkauf
von Giften und schrieb gleichzeitig vor, daß Apotheker und andere,
so Gift verkaufen oder damit hantieren, „in glübd vnd eyde" zu nehmen
sind. Schwere Strafen waren für die Fälschung von Maß, Gewicht
und Waren sowie für die Abgabe von Abtreibungsmitteln vorgesehen.
Im Artikel 134 setzte sie die Strafe fest, die den Arzt traf, der sich
durch leichtfertige und mißbräuchliche Verwendung von Arzneien
fahrlässiger Tötung schuldig gemacht hatte.

Im Anschluß an die Reichspolizeiordnung des Jahres 1548, die übrigens auf dem Reichstage zu F r a n k f u r t im Jahre 1577 mit geringer Abänderung erneut erlassen wurde, stellten freie Reichsstädte und Landesherren ähnliche Verordnungen auf.

Die Stadt N ü r n b e r g hatte sich zwar vorher schon mehrfach in Ratsbeschlüssen mit dem Apothekenwesen beschäftigt und eine Art Apothekerordnung, die übrigens inhaltlich der Frankfurter des Jahres 1500 glich, im Jahre 1529 erlassen. Durch die erste gedruckte Nürnberger Apothekerordnung „D e r A p o t h e c k e r P f l i c h t u n d O r d n u n g z u N ü r n b e r g” vom Jahre 1547 wurde das kurz vorher erschienene Dispensatorium Valerii Cordi zur Einführung gebracht und durch den R a t s b e s c h l u ß vom 8. Juli 1551 das Apothekenwesen der Reichsstadt N ü r n b e r g im Sinne der Reichspolizeiordnung vom Jahre 1548 verbessert. Der Rat bestimmte bei dieser Gelegenheit noch, daß man „hinfüro in acht haben soll, kein new Appotecken mer auffrichten zu lassen, desgleichen nit zu gestatten, wann der yetztigen Appotecken eine oder mer auch wider abgeen würde, andere an derselben stat on sonder vorwissen und bewilligung ains Erbaren Raths anzurichten”. Er führte also die Konzessionspflicht ein.

Die Bestimmungen der Reichspolizeiordnung wurden von den Landesherren häufig in die zu jener Zeit vielfach erlassenen Landesordnungen aufgenommen, so z. B. von den Sächsischen Herzögen M o r i t z und A u g u s t zu Sachsen in die Landesordnung vom 12. August 1550.

Die sächsischen Herzöge haben zu jener Zeit zweifellos für ihre Apotheken viel Interesse gehabt. Dies beweisen die verschiedenen damals erlassenen sächsisch-thüringischen Apothekerordnungen und Taxen. Schon im Jahre 1554 wurde für J e n a eine allerdings nicht im Druck erschienene Verordnung „V i s i t a t i o n, R e f o r m a t i o n v n d S e t z u n g e i n e r T a x” erlassen, der am 9. November 1558 eine für die Städte S a a l f e l d und C o b u r g erlassene A p o t h e k e r o r d n u n g folgte. In etwas erweiterter Form wurde diese Apothekerordnung als A p o t h e k e n R e f o r m a t i o n am 24. Februar 1567 nebst einer gedruckten Taxe für das ganze Herzogtum Sachsen erlassen.

Bis zur Mitte des 16. Jahrhunderts gab es in Norddeutschland, von einer kurzen L ü b e c k e r A p o t h e k e r o r d n u n g des Jahres 1519 abgesehen, noch keine Apothekerordnung und auch noch keine amtliche Taxe. Die erste ausführliche norddeutsche Apothekerordnung wurde im Jahre 1555 vom Herzog A l b r e c h t v o n P r e u ß e n für die Stadt K ö n i g s b e r g erlassen. Sie hat nicht lange bestanden. An ihre Stelle trat am 30. April 1563 eine neue Ordnung: P r i v i l e g i u m o d e r C o n f i r m a t i o n v b e r d i e V i s i t a t i o n v n n d t O r d n u n g k d e r A p o t h e k e n. Wie der Titel schon sagt, handelt es sich dabei in erster Linie um eine Anerkennung des Privilegcharakters der damals in K ö n i g s b e r g vorhandenen vier Apotheken.

Kehrt man zurück nach Süddeutschland, so fällt auf, daß sich Württemberg auch im 16. Jahrhundert durch eine gut durchgeführte Medizinalgesetzgebung auszeichnete. Mehring[1]) berichtet über eine württembergische Tax, Staat und Aid der Medicorum und Apotheker, die im Jahre 1556 erlassen und dann in die Landesordnung vom 17. August 1567 aufgenommen wurde. Diese Apothekerordnung enthält u. a. Bestimmungen über den Einkauf von Apothekerwaren. Sie zeigten, wie dieser sich damals abgespielt hat. Ausländische Materialien durften nur auf den großen Messen in Venedig, Lyon, Antwerpen, Frankfurt oder sonst vornehmen deutschen Messen gekauft werden. Von den drei im Handel befindlichen Qualitäten durfte nur die beste, „die sonder ganz rein uszgelesen und die besten finum oder selectum gekauft werden." — Zu Konfekten sollte der Apotheker nur „Kanarizucker" verwenden, nichts mit Mehl verfälschen. Wollte der Apotheker einen „Diener" annehmen, so mußte ihn der Doktor vorher examinieren. Aber auch solch einem „approbierten" Diener durfte der Apotheker nicht alles überlassen.

Der Lehrjunge mußte sich einem gründlichen Examen durch den Doktor im Beisein von Amtmann und Bürgermeister unterziehen und dabei in der lateinischen Grammatik Bescheid wissen. Daß man auch an den Apotheker selbst verhältnismäßig hohe Anforderungen stellte, beweist die Bestimmung, daß er bestimmte Bücher über pharmazeutische und naturwissenschaftliche Dinge besitzen, in Ordnung halten, selber lesen und seine Diener zum Lesen anhalten mußte.

Auch die Stadt Ulm erließ zu jener Zeit eine neue Apothekerordnung an Stelle der bis dahin gültigen des Jahres 1491. Die Ulmer Apothekerordnung vom Jahre 1564 führte in Ulm das Dispensatorium des Valerius Cordus ein, bestimmte, daß Destillationen nur in gläsernen oder glasierten Destillierzeugen gemacht werden sollten und daß man sich dabei des Wasser-, Aschen- und Sandbades zu bedienen hätte. Es war darauf zu achten, daß die destillierten Wässer keinen brandigen Geschmack hätten und daß die „fürnehmsten Dekokte zu den Syrupis" im Wasserbade gemacht werden sollten. Die jährlichen Revisionen fanden durch die Ärzte und den „Stätterechner" statt, der die Apotheker, die in Ulm vom Rate zur Ausübung ihres Berufes zugelassen worden waren, zu vereidigen hatte.

Während, wie bereits erwähnt, für das Herzogtum Preußen bzw. die Stadt Königsberg im Laufe des 16. Jahrhunderts zwei Apothekerordnungen erlassen worden waren, begnügte man sich in Kurbrandenburg damals noch mit den in den Privilegurkunden niedergelegten Bestimmungen über den Betrieb der Apotheken.

Die Reformatio und erneuerte Ordnung der Apotheken und Stadtärzte in Wormbs sampt Tax aufs Jahr 1582 verpflichtete den Apotheker, sein Personal innerhalb von

---

¹) Mehring, Württembergisches Medizinalwesen im 15. und 16. Jahrh. (Med. Korrsp. Blätter d. württ. ärztl. Landesvereins).

14 Tagen nach dem Eintritt in die Apotheke beim Rat anzumelden.
Die Discipuli mußten 5—6 Jahre lernen. „Auch soll keinem Discipul
oder Lehrjungen vor zwei Jahren zugelassen werden, ein Rezept
allein zu machen, es sey denn, daß der Herr der Apotecken oder ein
erfahrener Apoteckergesell . . . darbey ihm zusehe und unterweis
bey straff fünff Gulden." Frauen war in W o r m s die Beschäftigung
in einer Apotheke nicht gestattet. Ausdrücklich wurden das Augsburger und das Nürnberger Dispensatorium als Richtschnur für die
Herstellung der Composita vorgeschrieben.

Aus der Bezeichnung: N e u e A p o t e c k e r O r d n u n g z u
B a m b e r g s a m b t d e m T a x A n n o 1 5 8 4 a u f f g e r i c h t ist
zu entnehmen, daß vordem in B a m b e r g schon eine Apothekerordnung erlassen worden war, es sei denn, daß die zwei noch vorhandenen Entwürfe, von denen der eine aus dem Jahre 1581 stammt,
gemeint sind. Jedenfalls ist im Druck nur die am 4. September 1584
vom Bischof E r n s t erlassene erschienen. Die Ordnung selbst besteht aus 18 Artikeln. Sie verlangte, daß die Apotheker alle Jahr oder
in zwei Jahren ihre „Apoteckerpflicht thun", also wohl einen besonderen Eid zu leisten hatten, „damit sie desto besser in officio bleyben
vnd jren sachen fleissiger nachgehen mögen". Neu eintretende Gesellen mußte der Apotheker „ynn Hof bringen", wo sie „das Juramentum fidelitatis" zu leisten hatten. Über die Anfertigung der Composita hatte der Apotheker genau Buch zu führen und unter anderem
auch die Tara aufzuzeichnen, „damit, wenn der zettel von dem gefessen
abfiele, man sich der Zeit und wie alt die Composition, erkundigen
möge." Der Apotheker hatte nicht nur bei der Herstellung der für die
Reichen bestimmten Arzneien, sondern auch bei den für die Armen
bestimmten zugegen zu sein. Ohne Wissen der Ärzte durften Rezepte
nicht erneut angefertigt werden. An den Festen, Hochzeiten, auch
anderen Freudentagen mußte „ein geschickter Gesell bey Tag und
Nacht jnn der Apotecken bleiben". Zum Schluß behielt sich der Bischof, ähnlich wie es in Privilegurkunden zu geschehen pflegte, vor,
„solche Ordnung vnseres gefallens zu mindern, zu mehren, zu bessern
oder gar abzuthun".

Für die Stadt N e u b u r g erließ der Pfalzgraf P h i l i p p L u d -
w i g, Herzog in Bayern, am 1. September 1595 eine „R e f o r m a -
t i o n u n d O r d n u n g d e r A p o t h e k e n, die der vorher erwähnten
in manchen Punkten ähnelt. Ehe die Gesellen fest angestellt wurden,
sollten sie erst 8 oder 14 Tage auf Probe angenommen werden. Alle
Composita sollte der Apotheker selbst bereiten, mit Ausnahme solcher Condita, die in Indien eingemacht wurden. In Krankheitsfällen
hatte sich der Apotheker durch den Arzt vertreten zu lassen. Zum
ersten Male findet sich hier die Bestimmung, daß Fremde „zur Apotheke, zu den Rezepten keinen Zutritt haben", und interessant ist,
daß die Gewichte aus Messing, nicht aus Blei bestehen durften. Bei
Taxüberschreitungen soll das „Uebermaß dem Aufkäufer" erstattet
und eine Strafe von fünf Gulden gezahlt werden.

II.

Schon in den letzten Jahrzehnten des 16. Jahrhunderts entstanden in größerem Umfange als bisher in größeren deutschen Orten und Ländern Apothekerordnungen und Taxen, ein Zeichen, daß sich die Fürsten und Städte immer mehr um einen geregelten Arzneimittelverkehr zu kümmern begannen. Noch größer wurde ihre Zahl im Laufe des 17. Jahrhunderts. Sie betrug, soweit festgestellt werden konnte, gegenüber der Zahl des 16. Jahrhunderts das Dreifache und zwar rund 220. Davon entfielen auffallenderweise rund 60 auf die Zeit des Dreißigjährigen Krieges. Der Grund dürfte aber wohl darin zu suchen sein, daß sich während dieser Zeit wie überall so auch in der Pharmazie große Mißstände herausgebildet hatten, die man durch gesetzliche Maßnahmen zu beseitigen hoffte.

Vor dem großen Kriege müssen aber auch erhebliche Übelstände bestanden haben. Es ist jedenfalls nicht uninteressant ,daß sich der Erzbischof Schweikhard von Mainz im Vorwort zu seiner im Jahre 1605 erlassenen „Reformatio Und ernewerte Ordnung derer / Apotecker nebst Taxe" darüber beklagt, daß eine große Unordnung „sowohl in den Apotecken / als oftermals / auch bei den Medicis" gefunden sei. Er habe deshalb eine Ordnung zu verfassen anbefohlen. In dieser bestimmte er, daß eine Apotheke nur an einem gesunden Orte und „nit in einem gestanck" sein dürfe, damit „die Arzneien nit zu schanden gehen". Die vielfach übliche Unterbringung von Simplicia in „leinen löchrigen Säcken" wurde verboten. Es durften hierfür nur hölzerne Kästen oder lederne Säcke verwendet werden.

Die Hennebergische konfirmierte Apothekerordnung vom Jahre 1612 beschäftigte sich eingehend mit den Konkurrenten des Apothekers und verbot den Landfahrern, Steinschneidern, Zahnbrechern, Theriakskrämern und dergleichen den Aufenthalt in Meiningen, Schleusingen, Themar, Wasungen, Ruhla und anderen Flecken, Dörfern und Orten zu jeglicher Zeit sogar an öffentlichen Märkten. Sie untersagte auch den Badern, Barbieren, Steinschneidern und Okulisten die Abgabe von Arzneien. Die Weiber der Apotheker durften nur den gemeinen Handverkauf besorgen.

Die Medizinalordnung des Landgrafen Moritz zu Hessen vom 10. Juni 1616 kennt bereits ein Collegium medicum, zu dessen Aufgabe die Besichtigung der Apotheken gehörte. Der Apotheker durfte sich erst niederlassen, wenn er sich bei der Facultas Medicinalis provincialis hatte examinieren lassen und wenn er vereidet worden war. Für die zahlreichen Verpflichtungen, die dem Apotheker auferlegt wurden, hatten die Beamten ihn für eine „privilegirte Person zu halten und bei seinen Vorrechten zu schützen."

Im Jahre 1629 verfaßte der Apotheker Johannes Büttner zu Görlitz eine Apothekerordnung: „Leges de regimine pharmaceutico officinae Büttnerianae Gorlicens e s", die deshalb besonders erwähnt zu werden verdient, weil sie zwar ursprünglich nur für den Privatgebrauch bestimmt war, wegen ihrer Ausführlichkeit aber vier Jahre später die landesherrliche Genehmigung erhielt und dadurch zum Gesetz wurde. Unter den allgemeinen Bestimmungen dieser Ordnung findet sich die Anweisung: „die Arzneyen, so über Landt geschicket, und im Leib gebrauchet werden, sollen mit einem unter der Blase gelegenen Cerat-Pappier vleissig, und wohlverbunden, wie auch alle andere Medicamenta auffs beste, darmit sie richtig fortzubringen, wohl verwahret werden. Composita, wann und wieviel derselben gemacht, sollen in das verordnete Buch (Laborationsjournal) eingeschrieben werden." Composita und Simplicia, die „abgegangen" sollen in eine „Taffel" (Defekttafel) eingeschrieben werden.

„D e s s H e r t z o g t h u m b s W ü r t e m b e r g A p o t e c k e n O r d n u n g v n d T a x" vom Jahre 1641 schreibt vor, daß alle ausländischen und fremden Apothekerwaren zu Frankfurt, Straßburg und anderen „fürnämsten Messen in Teutschland" vom Apotheker selbst auszuwählen und jederzeit die besten einzukaufen waren. Seine Composita hätte er nach den „Dispensatorien Augustanum vnd Norinbergense, Fenelii, Renodaei, Quercitani, Crollii, Minsichi zu dispensieren, Confecte und Tabulate von gutem weißen Canari Zucker zu machen und kein Mehl oder andere Materien mit darunter zu vermischen".

In der Landes- und Polizeiordnung des F ü r s t e n t u m s d e r O b e r e n P f a l z vom Jahre 1657 ist eine besondere „Apotecker Ordnung" enthalten, die unter anderem bestimmte, daß die „Aromatica sollen in wol verdeckten Geschirren wie auch die Species in Ledern Säcklein, damit dieselbe desto weniger von ihrem Geruch kommen, aufgehoben werden. Wegen des bishero verwendeten Dispensatorium Cordii sollen sich die Medici hinfüro vergleichen".

Wenige Jahre nachdem das Fürstentum Gotha entstanden war, erließ der Herzog E r n s t z u S a c h s e n die Fürstlich S ä c h s i s c h e r e v i d i e r t e L a n d e s o r d n u n g vom Jahre 1653, die sich im Caput III mit den Ärzten und Apothekern beschäftigt.

„Damit den Medicis und Wundärzten bei ihren Kuren es nicht an tüchtigen Materialien und deren Zubereitung mangele, so wollen wir Verfügung tuen, daß man an behörigen Orten nicht allein tüchtige und genugsam qualifizierte Apotheker gebrauche, sondern auch ihre Apotheken wohlbestellet mit allerhand notdürftigen und zur Arznei dienlichen fürnehmlich aber mit denjenigen Materialien und Kräutern, so im Lande nach Möglichkeit zu erheben, genugsam versehe."

In einer neuen Landesordnung vom Jahre 1667 erhielt die alte Bestimmung den Zusatz, daß an einem jeden Ort, wo ein Landmedicus sich befindet, nicht allein eine Apotheke vorhanden, sondern auch dieselbe wohl bestellet sei.

Des Herzogs E r n s t z u S a c h s e n Nachfolger F r i e d r i c h II. erließ am 19. Januar 1694 eine M e d i z i n a l - O r d n u n g n e b s t

Taxordnung, von der nur Cap. III erwähnt werden soll. Danach sollen „diejenigen Apothekergesellen, so von den Apothekern selbst oder von deren Witwen, Kindern und Vormündern in den Apotheken zu Provisoren angenommen werden sollen, wegen ihrer ehelichen Geburt und ausgestandenen Lehrjahre gültige Zeugnisse beibringen". Die Verordnung, die noch nicht in allen ihren Punkten aufgehoben ist und daher zum Teil noch im Gebiet des ehemaligen Herzogtums Gotha Gültigkeit hat, ließ zu, daß Witwen und Kinder bzw. deren Vormünder die Apotheke durch eine geeignete Person weiter verwalten lassen durften.

Auch die „Ernewerte Apothekerordtnung der Kayserl. Freyen Reichsstadt Bremen vom Jahre 1665" enthielt einige ganz interessante Bestimmungen. Der Bürgermeister und Rat der Stadt Bremen bezog sich im Vorwort auf die Reichs-Polizeiordnung, auf Grund derer sie „zur Verhütung künftig mehr besorgender Irrungen und Mißbräuche" die Apotheker-Ordnung eingerichtet hätten. Auffallend ist, daß diese als Apotheker-Ordnung bezeichnete Ordnung gleichzeitig Bestimmungen über den Stadtphysikus und die Medicinae Doctores sowie über Wundärzte, Barbierer, Steinschneider, Okulisten, Quacksalber, Zahnbrecher und andere dergleichen „Empyristen" enthält. Sie bestimmt, daß „Keiner / außer besonderer concession und Erlaubnuß / einige Apotheke zu haben und zu gebrauchen, in dieser Stadt vergönnet sein solle". Ohne Vorwissen des Arztes durfte keine Wiederholung der Rezepte stattfinden, außer es seien Stärkungsmittel oder dergleichen.

Die einzelnen Landesteile, die im 17. Jahrhundert dem Hause Brandenburg gehörten, waren größtenteils selbständig und gaben sich selbst Gesetze, die vom Landesherrn vollzogen wurden. So erließ der Große Kurfürst Friedrich Wilhelm für das Herzogtum Hinterpommern, das mit dem Bistum Kammin durch den Frieden von Münster und Osnabrück im Jahre 1648 dem Hause Brandenburg zugefallen war, die „Tax- und Victual-Ordnung vom Jahre 1681". Diese Ordnung verlangte, daß alle zu einer vollkommenen Apotheke erforderlichen Medikamente vorhanden sein mußten. Simplicia exotica durften nur von seßhaften, „nicht umbherlauffenden" Leuten eingekauft werden, weil „offters großer Betrug darunter stecket". Die „Jungen" oder „Discipuli" durften nach dieser Ordnung Opiata und Purgantia schon nach dem zweiten Lehrjahre herstellen und verkaufen. Eine Bestimmung, daß außer den Apotheken niemand befugt sei, Medikamente zu verkaufen, enthält die Ordnung nicht. Es wurde den Materialisten nur untersagt, „einige Medicamina und Waren, welche in die Apotheken gehören und zum gemeinen Handkauff nicht gezogen werden können" zu verkaufen.

In seiner Eigenschaft als Herzog von Preußen erließ der Große Kurfürst die für das Herzogtum Preußen aufgestellten Gesetze, darunter auch eine Apothekerordnung, wobei allerdings bemerkt werden muß, daß die Apothekerordnung nebst Taxe für das

Herzogtum Preußen vom 19. November 1683 in seiner Vertretung von seinem Sohne, dem späteren Könige Friedrich I. unterschrieben worden ist. Nach ihr stand der medizinischen Fakultät der Universität Königsberg das Recht zu, die Apotheken, so oft es nötig war, mindestens aber einmal im Jahr zu besichtigen. An dieser Besichtigung hatten zwei Ärzte der Fakultät teilzunehmen. Bei der Anfertigung von Theriak und von Mithridat mußten alle Mitglieder der Fakultät zugegen sein. Dafür, daß der Apotheker große Unkosten hatte, sollte ihm allein gestattet sein, innerliche Arzneien zuzurichten und aus anderen Orten kommen zu lassen. Materialisten war es verboten, Arzneien, die eigentlich in die Apotheken gehörten, zu verkaufen. Quacksalber und ähnliche Leute durften Arzneien nur während des Königsberger Marktes feilhalten. Jeder Verstoß gegen die Bestimmungen dieser Ordnung sollte mit der großen Summe von 500 Reichstalern bestraft werden.

Von dieser Apotheker-Ordnung unterscheidet sich in einigen Punkten das vom Kurfürsten Friedrich Wilhelm I. am 12. November 1685 erlassene Churfürstlich Brandenburgisch Medizinaledikt. Beide Ordnungen sind unabhängig von einander entstanden. Das Medizinaledikt des Großen Kurfürsten ist zwar verhältnismäßig kurz, wurde aber trotzdem für die Entwicklung des gesamten brandenburgischen Medizinalwesens und somit auch für die des Apothekenwesens von grundlegender Bedeutung. Ganz besonderen Wert gewann es durch die Schaffung des Collegium medicum Electorale in Berlin, einer Einrichtung, die in einigen Ländern schon bestand und allmählich fast überall zur Einführung kam. Diesem Collegium medicum stand auch die Revision der Apotheken zu.

Auch die vom Großen Kurfürsten für das Herzogtum Magdeburg im Jahre 1688 erlassene Churfürstlich Brandenburgische Polizey-Ordnung enthielt Bestimmungen über das Apothekenwesen. Auch sie decken sich nicht ganz mit denen des Medizinaledikts. Der Kurfürst befahl, daß eine weitere Vermehrung der Apotheken im Interesse der Patienten nicht erfolgen solle. Jeder Stadtrat habe zwei Inspektoren einzusetzen, die verpflichtet seien, für die Durchführung der Apothekerordnung und der Taxe Sorge zu tragen und in Gemeinschaft mit dem Physico Ordinario die Visitationen der Apotheken vorzunehmen. Die Verordnung gab genaue Bestimmungen über die Behandlung der Kräuter, der Destilliergeräte, das Stoßen von Opium, Storax, Tragacanthum usw., die Unterbringung der Simplicia und die Herstellung von Conserven, Sirupen, Condita pp, für die kein brauner, sondern nur feiner Canarizucker Verwendung finden durfte. Zum inneren Gebrauche bestimmte Wässer durften nur in zinnernen oder gläsernen Gefäßen „die / so außerhalb zu gebrauchen / in küpffernen vezinnten Blasen destilliret werden". Wer die Apothekerkunst nicht gelernt hat, darf sie nicht exercieren. Auch alle „Weibs-Personen dürfen keine Artzney praepariren".

Bevor das Jahrhundert zu Ende ging, erließ des Großen Kurfürsten Sohn und Nachfolger, der Kurfürst Friedrich III. von Brandenburg, die Churfürstliche Brandenburgische Medicinal-Ordnung und Taxa vom Jahre 1693, die besondere Bestimmungen für Ärzte, Apotheker, Barbiere und Hebammen enthält. Der für die Apotheker geltende Teil ist überschrieben: „Ordnung, wornach sich die Apotheker in Unsern Landen zu achten". Die Apothekerordnung besteht aus 29 Paragraphen. Die beiden ersten entsprechen fast wörtlich dem § 12 der Medizinalordnung des Großen Kurfürsten vom Jahre 1685. Neu ist jedoch die Bestimmung, daß die Apotheker und Provisores bei ihrer Meldung dem Collegium medicum bzw. dem Physikus Zeugnisse über ihre „ehrliche Ankunfft, Geburt, guten Namen und Wandel" sowie über ihre bisherige pharmazeutische Tätigkeit vorlegen mußten. Außer ihrem bürgerlichen Eide hatten sie von jetzt ab auch einen Eid als Apotheker zu schwören.

Die Verordnung enthält ferner eingehende Bestimmungen über die Beschaffung und Aufbewahrung der sogenannten Simplicia. Zur Herstellung der Composita waren gute und auserlesene Stücke zu verwenden. Die damals erlassenen Vorschriften über das Aufbewahren von Giften, die Verwendung besonderer Geräte für die Gifte, die Verabfolgung der Gifte gegen Giftschein gelten zum Teil heute noch.

Die Gesellen mußten der lateinischen Sprache kundig sein und bei ihrem Eintritt dem Collegium medicum bzw. Physikus ihre Zeugnisse über ihre Geburt und bisherige Dienstzeit vorlegen.

In der Apotheke mußte Tag und Nacht sowie an Sonn- und Feiertagen ein Geselle sein. Den „Jungen" durfte die Apotheke nicht allein anvertraut werden. Es war verboten, Rezepte unbekannter oder nicht approbierter Ärzte sowie von Badern, Barbieren und dergleichen, insbesondere von starkwirkenden Mitteln anzufertigen und zu verabfolgen. Kamen derartige Rezepte in die Apotheke, so waren sie dem Collegium medicum bzw. Physikus vorzulegen. Damals bestand sogar die Vorschrift, auf dem Rezept das Datum der Anfertigung und — wie heute — die Taxe zu verzeichnen. Starkwirkende Medikamente (Purgantia, Vomitoria, Suderifera, Opiata und dergleichen) durften nicht ohne Vorwissen des Arztes wiederholt werden.

Damit die Apotheken stets in gutem Zustande gehalten wurden, sollten sie durch einen Beauftragten des Collegium medicum unter Zuziehung des Physikus oder anderer Ärzte unvermutet jährlich mindestens einmal besichtigt werden, wobei unbrauchbare Materialien von den Visitatoren sofort weggeworfen werden sollten.

Mit Rücksicht auf die Apotheken kleinerer Städte wurde bestimmt, daß in ihnen nicht alle im Katalog (Arzneitaxe) aufgeführten Arzneimittel vorrätig gehalten zu werden brauchten. Es wurde ferner bestimmt, daß Medikamente möglichst bar bezahlt werden mußten. Auf Borg abgegebene Arzneien waren längstens nach einem halben Jahre zu zahlen. Gegen säumige Zahler sollte der Apotheker durch den Magistrat geschützt werden. Andererseits sollte das Publikum die Möglichkeit haben, gegen Apotheker, die die vorgeschriebene, der Ordnung angefügte Taxe nicht innehielten, vorzugehen. Zu diesem Zweck wurde ein Mitglied des Collegium medicum als Zensor bestimmt, der für die endgültige Preisfestsetzung maßgebend war. Apotheker, die der Taxüberschreitung überführt wurden, verfielen einer namhaften Bestrafung.

Der Medizinalordnung ist der Apothekereid angeschlossen, in dem die wichtigsten Punkte der Verordnung noch einmal aufgeführt sind.

Es besteht kein Zweifel, daß die Medizinalordnung F r i e d r i c h s III. vom 30. August 1693 gegenüber dem Medizinaledikt des G r o ß e n K u r f ü r s t e n vom Jahre 1685 einen großen Fortschritt in der Entwicklung des brandenburgisch-preußischen Apothekenwesens bedeutet. Andererseits gerieten die Apotheker durch die Ordnung vom Jahre 1693 mehr, als es bisher der Fall war, unter die Vormundschaft der Ärzte. Wie aus der vom Kurfürsten erlassenen „D e c l a r a t i o n ü b e r d i e v o r d e m p u b l i c i r t e M e d i c i n a l - O r d n u n g u n d T a x a v o m 3 0. M a i 1 6 9 6" hervorgeht, empfanden die Apotheker einige Bestimmungen der Medizinalordnung als eine große Härte und beschwerten sich darüber, „daß ein oder ander Articul der Medicinal-Ordnung sie in etwas zu genau vinculire und einschränke". Der Kurfürst ließ ihre Beschwerdeschrift durch eine besondere Kommission untersuchen. Auf den Vortrag dieser Kommission bestimmte er in der angezogenen „Declaration", daß die Medizinalordnung in allen und jeden Punkten fest und unverbrüchlich gehalten werden solle, „außer folgenden wenigen Punkten, die Wir folgender Gestalt declariren, mildern und erleutern". In diesen Erläuterungen heißt es, daß es nicht beabsichtigt sei, den Apothekern „den freyen Vertreib oder Commercium und Handkauff" zu nehmen und daß es ihnen nicht verboten sei, „Medicamenta zu vereinzeln". Es bleibe ihnen unbenommen, in gemäßigter Dosis bestimmte Mittel, Simplicia und Composita verschiedener Art, auszugeben. Starkwirkende und heftige Purgantia, Vomitoria und Opiata sollten jedoch nicht ohne Vorwissen und Anweisung eines Arztes abgegeben werden. (Siehe auch das Kapitel „Apothekenbetrieb und Arzneimittelverkehr innerhalb der Apotheken".)

Die Bestimmung, daß keine Rezepte unbekannter Ärzte, Bader pp. angefertigt werden durften, wurde dahin gemildert, daß dies nur für Verordnungen gegen innerliche Krankheiten gelte. Anscheinend hatten sich verschiedene Apotheker geweigert, den vorgeschriebenen Eid zu leisten. Hierzu hätten sie keine Ursache, da „derselbige nichts, als was ihr Ambt und Pflicht, eigenes Gewissen, Ehr und Redlichkeit ohne das erheischet".

III.

Während noch im 17. Jahrhundert zahlreiche Städte eigene Medizinalgesetze erließen, trat die Medizinalgesetgebung der Städte, von der einiger freier Reichsstädte abgesehen, im 18. Jahrhundert ganz in den Hintergrund. Statt städtischer Apothekerordnungen werden nun nur noch fürstliche erlassen. Die Städte begnügten sich mit der Aufstellung von Arzneitaxen, die aber gegen Schluß des Jahrhunderts in der Hauptsache auch nur noch von den Landesherren herausgegeben wurden.

Als am 27. September 1725 der König Friedrich Wilhelm I. von Preußen das „Allgemeine und neugeschärffte Medicinal-Edict und Verordnung" erließ, waren genau 40 Jahre vergangen, seitdem sein Ahn, der Große Kurfürst, begonnen hatte, durch Erlaß des ersten brandenburgischen Medizinalediktes vom Jahre 1685 das brandenburgisch-preußische Medizinalwesen und mit ihm das Apothekenwesen in geordnete Bahnen zu lenken.

Wie die früheren Verordnungen beschäftigt sich auch dieses Edikt zunächst mit dem Collegium medicum in Berlin, dessen Machtbereich vergrößert wurde und dem bei den Provinzen besondere Collegia medica nachgeordnet wurden. Für den Apothekerstand gewannen die Collegia medica dadurch an Bedeutung, daß in das Ober Collegium medicum zu Berlin zum ersten Male ein Apotheker als Mitglied berufen und sämtlichen Provinzialcollegiis je zwei erfahrene Apotheker als Assessores zugeteilt wurden.

Das Medizinaledikt vom Jahre 1725 enthielt die auch in den Ordnungen anderer Länder angeführte Bestimmung, daß die Apotheker sich der Gottesfurcht befleißigen, sich aufrichtig, friedsam gegen jedermann erweisen und auch untereinander keinen Neid und Zwiespalt hegen sollen. Konkurrenzneid war also eigentlich ausgeschlossen, dürfte aber wohl trotz des Ediktes im Apothekerberufe weiterbestanden haben. In der Apotheke durften nur gute auserlesene Stücke zur Verwendung kommen und alle Medikamente mußten nach dem offiziellen Dispensatorium vom Jahre 1715 hergestellt werden. Interessant ist, daß der Apotheker bei einer Strafe von 25 Rtlrn. weder über noch unter der Apothekertaxe Medikamente an die Patienten abgeben durfte. Die Taxe war also sowohl eine Maximal- wie eine Minimaltaxe.

Anscheinend wurden zu jener Zeit von „ungewissenhaften und eigennützigen Medicis" Geheimmittel und dgl. in großem Umfange hergestellt und ohne Genehmigung des Collegium medicum den Apothekern angeboten. Die Annahme und Dispensierung derartiger Mittel war den Apothekern bei einer Strafe von 100 Rtlrn., im Wiederholungsfalle sogar bei Verlust ihres Privilegiums verboten. Durch das neue Edikt wurde bestimmt, daß die Apotheken nur alle drei Jahre besichtigt zu werden brauchten und daß bei den Besichtigungen der Berliner Apotheken der Hofapotheker oder die Assessoren hinzuzuziehen wären.

Auf dem Gebiete des brandenburgisch-preußischen Apothekenwesens bedeutete das Edikt des Soldatenkönigs F r i e d r i c h W i l h e l m zweifellos einen großen Fortschritt. Zum großen Teil sind die darin ausgesprochenen Grundsätze heute noch maßgebend. Gewisse, sich bei der Durchführung auch dieses Edikts ergebende Schwierigkeiten gaben Anlaß zu der „D e c l a r a t i o n d e r K ö n i g l. A l l g e m e i n e n M e d i c i n a l - O r d n u n g v o m 2 7. S e p t e m b e r 1 7 2 5 v o m 2 2. A p r i l 1 7 2 7", durch die das Edikt vom Jahre 1725 wiederholt und erneuert wurde. Außerdem wurden einige Bestimmungen verändert und „declarirt".

Der Preußischen Medizinalordnung wurden verschiedene andere Ordnungen, so die h a n n o v e r s c h e vom Jahre 1731, die von H a d e l n vom Jahre 1736 und die s c h l e s i s c h e vom Jahre 1744 nachgebildet. Es erübrigt sich, auf diese Ordnungen näher einzugehen. Dagegen verdienen die nachstehenden Medizinalgesetze besonders erwähnt zu werden und zwar die W ü r t t e m b e r g i s c h e M e d i z i n a l o r d n u n g vom 16. Oktober 1755, die B e r g i s c h e M e d i z i n a l o r d n u n g und Instruktion vom 8. Juni 1773, die M e d i z i n a l o r d n u n g f ü r d a s H o c h s t i f t M ü n s t e r vom 14. Mai 1777 und die V e r o r d n u n g f ü r d a s F ü r s t e n t u m F u l d a vom 3. August 1785.

Die H o c h f ü r s t l i c h e W ü r t e m b e r g i s c h e M e d i c i n a l O r d n u n g vom Jahre 1755 enthält in 21 Paragraphen des Tit. II Bestimmungen über die Apotheker. Darunter fällt die Anweisung, daß die Apotheker keine Nebenämter übernehmen sollen, welche sich mit ihren Berufspflichten nicht vereinen. Alle Rezepte waren in der Apotheke zurückzubehalten. Dem Patienten durften auf Wunsch nur Abschriften ausgeliefert werden. Wenn Theriak nicht selbst bereitet wurde, durfte er nur von einem Apotheker im Lande bezogen werden, der „himmliche" sogar nur aus der Hofapotheke zu S t u t t g a r t, eine Bestimmung, die sehr an die heute wieder in Württemberg geltende Verordnung über die Herstellung von Extrakten und Tinkturen erinnert. Wie schon durch die Württembergische Apothekerordnung vom Jahre 1720 geschehen, werden auch durch diese Ordnung alle Privilegien bestätigt und die Ortsobrigkeiten angewiesen, die Apotheker dabei ungeschmälert zu lassen. Die Ordnung enthält auch die Bestimmung, daß in Orten, in denen zwei Apotheken gewesen,

> „eine davon abgehen und wenn der Proprietarius ohne Noth Erben versterben sollte, auch das Publikum den Abgang solcher Apotheke ohne Nachteil geschehen lassen könnte, daß in solchem Falle getrachtet werden möge, auf eine billige und thunliche Art, beide zu combiniren. Wofern auch in einem Orte, allwo der Apothecken mehrere sind, sich Spitäler, Siechen- und andere dergleichen publique Häuser befinden, so solle man, daferne nicht ein und anderer Orten etwas besonderes dissfalls eingeführet oder hergebracht wäre, von Jahr zu Jahr umwechseln, und die Arzneien, das eine Jahr aus dieser, das folgende aus der anderen nehmen."

Besonders erwähnenswert ist, daß d i e s e M e d i z i n a l o r d n u n g n o c h h e u t e d i e g e s e t z l i c h e G r u n d l a g e f ü r d a s

w ü r t t e m b e r g i s c h e A p o t h e k e n w e s e n b i l d e t. Dies gilt
insbesondere für die württembergischen Privilegien. Ein Teil der in
der Medizinalordnung enthaltenen Bestimmungen ist allerdings im
Laufe der Jahre durch neue ersetzt worden.

Auch die für das H e r z o g t u m B e r g am 8. Juni 1773 erlassene
M e d i c i n a l - O r d n u n g u n d I n s t r u c t i o n gilt zum Teil heute
noch. Sie war an Stelle der am 25. April 1708 erlassenen J ü l i c h -
u n d B e r g i s c h e n M e d i c i n a l o r d n u n g getreten, durch die
für dieses Land wie in Brandenburg-Preußen ein Collegium medicum
geschaffen worden war. Der Apotheker sollte bestraft werden, wenn
er den „Visitatoren nach der Visitation Wein oder sonst eine Colla-
tion gibt". Er durfte auch seinen Patienten keine „Praesente" zu
Neujahr schicken. Von Bedeutung war § 33. Er lautet: „Da die
Menge der Apotheker nur Gelegenheit gibt, daß desto eher veraltete
Sachen sich vorfinden, so wollen Wir, daß hinfüro in Unserer Residenz hieselbst (Koblenz) nur drei Apotheken sein sollen, wie dann,
da anetzo vier ein Privilegium haben, die erste, so ausstirbt, eingehen
soll". Die bergische Medizinalordnung ist durch die Franzosen bei der
Besetzung des Rheinlandes nicht aufgehoben worden.[1])

Die am 14. Mai 1777 vom K u r f ü r s t e n M a x i m i l i a n
F r i e d r i c h z u B o n n für das H o c h s t i f t M ü n s t e r erlassene
Medizinalordnung gehört zu den umfangreichsten der damaligen Zeit.
Von den 351 Paragraphen des Teils I handeln die §§ 169—278 von
den Apotheken und dem Verkauf der Apothekerwaren überhaupt.
Nach dieser Ordnung, die bis zum Jahre 1820 in den zu Hannover
gekommenen Landesteilen Rechtskraft hatte, war zur Errichtung einer
Apotheke eine Erlaubnis des Collegium medicum erforderlich. Privilegia exclusiva sollten nicht mehr verliehen werden. Bei einem ver-
erbbaren Privilegium konnte die Witwe die Apotheke übernehmen und
verwalten lassen. Ging aber ein Apotheker mit dem Tode ab, der kein
Privilegium hinterließ, „welches die Apotheke auf andere fortwälzet,
so sollte derjenige, der die Apotheke annehmen will, dieses dem
Collegium medicum anzeigen, das darüber befindet, ob die Apotheke
bleiben oder eingehen soll". Starkwirkende Arzneien und Gifte durften
nur von privilegierten Apothekern abgegeben werden.

Als eine der letzten Apothekerordnungen des 18. Jahrhunderts
sei die „V e r o r d n u n g f ü r d i e A p o t h e k e r d e s F ü r s t e n -
t h u m s F u l d a" vom 3. August 1785 erwähnt. In ihr bezog sich der
Bischof und Abt von F u l d a auf die von seinem „Vorfahren" erlassene Medizinalordnung vom Jahre 1728. Die aus 23 Paragraphen
bestehende Verordnung vom Jahre 1785 enthält unter anderem die
Bestimmung, daß die Apotheker die Patienten nicht ausforschen sollten und nicht über deren Krankheiten reden durften. Für die Berechnung der Composita sollte vorläufig die Wiener-Taxe gelten. An ihre

---

[1]) Vgl. A d l u n g , Zur Wirksamkeit alter Gesetze auf dem Gebiete
des preußischen Apothekenwesens (Pharm. Ztg. 1934 Nr. 96 und 97).

Stelle trat später die H o c h f ü r s t l. F u l d a i s c h e n e u r e v i d i r t e
A p o t h e k e r t a x e v o m J a h r e 1 7 9 1. Von den weiteren Bestimmungen der Verordnung vom Jahre 1785 ist § 16 interessant, nach
dem die Apotheken alljährlich durch einen im Amt befindlichen Arzt
unter Zuziehung eines Apothekers visitiert wurden. Den Gewürz- und
anderen Krämern wurde verboten, Apothekerwaren zu führen. Bei
Taxüberschreitungen sollte der Überschuß der Armenkasse zufließen
und außerdem der Apotheker entsprechend gestraft werden. Von den
taxmäßigen Preisen sollte kein Rabatt bewilligt werden. Dagegen hatte
der Apotheker das Recht, im Falle die Rechnung nicht binnen Jahresfrist beglichen war, 5 Prozent Verzugszinsen zu berechnen. In der
Armenpraxis hatte sich der Apotheker nach der P r a g e r P h a r -
m a c o p o e a p a u p e r u m zu richten.

Bevor das 18. Jahrhundert zu Ende ging, erließ der König von
Preußen für alle preußischen Landesteile am 1. Juni 1794 das „A l l -
g e m e i n e L a n d r e c h t f ü r d i e p r e u ß i s c h e n S t a a t e n", das
zum Teil heute noch Gültigkeit hat, und in den §§ 52 bis 58 sowie
63 bis 72 Bestimmungen über Privilegien enthält. Für das brandenburgisch-preußische Apothekenwesen sind die von den Rechten und
Pflichten der Apotheker handelnden §§ 454 bis 472 von Bedeutung
und von diesen wieder die §§ 456, 462, 463 und 464 besonders zu
erwähnen.

Das Recht, zur Anlegung neuer Apotheken „Erlaubnis" zu geben,
kam von jetzt ab allein dem Staate zu (§ 462). Die Städte waren also
jetzt nicht mehr befugt, Apothekenbetriebsrechte zu erteilen. Interessant ist, daß nach § 463 dergleichen n e u e „Konzessionen" nach
den Vorschriften der Privilegien, also nach den oben erwähnten §§ 52
bis 58 bzw. 63 bis 72, zu beurteilen waren. Bis dahin waren die
Apothekenbetriebsrechte von den Landesherren meist als Privilegien
bezeichnet worden. Jetzt erscheint für dieses Recht in der Gesetzgebung der Ausdruck „Erlaubnis bzw. Konzession", der vordem in der
Regel nur von den Städten gebraucht worden war. Beide Begriffe:
„Concession bzw. Erlaubnis" und „Privilegium" waren aber noch
gleichwertig. Anscheinend wollte man bei der Aufstellung des Allgemeinen Landrechts den Ausdruck „Concession" in der Apothekengesetzgebung an Stelle von „Privilegium" allgemein zur Einführung
bringen. Durch die einige Jahre später, am 11. Oktober 1801, erlassene
P r e u ß i s c h e R e v i d i e r t e A p o t h e k e r o r d n u n g ist jedoch
für die damals bestehenden preußischen Apothekengerechtsamen allgemein die Bezeichnung „Privilegium" gebraucht und somit erneut
legalisiert worden.

IV.

Die in ihren wesentlichen Bestimmungen zur Grundlage des
modernen preußischen Apothekenwesens gewordene „R e v i d i e r t e
P r e u ß i s c h e A p o t h e k e r - O r d n u n g v o m 1 1. O k t o b e r

1 8 0 1"[1]) besteht aus drei Teilen (Titeln), von denen Titel I „Von den Apothekern überhaupt" handelt. In den §§ 1 bis 2 wird bestimmt, daß zur Ausübung der Apothekerkunst neben dem Approbationspatent ein landesherrliches Privilegium erforderlich ist. Die Verleihung des Privileges pflegte bis dahin in der Regel durch den Landesherrn selbst zu erfolgen. Von jetzt ab wird es durch das „General-Direktorium" erteilt. Die Revidierte Apothekerordnung kennt nur zwei Arten von Privilegien. Sie unterscheidet zwischen solchen, die in einem Orte fundiert sind, und solchen, die dem Besitzer nur für seine Person verliehen sind. Zu den ersteren gehören die subjektiv-dinglichen Rechte, die alten Privilegia realia, sowie die bis dahin nur vererblichen subjektiv-persönlichen Rechte, die Privilegia personalia, die von nun ab auch verkäuflich sind. Die zweite Gruppe bilden die rein persönlich verliehenen Privilegien, die nach dem Tode des Inhabers erlöschen. Da nur wenige Jahre später, am 10. November 1810 das Preußische Gewerbeedikt in Kraft trat, durch das die Neubildung von Privilegien verboten wurde, ist die Zahl der nach dem 11. Oktober 1801 entstandenen Privilegien sehr gering. Soweit festgestellt werden konnte, sind Privilegia personalia überhaupt nicht mehr verliehen worden. Diejenigen persönlich verliehenen Privilegien, die nach Erlaß des Gewerbeediktes noch bestanden, wurden nach dem Tode des Inhabers „Konzessionen", sogenannte „Real"-Konzessionen.

Die §§ 3 bis 5 regeln den Besitzwechsel und das Erbrecht im Sinne des am 21. September 1801 dem Könige vom Ober Collegium vorgelegten Berichtes. Es haben also die Witwe und die minderjährigen Kinder eines verstorbenen Apothekers das Recht, die ihnen im Erbgange zugefallene Apotheke bis zur Wiederverheiratung der Witwe bzw. bis zur Großjährigkeit der Kinder verwalten zu lassen, und es wird dem Sohne die Möglichkeit gegeben, sobald er die Qualifikation erlangt, und der Tochter, sobald sie sich an einen Apotheker verheiratet hat, die väterliche Apotheke gegen eine „billigmäßige" Taxe zu übernehmen.

Neue Apotheken sollen an Orten, an denen bereits privilegierte Apotheken vorhanden sind, nur nach Prüfung durch die dafür in Betracht kommenden Behörden zugelassen werden. Die nächsten Paragraphen sprechen sich über die Ausbildung der Apotheker aus, erweitern die Zahl der Städte, in denen sich nur „kursierte" Apotheker mit dem Prüfungszeugnis des Collegium medicum zu Berlin niederlassen dürfen und heben den bis dahin in einigen Städten entstandenen Mißbrauch, daß einzelne Collegia medica Präliminarprüfungen unter der Bezeichnung Tentamen veranstalteten, auf. Der privilegierte und approbierte Apotheker ist nicht nur berechtigt, seine Apothekerkunst ungehindert auszuüben, sondern auch gleich jedem

---

[1]) Über ihre Entstehung siehe: A d l u n g , Die Entwicklung des brandenburgisch-preußischen Apothekenwesens bis zum Erlaß der Rev. Apothekerordnung vom 11. Oktober 1801 (Pharm. Ztg. 1930).

Materialisten zum Verkauf von Materialien und Spezereien befugt, während die Materialisten kein Recht haben, präparierte Medikamente zu verkaufen.

Der Titel II „Von der Ober-Aufsicht über die Apotheken" enthält gegen die bisherigen Bestimmungen nichts wesentlich Neues. An seine Stelle ist die Anweisung für die amtliche Besichtigung von Apotheken vom 18. Februar 1902 getreten. Das gleiche gilt von Titel III „Von der Ausübung der pharmazeutischen Kunst selbst".

Die Revidierte Apothekerordnung galt damals für alle preußischen Lande, also auch für Schlesien, wo bis dahin die Generalmedizinalordnung vom Jahre 1744 noch Gültigkeit gehabt hatte.

In ihrem vollen Umfange freilich hat sie nur eine kurze Zeit bestanden. Bald nach ihrem Erlaß machte sich auch in Preußen das als Folgeerscheinung der französischen Revolution allenthalben auftauchende Bestreben geltend, die Privilegien abzuschaffen und eine allgemeine und lückenlose Gewerbefreiheit einzuführen. Dies geschah durch das Gewerbeedikt vom 28. Oktober 1810, das am 2. November 1810 erlassen wurde und auch für die preußischen Apotheker volle Gewerbefreiheit brachte. Sie mußten wie jeder andere Gewerbetreibende lediglich einen Gewerbeschein lösen, um ihr Apothekengewerbe fortsetzen oder eine neue Apotheke anlegen zu können. Apothekenprivilegien wurden nicht mehr verliehen. Die alten Rechte blieben jedoch bestehen. Von dieser Neuregelung machten sofort zwei Militärapotheker Gebrauch und eröffneten in Berlin eine Apotheke. Der daraufhin einsetzende Proteststurm der Berliner Apothekenbesitzer hatte Erfolg. Bereits im Jahre darauf wurde die Gewerbefreiheit der Apotheker durch die noch heute geltende Kabinettsorder vom 24. Oktober 1811 in der Weise eingeschränkt, daß in Zukunft zur Anlage einer n e u e n Apotheke die Erlaubnis (Konzession) der Medizinaldeputation der Provinzialregierung erforderlich sei. Damit kam in Preußen das Konzessionssystem zur Einführung.

Wie bereits erwähnt, gilt die Revidierte Apothekerordnung nur in den sogenannten altpreußischen Provinzen, d. h. in den Landesteilen Preußens, die im Jahre 1801 zu Preußen gehört haben. Sie hat also in den Gebieten, die 1815 bis 1866 zu Preußen gekommen waren, keine Gültigkeit. Es sind dies:

1. das G r o ß h e r z o g t u m B e r g , wo die Medizinalordnung und Instruktion für die Herzogtümer Jülich und Berg vom 8. Juni 1773 gilt;

2. die ehemals f r a n z ö s i s c h e n G e b i e t e i m R h e i n l a n d einschließlich des H e r z o g t u m s J ü l i c h . Als diese Länder im Jahre 1801 auf Grund des Luneviller Friedens Frankreich einverleibt worden waren, kam das französische Gesetz vom 18. April 1791 in Anwendung, durch das auch für Apotheken Niederlassungsfreiheit eingeführt und jeder Apotheker verpflichtet wurde, einen Gewerbeschein, ein sogenanntes Patent, zu lösen. Eine gewisse

Einschränkung erfuhr die im Rheinland eingeführte Niederlassungs-freiheit durch die Gesetze vom 21. Germinal XI (11. April 1803) und vom 25. Thermidor XI (19. Juli 1803). Die Niederlassungsfrei-heit wurde durch die Verordnungen des Generalgouverneurs für den Mittelrhein vom 17. Mai 1814 und des Generalgouverneurs für den Nieder- und Mittelrhein vom 25. November 1814 aufge-hoben. An Stelle der Niederlassungsfreiheit trat das Konzessions-system. Die anderen Bestimmungen der französischen Gesetzgebung blieben bestehen;

3. das ehemalige **Fürstentum Hohenzollern-Sigmarin-gen**, das im Jahre 1850 zu Preußen kam. Dort gilt die „Allge-gemeine Apothekerordnung vom 4. Mai 1835". Die vor Erlaß dieser Verordnung errichteten Apotheken waren Realrechte, wäh-rend die auf Grund der Verordnung verliehenen Berechtigungen nur für Lebenszeit galten, also reine Personalkonzessionen waren. Nach Einverleibung des Fürstentums in Preußen wurden die letzt-erwähnten Betriebsrechte wie die damaligen preußischen Konzes-sionen behandelt, können also wie diese verkauft und vererbt werden;

4. die ehemaligen **Herzogtümer Schleswig-Holstein-Lauenburg**, die als Provinz Schleswig-Holstein im Jahre 1866 bzw. 1876 Preußen einverleibt wurden. Dort gilt die dänische Me-dizinal- und Apothekerordnung vom 4. Dezember 1672 nebst den Reskripten vom 16. Oktober 1705 und 17. August 1747 sowie die Apothekerordnung für das Herzogtum Holstein vom 11. Februar 1854. Die ursprünglich als persönliche Rechte verliehenen Apo-thekenprivilegien waren schon vor 1866 vererblich und veräußer-lich. Nach 1867 wurden Privilegien nicht mehr ausgefertigt;

5. **Neuvorpommern und Rügen.** In Neuvorpommern hatten die Städte, in denen das Lübische Recht galt, die Befugnis, Apo-thekenkonzessionen zu erteilen. Im Traktat vom 7. Juni 1815, das im Anschluß an die im Jahre 1815 erfolgte Besitzergreifung durch Preußen erlassen wurde, sind sämtliche Rechte und Privilegien der neuvorpommerschen Städte ausdrücklich bestätigt worden.[1]) Es gilt dort noch die schwedische Medizinalordnung vom 7. De-zember 1779.

6. in dem durch Staatsvertrag vom 1. Dezember 1853 erworbenen **Jadegebiet** gilt die oldenburgische Verordnung vom 30. März 1832 betr. das Collegium medicum.

7. das ehemalige **Königreich Hannover**, das im Jahre 1867 an Preußen fiel. Dort gelten noch heute die hannoversche Apothe-kerordnung vom 19. Dezember 1820 sowie verschiedene Erlasse des preußischen Generalgouverneurs vom 3. Januar 1867, 9. Ja-

---

[1]) **Ziurek**, Sammlung der Gesetze und Verordnungen 1855, S. 30.

nuar 1867 und 15. Januar 1867, die sich mit dem Präsentationsrecht der Inhaber von Konzessionen beschäftigen.[1]

Einige wichtige Bestimmungen dieser Apothekerordnung sollen im nachstehenden kurz besprochen werden.

Im Falle des Todes eines privilegierten Apothekers sind nach
§ 4 die Witwe oder sonstigen Erben nicht ohne weiteres befugt,
das Geschäft fortzusetzen, es muß vielmehr der Todesfall der zuständigen Obrigkeit angezeigt werden, die dann weiter befindet.

Die Verordnung erkennt im § 5 das Vorhandensein eines R e a l -
p r i v i l e g i u m s an, „das die Apotheke besitzt, der Familie eigen-
tümlich gehört oder an das Haus geknüpft ist". Sie unterscheidet
demnach zwischen Realprivilegien, die der Familie gehören, also
erblich sind (erbliche Privilegien) und solchen, die dinglicher Art
sind. Bei Realprivilegien hat die Regierung nur dafür Sorge zu
tragen, daß ein qualifizierter Verwalter die Leitung der Apotheke
übernimmt. Ist kein qualifizierter oder zur Übernahme geeigneter
Erbe vorhanden und liegt kein Grund vor, wegen der Witwe oder
etwa vorhandener minorenner Kinder oder zu qualifizierender Erben die Apotheke zu verpachten oder verwalten zu lassen, dann
muß die Apotheke binnen zweier Jahre „auf einen qualifizierten
Besitzer gebracht", also verkauft werden oder es ist „auf die Anlegung einer neuen Apotheke Bedacht zu nehmen". Pachtverträge
bedürfen der Genehmigung der Provinzialregierungen.

Durch die Verordnung ist auch die gesetzliche Grundlage für
die Einrichtung von Filialapotheken gegeben, die in Hannover eine
besondere Rolle gespielt haben. Wichtig ist noch der § 11 der Verordnung, nach dem es einem Apotheker frei steht, die Ausübung
seines Apothekengeschäftes freiwillig aufzugeben und seine Apotheke, im Fall sie sein Eigentum ist und ein Realprivilegium genießt,
zu verkaufen, oder mit Genehmigung der Regierung zu verpachten.

Die Bestimmungen der §§ 1—4 der Apothekerordnung vom
Jahre 1820, die sich an sich nur auf privilegierte Apotheken beziehen, wurden auch auf die persönlich verliehenen Konzessionen
angewendet, die dadurch als vererblich angesehen wurden. Die
Frage, ob sie verkäuflich seien, wurde jedoch erst durch die bereits erwähnten Erlasse des preußischen Generalgouverneurs ent-
gültig geklärt. Durch diese Verordnungen wurden für Hannover
Rechte geschaffen, die den damals in Preußen geltenden entsprachen.

8. die l a n d g r ä f l i c h   h e s s i s c h e n   L a n d e sowie K u r h e s -
s e n , das H e r z o g t u m N a s s a u , die f r e i e   R e i c h s s t a d t
F r a n k f u r t   a m   M a i n und einzelne ehemalige b a y e r i s c h e
K r e i s e (G e r s f e l d   u n d   O r b), aus denen 1866 die Provinz
Hessen-Nassau entstand.

---

[1] A d l u n g , Das Apothekenwesen im ehemaligen Königreich Hannover (Apotheker Ztg. 1931 Nr. 38/42).

In den landgräflich hessischen Landen war am 1. Juni 1831 eine Medizinalordnung erlassen worden, durch die das Konzessionssystem zur Einführung kam. In Kurhessen bestanden bis zur Franzosenherrschaft teilweise mit Exklusivrechten ausgestattete Realprivilegien. Sie wurden von Napoleon aufgehoben, aber durch Gesetz vom 10. Januar 1814 wieder hergestellt. Seit Erlaß der kurhessischen Medizinalordnung vom 10. Juli 1830 durften nur noch persönliche Konzessionen verliehen werden. Im Herzogtum Nassau gab es bis zum Erlaß des nassauischen Edikts vom 14. März 1818, durch das eine Art Staatsapotheke geschaffen worden war, persönliche Privilegien, die vorbehaltlich der Genehmigung der Regierung veräußerlich und vererblich waren. Die alten nassauischen Apotheken gelten nach der Einverleibung Nassaus in Preußen als verkäufliche Konzessionen. In der ehemaligen freien Reichsstadt Frankfurt a. M. sind die alten Privilegien während der Franzosenzeit nicht aufgehoben worden. Dort hat die Medizinalordnung vom 29. Juli 1841 noch Gültigkeit. Für die ehemals bayrischen Kreise gilt noch die Apothekerordnung für das Königreich Bayern vom 27. Januar 1842. Die in der Zeit vor 1866 errichteten Apotheken ruhen auf alten Realrechten.

9. das **Herzogtum Westfalen**, das einst zum Kurfürstentum Köln gehört hatte, 1802 vom Landgrafen zu Hessen-Darmstadt in Besitz genommen wurde und im Jahre 1816 an die Krone Preußen gekommen war. Dort hat die Gesetzgebung des Königreich Westfalen keine Gültigkeit gehabt. Es bestehen noch die einst verliehenen Privilegien.[1])

Durch die Preußische Verordnung vom 13. Mai 1867 wurde der Kultusminister in bezug auf das Apothekenwesen zur Vornahme aller der Verwaltungsakte, welche ihm in den alten Teilen zukommen, auch in den neuen Provinzen ermächtigt. Infolgedessen wurden hinsichtlich der Errichtung neuer Apotheken die durch die Kabinettsorder vom 24. Oktober 1811 getroffenen Bestimmungen in allen preußischen Landen zur Anwendung gebracht. Durch Entscheidung des Preuß. Oberverwaltungsgerichts ist diese Praxis später wieder ausgeschaltet worden. Für die gesamte Monarchie galt auch die Kabinettsorder vom 8. März 1842, durch die der Versuch gemacht worden war, in Preußen die reine Personalkonzession einzuführen. Da die Durchführung auf große Schwierigkeiten stieß, wurden die Anordnungen vom Jahre 1842 durch Kabinettsorder vom 5. Oktober 1846 zurückgezogen. Die Konzessionen waren dadurch hinsichtlich der Vererblichkeit und Veräußerlichkeit den Privilegien praktisch gleichgestellt. Freilich wird die Rechtsgültigkeit der Kabinettsorder vom 5. Oktober 1846 angezweifelt, da die vorgeschriebene Publikation nicht erfolgt ist und nur die Verwaltungsbehörde in Kenntnis gesetzt worden war.

---

[1]) Näheres siehe **Adlung**, Zur Wirksamkeit alter Gesetze auf dem Gebiete des preußischen Apothekenwesens (Pharm. Ztg. 1934 Nr. 96 u. 97).

Nachdem die Kabinettsorder vom 7. Juli 1886 bestimmt hatte, daß der Inhaber einer Konzession innerhalb der nächsten zehn Jahre nach Errichtung einer neuen Apotheke nicht befugt sei, einen Geschäftsnachfolger zu präsentieren, und damit alle Neukonzessionen für 10 Jahre unverkäuflich wurden, erschien die Kabinettsorder vom 30. Juni 1894, die dadurch einen neuen Rechtszustand schuf, daß sie das Recht zur Präsentation eines Geschäftsnachfolgers beseitigte. Seit diesem Tage werden in Preußen nur reine, d. h. unvererbliche und unveräußerliche Personalkonzessionen verliehen.

In B a y e r n wirkten sich die zu Beginn des 19. Jahrhunderts einsetzenden freiheitlichen Bestrebungen auf dem Gebiete des Apothekengewerbes in der Weise aus, daß zwar durch kurfürstliche Entschließung vom 1. Dezember 1804 die freie Vererblichkeit und Veräußerung der alten Realrechte ausgesprochen wurde, neue Realrechte aber nicht mehr errichtet werden durften. Es kam die Personalkonzession zur Einführung. Über die Verkäuflichkeit und Vererblichkeit der Konzessionen enthält die am 11. September 1825 erlassene Gewerbeordnung genaue Bestimmungen. Danach durfte nicht nur den rechtlichen Inhabern von Realrechten, sondern auch den rechtmäßigen Erwerbern „großer und kostbarer Gewerbe-, Vor- und Einrichtungen" unter der Voraussetzung der erforderlichen Befähigung die Konzession des Gewerbes nicht versagt werden. Hierzu rechneten die Apothekenkonzessionen. Eine entsprechende Bestimmung wurde in die Apotheker-Ordnung für das Königreich Bayern vom 27. Januar 1842 aufgenommen. Durch das neue Gewerbegesetz vom 30. Januar 1868 wurde eine neue Lage geschaffen. Von jetzt ab waren die Apothekenkonzessionen persönlich und unübertragbar. Die dadurch entstandenen Härten gaben zu verschiedenen Vorstellungen seitens der Apotheker Veranlassung. Eine endgültige Klärung erfolgte durch die kgl. Verordnung über das Apothekenwesen vom 27. Juni 1913 und die hierzu ergangene ministerielle Vollzugs-Bekanntmachung vom 28. Juni 1913. Danach ist der Vorbesitzer einer Personalkonzession durch den Besitznachfolger für das, was er für die Einrichtung oder Verbesserung der Apotheke geleistet hatte, zu entschädigen. 1926 wurde diese Abfindungssumme genau festgelegt. Die Möglichkeit des Überganges der Konzession auf den Sohn wird von der Qualifikation und dem Altersunterschied zwischen ihm und den anderen Mitbewerbern abhängig gemacht. Die Verleihung der Neukonzessionen sowie der heimgefallenen unverkäuflichen Betriebsrechte erfolgt im sogenannten öffentlich-rechtlichen Verfahren, das eine Beschwerdeinstanz vorsieht. Durch das Gesetz über das Apothekenwesen vom 16. September 1933 hat das bayerische Apothekenwesen in einigen Punkten eine grundsätzliche Änderung erfahren. Während bisher Witwen nach dem Gesetz über das Gewerbewesen vom 30. Januar 1868 das Recht zur Fortführung auf Grund der alten Konzession zustand, ist dies für Witwen nach dem 31. Dezember 1933 verstorbener Apotheker nur noch auf die Dauer eines Jahres zulässig. Die Stellvertretung darf nur durch einen Pächter erfolgen. Der Pachtvertrag muß durch die Regierung genehmigt werden.

Vom 1. Januar 1934 ab soll das Witwenrecht gegen angemessene Entschädigung abgelöst werden. Zur Gewinnung der Mittel ist dem Bewilligungsempfänger eine einmalige Abgabe in Höhe des durchschnittlichen steuerpflichtigen gewerblichen Reinertrages aus der Apotheke aufzuerlegen.

Vom 1. Januar 1934 an sind auf Grund des erwähnten Gesetzes über das Apothekenwesen die bestehenden Apothekenrealrechte gegen angemessene Entschädigung abzulösen. Das gilt auch für die mit dem Eigentum an einem Grundstück verbundenen Apothekenrealrechte. Die Mittel für die Ablösung sollen von der bayerischen Apothekerorganisation aufgebracht werden.

Nichtarische Besitzer von Realrechten haben diese im Laufe von 3 Jahren an arische Apotheker zu veräußern. Auch die Pächter und Neukonzessionare haben den Ariernachweis zu erbringen. Die bestehenden Witwenrechte sollen gleichfalls vom 1. Januar 1934 an abgelöst werden. Hier sollen die Mittel durch einmalige Abgabe der Neukonzessionare aufgebracht werden. Die Leitung der Apotheken darf nur durch Eigentümer oder Pächter, nicht durch Verwalter erfolgen.

Durch das Gewerbegesetz vom Jahre 1868 wurden besonders hart die Apotheken der R h e i n p f a l z betroffen, die nach dem Luneviller Frieden vom Jahre 1801 ihrer Privilegien verlustig gegangen waren. Sie hatten von 1801 bis zum Erlaß der Verordnung des Generalgouverneurs für die Länder des Mittelrheins vom 17. Mai 1814 unter der Niederlassungsfreiheit zu leiden und erhielten nach der Einverleibung der Pfalz in Bayern im Jahre 1816 ihr Realrecht nicht wieder zurück. Sie wurden wie bayerische Personalkonzessionen behandelt und sind seit 1868 unverkäuflich und unvererblich.

Eine besondere Stellung nehmen die k o b u r g i s c h e n Apotheken ein. Nach dem zwischen Bayern und Koburg abgeschlossenen Staatsvertrage vom Jahre 1920 bleiben im Bezirk Koburg die bisherigen Gesetze und Verordnungen in Kraft, bis sie aufgehoben oder verändert werden. Es besaß also die K o b u r g e r M e d i z i n a l - o r d n u n g v o m 2. J a n u a r 1 8 6 2 weiter Rechtskraft. Am 30. April 1925 erging eine Verordnung über die Einführung des bayerischen Rechts, abgeändert durch eine Verordnung vom 24. Dezember 1927. Durch sie wurde bestimmt, daß für die Erteilung der Bewilligung zum Fortbetrieb einer Apotheke in den vormals koburgischen Landen bei Erledigung einer Betriebsbewilligung in den ersten 30 Jahren von dem Verfahren nach § 4 der Verordnung über das Apothekenwesen vom 27. Juni 1913, d. h. von dem Verfahren der öffentlichen Ausschreibung „Umgang" genommen wird.[1]

---

[1] E c k a r t , E. Apothekenbetriebsrechte in Bayern mit besonderer Berücksichtigung der Personal-Konzession. Inaug.-Diss. 1929.

In Sachsen sind besonders geartete Verhältnisse. Bis 1805 wurden nur Realprivilegien verliehen. (Verfügung vom 16. November 1805.) Für die Errichtung einer neuen Apotheke war nunmehr eine persönliche Erlaubnis erforderlich. (Mandat vom 17. Oktober 1820 betr. das Apothekenwesen usw.) Eine Anzahl dieser persönlichen Konzessionen wurde später in Realrechte umgewandelt, ein Verfahren, das nach dem Jahre 1875 nicht mehr geübt wurde. (Min.-V. vom 30. November 1875.) Von diesem Jahre ab gibt es in Sachsen die reine Personalkonzession. Es wurde aber im Jahre 1907 seitens der Regierung die Erklärung abgegeben, daß an sich zwar den Inhabern der persönlichen Konzessionen kein Anspruch irgendwelcher Art zustehe; da aber in früheren Zeiten auf dem Umwege der Präsentation des Nachfolgers tatsächlich eine Art von Verkauf von Konzessionen geduldet worden sei, so werden die Verkaufspreise, welche sich auf diese Weise gebildet haben, in angemessener Weise berücksichtigt werden müssen, wenn Unbilligkeiten vermieden werden sollen. Es entspräche auch im allgemeinen der Billigkeit, wenn dem Nachfolger auferlegt wird, dem ersten Inhaber einer Konzession eine mäßige Abfindung für die bei der Errichtung gehabten Mühen und Kosten zu gewähren. Nur wird diese Abfindung sich in sehr mäßigen Grenzen zu halten haben. Witwen und Waisen haben aber kein Recht, eine persönlich konzessionierte Apotheke verwalten zu lassen.

Wie bereits erwähnt, bildet die gesetzliche Grundlage für das württembergische Apothekenwesen die Medizinal-Ordnung vom 16. Oktober 1755. Bis zum Erlaß der Königlichen Verordnung vom 21. Juli 1834 gab es in Württemberg nur privilegierte Apotheken. Mit dieser Verordnung wurden die Kreisregierungen angewiesen, die Erlaubnis zur Errichtung von Apotheken nicht mehr als eine Realberechtigung, sondern nur als ein persönliches Recht zu erteilen. Das Verwaltungsrecht der Witwen ist durch Gesetz vom 13. Dezember 1933 auf ein Jahr beschränkt. Nach Ablauf dieser Frist muß die Apotheke, falls sie im Besitz der Witwe bleibt, verpachtet werden. Hinterbliebene minderjährige oder teils minder-, teils volljährige Kinder können die Apotheke 6 Monate verwalten lassen und weitere $2^1/_2$ Jahre verpachten. Hat das Kind eines verstorbenen Inhabers einer dinglichen Berechtigung bereits zur Zeit des Erbfalls den Apothekerberuf ergriffen, so kann die Apotheke zu seinen Gunsten verpachtet werden, bis es die Approbation als Apotheker erlangt hat.

Die grundlegende Regelung des badischen Apothekenwesens erfolgte erstmals durch die Apotheken- und Apothekerordnung vom 28. Juli 1806. Von ihr haben noch einige Paragraphen des Abschnitts VIII Gültigkeit. Die badischen Apothekengerechtsamen waren ursprünglich sogenannte Realrechte, von denen einige persönlich verliehen worden waren und bis zum Jahre 1863 (Beschluß der Sanitäts-Kommission vom 5. August 1863) in dingliche Rechte umgewandelt werden konnten. Seit dieser Zeit werden nur noch persönliche Konzessionen erteilt. Im Falle des Todes des Konzessionsinhabers oder bei Verzicht hat sich der künftige Konzessionar mit dem früheren Inhaber des Rechts oder dessen Rechtsnachfolger bezüglich der Übernahme der Vorräte und Gerätschaften abzufinden. Hat der bisherige Inhaber die Apotheke seit mindestens 10 Jahren betrieben, so wird dem Nachfolger aufgegeben, eine der Verbesserung des Geschäfts entsprechende Vergütung zu leisten. Der Witwe wird nur für eine beschränkte Zeit gestattet, die Apotheke verwalten zu lassen und zwar so lange, bis ein Nachfolger die persönliche Berechtigung zum Betriebe dieser Apotheke erhalten hat und in der Lage ist, den Betrieb zu übernehmen. Das Gleiche gilt bei Verzicht auf die persönliche Erlaubnis. Wegen der badischen Gemeindeapotheken siehe den Abschnitt Gemeindeapotheken.

Die bisherigen Bundesstaaten S a c h s e n - A l t e n b u r g, S a c h - s e n - K o b u r g - G o t h a, S a c h s e n - M e i n i n g e n, S a c h - s e n - W e i m a r - E i s e n a c h, S c h w a r z b u r g - R u d o l s t a d t, S c h w a r z b u r g - S o n d e r s h a u s e n, R e u ß ä l t e r e L i n i e und R e u ß j ü n g e r e L i n i e waren bis zum Abschluß des Gemeinschaftsvertrages vom 4. Januar 1920, der durch den Staatsvertrag zwischen Bayern und Coburg vom 14. Februar 1920 eine Ergänzung erfahren hatte, selbständig gewesen und hatten ihre eigene Apotheken-Gesetzgebung gehabt, die zum Teil heute noch in einzelnen Landesteilen von Thüringen gilt. Es sind dies die A p o t h e k e r - O r d n u n g f ü r S a c h s e n - M e i n i n g e n v o m 9. M a i 1 8 3 7, die A p o t h e k e r - O r d n u n g f ü r S c h w a r z b u r g - R u d o l - s t a d t v o m 2 7. J a n u a r 1 8 4 1, die M e d i z i n a l o r d n u n g f ü r S a c h s e n - W e i m a r - E i s e n a c h v o m 1. J u l i 1 8 5 8 u n d 8. M ä r z 1 9 0 5 sowie die A p o t h e k e r o r d n u n g f ü r R e u ß ä l t e r e L i n i e v o m 1 5. J u n i 1 8 5 9. Schließlich sei noch bemerkt, daß die G o t h a i s c h e M e d i z i n a l o r d n u n g v o m J a h r e 1 6 9 4 nebst verschiedenen „B e y f ü g u n g e n" zur Landesordnung in einigen Punkten noch gültig ist.

Die Apothekerordnung für S a c h s e n - M e i n i n g e n verlangt, daß alle Apothekenvorstände eine gehörige Qualifikation besitzen müssen und daß zur Anlage, zum Verkauf und zur Verlegung einer Apotheke die Genehmigung der Landesregierung einzuholen ist. Die erste unverkäufliche Personalkonzession wurde 1864 erteilt. Der Inhalt der Apothekerordnung für S c h w a r z b u r g - R u d o l s t a d t entspricht fast wörtlich dem der Apothekerordnung für Hannover vom 19. Dezember 1820. Nach der für S a c h s e n - W e i m a r - E i s e - n a c h erlassenen Medizinalordnung vom 1. Juli 1858 darf das Apothekengewerbe nur in einer mit einem Privilegium versehenen Apotheke und nur durch einen Apotheker ausgeübt werden, eine Bestimmung, die durch ein besonderes Gesetz vom 8. März 1908 aufgehoben und durch Anordnungen ersetzt wurde, durch die das System der unverkäuflichen Konzessionen auf gesetzlichem Wege zur Einführung kam. Auf Grund der Apothekerordnung für R e u ß ä l t e r e L i n i e sind dort nur privilegierte Apotheken berechtigt,

Arzneien und Arzneistoffe zu verabfolgen. Diese Bestimmung ist auch auf Apotheken mit persönlicher, unvererblicher und unveräußerlicher Betriebserlaubnis ausgedehnt worden.

Man kennt im Lande Thüringen a l l e Arten von Apothekenbetriebssystemen: Privilegien, Realkonzessionen, Gemeindeapotheken und Staatsapotheken sowie verkäufliche Konzessionen und unverkäufliche, also reine Personalkonzessionen. Siehe hierzu den Abschnitt „Apothekengerechtsame". In den Personalkonzessionsurkunden ist in der Regel ausgesprochen, daß die Konzession unvererblich und unveräußerlich ist. Es enthalten aber nur einzelne von ihnen Bestimmungen über das Witwen- und Waisenrecht und über die Übernahme der Vorräte durch den Rechtsnachfolger. Es ist üblich, der Witwe das Betriebsrecht bis zur Wiederverheiratung, bisweilen aber nur für fünf Jahre zu belassen. Die Zahlung eines Kundschaftswertes ist unstatthaft.

Die älteste Form der h e s s i s c h e n Apothekengerechtsame sind Realrechte gewesen. Sie wurden bis zum Jahre 1827 verliehen, als durch das Gewerbegesetz vom 16. Juni 1827 das Konzessionssystem für Hessen zur Einführung gebracht worden war. Die alten Realrechte blieben bestehen. Nähere Bestimmungen über Konzessionsverleihungen wurden durch das Gesetz vom 30. Juli 1848 getroffen. Danach ist die Übertragung der Personalkonzession auf einen anderen durch Vererbung möglich. Der Witwe ist bis zum Tode oder bis zur Wiederverheiratung, den Kindern des Konzessionars bis zum vollendeten 25. Lebensjahr gestattet, die Apotheke verwalten zu lassen. Bei Wiederverheiratung kann die Apotheke weiter verwaltet werden, wenn der zweite Ehemann Apotheker ist und die Verwaltung übernimmt. Die Kinder können sich den Besitz der Apotheke erhalten, wenn ein Sohn bis zum 25. Lebensjahr die nötige Qualifikation erwirbt oder eine Tochter sich mit einem qualifizierten Apotheker verheiratet. Unter gewissen Bedingungen gibt es eine Art Präsentationsrecht. Ist eine Konzession unentgeltlich verliehen worden, hat also der Inhaber der Konzession somit keine pekuniären Opfer zur Erlangung der Konzession gebracht, dann ist der Neukonzessionar verpflichtet, auf Verlangen den ganzen brauchbaren Bestand der Apotheke an Vorräten und Gerätschaften käuflich zu übernehmen. Das Konzessionssystem wurde in die „Neue Medizinalordnung vom 26. Juni 1861", die allerdings zum Teil durch die Verordnung vom 28. Dezember 1876 wieder aufgehoben wurde, aufgenommen. Im Jahre 1885 wurde in Hessen die gesetzliche Unterlage für die seitdem dort mehrfach errichteten verpachteten Kommunalapotheken geschaffen.

In H a m b u r g waren die ältesten Apotheken Privilegien. Im Jahre 1724 wurde Niederlassungsfreiheit eingeführt, die unbeschadet der M e d i z i n a l o r d n u n g v o m 1 9. F e b r u a r 1 8 1 8, die nur eine zahlenmäßige Beschränkung vorsah, bis zum Jahre 1902 bestanden hat. Durch das Gesetz vom 20. Juni 1902, das in Ergänzung der Medizinalordnung vom 1. Juni 1900 erlassen worden war, wurde in

Hamburg die unveräußerliche Konzession eingeführt. In dem außerstädtischen Gebiete von Hamburg war bereits durch die Medizinalordnung vom Jahre 1818 die unvererbliche und unveräußerliche Personalkonzession zur Einführung gekommen. Dem System hafteten ursprünglich gewisse Härten an. Sie wurden durch einen Senatsbeschluß vom 4. Juli 1856 gemildert. Bei Todesfall des Inhabers der Konzession ist ein dauernder Betrieb der Apotheke durch die Witwe oder auf Rechnung der Erben nicht gestattet. Der Witwe eines konzessionierten Apothekers und den Kindern desselben hat aber der Neukonzessionar gegen Übernahme des Inventars den Wert dieses Inventars und eine Vergütung für den Wert des Geschäftes zu leisten. Das Gleiche gilt bei Verzicht.

Nach der mecklenburgischen Medizinalordnung vom 18. Februar 1830 waren die damals vorhandenen mecklenburgisch-schwerinschen Apotheken mit Privilegien ausgestattet. Verschiedene mecklenburgische Städte wie Wismar und Rostock haben heute noch das Recht, Apotheken zu errichten. Von ihnen wurden noch Realprivilegien verliehen, als Mecklenburg-Schwerin bereits zum Konzessionssystem übergegangen war. Die beiden Städte sind befugt, gegen eine feste Summe oder eine jährliche Zahlung eines Kanons das Recht zu verkaufen. Es wird öffentlich versteigert. Alle sonst noch vorhandenen nichtprivilegierten mecklenburgischen Apotheken waren ursprünglich unverkäufliche Konzessionen. Diese Apotheken wurden aber bis zum Jahre 1922 im Einverständnis mit der Regierung ohne jede Einschränkung gekauft und verkauft. Seit 1922 erfolgt Ausschreibung dieser Konzessionen durch die Regierung. Seit dem Jahre 1927 entscheidet ein Schiedsgericht durch Mehrheitsbeschluß darüber, welche Gegenstände der Neukonzessionar zu übernehmen hat und wie die Zahlungsbedingungen festzulegen sind. Bei der Schätzung des Apothekengrundstückes ist auch der Kundschaftswert nach den im Geschäftsleben üblichen Grundsätzen zu berücksichtigen.

Im Freistaat Oldenburg gibt es keine Apothekengesetzgebung. Seit dem Jahre 1894 werden in Oldenburg nur noch persönliche Konzessionen erteilt. Im allgemeinen wird das in Preußen geltende Verfahren sowohl bei der Errichtung von neuen Apotheken wie bei der Wiederverleihung heimgefallener Konzessionen in Anwendung gebracht. Die Regierung hat bisher den Witwen, nicht den Kindern des verstorbenen Inhabers der Konzession, die Weiterführung der Apotheke durch Einsetzen eines Verwalters gestattet.

Die alten braunschweigischen Apotheken haben, wie beim Abschnitt „Staatsapotheken" näher ausgeführt wird, im 18. Jahrhundert eine besondere Umwandlung durchgemacht. Zu Beginn des 19. Jahrhunderts waren sie mit Exklusivrechten ausgestattete Privilegien. Durch das Gewerbegesetz vom 3. August 1864 wurden die Verbietungsrechte aufgehoben und im Anschluß an dieses Gesetz

wurde durch das Medizinalgesetz für das Herzogtum Braunschweig
vom 25. Oktober 1865 das Konzessionssystem zur Einführung gebracht, das durch das Medizinalgesetz vom 9. März 1903 abgeändert
bzw. ergänzt wurde. Wer eine Apotheke betreiben will, bedarf dazu
einer Konzession. Diese Konzession darf den Erwerbern einer privilegierten Apotheke nur aus persönlichen Gründen versagt werden.
Die Konzessionen werden auf Lebenszeit erteilt, sofern sie nicht für
Pächter oder Verwalter von privilegierten Apotheken nachgesucht
werden. In diesem Falle gelten sie nur für eine bestimmte Zeit. Nach
dem Ableben eines Apothekers hat das Landesmedizinalkollegium die
wegen der Fortführung des Geschäftes erforderlichen Anordnungen
zu treffen. Verwaltung ist nur bis zu drei Jahren gestattet. Der Neukonzessionar wird verpflichtet, die Apothekenutensilien und Vorräte
zu übernehmen und kann weiter verpflichtet werden, auch das Haus
des früheren Apothekers für den von drei Sachverständigen zu ermit-
telnden Preis zu übernehmen. Das neue Medizinalgesetz vom 18. Dezember 1932 verlangt zwar noch vom Nachfolger die Übernahme
der Vorräte und Einrichtung, bestimmt aber hinsichtlich des Hauses
und Grundstückes nur noch, daß hierüber das Landesmedizinalkollegium bei Erteilung der neuen Konzession Entscheidung zu treffen hat.

In A n h a l t bestehen keine gesetzlichen Unterlagen für den Betrieb der Apotheken. Es gibt dort Privilegien, unveräußerliche Personalkonzessionen und eine Kommunalapotheke. Bei der Erteilung
von persönlichen Konzessionen wird im allgemeinen nach preußischem Vorbild verfahren. Der Witwe wird in der Regel gestattet, bis
zur Wiederverheiratung, den Kindern bis zur Großjährigkeit, die
Apotheke verwalten zu lassen. Bei der Erteilung einer rein persönlichen Konzession ist der Empfänger verpflichtet, alljährlich eine
Abgabe von 5 v. H. des Reingewinnes an die Staatskasse abzuführen.

Das Apothekenwesen der freien Reichsstadt B r e m e n hat sich
in eigenartiger Weise entwickelt. Die älteste Apotheke befand sich
im Besitz der Stadt. Später erteilte der Rat mehrere Konzessionen
zur Errichtung von Apotheken, für die dem Rat eine Pacht gezahlt
werden mußte. 1827 wurde das Pachtverhältnis aufgehoben, dafür
den Inhabern der Apotheken eine Konzession auf Lebenszeit erteilt,
die jedoch auf die Witwe und die Kinder vererbt werden konnte.
Die nach dem Jahre 1827 erteilten Konzessionen galten für die Person des Empfängers und auf Lebenszeit. Die Fassung der Konzes-
sionsurkunden wurde vielfach geändert und vereinfacht. Der Senat
bestrebte sich, die reine persönliche Eigenschaft der Gerechtsame
deutlich hervorzuheben, deren Erteilung er sich vorbehielt, während
Haus und Geschäft als Privatsache des jeweiligen Besitzers behandelt
wurden. Beim Verkauf des Hauses mit darauf ruhender Konzession
wurde einem präsentierten Nachfolger die Konzession vom Senat
übertragen. Inzwischen wurden vom Senat verschiedene Medizinalordnungen erlassen. In ihnen wurde durch Gesetz festgelegt, daß zur
Errichtung und zur Verlegung einer Apotheke die Erlaubnis des

Senats erforderlich ist. Es sind die Medizinalordnungen vom 18. September 1871, 2. August 1872, 2. Juni 1901 und vom 17. Dezember 1927. In der Medizinalordnung vom Jahre 1927 findet sich der ausdrückliche Vermerk, daß die Erlaubnis unveräußerlich und unvererblich ist. Dadurch hat das seit 1919 in Bremen eingeführte Verfahren, den Inhabern der Konzessionen nicht mehr das Präsentationsrecht zu gestatten, eine rechtliche Grundlage gefunden.

Die ältesten Apotheken in L i p p e sind Privilegien. Bei Besitzwechsel wurden sie ursprünglich anstandslos bestätigt; später ergaben sich gewisse Schwierigkeiten. Im Jahre 1898 wurde dem Käufer einer mit einem Familienprivilegium ausgestatteten Apotheke die Bestätigung versagt und das Privileg in eine persönliche, unveräußerliche und unvererbliche Konzession umgewandelt. Später wurde den Inhabern der Apotheken, die seit Beginn des 19. Jahrhunderts als persönliche Konzession errichtet, aber stets unbeanstandet verkauft worden waren, das Präsentationsrecht abgesprochen. Sie gelten jetzt als unveräußerliche und unvererbliche Konzessionen.

Die ehemalige freie Reichsstadt L ü b e c k ist das einzige Land, in dem alle Apotheken mit Ausnahme von zwei Landapotheken mit persönlicher Betriebserlaubnis Real-Privilegien sind und zwar auf Grund der Verordnung des Senats der Stadt Lübeck vom 11. November 1840. Diese Verordnung hat später verschiedene Ergänzungen erfahren, so durch die Verordnungen vom 13. Juni 1887 und vom 18. Dezember 1899. Die Medizinalordnung vom 19. Juli 1899, die an die Stelle der Medizinalordnung vom 25. September 1867 getreten ist, enthält nur einige Bestimmungen über das Apothekenwesen, die später durch Nachträge (13. Oktober 1909 und 31. Oktober 1923) ergänzt wurden. Die Verleihung der Betriebsberechtigung erfolgt durch den Senat.

In den Ländern M e c k l e n b u r g - S t r e l i t z , W a l d e c k und S c h a u m b u r g - L i p p e fehlen gesetzliche Bestimmungen über das Apothekenwesen. Die dort vorhandenen Apothekengerechtsamen sind sind entweder Privilegien oder freiverkäufliche Konzessionen.

Im Anschluß an die Besprechung der gesetzlichen Grundlagen des deutschen Apothekengewerbes sollen nunmehr die mehrfach erwähnten verschiedenen Systeme der deutschen Apotheken-Gerechtsamen (Privilegien, Realkonzessionen, verkäufliche Konzessionen, Personalkonzessionen), ferner die verschiedenen Arten von Apotheken (Gemeindeapotheken, Staats-, Hof-, Reise- und Klosterapotheken, Zweig- und Krankenhausapotheken sowie Schiffsapotheken) erörtert werden. Die ärztlichen Hausapotheken sind in den Kapiteln „Das Verhältnis der Apotheker zu den Ärzten" und „Homöopathie, Biochemie usw." behandelt worden. Das vorliegende Kapitel enthält nur eine Übersicht über die Rechtsverhältnisse hinsichtlich der ärztlichen allopathischen Hausapotheken.

Das dichte Netz von Apotheken, das heute das ganze deutsche Land überzieht, ist nur sehr allmählich entstanden. Walther Z i m -

m e r m a n n , dessen Fleiß und kenntnisunterbautem Scharfsinn Heimatkunde und Geschichte der Pharmazie in gleicher Weise zu Dank verpflichtet sind, hat in einer Arbeit über „Die Arzneiverordnung in Baden"[1]) beispielhaft gezeigt, wie zunächst, vom 13.—16. Jahrhundert, in den größeren Kulturstätten, den freien Reichsstädten, Residenzen usw., Apotheken entstanden, wie dann im 17. Jahrhundert im wesentlichen Rücksichten auf Höfe, Militärstützpunkte und Verkehrsstationen maßgebend waren, im 19. Jahrhundert allmählich die Zwischenräume ausgefüllt wurden und schließlich Industrie und das Wachsen der Großstädte die Apothekenvermehrung nach sich zogen.

Apothekengerechtsame.

A. Privilegien.

Bald nach der Entwicklung eigentlicher Apotheken in Deutschland erkannten die Landesherren die Wichtigkeit einer einwandfreien Ausübung des Apothekerberufes an und entsprachen dem Wunsche des Apothekers nach einer ihn vor Konkurrenz schützenden Erlaubnis, sofern er den Nachweis der notwendigen Kenntnisse erbrachte. Neben dem öffentlichen Wohle dürften dabei in sehr vielen Fällen auch finanzielle Gründe obgewaltet haben. Mußte doch der Antragsteller für die Erteilung der Erlaubnis eine besondere Steuer, einen jährlich zu zahlenden Kanon, auch Lokariengeld und Rekognition genannt, entrichten.

Das Recht zur Erteilung dieser Erlaubnis leiteten die Landesherren auf das „Regale" zurück, das schon Kaiser F r i e d r i c h II. in seiner Medizinalordnung vom Jahre 1240 für sich in Anspruch genommen hatte. Dieses Regale war später auf die weltlichen und geistlichen Reichsfürsten und freien Städte und schließlich auf alle reichsunmittelbaren Landesherren übergegangen. Die Erteilung der Erlaubnis selbst geschah durch Verleihung eines besonderen Rechtes, eines Privileges, über das eine Urkunde ausgestellt wurde. Diese Urkunden waren ursprünglich verhältnismäßig einfach gehalten. Später wurden sie sehr umfangreich und zeichneten sich durch große Eintönigkeit aus. Erst die im 19. Jahrhundert verliehenen Privilegien sind wieder kurz und klar abgefaßt.

Es waren nicht nur Apotheker, denen die Gunst ihrer Landesherren ein Privileg zur Errichtung und zum Betriebe einer Apotheke verschaffte. Nicht selten wurden, wie in dem Kapitel „Das Verhältnis der Apotheker zu den Ärzten" näher dargelegt ist, Ärzte mit Apothekenprivilegien bedacht und auch für die Belehnung von Nichtapothekern mit einem solchen pharmazeutischen Rechtstitel findet sich ein Beispiel in der Geschichte. Im Jahre 1520 erteilte der Kurfürst Friedrich der Weise von Sachsen dem berühmten Maler L u c a s C r a n a c h d e m Ä l t e r e n das Privileg zum Betriebe der von letz-

---

[1]) Südd. Apoth.-Ztg. 1934 Nr. 74 und 75.

terem gekauften Apotheke des Arztes Dr. Martinus P o l l i c h in Wittenberg. Das Privileg ist besonders interessant durch nachstehenden, dem Fehlen einer pharmazeutischen Qualifikation des Privileginhabers Rechnung tragenden Absatz:

„Und wie wohl ein Apotheker billich bey denn Apotheken bleibett, darin fleißig auffsehen habenn, das Jegenn eynen jedern Treulich gehandelt werde, wie sich dann seinen Eyde und Pflichten nach zu thuen gepüret, derhalben dann einen Apotheker ihnn Reisen nicht wohl von der Apotheken ziehen magk / Nachdeme Lucas zu den Apotheken selbst nicht geschickt und mit anderen Handel umbgehet und die Apotheken mit Knechten bestellet, so soll er die Zeit, weil er die Apotheken inne hat, wie ein anderer Bürger zu Wittenbergk ihnn reisen so verhaltenn zu volgen sein."

Durch das Privileg wurde dem Apotheker eine Monopolstellung eingeräumt. Er allein sollte berechtigt sein, alle Materialien „undt was sonst eigentlich in die Apotheken gehörig" zu führen. Enthielt die Urkunde auch die Bestimmung, daß „neben der bestehenden Apotheke keine andere geduldet werden solle", dann war sein Privileg mit einem „Verbietungsrecht", auch „Exklusivrecht" „jus prohibendi" genannt, ausgestattet und besonders wertvoll. Dieses Verbietungsrecht galt in der Regel nur für den Stadtbezirk, wurde aber häufig auch für einen weiteren Raum ausgestellt. So galt zum Beispiel das für die K o b u r g e r Hof- und Stadtapotheke im Jahre 1674 erneut zugebilligte Exklusivrecht für das ganze Fürstentum Sachsen-Koburg. Auch das älteste noch vorhandene Privileg, das im Jahre 1303 vom Markgraf O t t o IV. dem Apotheker W a l t h e r junior zu P r e n z l a u verliehen und im Jahre 1320 von seinem Nachfolger in der Regierung bestätigt wurde, ist ein E x k l u s i v p r i v i l e g i u m. Dem Inhaber der Prenzlauer Apotheke waren damit Vererblichkeit und Ausschließlichkeit des Betriebes der Apotheke innerhalb einer Bannmeile von 10 Kilometern zugebilligt worden. Derartige Exklusivprivilegien sind im 16. und 17. Jahrhundert verhältnismäßig häufig, in späteren Jahren immer seltener verliehen worden. Soweit sie in einzelnen deutschen Ländern nicht durch die moderne Gesetzgebung abgelöst worden sind, bestehen sie heute noch, haben aber z. B. in Preußen infolge einer die Entschädigung im Falle einer Neukonzession ganz minimal gestaltenden Berechnungsform keine praktische Bedeutung.

Es lag nahe, daß die alten Apotheker das Bestreben hatten, die ihnen persönlich und nur für eine bestimmte Zeit, in der Regel ad dies vitae, verliehenen Betriebsrechte ihren Erben zu übertragen. Sie beantragten daher beim Landesherren die „Extension" ihres Privilegs und erreichten meist, daß es auf die „Erben und Erbnehmen" gegen Zahlung eines neuen Kanons ausgedehnt wurde, manchmal sogar, daß es in ein verkäufliches dingliches Recht umgewandelt wurde. Es gibt aber heute noch eine größere Anzahl von Apotheken, deren Gerechtsame immer noch als Privileg gilt, obwohl ursprünglich nur ein persönliches Recht verliehen worden war und eine ausdrückliche Umwandlung oder Extension nie stattgefunden hat. In solchen Fällen ist die Übertragung mit stillschweigendem Einverständnis seitens der Regierung jahrhundertelang erfolgt. Vielfach ist solchen Apotheken der Privilegcharakter neuerdings abgesprochen worden. Es ist Sache der künftigen Apothekengesetzgebung, klare Verhältnisse zu schaffen.

Wurde das Privileg dem Antragsteller, seinen Erben und Erbnehmen verliehen, so konnte es nur vererbt werden. Es gibt heute noch derartige v e r e r b l i c h e P r i v i l e g i e n, die einem Vorfahren des derzeitigen Besitzers verliehen und durch Generationen weiter vererbt wurden. Derartige Privilegien gehören allerdings zu den Seltenheiten. Übernahm ein Nichterbe eine solche Apotheke, so erlosch das Privileg, es sei denn, daß mit landesherrlicher Genehmigung die Übertragung gestattet wurde. In den altpreußischen Provinzen gibt es derartige nur vererbliche Privilegien nicht mehr. Durch die Revidierte Apothekerordnung vom Jahre 1801 wurden alle nur vererblichen Apothekenprivilegien in verkäufliche und vererbliche umgewandelt. In anderen Ländern, wie zum Beispiel in Thüringen, ist jahrhundertelang die Verkäuflichkeit vererblicher Privilegien geduldet worden. Es dürfte wohl auf diese Weise ein Gewohnheitsrecht entstanden sein.

Häufig wurde das Privileg nicht nur dem Antragsteller, seinen Erben und Erbnehmen, sondern auch allen künftigen Besitzern der Apotheke verliehen. Vielfach wurde auch der Ausdruck „und Nachkommen" statt „künftige Besitzer der Apotheke" gebraucht. Jedenfalls wurden derartige Privilegien gleichmäßig behandelt. Das Gleiche traf für die Privilegien zu, bei denen es in der Urkunde heißt, daß der Inhaber darüber „frei disponieren und solche an andere Personen veräußern und auf seine Erben übertragen kann". Derartige Privilegien führen die Bezeichnung: „S u b j e k t i v - p e r s ö n l i c h e R e c h t e", auch „S e l b s t ä n d i g e G e r e c h t i g k e i t e n", in Bayern „N i c h t r a d i z i e r t e R e a l r e c h t e", auch allgemein „R e a l r e c h t e". Diese Rechte sind vererblich und veräußerlich. Sie sind einer Person nur für den Ort und Ortsteil verliehen und gestatten, daß das Unternehmen, in diesem Falle die Apotheke, in ein anderes Haus verlegt werden kann. Es gibt solche, die ein eignes Grundbuchblatt oder eine eigne Grundbuchnummer haben, und solche, die nicht im Grundbuch eingetragen sind.

Die von den Apothekern am meisten erstrebten Apothekenprivilegien waren die auf dem Hause oder der Apotheke ruhenden, die s u b j e k t i v - d i n g l i c h e n R e c h t e, die in Bayern die Bezeichnung „R a d i z i e r t e R e a l r e c h t e" führen. Sie kleben an dem Grundstück, bilden einen Bestandteil oder Zubehör des Grundstückes (Pertinenz) und stehen im Grundbuche auf demselben Blatte wie das Grundstück, sind also mit diesem untrennbar verbunden. Eine Übertragung der subjektiv-dinglichen Gewerbeberechtigung auf ein anderes Grundstück ist nur mit Zustimmung der verleihenden Behörde möglich. Die Verkäuflichkeit und Vererblichkeit der subjektiv-dinglichen Rechte ist keinen Einschränkungen und Zweifeln unterworfen.

Sind Zweifel über den Realcharakter eines Privilegs entstanden oder ist schon in früheren Zeiten die Urkunde verloren gegangen, so ist nach einer Entscheidung des Reichsgerichts vom 18. Februar 1905 der Erwerb einer A p o t h e k e n r e a l g e r e c h t i g k e i t durch unvordenkliche Verjährung möglich. Es bedarf dazu des Nachweises, daß die Apotheke in einem Hause von den Vorbesitzern durch länger als zwei Menschenalter (80 Jahre) hindurch auf Grund eines Privilegiums betrieben worden ist, daß in dieser Zeit keine auf eine nur persönliche Betriebsberechtigung hindeutende Konzession nachgesucht oder erteilt worden ist und daß die Vorbesitzer sich nicht bewußt gewesen sind, daß früher nur ein auf Zeit erteiltes Privilegium bestanden hat.

Die alten Privilegurkunden sind vielfach noch mit anderen Rechten ausgestattet gewesen, die im Laufe der Jahre durch neuere Gesetzgebung hinfällig geworden sind; manche dieser Rechte sind aber heute noch von gewisser Bedeutung.

Da die Apotheke besonders in kleineren Städten allein durch den Handel mit Arzneimitteln ihren Mann nicht ernährte, dem Landesherren aber viel daran lag, daß der Apotheker ein genügendes Auskommen hatte, verlieh er ihm häufig das Recht, allein Gewürzhandel treiben und Aqua vitae, ausländische Weine und dergleichen ausschenken zu dürfen. (Siehe Kapitel 5.) Vielfach befreite er ihn auch von bestimmten Steuern und der Verpflichtung, städtische Ämter zu übernehmen. Von großer Bedeutung war besonders zu Kriegszeiten die auf einem Erlaß des deutschen Kaisers vom 29. November 1640 beruhende wertvolle Befreiung von Einquartierungslasten, die allerdings von den Stadtverwaltungen ungern beachtet wurde. Die Apothekerakten der Stadtarchive geben vielfach über Jahre andauernde diesbezügliche Streitigkeiten zwischen Apothekern und Stadtverwaltung Aufschluß.

Ein großer Teil der alten Privilegurkunden enthält eine Klausel, mit der sich der Landesherr das „jus minuendi" vorbehielt. Diese „clausula salutaris" hatte meist folgenden Wortlaut: „Für den Fall aber, daß der Apotheker Unserer Begnadigung, Privilegio und demjenigen, was hiermit begriffen, zuwider handeln würde, behalten wir Uns nicht allein die Strafe wider ihn, sondern auch dieses bevor, seine Apotheke zu sperren, dieses Unser Privilegium zu cassieren und gäntzlich abzuthun." Gegen diese Fassung ist wohl kaum etwas einzuwenden. Eine große Anzahl von heute noch geltenden Urkunden enthält aber die Klausel in schärferer Form. In solchen Fällen behielt sich der Landesherr bevor, das Privilegium nach Gelegenheit der Zeit oder nach Erfordern des gemeinen Bestens „da es gemissbraucht werden sollte, zu ändern auch gar zum Teil wieder aufzuheben." Vielfach machte der Landesherr sogar ohne Einschränkung den Vorbehalt, das Privileg zu mindern, zu vermehren oder zu cassieren. Manche Landesherren hatten den Stadtverwaltungen ihrer Städte das Recht zugestanden, Apotheken-Privilegien zu verleihen. Wann es geschehen ist, dürfte sich wohl nicht nachweisen lassen. Tatsache ist

jedenfalls, daß auch Städte, die nicht freie Reichsstädte waren, dieses
Recht für sich beanspruchten. In solchen Fällen begnügten sich die
Apotheker in der Regel nicht mit dem städtischen Privileg, sondern
bemühten sich, die Anerkennung dieses Privilegs durch den Landesherrn zu erreichen. Bis zum Beginn des 19. Jahrhunderts mußten
fast in allen Ländern Privilegien, auch die vom Landesherrn verliehenen, beim Wechsel des Inhabers und beim Regierungsantritt eines
neuen Landesherren „confirmirt" werden.

Für die heutige Rechtslage der Privilegien ist von großer Bedeutung, daß die Privilegien nach dem öffentlichen Recht zur Gruppe
der Staatsakte gehören, welche nicht nur Rechte, sondern auch Pflichten auferlegen. Jedes Privileg ist daher ein Gesetz, das nur durch ein
Gesetz abgeändert oder aufgehoben werden kann. Soweit also nicht
in früheren Zeiten durch einen Willensakt des Landesherren oder
später durch Gesetz eine Aufhebung der einst verliehenen Privilegien
erfolgte, bestehen sie heute noch.

B. Verkäufliche Konzessionen.

Vom 14. Jahrhundert an bis zum Beginn des 19. Jahrhunderts
war das „Privileg", das allerdings hin und wieder, wenn es sich um
eine persönliche Gerechtsame handelte, durch das Wort „Erlaubnis
oder Konzession" ersetzt worden war, in fast allen deutschen Ländern die übliche Form der Apotheken-Betriebsrechte. Eine Änderung
trat ein, als sich auch in Deutschland das Bestreben bemerkbar machte,
die alten Realgewerbeberechtigungen durch ein auf freierer Grundlage
beruhendes Gewerberecht zu ersetzen. Wie in den vorangegangenen
Abschnitten im einzelnen dargelegt ist, wurden in fast allen deutschen
Ländern Gewerbeordnungen erlassen, die zwar die alten Realrechte
bestehen ließen, aber bestimmten, daß neue Realberechtigungen fortan
nicht mehr begründet werden sollten. Von einigen kleineren deutschen
Ländern abgesehen, sind tatsächlich seit den ersten Jahrzehnten des
19. Jahrhunderts Privilegien nicht mehr verliehen worden. Zur Errichtung und zum Betrieb von Apotheken war jetzt eine K o n z e s s i o n
erforderlich, die von der Regierung, in Thüringen aber noch lange
vom Landesherren verliehen und dem Beliehenen ursprünglich nur
auf Lebenszeit erteilt wurde. Im Laufe der Jahre entwickelten sich
aber verschiedene Systeme, die kurz besprochen werden sollen.

Zunächst sind die Konzessionen zu erwähnen, die aus Privilegien
entstanden sind. Als durch den Frieden zu Luneville im Jahre 1803
die linksrheinischen deutschen Lande dem französischen Reiche einverleibt und unter französischer Gesetzgebung gekommen waren,
wurden sämtliche Privilegien aufgehoben. Es bestand in der Zeit von
1803 bis 1814 dort Niederlassungsfreiheit, die erst durch die Verordnungen der deutschen Generalgouverneure vom 17. Mai 1814 für den
Mittelrhein und vom 25. November 1814 für den Mittelrhein und

Niederrhein wieder aufgehoben wurde, ohne daß der alte Rechtszustand der alten Apotheken, also der Privilegcharakter, wieder eingeführt wurde. Unberührt blieb durch die Verordnungen der Generalgouverneure die Vererblichkeit und Verkäuflichkeit dieser Apotheken. Für neu zu errichtende Apotheken galt das K o n z e s s i o n s s y - s t e m , das aber auch für die vordem errichteten ehemaligen Privilegien sowohl in den zu Preußen wie in den zu Bayern getretenen ehemals französischen linksrheinischen Landesteilen in Anwendung gebracht wurde. Ähnliche Verhältnisse bestanden im Großherzogtum Berg, in dem die Medizinalordnung vom 8. Juni 1773, die nur persönliche Privilegien kannte, nach der Besitzergreifung durch Napoleon ihre Rechtskraft behielt und die Privilegien trotz Einführung der Patentsteuer nicht aufgehoben worden waren. Bei der Konstitution des Königreichs Westfalen am 7. Dezember 1807 waren „alle Privilegien einzelner Personen und Familien" aufgehoben worden. Daß auch die dinglichen Privilegien hierdurch in Fortfall kommen sollten, wird in der Proklamation nicht ausgesprochen und ist auch in den Westfälischen Gesetzen vom 5. August 1808 und 12. Februar 1810 nicht ausdrücklich gesagt. Die Privilegien galten aber als aufgehoben. Diese Auffassung leiteten sowohl die westfälische wie die spätere preußische Regierung von der Tatsache ab, daß durch diese Gesetze die Patentsteuer auch im Königreich Westfalen eingeführt und unter anderem bestimmt worden war, daß alle Gewerbetreibende, darunter auch die Apotheker, gehalten seien, sich mit einem Patent zu versehen.

Nach Aufhebung der Fremdherrschaft wurden in einzelnen Teilen des ehemaligen Königreichs Westfalen, so in Kurhessen, Kurhannover und Braunschweig-Wolfenbüttel, die alten Rechte wieder eingeführt. Damit lebten hier die Privilegien wieder auf. In den anderen Teilen blieben sie jedoch aufgehoben. In Preußen stellten sich später einige Gerichte auch auf den Standpunkt, daß die Realgewerbeberechtigungen durch die französischen Gesetze nicht aufgehoben seien, sondern nur geruht haben. Trotzdem erklärte die Regierung, gestützt auf ein Gutachten des Obertribunals, daß die alten Realgerechtigkeiten nicht wieder hergestellt werden sollten. Damit mußten sich die Apotheker beruhigen. Ihre alten Betriebsrechte wurden wie die der nach dem Jahre 1811 in Preußen errichteten neuen Apotheken, also als Konzessionen behandelt, bei denen der Nachfolger der Verwaltungs-Behörde „präsentiert" werden konnte, ein Recht, das durch Kabinettsorder vom 7. Juli 1886 nur noch Konzessionsinhabern mit mindestens zehnjähriger Besitzzeit zugestanden und durch Kabinettsorder vom 30. Juni 1894 für alle nach diesem Zeitpunkt verliehenen Konzessionen ganz beseitigt wurde. Somit war der 30. Juni 1894 der Geburtstag der unverkäuflichen preußischen Apothekenkonzession. Unter **„Realkonzessionen"** versteht man also in Preußen nicht nur alle während der französischen Fremdherrschaft aufgehobenen Privilegien, sondern auch die nach 1811 bis zum Jahre 1894 neuerteilten Konzessionen.

Den Begriff „Real"-Konzessionen kennt man nur noch in Thüringen. Dort versteht man darunter aber eine andere Art von Konzessionen. Während die preußischen nach 1811 entstandenen als persönliche Konzessionen verliehen wurden, ihr „Präsentationsrecht" auf königlichen Anordnungen beruhte und erst allmählich eine Art von Privilegcharakter bekommen hatte, ohne daß die Verleihungsdokumente eine Bestimmung über Vererblichkeit und Veräußerlichkeit enthielten, wurden diese Rechte in den Urkunden über die t h ü r i n - g i s c h e n R e a l k o n z e s s i o n e n von den Landesherren ausdrücklich hervorgehoben und festgelegt.

Neben den Realkonzessionen gibt es auch noch **andere verkäufliche Konzessionen,** die ursprünglich als persönliche Rechte verliehen worden waren, aber über mehr als 100 Jahre unbeanstandet v e r - k a u f t u n d v e r e r b t worden sind. In Thüringen ist ihre Verkäuflichkeit in neuerer Zeit mehrfach beanstandet worden, da ein Gewohnheitsrecht nicht anerkannt wurde. Dagegen haben die v e r - k ä u f l i c h e n und v e r e r b l i c h e n Konzessionen in den Ländern Hessen, Oldenburg, Mecklenburg-Strelitz und Schaumburg-Lippe bisher keine Beanstandung erfahren.

In Hessen ist den Besitzern derartiger persönlich verliehener Konzessionen im Jahre 1860 zur Vermeidung von Härten und Unbilligkeiten eine Art Präsentationsrecht eingeräumt worden. In den Ländern Oldenburg, Mecklenburg-Strelitz und Schaumburg-Lippe fehlt zwar jegliche gesetzliche Grundlage, es sind aber bisher Verkauf und Vererbung der dort erteilten Konzessionen anstandslos zugelassen worden.

C. Personalkonzession.

In fast allen deutschen Ländern bestand bis zur staatlichen Neugestaltung des Jahres 1933 das Bestreben, die Erlaubnis zur Errichtung und zum Betriebe von Apotheken nur als eine rein persönliche, das heißt als eine unverkäufliche und unvererbliche, zu erteilen, die bei Verzicht und im Falle des Todes des Inhabers erlischt. Das Konzessionsverfahren ist nicht überall das gleiche. Bei der Erteilung der Betriebserlaubnis wird im allgemeinen in der Weise verfahren, daß die zur Errichtung und zur Neuverleihung erforderliche Konzession zu freiem Wettbewerb öffentlich ausgeschrieben wird, ein Verfahren, das z. B. in Preußen auf einem für die Behörden verbindlichen Erlaß beruht. Die Regierung sucht sich aus der Zahl der berechtigten und befähigten Bewerber die geeignete Persönlichkeit aus, wobei lange Jahre die Anciennität eine wesentliche Rolle spielte. Nach den neuesten Richtlinien, wie sie z. B. in Preußen aufgestellt worden sind (Min. Erlaß v. 26. Juli 1933), sollen Kriegsteilnehmer, Frontkämpfer und Kriegsbeschädigte besonders berücksichtigt werden. Die Konzession wird auf Lebenszeit erteilt. Stirbt der Konzessionar, so fällt die Apothekenkonzession an den Staat zurück, der sie nunmehr neu ausschreibt. In Bayern ist eine Beschwerdeinstanz vorgesehen.

In Preußen und verschiedenen anderen Ländern wie in Württemberg, Oldenburg, Braunschweig, Anhalt, teilweise auch in Thüringen, ist der Nachfolger verpflichtet, die Warenbestände und Einrichtungsgegenstände zu einem angemessenen Preise zu übernehmen. Bei Streitigkeiten werden die zu übernehmenden Gegenstände amtlich abgeschätzt. In einzelnen Ländern ist auch das Recht der Witwen und Waisen durch besondere Bestimmungen in der Weise geregelt, daß der Witwe bis zur Wiederverheiratung und den Kindern bis zur Großjährigkeit das Recht zusteht, die Apotheke durch einen approbierten Apotheker verwalten zu lassen. Teilweise wird dieses Recht nur für bestimmte Zeit gewährt. In allen Ländern mit Ausnahme von Bayern und Württemberg ist die Verpachtung persönlicher Konzessionen zur Zeit rechtlich nicht zulässig.

Hofapotheken, Reiseapotheken, Staatsapotheken.

Zum Hofstaat der deutschen Fürsten gehörte im 16. bis 18. Jahrhundert fast überall neben dem Leibmedikus auch ein Apotheker, der nicht nur die meist im Schloß befindliche Hof- oder Schloßapotheke verwaltete, sondern auch zur persönlichen Bedienung des Landesherren herangezogen wurde und den Fürsten auf seinen Reisen als „Reiseapotheker" begleiten mußte. Ihm stand dann eine sogenannte Reiseapotheke mit den wichtigsten und damals als notwendig erachteten Arzneimitteln zur Verfügung, wie einige auf die Gegenwart überkommene Reise- oder Feldapotheken zeigen. Beispielhaft hierfür sind eine Feldapotheke Friedrichs des Großen,[1] die im Siebenjährigen Krieg in Feindeshand gekommen war und jetzt im Kunstgewerbemuseum in Dresden aufbewahrt wird, und eine Feldapotheke August des Starken von Sachsen.[2]

Der Hofapotheker oder Reiseapotheker war Hofbeamter und erhielt als solcher neben Kleidung und Verpflegung sowie Wohnung und Heizung auch eine mehr oder weniger große Summe Geldes ausgezahlt. Alle Medikamente, die für den Landesherrn und die Seinen gebraucht wurden, hatte er jederzeit zur Hand zu haben. Sie mußten gut und nach Apotheker- oder chemischer Kunst präpariert sein. Auch durfte er nur mit Genehmigung des Fürsten oder der Ärzte etwas davon abgeben. In der vom Markgrafen Georg Wilhelm von Brandenburg dem Apotheker Philipp Gesinger im Jahre 1625 ausgestellten Bestallung[3] heißt es wörtlich: „Wass ihm aber

---

[1] Lerch, Die Feldapotheke des alten Fritz, Pharm. Ztg. 1929 S. 85.
[2] Schelenz, Geschichte der Pharmazie.
[3] Hohenzollernsches Hausarchiv.

bey seiner Auffwartung Von Vnseren geheimnüssen offenbahret wirdt, soll er bey sich biss in seine sterbliche gruben Verschwiegen behalten." Als Besoldung erhielt Gesinger in bar 100 Taler, die vierteljährlich ausgezahlt werden sollten.

In den meisten Fällen blieben die Hofapotheker nicht im Beamtenverhältnis. Fast stets wurde zwischen dem Landesherren und dem Apotheker ein Pachtvertrag abgeschlossen, der in der Regel auf die Dauer beide Parteien nicht befriedigte. Infolgedessen kann man die Feststellung machen, daß der größte Teil der alten Hofapotheken nach einiger Zeit aus dem Besitz des Landesherrn in Privatbesitz überging. Der Fürst verlieh dem Käufer der Hofapotheke ein Privilegium, wobei er ihn vielfach verpflichtete, die für den Fürsten und den Hof zu liefernden Arzneien selbst anzufertigen. Dafür behielt seine Apotheke das Prädikat „Hofapotheke". Andere Hofapotheken sind übrigens dadurch entstanden, daß der Inhaber einer bereits bestehenden Apotheke sich um die Lieferungen für den Hof bemühte und, wenn er gut angeschrieben war, außer der Lieferung das Prädikat „Hofapotheker" erhielt. Manchmal wurde in der Bestallung auch der Rang des „Hofapothekers" festgelegt.

Eine besondere Art von Hofapotheken sind aber die Hofapotheken, die die eben erwähnte Wandlung nicht durchgemacht haben, sondern sich bis zur Gegenwart im Besitz des Landesherren befunden haben. Hierher gehört die im Jahre 1585 von der im Volksmunde als „Mutter der Armen und Kranken" bekannten Kurfürstin K a t h a r i n a, der Gemahlin des Kurfürsten von Brandenburg Joachim Friedrich gestiftete Berliner Hofapotheke und die von der Kurfürstin A n n a von Sachsen im Jahre 1579 errichtete Hofapotheke zu D r e s d e n. Die Berliner Hofapotheke war ursprünglich nur „vor die chfl. Hofbediente, Geistliche und Arme" geschaffen worden. Durch eine Verfügung des Großen Kurfürsten vom Jahre 1643 wurde dem Hofapotheker gestattet, Arzneien auch an „Fremde" gegen billige Bezahlung zu überlassen und zu verkaufen. Dieser Verkauf an Fremde, unter denen man Personen verstand, die nicht zum Hofe gehörten, wurde im Jahre 1802 wieder eingestellt, im Jahre 1915 aber wieder gestattet. Im Anschluß an die Staatsumwälzung vom Jahre 1918 ging die Hofapotheke, die als ein selbständiges Privilegium der Krone gehörte, durch eine im Jahre 1926 getroffene Entscheidung in den Besitz des Freistaates Preußen über. Sie heißt jetzt Universitätsapotheke und ist dadurch zur S t a a t s a p o t h e k e geworden.

In ähnlicher Weise ist auch die Entwicklung der bereits erwähnten D r e s d e n e r H o f a p o t h e k e vor sich gegangen. Sie war bis zum Jahre 1831 Eigentum des sächsischen Fürstenhauses. Durch Dekret vom 1. März 1831 wurde sie unter Vorbehalt gewisser Rechte und Pflichten Eigentum des Staates und von da ab in seiner Verwaltung betrieben. Der fiskalische Betrieb bewährte sich nicht. Infolgedessen ging man im Jahre 1877 dazu über, sie, wie früher schon geschehen, zu verpachten. Der Pachtvertrag war bis zum Jahre

1923 vom Könige abgeschlossen worden. Seit dieser Zeit geschieht die Vollziehung des Vertrages durch den Staat Sachsen als den derzeitigen Besitzer.

Auch die Hof-Apotheke zu Stuttgart ist jetzt eine Staatsapotheke. Anders verhält es sich mit der badischen Hofapotheke in Karlsruhe, die bis zum Jahre 1924 als Eigentum des Großherzogs verpachtet war. Sie wurde in eine Konzession umgewandelt.

Diesen ehemaligen Hofapotheken standen früher die standes-herrlichen Apotheken gleich. Auch sie waren Realrechte und gelten auch heute noch als solche. Sie befinden sich daher nach wie vor im Besitz der Standesherren wie zum Beispiel die Hofapotheke in Salem in Baden (Besitzer Prinz Max von Baden). Als weitere standesherrliche Apotheken sind zu nennen die Apotheken in Obermarchthal, Wolfegg und Schloß Zell, von denen die letzter-wähnte seit Ende 1931 geschlossen ist.

Außer den aus ehemaligen Hofapotheken entstandenen Staats-apotheken hat es noch eine andere Art von Staatsapotheken gegeben, die sich auch wieder in verschiedener Weise entwickelt haben. Es sind die einst in Braunschweig in Staatsbesitz übergegangenen braunschweigischen Apotheken und die badischen und nas-sauischen Apotheken, bei denen sich aber nur die Inhaber in einer Art Staatsstellung befanden, also Staatsbeamte waren, und schließlich die heute noch bestehenden Staatsapotheken der Reichswehr, des Versorgungswesens, der Schutzpolizei usw.

In Braunschweig war in der Mitte des 18. Jahrhunderts zwischen 3 privilegierten und 12 wilden Apotheken, deren Inhaber auch Apotheker waren, ein schwerer Konkurrenzkampf entbrannt, der zur Folge hatte, daß eine der drei wirklichen Apotheken zur Subhastation kam, aus der sie 1746 der Herzog erstand. Um Ord-nung zu schaffen, entschloß sich die Regierung auf Anregung des Vorsitzenden des im Jahre 1747 gegründeten Collegium medicum, Dr. Maibom, die vorhandenen Apotheken und diejenigen wilden Apotheken, deren Besitzer sich nach bestandenem Examen bewährt und für ihre Apotheken ein Privilegium erhalten hatten, aufzukaufen. Als die Reform im Jahre 1753 durchgeführt war, befanden sich elf Apotheken im Besitz des Staates. Die wilden Apotheken waren be-seitigt. An die Spitze der Verwaltung des Apothekenwesens trat Dr. Maibom, dem später ein Fachmann in der Person des Oberapo-thekers Reichmann beigegeben wurde. Die Apotheker erhielten Beamteneigenschaft und wurden verpflichtet, alle Drogen und Che-mikalien aus einem für diesen Zweck angelegten Zentrallaboratorium und einer Drogengroßhandlung zu beziehen. Der Staat hoffte, aus seinen Staatsapotheken einen großen Gewinn ziehen zu können, mußte sich aber davon überzeugen, daß er sich geirrt hatte und daß das Experiment mißlungen war. Wie vordem setzten jetzt wieder Klagen über schlechte und teure Medikamente ein. In den 1770er

Jahren gab der Herzog das Prinzip der Staatsapotheke wieder auf. Die Staatsapotheken wurden an Private verkauft und von diesen als Exklusivprivilegien weiter betrieben.

Durch das Edikt des Herzogs von N a s s a u vom 14. März 1818 wurde das Medizinalwesen des Herzogtums Nassau einheitlich geregelt. Alle bisherigen Formen der Medizinalverwaltung wurden nach P f e i f f e r[1]) aufgehoben. Das Verhältnis der Apotheker zum Staat erfuhr eine interessante Änderung. So bestimmte der Herzog, daß in jedem Bezirke in der Regel nur ein Apotheker „angestellt" und nur unter besonderen Verhältnissen die Erlaubnis zur Anlage einer weiteren Apotheke oder zur Errichtung einer Filial-Apotheke erteilt werden solle. Die Apotheker sollten die Eigenschaft von Beamten erhalten. Ein festes Gehalt wurde ihnen aber nicht zuerkannt, sie waren vielmehr auf den Ertrag ihrer nach einer halbjährlich zu publizierenden Gebührenordnung zu berechnenden Gebühren angewiesen. Ihre Anstellung war mit den Besitz einer Apotheke verbunden. Dienstunfähige Apotheker und ihre Witwen konnten auf ihre Lebenszeit, Kinder verstorbener Apotheker während ihres pensionsfähigen Alters die Apotheke durch einen von der Landesregierung approbierten Apotheker versehen lassen. Als das Herzogtum N a s - s a u im Jahre 1866 in das Königreich Preußen übernommen wurde, fiel die Bezeichnung „Amtsapotheker", die den „angestellten" Apothekern verliehen worden war, weg. Die Apotheken blieben vererbliche und veräußerliche Berechtigungen.

Nach Abschnitt VIII § 65 der b a d i s c h e n Apotheker- und Apothekenordnung vom 28. Juli 1806 waren die Apotheker Staatsdiener ohne Besoldungsansprüche an den Staat, jedoch den Wundärzten in Rang, Rechten und Pflichten „parificirt" und gehörten wie die Ärzte, Wundärzte und Tierärzte zu den höheren Gesundheitsbeamten, „die ganz oder doch bis auf einen gewissen Grad wissenschaftlich gebildet sein müssen".

Die h e u t e b e s t e h e n d e n S t a a t s a p o t h e k e n sind wie die erste Gruppe der ehemaligen Hofapotheken Eigentum des Staates. Es sind die Apotheken der H e e r e s v e r w a l t u n g, des V e r s o r - g u n g s w e s e n s und der S c h u t z p o l i z e i und die Apotheke der t h ü r i n g i s c h e n U n i v e r s i t ä t J e n a. Diese Apotheken sind keine öffentlichen Apotheken, sondern nur für einen festbegrenzten Personenkreis bestimmt, also für die Angehörigen der Reichswehr und Reichsmarine, für die Versorgungsberechtigten des ehemaligen Reichsheeres und die Mitglieder der Schutzpolizei sowie bei der Universitätsapotheke zu J e n a für die Kliniken der Universität J e n a und für die übrigen staatlichen Krankenhäuser Thüringens.

Auf das Apothekenwesen innerhalb der Reichswehr, des Versorgungswesens und der Schutzpolizei ist in dem Kapitel „Militär-

---

[1]) P f e i f f e r A., Die Apothekenverhältnisse im vormaligen Herzogtum Nassau (Nassauische Annalen 44. Band 1916/17).

pharmazie" näher eingegangen worden. Wie die Vorstände dieser Arzneiversorgungsstätten ist auch der Leiter der Thüringischen Universitätsapotheke zu J e n a staatlicher Beamter.

Besonders geartete Verhältnisse liegen bei der „S t a a t s a p o - t h e k e" zu G o t h a vor. Während die Jenaer Apotheke lediglich für den inneren Dienst bestimmt ist, also an Privatpersonen keine Arzneien abgibt, hat diese die Aufgabe, nicht nur Arzneien an das Staatskrankenhaus zu G o t h a , sondern auch an Privatpersonen abzugeben. Sie ist zwar auch Staatseigentum und wurde ursprünglich von einem beamteten Apotheker verwaltet, ist aber neuerdings verpachtet und dürfte die einzige ihrer Art sein.

Gemeindeapotheken.

Die Gemeindeapotheke ist eine der ältesten Formen der deutschen Apotheke. Wir wissen, daß zahlreiche Städte auf Grund der ihnen als freie Reichsstädte zustehenden Privilegialgewalt oder bei nichtautonomen Städten auf Grund der ihnen vom Landesherren zuerkannten Rechte Apotheken nicht nur privilegierten, sondern teilweise auch selbst einrichteten. Sie nahmen die Apotheken in eigene Verwaltung und stellten Apotheker als städtische Beamte an. Auf diese Weise entstanden die noch heute vorhandenen, längst in Privatbesitz übergegangenen „R a t s"- oder „S t a d t"- A p o t h e k e n. Die Leiter dieser Apotheken erhielten aus der Stadtkasse Gehalt und Entschädigung für das Personal sowie für die von ihnen beschafften Einrichtungsgegenstände und Vorräte. So erhielt Meister H e n n r i - c u s a p o t h e c a r i u s zu N ü r n b e r g im Jahre 1377 zwei Pfund Heller als Quartalsgehalt und der Stadtapotheker zu A u g s b u r g im 15. Jahrhundert gleich den Ärzten jährlich 20—30 fl. (Gulden).[1] In N ü r n b e r g wurden die städtischen Apotheker zu den Amtsleuten gerechnet, „so man jerlich zum newen rat vertigt und sweren läßt." Meist waren zwei Ratsherren als Aufsichtsführende vorgesetzt. In H a m b u r g hießen diese Ratsherren „Krudeherren".[2]

Es ist auffallend, daß der Eigenbetrieb der Stadt-Apotheken selten lange Zeit von den Städten durchgeführt wurde. Die daran gesetzte Hoffnung, durch den Apothekenbetrieb den Stadtsäckel füllen zu können, bewährte sich nicht. Man war in der Regel froh, wenn sich ein Apotheker fand, der die Apotheke gegen Zahlung einer Pachtsumme oder gegen Lieferung von Materialien übernahm, die vielfach nicht bloß in Medikamenten, sondern auch in anderen Dingen wie in Tinte, Papier, Siegel-Wachs und Weiß-Pergament bestanden. Allmählich verschwanden die städtischen Pachtapotheken. Sie gingen durch Kauf in den Privatbesitz der bisherigen Pächter über. Die neuen Besitzer wurden dann auch die Inhaber der städti-

---

[1] S c h e l e n z , Geschichte der Pharmazie.
[2] J u n g c l a u s e n , Geschichte der Hamburgischen Apotheken.

schen Apothekengerechtsame. Daneben gab es noch Privilegien, die die Städte gegen Zahlung eines regelmäßigen „Kanons" an Apotheker verliehen. Derartige „Ratsapotheken" hat es in Deutschland in verhältnismäßig großer Anzahl gegeben. Heute führen noch etwa 40 Apotheken diese Bezeichnung. Bei den noch vorhandenen etwa 110 Stadtapotheken liegen die Verhältnisse ähnlich. Sie dürften ihren Ursprung zum größten Teil von einem von der Stadt verliehenen Privileg herleiten.

In neuerer Zeit ist eine ganz andere Art von Gemeinde-(Kommunal)-Apotheken entstanden. Die Erlaubnis zum Betrieb dieser Apotheken ging bzw. geht nicht von der Stadt, sondern vom Landesherren oder von der Regierung aus, die der Gemeinde das Recht erteilt, für eigene Rechnung Apotheken errichten zu lassen. Derartige Gemeindeapotheken gibt es in den Ländern Hessen, Baden, Anhalt und Thüringen.

In Hessen wurde das System der Gemeindeapotheke im Jahre 1885 auf dem Verordnungswege eingeführt. Nach der Großherzoglichen Verordnung vom Jahre 1885, die durch Verordnung vom 8. Juli 1911 unter Aufrechterhaltung des Grundprinzips gewisse Änderungen erfuhr, kann Gemeinden und Kreisen die Erlaubnis zur Errichtung von Apotheken unter der Bedingung erteilt werden, daß der Konzessionsträger sie an einen approbierten Apotheker verpachtet und daß die Bedingungen der Verpachtung durch das Ministerium mit dem Konzessionsträger festgestellt werden. In Hessen gibt es zur Zeit unter 128 Vollapotheken 23 Kommunalapotheken.

In den Ländern Baden, Anhalt und Thüringen bilden die Kommunalapotheken eine Ausnahme. In Baden und Anhalt folgte man hinsichtlich der Betriebsart (Verpachtung) dem hessischen Beispiel. In Baden haben die Kommunen aber größtenteils auf die ihnen verliehenen Apothekenkonzessionen verzichtet, da diese sich nicht oder doch nicht erwartungsgemäß rentierten. In Thüringen gibt es zweierlei Gemeindeapotheken und zwar solche, deren Konzession an eine politische und eine solche, die an eine religiöse Gemeinde (Brüdergemeinde) erteilt worden sind. Die an die religiöse Gemeinde erteilte Gerechtsame gilt als Privilegium. Die Leitung der Gemeindeapotheken liegt gleichfalls in Händen eines Pächters. Der Pachtvertrag bedarf der Genehmigung der Regierung. In Thüringen gibt es aber noch eine besondere Art von Gemeindeapotheke und zwar die Erbpachtapotheke der Stadt Gotha. Die Erlaubnis zur Errichtung dieser Apotheke wurde im Jahre 1830 der Stadt Gotha unter der Bedingung erteilt, daß die Apotheke auf dem Wege der Erbpacht einem approbierten Apotheker überlassen würde. Als Erbpachtapotheke konnte sie nur auf die leibliche Nachkommenschaft des ersten Pächters übertragen werden; später wurde bestimmt, daß sie auch an Dritte, die nicht zur leiblichen Nachkommenschaft gehörten, übergehen dürfe.

Klosterapotheken.

Die ersten Nachrichten über Einrichtungen, die unseren heutigen Apotheken entsprechen und auf deutschem Boden bestanden haben, stammen aus Klöstern der Zeit K a r l s d e s G r o ß e n. Es steht fest, daß zu jener Zeit in den von den Benediktinern gegründeten Klöstern zu S a n k t G a l l e n , F u l d a , H i r s c h a u , R e i c h e n a u , H e r s - f e l d und C o r v e y die Mönche sich nicht nur auf medizinischem Gebiet, sondern auch auf dem der Pharmazie betätigt haben. Ganz besonders verdient das Kloster S a n k t G a l l e n genannt zu werden. Aus dem auf Veranlassung des großen K a r l etwa um 820 angefertigten, noch heute vorhandenen Bauriß des Klosters ist zu ersehen, daß es bereits verschiedene sanitäre Einrichtungen, darunter sogar eine Art Apotheke besessen hat.

Diese Anlagen befanden sich im nordöstlichen Teile des Klosters. Das Gebäude enthielt ein „cubiculum valde infirmorum", einen Raum für Schwerkranke, an den sich das „domus medicorum" anschloß, und neben diesem die Apotheke, das „armarium pigmentorum". Ursprünglich war das „armarium pigmentorum" nur ein Schminke- oder Farbeschrank. Später wurde daraus der Arzneischrank, und schließlich verstand man darunter die Apotheke, also den Raum, der den Arznei(Apotheken)schrank beherbergte.

Aus einem allerdings etwas späteren Berichte des Abtes des Klosters zu Hirschau wissen wir, daß auch dort für die Krankenbehandlung bestimmte Räume vorgesehen waren. Armarius war der Bruder, der den Arzneischrank verwaltete, als infirmarius behandelte er die Kranken. Weder in dem Sankt Galler Riß noch in dem Hirschauer Bericht wird aber die Bezeichnung „Apotheke" gebraucht. Immerhin darf man diese „armaria pigmentorum" als die Vorläufer der deutschen Apotheken bezeichnen.

Zahlreiche Urkunden aus späterer Zeit deuten darauf hin, daß diese Klosterapotheken, die ursprünglich nur für die Abgabe von Arzneien an die Klosterinsassen und die Kranken des vielfach angegliederten Hospitals bestimmt waren, später auch Medikamente, zum Teil sogar auf Grund ärztlicher Rezepte gegen Entschädigung abgegeben haben, was zu mancherlei Unzuträglichkeiten mit den inzwischen entstandenen freien Apotheken Veranlassung gab. Es ist bekannt, daß beim Jesuitenorden die „Oberen" wiederholt gegen den Verkauf von Medikamenten aus den Ordens-Apotheken Stellung genommen hatten und daß auch Papst U r b a n VII. (1623—44) den Minoriten in R o m den Verkauf von Arzneien verboten hatte, weil es sich für Ordensleute nicht zieme und die Gewerbetreibenden dadurch geschädigt würden. Trotzdem wurde zu Beginn des 18. Jahrhunderts den Jesuiten der Medikamentenhandel mit der Begründung erlaubt, daß er kein eigentlicher „Handel" sei. Auch sei es für eine gute Instandhaltung der Klosterapotheke notwendig, Arzneien zu verkaufen, damit sie nicht verdürben. Als der Jesuitenorden 1773 aufgehoben worden war, nahmen die ortsansässigen Apotheker die Gelegenheit wahr, sich der Konkurrenz dadurch zu entledigen, daß sie auch die Aufhebung der in der Regel zunächst bestehen gebliebenen Klosterapotheken beim Landesherrn erbaten, so in I n g o l - s t a d t , wo nach längeren Verhandlungen die Jesuitenapotheke in den Besitz des Stadtapothekers überging.[1]) In B r e s l a u wurde die Jesuitenapotheke zu einem großartigen pharmazeutisch-chemischen Institute verwendet. Daß auch andere Ordensgesellschaften eigene Klosterapotheken besessen haben, kann man aus den Namen verschiedener Apotheken entnehmen wie Malteser-, Karmeliter-, Kloster- und Spitalapotheke. Der größte Teil dieser ehemaligen Klosterapotheken ging im Laufe des 19. Jahrhunderts endgültig in Privatbesitz über. Teilweise wurden aus ihnen auch Apotheken größerer Krankenhäuser. So ist die Krankenhausapotheke des Krankenhauses links der Isar zu M ü n c h e n aus der Apotheke der Barmherzigen Brüder zu M ü n c h e n entstanden.[2])

Daß sich die Klosterapotheker nicht nur rein pharmazeutisch, sondern auch als tüchtige Kaufleute betätigt haben, beweisen die schon im 16. Jahrhundert stark in Aufnahme gekommenen Klosterspezialitäten, die fabrikmäßig hergestellt wurden und gleich den Thüringer Olitäten eine allgemeine Verbreitung fanden. Hierher gehören die berühmten und vielbegehrten „Pollinger Pillen" des Pollinger Klosters und andere heute noch bekannte Arzneien wie der Jerusalemer Balsam, aber auch der Aqua vitae, der als „Benediktiner" oder „Karthäuser" ja heute noch sich besonderer Beliebtheit erfreut.

Krankenhausapotheken.

Wie A. F i s c h e r in einer Arbeit über „Denkmäler zur Geschichte der ärztlichen Tätigkeit in deutschen Krankenhäusern" (Soz. hygienische Mitteilungen 1931) angibt, haben erst vom 14. Jahrhundert an einzelne deutsche Stadtverwaltungen ihre Stadtärzte beauftragt, die Spitäler, die bis dahin fast ausschließlich Unterkunfts-, Beköstigungs- und Pflegehäuser ohne ständige ärztliche Überwachung waren, ärztlich zu versorgen. Von einer eigentlichen Krankenhausapotheke erfahren wir erstmalig im Jahre 1498, und es ist kennzeichnend, daß sie auf der frommen Stiftung eines Apothekers beruht. Apothekendirektor Dr. F i s c h e r berichtet darüber in der Südd. Apoth. Ztg. 1932 Nr. 37 u. a. folgendes:

„Diese wurde im Jahre 1498 in dem von dem Bürgermeister Konrad Groß im Jahre 1339 gegründeten ältesten Hospital der Stadt, das heute noch vorhanden ist, durch eine Stiftung angelegt, war also damals Eigentum der Stadt. Sie wurde von einem alten Apotheker namens Berckmann dem Spital wahrscheinlich gestiftet mit der Bestimmung, daß ein lediger

---

[1]) B e r e n d e s H., Über Klosterapotheke und Klostergärten im Mittelalter, Apoth.-Ztg. 1909.
[2]) F e r c h l , Die Apotheke der Barmherzigen Brüder zu München, Bayerland 1929.

Apothekergesell nebst einem Discipulo um ein gehöriges Salarium dieselbe versehen solle. Es hat auch eine Reihe von Apothekern oft jahrelang in dieser Apotheke gearbeitet und sich dann später durch Kauf einer Apotheke selbständig gemacht. So z. B. Georg O e l l i n g e r in Nürnberg, Kaspar H e r m a n n in Koburg, Melchior U t t e n h o f e r in Lauingen, Jakob S c h u l e in Neumarkt und andere."

Im Jahre 1635 kaufte der Apotheker Georg S t r a u c h die von ihm geleitete Spitalapotheke von der Stadt zum Preise von 3220 Gulden und machte sie zur öffentlichen Apotheke. Diese Apotheke besteht noch heute unter dem Namen Spitalapotheke „Zum Heiligen Geist" und ihre Inhaber wurden und werden zur Belieferung der städtischen Anstalten eidlich verpflichtet.

Über die Tätigkeit von Krankenhausapothekern wird auch in den fast wörtlich übereinstimmenden aus dem Jahre 1515 stammenden Spitalordnungen aus Überlingen und Straßburg berichtet. Danach mußte der Apotheker mit dem Arzt von Bett zu Bett gehen, alle Rezepte ausführen und durfte keine Änderungen daran vornehmen. Der Spitalarzt durfte sich vom Spitalapotheker nichts schenken lassen, wohl aber, soweit das „übliche" Maß nicht überschritten wurde, von anderen Apothekern und Kranken.

Im 17. Jahrhundert mehrten sich die Krankenhausapotheken auf deutschem Boden. Es entstand die noch heute bestehende Apotheke der bürgerlichen Zivilhospizien in S t r a ß b u r g. Ihr folgte im Jahre 1681 die Apotheke des W ü r z b u r g e r Juliushospitals, im Jahre 1756 die der städtischen Krankenanstalten in D a n z i g, 1788 die des Sankt Jacob Krankenhauses in L e i p z i g, 1800 die Apotheke des Allerheiligen-Hospitals in B r e s l a u, 1813 die Apotheke des städtischen Krankenhauses links der Isar in M ü n c h e n und 1824 die Apotheke des Allgemeinen Krankenhauses St. Georg zu H a m b u r g. Heute gibt es in sehr vielen Städten Krankenhausapotheken. Zu ihrer Errichtung gehört eine Konzession, die in der Regel nur dann erteilt wird, wenn die Krankenanstalt sehr groß ist oder wegen ihrer Entfernung von einer öffentlichen Apotheke ein besonderes Bedürfnis vorliegt.

Außer den eigentlichen Krankenhaus(Anstalts)-Apotheken bedürfen auch die sogenannten D i s p e n s i e r a n s t a l t e n einer Genehmigung. Die ersteren werden von einem approbierten Apotheker, die letzteren in der Regel nur von Krankenschwestern, sogenannten „Diakonissen" betrieben. Als Verwalterinnen von Anstaltsapotheken werden die „Diakonissen" erstmalig angeführt in dem Statut des 1847 durch Königliche Stiftung begründeten Diakonissenhauses Bethanien in Berlin. Eine Preuß. Zirkular-Verfügung vom 2. Juli / 4. Oktober 1853, die in ihren Grundzügen keine Veränderungen erfahren hat, regelt die Ausbildung der Diakonissen auf pharmazeutischem Gebiete.[1] Außerdem gibt es Krankenhäuser, die weder eine Apotheke

---

[1] H o r n , W., Das Preußische Medizinalwesen, Berlin 1858, Verlag von August Hirschwald. S. 228 ff. und 234 ff.

noch eine Dispensieranstalt besitzen. Für die Befugnisse der Krankenhausapotheke ist der Wortlaut der Konzession maßgebend, der in
den meisten Fällen die Abgabe von Arzneien auf die Pfleglinge der
Krankenanstalt und auf das an der Behandlung und Pflege der Kranken beteiligte Anstaltspersonal beschränkt.

In den wesentlichsten Zügen stimmen die Vorschriften über den
Betrieb der Krankenhausapotheken in allen deutschen Ländern über-
ein; nur hinsichtlich des Bezuges von Arzneien bestehen einige Unterschiede. In Preußen wie in verschiedenen Ländern, deren
Apotheken-Betriebsordnungen mit der preußischen fast wörtlich
übereinstimmen, ist eine unter Leitung eines approbierten Apothekers
stehende Krankenhausapotheke in der Wahl der Bezugsquellen für
die benötigten Arzneimittel in keiner Weise beschränkt. Wird die
Apotheke nicht von einem approbierten Apotheker geleitet (Dispensieranstalt), dann müssen sämtliche Arzneien, soweit diese nicht in
der Anstalt zubereitet werden dürfen, und sämtliche Arzneimittel aus
einer der nächstgelegenen zehn öffentlichen Apotheken bezogen
werden. Die dritte Gruppe von Krankenhäusern, also die Krankenhäuser, die weder eine Apotheke noch Dispensieranstalt besitzen,
steht hinsichtlich des Arzneimittelbezuges den Privatpersonen gleich.
Sie kann die dem freien Verkehr überlassenen Arzneimittel auch
außerhalb der Apotheken beziehen. Die Verantwortung trägt der
leitende Arzt.

In Bayern müssen Krankenhäuser auch die dem freien Verkehr
entzogenen Arzneimittel, soweit sie im Deutschen Arzneibuch aufgeführt sind, aus Apotheken des Betriebsortes oder des Nachbarortes
beziehen.

In Sachsen müssen alle Krankenhausapotheken, die nicht von
einem geprüften und verpflichteten Apotheker verwaltet werden, die
dem freien Verkehr entzogenen Arzneimittel aus benachbarten deutschen Apotheken beziehen. Der Bezug kann auch aus staatlichen oder
kommunalen Krankenhausapotheken erfolgen, die von einem approbierten und verpflichteten Apotheker verwaltet werden.

In Württemberg finden die Bestimmungen für Filialapotheken (siehe dort) auf Dispensieranstalten einzelner Spitäler und Korporationen sinngemäße Anwendung.

Die für öffentliche Krankenanstalten eingerichteten Dispensieranstalten ohne approbierten Apotheker müssen die benötigten Arzneimittel aus einer öffentlichen Apotheke des Anstaltsbezirkes oder der
benachbarten Orte beziehen. Stark wirkende und sonstige, dem freien
Verkehr entzogene Arzneimittel müssen in vollständig zubereiteter
Form bezogen werden.

Thüringen verlangt, daß in den Fällen, in denen kein approbierter Apotheker vorhanden ist, alle Arzneimittel und Zubereitungen
aus einer Apotheke bezogen werden müssen.

Die dem freien Verkehr entzogenen Arzneimittel und Zubereitungen müssen in H e s s e n aus einer hessischen Apotheke bezogen werden, sofern nicht ein approbierter Apotheker angestellt ist.

Wenn kein approbierter Apotheker oder eine geprüfte Pflegeschwester angestellt ist, sind in H a m b u r g sämtliche Medikamente aus einer hamburgischen Apotheke zu beziehen.

In B r a u n s c h w e i g müssen alle Arzneimittel und Zubereitungen, wenn kein approbierter Apotheker vorhanden ist, aus einer braunschweigischen Apotheke bezogen werden.

In A n h a l t liegen die Verhältnisse wie in Hessen, in W a l d e c k und L ü b e c k wie in Thüringen.

In M e c k l e n b u r g gelten ähnliche Bestimmungen wie in P r e u ß e n, in O l d e n b u r g fehlen entsprechende Bestimmungen.

In B r e m e n haben alle Privatkliniken und Krankenhäuser, soweit sie nicht von einem approbierten Apotheker verwaltete Krankenhausapotheken besitzen, ihren Arzneibedarf in bremischen Apotheken zu decken.

Zweigapotheken.

Zweigapotheken oder, wie sie ursprünglich genannt wurden, Filialapotheken gibt es erst seit Beginn des 19. Jahrhunderts. Vorher kannte man wohl schon Apotheken, an deren Ausstattung analog wie bei den Zweigapotheken geringere Anforderungen gestellt wurden, es handelte sich dabei aber stets um selbständige Apotheken, die man etwa als Apotheken zweiter Klasse bezeichnen könnte. Hierher gehören die preußischen „Landapotheken", die seit Erscheinen der „Apotheker-Taxa" vom Jahre 1715 nicht alle für die Stadtapotheken vorgesehenen Arzneimittel zu führen brauchten, und die lippeschen sogenannten „kleineren Apotheken",[1] die ebenfalls nur eine beschränkte Anzahl von Arzneimitteln führten, ihren Bedarf aber in den Hauptapotheken des Landes zu decken hatten. Mit der ersten preußischen Pharmakopöe vom Jahre 1799, in der die seit 1744 eingeführte „Designatio medicamentorum" nicht mehr enthalten ist, kam diese Unterscheidung für Preußen in Wegfall und dürfte wohl auch in Lippe nicht länger bestanden haben. Stellte sich nun das Bedürfnis heraus, an Orten, die keine Apotheke besaßen, eine Apotheke einzurichten und war man der Ansicht, daß eine Apotheke dort nicht lebensfähig sei und ihre Errichtung sich nicht lohne, dann wurde kein selbständiger Betrieb eingerichtet, sondern dem Inhaber einer Nachbarapotheke die Erlaubnis erteilt, an diesem Orte — zunächst kamen meist nur Badeorte in Betracht — eine Zweigapotheke zu errichten und zu betreiben. Es sind allerdings auch einzelne Fälle bekannt, bei denen diese Erlaubnis einer Gemeinschaft von Apothekern erteilt wurde. So wurde in H a m b u r g im Jahre 1867 für diesen Zweck sogar eine besondere Aktiengesellschaft gegründet, der ver-

---

[1] Lippesche Medizinalordnung vom Jahre 1789.

schiedene Hamburger Apotheker angehörten.[1]) In ähnlicher Weise verfuhr man auch in B r e m e n.

In allen deutschen Ländern, in denen überhaupt Zweigapotheken bestehen, ist zu ihrer Errichtung und zu ihrem Betriebe eine „Konzession" erforderlich. In den Ländern oder Landesteilen, in denen Apotheker- oder Medizinalgesetze fehlen oder die vorhandenen Gesetze den Fall der Konzessionierung von Zweigapotheken nicht vorsehen, entbehrt diese Erlaubniserteilung jeglicher gesetzlichen Grundlage. Zu ersteren gehören die Länder Oldenburg, Sachsen, der größte Teil der ehemaligen thüringischen Bundesstaaten, Anhalt, Lippe, Mecklenburg-Strelitz und Schaumburg-Lippe, zu letzteren neben Baden, Hessen, Hamburg, Mecklenburg-Schwerin, Bremen und Waldeck die preußischen Landesteile, in denen die Revidierte Apothekerordnung vom Jahre 1801 gilt, sowie die im Jahre 1815 einverleibten Länder, in denen die Medizinalordnung des Herzogtums Jülich-Berg vom Jahre 1773 und die französische Medizinalgesetzgebung heute noch Gültigkeit haben.

Als nach dem Jahre 1866 andere Gebiete zu P r e u ß e n gekommen waren, änderte sich das Bild. In diesen Landesteilen gelten noch die früheren Medizinalgesetze. Einige dieser Gesetze enthalten aber bereits Bestimmungen über Zweigapotheken, so z. B. das Herzogl. N a s s a u i s c h e Edikt vom 14. März 1818, die H a n n o v e r - s c h e Apothekerordnung vom 19. Dezember 1820, die Medizinalordnung für K u r h e s s e n vom 10. Juli 1830, die b a y e r i s c h e Apothekerordnung vom 27. Januar 1842 und die H o l s t e i n s c h e Apothekerordnung vom 11. Februar 1854, während z. B. die Medizinalordnung für die freie Reichsstadt F r a n k f u r t a m M a i n vom 29. Juli 1841 keine Bestimmungen über Zweigapotheken kennt. Wir haben also in P r e u ß e n Gebiete, in denen die Konzessionierung von Zweigapotheken, wie es in einer Ministerialverfügung vom 7. Februar 1848 heißt, „im ganzen unstatthaft" ist, während sie in anderen Landesteilen eine gesetzliche Grundlage besitzt.

Soweit die Medizinalgesetze einiger Länder Bestimmungen über Zweigapotheken enthalten, sind in den Apothekenbetriebsordnungen und einigen Sonderverordnungen Vorschriften über die Einrichtung und den Betrieb der Zweigapotheken enthalten. Die in Frage kommenden Betriebsordnungen sind in der Anlage aufgeführt.

In der Regel wird die Erlaubnis zur Einrichtung und zum Betriebe einer Zweigapotheke auf Widerruf oder für eine bestimmte Zeit, meist für drei Jahre, erteilt. Der Konzessionsinhaber wird verpflichtet, die Leitung der Zweigapotheke einem approbierten Apotheker zu übertragen. Von einigen Ausnahmen (siehe Anlage) abgesehen gilt in allen Ländern die Bestimmung, daß alle Arzneimittel aus der Stammapotheke bezogen werden müssen und daß nicht der

---

[1]) J u n g c l a u s e n , Geschichte der Hamburgischen Apotheken.
[2]) E u l e n b u r g , Das Medizinalwesen in Preußen. S. 48.

Leiter der Zweigapotheke, sondern der Vorstand der Stammapotheke
für die Güte und Beschaffenheit der Arzneimittel verantwortlich ist.
Die meisten Betriebsordnungen enthalten auch Vorschriften über die
für die Zweigapotheke vorzusehenden Räumlichkeiten und die Ausstattung der Zweigapotheken. In H a m b u r g besteht sogar ein Verzeichnis der in den Zweigapotheken zu haltenden Drogen, Präparate
und Zubereitungen. Die Verpachtung von Zweigapotheken ist in den
meisten Ländern nicht gestattet.

Stellt sich die Notwendigkeit heraus, die Zweigapotheke in eine
Vollapotheke umzuwandeln, dann hat sich die Umwandlung in Preußen nach den durch den Zirkularerlaß vom 13. Juli 1840[1]) vorgeschriebenen Formen zu vollziehen, also nach denen, die für die Konzessionierung einer Vollapotheke vorgeschrieben sind. In entsprechender Weise wird auch in den anderen Ländern verfahren.

In P r e u ß e n darf bei einem etwaigen Verkauf des Hauptgeschäftes
die Zweigapotheke von dem Inhaber der Stammapotheke weder mit-
verkauft, noch in Anrechnung gebracht werden.[2]) Mit der Veräußerung der Stammapotheke erlischt das Recht zum Betrieb der Zweigapotheke. Sache der Behörde ist es, zu entscheiden, ob die Zweigapotheke fortbestehen und dem Geschäftsnachfolger des früheren
Inhabers der Stammapotheke oder dem Besitzer einer anderen nahe-
gelegenen Apotheke zum Betrieb übergeben oder in eine selbständige
Apotheke umgewandelt werden soll. Auch in anderen Ländern, z. B.
in B a y e r n , ist der Verkauf von Zweigapotheken unstatthaft.

In S a c h s e n - M e i n i n g e n sind Zweigapotheken unter der
Bedingung konzessioniert worden, daß der Inhaber der Stammapotheke seine Zweigapotheke innerhalb eines Zeitraumes von fünf Jahren
zu verkaufen hat. Sie wäre dann als eine selbständige zu konzes-
sionieren.

Näheres über die Verschiedenheiten, die hinsichtlich der Zweigapotheken in den einzelnen deutschen Ländern bestehen, ist aus der
bereits erwähnten Anlage und der Abhandlung: A d l u n g Dr., Errichtung und Betrieb der Zweigapotheken in den deutschen Ländern
(Apoth. Ztg. 1929 Nr. 4/5) ersichtlich.

Ärztliche Hausapotheken.

In fast allen deutschen Ländern kann Ärzten unter bestimmten
Bedingungen die Genehmigung zur Führung einer Hausapotheke erteilt werden.

In P r e u ß e n stützt sich dieses Recht auf § 14 der Rev. Apothekerordnung vom Jahre 1801. Danach soll es Ärzten gestattet sein,
an solchen Orten, wo keine Apotheke vorhanden oder in der Nähe
befindlich ist, eine mit den notwendigsten Arzneimitteln versehene
kleine Hausapotheke zu halten, jedoch lediglich zum Gebrauch in

---

[1]) G n e i s t v., Die Apothekengesetze des Reichs u. Preußens. S. 384.
[2]) Desgleichen S. 318.

ihrer Praxis, nicht zum Arzneiverkauf an jedermann. Die Genehmigung zum Halten von ärztlichen Hausapotheken erteilte bisher der Regierungspräsident. Neuerdings hat sich der Minister die Erteilung der Genehmigung zum Halten von ärztlichen Hausapotheken vorbehalten. Nähere Vorschriften über Einrichtung und Betrieb der ärztlichen Hausapotheken enthält die Apothekenbetriebsordnung. Von Bedeutung ist, daß sämtliche Arzneien, soweit sie nicht selbst zubereitet werden, und sämtliche Arzneimittel aus einer am Ort befindlichen Apotheke oder jedenfalls aus einer der nächstgelegenen 10 Apotheken entnommen werden müssen. Nach der ergänzenden Ministerialverordnung vom 21. Juni 1933 sollen für das Weiterbestehen ärztlicher Hausapotheken nur zwingende Gründe maßgebend sein.

In B a y e r n darf die Bewilligung zum Betriebe von ärztlichen Hausapotheken nur einem entsprechend befähigten Arzte erteilt werden. Die Bewilligung ist nur unter der Voraussetzung zu erteilen, daß ein unabweisbares Bedürfnis besteht und daß die Möglichkeit der Errichtung einer selbständigen öffentlichen Apotheke oder einer Zweigapotheke nicht gegeben ist. Die Arzneimittel müssen aus einer dem Wohnsitz des Arztes benachbarten öffentlichen Apotheke bezogen werden, soweit nicht bei Erteilung der Bewilligung eine dieser Apotheken als Bezugsquelle bestimmt worden ist. (Verord. über das Apothekenwesen vom 27. Juni 1913 nebst Minist.-Bekanntm. v. 28. Juni 1913, ergänzt durch die Verordnungen vom 16. September 1933 und 16. Juli 1934.

In S a c h s e n können nach § 27 des Mandats vom 30. September 1823 Ärzte „zum Behufe ihrer Praxis von dem Verbot des Ausgebens von Arzneien unter besonderen Verhältnissen ausgenommen werden". Die Verordnungen vom 1. Juli 1886 und 2. März 1894 regeln und ergänzen die Bestimmungen über die Genehmigung von ärztlichen Hausapotheken. Nach der Min.-Verordnung vom 25. September 1925 hat neben dem Bezirksarzt auch der Apothekenprüfer sein Gutachten abzugeben, bevor die Genehmigung zum Betriebe einer ärztlichen Hausapotheke erteilt wird. Alle dem freien Verkehr entzogenen Arzneimittel dürfen nur aus benachbarten deutschen Apotheken bezogen werden.

In W ü r t t e m b e r g sah die Ministerialverfügung vom 30. Dezember 1875 vor, daß Ärzte behufs plötzlicher Hilfe bei gefährlichen Zufällen oder sonst dringlichen Umständen bestimmte Arzneien in kleinen Mengen vorrätig halten und bei Kranken verwenden oder an solche abgeben durften. Derartige Arzneien hatten sie, soweit sie in Mischungen verwendet werden, nur in dispensierter Form auf besondere schriftliche Bestellung aus württembergischen Apotheken zu beziehen. Nach der Minist.-Verf. vom 1. Juli 1885 (Apothekenbetriebsordnung) finden die für die Zweigapotheken bestehenden Vorschriften auf ärztliche Handapotheken sinngemäße Anwendung. Die „Arzneiabgabeverordnung" vom 17. November 1932 regelt im § 9 die „Befugnisse der Ärzte, Zahnärzte und Tierärzte" im wesentlichen in der gleichen Weise wie die Verfügung vom 30. Dezember 1875. Es ist nur die Abgabe von „Notarzneimitteln" gestattet, die, soweit sie nicht auch außerhalb der Apotheken an Verbraucher abgegeben werden dürfen, „aus einer württembergischen Apotheke in fertiger Zubereitung, abgesehen von Salvarsanen, zu beziehen" sind.

Von „Hand- und Notapotheken" handelt § 71 der b a d i s c h e n Apotheken- und Apothekerordnung vom 28. Juni 1806 und in Ergänzung dazu § 37 der Minist.-Verordnung vom 11. September 1896. Die Inhaber von badischen Handapotheken müssen ihren Arzneibedarf aus einer benachbarten badischen Apotheke beziehen.

Eine entsprechende Bestimmung enthält die Thüringische Apothekenbetriebsordnung vom 23. Februar 1923 und 4. Januar 1927 für T h ü r i n g e n , ferner die Verordnung für A n h a l t vom 6. August 1884 betr. die Selbstverabreichung von Arzneien durch Ärzte. Sie verlangt, daß die vorrätig gehaltenen Arzneien möglichst weit zubereitet aus inländischen Apotheken entnommen werden müssen.

In H e s s e n haben die Inhaber von ärztlichen Hausapotheken nur die dem freien Verkehr entzogenen Arzneimittel aus einer hessischen Apotheke zu beziehen.

Die Inhaber der ärztlichen Hausapotheken in L ü b e c k , S c h a u m b u r g - L i p p e und W a l d e c k haben sämtliche Arzneimittel aus Apotheken des Deutschen Reiches, in M e c k l e n b u r g aus einer der nächstgelegenen Apotheken zu entnehmen.

In B r e m e n dürfen in Privatkliniken approbierter Ärzte Arzneischränke für den Hausbedarf aufgestellt werden. Ihr Arzneibedarf ist in bremischen Apotheken zu decken. (Apoth.-Betriebsord. v. 21. Januar 1913.)

Schiffsapotheken.

Nach der Verordnung über die Krankenfürsorge auf Kauffahrteischiffen vom 4. Januar 1929, abgeändert durch die Verordnung vom 21. November 1932, sind Kauffahrteischiffe je nach ihrem Zweck, ihrer Größe und der Stärke der Besatzung unter Zugrundelegung verschiedener der Verordnung beigegebener Verzeichnisse mit Arznei- und anderen Mitteln auszustatten. Die Arzneimittel müssen unter Beachtung der Kaiserlichen Verordnung vom 22. Oktober 1901 betr. den Verkehr mit Arzneimitteln und ihrer Nachträge, also mit der Zwangsauflage der Entnahme nicht für den allgemeinen Handel freigegebener Arzneimittel aus den Apotheken, aus dem Inland bezogen werden. Im Notfall ist ihre Beschaffung aus dem Auslande zulässig. Die Arzneimittel müssen den Anforderungen des Deutschen Arzneibuchs entsprechen. Die Verordnung enthält Vorschriften über die Aufbewahrung der Arzneimittel und bestimmt, daß bei Neuindienststellung eines Schiffes, sodann mindestens alle 12 Monate, die Ausrüstung durch einen deutschen Arzt zu prüfen ist. Dabei soll, soweit erforderlich, ein Apotheker zugezogen werden. Handelt es sich um eine Ausrüstung für große Schiffe (Verzeichnis III), so muß ein Apotheker zugezogen werden.

Ist eine gesetzl. Grundlage für die Errichtung v. Zweigapotheken vorhanden und wo?	Sind Bestimmungen über die Einrichtung und den Betrieb der Zweigapoth. vorhanden und wo?	Wo werden die Arzneimittel d. Zweigapotheke bezogen?
Preußen Nur in den Gebietsteil., in denen statt der Rev. Apoth.-Ord. v. J. 1801 gilt: das Nassauische Edikt vom 14. März 1818, die Hannov. Apoth.-Ord. v. 19. Dezbr. 1820, die Mediz.-Ord. f. Kurhessen vom 10. Juli 1830, die Bayer. Apoth.-Ord. vom 27. Januar 1842, die Holstein. Apoth.-Ord. v. 11. Februar 1854	Preußische Apotheken-betriebs-Ordnung vom 18. Febr. 1902 §§ 49 u. 50, Abs. 1	Aus der Stammapoth.
Bayern Apothekerordnung v. 27. Januar 1842 bzw. Verord. vom 27. Juni 1913	Verordnung v. 27. Juni 1913 § 48	Aus der Stammapoth.
Sachsen fehlt	fehlen	—
Württemberg Verordnung betr. die Apothekenberechtig. vom 4. Januar 1843 § 10	Betriebsord. v. 1. Juli 1885 nebst Zusätzen v. 18. Jan. 1905 Abschn. C § 35—37	Der Vorstand d. Zweigapotheke ist nicht verpflichtet, d. Arzneimittel aus der Stammapotheke zu beziehen.
Baden Die bad. Apotheken- u. Apothekerordnung vom 28. Juli 1806 kennt keine Zweigapotheken	Apoth.-Betr.-Ord. v. 29. Mai 1880, ers. durch die Verordnungen vom 11. Sept. 1896 u. 18. Dez. 1910 § 19 Abs. 2, § 36	Die Zweigapoth. haben die Möglichkeit, ihren Bedarf an Arzneimitteln außerhalb der Stammapotheke zu decken.
Thüringen Fehlt großenteils; vorhanden im ehem. Sachs.-Meiningen; Sachs.-Meining. Med.-Ord. v. 9. Mai 1837 Art. 11	Apoth.-Betr.-Ord. v. 16. Januar 1924 § 48 u. § 68	Aus der Stammapoth.
Hessen In der Mediz.-Ord. vom 26. Juni 1861 u. d. Verordn. v. 28. Dezbr. 1876 werden Zweigapotheken nicht genannt.	Verord. üb. Einrichtg. u. Betrieb v. Apotheken v. 14. Januar 1897 § 43	Aus der Stammapoth.

Wer ist verantwortlich a) für die Güte u. Beschaffenheit der Arzneimittel der Zweigapotheke? b) f.d. Betrieb d. Zweigapoth.	Ist Verpachtung gestattet?	Bemerkungen
a) Der Vorstand d. Stammapotheke b) Der Vorstand d. Zweigapotheke	Nicht gestattet	Im ehem. Königreich Hannover war außer d. Provisor auch der Apotheker (Besitzer) für den Betrieb verantwortlich. Zweigapotheken können nicht mit der Hauptapotheke verkauft werden.
a) Der Vorstand d. Stammapotheke b) Der Vorst. d. Zweigapotheke	Eine Genehmigung z. Verpachtung v. Zweigap. wird erteilt	In der Stammapotheke ist ein Ausgangsbuch, in der Zweigapoth. ein Eingangsbuch z. führen.
—	—	—
a) Der Vorstand d. Zweigap. für die v. ihm nicht in der Stammap. bezog. Arzneimittel, sonst der Vorstand der Stammap. b) Der Vorstand d. Zweigapotheke	Verpachtung v. Filialapotheken ohne Mutterapotheke unzulässig	Für den Bezug von Arzneimitteln aus d. Stammapotheke ist von dieser ein Versandbuch, von der Zweigapotheke ein Warenbuch zu führen.
a) D. Vorst. der Zweigap.- für außerhalb d. Stammap. bez. Arzneimittel, sonst d. Vorst. d. Stammapotheke b) D. Vorst. d. Zweigapo.	—	
a) Der Vorst. d. Stammapotheke b) Der Leiter der Zweigapotheke		Bis zum Erlaß der Apotheker-Betriebsordnung vom 16. I. 1924 gab es in den einzelnen Ländern besondere Med.- bzw. Betriebsordnungen so in: Sachsen-Weimar v. 1. VII 1858 (Med. Ord.) „ Meiningen 5. Okt. 1908 „ Altenburg 23. April 1838 „ Koburg vom 27. Mai 1883 „ Gotha vom 4. August 1873 Schwarzburg-Sondersh. vom 14. Mai 1901 „ Rudolfstdt. 27.I.1841(Ap.-Ord.) Reuß ä. L. vom 10. Juni 1859 (Med.-Ord.) Reuß j. L. vom 10. September 1903
a) Der Vorst. d. Stammapotheke b) Der Verwalter d. Zweigapotheke	—	

Ist eine gesetzl. Grundlage für die Errichtung v. Zweigapotheken vorhanden und wo?	Sind Bestimmungen über die Einrichtung und den Betrieb der Zweigapoth. vorhanden und wo?	Wo werden die Arzneimittel d. Zweigapotheke bezogen?
Hamburg Mediz.-Ord. v. 19. Febr. 1818 enthält keine besonderen Bestimmungen über Zweigapoth., desgl. nicht d. Gesetze v. 1. Juni 1901 und 20. Juni 1902	Vorschriften über Einrichtung, den Betrieb u. das Personal d. Apothek. v. 27. Okt. 1910 §§ 53—54	Aus der Stammapoth.
Mecklenburg-Schwerin Mediz.-Ord. v. 18. Febr. 1830 enthält keine Bestimmungen über Zweigapotheken	fehlen	Aus der Stammapoth.
Oldenburg fehlt	fehlen	Die Zweigap. ist nicht verpfl.,i.Bedarf a.Arzneimitt. i.d.Stammap.z.deck.
Braunschweig Medizinalgesetz vom 9. März 1903 und 18. Dezember 1932	Erlaß, betr. die Einrichtung u. d. Betrieb d. allopath.Apotheken vom 8. Nov. 1924 §§ 38—41	Arzneimittel sind im allgemeinen aus der Stammap. zu beziehen. Wenn Untersuchungsgerät vorhanden,können sie anderw. bez. werden
Anhalt fehlt	Apoth.-Betriebsord. v. 21. Juli 1903 §§ 57—58	Aus der Stammapoth.
Bremen Med.-Ord. vom 2. Juni 1901 bzw. 10. Dez. 1927 enthält keine Bestimm. über Zweigapoth., siehe jedoch die Apothekenbetriebsordnung	Die Apo.-Betriebso. v. 21. Jan. 1913 enth. Vorschriften üb. d. Errichtung, Verlegung u. d.Eröffnung d. Betrieb. einer Zweigapoth. §§ 63—64	Aus der Stammapoth., soweit sie nicht in der Zweigapoth. selbst hergestellt werden
Lippe fehlt	Verordnung v. 15. Nov. 1900, betr. d. Einrichtg., d. Betriebes u. d.Visitat.d. Apotheken § 10	In der Regel aus der Stammapotheke
Lübeck Nachtrag z. Med.-Ord. v. 19. Juli 1899, ergänzt am 3. Okt. 1909 u. 31. Okt. 1923	Bekanntm. btr.d.Apo.-Betriebsord. v. 18. März 1903 D §§ 50—51, Abs. 1	Aus der Stammapoth.
Mecklenburg-Strelitz fehlt	fehlen	—
Waldeck Notgesetz vom 10. Juli 1909 enthält keine bes. Bestimmungen üb.Zweigapotheken	Bekanntm. v. 26. Mai 1896, betr. Einrichtg. u. d. Betr. usw.,ergänzt am 28. Juni 1899 u. 10. Juni 1906	Aus der Stammapoth.
Schaumburg-Lippe fehlt	Ap.-Betriebsord. v.20. Mai 1902 §§ 48—49,Abs.1	Aus der Stammapoth.

Wer ist verantwortlich a) für die Güte u. Beschaffenheit der Arzneimittel der Zweigapotheke? b) f. d. Betrieb d. Zweigapo.?	Ist Verpachtung gestattet?	Bemerkungen
a) Der Vorst. d. Stammapotheke b) Der Besitzer d. Zw.-Apotheke	—	In der Stammapotheke wird ein Wareneinkaufsbuch geführt
a) Der Vorst. d. Stammapotheke b) Der Vorst. d. Stammapotheke	—	
a) D. Vorst. d. Zweigapo. b) Der Vorstand d. Zweigapotheke	Verpachtung ohne Erlaubnis nicht gestattet	
a) Der Vorst. d. Zweigapoth., wenn Arzneimittel selbstd. bezogen werden, sonst d. Vorst. der Stammapotheke b) Der Vorst. d. Zweigap.	—	Über den Bezug der Drogen usw. ist eine Nachweisung (Warenbuch, Kartothek usw.) zu führen.
a) D. Vorst. d. Stammap. b) Der Vorst. d. Zweigap.	—	—
a) Der Besitzer d. Zw.-Apotheke b) Der Besitzer d. Zw.-Apotheke	—	—
a) Der Vorst. d. Stamm.-apotheke b) Der Vorst. d. Zweigapotheke	—	
a) D. Vorst. d. Stammap. b) Der Verwalter d. Zw.-Apotheke		
—	—	Zweigapotheken sind nicht vorhanden.
a) Der Vorst. d. Stammapotheke b) Der Vorst. d. Zweigapotheke	—	—
a) Der Vorst. d. Stamap. b) Der Vorst. d. Zweigap.	—	

2. Der Apothekereid

Der Ursprung des Apothekereides liegt wie der verschiedener anderer Berufe im grauen Altertum. Es ist bekannt, daß schon zur Zeit der alten Assyrer Palastwürdenträger, Sternkünder, Beschwörer, Vogelschauer und Ärzte einen Berufseid schwören mußten. Da die Ärzte damals wie auch noch lange Zeit später gleichzeitig Arzneibereiter waren und demnach beide Berufe, den der Ärzte und Apotheker, in sich vereinigten, kann man mit Fug und Recht sagen, daß zu jener Zeit bereits ein Apothekereid geschworen werden mußte.

Auch der berühmte Eid des Hippokrates, des Vaters der Medizin und größten Arztes des Altertums, kann zum Teil als Apothekereid angesprochen werden. Hippokrates hatte, wie aus seinen hinterlassenen Werken[1]) zu entnehmen ist, seinen Jüngern einen Eid vorgeschrieben, der von ihnen bei den Gottheiten Apollo, Asklepios, Hygieia und Panakeia geschworen werden mußte und die Verpflichtung enthielt, „zum Wohle der Kranken zu arbeiten". Nachstehender Satz berührte die pharmazeutische Tätigkeit der damaligen Ärzte:

„Auch werde ich keinem, und sei es auf Bitten, ein tödliches Mittel verabreichen, noch einen Rat erteilen, desgleichen werde ich keiner Frau ein abtreibendes Mutterzäpfchen geben."

Einen amtlichen Charakter besaß der Eid des Hippokrates zweifellos noch nicht. Diesen kann man aber dem Eide zusprechen, der nach der Medizinalordnung Kaiser Friedrichs II. vom Jahre 1240 von den Apothekern, den „Confectionarii" und „Stationarii" geschworen werden mußte. Sein Wortlaut ist nicht bekannt. Wir wissen aber, daß nur solche Apotheker die Erlaubnis zum Feilhalten von Arzneizubereitungen bekommen sollten, die eidlich verpflichtet worden waren, alle Arzneien gewissenhaft, kunstgerecht und für die Menschen geeignet anzufertigen. Als etwa 50 Jahre später in Deutschland die ersten Apotheken entstanden waren, da forderte man auch dort von den Apothekern die Ablegung eines Eides. Die älteste Kunde hiervon gibt der sogenannte „Baseler Apothekereid" aus den Jahren 1271—1322, der unter anderem die Bestimmung enthält, daß der Apotheker jährlich dem neuen Rat einen „sundern eit schweren" sollte, daß kein Arzt an seiner Apotheke und an seinen Arzneien teil haben soll. Dieser Eid betraf also lediglich das Verhältnis zwischen Apotheker und Arzt.

Der in der Medizinalordnung aus der Zeit Kaiser Karls IV. (1335 bis 1355) in der sogenannten Breslauer Handschrift geforderte Eid ähnelt wieder dem der Medizinalordnung des Kaisers Friedrich II. Nach der Breslauer Handschrift ist den Kunstärzten und Apothekern nur dann gestattet, ihre Kunst zu üben, wenn sie vor den Ratmannen geschworen haben, daß sie die Gesetze halten werden. Wer von den

---

[1]) **F u c h s**, Dr. R., Hippokrates, Sämtl. Werke, 1895 S. 1.

Ärzten und Apothekern diese Gesetze nicht hält, soll bestraft werden, als ob er einen Meineid geleistet habe.

Etliche Jahre später (1387) mußten die Konstanzer Apotheker sich eidlich verpflichten, den Kranken die Arznei zu geben, die ihnen von den Ärzten verschrieben worden ist, es sei denn, daß sie für den Kranken zu stark sei; dann mögen sie bei ihrem Eide das Beste tuen. In Konstanz wurden übrigens nach der Apothekerordnung vom Jahre 1470 zum ersten Male nicht nur die Inhaber der Apotheken, sondern auch „ire diener und wenn sy in der appotegk bruchent" verpflichtet, auf die Ordnung einen Eid zu schwören.

Es fällt auf, daß die Baseler Apothekerordnung vom Jahre 1404 keinen Eid verlangt hat. Dafür beginnt die etwa 20 Jahre später erlassene Baseler Apothekerordnung mit den Worten: „Hec infra scrypta jure jurando ab omni appotecario observari debent sub prestito juramento et . . ." Der vorgeschriebene Eid galt in dieser Ordnung wie in der in der zweiten Hälfte des 15. Jahrhunderts entstandenen für das ganze Gesetz. Interessant ist, daß nach der im Jahre 1397 erlassenen Regensburger Apothekerordnung der Apotheker schwören mußte, daß er sein Antidotarium kenne und „kein Ding, das zur Arznei gehöret, nicht anders mache, denn das vorgenannte Buch sagt". Die Stadt Nürnberg kannte zu jener Zeit noch keine Apothekerordnung. Durch Ratserlaß vom Jahre 1442 verlangte sie aber von ihren Apothekern, daß sie jährlich vor dem neuen Rat einen Eid ablegen sollten.

In der zweiten Hälfte des 15. Jahrhunderts wurden die in den Städten Stuttgart und Ulm wahrscheinlich schon längst eingeführten Apothekereide zu umfangreichen Apothekerordnungen. Es waren dies der im Jahre 1482 in Stuttgart erlassene Eid „Der appotecker aide und gesazt" und der im Jahre 1491 in Ulm vorgeschriebene Eid „Der Appentheker zu Vlm Gesatz vnd Ayd". In beiden Fällen mußten die Apotheker schwören, die „nachfolgenden Artikel" zu halten. Als einen echten Eid muß man im Gegensatz hierzu das im Jahre 1500 vom Rat der Stadt Frankfurt aufgestellte „Juramentum Aromaticorum sive Apothecariorum" ansprechen. Als im Jahre 1461 der Apotheker Rabodus K r e m e r zum Stadtapotheker von Frankfurt a. M. bestellt worden war, sollten die beiden damals außerdem vorhandenen Apotheker die bald darauf für den Stadtapotheker erlassene Apothekerordnung und Taxe anerkennen und beschwören. Sie weigerten sich, weil sie herkömmliches Recht nicht aufgeben wollten, mußten sich aber nach langwierigen Verhandlungen doch dazu entschließen, am St. Jakobstag 1500 das oben erwähnte Juramentum zu beschwören und gleichzeitig die neue Apothekerordnung anzuerkennen.

Wie in den ältesten deutschen Apothekerordnungen war auch in fast allen später erlassenen ein besonderer Apothekereid vorgeschrieben; teilweise waren auch besondere Eidesformeln vorgesehen. Ein treffendes Beispiel für die Entwicklung des Apothekereides vom 16. Jahrhundert bis zur Neuzeit gibt die Entwicklung des Apotheker-

eides in Brandenburg-Preußen.[1]) Auf sie soll daher im nachstehenden
etwas näher eingegangen werden.

Die Geschichte des brandenburgisch-preußischen Apothekereides
geht auf das Jahr 1520 zurück. Soweit bis jetzt festgestellt werden
konnte, ist der älteste uns bekannt gewordene kurbrandenburgische
Apothekereid am 4. Juli 1520 vom Apotheker Peter H o e n z w e i g k
(H o h e n z w e i g) geschworen worden. Aus diesem Eid, den F i d i -
c i n[2]) „Des Apothekers Hoenzweigks Eid und Pflicht" nennt, geht
hervor, daß H o e n z w e i g k damals die Z e h e n d e r sche Apotheke
nebst Privileg übernommen hatte und vom Kurfürsten Joachim zu
seinem und der beiden Städte Berlin und Kölln Apotheker angenommen, konfirmiert und bestätigt worden war. Der Inhalt des Eides
entspricht den zu jener Zeit erlassenen Apothekerordnungen. Wahrscheinlich mußten die übrigen brandenburgischen Apotheker, zum
mindestens die Berliner Apotheker, bei Übernahme ihrer Apotheken
einen ähnlichen Eid schwören. Nähere Angaben fehlen. Es ist nach
M ö h s e n[3]) nur bekannt, daß der Kurfürst Johann Georg im Jahre
1571 eine „ansehnliche" Kommission gebildet hatte, zu deren Aufgaben
unter anderen gehörte, die Apotheker eidlich zu verpflichten, gute
Ware zu liefern. Die Kommission hatte außer „den Herrn auch die
Gesellen" zu vereidigen. Dieser Eid hatte aber nichts mit dem Eid zu
tun, den damals alle Giftverkäufer, darunter auch die Apotheker,
schwören mußten. Zur Ableistung des letzterwähnten Eides waren
sie auf Grund der vom Kaiser Karl V. im Jahre 1533 für ganz Deutschland erlassenen Constitutio criminalis Carolina (peinliche Gerichtsordnung) verpflichtet. Die in Frage kommende Bestimmung lautet: „Item
es sollen auch alle oberkeyten von allen orten die apotecker und
ander, so giffte verkauffen oder damit hantieren, im glübd und eyde
nemen, daß sie niemals eynicht gifft verkaufen noch zustellen, on
anzeygen, vorwissen und erlaubung derselben oberkeyt."

In der Geschichte des kurbrandenburgischen Apothekenwesens
findet der Apothekereid erst wieder gegen Ende des 17. Jahrhunderts
Erwähnung. Es ist die Zeit, als in Kurbrandenburg selbst noch keine
Apothekengesetzgebung bestand, in einem Teil der übrigen unter
dem Kurfürsten von Brandenburg stehenden Landen aber bereits
Apotheker- bzw. Medizinalordnungen erlassen worden waren. So
enthalten die im Herzogtum Preußen in den Jahren 1563, 1609 und
1683 erlassenen Apothekerordnungen bereits Bestimmungen über die
Eidespflicht der Apotheker, ja sogar Eidesformeln. Nach der preußischen Apothekerordnung vom Jahre 1683 unterstand der Apotheker
damals der Jurisdiktion der medizinischen Fakultät der Universität

---

[1]) S c h l e g d e n d a l, Dr., Der Eid der Apotheker in Preußen, Mediz.
Arch. 5. Jahrg., ferner Apoth.-Ztg. 1914, S. 869, 981 und Pharm. Ztg. 1915,
S. 240.

[2]) F i d i c i n, Diplom. Beiträge.

[3]) M ö h s e n, Geschichte der Wissenschaften in der Mark Brandenburg, 1781.

Königsberg. Er hatte infolgedessen nicht wie sonst üblich seinen Eid vor dem Magistrat, sondern vor dem Dekan der Fakultät abzuleisten.

Bei den engen Beziehungen, die damals zwischen dem Herzogtum Preußen und Kurbrandenburg bestanden haben, ist es erstaunlich, daß das am 12. November 1685 erlassene erste kurbrandenburgische Medizinaledikt vom Apotheker noch keinen Berufseid, sondern nur die Ableistung eines B ü r g e r e i d s verlangte. Es heißt darin in Ziffer 12: „Insonderheit sollen sie (die neuankommenden Apotheker und die alten privilegierten Apotheker, ihre Provisores, Gesellen und Jungen) bey ihren bürgerlichen Eyd und Pflichten Unserer Apothecker Tax nachzuleben verbunden sein." Ähnlich verhält es sich auch mit der vom Großen Kurfürsten für das Herzogtum Magdeburg im Jahre 1688 erlassenen Polizeiordnung, die als besonderen Teil eine Apothekerordnung enthält. Sie forderte auch nur einen Bürgereid und eine Verpflichtung der Gesellen durch Handschlag.

Wenn auch durch das kurbrandenburgische Medizinaledikt vom Jahre 1685 ein eigentlicher Apothekereid nicht vorgeschrieben war, so mußten doch zu jener Zeit auch in Kurbrandenburg Apothekereide geschworen werden. Aus den Akten der Apotheke zu Cottbus kennen wir den Apothekereid, den der Apotheker L i p p i u s gelegentlich der Besichtigung seiner Apotheke am 7—12. November 1689 nachsprechen mußte.[1]) Dieser Eid ist eine Verbindung des Apothekereides mit dem von Karl V. vorgeschriebenen Gifteide. Er endete mit dem Gelübde, daß L i p p i u s sich vermöge dieser Pflicht in allem so halten wolle, daß er ein gutes Gewissen behalte.

Wenige Jahre später erließ der Kurfürst Friedrich III. am 30. August 1693 eine Ordnung, „wornach sich die Apotheker in Unsern Landen zu achten". Sie entspricht zum Teil wörtlich dem Medizinaledikt vom Jahre 1685. Durch sie wurde aber in Kurbrandenburg nun endgültig auch der Apothekereid eingeführt. Neben dem Bürgereid wurde jetzt in Kurbrandenburg ein besonderer Berufseid für Apotheker vorgeschrieben. Der Kurfürst ordnete im Absatz 2 an: „Nachmahls sollen sie sich mit nachfolgendem Eyd und Pflicht, ihrer Kunst und Hanthierung wegen, wie auch, daß sie dieser Unserer Verordnung und Taxa gehorsamlich nachkommen wollen, verbinden". Der Verordnung war die Eidesformel für Apotheker angeschlossen, die die wichtigsten Punkte der Verordnung noch einmal aufführte. Da diese Bestimmung in Brandenburg-Preußen noch nicht aufgehoben ist, darf sie als die Rechtsgrundlage für den preußischen Apothekereid angesprochen werden.

Nach der zu dieser Verordnung am 30. Mai 1696 erlassenen Deklaration scheint die Einführung des Berufseides auf gewisse Schwierigkeiten gestoßen zu sein. Jedenfalls sah sich der Kurfürst genötigt, die Apotheker darauf hinzuweisen, daß „sie sowohl wie

---

[1]) A d l u n g , A., Die Entwicklung des brandenburg.-preuß. Apothekenwesens, Verlag von Julius Springer, Berlin.

ihre Gesellen den Eid zu leisten schuldig sind", und daß „derselbige nichts, als was ihr Ambt und Pflicht, eignes Gewissen, Ehr und Redlichkeit ohne das erheischet, von ihnen erfordert." Trotz dieser Erklärung mußte der Kurfürst am 17. Januar 1700 eine neue Verordnung erlassen, aus der hervorgeht, daß auch jetzt der Berufseid der Apotheker noch nicht allgemein eingeführt war. Während die Verordnung vom 30. August 1693 nur e i n e Eidesformel kannte, sah diese neue Verordnung besondere Eidesformeln „1. für Apotheker allgemein, 2. für Apotheker an einem Ort, da kein Medicus ist, noch einer leicht zu erlangen, und 3. für Provisores" vor. Die erste Formel entspricht fast wörtlich der Formel des Jahres 1693, die zweite enthält die Verpflichtung des Apothekers, an Orten, an denen kein Medicus vorhanden ist, die Versorgung der Kranken zu übernehmen. Wir haben hier den interessanten Fall, daß die Apotheker jener Zeit unter gewissen Bedingungen sogar eidlich verpflichtet waren, ärztliche Tätigkeit auszuüben. Die Eidesformel für Provisores unterschied sich nur unwesentlich von der Formel für Apotheker. Bemerkenswert ist, daß der Provisor Gift nicht „ohne Vorwissen eines Medici und des Principalen ausgeben oder verkaufen durfte". War ein Arzt Besitzer einer Apotheke, so hatte er einen Provisor anzunehmen. Den Eid mußte dieser vor dem Magistrat „in Beisein dessen, welchem die Apothek gehöret, oder eines anderen Medici" schwören.

Welchen Wert die Kurfürsten von Brandenburg und die nachmaligen Könige von Preußen auf die Ableistung eines Berufseides der Apotheker legten, beweist die Tatsache, daß nicht nur der Kurfürst Friedrich III., sondern auch der Soldatenkönig Friedrich Wilhelm I. verschiedene Verordnungen zur Einführung und Durchführung des Apothekereides erlassen haben. Eine der ersten Amtshandlungen des Letzteren war der Erlaß vom 25. Februar 1713, durch den er die Apotheker an ihren Eid erinnerte. Er forderte übrigens auch von den Materialisten, insonderheit aber von den unter ihnen befindlichen Apothekergesellen, die Ablegung eines Eides (30. September 1710). In dem von Friedrich Wilhelm I. am 27. September 1725 erlassenen Medizinaledikt, das teilweise heute noch gilt, wird der Eid der Apotheker als etwas Bestehendes nur kurz behandelt. Es heißt in dem Abschnitt „Von denen Apothekern" nur „Worauf der oder dieselbe von Unserm Ober Collegio Medico, in Beyseyn der Assessorum Pharmaciae examiniret und nach Befinden approbiret und b e e y d e t werden können". Aber schon einige Monate später wird nochmals betont, daß die Apotheker beeidet sein m ü s s e n. Im Edikt vom 1. Februar 1720 wird bestimmt, „daß sonst Niemand, als die von Unserm Ober Collegio Medico examinirte, vereydete und approbirte Apotheker Medicamenta praepariren, und nach derer approbirten Medicorum Verordnung dispensiren müssen". Im Edikt vom Jahre 1725 sind besondere Eidesformeln nicht enthalten. Es galten die früher erlassenen weiter. Sie wurden wieder in der Generalmedizinalordnung Friedrichs des Großen vom Jahre 1758 abgedruckt.

Die für die altpreußischen Lande heute noch maßgebende Revidierte Apothekerordnung vom 11. Oktober 1801 setzt ebenfalls die Eidesleistung voraus (Titel III § 1 a), und es blieb die alte Eidesformel bestehen. Diese erhielt erst durch Ministerialerlaß vom 27. März 1820 eine andere Form und wurde in Angleichung an die inzwischen eingeführte einfachere Form des Diensteides der Beamten gemeinsam mit dem Eide aller Medizinalpersonen am 18. Juli 1840 vereinfacht. Die nunmehrige Fassung des Berufseides galt für die Ärzte, Tierärzte und Apotheker gleichmäßig. Als durch den Ministerialerlaß vom 29. Dezember 1869 der Berufseid für Ärzte und Tierärzte abgeschafft worden war, blieb er nur noch für die Apotheker weiter bestehen. Im Jahre 1888 erhielt der Berufseid der Apotheker eine neue Fassung. Sie gilt heute noch.

Faßt man obige Ausführungen kurz zusammen, so besteht kein Zweifel, daß in den altpreußischen Landen, d. h. in den Landesteilen, in denen die Rev. Apothekerordnung noch gilt, der Apothekereid heute noch geleistet werden muß. Die rechtliche Grundlage hierfür ist das Medizinaledikt vom Jahre 1693. In den nach 1866 zu Preußen gekommenen Ländern sind die Bestimmungen der vorpreußischen Medizinal- bzw. Apothekerordnungen maßgebend, so in Kurhessen die Apothekerordnung vom 10. Juli 1830, nach der die Apotheker, die als Eigentümer, Pächter oder Verwalter einer Apotheke vorstehen wollen, auf diese Ordnung verpflichtet werden müssen. Das Nassauische Medizinaledikt vom 14. März 1818 kennt keine Vereidigung der Apotheker. Die Hannoversche Apothekerordnung vom 19. Dezember 1820 schreibt dagegen im § 1 vor, daß die Besitzer, Verwalter und Provisoren nach beigegebener Formel einen Eid schwören müssen. In Holstein müssen die Apotheker nach der holsteinischen Apothekerordnung vom 11. Februar 1854 vereidigt werden.

Der im vorstehenden gegebenen Darstellung der geschichtlichen Entwicklung des preußischen Apothekereides sei eine kurze Übersicht über die diesbezügliche derzeitige Rechtslage in den anderen deutschen Ländern angefügt.

B a y e r n. Nach § 35 der bayerischen Apothekerordnung vom 27. Januar 1842, die heute nur noch in den ehemalig bayerischen, jetzt zu Preußen gehörenden Kreisen Gersfeld und Orb gilt, mußte jeder Apotheker bei Übernahme einer Apotheke auf die Ordnung eidlich verpflichtet werden. Diese eidliche Verpflichtung wurde für Bayern durch Verordnung vom 27. Juni 1913 aufgehoben.

S a c h s e n. Die durch Verordnung vom 20. Februar 1879 vorgeschriebene Verpflichtung der Staatsdiener und anderer in öffentlicher Funktion stehender Personen, einen Eid zu leisten, fand durch Verordnung vom 16. November 1920 auf die Apotheker und selbständigen Apothekenverwalter sinngemäße Anwendung. Die in Sachsen geltende besondere Eidesformel für Apotheker ist in einer Verordnung vom 23. April 1928 enthalten.

W ü r t t e m b e r g. Nach der in Württemberg z. T. heute noch geltenden Medizinalordnung vom 16. Oktober 1755 mußten alle Apotheker gemäß § 17 auf diese Ordnung vereidet werden. Diese Verpflichtung wurde in der Instruktion für das Medizinaldepartement vom 23. Juni 1807 beibehalten, findet aber in späteren Verordnungen keine Erwähnung mehr.

B a d e n. Die alte Apothekerordnung vom 28. Juli 1806 enthält als Beilage A die Formel der „Verpflichtung angehender Apothekergehülfen durch feierliche Gelübdung" und als Beilage B für Apotheker die Formel der „Verpflichtung durch körperliche feierliche Vereidung". Nach § 18 mußte jeder Apotheker (Eigentümer, Verwalter, Pächter) den Eid B leisten. Eine entsprechende Bestimmung wurde in die Verordnung über den Geschäftsbetrieb in den Apotheken vom 11. September 1896 übernommen. Sie gilt heute noch, während die Verpflichtung der Apothekergehilfen bereits 1870 abgeschafft worden war.

T h ü r i n g e n. Von den in Thüringen zum Teil heute noch geltenden Apothekerordnungen verlangt die Apothekerordnung für Schwarzburg-Rudolstadt vom 27. Januar 1841 die Ablegung eines Apothekereides nach einem beigefügten Muster. In der Apothekerordnung für Sachsen-Meiningen vom 9. Mai 1832 werden die Apothekenvorstände und Apothekergehilfen auf besondere Eide verpflichtet.

H e s s e n. Nach § 51 der Medizinalordnung vom 25. Juni 1861 ist der Betrieb einer Apotheke nur demjenigen erlaubt, der auf die Apothekeninstruktion vereidigt worden ist. Dieser § 51 enthält auch eine Eidesformel. Eine entsprechende Bestimmung ist in die Apothekenbetriebsordnung vom 14. Januar 1897 aufgenommen worden.

H a m b u r g. Die Hamburger Medizinalordnung kennt keine Vereidigung der Apotheker.

M e c k l e n b u r g - S c h w e r i n verlangt in der Medizinalordnung vom 18. Februar 1830, daß jeder Apotheker vor der Obrigkeit des Ortes seiner Niederlassung den im Kap. IX § 1 vorgesehenen Eid schwört. Auch die „Provisores" müssen vereidet werden.

B r e m e n. Nach der neuesten Bremer Medizinalordnung vom 7. Juni 1933 hat der Apotheker vor Übernahme des Apothekengeschäftes den vorgeschriebenen Eid zu leisten.

B r a u n s c h w e i g. Auch die moderne braunschweigische Apothekerordnung vom 18. Dezember 1932 verpflichtet den Inhaber der Erlaubnis für die Errichtung, Verlegung oder den Betrieb einer Apotheke einen Eid zu leisten.

L ü b e c k. Nach § 19 der Medizinalordnung vom 19. Juli 1899 werden die Apothekenbesitzer vom Medizinalamt auf gewissenhafte Ausübung ihrer Berufstätigkeit beeidigt.

Die übrigen deutschen Länder kennen keine Bestimmungen über die Vereidung der Apotheker.

Auffallend ist, daß keine der vorher genannten Apothekerordnungen eine Strafbestimmung bei Verletzung des Apothekereides

enthält. Zuwiderhandlungen gegen die Berufspflicht der Apotheker
können daher nur nach bestehenden Strafgesetzen und auf Grund
des Gewerbegesetzes für das Deutsche Reich geahndet werden.

Schließlich sei noch der Eid erwähnt, den der Apotheker in
seiner Eigenschaft als Staats- oder städtischer Beamter zu leisten
hatte. Dieser Eid stammt aus der Zeit, in der die Landesherren zu
ihrer persönlichen Bedienung sogenannte „Reiseapotheker" anstellten
und am Sitze des Hofes Arzneiversorgungsstätten für die fürstliche
Familie und den Hofstaat, „Hofapotheken", einrichteten, mit deren
Leitung sie einen beamteten Apotheker betrauten. Hier wie bei den
Leitern der stadteigenen Stadt- und Ratsapotheken war die eidliche
Verpflichtung dieser beamteten Pharmazeuten eine selbstverständliche,
ihrem Beamtencharakter entsprechende Maßnahme.

Amts- bzw. Beamteneide in besonderer Fassung waren auch
von den „Feld-Apothekern" der früheren Jahrhunderte sowie den
späteren Militärapothekern zu leisten. Die jetzt im Beamtenverhältnis
bei der Militär- und Zivilverwaltung tätigen Apotheker haben wie alle
anderen derzeitigen Beamten den Eid auf den Führer und Reichskanzler geschworen. Während der Zeit von 1902 bis zum Ersatz der
alten Armee durch die Reichswehr hatten die neu in das Heer einge-
tretenen Apotheker den militärischen Eid abzulegen.

Zweifellos ist der heutige Eid der Inhaber öffentlicher Apotheken
ein Überbleibsel aus vergangener Zeit. Die Tatsache aber, daß entsprechende Bestimmungen in fast allen modernen Apotheker- bzw.
Medizinalordnungen Aufnahme gefunden haben, beweist, daß der
ethische Wert dieses Eides und der persönlichen feierlichen Verpflichtung des einzelnen Apothekers auf die Erfüllung seiner Berufspflichten
auch jetzt noch anerkannt wird. Sie beweist zugleich, daß die Behörden sich der Bedeutung der Apotheke für das allgemeine Wohl und
der dadurch bedingten besonderen Verantwortung des Apothekers
gegenüber dem Staate bewußt sind.

3. Die Apothekenreformbewegung.

Die sogenannte „Apothekenreformbewegung", die Anfang des
19. Jahrhunderts, bald nach Erlaß des preußischen Gewerbeedikts
vom 2. November 1810 und der gleichartigen freiheitlichen Regelung
des Gewerberechts in den anderen deutschen Ländern einsetzte, kann
als Musterbeispiel für eine falsche Deklaration angesehen werden.
Handelt es sich doch bei ihr weniger um eine Reform der Apotheken,
der durch die Apotheken betriebenen und im großen Ganzen kaum
beanstandeten Arzneiversorgung der Bevölkerung, als um die Entscheidung der mit dem Besitzrecht, mit dem Rechte der freien Verfügung der Apothekeninhaber über ihre Betriebe und den Bedingungen
für die Neuerrichtung von Apotheken zusammenhängenden Fragen;
ein Tatbestand, dem durch die Bezeichnung „Pharmazeutische Betriebsrechtsreformbewegung" am besten entsprochen wäre.

Der bereits geschilderte Weg vom Privileg zur verkäuflichen Konzession, der die Entwicklung der pharmazeutischen Betriebsrechtsreformbewegung in Deutschland im 19. Jahrhundert kennzeichnet, ist unter dauerndem Widerstreit der Interessentengruppen beschritten und gegangen worden. Angebahnt wurde er in Preußen durch die Kabinettsorder vom 24. Oktober 1811. Die in dieser Order dekretierte behördliche Erlaubnis zur Errichtung neuer Apotheken war rein persönlicher Natur und es war lediglich eine Feststellung dieses an sich bestehenden und nur in der Praxis unbeachtet gebliebenen Rechtszustandes, die in der Kabinettsorder vom 8. März 1842 und dem sie erläuternden Ministerialerlaß vom 13. August 1842 getroffen wurde. Der Kampf gegen diese Feststellung, der die Kabinettsorder vom 5. Oktober 1846 mit der Anweisung an die Verwaltungsbehörden zur Folge hatte, „bis zur definitiven gesetzlichen Regulierung dieses Gegenstandes" dem jeweils präsentierten Geschäftsnachfolger die Konzession zu erteilen, ist von Dr. R o t h e eingehend beschrieben worden.[1)

Die Tatsache, daß die Betriebsform der deutschen Apotheke eine amtliche Limitierung, also eine Begrenzung der Apothekenzahl bei gleichzeitiger privatwirtschaftlicher Nutzung und Verfügung durch den Betriebsinhaber vorsah, stand in auffälligem Gegensatz zu der durch das preußische Gewerbeedikt vom 2. November 1810 und gleichartige Regelungen in den anderen deutschen Ländern eingeführten allgemeinen Gewerbefreiheit. So wurde das Apothekenbetriebssystem, ohne auch nur im Entferntesten eine Frage von politischem Interesse zu sein, in den Kampf der politischen Meinungen und Gegensätze hineingezogen. Das Schlagwort vom zeitfremden und überlebten „Monopol" wurde geprägt und fand umso mehr Beachtung, als häufige Apothekenverkäufe zu hohen Preisen tatsächlich den gleichfalls auftauchenden Schlagwort vom „Apothekenschacher" und „Apothekenwucher" einen Schein von Berechtigung verliehen. Zugleich ließen diese Verkäufe die Meinung aufkommen, eine Beseitigung des „Monopols", d. h. der privatwirtschaftlichen Nutzung und Verwertung einer amtlich begrenzten Berufsausübung durch Einführung der Staatsapotheke bzw. der unverkäuflichen Konzession oder aber der Fortfall der Begrenzung und ihr Ersatz durch Niederlassungsfreiheit und damit freie Konkurrenz innerhalb des Standes würden eine Ermäßigung der angeblich hohen Arzneipreise und damit einen der Allgemeinheit zunutze kommenden Vorteil bringen.

Die Erörterung dieser Ansichten bildet zugleich mit der Stellungnahme zu der Notwendigkeit oder Möglichkeit einer Entschädigung der Inhaber der zur Zeit verkäuflichen Apothekenbetriebsrechte im Falle einer allgemeinen Systemänderung den Kernpunkt aller Reformvorschläge und Erörterungen. Auch die Volkswirtschaft als Wissenschaft hat sich mit ihr beschäftigt. Diese Beschäftigung hat weniger

---

[1) Pharm. Ztg. 1925 Nr. 46 und 1929 Nr. 50.

einen Beweis für die Richtigkeit oder Unrichtigkeit der zur Behandlung stehenden Grundsätze als für die allgemeine Feststellung erbracht, daß die nationalökonomische Wissenschaft in hohem Maße an die jeweiligen wirtschaftlichen Zeitgedanken gebunden ist. So war es nicht verwunderlich, daß der deutsche volkswirtschaftliche Kongreß im Jahre 1862 den Antrag eines pharmazeutischen Referenten, des Apothekers P a n n e s , späteren Apothekenbesitzers in Breslau, der eine unbeschränkte Niederlassungsfreiheit für alle im Besitze des Befähigungsnachweises als Apotheker befindlichen Personen forderte, zum Beschluß erhob. Dieser Stellungnahme konnten die Apothekeninhaber ein Jahrzehnt später die gegenteilige Ansicht einer anderen Gruppe von Nationalökonomen, der sogenannten „Katheder-Sozialisten" entgegensetzen, die sich selbst als die „historisch-ethische" volkswirtschaftliche Schule bezeichneten. Diese Schule, die der historischen Entwicklung den Anspruch auf Berücksichtigung zuerkannte und die in den Besonderheiten einzelner Berufe liegenden ethischen Werte gewahrt wissen wollte, sah dieser Anschauung gemäß in der Gewerbefreiheit keine ohne weiteres für alle Berufsarten geltende Norm. In dem von Angehörigen dieser Schule im Jahre 1873 erstatteten „Gutachten deutscher Nationalökonomen über die Reformfrage des deutschen Apothekenwesens" wird nicht ein Fortfall des Konzessionswesens, sondern nur eine die wirtschaftlichen Schäden dieses Systems beseitigende Reform verlangt und die von Apothekenbesitzer Dr. H a r t m a n n in Magdeburg in einer 1873 herausgegebenen Schrift „Reform oder Umsturz des Conzessionssystems im Apothekenwesen?" vertretene Auffassung anerkannt, daß die Frage einer Reform des deutschen Systems der geschützten verkäuflichen Apotheke erst nach einer eingehenden Untersuchung der Verhältnisse in anderen Ländern angängig, z. Zt. also nicht spruchreif sei. In der „Geschichte der Apothekenreformbewegung in Deutschland von 1862—1882" von Dr. H. B o e t t g e r[1]) haben die in diesem entscheidenden Zeitabschnitt der Reichsgründung und -Festigung mit besonderer Lebhaftigkeit einsetzenden Kämpfe um eine Änderung des Apothekenbetriebssystems eine authentische und ausführliche Darstellung gefunden.

Außer den an der hier zu lösenden Frage unmittelbar interessierten besitzenden und nichtbesitzenden Apothekern waren es beamtete und nichtbeamtete Ärzte, die sich an den Reformbesprechungen beteiligten. Von diesen Ärzten sind insbesondere zu nennen:

1. Geh. Med.- und Reg.-Rat Dr. B r e f e l d -Breslau, ein Apothekerssohn, der in seinem im Jahre 1863 erschienenen Buche „Die Apotheke, Schutz oder Freiheit?" für die Aufhebung des Privileg- und Konzessionsschutzes eintrat. 2. Reg.- und Med.-Rat Dr. W a l d -Potsdam, der in einer gleichfalls 1863 veröffentlichten, „Schutz des Gemeinwohls und nicht Willkür der Arzneiverkäufer" betitelten Gegenschrift unter Hinweis auf die mangelhaften Zustände in Ländern

---

[1]) Verlag von Julius Springer, Berlin.

mit pharmazeutischer Niederlassungsfreiheit das Schutzsystem verteidigte. 3. Reg.- und Med.-Rat Dr. P a p p e n h e i m - Arnsberg, der unter dem Titel „Das Apothekenwesen, Grundlinien zu einem naturgemäßen System desselben, mit besonderer Beziehung auf Preußen" im Jahre 1857 den Nutzen der Staatsapotheke nachzuweisen suchte und später in dem Artikel „Apotheken" seines 1864 erschienenen „Handbuches der Sanitätspolizei" das Konzessionsprinzip verwaltungstechnisch für unnötig erklärte. 4. Geh. Med.-Rat Dr. P h ö b u s - Gießen, der in zwei Schriften, der 1871 erschienen Betrachtung „Über die heutigen Lebensverhältnisse der Pharmazie" und der ausführlichen, mit den Unterschriften von 225 hervorragenden Medizinern dem Bundesrat als Adresse überreichten Arbeit „Beiträge und Würdigung der heutigen Lebensverhältnisse der Pharmazie" für einen Konzessionsschutz mit beamtenähnlicher Stellung und Sicherung der Apotheker eintrat. 5. Reg.- und Med.-Rat Dr. S c h w a r t z - Köln, der für die unverkäufliche Personalkonzession eintrat (1881). 6. Reg.- und Med.-Rat Dr. P i s t o r - Frankfurt a. O., der sich 1881 für die verkäufliche Realkonzession erklärte, in seiner späteren Stellung als Geheimrat im preußischen Kultusministerium jedoch zu dem Prinzip der unverkäuflichen Konzession überging. Aus der großen Zahl der Apotheker, die sich bis zum Ausbruch des Weltkrieges anregend und abwehrend an dem Kampfe um die Betriebsrechtsreform beteiligten, sind vor allem folgende Männer zu nennen:

1. L. E. J o n a s - Eilenburg, Verfasser einer 1848 erschienenen Schrift „Das Apothekergewerbe und seine nötigen Reformen" (Staatsapotheke) 2. O. A. Z i u r e k, Verfasser zweier Broschüren (1849 und 1850) in denen das System der verkäuflichen und vererblichen Konzession befürwortet wurde. 3. R. K ö r b e r - Posen, Verfasser einer 1850 veröffentlichten Arbeit „Gegenwart und Zukunft der Pharmazie" (Staatsapotheke). 4. P a n n e s - Breslau (pharmazeutische Niederlassungsfreiheit). 5. E. F. K e m p f - Pelplin, Verfasser der 1866 erschienenen Schrift „Preußens Apothekenverfassung und deren notwendige Reorganisation" und Jahrzehnte hindurch begeisterter Verfechter der Staatsapotheke. 6. F r i k h i n g e r - Nördlingen, Vertreter des Schutzsystems („Das Apothekenwesen in Bayern", erschienen 1868). 7. H a r t m a n n - Magdeburg, Verfasser der bereits erwähnten Schrift „Reform oder Umsturz des Conzessionssystems im Apothekenwesen". 8. D a n c k w o r t t - Magdeburg, der 1874 einen vielerörterten Vortrag zur Ablösung der Betriebsrechtswerte bekannt gab. 9. R ö s t e l - Landsberg a. d. W., der als preußischer Landtagsabgeordneter für die unverkäufliche Personalkonzession eintrat und auch einen diesbezüglichen Gesetzentwurf verfaßt hat (1875). 10. Dr. Karl S c h a c h t - Berlin, Vertreter des Prinzips der unverkäuflichen Personalkonzession. 11. Dr. B r u n n e n g r ä b e r - Rostock, Verfasser eines Gesetzentwurfs, der die Verkäuflichkeit aller Apotheken unter der gesetzestechnisch unmöglichen Vereinigung einer Einfügung des Apothekenwesens in den Rahmen der Gewerbeordnung und einer

gewissen Niederlassungsbegrenzung vorsah. 12. F r o e l i c h - Berlin, der als Vorsitzender des Deutschen Apothekervereins auf der Augsburger Hauptversammlung des Jahres 1895 einer Entschließung zur Annahme verhalf, in der im Falle des Verlassens der derzeitigen gesetzlichen Grundlagen „nur" eine nach vorausgegangener, mit staatlicher Hilfe erfolgter Ablösung einzuführende Niederlassungsfreiheit als „endgültige Regelung des Apothekenwesens" bezeichnet wurde. 13. B r e m e r - München, Verfasser einer 1894 bekanntgegebenen Denkschrift des Deutschen Pharmazeutenvereins, in der die unverkäufliche Personalkonzession bei Selbstablösung der bei Inkrafttreten des Gesetzes verkäuflichen Apotheken gefordert wurde. 14. Georg S p a r r e r , Verfasser einer im Jahre 1906 im Auftrage des Landesverbands Bayern des Verbands konditionierender Apotheker herausgegebenen Denkschrift über das bayerische Apotheken-Konzessionswesen.

Hervorzuheben ist innerhalb des mit dem Weltkriege abgeschlossenen Zeitabschnittes die zweimalige, an Wendepunkten von entscheidender Bedeutung erfolgte aktive Beteiligung der Schriftleitung der Pharmazeutischen Zeitung an dem Kampf um die Regelung des Apothekenbetriebssytems, der nach dem Kriege eine weitere von noch größerem Ausmaße folgte. Im Jahre 1869 brachte das Resultat einer von dem leitenden Redakteur der Pharm. Zeitung, Hermann M u e l l e r , veranlaßten und den Abgeordneten im Norddeutschen Reichstag übermittelten Umfrage in letzter Stunde einen für die Besitzer der damals bestehenden verkäuflichen Apotheken verhängnisvollen, die Regelung des Betriebes des Apothekergewerbes „unter Absehung von jedem Nachweis des Bedürfnisses und der Lebensfähigkeit" fordernden Antrag v. H e n n i g zu Fall.[1] Im Jahre 1895, als die bereits erwähnte, die Niederlassungsfreiheit als mögliche Apothekenbetriebsform der Zukunft hinstellende Entschließung der Augsburger Hauptversammlung des Deutschen Apotheker-Vereins Zweifel über die wirkliche Stellungnahme der deutschen Apothekerschaft schuf, klärte eine von 2202 deutschen Apothekenbesitzern beantwortete Umfrage des damals die Pharm. Ztg. leitenden Redakteurs, Dr. Hermann B ö t t g e r , die Sachlage.

Es ist selbstverständlich, daß die Frage einer Änderung des Apothekenbetriebssystems von den pharmazeutischen Fachverbänden mit äußerster Aufmerksamkeit verfolgt wurde, ja daß sie zeitweise, besonders dann, wenn sie dringend zu werden schien, d. h. zu Anträgen in den gesetzgebenden Körperschaften des Reiches oder der Länder oder gar zu offiziellen Gesetzentwürfen führte, den Hauptgegenstand der Vereinsarbeit bildeten. So standen die meisten der oben genannten, in der Apothekengewerbefrage hervorragend tätigen Apotheker zugleich an maßgeblicher Stelle innerhalb des Deutschen Apothekervereins oder eines der sich zeitlich ablösenden Verbände der angestellten

---

[1] Hierüber berichtet B e r e n d e s ausführlich in seinem Buche „Das Apothekenwesen", Verlag von Ferdinand Enke, S. 294.

Apotheker, des Deutschen Pharmazeutenvereins und des Verbandes Konditionierender Apotheker, des späteren Verbandes Deutscher Apotheker. Die Tendenz des Deutschen Apothekervereins als der Vertretung der deutschen Apothekenbesitzer ging naturgemäß dahin, unter Erhaltung des Schutz- und Begrenzungssystems nach Möglichkeit die freie Verfügung der Apothekeninhaber über ihre Betriebe zu bewahren oder zu erreichen, während die Angestelltenverbände ein Betriebssystem befürworteten, das ihren Mitgliedern die Aussicht auf eine bestimmt und möglichst rasch erreichbare und vor allem wenig kostspielige Selbständigkeit eröffnete. Die Entschließungen der Hauptversammlungen der Besitzer- und der Angestelltenorganisationen bewegten sich demgemäß in entsprechender Richtung, wobei die Angestellten als die Fordernden den Vorzug der einheitlichen und geschlossenen Linie hatten, während die Apothekeninhaber je nach der allgemeinen, ihren Bestrebungen mehr oder minder günstigen Einstellung innerhalb der Behörden und der gesetzgebenden Körperschaften zu jeweiligen Zugeständnissen genötigt waren. Die Angestellten setzten sich seit Jahrzehnten, besonders nach der am 17. Dezember 1904 erfolgten Gründung des Verbandes konditionierender Apotheker um so mehr für das Einheitssystem der unverkäuflichen Apothekenkonzession ein, als dieses System zugleich das der Behörden, vor allem der preußischen Regierung war oder doch zu sein schien.

Eine besondere Erwähnung verdient der Versuch des Deutschen Apothekervereins, durch eine eigens für diesen Zweck gewählte Kommission sachverständiger Mitglieder die einschlägigen Verhältnisse zu prüfen und eine auch für die Regierung annehmbare Regelung des Apothekenbetriebssystems vorzuschlagen. Diese sogenannte „Gewerbekommission", der außer dem damaligen Vereinsvorstand die Apothekenbesitzer A r n o l d - Ansbach, E l s n e r - Ziebingen, H ü l t e n - s c h m i d t - Dortmund, J o h a n n s e n - Esens, M ü l l e r - Dresden, M ü l l e r - Neckarau, N i t h a c k - Obernigk und S t ö c k e r - Elberfeld angehörten, und die am 9. und 10. März 1900 in Berlin zusammentrat, hat das Ergebnis ihrer Beratungen in einer Denkschrift niedergelegt, in der das System der freiverkäuflichen Apotheke bei Zahlung einer jährlichen Abgabe durch die Inhaber der neu zuerrichtenden oder zur Zeit als unverkäufliche Personalkonzessionen bestehenden Apotheken empfohlen wurde.

Von Verlautbarungen amtlicher Stellen in den deutschen Ländern vor Gründung des Deutschen Reiches ist vor allem die Denkschrift nebst Gesetzentwurf des preußischen Geheimrats L e h n e r t , beruhend auf dem Prinzip der Verkäuflichkeit aller Apotheken, zu erwähnen. Auf diese Denkschrift ist der bereits erwähnte, die Verwaltungsbehörden zur vorläufigen Anerkennung des Präsentationsrechts der Konzessionsinhaber ihrer Erben verpflichtende königliche Erlaß vom 5. Oktober 1846 zurückzuführen. Bedeutungsvoll und kennzeichnend für den Zeitgeist war auch der durch den damaligen Präsidenten der württembergischen Zentralstelle für Handel und Gewerbe, v. S t e i n -

b e i s , beeinflußte Beschluß einer in Württemberg durch den Minister des Gewerbes zum 10. April 1869 nach Stuttgart einberufenen Sachverständigenkommission, der die völlige Freigabe des Apothekergewerbes und der Geheimmittelfabrikation bei gleichzeitiger Abschaffung der verbindlichen Prüfungen der Apotheker, der Apothekenrevisionen und „der gesetzlichen Bestimmungen über das Medikastrieren" forderte. Der am 25. Mai 1869 erfolgte Beschluß des norddeutschen Reichstags, die Frage des Apothekenbetriebssystems einer für das ganze Bundesgebiet geltenden Regelung zuzuführen, machte den Beschluß der württembergischen Sachverständigenkommission gegenstandslos.

Über die amtlichen Versuche einer reichsgesetzlichen Regelung des Apothekenbetriebssystems in dem ersten Jahrzehnt nach Gründung des Deutschen Reiches gibt Ernst U r b a n in der Einleitung seines 1929 im Verlage von Julius Springer, Berlin, erschienenen Buches „Die Apothekenreformbewegung seit 9. November 1918" einen Überblick, in dem u. a. folgendes gesagt wird.

„Bereits am 25. Mai 1869 faßte der Norddeutsche Reichstag eine Resolution, worin der Bundeskanzler aufgefordert wurde, ,dem Reichstage einen Gesetzentwurf vorzulegen, durch welchen der Betrieb des Apothekergewerbes und der Verkauf von Arzneimitteln einheitlich geregelt werden'. Als erste Frucht dieses Beschlusses erschien der seitens des Reichskanzleramtes den Landesregierungen zur Prüfung überwiesene sog. Delbrücksche Gesetzentwurf vom Jahre 1872, der für Gemeinden ohne Apotheken die Niederlassung eines Apothekers zulassen wollte, aber an dem Widerstande des Apothekerstandes scheiterte. Dann erging am 22. Februar 1876 ein Bundesratsbeschluß, worin das Reichskanzleramt um Aufstellung eines Apothekengesetzentwurfs auf der Grundlage der Personalkonzession, die nach 25 Jahren auch auf alle bestehenden Apotheken ausgedehnt werden sollte, ersucht wurde. Dem Ersuchen kam das Reichskanzleramt in einem Schreiben vom 28. Mai 1877 nach. Darin war der gewünschte Entwurf enthalten, gleichzeitig aber ein auf der verkäuflichen Konzession beruhender Gegenentwurf und eine umfangreiche Anlage, die sog. Nieberdingsche Denkschrift, worin das Verfehlte einer Regelung im Sinne der Personalkonzession in klassischer Form nachgewiesen und die Vorzüge der Veräußerlichkeit aller Apotheken überzeugend dargelegt wurden. Die Übernahme des von der Denkschrift empfohlenen zweiten, auf der Realkonzession beruhenden Entwurfs scheiterte an dem Widerstande Preußens, das eine weitere Klärung der Ansichten wünschte. Das Ergebnis war der Entschluß, ,zur Zeit von einer Neuregelung des Apothekenwesens im Wege der Reichsgesetzgebung Abstand zu nehmen'."

Ein dritter Versuch, zu einer reichsgesetzlichen Regelung des Apothekenwesens zu gelangen, der in den Jahren 1894 bis 1896 mit Aufstellung sogenannter Grundzüge unternommen wurde, führte ebenfalls nicht zum Ziele. Nach den Grundzügen sollte die Veräußerlichkeit und Vererblichkeit der realen Apothekenberechtigungen (Privilegien und radizierte Rechte) für die Zukunft nicht geändert werden. Dagegen sollten die rechtlich nicht als übertragbar geltenden, aber in der Praxis so behandelten Apothekenkonzessionen die Eigenschaft der Übertragbarkeit nach Ablauf einer bestimmten, auf 25—40 Jahre zu bemessenden Übergangszeit verlieren. Das finanzielle Problem einer solchen Umwandlung erwies sich nicht als lösbar. Die Neuregelung scheiterte laut amtlicher Erklärung — „25 Jahre preußische Medizinalverwaltung seit Erlaß des Kreisarztgesetzes 1901—1926", Verlag von Karl Heymann-Berlin — „am Widerstande des preußischen Finanzministers, der sich gegen die Belastung des Staates aussprach, die sich aus der Ablösung der Verkäuflichkeit der übertragbaren Betriebsberechtigungen ergeben könnte, selbst wenn es sich nur um die Übernahme einer Girogarantie für Ablösungspfandbriefe oder dergleichen handeln sollte. Auch glaubte das Preußische Staatsministerium aus grundsätzlichen Erwägungen einer Beschränkung der Rechte der Besitzer verkäuflicher Apotheken widerraten zu sollen".

Auf Grund dieser Erfahrungen mit den Entwürfen von 1877 und 1894/95 versuchte man in Preußen einen neuen Weg zu finden, um zu dem Ziele einer Überführung verkäuflicher konzessionierter Apotheken in unverkäufliche zu gelangen. In der National-Zeitung vom 29. Mai 1903 erschien ein Aufsatz über die Apothekenreform, der, wie später bekannt wurde, von dem Direktor der Unterrichtsabteilung des Preußischen Kultus-Ministeriums, Exzellenz A l t h o f f , herrührte. (U r b a n gibt in dem bereits erwähnten Buche die Grundgedanken dieses Aufsatzes, die auf der Bildung eines Ablösungsfonds durch Betriebsabgaben der Inhaber der Personalkonzessionen beruhen, im Wortlaut wieder.)

Diese Althoff'sche Anregung, auf Grund deren seit dem 20. August 1903 in allen preußischen Apotheken-Konzessionsausschreibungen darauf hingewiesen wird, daß eine anderweitige Regelung des Apothekenwesens beabsichtigt ist, und daß dabei in Frage steht, ob es sich nicht empfiehlt, den Konzessionaren eine nach den Erträgnissen des Geschäfts abgestufte, mehr oder minder erhebliche Betriebsabgaben aufzuerlegen, gab den Anlaß, daß die Reichsregierung abermals zum vierten Male, einen Versuch zur reichsgesetzlichen Regelung des Apothekenwesens machte.

Auch dieser Entwurf, der im März 1907 den beteiligten Kreisen bekanntgegeben wurde und in seinem § 33 den Ländern die Einführung einer Betriebsabgabe zubilligte, ja in den dazugehörigen Erläuterungen ausdrücklich nahelegte, scheiterte, ehe er an den Reichstag gelangte. Damit war die Kette der amtlichen Versuche einer reichsgesetzlichen Neuregelung des Apothekenbetriebssystems geschlossen. Am 18. März 1911 erklärte der Sekretär des Reichsamts des Innern, Dr. D e l b r ü c k , im Reichstage, daß er „nunmehr der Landesregierung das Recht gebe, ihrerseits einzugreifen".

Der Weltkrieg setzte dann allen Reformbestrebungen ein vorläufiges Ziel. Nach seiner Beendigung, ja schon mit dem inneren Umschwung vom 9. November 1918 setzte in Fachkreisen eine lebhafte Beschäftigung mit der Reformfrage ein. Es gibt keine Systemmöglichkeit, die damals nicht empfohlen und verfochten worden wäre. In dem mehrfach erwähnten Buche von Ernst U r b a n hat diese „Apothekenreformbewegung seit 9. November 1918" eine eingehende Schilderung gefunden. Das Kennzeichnende dieser Epoche innerhalb des Kampfes um eine Apothekenbetriebsrechtsreform ist die Zusammenarbeit der Verbände der Apothekeninhaber und der pharmazeutischen Angestellten mit dem Ziele einer Einigung auf einen von der Standesgesamtheit anzuerkennenden Reformplan, ist die allmählich immer deutlicher werdende Neigung der Regierung, diese Einigung, die sie tunlichst auf die Bahn der Personalkonzession zu lenken suchte, abzuwarten und von eigenem Handeln abzusehen.

Die erwähnte Zusammenarbeit der verschiedenen Fachverbände fand zunächst in der Bildung einer aus Vertretern der in Betracht kommenden Gruppen bestehenden, am 29. Oktober 1919 erstmalig zusammentretenden Reform- und Entschuldungskommission, später Refuko oder Refoko genannt, ihren Ausdruck. Diese „Refuko", deren Beschlüsse auf allmähliche, nach Ablauf von 40 Jahren beendete Ablösung der verkäuflichen Apothekenbetriebsrechte hinausliefen, wurde Ende 1920 von einer aus den Vorständen der drei großen Fachverbände, des Deutschen Apothekervereins, des Wirtschaftsverbandes deutscher Apotheker und des Verbandes deutscher Apotheker (Angestelltenorganisation) gebildeten „Arbeitsgemeinschaft deutscher Apotheker", der sogenannten „Ada" abgelöst, die gleichfalls die Personalkonzession als Endziel und die Betriebsabgaben als Mittel zu ihrer Durchführung anerkannte. Trotz heftiger Gegenwehr einer Gruppe um den Apothekenbesitzer E n g m a n n gelangte auf der am 13. September 1921 in Elster abgehaltenen Hauptversammlung des Deutschen Apothekervereins das Programm der „Ada" zur Annahme. Und nun trat die Pharmazeutische Zeitung ihr fast schon historisch gewordenes Amt der Klärung an. Wie seine Vorgänger M u e l l e r und Dr. B o e t t - g e r veranstaltete der nunmehrige Chefredakteur der Pharmazeutischen Zeitung, Ernst U r b a n , eine an alle deutschen Apothekenbesitzer gerichtete, von einer Reihe bekannter Apotheker und den Vorständen der das Adaprogramm ablehnenden Fachverbände unterzeichnete Umfrage, ob sie tatsächlich für eine Selbstablösung im Sinne des Adaprogramms und der gleichgerichteten Apothekervereins-Entschließung von Bad Elster seien oder nicht. „Binnen wenigen Tagen waren bei Herrn Engmann 4024 Antworten gegen Selbstablösung eingegangen und nur 696 dafür" (Urban, Apothekenreformbewegung). Ein diese Ablehnung des Adaprogramms nach der positiven Seite ergänzender „Antrag Engmann", der die soziale Versorgung der angestellten Apotheker in den Vordergrund rückte und die Verkäuflichkeit aller z. Zt. verkäuflichen Apotheken unter amtlicher Überwachung der Verkaufspreise bestehen ließ und in erweiterter Form als Denkschrift dem Reichsministerium des Innern überreicht wurde, scheiterte an dem Widerstand des Deutschen Apothekervereins und des Verbandes deutscher Apotheker. Mit diesem Kampf in der und um die „Ada" waren die Höhepunkte der Reformbewegung nach dem Jahre 1918 überschritten. Zwar blieb die Bewegung im Fluß. In „kleinen" und in „großen" Ausschüssen wurde an der „Einigung" des Standes

auf ein bestimmtes Reformprogramm gearbeitet, ohne daß die Beschlüsse je die Zustimmung aller Interessengruppen fanden. Dabei
war die ungeheure und wechselvolle Verschiebung der jeweiligen
wirtschaftlichen, sozialen und politischen Gesamtlage des Deutschen
Reiches von wesentlicher Bedeutung. Verhältnisse und Gruppenbil-
dungen, die es heute noch ratsam erscheinen ließen, Zugeständnisse
zu machen, waren morgen nicht mehr vorhanden. Der Erdrutsch der
Inflation mit seiner völligen Entwertung der deutschen Zahlungsmittel,
die einer kurzen Scheinblüte in den Jahren 1925—29 folgende ungeheure Wirtschaftskrise ließen in der Sorge um die Aufrechterhaltung der
notdürftigen Existenz alle anderen Fragen in den Hintergrund treten
und machten ihre Lösung z. T. materiell unmöglich. So sei nur mit
den Überschriften der einzelnen Kapitel der vielfach erwähnten
U r b a n'schen Arbeit die Entwicklung der Bewegung angedeutet.
Dem geschilderten „Kampf um Selbstablösung und Personalkonzession" folgten: „Das Zwischenspiel der beschränkten Niederlassungsfreiheit, der Übergang zum gemischten System und die Bewegung
der Realkonzessionare, Neue Propaganda für Niederlassungsfreiheit"
und schließlich eine weitgehende, durch die fortschreitende Zeit der
Not wieder in Frage gestellte Einigung auf ein Programm, das zwar
als Endziel die unverkäufliche Personalkonzession, aber zugleich eine
Übergangszeit von mindestens 40 Jahren vorsah, und durch bevorzugte Berücksichtigung der Leibeserben und die Zuerkennung eines
Geschäftswerts bei heimgefallenen Konzessionen die Starrheit des
Systems erheblich milderte.

Von den Männern, die in dieser letzten Epoche der Reformbewegung eine wesentliche Rolle spielten, sind besonders hervorzuheben: 1. Dr. S a l z m a n n - Berlin in seiner Eigenschaft als erster
Vorsitzender des Deutschen Apothekervereins. 2. Med.-Rat S p a r -
r e r - Nürnberg zuerst als 1. Vorsitzender des Verbandes deutscher
Apotheker und angestellter Apotheker, dann als 3. Vorsitzender und
Vertreter des Deutschen Apothekervereins. 3. Dr. Heinrich F i -
s c h e r - Berlin, 1. Vorsitzender des Verbandes deutscher Apotheker.
4. Erich P e i s e r - Berlin als Vertreter des Verbandes deutscher
Apotheker (Reichsgeschäftsführer, später 1. Vorsitzender). 5. Chefredakteur der Pharm. Ztg. Ernst U r b a n - Berlin. 6. Dr. M e i n e c k e
der Ältere-Winsen a. d. Luhe, Vorsitzender des Preußischen Apo-
thekenkammerausschusses. 7. Dr. W i l d t - Eupen, Verfasser eines
Vorschlages auf Beteiligung öffentlich-rechtlicher Verbände an Apotheken. 8. D u s c h l - Würzburg, Vorsitzender des Schutzverbandes
bayerischer Realrechtsinhaber. 9. Dr. K o e n i g - München, Vorsitzender des Schutz-Verbandes bayerischer Konzessionsinhaber. 10.
J. P o m p , Vorsitzender des Apotheker-Vereins des besetzten We-
stens, 11. E n g m a n n - Falkenberg. 12. Dr. F r o m m e - Egeln.
13. Oberapotheker K o e n e m a n n - Kassel, Verfasser eines Gesetzentwurfs mit dem Ziele der Staatsapotheke. 14. Dr. B i e r n a t h -
Essen, 1. Vorsitzender des Verbandes der Besitzer unverkäuflicher

Apotheken. 15. F i r s c h i n g - Hannover, Vorsitzender der Gemeinschaft nichtbesitzender Apothekenleiter, 16. P a t e r m a n n - Berlin,
Gründer und 1. Vorsitzender der Notgemeinschaft der Realkonzessionare. 17. Apotheker und Rechtsanwalt Dr. Adolf H a m b u r g e r-Berlin,
Verfasser und Verfechter eines die Niederlassungsfreiheit für Apotheker mit persönlichen Beschränkungen vorsehenden Reformplanes.
18., 19. und 20. die Vorstandsmitglieder der Notgemeinschaft der
Realkonzessionare Dr. K o b y l i n s k i - Berlin, K e ß l e r - Berlin,
T r e i t e l - Berlin, 21. Fr. S c h e e r - Lingen.

Eine Erwähnung verdient die Tatsache, daß in der Nachkriegszeit
aus der pharmazeutischen Studentenschaft eine Bewegung aufwuchs,
die sich „Jungpharmazeutischer Kreis" nannte und unter Führung des
Dr. jur. und stud. pharm. Karl Heinz E v e r s , des Sohnes des im
Jahre 1929 verstorbenen Vorstandsmitgliedes des Deutschen Apothekervereins Dr. Albert E v e r s - Wittstock, und des stud. pharm.
Hans S i e c k e , des Sohnes eines verstorbenen Apothekenbesitzers
aus Grimma in Sachsen, für das „Einheitssystem der verkäuflichen
und vererblichen Apotheke, sei es in Form der verkäuflichen und
vererblichen Konzession, sei es in Form eines Niederlassungsrechtes
mit persönlichen und sachlichen Beschränkungen" eintrat.[1]

Die große deutsche Umwälzung des Jahres 1933 hat auch auf
dem Gebiete der Apothekenreformbewegung, dem dauernden Hin und
Her, dem Kampf der Interessentengruppen ein Ende gemacht. Die ge-
nehmigungspflichtige verkäufliche und vererbliche Konzession mit
Preisüberwachung durch den Staat, die einen wesentlichen Programm-
punkt der nationalsozialistischen Arbeitsgemeinschaft Deutscher Apotheker (Ada) bildete, ist in den Vordergrund der gegebenen Möglichkeiten getreten. Gesetzliche Neuregelungen über das Apothekenbetriebssystem liegen bisher nur für Bayern und in geringerem Umfange
für Württemberg vor. Sie sind in dem Kapitel „Die gesetzlichen
Grundlagen des Apothekergewerbes" in ihren Grundzügen angeführt
worden.

4. Apothekenbetrieb und Arzneimittelverkehr innerhalb der Apotheke.

I.

Will man sich ein Bild davon machen, wie sich im Wandel der
Zeiten der Apothekenbetrieb und der Arzneimittelverkehr innerhalb
der deutschen Apotheken abgespielt hat, so empfiehlt es sich, außer
alten Privilegurkunden, Apothekerordnungen und den aus späterer
Zeit stammenden Apothekenbetriebsordnungen auch Abbildungen und
Beschreibungen alter Apotheken zu Rate zu ziehen. Man wird dann
feststellen können, daß sie manches Interessante und Wissenswerte
enthalten und vor allen Dingen über die Art der Beschaffung und

---

[1]) Pharm. Ztg. 1929 Nr. 56.

Herstellung der Arzneimittel und Arzneien, über ihre Aufbewahrung und ihre Abgabe in den Apotheken Aufschluß geben. Viele Vorschriften aus älterer Zeit decken sich noch mit den heutigen. Deutlich ist zu erkennen, daß man schon frühzeitig der Ansicht war, daß für den Kranken nur das Beste gut genug ist. Dagegen war die Ausstattung der Apotheken dem Wandel der Zeiten in recht beträchtlichem Maße unterworfen.

Die Beschaffung der einheimischen „Simplicia" — in der Hauptsache handelte es sich ursprünglich dabei um pflanzliche Drogen — geschah in den früheren Jahren in einfacher Weise. Entweder sammelte sie der Apotheker selbst oder er bezog sie durch besondere Kräutersammler (Kräuterweiber). Sie wurden dann im eigenen Betrieb getrocknet, zerschnitten und zerstoßen. In den ältesten Apothekerordnungen wie z. B. in der Baseler Apothekenverordnung aus den Jahren 1423—1426 und in der Frankfurter Apothekerordnung vom Jahre 1500 finden sich bereits genaue Vorschriften über die Zeit des Einsammelns der einheimischen Kräuter und über die Art der Aufbewahrung, damit sie nicht, wie es in der Frankfurter Ordnung heißt, „schimmelig, kraftlos oder von Katzen, Ratten, Mäusen oder anderem Getier verunreinigt und beschädigt werden können". Ähnliche Bestimmungen enthielten auch noch spätere Ordnungen wie die brandenburgische Medizinalordnung vom Jahre 1685. Ausländische Drogen (Exotica) wurden ursprünglich von den Apothekern auf den großen Märkten wie F l o r e n z, G e n u a und V e n e d i g unmittelbar bezogen, später übernahmen besondere Drogengeschäfte in den größeren Städten wie F r a n k f u r t a. M., L e i p z i g, H a m b u r g, S t r a ß b u r g und N ü r n b e r g die Vermittlung. Vielfach kauften die Apotheker dort persönlich ein. Später scheinen sie von dem persönlichen Einkauf abgekommen zu sein. Die Folge davon war, daß die bestellten Drogen nicht immer einwandfrei waren. Ja es sahen sich sogar die Behörden genötigt, einzugreifen und den Apothekern die Verpflichtung aufzuerlegen, alle ausländischen Drogen den Ärzten nach Eingang zur Begutachtung vorzulegen, eine Bestimmung, die sich in späteren Apothekerordnungen nicht mehr vorfindet. Einheimische Kräuter sollten nicht aus dem Auslande bezogen werden. Als dies Ende des 18. Jahrhunderts seitens verschiedener preußischer Apotheker geschah, da erhob das Ober-Collegium medicum in B e r l i n dagegen Einspruch und erließ 1787 eine Bestimmung, durch die die Apotheker angewiesen wurden, sich den Anbau der im Lande gedeihenden Vegetabilien und die Einsammlung der wildwachsenden Arzneigewächse mehr angelegen sein zu lassen.

In verschiedenen Ordnungen wird dem Apotheker zur Pflicht gemacht, keinerlei Materialien von „Käuffern und Streichern, so sich für Chymisten angeben, oder von Laboranten und Landfahrern" einzukaufen.

Besondere Aufmerksamkeit mußte der Herstellung von zusammengesetzten Arzneien, der Composita, gewidmet werden. Ursprünglich durften sie nur in Gegenwart des Arztes nach dessen Vorschriften angefertigt werden, der seinerseits verpflichtet war, „nach Verfertigung des Compositi das Jahr und den Tag, wann es und wieviel es an Gewicht, praepariret worden, darauf zu schreiben und eigenhändig zu unterschreiben, damit man wisse, was alt und verlegenes sey".[1]) Später wurde den Apothekern gestattet, Composita auch nach anderen Vorschriften herzustellen, insbesondere nach denen des Dispensatorium des Valerius Cordus und denen der Augustana.

Sehr eingehend behandeln die alten Vorschriften die Herstellung der beiden im Mittelalter außerordentlich geschätzten Theriake, die des „Electuarium Mithridat" und des „Electuarium theriacale". Beide Mittel dienten ursprünglich als Gegengift, wurden aber später als Allheilmittel verwendet. Die Vorschrift des ersten soll von M i t h r i - d a t e s, dem Könige von Pontus, geb. 131 vor Chr., stammen; sie wurde von V a l e r i u s C o r d u s in den deutschen Arzneischatz aufgenommen. Die von dem Arzte A n d r o m a c h u s, geb. in der zweiten Hälfte des ersten Jahrhunderts n. Chr., verbesserte Vorschrift des Electuarium Mithridat wurde als Electuarium theriacale-Theriak in alle späteren Dispensatorien übernommen. Sie fand sich noch in der Pharmacopoea germanica vom Jahre 1882. Es war die Zahl der Bestandteile, die ursprünglich etwa 64 betrug, allerdings inzwischen auf 12 zusammengeschrumpft. Über die Herstellung des Theriaks schreibt P e t e r s[2]) ausführlich. Es sei hier nur erwähnt, daß sie ein öffentliches Ereignis war und daß zu dem feierlichen Akte, der auf öffentlichem Platze stattfand, in N ü r n b e r g noch 1690 außer den Senioren des medizinischen Kollegs zwei Herren des Rats und die Apothekenvisitatoren hinzugezogen wurden. Die letzte öffentliche Anfertigung des Theriaks hatte in N ü r n b e r g im Jahre 1754 stattgefunden. In B r u n s c h w y g k s „Buch zu destillieren die zusammen gethone Ding" vom Jahre 1500 befindet sich eine interessante bildliche Wiedergabe einer öffentlichen Ausstellung der Zutaten, die bei der Herstellung des Theriaks benötigt wurden.

Auch über die Aufbewahrung der Arzneimittel und Arzneien wurden schon frühzeitig genaue Vorschriften erlassen, so z. B. in der Mainzer Ordnung vom Jahre 1605, nach der aromatische Species im Winter in Sand und im Keller, verpackt in Ledersäcke, aufbewahrt werden mußten. Die Hamburger Ordnung von 1638 läßt Pulver und Species in doppelten Büchsen verwahren. Ein noch besseres Bild gewähren die von B r u n f e l s in seiner „Reformation der Apotheken" vom Jahre 1536 gemachten Vorschläge. Er schreibt:

„In was geschirren, und / ein yede Artzney soll bewaret werden: also blümlin / und was wolriechenden samens / sol bewaret werden / in zarten büchsen oder lädlinen / oder was sonst zart / damit sie nit allein nit ersticken / sonder auch nit verrichen / und

---

[1]) Brandenburg. Medizinalordnung 1693.
[2]) P e t e r s, H., Aus pharm. Vorzeit, 1886. S. 139 ff.

zu gar dürre werdent / was aber von feuchten artzneyen ist / soll
in Silber, glaß / horn / oder krüg / die nit durchschlahen verfaßt
werden. Artzneyen zugehörent den augen / oder die do gemacht /
von weichem bäch / (Pech) oder Cedersafft / sollen in Eerinen geschirren erhalten werden / Marck / Unschlyt / und was der feyste
seind in zynenen büchsen. Die Rob werden am allerbasten behalten
in erdenen Leonischen / oder niderländischen krüglin / desgleichen
die Conserve. Aber die öle wärent am allerbasten in gläsinen geschirren / sollen auch woll verstopfft sein. Species Aromatice in
goldt /. silber / oder sonst guten züg. Alles was Sur, in verbichten,
oder verwächsten geschirren. Der Thiriacks / so er gerecht / were
auch wol einer güldinen büchssen werdt / aber yetzundt so mag er
in einer zyninen oder bleyen büchssen / auch woll bleyben. Die säfft
sand gut in engen gläsinen geschirren.”

Wir sehen daraus, daß auf eine zweckmäßige Aufbewahrung
der Arzneistoffe schon im 16. Jahrhundert Wert gelegt wurde, und
daß für besonders wertvolle Arzneimittel wie für den Theriak sogar
goldene Büchsen wenn auch nicht zwingend vorgeschrieben waren,
so doch für geeignet gehalten wurden. Die Formen der Apothekengefäße waren nach Häfliger[1]) ungemein wechselreich. Für Honige,
Öle und Sirupe wurde mit Vorliebe die Kannen- oder Krugform mit
Ausgußröhre und Henkel verwendet. Die Flaschen- und die Karaffen-
form diente für dünnflüssige Arzneien. Für Fette und Salben, für
Extrakte und Latwergen, für Konfektionen und Opiate, auch für Pillen
und Simplicia aller Art war die Topf- oder Hafenform praktisch. Sie
erscheint bald walzenförmig (gedrehte Holzbüchsen), bald urnenförmig
mit Fuß. Die Leibung verengt sich einmal in der Mitte, das andere Mal
ladet sie bauchig aus. Auch ballonartige und suppenschüsselförmige
Gefäße kommen vor, oft mit lappenförmigen Handhaben sogen. „Oh-
ren” oder mit Henkeln. Als Seitenträger sind plastische Nachbildungen
von Schlangen oder Tierköpfen, auch Menschenfratzen ein beliebter
Schmuck. Der Verschluß dieser Gefäße wurde verschiedentlich durchgeführt. Man verwendete Tierblasen, Leder oder Tuch, Pergament
oder Papier und versah sie mit Deckeln aus Holz, Zinn, Kupfer, Messing, Blech und Karton. In ältester Zeit wurde an den Standgefäßen
eine Inhaltsbezeichnung nicht angebracht; sie waren mit Wappen verschiedener Städte und adeliger Geschlechter versehen. Ob und welche
Beziehungen zwischen den Wappen und den Arzneistoffen bestanden
haben, konnte bisher nicht festgestellt werden. Später verschwanden
die Wappen auf den Standgefäßen. Die Inhaltsangabe wurde handschriftlich angebracht oder man versah die Gefäße mit auswechsel-
baren Streifen von Leder, Pergament, später aus Papier. Im 18. Jahrhundert verwendete man zu Aufschriften Metall- und Blechringe,
die um das Gefäß gelegt wurden. Bereits im 17. Jahrhundert gab es
aber auch schon Fayence-Gefäße mit eingebrannter Schrift. In der

---

[1]) Häfliger, Dr., Pharmazeutische Altertumskunde, 1931.

Apothekerordnung der Stadt H e i d e l b e r g vom Jahre 1471 war die Bestimmung getroffen worden, daß für Moschus und Kampfer besondere Schränke anzuschaffen seien und in der Apothekerordnung von A u g s b u r g vom Jahre 1597 findet sich die Bestimmung, daß stark riechende Arzneimittel wie Kampfer, Ambra, Bibergeil und Stinkasant für sich besonders stehen sollen. „Venena" sollen nach der brandenburgischen Medizinalordnung vom Jahre 1693 „von den Apoteckern wohl verschlossen gehalten und anderen Artzneyen nicht zu nahe gebracht werden, da sie dann mehrerer Sicherheitshalber, sonderbahre Wageschalen, Mörsel, Keulen, Siebe und Reibsteine darzu halten sollen."

Über die Aufbewahrung der Übervorräte in den Materialkammern, Kräutergewölben, und Kellerräumlichkeiten finden sich in den alten Apothekerordnungen nur selten nähere Angaben. Darüber sprechen sich erst die späteren Apothekenbetriebsordnungen aus. Es sei hier nur erwähnt, daß die verwendeten Standgefäße und sonstigen Behälter einfacherer Art waren. Die mittelalterlichen Materialkammern glichen sehr häufig einer modernen zoologisch-naturwissenschaftlichen Sammlung. Wurden doch in ihnen neben pflanzlichen und mineralischen Arzneistoffen ausgestopfte Krokodile, Schildkröten, Schlangen, Antilopenhörner, Straußeneier, Eidechsen, Salamander und anderes Getier aufbewahrt, das damals noch in großem Umfange zur Herstellung von Arzneien verwendet wurde.

II.

Ausführlicher sind die in alten Werken und Ordnungen niedergelegten Anweisungen über die Abgabe der Arzneien in den Apotheken. Die Ärzte hielten in den vergangenen Zeiten ihre Sprechstunden häufig in den Apotheken ab und trafen dort auch gleich ihre Anordnungen zur Herstellung der Arzneien. Dies geschah ursprünglich nicht durch Verschreiben von Rezepten, sondern in der Weise, daß der Arzt seine Ordination diktierte und dabei mit einem Stock auf das Standgefäß zeigte, aus dem der Apotheker das gewünschte Arzneimittel zu entnehmen hatte. Die von P e t e r s[1]) wiedergegebene Abbildung aus B r u n s c h w y g k s Buch über die Destillierkunst zeigt einen solchen Vorgang. Erst im Laufe des 16. Jahrhunderts gingen die Ärzte dazu über, stets Rezepte zu verschreiben. In der Regel geschah dies noch in der Apotheke, wo vielfach für den Arzt eine besondere Schreibgelegenheit vorgesehen war. Tinte und Papier, damals noch sehr wertvolle Gegenstände, stellte der Apotheker zur Verfügung. Nach der kurmainzischen Apothekerordnung vom Jahre 1605 war er dazu sogar gesetzlich verpflichtet. Einzelne Apothekerordnungen enthalten wie die Kölner vom Jahre 1478 die Bestimmung, daß die Rezepte in der Apotheke aufbewahrt werden mußten. Wollte jemand sein Rezept zurück haben, dann hatte der Apotheker eine

---

1) P e t e r s , Aus pharm. Vorzeit, 1886, S. 18.

Abschrift anzufertigen. In manchen Apotheken lagen für den Arzt auch besondere Bücher aus, in die er seine Verordnungen eintrug.

In den mittelalterlichen Apotheken wurden, wie zahlreiche auf die Gegenwart überkommene Rechnungen zeigen (vergl. die vom Apotheker T o r n o w zu B r a n d e n b u r g dem Rat der Stadt für gelieferte Waren im Jahre 1579 ausgestellte Rechnung)[1] allerlei Materialien geführt, die als Heilmittel nicht in Frage kamen, z. B. Siegelwachs, Makulatur, Pergament, Papier, Gewürz, Tinte, Mandeln und dergleichen. (Siehe auch das Kapitel „Das Arbeitsgebiet des Apothekers außerhalb der Arzneibereitung und Arzneiabgabe"). Alle diese Gegenstände konnten natürlich in den Apotheken ohne jegliche Einschränkung abgegeben werden. Anders verhält es sich mit den eigentlichen Arzneimitteln, die ursprünglich nur mit Einverständnis des Arztes, gleichgültig, ob es sich dabei um ungefährliche oder starkwirkende handelte, abgegeben werden sollten. Ja es enthielt sogar die Ende des 17. Jahrhunderts (1693) erlassene brandenburgische Medizinalordnung (Ziff. 2) noch die Bestimmung: „Wie dann auch die Apotheker ohne der Medicorum Gutbefinden und Vorwissen, keine Medicamenta, absonderlich Purgantia, Vomitoria, Opiata, Gifft oder andere starck treibende Mittel, bey hoher Straffe ausgeben sollen". Diese Vorschrift wurde von den brandenburgischen Apothekern sehr hart empfunden. Sie beschwerten sich beim Kurfürsten und erreichten, daß in der Deklaration vom Jahre 1696 gesagt wurde, „daß nicht gemeint sey, daß der freye Vertrieb oder Commercium und Handkauff dadurch solle genommen werden und sie gar keine Medicamenta vereinzelnen dörfften; dann die gemeinen Simplicia und Composita, alterantia und confortantia, die namentlich aufgeführt werden, wenn sie in gemäßigter Dosi gefolget werden, auszugeben ihnen unbenommen ist. Starke und heftige Purgantia — darunter fallen Mittel wie Turbith, Agaricus, Jalappe, Scammonium, Helleborus, Antimonium, Mercurium und deren praeparata und praecipitata — sollen sie ohne Vorbewußt und Praecepto eines rechtschaffenen Medici auszugeben keineswegs sich gelüsten lassen". Damit war für Preußen eine Regelung getroffen worden, die in großen Zügen heute noch gilt. Sie wurde in die Revidierte Apothekerordnung vom Jahre 1801 übernommen und erfuhr in der Ministerialverordnung vom 3. Juni 1878 betr. Abgabe starkwirkender Medikamente im Handverkauf und auf ärztliches Rezept lediglich eine Ergänzung. Diese Verordnung darf wohl als Vorläufer der Vorschriften angesprochen werden, die vom Bundesrat am 13. Mai 1896 und 22. März 1898 beschlossen und nebst verschiedenen Nachträgen als Vorschriften betr. die Abgabe starkwirkender Arzneimittel sowie die Beschaffenheit und Bezeichnung der Arzneigläser und Standgefäße in den Apotheken von den Ländern erlassen wurden. Württemberg hat diese Bestimmungen in eine besondere Arzneimittelabgabeverordnung übernommen. Mit dieser am 17. November 1932

---

[1] Stadtarchiv Brandenburg.

erlassenen Verordnung wurde dort die Abgabe von Arzneimitteln in Apotheken, der Bezug von Arzneimitteln durch Ärzte, Zahnärzte, Tierärzte und Krankenanstalten sowie die Beschaffenheit und Bezeichnung der Arzneiabgabebehälter und der Standgefäße in Apotheken geregelt.

III.

Besondere Bestimmungen bestehen über den Verkehr mit Betäubungsmitteln. Schon in früheren Zeiten hatte man erkannt, daß ihre Abgabe in den Apotheken scharfen Vorschriften unterworfen werden müßte. So enthält die Baseler Apothekerordnung aus der Zeit von 1423—26 schon den Satz: „Decimo quod nulli tribuat aliquod somniferum sine scitu medici, quia sunt periculosa et multa scandala inde fiunt." Ähnliche Vorschriften finden sich auch in den später erschienenen deutschen Medizinal- bzw. Apothekerordnungen. Aber der Neuzeit blieb es überlassen, für den Verkehr mit Betäubungsmitteln besondere Gesetze zu schaffen. In Deutschland wurde in Ausführung des „Internationalen Haager Abkommens" vom 23. Januar 1912 am 30. Dezember 1920 ein Gesetz erlassen, das in seiner Fassung vom 21. März 1924 und durch seine Ausführungsbestimmungen vom 5. Juni 1924 unter anderem den Verkehr mit Betäubungsmitteln in den Apotheken regelte. Hierunter fiel die für den Apothekenbetrieb wichtige Einführung der Bezugscheinpflicht der Betäubungsmittel und eine verschärfte Kontrolle des Verbrauchs an derartigen Stoffen in den Apotheken. Im Anschluß an das Genfer Internationale Abkommen vom 19. Februar 1925 wurde am 10. Dezember 1929 ein neues deutsches Gesetz über den Verkehr mit Betäubungsmitteln (Opiumgesetz) erlassen, das die Herstellung, Einfuhr, Verkauf, Vertrieb, Ausfuhr und Verwendung dieser Mittel und ihrer Zubereitungen ausschließlich auf medizinische und wissenschaftliche Verwendung beschränkt und für die Apotheken dadurch von besonderer Bedeutung wurde, daß es sie von der Prüfung der Betäubungsmittel auf ihren Verwendungszweck als Heil- oder Genußmittel befreite. Andererseits legte man ihnen durch Ausführungsverordnung vom 19. Dezember 1930 über das Verschreiben Betäubungsmittel enthaltender Arzneien und ihre Abgabe in den Apotheken weitgehende Verpflichtungen auf. Wegen der einzelnen später erlassenen ergänzenden gesetzlichen Bestimmungen und Verordnungen sei auf die im Verlage von Julius Springer erschienene Zusammenstellung sowie den im gleichen Verlage erschienenen Kommentar nebst Nachtrag, herausgegeben von Prof. Dr. A n s e l m i n o und Dr. H a m b u r g e r , verwiesen.

Wie der Verkehr mit starkwirkenden Arzneimitteln ist naturgemäß auch der Verkehr mit Giften seit alters einschränkenden Bestimmungen unterworfen worden. Anfänge eines Giftgesetzes finden sich bereits in der Medizinalordnung Kaiser F r i e d r i c h s II., deren Titel 70—72 strenge Bestimmungen „De correctione poculum amatorum porrigantium, De poena emptoris und de vendentibus venenum" enthalten. Während es sich hierbei lediglich um allgemein gültige Bestimmungen handelt, wird durch die Baseler Apothekerordnung vom Jahre 1404 bereits der Verkehr mit Giften in den Apotheken, zunächst allerdings nur von B a s e l , geregelt. Später wurden in fast alle Apotheker- bzw. Medizinalordnungen besondere Vorschriften über den Verkehr mit Giften in den Apotheken aufgenommen. So wurden z. B. die Apotheken zu Köln durch die Apothekerordnung vom Jahre 1478 verpflichtet, weder selbst noch durch ihre Hausfrau oder Gesinde jemand Gift zu verkaufen, es sei denn vom Arzt oder einem „Ratsfreunde" verschrieben oder es wäre für einen Goldschmied oder Goldschläger zur Verwendung in ihrem Berufe bestimmt.

Die erste reichsgesetzliche Bestimmung über den Verkehr mit Giften enthält die im Jahre 1533 von Karl V. erlassene Constitutio criminalis Carolina (siehe Seite 11).

Nach der mehrfach erwähnten Medizinalordnung des Kurfürsten von Brandenburg vom Jahre 1693 hat der Apotheker sich bei der Verabfolgung von Gift „sehr behutsam zu erzeigen und keinem, sonderlich unbekannten und verdächtigen Personen, ohne vorgezeigten schriftlichen Schein vom Medico (welcher zuvor die Person, zu was Ende sie das Gift gebrauchen wolle, scharf befragen soll) solches zu verabfolgen." Es heißt dann weiter, daß an redliche bekannte Leute, die Gift in ihrer Hantierung gebrauchen, solches gegen ausgestellten Schein abgegeben werden kann, wenn sie es selbst, nicht durch das Gesinde abholen. Die württembergische Medizinalordnung vom Jahre 1756 enthält ähnliche Bestimmungen, darunter die noch heute geltende über die Anlage eines Giftverkaufsbuches.

In Preußen wurde obige nur für Brandenburg erlassene Bestimmung in das preußische Medizinaledikt vom Jahre 1725 übernommen. Im „Allgemeinen Landrecht" vom Jahre 1794 wurde festgelegt, daß ausschließlich der Apotheker zum Verkaufe von Giften berechtigt sei. Diese Bestimmung wurde aber durch das Gesetz vom 10. Dezember 1800 über die Aufbewahrung und Verabfolgung der Giftwaren durch Apotheker und Materialisten sowie durch das „Reglement über das Debit der Arzneien" vom 19. Januar 1802 und später durch das Reglement vom 16. September 1836 durchbrochen. In der ersten Hälfte des 19. Jahrhunderts hatte man auch in den anderen deutschen Ländern ähnliche Gesetze und Verordnungen über den Verkehr mit Giften innerhalb und außerhalb der Apotheken erlassen, die aber mehr oder weniger stark voneinander abwichen. Eine gewisse Einheitlichkeit für den Verkehr mit Giften wurde durch § 34 Abs. 4 der Gewerbeordnung für das Deutsche Reich angebahnt. Es wurde in das Ermessen der Länder gestellt, für den Handel mit Giften eine besondere Genehmigung vorzuschreiben. Von dieser Befugnis machten die Länder Gebrauch und erließen zahlreiche Polizeiverordnungen über den Handel mit Giften, die aber immer noch stark voneinander abwichen. Eine Besserung trat erst ein, als durch Bundesratsbeschluß vom 29. November 1894 Bestimmungen getroffen wurden, die als Grundlagen für landesrechtliche Giftverordnungen dienen sollten. Sie wurden durch die Bundesratsbeschlüsse vom 17. Mai 1901 und 1. Februar 1906 ergänzt und dann, teilweise mit Abänderungen, von den meisten deutschen Länderregierungen erlassen. Sie gelten für den gesamten gewerbsmäßigen Handel mit Giften, besagen aber, daß die von den Ländern für den Handel mit Giften in den Apotheken erlassenen weitergehenden Bestimmungen bestehen bleiben. Hierher gehören z. B. die in die Apothekenbetriebsordnungen aufgenommenen Bestimmungen über die Aufbewahrung der Gifte in der Offizin, in der Giftkammer und im Arzneikeller; andererseits finden die §§ 11—14 des Bundesratsbeschlusses auf die Abgabe von Gift als Heilmittel keine Anwendung. Während die Beaufsichtigung des Verkehrs mit Giften außerhalb der Apotheken der Ortspolizeibehörde zusteht, wird diese in den Apotheken durch die vorgesetzte Medizinalbehörde wahrgenommen.

Einige Länder haben den Verkehr mit Giften durch besondere Verordnungen geregelt, so Braunschweig durch das Giftgesetz vom 23. April 1901 und Württemberg durch die Giftordnung vom 31. März 1932.

Eine Erwähnung muß auch die Auswirkung der Pestepidemien auf den Betrieb der deutschen Apotheken finden. Die fürchterlichen Pestepidemien, die während des ganzen Mittelalters die Welt in Schrecken versetzten und erst in der zweiten Hälfte des 18. Jahrhunderts allmählich verschwanden, ließen eine Reihe von Volksheil- und Vorbeugungsmitteln gegen die entsetzliche Krankheit aufkommen, zu denen Balsame aller Art, Theriak, Mundküchlein, gefüllte Haselnuß, Myrrhe, Bezoarwasser, sogar Tabak und allerlei Räuchermittel gehörten. Man sah sich sogar gezwungen, die Zahl der Apotheken in größeren Städten zu erhöhen, und an Orten, an denen sich bisher keine Apotheke befand oder halten konnte, neue Apotheken einzurichten. Daneben trieben Quacksalber und Marktschreier, die sich bei Pestgefahr sofort einstellten, ihr Unwesen und zogen den geängstigten Menschen den letzten Groschen aus der Tasche.

Bie Behörden griffen ein, und zahlreich sind die im 17. und 18. Jahrhundert von Landesregierungen und Stadtbehörden herausgegebenen Pesterlasse. In Brandenburg-Preußen wurden in der Zeit von 1664—1709 allein 51 Pestedikte und -Ordnungen erlassen, von denen das „Reglement, wie es bey jetzigen gefährlichen Pest-Läufften in Städten, Flecken und Dörffern soll gehalten werden"[1]) vom 14. Oktober 1709 manches pharmazeutisch Wichtige enthält. Kap. III handelt von den „Pestillentz-Medici, Chirurgi, Apotheckern und Barbierern". Die Apotheker wurden dadurch verpflichtet, sich mit der „nöthigen Leinwand, zu Pflastern und Bandagen" zu versehen, damit zur Zeit der Not auch hierin kein Mangel sei. Sie mußten „alle zugeschickten Recepta und Gefäße mit dem am Geländer stets befindlichen Räuchwerk zuförderst räuchern, das Einnahme-Geld in Lauge oder Essig

---

[1]) Mylius, Corpus Constitutionum Marchicarum T. V.

werfen und sich im übrigen nach der Medizinalordnung richten." Es wurde empfohlen, die in zwei Listen aufgeführten Pestmittel „Zur Praeservation" und „Zur Curation" anzuschaffen und bereitzuhalten. Nach Schelenz gehörte zu den bekanntesten „Pestantidota" ein von dem hessischen Leibarzt Dr. J. Magenpusch erfundenes Pestpanacea (vermutlich Oleum Succini), das freilich nicht verhindern konnte, daß der Erfinder 1545 im Lager Karls V. bei Eichstädt von der Pest dahingerafft wurde. Bei der Hamburger Pest spielte ein Geheimmittel „Electuarium securitatis pretiosum" als Vorbeugungsmittel eine große Rolle.

IV.

Wie bereits erwähnt, enthalten die alten Privilegurkunden die ersten Bestimmungen über den Betrieb in der Apotheke. Später wurden diese in die Apotheken- und Medizinalordnungen übernommen. Gegen Ende des 18. und zu Beginn des 19. Jahrhunderts ging man dazu über, derartige Bestimmungen in besonderen Instruktionen oder Apothekenbetriebsordnungen niederzulegen. In Bayern befinden sich die Vorschriften über den Apothekenbetrieb heute noch in der dort geltenden Apothekenordnung.

Anselmino[1]) hat die deutschen Apothekenbetriebsordnungen zusammengestellt. Die nach 1912 erlassenen sind in den verschiedenen Jahrgängen des Pharmazeutischen Kalenders und im Handbuch des Deutschen Apotheker-Vereins abgedruckt. Nachstehend seien die seit Beginn des 19. Jahrhunderts entstandenen Betriebsordnungen kurz angeführt.

In den Landesteilen Preußens, in denen die Revidierte Apothekerordnung vom Jahre 1801 Rechtskraft hatte und auch heute zum Teil noch gilt, waren für den Betrieb in den Apotheken die Bestimmungen des Tit. III dieser Ordnung solange maßgebend, bis sie durch die im Jahre 1893 erlassenen besonderen Vorschriften über Einrichtung und Betrieb der Apotheken ersetzt wurden. Diese Vorschriften wurden für ganz Preußen erlassen und galten auch in den Landesteilen, in denen im Übrigen, wie z. B. in der heutigen Provinz Hannover eine aus vorpreußischer Zeit stammende Apothekenordnung noch in Kraft ist. An Stelle dieser Vorschriften trat am 18. Februar 1902 die mit einigen Abänderungen noch heute in ganz Preußen geltende Apothekenbetriebsordnung. Sie enthält Bestimmungen über Einrichtung der Apotheke (Offizin, Material- und Kräuterkammer, Arzneikeller, Laboratorium, Stoßkammer), über den Betrieb, das Personal, über Zweig-, Krankenhaus- und ärztliche Hausapotheken, homöopathische Apotheken und ärztliche homöopathische Hausapotheken und Schlußbestimmungen. Die preußische Apothekenbetriebsordnung ist von verschiedenen deutschen Ländern wie Sachsen-Meiningen, Anhalt, Schwarzburg-Sondershausen, Reuß j. L., Schaum-

---

[1]) Anselmino, Otto, Apothekenbetriebsordnungen, 1912.

burg-Lippe und Lübeck in großen Zügen, teilweise sogar wörtlich übernommen worden.

Die für B a y e r n geltenden Bestimmungen der Apothekerordnung vom 27. Januar 1842 über die Einrichtung der Offizinen wurden durch die Verordnung vom 15. März 1866 und durch die Verordnung vom 29. Dezember 1900 über die Zubereitung und das Feilhalten der Arzneien in den Apotheken ergänzt. An ihre Stelle traten die entsprechenden Bestimmungen der Königl. Verordnung vom 27. Juni 1913.

S a c h s e n kennt keine besondere Apothekenbetriebsordnung. Dort sind jedoch im Laufe der Jahre verschiedene Verordnungen erlassen worden, die sich auf den Apothekenbetrieb beziehen. Von diesen sind die im Mandat vom 30. September 1823 enthaltenen Bestimmungen über den Verkauf von Arzneiwaren, die am 1. Juli 1886 erschienene Verordnung betreff. die ärztlichen Hausapotheken und Krankenhausapotheken und die am 19. Dezember 1891 erlassene Verordnung betreffend Rezepturvorschriften besonders zu erwähnen.

In W ü r t t e m b e r g regelte eine Verfügung vom 1. Juli 1885 nebst Zusätzen vom 18. Januar 1905 die Einrichtung und den Betrieb der Apotheken sowie die Zubereitung und das Feilhalten der Arzneien.

Die in B a d e n noch geltende Apotheken- und Apothekerordnung vom 28. Juli 1806 enthält einige Bestimmungen über den Betrieb in den Apotheken. Sie werden ergänzt durch eine Verordnung über den Geschäftsbetrieb in der Apotheke vom 11. September 1896 und einige kleinere Verordnungen.

Die in H e s s e n erlassene Instruktion für die Apotheker (Verordnung vom 5. Mai 1834) enthält die für die Einrichtung der Apotheken maßgebenden Vorschriften, an deren Stelle die Vorschriften über die Einrichtung und den Betrieb der Apotheken vom 14. Januar 1897 traten, abgeändert durch die Verfügung vom 31. Dezember 1924.

Der Senat der Stadt H a m b u r g erließ am 27. Oktober 1910 Vorschriften über die Einrichtung, den Betrieb und das Personal der Apotheken. Sie sind der preußischen Apothekenbetriebsordnung nachgebildet, tragen aber den besonderen Verhältnissen in Hamburg Rechnung.

M e c k l e n b u r g - S c h w e r i n, M e c k l e n b u r g - S t r e l i t z und O l d e n b u r g besitzen keine besondere Apothekenbetriebsordnung. In ersterem gelten noch die entsprechenden Bestimmungen der Medizinalordnung vom Jahre 1830.

Die erste Apothekenbetriebsordnung von B r a u n s c h w e i g wurde am 8. Februar 1904 erlassen; die heute dort geltende stammt vom 8. November 1927, die des Landes A n h a l t vom 21. Juli 1903.

B r e m e n s Apothekenbetriebsordnung wurde am 9. Oktober 1899 erlassen. An ihre Stelle trat die Verordnung vom 21. Januar 1913, ergänzt durch die Verordnung vom 14. März 1929.

Im Anschluß an die L i p p e'sche Medizinalordnung vom 23. Februar 1789 wurden Verordnungen erlassen: Über die Aufbewahrung des Morphiums vom 17. Dezember 1885, betreffend das Verzeichnis der Arzneimittel und die Ausstattung der Apotheken vom 24. Dezember 1890 und betr. die Einrichtung, den Betrieb und die Visitation der Apotheken vom 15. November 1900.

In den heute zum Lande Thüringen gehörenden ehemaligen Bundesstaaten war der Apothekenbetrieb durch nachstehende Verordnungen geregelt. In Schwarzburg-Sondershausen galt die Verordnung betr. Einrichtung und den Betrieb sowie die Besichtigung von Apotheken vom 15. Mai 1901, ergänzt durch die Verordnung vom 6. November 1903; in Schwarzburg-Rudolstadt lediglich die Apothekerordnung vom 27. Januar 1841 mit ihren eingehenden Bestimmungen über den Apothekenbetrieb. Auch in Sachsen-Weimar galten die in der alten Medizinalordnung vom Jahre 1858 enthaltenen entsprechenden Bestimmungen sowie verschiedene Nachträge.

In Sachsen-Meiningen wurde eine besondere Betriebsordnung am 3. Oktober 1908 erlassen, während in Sachsen-Altenburg nur Einzelverordnungen bestanden. In Sachsen-Koburg galt die Verordnung über die Zubereitung, Feilhaltung und den Verkauf von Arzneimitteln vom 27. Mai 1883, in Sachsen-Gotha eine entsprechende vom 4. August 1873. Für Reuß ä. L. enthielt das Patent vom 10. Juni 1859 Vorschriften für den Betrieb in den Apotheken und in Reuß j. L. galt die Apothekenbetriebsordnung vom 10. September 1903.

Unter Aufhebung der entgegenstehenden Verordnungen wurde in den vorher genannten Ländern, soweit sie den Freistaat Thüringen bildeten, am 16. Januar 1924 eine Apothekenbetriebsordnung erlassen, die am 4. Januar 1927 in einzelnen Punkten eine Abänderung erfuhr und wohl als die neuzeitlichste angesehen werden kann.

Besondere Apothekenbetriebsordnungen sind außerdem erlassen worden in Lübeck am 18. März 1903, in Waldeck am 26. Mai 1896 und in Schaumburg-Lippe am 20. Mai 1902, abgeändert zunächst unter dem 8. August 1919 und des weiteren durch die Verordnung vom 5. September 1933.

<h2 style="text-align:center">V.</h2>

In der Geschichte der einzelnen deutschen Apotheke haben die in gewissen Abständen ausgeführten amtlichen Besichtigungen (Visitationen, Revisionen) von je her eine große Rolle gespielt. Sie haben nicht selten in das Geschick des Besitzers der Apotheke eingegriffen, boten und bieten aber auch den Vorzug, daß jeder Apotheker bestrebt ist, bei der Revision gut abzuschneiden. So hat die Einrichtung der Apothekenbesichtigungen dazu beigetragen, daß der Betrieb in den Apotheken im Allgemeinen den an ihn gestellten hohen Anforderungen genügte und sich die deutsche Apotheke stets eines guten Rufes erfreute.

Der Gedanke, daß nur in gut geordneten Apotheken gute Arzneien hergestellt werden können, hat die vorgesetzten Dienststellen seit alters beherrscht. Man war immer schon der Überzeugung, daß hierzu eine amtliche Beaufsichtigung der Apotheken erforderlich sei und hat daher schon frühzeitig regelmäßige Besichtigungen der Apotheken vorgeschrieben.

In dem mehrfach erwähnten Medizinaledikt Kaiser Friedrichs II. wird angeordnet, daß zwei hervorragende und vertrauenswürdige Männer bestellt und durch Eid gebunden werden sollen, die Aufsicht über die ordnungsmäßige Herstellung und den Verkauf der Elektuarien und Sirupe und anderer Arzneien zu übernehmen. Daß der Kaiser mit dieser Aufsicht nicht Ärzte, sondern zwei auserwählte Männer, deren Namen der Regierung mitzuteilen war, betraute, ist nicht uninteressant. In anderer Weise ging der deutsche Kaiser Karl V. vor, der in seine in den Jahren 1335—1355 erlassene Medizinalordnung wohl manche Bestimmungen des Medizinaledikts Friedrichs II. übernahm, die Beaufsichtigung der Apotheken jedoch zwei „Kunstärzten" übertrug. Damit war, wie im Abschnitt: „Das Verhältnis der Apotheker zu den Ärzten" des Näheren ausgeführt worden ist, zum ersten Male in einer Medizinalordnung das Aufsichtsrecht über die Apotheken in die Hände der Ärzte gelegt worden. Seit der Mitte des 15. Jahrhunderts gehörte die Ausübung dieses Rechts zu den dienstlichen Obliegenheiten der Stadtärzte.

Die später erlassenen Apotheker- bzw. Medizinal-Ordnungen beschäftigten sich zum großen Teil eingehend mit den Besichtigungen der Apotheken. In Frankfurt am Main war sogar schon im Jahre 1500 eine besondere Ordnung für die Besichtigungen der Apotheken erlassen worden. Außer dem Stadtarzt hatten daran noch zwei oder mehrere Doctores der Stadt teilzunehmen sowie zwei Personen aus dem Rat, die den Apotheker seines Gelübdes, Pflicht und Eides zu ermahnen hatten. Nach der Frankfurter Verordnung waren die Herbstmonate die beste Zeit für die Besichtigungen, da im Herbst „alle krütere vnd materialia zum bequemlichsten zu bracht vnd bestalt werden".

In der Mitte des 16. Jahrhunderts scheint es in Deutschland mit der Arzneiversorgung schlecht ausgesehen zu haben. Jedenfalls läßt eine aus jener Zeit stammende Verordnung diesen Schluß zu. Sie ist ein Teil (Artikel 33) der auf dem Reichstage zu Augsburg im Jahre 1548 beschlossenen und vom Kaiser Karl V. erlassenen „Reformation guter polizei" und lautet:

„Nachdem in den apotheken zu zeiten alte verlegene und untaugliche materialia und andere dergleichen species, so man in den recepten und arzneien pflegt zu gebrauchen, gefunden werden, die dem menschen, so die einnimmt, zur erlangung seiner gesundheit mehr schädlich dann nützlich sind, so meinen wir hiemit ernstlich und wollen, daß die obrigkeiten, unter denen apotheken sind, dieselbige durch ihre darzu verordnete und der sachen verständige jährlichen aufs wenigst einmal visitiren und besichtigen und gute ordnung und reformation darin fürnehmen und den materialien gebührlichen wert setzen lassen sollen, damit ein jeder um sein geld gute, frische und tugliche materialien und arznei bekommen und haben möge.''

Wie in der alten Verordnung des Kaisers F r i e d r i c h II. werden mit der Visitation nicht Ärzte, sondern „darzu verordnete und der Sachen verständige" betraut. Als solche kamen damals freilich nur Ärzte in Betracht. Ein entsprechender Artikel wurde übrigens in die auf dem Reichstage zu F r a n k f u r t   a m   M a i n im Jahre 1577 beschlossene Reichspolizeiordnung aufgenommen. Auf Grund dieser beiden Reichspolizeiordnungen nahmen verschiedene Landesherren für ihre Länder ähnliche Bestimmungen in ihre Landesordnungen auf, so z. B. in die „Polizey- und Landesordnung" der Herzöge von Sachsen vom 7. März 1589 und in die „Fürstl. Sächsische revidirte und vermehrte Landesordnung für das Fürstentum Gotha" vom Jahre 1653. Entsprechende Bestimmungen enthalten die damals erlassenen Medizinal- und Apothekerordnungen. In den Ländern, in denen es keine derartigen Ordnungen gab, wurden die Apotheker in der Regel mit den Privilegurkunden verpflichtet, sich regelmäßige Besichtigungen durch die Obrigkeit gefallen zu lassen, ihr „niemals sich zu widersetzen oder solche Visitationen zu verweigern". Es heißt dann weiter: „Und dabei ist derselbe schuldig, alle verlegene Materialien alsobald hinweg zu schaffen". Nach der Hennebergischen Apothekerordnung vom Jahre 1612 mußte bei der Visitation jedesmal ein Zuber oder ein anderes Gefäß aufgestellt werden, in welches alle nicht vorschriftsmäßigen Waren geschüttet werden sollten. Abends bei Schluß der Visitation sollten diese durch einen dazu bestellten Ratsdiener abgeholt und in ein fließendes Wasser ausgeschüttet werden. Aus Berichten, die aus dem 16. und 17. Jahrhundert stammen, kann man entnehmen, daß eine Apothekenbesichtigung ein großes und wichtiges Ereignis war. Nach einem aus dem Jahre 1620 stammenden Protokoll[1]) über die Visitation der Arnstädter Apotheke nahmen an ihr außer drei Ärzten der Bürgermeister, ein Ratsherr, ein Hof- und Kanzleirat und ein Sekretär teil. Die Besichtigung dauerte mehrere Tage. 1361 Materialien wurden durchgeprüft. Von diesen waren 320 „als nicht mehr ganz tüchtig befunden". Zu ihrer Fortschaffung werden wohl mehrere Zuber nötig gewesen sein. Das Ergebnis dieser Visitation scheint die vorgesetzte Behörde nicht befriedigt zu haben. Der Inhaber der Apotheke erhielt jedenfalls das beantragte Privileg trotz erneuter Bitte nicht.

Vielfach endeten die Apothekenbesichtigungen mit großen Gastereien. Sie bedeuteten dann für den Apotheker, der die Zeche ganz oder doch zum großen Teil zahlen mußte, eine schwere pekuniäre Belastung. Hierüber kann man in den Akten des Stadtarchivs B r a n d e n b u r g Näheres[2]) lesen. Danach war dem Apotheker T o r n o w

---

[1]) Staatsarchiv Sondershausen, Apotheken zu Arnstadt 1553—1622.
[2]) A d l u n g , Dr., Die Apotheken zu Brandenburg a. d. H. in der Zeit des 16.—18. Jahrhunderts in Apoth.-Ztg. 1932 Nr. 30.

im Jahre 1587 eine Kostenrechnung über 181 Taler 22 Silbergroschen und 9 Pf. für eine Visitation ausgestellt worden, die drei Wochen gedauert hatte. Diese Rechnung gewährt einen kulturhistorisch interessanten Einblick in die Eß- und Trinkgepflogenheiten bei derartigen Gelegenheiten, bei denen man, da auch hierfür ein Kostenansatz vorhanden ist, sogar musikalische Unterhaltung durch den Stadtpfeifer vonnöten hielt.

Freilich sind zu jener Zeit nicht überall so ausführliche und zeitraubende Visitationen ausgeführt worden. So wurden z. B. im Jahre 1575 zu N ü r n b e r g nach dem noch vorhandenen Protokoll[1]) sämtliche acht Apotheken an einem Tage besichtigt.

Die Unsitte, Revisionen mit Gastereien zu feiern, hat noch lange Zeit bestanden. In H a n n o v e r verausgabte die Ratsapotheke für derartige Kollationen noch im Jahre 1804 450 Taler. Ja, es wurde in M e c k l e n b u r g die durch Verordnung vom 20. Dezember 1774 offiziell vorgeschriebene Bewirtung der Revisionskommission sogar erst durch eine am 25. August 1887 ergangene Verordnung als Pflichtleistung aufgehoben.

In Brandenburg war durch das Medizinaledikt vom Jahre 1685 bestimmt worden, daß die „Unkosten, welche auf die Reise und die Visitation der Apotheken gehen, der Magistrat und die Apotheker zu tragen schuldig sein sollen". Weitere Angaben über die Bestimmungen, auf denen in Brandenburg und später in Preußen die Apothekenbesichtigungen beruhten, sind in dem Kapitel „Die gesetzlichen Grundlagen des Apothekergewerbes" enthalten.

Gegen Ende des 18. Jahrhunderts scheinen die Apothekenrevisionen an manchen Stellen zu lächerlichen Einrichtungen ausgeartet zu sein. Einen Beleg hierfür bietet eine im Almanach für Scheidekünstler vom Jahre 1792 abgedruckte Abhandlung: „Bemerkungen über eine Apothekenvisitation in einer Reichsstadt", in der es u. a. heißt:

„Ich habe einer Apothekenvisitation beigewohnt, die wirklich viel Feierliches hatte. Überhaupt weiß man in kaiserlichen freyen Reichs-Städten Kleinigkeiten so ein gewisses Ansehen zu geben, daß man beym ersten Anblicke der dabey üblichen Ceremonien in Versuchung kommt, Ehrfurcht für die Sache und für die Personen zu haben.

Sie können sich leicht eine Idee machen, wie feierlich es bei unserer Apothekenvisitation ausgesehen habe, wenn ich Ihnen sage, daß sie des Abends bey Lichte geschehen, freilich eine sehr ungelegene und unbequeme Zeit. Es sahe in unserer Stube völlig aus, als ich mir ein Inquisitionsgericht in Portugal denke. Diese Vergleichung wird noch passender, wenn Sie sich ein geräumiges Zimmer denken, in dessen Mitte ein runder Tisch, auf demselben zwei brennende Wachskerzen, einige Flaschen mit Wein, Gläser zum Trinken, eine Schüssel mit Kuchen und Backwerk, daneben ein dickes Buch. Um den Tisch herum zwölf Personen, alle in Prediger-Ornat mit Mantel und Kragen, mit Allongeperrücken, und zu dieser Friede verkündigenden Kleidung einen Degen an der Seite. Den Prinzipal der Apotheke müssen Sie sich unter allen diesen schwarzen Männern, die auf Polsterstühlen sitzen,

---

[1]) P e t e r s , Aus pharm. Vorzeit 1886 S. 33.

stehend mit kreuzweis übereinandergeschlagenen Händen, furchtsam und
zitternd den Richterspruch über sich und über die Sachen seiner Apotheke
erwartend vorstellen . . .

Jedes, das zur Probe verlangt wurde, beantlitzen erst die Herren
Ärzte, dann nahmen es die hochweisen Väter der Stadt in Augenschein,
wobey sie jedesmal ein Gesicht machten, als man es zu machen pflegt,
wenn man etwas sieht, das man nicht kennt, oder wenn man eine Sache in
seinem Leben zum erstenmal sieht, die es dann mit gnädigem Kopfnicken
vor sich vorbei passieren ließen. Die Sache nahm ein gutes Ende. Es war
aber nicht anders zu erwarten, denn die Weine waren alle fein und auserlesen, und an dem Konfekt konnte der feinste Gaumen nichts zu tadeln
finden. Da das Zeichen zum Aufbruch gegeben wurde, zündeten zwei Lehrlinge vier gegossene Lichter, auf geputzten zinnernen Leuchtern steckend,
an, nahmen hurtig den alten eisernen Draht-Leuchter vom Rezeptiertisch
weg und setzten jene auf die vier Ecken des Tisches, damit die hochweisen
Herren beym Vorbeigehen der Apotheke den Glanz derselben betrachten
und sich nicht stoßen sollten. Die ganze Arbeit hatte zwei Stunden gedauert.”

Daß es dabei nicht immer so gemütlich zuging, zeigt ein Bild
einer Visitation aus dem 18. Jahrhundert, das als Kupferstich sich im
Germanischen Museum in Nürnberg befindet und eine anscheinend
sehr strenge Revisionskommission, auf den Boden geworfene Drogen
und Gefäße aufweist.

Sogar in Preußen scheint sich in der zweiten Hälfte des 18. Jahrhunderts hinsichtlich der Besichtigungen der Apotheken eine laxe
Auffassung eingeschlichen zu haben. Jedenfalls wirft ein im Jahre
1797 dem Könige vorgelegter Bericht des Ober-Collegium medicum
zu Berlin über eine in den preußischen Landen vorgenommene
Generalvisitation aller Apotheken ein eigentümliches Licht auf die
dort in den letzten Jahren ausgeübte Besichtigungstätigkeit. Das Ober-
Collegium medicum mußte zugeben, daß manche Apotheken 20 Jahre
und länger nicht besichtigt worden wären und daß dies bei dem
Stillschweigen der Physicorum seiner Aufmerksamkeit entgangen ist.
Dabei war in Preußen am 22. August 1779 eine ausführliche „Instruktion, was ein Physikus bei Visitation der Apotheken zu beobachten hat”, und am 12. März 1786 eine „Instruktion wie bei einer
Apotheken-Revision zu verfahren sei”, erlassen worden. Als Grundlage für diese vom Ober-Medizinalkollegium erlassenen Verordnungen dienten die kurzgefaßten Bestimmungen des Medizinaledikts vom
Jahre 1725 und für die spätere Zeit die entsprechenden, aber wesentlich ausführlicheren Bestimmungen der Rev. Apothekerordnung vom
Jahre 1801. Nach letzterer hatte die Visitation innerhalb eines Zeit-
raums von drei Jahren zu erfolgen; bei dringenden Veranlassungen
fanden auch außerordentliche Visitationen zu unbestimmter Zeit statt.
Die neuen „Instruktionen für das Verfahren bei Apotheken-Revi-
sionen vom 21. Oktober 1819” und das Reskript vom 13. März 1820
bringen eingehende Ausführungsbestimmungen, darunter auch die
Vorschrift, daß Nachrevisionen einer schlecht befundenen Apotheke
so lange wiederholt werden müßten, bis sie sämtlichen Erfordernissen
genügte. Von den Kosten für die ordentlichen Besichtigungen sollten
die Apothekenbesitzer verschont bleiben, die Kosten etwaiger Nach-

revisionen dagegen ihnen auferlegt werden. Diese Anordnung wurde auch in die Apothekenbetriebsordnung vom 18. Februar 1902 aufgenommen, mußte aber hinsichtlich der Kosten für die Nachrevisionen infolge entgegengesetzter Entscheidungen des Oberverwaltungsgerichts durch Ministerialerlasse vom 30. Oktober 1908 und 16. Oktober 1909 außer Kraft gesetzt werden. Die Anweisungen der Jahre 1819 und 1820 galten bis zum 16. Dezember 1893. Die an diesem Tage erlassene „Anweisung zur Besichtigung der Apotheken" wurde durch die heute noch geltende Anweisung vom 18. Februar 1902 ersetzt. Es sei nur noch kurz angegeben, welche Vorschriften hierüber in den anderen deutschen Ländern bestanden haben bzw. heute noch bestehen.

Die Beaufsichtigung der b a y r i s c h e n Apotheken erfolgte früher auf Grund der Bestimmungen des Tit. VI der Apotheker-Ordnung vom 27. Januar 1842 und der ergänzenden Verordnung vom 15. März 1866. Danach hatte die Besichtigung der Apotheken mindestens jedes fünfte Jahr zu erfolgen. Heute gelten die §§ 53—56 der Verordnung über das Apothekenwesen vom Jahre 1913. Eine Neuregelung der am 11. Januar 1912 erlassenen Bekanntmachung über die Vornahme der Musterungen wurde zurückgestellt.

In S a c h s e n wurde am 25. April 1839 eine „Instruktion für die Apotheken-Revision" erlassen, deren § 3 durch die Ministerialverordnung vom 4. August 1923 eine Abänderung erfuhr; jede Apotheke muß grundsätzlich mindestens aller fünf Jahre einmal geprüft werden. In W ü r t t e m b e r g hatte die Visitation der Apotheken alle zwei Jahre durch den Oberamtsphysikus und in längeren Zwischenräumen durch den Kreismedizinalrat und einen Apotheker als Mitrevisor zu geschehen. Die Besichtigungen erfolgten auf Grund einer „Instruktion für Oberamtsärzte usw. vom Jahre 1814", die durch die Ministerialverfügungen vom 22. September 1843 und 16. Juni 1846 ergänzt und durch eine Anleitung vom Jahre 1885 ersetzt wurde. Diese wurde ihrerseits wieder durch eine zeitgemäße Verordnung vom Jahre 1911 ergänzt. Durch Ministerialerlaß vom 26. Dezember 1831 wurde für B a d e n eine „Instruktion für die Apotheken-Visitation" eingeführt, an deren Stelle die Instruktion vom 13. September 1880 trat. Sie erfuhr eine Abänderung im Jahre 1920. Über die amtlichen Besichtigungen der Apotheken des Landes T h ü r i n g e n enthält die thüringische Apothekenbetriebsordnung vom 28. Februar 1923 als Abschnitt F eingehende Bestimmungen; sie wurde durch eine besondere Verordnung über die staatlichen Apothekenrevisoren vom 23. April 1924 ergänzt. Wie in Preußen müssen die thüringischen Apotheken innerhalb von drei Jahren einer unvermuteten amtlichen Besichtigung unterzogen werden. Die h e s s i s c h e Medizinalordnung vom Jahre 1861 enthält die grundlegenden Bestimmungen für die Besichtigungen der Apotheken. Danach muß jede Apotheke durchschnittlich alle drei Jahre zur Untersuchung kommen. Über die Durchführung der Untersuchung enthält die Apothekenbetriebsord-

nung vom Jahre 1897 noch einige Bestimmungen. Für O l d e n b u r g
erließ das Staatsministerium am 30. September 1930 eine Bekanntmachung: „Überwachung der Apotheken sowie der Arzneimittel- und
Gifthandlungen". Die Apotheken sind danach vor Inbetriebsetzung
und wiederholt während des Betriebes zu prüfen. Die für H a m b u r g
am 14. Dezember 1911 ergangene Bekanntmachung betr. Anweisung
zur amtlichen Besichtigung der Apotheken, Dispensierstuben und
Arzneischränke in Krankenanstalten in der Fassung vom 2. Februar
und 15. September 1922 erfuhr durch die Verfügung der Gesundheitsbehörde vom 26. März 1923 noch einige kleine Abänderungen. Nach
dieser Bekanntmachung sind in H a m b u r g alle Apotheken alle drei
Jahre einer ordentlichen Besichtigung zu unterziehen. Für M e c k l e n -
b u r g - S c h w e r i n wurde am 14. Februar 1887 eine Verordnung
betr. die Besichtigung der Apotheken erlassen, die durch eine Gebührenordnung am 7. Oktober 1924 ergänzt wurde. Apotheken in
den größeren Städten sind jedes Jahr, die in den kleineren und
Flecken alle zwei Jahre zu visitieren. In L i p p e wurde am 19. Mai
1835 eine Verordnung „die Visitation der hierländischen Apotheken
betreffend" erlassen, die durch entsprechende Bestimmungen in der
Apothekenbetriebsordnung vom 15. November 1900 ergänzt wurde.
Nach der alten noch geltenden lippeschen Medizinalordnung vom
Jahre 1789 mußte der Apotheker sich den Apothekenbesichtigungen
zu jeder Zeit unterwerfen.

In den übrigen Ländern sind besondere Vorschriften über die
Durchführung der Besichtigungen der Apotheken nicht erlassen worden. Über die Beteiligung von Apothekern an den Besichtigungen
der Apotheken ist in dem Kapitel: „Die pharmazeutische Standesvertretung", über die Durchführung der Revisionen durch Ärzte in dem
Kapitel: „Das Verhältnis der Apotheker zu den Ärzten" Näheres
ausgeführt.

5. Das Arbeitsgebiet des Apothekers
außerhalb der Arzneibereitung und Arzneiabgabe.

Arzneibereitung und Arzneiabgabe — mit diesen beiden Funktionen scheint für den ersten Blick das Arbeitsgebiet des Apothekers
begrenzt und abgeschlossen zu sein. So ist es erklärlich, daß manche
Betätigungsarten der Apotheke von einst und jetzt in dem oberfläch-
lichen Beschauer den Eindruck erwecken, als gingen sie über den
Rahmen der Apotheke hinaus, ja als würde dieser Rahmen mit ihnen
gesprengt.

Demgegenüber ist festzustellen, daß diese anscheinend fach-
fremden Betätigungsarten früher vielfach Bestandteile des Apothekenmonopols bildeten und ihnen drei sehr wesentliche Ursachen zugrunde lagen und liegen:

1. Die Tatsache, daß viele Waren, die jetzt ganz zu allgemeinen Handelsartikeln geworden sind, früher überwiegend als Arzneimittel angesehen und verwendet wurden.

2. Die besondere chemische und botanisch-pharmakognostische Sachkunde des Apothekers, die der Allgemeinheit bei bestimmten, leicht verfälschbaren Waren des allgemeinen Bedarfs ein Höchstmaß von Sicherheit für einwandfreie Beschaffenheit gewährleistete und die zugleich den Apotheker zur Übernahme gewisser Funktionen hygienischer Natur vorbestimmt sein ließ.

3. Die Notwendigkeit der vielfach durch Arzneimittelherstellung und -Verschleiß allein nicht gegebenen Existenzsicherung der im Interesse des Volkswohls erforderlichen Apotheken.

In sehr vielen Apothekenprivilegien aus dem 15. bis 18. Jahrhundert wird den Apothekern der Verkauf, vielfach sogar der Alleinverkauf, von Zuckerwaren, Gewürzen, Wein und Branntwein ausdrücklich zugestanden. S c h e l e n z weist in seiner Geschichte der Pharmazie auf verschiedene derartige Privilegien hin. So war dem Meister Bartholomäus in Neiße 1438 der Verkauf von „Konfekten" und anderen Apotheker-„Geräten", der Ausschank von Weinen und anderen Tränken privilegiert, dem Medicus Caspar S c h ü t z in Strehlen laut Privileg vom Jahre 1592 dafür, daß er „nicht von der Stadt weichen" darf, der Alleinverkauf „nicht allein Loth- und Pfundweis, sondern dem gemeinen Mann zu Pfennigen" von „Schwaden, Reis, guter Seife, Zucker, Gewürz" zugebilligt worden.

In seiner 1929 in zweiter Auflage erschienenen Geschichte des Zuckers[1]) zeigt E. O. v. L i p p m a n n die Entwicklung des Zuckers und der Zuckererzeugnisse vom Arznei- zum Genußmittel.

Schon in der Antike galt der Grundsatz „Apud me, in eis quae dulcia sunt, non est malum". In dem „Canon" des Avicenna (980—1037) sind nach L i p p m a n n nicht weniger als 200 Stellen enthalten, die der Verwendung und Verwertung des Zuckers als Arzneimittel gelten. Die Fülle der verschiedenen zuckerhaltigen Arzneiformen des Avicenna, der Roob und Looch (dicke eingesottene Säfte von Beeren und Früchten), Syrupi simplices et compositi, Electuarien, Juleps (dickflüssigen Zubereitungen von Drogenpulvern mit Zuckersäften), Konfekten (überzuckerten und mit Zuckersaft durchtränkten Drogen, Samen und Früchten) usw. hat sich jahrhundertelang behauptet. Sie findet sich zum großen Teil in dem für das Apothekenwesen des Spätmittelalters grundlegenden, aus der Mitte des 15. Jahrhunderts stammenden Compendium aromatorium des Saladin d'Asculo, in dem nicht weniger als 35 verzuckerte Blumenkonserven aufweisenden Dispensatorium des Valerius Cordus (1546) und hat sich bis in das 19. Jahrhundert hinein im Arzneigebrauch erhalten. Der Zucker war ein so selbstverständlicher und vielgebrauchter Apothekenartikel, daß man im 14. Jahrhundert, nach D o r v e a u x mit Sicherheit jeden-

---

[1]) Verlag von Julius Springer, Berlin.

falls im 16. Jahrhundert, für einen Mann, dem es am Notwendigsten gebrach, die sprichwörtliche Bezeichnung eines „Apothekers ohne Zucker" gebrauchte. Ähnliches gilt für die Gewürzweine, die L i p p - m a n n wie folgt beschreibt:

„Piment" (mit Gewürzen = pigmenta aromatisiert), „Clarêt" oder „Clâret" und „Lutertranc" (nach dem Ansetzen mit Säckchen voll Gewürzen und frischen oder getrockneten Kräutern usw. durch Leinen filtriert — „geläutert"), „Sinopel" oder „Zinopel" (rot wie Zinnober), „Syropel" (aus Sirup?), „Hippocras" oder „Hypocras" (Rotwein mit Nelken, Zimt usf.), der als Erfindung des Hippokrates für ganz besonders gesund und kräftig galt und sich unter diesem Namen in Frankreich und der Schweiz bis zur Gegenwart erhalten hat usf."

Der Hamburger Staatsapotheke wird 1351 das Vorrätighalten einer hinreichenden Zuckermenge zur Pflicht gemacht. 1418 wurden die Apotheker in Luzern zur eidlichen Zusicherung genauer Einhaltung der amtlichen Bereitungsvorschrift des berühmten, aus Zucker und vielen Gewürzen bestehenden „Kindbettpulvers" aufgefordert. Es war somit der den Gewürzen, dem Zucker und den Zuckerpräparaten und zum Teil auch den Weinen zuerkannte Arzneicharakter, der sie zu selbstverständlichen Fabrikations- und Handelsprodukten der Apotheken machte. Diese Tatsache macht es erklärlich, daß selbst da, wo der Handel mit Zucker und Zuckerwaren, z. T. auch mit Gewürzen, nicht Exklusivprivileg der Apotheken war, sondern auch anderen Gewerbetreibenden, Zuckerbäckern und Materialisten zugebilligt wurde, dies nur insoweit geschah, als der Verkauf zu Genuß- und nicht zu Arzneizwecken erfolgte. So verbot der Rat der Stadt Nürnberg die Herstellung von Arznei-Zuckerwaren und ihren Verkauf „als nur denen Apothekern zukommend" im 16. Jahrhundert mehrfach den „Materialisten, Krämern, Zuckerbäckern, Witfrauen, Säftsiederinnen und Wasserbrennerinnen",[1] und die Regensburger Medizinalordnung von 1687 untersagte einerseits den Apothekern den Verkauf „gemeinen Zuckers, Confects . . . und dergleichen", andererseits aber den „Cramern" das Feilhalten dessen, „was die Apotheker von Alters her gebracht ausgaben", so „Brustzucker und dergleichen". Gualth. H. R y f f , der bereits 1540 in Straßburg ein Latwergenbuch herausgegeben („Wahrhafte, künstliche Underweisung alle Latswergen, Confect, Conserven, Einbeyzungen, Einmachungen von mancherley Früchten, Blumen, Kräuter usw. samt andern künstlichen und anmuthigen Stucken, w i e s o l c h e i n d e n A p o t h e - k e n g e m a c h t u n d v e r k a u f t w e r d e n") und hier bereits eine Vorschrift für das gleichfalls als Arzneimittel verwendete Marzipan angegeben hat, sagt in seinem, im Jahre 1544 in Straßburg erschienenen „Konfektbuch und Hausapothek" u. a. folgendes:

---

[1] P e t e r s , Aus pharmazeutischer Vorzeit, Band I.

„Honig und Zucker ist der Apotheker fürnehmste War', dann er zu allen Latwergen, Konfekten, Konserven, Einbeitzung, Einmachung, Syrop, Julep und anderen köstlichen Getränken, und was sonst solcher köstlicher apothekischer Bereitung, fürnehmlich gebraucht wird."

Ein Verzeichnis der Dresdner Hofapotheke aus dem 16. Jahrhundert weist 376 Sorten Konfekte auf. Nach W i n t e r „Zur Geschichte der älteren Apotheken Hannovers" verbrauchte, wie L i p p m a n n mitteilt, die Ratsapotheke zu Hannover noch Ende des 18. Jahrhunderts jährlich über 20 Doppelzentner Zucker allein zur Herstellung von Konfekt, Morsellen und kandierten Früchten, von denen laut Erlaß des Rates u. a. zu Neujahr für 450 Taler als Geschenk an die städtischen Behörden und Honorationen zu liefern waren, eine Bestimmung, die erst 1806 in Fortfall kam. Noch 1815 benützten in München alle Hof- und Ministerialbeamten die ihnen zustehende „freie Apotheke" zur Entnahme des Jahresbedarfes an Zucker, Kaffee, feinen Weinen und Punsch. (L i p p m a n n nach v. L a n g „Memoiren", Braunschweig 1842.) 1645 unterscheidet eine Verordnung des Rats der Stadt Erfurt zwischen den als Arzneimittel angesehenen „Aqua Vitae, Brustwasser und andere gefärbte Branntweine", die „den Apothekern alleine zu verkaufen gebühren", und dem freigegebenen weißen Branntwein, wie „Kramer oder Branntwein-Brenner und Schenke . . . solchen über die Blasen ziehen."[1]

Je mehr die Zuckerpräparate, die Branntweine und Süßweine sowie die Gewürze aus Arznei- zu Genußmitteln wurden, desto mehr trat bei der diesbezüglichen Privilegierung der Apotheken der Gesichtspunkt in den Vordergrund, ihnen auf diese Weise Einnahmequellen und damit die Sicherheit ihrer Existenz zu gewährleisten. Das wird auch in den betreffenden Urkunden deutlich zum Ausdruck gebracht. In dem 1585 für Joachim K e s t n e r in Landsberg a. W. ausgestellten Apothekenprivileg wird das Verbot des Materialien- und Gewürzhandels sowie des Wein- und Aquavitausschanks außerhalb der Apotheke damit begründet, daß letztere „von den Medizinalien nicht leben könne". Anfang des 17. Jahrhunderts befiehlt der Landesherr der Herrschaft Schleiz dem Schleizer Rate, die „Krämer und Störer" dazu anzuhalten, der Apotheke, „diesem kostbarlichen und gemeinen Stadt und Land sehr nutzbaren Kleinod, keinen Eingriff zu tun und dadurch in Verderben zu setzen", sich vielmehr an denjenigen Stücken, die sie zu führen befugt sind, genügen zu lassen.[2] Noch in einer Gräflich Reuß-Schleizer Verordnung vom 3. Oktober 1788 werden als „Waahren", auf die der „Stadt-Apotheke vermöge des Privilegii de a. 1625 ein jus prohibendi speciale" zusteht, genannt:

---

[1] A d l u n g , Geschichte der Erfurter Apotheken, Pharm. Ztg. 1928 Nr. 3 und 4.

[2] K ü h n - H ä n s e l , Die Hofapotheke in Schleiz, Selbstverlag von Hofapotheker Gustav Kühn-Schleiz.

„Aqua vitae, Gewürze, eingemachte Zeuge, so man condita nen-
net, Nürrenberg. Pfeffer-Kuchen, Confect, Hutzucker, Zucker Candis,
Penit Zucker, Brust-Küchl, Feigen, Bock- und Hirsch-Unschlitt,
Pommeranzen, Citronen, Capern, Weyrauch, Mastix, Quecksilber,
Dinten roth und grün, Siegelwachs, Baumöl.”

Das zitierte Privileg „de a 1625” hatte noch mehr Materialwaren, u. a. auch „Petroleum, Lohr- und Mandelöl” als Monopolwaren
der Apotheke angeführt. In der Verordnung vom Jahre 1788 wurde
schließlich den Materialisten anheimgestellt, sich mit dem Apotheker
über den Handel mit Waren gegen eine entsprechende jährliche Abgabe zu einigen. „Es soll auch der Apotheker sich hierunter billig
finden laßen, und beide Theile allenfalsi ratione quanti obrigkeitlichen
Ausspruch leiden.”

In der Mark Brandenburg beanspruchten die Apotheken noch
im 17. Jahrhundert den Alleinhandel mit Zucker, Konfekt und Gewürz, und ein von dem Kurfürsten Friedrich dem Dritten, dem späteren Könige Friedrich dem Ersten von Preußen, am 11. November
1692, also am Ende des 17. Jahrhunderts ausgestelltes Privileg sichert
dem Apotheker M ü l l e r in Angermünde ausdrücklich den Alleinverkauf der Gewürze zu, da die Apotheke „ohne den Gewürzhandel
schwerlich in Ehre erhalten werden könne”.[1] Es ist das Verdienst
von J e n d r e y c z y k, in einer Reihe von Monographien die im preu-
ßisch-brandenburgischen Hoheitsbezirk im 17. Jahrhundert bezüglich
des Verkaufs von „Materialwaren” bestehenden Verhältnisse aufge-
klärt zu haben. In seiner, in den „Rastenburger Heimatblättern” 1929,
Nr. 5—8, erschienenen Arbeit „Ärzte und Apotheker im alten Rastenburg” führt er folgendes aus:

„Ein auffallender Wert wurde aber, wie wir hier erfahren, und
wie es uns von den damaligen Apothekern bekannt ist, auf den
Gewürzhandel gelegt. Die Apotheken als solche sind, besonders in
kleinen Städten, vom volkswirtschaftlichen Standpunkt aus betrachtet,
stets unrentabel gewesen und teilweise auch heute noch . . . Ohne
Nebengeschäfte und besonders ohne den Gewürzhandel wäre die
Lage mancher Apotheken im 17. Jahrhundert sehr traurig gewesen.
Daher auch das Bestreben der Regierung, den Bestand und den Be-
trieb der für notwendig erachteten Apotheken durch Privilegien und
Monopole in den Nebengeschäften zu sichern.”

In seiner Geschichte der privilegierten Apotheken in Stolp i. P.[2]
teilt J e n d r e y c z y k mit, daß dem Apotheker P. H i l l e der Alleinverkauf von Materialien, ganzen und gestoßenen Gewürzen zugestanden
und zugleich „der städtische Weinkeller”, d. h. die Konzession zum Vertriebe und Ausschank von Wein übertragen wurde. Beanstandungen
dieser Privilegien wurden vom Rate mit dem Bemerken zurückge-
wiesen,

---

[1] F. F i n k, 250 Jahre Privilegierte Adler-Apotheke in Angermünde.
[2] Apoth. Ztg. 1928 Nr. 98/99.

„daß dieser Ort, dafern die Apothecken bestehen und nicht allein zu niedriges, sondern auch zu hohes Standes Persohnen für kommende Nothdurfft nuzbarliche Medicamente anschaffen soll, keine Materialisten leiden köndte usw."

Der Nachfolger Hilles, der Apotheker M i n d i n g , hatte gleichfalls des Gewürzverkaufs und Materialhandels wegen endlose Streitigkeiten mit den Stolper Krämern, die zur Unterstützung ihrer Forderung des Fortfalls der Apothekervorrechte die später im Kampfe gegen die Apotheker so häufig verwendete These aufstellten, daß die Konkurrenz dem Publikum gute und preiswerte Ware verschaffe, während das „Monopol" verteuernd wirke. Die hinterpommersche Regierung holte im Jahre 1666 ein Gutachten der juristischen Fakultät der Universität Leipzig ein, das zugunsten des Apothekers ausfiel und die Einwendungen der Krämer „in Ansehung des allgemeinen Nutzes, welchem das privat commodum billich weichet" und unter Hinweis auf die Gewährleistung der Güte und Preiswürdigkeit der in Betracht kommenden Waren durch die Taxe und Visitation der Apotheke zurückwies.

Einer im Jahre 1661 an den Großen Kurfürsten gerichteten Beschwerde des Apothekers C h i n o (w) in Pyritz, die „promissen" des Rats der Stadt, „daß nemblich Keiner außer mir gewürzt, Toback und waß sonst mehr in der Apotheken gehörig, zu verkauffen sich unterstehen solte", anzuerkennen, wurde stattgegeben. Am 27. Oktober 1664 erhielt C h i n o (w) eine „Churfürstliche Confirmation" seines mit dem Rate geschlossenen Vertrages. Es ist bemerkenswert, daß es trotz dieser für den Apotheker günstigen landesherrlichen Entscheidung im Jahre 1723 in Pyritz fünf Materialisten gab, von denen drei gelernte Apotheker waren.[1] Ein Streit zwischen dem Apotheker Gregor P e l a r g u s in Rügenwalde und der Rügenwalder „Cramer Zunfft" wegen „Verkaufung des Gewürzes" endigte mit einem am 25. Juni 1655 geschlossenen Vergleich. Das diesbezügliche Protokoll darüber sagt folgendes:

„Endtlich ist die Sache dahin in Guete verglichen, das die Cramer Pfeffer und Ingfer, Lorrbeeren, Kümmel, Gallas, Kupffer Wasser undt Braunroth, wie auch Krafftmehl und Leim führen mögen, woran sie der Apotheker nicht türbiren will. Herkegen hat Johan W a t s o n im Nahmen der Cramer angenommen, hinfüro kein dergleichen Gewürz, alß Neglein, Muscatnüße undt Blumen Saffran etc. feil zu haben, auch des Dintenpulvers sich zu begeben."[2]

Das 18. Jahrhundert brachte für Brandenburg-Preußen eine amtliche Regelung, die den Apothekern in völliger Umkehr der bisherigen Praxis nicht nur ihre bisherigen Privilegien auf dem Gebiete des Ma-

---

[1] J e n d r e y c z y k , Geschichte der Adler-Apotheke in Pyritz, Backesche Verlagsanstalt, Pyritz.

[2] J e n d r e y c z y k , Die Apotheke in Rügenwalde, Druck von Albert Mewes in Rügenwalde.

terialienhandels, sondern das Recht zu diesem Handel überhaupt zu nehmen drohte. Das von dem Könige Friedrich Wilhelm I. am 27. September 1725 erlassene Medicinal-Edict hatte in der Absicht der reinlichen Scheidung zwischen Apothekern und Materialisten den Verkauf von „Esculenta" in den Apotheken untersagt. Diese Bestimmung wurde von den Materialisten als Verbot des gesamten Materialisten- und Gewürzhandels angesehen. J e n d r e y c z y k schildert in seiner bereits erwähnten Arbeit über „Ärzte und Apotheken im alten Rastenburg", wie im Jahre 1726 zwei Rastenburger Materialisten die Bitte an den König richteten, den beiden dortigen Apothekern „den Materialisten- und Gewürtz-Handel Königl. Allergnädigstem Medicinal-Edict gemäß" zu verbieten. Tatsächlich befahl der König, den Apothekern „den ferneren Handel mit Material-, Gewürtz- und Eßwaren nachdrücklich zu untersagen". Die Freude der „Materialisten" war freilich nicht von langer Dauer. Eine am 22. April 1727 bekanntgegebene „Declaration der Königl. Allg. Medicinal-Ordnung vom 27. September 1725" setzte „expresse" fest, „daß denen Apotheckern nach wie vor erlaubt seyn soll, allerhand Materialien und Gewürtz-Waaren zu verkauffen". Die Preußische Revidierte Apothekerordnung vom 11. Oktober 1801 bestätigte diese „Deklaration" durch die Feststellung, daß der privilegierte und approbierte Apotheker nicht nur zur ungehinderten Ausübung der Apothekerkunst, sondern auch gleich jedem Materialisten zum Verkauf von Materialien und Spezereien berechtigt sei. Auch jetzt noch bildet der Handel mit Gewürzen, zumindest in den Land- und Kleinstadtapotheken, einen selbstverständlichen Bestandteil des Handverkaufs.

Eine besonders eigentümliche Regelung hatte der Handel mit Materialwaren in der Stadt Meißen gefunden. Im Jahre 1518 stellte Herzog Georg der Bärtige von Meißen dem Apotheker Carolus L e u s c h n e r ein Apothekenprivileg aus, das die Herstellung, das Feilhalten oder den Verkauf von „Materialia oder anders was man in der Apotheken zu machen oder gewöhnlich dar Innen zu haben und zu verkaufen pfleget", ohne Leuschners Einwilligung verbot. Damit war, wie es in der Geschichte der Marktapotheke zu Meißen von S p r i n g s k l e e und F e r c h l[1]) heißt, der Meißner Apotheker der alleinberechtigte Materialwarenhändler des Ortes. Die Folge dieses von den späteren Landesherren bestätigten Privilegs war das Eingehen der Meißner Krämerinnung. Wenn auch Klagen der Apothekeninhaber über mangelnde Beachtung dieses Handelsverbots nicht ausblieben, so hat es sich doch fast 150 Jahre unverändert halten können. Erst im Jahre 1663 erteilte der damalige Besitzer der Meißner Marktapotheke vier Krämern die Erlaubnis zum Materialhandel. Sein Nachfolger schloß mit zehn Kaufleuten einen am 26. Februar 1672 vom Kurfürsten von Sachsen bestätigten, ihnen das erbliche

---

[1]) Eigenverlag der Familie Dr. Kunstmann-Meißen, Druck Arthur Nemayer, Mittenwald.

Recht zum Handel mit namentlich aufgeführten Waren zubilligenden Vertrag. Es ist bemerkenswert, daß Konfitüren, Marzipan, Süßholz und Schnupftabak bis zum Jahre 1719 immer noch zu den der Apotheke vorbehaltenen Waren gehörten. Erst im Jahre 1834 wurde das Materialwarenhandelspri_vileg des Apothekers gegen eine Entschädigung von 900 Talern aufgehoben.

Es ist bereits erwähnt worden, daß neben dem Handel mit Zukkerwaren und Gewürzen auch der Weinvertrieb, der Verschleiß und Ausschank von Branntwein vielfach zu den Betätigungsgebieten, mitunter sogar zu den Monopolrechten der Apotheker gehörten. In Meißen wurde das Privileg, das die Marktapotheke nicht nur für den Gewürzhandel, sondern auch für „abgezogenen", d. h. zweimal gebrannten und „gefärbten", d. h. mit Kräuterauszügen versetzten Branntwein besaß, erst auf Grund des sächsischen Gewerbegesetzes vom Jahre 1861 gegen eine Zahlung von 3500 Talern abgelöst. Diese Privilegien beschränkten sich nicht immer auf die genannten Arzneibranntweine und -weine, sondern erstreckten sich häufig auf alle Alkoholika. Das Privileg, das die Universität Frankfurt a. O. 1578 an P o p p e und F u s s vergab, gestand der Apotheke neben dem Alleinverkauf von Zuckersachen und Gewürzen auch das Recht des alleinigen Ausschanks von fremden Bieren und anderen Getränken zu. Diese Berechtigungen haben vielfach zur Einrichtung von Trinkstuben neben den Apothekenbetrieben geführt. Einen über das Weichbild der Stadt weit hinausgehenden Ruf genoß die Weinstube der Ratsapotheke in Hannover, in der neben den Würzweinen französische, spanische und griechische Weine, später auch Biere und Trauben-Branntwein, von letzterem im Jahre 1625 für 398 Taler, und vom Jahre 1629 ab auch „Korn" zum Ausschank gelangte. Die Hirschapotheke in Hadersleben betrieb nicht nur den Ausschank von Weinen und Branntwein, ihr wurde im Jahre 1583 auch der Weingroßhandel privilegiert, ein Handel, der von dieser Apotheke bis in das Ende des 19. Jahrhunderts hinein in größerem Umfange betrieben wurde.

Ein Kuriosum dürfte die Tatsache sein, daß man mitunter den Verkauf der Alkoholika in die Apotheke verlegte, um damit der Völlerei zu begegnen. S c h e l e n z berichtet über hessische Verordnungen aus den Jahren 1526 und 1537, in denen Weingelage verboten und, „damit das Laster der Folsaufferei" gehindert werde, angeordnet wurde, daß Wein nur als „Artzedien" verkauft werde, also in der Apotheke. In Mittel- und Norddeutschland, in den Apotheken Schlesiens, der Mark Brandenburg und Altpreußens hat sich die Weinstube als Nebenbetrieb der Apotheke besonders lange gehalten, bis sie auch hier gegen Ende des 19. Jahrhunderts ganz verschwand. In den meisten Fällen war sie schon zu Beginn des 19. Jahrhunderts der immer allgemeiner gewordenen Sitte eines mit dem Genusse eines Aquavits oder Glases Wein verbundenen und dem Neuigkeitsaustausch gewidmeten Treffens der Honorationen in den „Hinterstübchen" der Apotheke oder in der Offizin selbst gewichen. F o n t a n e berichtet hierüber anschaulich in seinem biographischen Werke „Von Zwanzig bis Dreißig". Der Zug zum Unpersönlichen, der mit zu den typischen Kennzeichen der Gegenwart gehört, dürfte auch dieses Idyll bis auf einzelne Reste beseitigt haben.

Interessant ist, daß in bezug auf die steuerliche Behandlung des Branntweins bereits im 18. Jahrhundert ein Unterschied zwischen dem zu Arzneizwecken und dem als Getränk verwendeten Branntwein gemacht wurde. Das am 27. Juli 1747 dem Besitzer der Stadtapotheke zu Saalfeld ausgestellte Privileg gewährte der Stadtapotheke

„die Freyheit nach allerlei Specereyenwaaren, Confituren, Eingemachten Sachen, Rauchwerken, Farben vor die Handwerker, Malvasier und anderen süßen — auch Brandeweinen, jedoch was letztere betrifft nur insofern, als solche zu Präparierung der Artzneyen nöthig, sonsten aber gegen Entrichtung der ordentlichen Tranck-Steuer zu handeln und feilzubieten."

Ende des neunzehnten Jahrhunderts sah die Steuergesetzgebung eine ähnliche Unterscheidung vor. Soweit der Branntwein zu Arzneizwecken verwendet wurde, war er steuerfrei. Das Nachweisverfahren war jedoch ziemlich umständlich, so daß der Fortfall der Befreiung bei der verhältnismäßig geringen Höhe der Steuer seinerzeit kaum Widerstand erfuhr. Das Branntweinmonopolgesetz vom 8. April 1922 bzw. die Ausführungsbestimmungen vom 12. September 1922 und 29. Juni 1925 sehen für die Herstellung von Heilmitteln unter bestimmten Voraussetzungen einen Branntwein „zum besonderen ermäßigten Verkaufspreis" vor. Eine Änderung der Ausführungsbestimmungen vom 26. Juni 1929 beschränkte diese Vergünstigung auf Heilmittel, „die vorwiegend zum äußerlichen Gebrauch dienen".

Kommt ein Ausschank von Wein und Branntwein als Betätigungsgebiet des Apothekers nicht mehr oder doch nur als verschwindende Ausnahme in Betracht, so bilden der Handel mit Arzneiweinen (China-, Condurangowein usw.), mit sogenannten Medizinalweinen (Tokayer, österreichischer Süßwein) und der sogenannte „Kleinhandel mit Branntwein" auch heute noch einen wesentlichen Bestandteil des Apothekenhandverkaufs. Soweit der Kleinhandel mit Branntwein Arzneizwecken dient, gehört er zu der selbstverständlichen Domäne der Apotheke und bedarf nach einer Reihe von Gerichtsentscheidungen keiner besonderen Erlaubnis. Sollen die in Betracht kommenden Spirituosen jedoch zu Genußzwecken dienen, so unterliegt ihre Abgabe dem Konzessionszwang. Für die Erlaubniserteilung ist in teilweiser Übereinstimmung mit der früheren, auf Grund des § 33 der Reichs-Gewerbeordnung getroffenen Regelung gemäß dem unter dem 28. April 1930 mit Wirkung ab 1. Juli 1930 ergangenen Gaststättengesetz bzw. der Durchführungsverordnung vom 18. Juni 1930 die Bedürfnisfrage oder — und hier liegt die Neuerung gegen den bisherigen Zustand — die Tatfrage der „Üblichkeit" des Branntweinhandels in den betreffenden Kleinhandelszweigen entscheidend. Während die für die Erteilung maßgeblichen örtlichen Instanzen in vielen Fällen bei Apotheken diese „Üblichkeit" anerkannt und somit die nachgesuchte Konzession zum Kleinhandel mit Branntwein erteilt haben, ist sie andererorts verneint und die Konzession verweigert worden. Daß letzteres zu Unrecht geschehen ist, daß die „Üblichkeit" des Kleinhandels mit Branntwein in den Apotheken eine unbezweifelbare historische Tatsache ist, dürfte aus dem Dargelegten eindeutig hervorgehen.

Es ist bereits darauf hingewiesen worden, daß auch der Tabak mitunter zu den Monopol-, fast immer aber zu den Handelsartikeln der Apotheker gehörte. Dasselbe ist mit Tee, Schokolade und Kaffee der Fall. Die 1656 in Kassel gedruckte hessische Taxe führt „Succolata Indica praeparata", die aus der gleichen Zeit stammende Nordhauser Taxe „Folia Theae", die Magdeburger Taxe vom Jahre 1697 „Fructus Coffé" auf. Noch im Jahre 1738 wird dem Apothekenbesitzer und Bürgermeister P i p i u s in Peitz neben dem Spezereihandel, dem Wein- und Branntweinausschank auch der Handel mit Tabak und Kaffee privilegiert. Schon frühzeitig finden kosmetische und hygienische Mittel Erwähnung. Die „Köstliche Balsam" und Räucherpulver, z. T. sogar die Schminkläppchen des 16. und 17. Jahrhunderts erscheinen in den Taxen und noch die Fünfte Ausgabe des Deutschen Arzneibuches enthält eine Vorschrift für Zahnpulver. Vereinzelte aber immerhin tatsächlich vorgekommene und belegte Ausnahmen bildeten Alleinverkaufsrechte der Apotheken in bezug auf den Handel mit Farben, Büchern, Leder und Eisen. Der Handel der Apotheken mit Papier, Tinte, Siegelwachs und vor allem mit Farben war jahrhundertelang lebhaft und die von dem Apotheker Wilhelm B r a u n s in Brome 1877 erstmalig in kleinen handlichen Päckchen in den Verkehr gebrachten Anilin-Stoffarben haben zunächst im wesentlichen durch die Apotheken ihren Weg zu den Verbrauchern genommen. Das Setzen von Klystieren, das vom 17. bis 18. Jahrhundert vielfach, wenn auch bei weitem nicht in dem Umfange wie in Frankreich, zu den Berufsobliegenheiten des deutschen Apothekers gehörte und wofür sich schon in der sogenannten „Breslauer Handschrift", der aus der Mitte des 14. Jahrhunderts stammenden Medizinalordnung Karls IV. ein Taxansatz findet — die Bamberger Ordnung vom Jahre 1584 bestimmt, daß die Applikation den Armen „umb Gotteswillen gerecht werden soll" — gehört ebenso in das Gebiet der Arzneiversorgung, wie die Zusendung der Arznei in das Haus des Kranken und ihre Verabreichung in besonderen Arzneibechern.

Daß ein Apotheker, der Apothekenbesitzer H i l l e in Stolp, nach J e n d r e y c z y k 1619 die Aufnahme in die dortige Gewandschneiderzunft und damit das Recht zum Tuchhandel erreichte, dürfte als Einzelfall zu betrachten sein. In dem Streit um dieses Recht wies H i l l e nach, daß er die Tuche als Tausch- und Zahlungsmittel beim Einkauf seiner Apothekerwaren in Hamburg und somit zugunsten seines Apothekenbetriebes verwendete. Ein Einzelfall ist fraglos auch die Lieferung des „Brauthans" (Hahns) bei Hochzeiten, die bei der

Rats-Apotheke zu Brandenburg a. d. Havel üblich war.[1]) Über die Ausübung der vielfach am Hause haftenden Brauereigerechtigkeit der Apotheker wird häufiger berichtet. Mehrfach sind sie auch, um existieren zu können, als Postverwalter bzw. Postmeister tätig. So wurde der Besitzer der ältesten Osnabrücker Apotheke, der Löwen-Apotheke in Osnabrück, 1682 zum Postmeister der Braunschweigisch-Lüneburgischen und Osnabrücker-Amsterdamer Post bestellt.

Diese letzterwähnten Betätigungsformen hängen mit der Apotheke als solcher natürlich nur insofern zusammen, als sie ein Beweis für die kümmerliche Existenz sind, die der Apothekenbetrieb in kleinen Orten seinen Inhabern von jeher gewährte. In jedem Falle können sie nur als Nebengeschäfte von Apothekern, nicht als Betätigungsformen innerhalb des Arbeitsgebiets des Apothekers betrachtet werden, und es läßt einen Rückschluß auf das mitunter vorkommende Überwiegen dieser Nebengeschäfte zu, daß bereits im Jahre 1755 die württembergische Medizinal-Ordnung den Apothekern nur „mit den Beruf vereinbare Nebenämter" gestattet. Im Einklang damit steht die in der Preußischen Apothekenbetriebsordnung vom Jahre 1893 vorgesehene und in ihre Nachfolgerin vom Jahre 1902 übernommene Genehmigungspflicht von Nebengeschäften. Daß der Handel mit Drogen, kosmetischen und hygienischen Bedarfsartikeln seiner ganzen historischen Entwicklung nach so sehr in den Rahmen der Apotheke gehört, daß er als genehmigungspflichtiges „Nebengeschäft" nur dann anzusehen ist, wenn sein Umfang besondere Räume und eine besondere Verwaltung erforderlich erscheinen läßt, dürfte sich aus der geschilderten Entwicklung ohne weiteres ergeben.

Seit 1820, dem Jahre, in dem der Apotheker und Arzt Dr. Friedrich Adolph August S t r u v e auf Grund seiner Studien über die künstliche Nachbildung natürlicher Heilwässer in Dresden die erste Mineralwasserfabrik der Welt gegründet hatte,[2]) wurde die Fabrikation von Mineralwässern zu einem beliebten Nebengeschäft der Apotheker. Auf der ersten Sitzung der neugegründeten Sektion Pharmazie der Deutschen Naturforscherversammlung im Jahre 1830 zeigte der Apotheker H e c h t aus Eger einen Apparat zur Abfüllung von Mineralwässern und noch heute werden in vielen Apotheken Selterwasser und Limonaden, mitunter auch Nachbildungen natürlicher Mineralwässer hergestellt. Besonders die Darstellung dieser Nachbildungen, aufgebaut auf den Analysen ihrer natürlichen Vorbilder, war, wenn auch die Ersatzmöglichkeit der natürlichen Wässer durch künstliche zur Zeit sehr umstritten ist, fraglos ein die Verwertung pharmazeutischen Fachwissens gestattendes „Nebengeschäft". Das war in noch weit höherem Umfange der Fall mit der seit jeher betriebenen, aber mit der Entwicklung der wissenschaftlichen Ausbildung des Apothekers im 19. Jahrhundert zu besonderer Auswirkung gelangenden Be-

---

[1]) A d l u n g , Apoth. Ztg. 1932, Nr. 30.
[2]) Georg U r d a n g , Die deutsche Apotheke als Keimzelle der deutschen pharmazeutischen Industrie, Verlag von Arthur Nemayer, Mittenwald.

tätigung des Apothekers auf dem Gebiete der hygienischen und nahrungsmittelchemischen Untersuchungen.

Heinrich F i n c k e hat in einem auf der 27. Hauptversammlung des Vereins Deutscher Nahrungsmittelchemiker gehaltenen Vortrage (Zeitschrift für Untersuchung der Lebensmittel 1930, 60. Band) die außerordentliche Förderung nachgewiesen, die der Nahrungsmittelchemie aus den Kreisen der Pharmazie zuteil geworden ist. Er zitiert die im Jahre 1807 erschienene Arbeit des Berliner Apothekers und Professors S. Fr. H e r m b s t ä d t „Anleitung zur Zergliederung der Vegetabilien", den Einfluß, den das Wirken der Apotheker und Professoren K l a p r o t h und R o s e auf die Entwicklung der Nahrungsmittelchemie ausübte, das Werk des Breslauer Apothekers und Professors A. D u f l o s über „die wichtigsten Lebensbedürfnisse, ihre Ächtheit und Güte" (1842 und 1846). Diesen Namen läßt sich eine Reihe weiterer anfügen, von denen hier nur die der Apotheker S o n - n e n s c h e i n , U l e x , Z i u r e k , W a c k e n r o d e r , F r e s e n i u s , R e i c h a r d , D r a g e n d o r f f , H i l g e r , E l s n e r bis zu dem ersten Präsidenten der seit dem 1. April 1930 die Bezeichnung „Preußische Landesanstalt für Lebensmittel-, Arzneimittel- und gerichtliche Chemie" führenden Preußischen Staatlichen Nahrungsmitteluntersuchungsanstalt, Adolf J u c k e n a c k erwähnt seien. Viele dieser Männer waren mehr oder minder lange Apothekenbesitzer und haben ihre nahrungsmittelchemischen Arbeiten zunächst neben ihrem Apothekengeschäft betrieben. So war U l e x , dessen Wirken auf dem Gebiete der Handelschemie als bahnbrechend bezeichnet wird, von 1837—1873 Besitzer der Apotheke auf dem Stubbenhuk bei Hamburg, hatte E l s n e r , dessen erstmalig im Jahre 1880 erschienene „Praxis des Nahrungsmittel-Chemikers" eine ganze Reihe von Auflagen erlebt hat, seiner kleinen Apotheke in Schönfeld bei Leipzig das „analytische Laboratorium" angliedert, das er bei dem späteren Verkauf der Apotheke nach Leipzig verlegte. Diesen Verhältnissen haben die Behörden Rechnung getragen. Die Vorschriften betr. die Prüfung für Nahrungsmittelchemiker vom 22. Februar 1894 sahen für Apotheker mit der Note I im Staatsexamen die Befreiung sowohl von dem Erfordernis der bestandenen Reifeprüfung wie auch von der für den Studiengang der Nahrungsmittelchemiker festgesetzten Vorprüfung ab und die letzte Erleichterung ist auch heute noch in Kraft.

Den bei Inkrafttreten der erwähnten Prüfungsvorschriften im Dienst befindlichen Korpsstabsapothekern wurde die Qualifikation als Nahrungsmittelchemiker ohne weiteres Examen zuerkannt. Im übrigen aber war von nun ab diese Qualifikation die unerläßliche Vorbedingung für die Anstellung als Militärapotheker. So ist es nicht verwunderlich, daß etwa 80—90 p. c. aller deutschen Nahrungsmittelchemiker aus dem Apothekerstande hervorgegangen sind, daß eine Anzahl von Apothekeninhabern neben dem Apothekenbetrieb oder gesondert von ihm diesbezügliche Untersuchungen ausführen. Freilich wird dieses „Nebengeschäft" den Apotheken dadurch mehr und mehr unterbunden, daß sich ein immer engmaschiger werdendes Netz öffentlicher kommunaler und staatlicher Lebensmitteluntersuchungsämter über das Deutsche Reich gespannt hat und somit für die private Tätigkeit auf diesem Gebiete wenig Raum bleibt. Versuche, diesen Nebenzweig pharmazeutischer Betätigung auf dem Wege genossenschaftlicher Unternehmungen zu fördern, haben keinen nennenswerten Erfolg gezeitigt. Jedenfalls haben weder die von S c h e l e n z erwähnte, von K o h l m a n n in Leipzig mit der Absicht einer Gemeinschaftsarbeit von Mitgliedern des Deutschen Apothekervereins begründete „Zentralstelle für Nahrungsmittelanalyse", noch die von S c h e l e n z selber für Schleswig-Holstein ins Leben gerufene entsprechende Einrichtung eine Bedeutung erlangen können.

Das Gebiet der Harn-, Faeces-, Magensaft-, kurz der sogenannten „physiologischen" Untersuchungen ist im 19. Jahrhundert in noch größerem Umfange als die Nahrungsmittelchemie zum Betätigungsfeld der Apotheker geworden. Die Ansicht von S c h e l e n z , daß sich aus der Tatsache eines besonderen Kapitels „de Urina nonnulla" in dem 1512 erschienenen „Thesaurus Aromaticorum" des Apothekers Paulus S u a r d u s aus Bergamo die gewohnheitsmäßige Übertragung der Harnbeschau an die Apotheken folgern ließe, dürfte zumindest für Deutschland nicht zutreffen. Die lediglich die optisch wahrnehmbare Beschaffenheit des Urins einer Prüfung unterziehende Harn-„Schau" war im Mittelalter einer der wesentlichsten, durch den Arzt ausgeübten Bestandteile der ärztlichen Diagnostik. So handelt es sich bei den zahlreichen Abbildungen, die den Akt der Harnbeschau zum Gegenstand haben, fast stets um Ärzte oder Kurpfuscher. Zum verbreiteten legitimen Betätigungsgebiet des deutschen Apothekers ist die Harnanalyse erst dann geworden, als die Urinuntersuchung mit den Hilfsmitteln wissenschaftlicher Arbeitsweise durchgeführt wurde und somit in den Bezirk des in dieser Arbeitsweise ausgebildeten und bewanderten Apothekers fiel. Von den vielen, aus der Feder berufstätiger oder ehemaliger Apotheker stammenden Arbeiten auf dem Gebiete der physiologisch-chemischen und mikroskopischen Untersuchungen seien hier nur genannt die 1854 erstmalig erschienene „Anleitung" von C. Th. L. N e u b a u e r , aus späterer Zeit das grundlegende, im Jahre 1924 in 5. Auflage erschienene Werk „Die chemische und mikroskopische Untersuchung des Harns" von Eduard S p a e t h , das „Analytische Diagnostikum" des Kissinger Apothekenbesitzers Ernst K r a f t (1931 in 4. Auflage erschienen) und der von dem Apotheker Paul S c h u g t gemeinsam mit G. L u t z herausgegebene Atlas der Mikroskopie der Harnsedimente. Die umfangreiche Arbeit, die gerade auf diesem Gebiete von deutschen Krankenhausapothekern geleistet wird, fand und findet ihren Niederschlag in einer Fülle von Veröffentlichungen in den Fachzeitungen.

Dieser wissenschaftlichen Betätigung der Apotheker auf dem Gebiete der physiologischen Untersuchungen entsprach und entspricht die Praxis. Es dürfte kaum eine Apotheke geben, die nicht gelegentlich derartige Untersuchungen ausführt, und eine Reihe von Apotheken — ein Musterbeispiel dafür ist die Apotheke des bereits genannten Dr. Ernst K r a f t in Kissingen — betreibt sie in größerem Umfange und zum Teil im Auftrage der in Betracht kommenden Ärzte. Bei den besonders seit Beendigung des Weltkrieges häufig und in regelmäßiger Wiederkehr mit behördlicher Unterstützung veranstalteten Fortbildungskursen nehmen die physiologischen Untersuchungen einen breiten Raum ein. Andererseits stößt die Vornahme dieser Untersuchungen in den Apotheken auf mancherlei Widerstände. Ein Teil der Ärzteschaft vertritt den Standpunkt, daß derartige, die ärztliche Diagnose stützende, mitunter sogar ausmachende Untersuchungen nur von Ärzten mit der erforderlichen Zielsetzung vorgenommen werden dürften und somit Aufgabe der Ärzte oder doch ärztlich geleiteter Institute wären. Zudem ist die Ausübung der Untersuchungstätigkeit in den Apotheken durch die Bestimmungen über den Verkehr mit lebenden Krankheitserregern sehr erschwert worden, die Untersuchungen des Harns auf Gonokokken, des Sputums auf Tuberkelbazillen, der Faeces auf Typhusbazillen usw. genehmigungspflichtig und von dem Nachweis besonderer Räume und einer speziellen, über den pharmazeutischen Werdegang hinausgehenden Ausbildung abhängig machen.

Eine seltenere, aber doch hier und da ausgeübte Nebenbeschäftigung besonders der Landapotheker ist die Fleischbeschau, die im Jahre 1865 gelegentlich einer Trichinenepidemie in Halberstadt vom Publikum dem Apotheker, weil er mit dem Mikroskop umzugehen wußte, übertragen wurde. Sie kommt schon deshalb mehr und mehr in Fortfall, weil das Bemühen der Tierärzte, die Fleischbeschau durch Nichttierärzte zu beseitigen, sich jetzt schon in einer allmählichen Verdrängung der Laien-Fleischbeschauer bemerkbar macht und sicher mit der Zeit zu einem vollen Erfolge führen dürfte.

Die Tätigkeit des Apothekers als naturwissenschaftlicher Berater der Bevölkerung, als Pilzkenner und Botaniker, auf dem Gebiete der Hygiene, der Agrikulturchemie usw. kann an dieser Stelle nicht näher beleuchtet werden. Ohne zu dem eigentlichen „Arbeitsgebiet des Apothekers", zu seinen Haupt- und Nebengeschäften zu gehören, war und ist sie von seiner eigentlichen Berufsausübung nicht zu trennen. Sie ist nichts anderes als die Auswirkung der wissenschaftlichen Kenntnis des Apothekers innerhalb der Bedürfnisse des täglichen Lebens. Auf diese Weise wird die so vielseitige Ausbildung des Apothekers neben und außerhalb der Arzneiversorgung fruchtbar im Interesse der Allgemeinheit und macht den deutschen Apotheker zu dem, was er stets war, ist und hoffentlich für alle Zeit sein wird: zum Pionier der Kultur und des wissenschaftlichen Fortschritts innerhalb der breiten Schichten der Bevölkerung.

6. Der Arzneimittelverkehr außerhalb der Apotheken.

I.

Die Aufgabe der Apotheke im Rahmen der Volksgesundheitspflege ist die unmittelbare Arzneiversorgung der Bevölkerung. Daraus ergibt sich, daß zwar der Kleinhandel mit Arzneimitteln und, bis zur Grenze des im Kleinbetriebe Möglichen, auch die Arzneimittelherstellung, nicht aber der Drogen- und Chemikaliengroßhandel in den Betätigungsbereich der Apotheken gehören.

Daran wird auch dadurch nichts geändert, daß von kaufmännisch besonders tüchtigen Apothekern mehrfach im Anschluß an den Apothekenbetrieb ein Großhandelsgeschäft errichtet wurde. Im Gegensatz zu der Entwicklung der modernen pharmazeutischen Industrie, die zu einem sehr wesentlichen Teile die Apotheke zum Ausgangspunkt hatte und auf der Arbeit oder doch Mitarbeit von Apothekern aufgebaut ist, hat sich der deutsche Drogengroßhandel von vornherein auf kaufmännischer Basis aus dem Landesproduktengeschäft und dem Importhandel der mittelalterlichen Kaufleute und Groß-„Materialisten" entwickelt. Die bekannten Drogengroßhandlungen in Frankfurt a. Main, die vom 16. bis 19. Jahrhundert in der Versorgung der deutschen Apotheken und Kleinmaterialisten mit Drogen und den damals arzneilich und technisch gebrauchten Chemikalien an erster Stelle standen, sind nur zum kleinsten Teile aus Apotheken entstanden. In dem Reichsverband (der späteren Reichsfachschaft) der Pharmazeutischen Großhändler waren 1933 von 137 Mitgliederfirmen nur 12, also weniger als 12 p. c. aus Apotheken hervorgegangen.[1] Wenn auch Alexander D i e t z in seiner Frankfurter Handelsgeschichte[2] von den Apothekern des 16.—18. Jahrhunderts feststellt, daß „manche von ihnen zugleich bedeutende Materialisten waren und eine ausgedehnte auswärtige Kundschaft besaßen", so spielen sie doch unter den von ihm aufgeführten Frankfurter Groß-Materialisten sowohl der Zahl wie auch — mit wenigen Ausnahmen — der Bedeutung nach nur eine bescheidene Rolle.

Von den Begründern des Frankfurter Großdrogenhandels, den um 1570 eingewanderten Antwerpener Kaufleuten Johann, Mathes und Franz H e u ß, Cornelius P e t e r s, Wilhelm B r a u n und dem Stammvater des später zum Teil nach Basel verpflanzten und in seinen Nachkommen auch Apotheker, so den Gründer der Goldenen Apotheke in Basel[3] aufweisenden Materialisten- und Spezereihändlergeschlechts der B e r n o u l l i (y), ist niemand als gelernter Apotheker oder gar Apothekeninhaber belegt. Im 16. Jahrhundert weist D i e t z bei einem

---

[1] Georg U r d a n g , Zur Sechzigjahrfeier der Firma Dr. Otto Krause in Magdeburg, Verlag von Arthur Nemayer, Mittenwald.

[2] Frankfurt a. M. Selbstverlag des Verfassers. 5. Band, S. 567.

[3] G e i g e r u. N o r d m a n n , Die Goldene Apotheke in Basel. Basel Selbstverlag Geiger.

einzigen Frankfurter Apotheker gleichzeitigen Großhandel in Material-
und Spezereiwaren nach, bei dem Inhaber der Apotheke zum weißen
Schwan, der „für seine Material- und Spezereiwaren sich einen ausgedehnten Kundenkreis bis Stuttgart und Leipzig verschafft hatte",
und den D i e t z den „ersten wirklich bedeutenden Frankfurter Apotheker" nennt.

In den bewegten Zeitläuften des 17. Jahrhunderts sind nach
D i e t z neue Großhandlungen mit Apothekerwaren in Frankfurt a. M.
nicht entstanden oder doch nicht zu bemerkenswerter Bedeutung
gelangt. Im 18. Jahrhundert aber setzte sich eine fast vollständige
Verdrängung der alten Handelshäuser durch Neugründungen durch.
Und hier ereignet sich etwas für das Thema von den Zusammenhängen
zwischen dem Arzneimittelgroßhandel und den Apotheken Beachtliches. Die neuen Drogengroßhandlungen gehen nicht aus schon bestehenden Apotheken hervor, ihre Inhaber aber suchen mit größtem Eifer
in den Besitz von Apotheken zu gelangen. D i e t z berichtet hierüber
hinsichtlich des bekanntesten deutschen Drogengroßhändlers aus der
Mitte des 18. Jahrhunderts, des Inhabers der Firma Johann Michael
Koch und Leonhardi, Johann Jakob Kasimir L e o n h a r d i, folgendes:

„Um sich neben dem Großhandel auch den den Apotheken vor-
behaltenen Kleinverkauf zu verschaffen, hatte er von den Dauthschen
Erben die Apotheke zum Engel am Eck der Neukräm und großen
Sandgasse (35 000 fl.) und bei der Vermögensauseinandersetzung mit
seinem geschiedenen Schwiegersohne Johann Matthias H e n r i c i
dessen Apotheke zum Hirschen am Eck des alten Marktes und der
Höllgasse (30 000 fl.) erworben und beide seinem Schwiegersohne
Johann Samuel B u c h aus Wertheim übertragen."

Die Inhaber der Firma „Gebrüder Ettling" kauften, „um gleich
ihrem Vetter L e o n h a r d i auch den Kleinverkauf betreiben zu können", die Einhornapotheke, deren Leitung Johann Jakob E t t l i n g
übernahm, und ein weiterer „Materialist", der Inhaber der Firma
Dancker & Clare, Johann Jakob D a n c k e r, erhielt, „gegen sein weit-
gehendes Anerbieten, den Spitälern, Soldaten und Invaliden die Arzneien teils um die Hälfte, teils umsonst zu liefern, 1783 die Genehmigung zur Errichtung einer sechsten Apotheke am Eck der Tönges-
und Hasengasse".[1]

D i e t z spricht von L e o n h a r d i nur als von einem „Materialisten". In der Geschichte der Engelapotheke zu Frankfurt a. Main[2]
wird berichtet, daß er vor seiner Einbürgerung in Frankfurt a. Main
„Materialist und Apotheker in Worms gewesen war". Auch von den
„Materialisten" Johann Jakob E t t l i n g und Johann Jakob D a n c k e r
wird man, obwohl die zur Verfügung stehenden Quellen hierüber
nichts aussagen, aus der Tatsache, daß sie ihre Apotheken nicht nur

---

[1] D i e t z, Frankfurter Handelsgeschichte, 5. Band, Seite 566 u. f.
[2] Zusammengestellt von H. v. Nathusius-Neinstedt, Druck von Gebrüder Knauer, Frankfurt a. M.

besaßen, sondern auch führten, schließen dürfen, daß sie gelernte Apotheker waren.

Jedenfalls bahnt sich mit diesem, zu dem ausgesprochenen Zweck der Umgehung der für den Großhandel mit Apothekerwaren gesetzten Grenzen erfolgten Apothekenerwerbungen und -errichtungen durch Inhaber von Drogengroßhandlungen eine Entwicklung an, die bis in die Gegenwart hineinreicht, ja gerade in ihr besondere Blüten getrieben hat: Das System der sogenannten „Versandapotheken", d. h. von Apotheken, die entweder auf der Grundlage einer mehr oder minder ausgedehnten Eigenfabrikation einen Versand freigegebener und nicht freigegebener Arzneimittel an Private, vor allem aber, und zwar zu Grossopreisen, an Ärzte und Krankenhäuser betreiben, oder, teils gegen eine bestimmte Vergütung teils gegen eine Gewinn- oder Umsatzbeteiligung, als Auslieferungsstelle für Fabrikanten aller möglichen nicht freigegebenen Arzneizubereitungen dienen. Die einzigen Einschränkungen des Geschäftsbetriebes dieser Versandapotheken liegen nach höchstinstanzlichen Gerichtsentscheidungen (Preußisches Kammergericht 5. November 1930,[1] Bayerisches Oberstes Landesgericht 13. April 1931)[2] darin, daß der Versand nichtfreigegebener Präparate nur aus den von der Behörde genehmigten Apothekenräumen gestattet ist und daß Betäubungsmittel nur im Rahmen des § 23 der sogenannten Betäubungsmittelverschreibungs-Verordnung vom 10. Dezember 1930 versandt werden dürfen.

In ihrem Verhältnis als Verkäufer und Käufer, als Gläubiger und Schuldner, haben die Groß-Materialisten und die Apotheker stets in engen, wenn auch für die Großdrogenhändler in ihrer Eigenschaft als Kreditgeber nicht immer erfreulichen Beziehungen zueinander gestanden. So berichtet D i e t z[3], daß der berühmte Maler Lucas C r a n a c h d e r J ü n g e r e , durch die Gunst des ihm befreundeten Kurfürsten Friedrich von Sachsen Inhaber eines Apothekenprivilegs in Wittenberg, der „regelmäßig seinen Handelsdiener, den Apotheker Hans S e y - f r i e d" zum Einkauf der für den Apothekenbetrieb benötigten Drogen und Chemikalien nach Frankfurt a. M. schickte, einem dortigen Materialisten nicht unbeträchtlich verschuldet war.

„Seinem Geschäftsfreunde Heinrich A c k e r m a n n schuldete er 1538 452 Gulden, 1540 sogar 1300 Gulden aus Darlehen. In dessen Nachlaß († 1544) fanden sich zwei, vielleicht an Zahlungsstatt gegebene Bilder des Cranach vor und eine große, schön gemalte Tafel mit vergoldeten Leisten, unserer lieben Frau Bild mit dem Kindlein darstellend, und ein gefaßt gemalt Täflein."

In den „Beiträgen zur Geschichte der Löwenapotheke Annaberg, Erzgebirge[4] ist ein Zahlungsabkommen zwischen dem Apotheker

---

[1] Pharm. Ztg. 1931, Nr. 36.
[2] Pharm. Ztg. 1931, Nr. 42.
[3] D i e t z , Frankfurter Handelsgeschichte, 2. Band, S. 142.
[4] Harms zum Spreckel und Richard Bretschneider, Druck der M. Muschteschen Buchhandlung in Annaberg.

Johann A d l e r in Annaberg und dem „Materialisten" F i n o l d t zu Leipzig vom 14. Februar 1592 abgedruckt, in dem A d l e r sich verpflichtet, seine „schuldt vor allerley Aromaten und Materialien" in Höhe von 200 Gulden in Raten abzutragen. Es ist beachtlich, daß man bereits damals einer Eigentumsverschiebung des als Pfand geltenden Besitzes des Schuldners vorzubeugen suchte. Das Zahlungsabkommen enthält die Feststellung, daß A d l e r „sein Corpus und Apoteckerwerck samt aller Zugehörung m i t g e g e b e n e m C o n s e n s s e i n e s W e i b e s F r a u e n M a g d a l e n e n . . . zu einem gerichtlichen Unterpfand hypoticiret und vorpfendet".

Es waren ausschließlich Städte mit großen Messen, in denen der Materialwaren-Großhandel des 15. bis 18. Jahrhunderts zur Blüte gelangte. Der Einkauf auf diesen Messen bot eine gewisse Gewähr für möglichst frischen Import, und so findet sich in der württembergischen Landesordnung vom 17. August 1567 die Bestimmung, daß ausländische Materialien nur auf den großen Messen in Venedig, Lyon, Antwerpen, Frankfurt oder „sonst vornehmen deutschen Messen" gekauft werden durften. Als derartige „vornehme deutsche Messen" kamen zu dem in der Verordnung namentlich genannten Frankfurt insbesondere Leipzig und für den Osten Breslau in Betracht.

Die Drogengroßhandlungen sind nicht nur als Lieferanten Gläubiger der Apotheker geworden, sie haben ihnen früher auch vielfach Hypotheken auf ihre Grundstücke und Betriebsrechte gegeben, ja ihnen mitunter sogar durch Darlehen zum Ankauf von Apotheken oder zur Errichtung neuer Konzessionen verholfen. Als Gegenleistung wurde in den meisten Fällen die völlige oder doch bevorzugte Deckung des Bedarfs der betreffenden Apotheken bei ihren Darlehensgebern verlangt. Bis in die Mitte des 19. Jahrhunderts hinein besorgten die Drogengroßhandlungen häufig auch die Stellenvermittlung für die Apotheken. In seinen „Erinnerungen aus meinem neunzigjährigen Leben" beschreibt Ernst Wilhelm M a r t i u s sehr lebendig, wie er von dem Sohne des bereits erwähnten Frankfurter „Materialisten" Johann Jakob Kasimir Leonhardi, dem später geadelten Johann Peter L e o n h a r d i, in Apothekenassistentenstellungen „vermittelt" wird. Die Schilderung seines Empfangs durch L e o n h a r d i, des Geschäfts und der Häuslichkeit dieses „Materialisten" gibt zugleich einen Begriff von der sozialen Stellung und dem Reichtum der hervorragenden Vertreter dieses Berufszweiges im zweiten Drittel des 18. Jahrhunderts.[1]

Die Entwicklung des deutschen Drogengroßhandels hat nach einer ununterbrochenen Aufwärtsentwicklung, die vielfach zur Angliederung einer mehr oder minder weitgehenden Fabrikation geführt hat, in den letzten Jahrzehnten einen Stillstand, ja einen gewissen Rückgang erfahren. Schuld daran tragen einerseits die immer weitergehenden

---

[1] Verlag der Gesellschaft für Geschichte der Pharmazie (Neudruck), Seite 51—53 und 63.

direkten Verbindungen der Rohstoffproduktion und der Fabrikation mit dem Kleinhandel und der Zusammenschluß von Kleinhändlergruppen zu Einkaufsgenossenschaften. Diese Einkaufsgenossenschaften lassen sich in zwei Gruppen gliedern, in solche mit Lagerhaltung, die also in ihrem Aufbau völlig den üblichen Drogengroßhandlungen entsprechen und von ihnen sich nur dadurch unterscheiden, daß sie auf Rechnung und Gefahr der in Betracht kommenden Kleinhändlergruppe geführt werden und — ein sehr wichtiges Moment — nur diese, keinesfalls aber konkurrierende Wiederverkäufergruppen beliefern, und in solche ohne Lagerhaltung, die lediglich durch Abnahmeverpflichtungen in bestimmter Höhe oder auch nur durch für ihre Mitglieder eingegangene Bezugsbindungen besondere Liefervorteile zu erreichen suchen und auch erreichen. Die erste Gruppe wurde zwei Jahrzehnte lang in der Pharmazie von der Hageda (Handelsgesellschaft deutscher Apotheker), die andere wird vor allem vom Midephako (Mitteldeutscher Pharmacie-Konzern) vertreten, der nach der nationalen Revolution eine weitgehende Umwandlung erfuhr.

Die Hageda ist am 30. Dezember 1902 von Mitgliedern des Berliner Apothekervereins als „Einkaufsvereinigung der Apotheker Berlins m. b. H." gegründet worden und hat einen raschen Aufstieg genommen. Bis zum 1. Januar 1922 bestand insofern die engste Bindung an den Apothekerstand, als die Anteilscheine des Unternehmens ausschließlich im Besitze von Apothekern waren. Mit der zu dem genannten Termin in Kraft getretenen Umwandlung der Hageda in eine Aktiengesellschaft hat sich dieser Zustand geändert. Immerhin gewährleistet die Tatsache, daß der Aufsichtsrat zum überwiegenden Teile aus Apothekern besteht, einen starken pharmazeutischen Einfluß auf die Geschäftsleitung dieses an und für sich nunmehr von den sonstigen Drogengroßhandlungen kaum noch abweichenden Betriebes.[1]

Der Mitteldeutsche Pharmacie-Konzern (seit Juli 1934 „Mittel- und norddeutsche Apotheker-Genossenschaft m.b.H.) ist am 10. April 1923 mit dem Sitz in Dessau gegründet worden und ist seinem Programm, der Beschaffung preiswerter und gegenüber den üblichen Einkaufsbedingungen verbilligter Warenbezüge auf dem Wege genossenschaftlicher Bezugsverpflichtungen und Gewährleistungen treu geblieben. Daneben hatte er nach und nach seinen Wirkungskreis auf gemeinschaftliche Werbemaßnahmen, Werbeberatung, Bauberatung und in gewissem Umfange Rechtsberatung seiner Mitglieder ausgedehnt. Neben dem Midephako entstand eine Anzahl lokaler pharmazeutischer Einkaufsgenossenschaften mit gleichartigen Wirkungszielen. Als Vorgänger des Pharmacie-Konzerns kann in gewissem Sinne der am 1. September 1907 in Eisenach gegründete Wirtschaftsverband Deutscher Apotheker angesehen werden, der, von dem Gebiete der Wirtschaftspolitik immer mehr auf das der reinen Fachpolitik abgedrängt, im Januar 1923 als „Wirtschaftsverband des D. Ap.-V." zur

---

[1] H. Salzmann, 25 Jahre Hageda, Berlin, Selbstverlag der Hageda.

Untergruppe des Deutschen Apothekervereins wurde und schließlich
ganz in ihm aufging.

Eine Geschichte des deutschen Drogengroßhandels ist bisher nicht
geschrieben worden. Die als Buch erschienene Tübinger Dissertation
„Der Deutsche Drogenhandel" von Wilhelm B r e i t f e l d[1]) ist wenig
gründlich und in ihren Darlegungen sehr anfechtbar. Der Frankfurter,
der Leipziger und der Breslauer Drogengroßhandel haben in der mehrfach erwähnten Frankfurter Handelsgeschichte von Alexander D i e t z,
in der Jubiläumsschrift „150 Jahre einer deutschen Drogenhandlung"
der inzwischen eingegangenen Firma Brückner, Lampe & Co. und in
dem von Otfried S c h w a r z e r verfaßten „Gedenkblatt" der Firma
Bernh. Josef Grund in Breslau eine Schilderung erfahren. Eine kurze
Übersicht über die Geschichte des deutschen Drogengroßhandels ist
der von U r d a n g verfaßten Festschrift zur Sechzigjahr-Feier der
Firma Dr. Otto Krause in Magdeburg angefügt worden.

II.

Ist der Großhandel eine Form des Arzneimittelvertriebs, der,
soweit er sich in seinen Grenzen hält, mit den Berufsaufgaben und
somit mit den Interessen des Apothekerstandes schon deshalb nicht
kollidiert, weil er dem unmittelbaren Verkehr mit dem Arzneiverbrau-
cher, der Domäne des Apothekers, fern steht — in den seit dem Jahre
1875 ergangenen Verordnungen über den Verkehr mit Arzneimitteln
außerhalb der Apotheken wird demzufolge stets festgestellt, daß der
Großhandel von den in diesen Verordnungen vorgesehenen, für den
Kleinhandel bestimmten Beschränkungen nicht betroffen wird —, so
ist beim Drogenkleinhandel genau das Gegenteil der Fall. Daraus
erklärt es sich, daß in den früheren Regelungen zum Schutze des Arz-
neihandelsmonopoles der Apotheken der Verkauf von apothekenpflichtigen Waren durch „Materialisten" immer wieder auf bestimmte
Mindestmengen festgelegt und somit eine Grenze für den erlaubten
Großhandel gegenüber dem verbotenen Kleinhandel geschaffen wurde.

In der neueren Zeit ist die Rechtsprechung davon abgekommen,
allein die gehandelten Warenmengen zum Kennzeichen des Großhandels zu machen. Nach einer Entscheidung des Preußischen Kammergerichts vom 15. März 1932[2]) unterscheiden sich Großhandel und
Kleinhandel durch die Art ihres Absatzes, der im ersteren Falle an
Wiederverkäufer (Zwischenhandel), im letzteren Falle an Verbraucher
erfolgt. Hierbei ist der Begriff „Verbraucher" auch auf Einrichtungen
ausgedehnt worden, die in ihrem Betriebe Arzneimittel ohne Rücksicht auf eine sich etwa hierbei ergebende Verdienstmöglichkeit zu
Heilungszwecken verbrauchen, also auf Krankenhäuser und Sanatorien. Eine andere für die Abgrenzung des Großhandels, vor allem aber
die Bekämpfung des ungesetzlichen Kleinhandels mit apothekenpflich-

---

[1]) Dieterichsche Verlagsbuchhandlung, Leipzig.
[2]) Pharm. Ztg. 1932, Nr. 29.

tigen Arzneimitteln wichtige Frage, die Frage nach dem Recht des
Großhandels zur Belieferung aller, auch der zum Weiterverkauf der
in Betracht kommenden Waren nicht befugten Zwischenhändler, ist
durch die Rechtsprechung nicht einheitlich beantwortet worden. Während einzelne Gerichte, insbesondere das Oberste Landesgericht in
München, in einer derartigen Belieferung das Delikt einer strafbaren
„Mittäterschaft" an dem gesetzwidrigen Weiterverkauf der gelieferten
Waren erblicken, lehnen die meisten bisher bekannt gewordenen Entscheidungen höchstinstanzlicher Gerichte, u. a. des Kammergerichts,
diese, das Lieferungsrecht des Großhandels beschränkende Auslegung
ab. Bisher hat lediglich der durch das Versailler Friedensdiktat äußerlich von Deutschland abgetrennte Freistaat Danzig diese Frage gesetzlich geregelt. In einer die Rechtsverhältnisse auf dem Gebiete des
Gesundheitswesens regelnden „Verordnung zum Schutze der Volksgesundheit" vom 25. Juli 1933 ist angeordnet, daß Heil- und Arzneimittel, deren Verkauf den Apotheken vorbehalten ist, von den Herstellern nur an Apotheken oder Drogengroßhandlungen und von den
letzteren nur an Apotheken weitergegeben werden dürfen.

Der Kleinhandel oder richtiger der Kleinverkehr mit Arzneimitteln
außerhalb der Apotheken ist in zwei Gruppen, in den gesetzlich zugelassenen und den verbotenen zu gliedern. Ausgeübt wird er durch
Ärzte (siehe das Kapitel „Das Verhältnis der Apotheker zu den Ärzten"), durch Markthändler, durch Hausierer und vor allem durch eine
Gruppe von Kaufleuten, die seit der Entstehung der Apotheken auf
deutschem Boden als Klein-„Materialisten" und später als „Drogisten" in und neben ihrem Gemischtwarenbetrieb auch Waren führten
und führen, die dem Bezirk der Apotheke zugehören oder doch in
früheren Zeiten zugehört haben. Diese Handlungen stellen in gewissem
Sinne Betriebe dar, ähnlich denjenigen, aus denen die deutsche Apotheke des 13. und 14. Jahrhunderts hervorgegangen ist, und die
Geschichte weist eine Reihe von Beispielen dafür auf, daß Betriebe
dieser Art, die freilich von gelernten Apothekern geleitet waren,
zunächst zu „wilden" und dann durch Anerkennung und Privilegierung zu richtigen Apotheken wurden. In der Festschrift zum 150jährigen Bestehen der Magdeburger Apothekerkonferenz wird mitgeteilt,
daß der „Materialist" Heinrich S i e v e r t zunächst trotz lebhaften
Protestes des Pächters der Magdeburger Ratsapotheke mit nichtfreigegebenen Arzneimitteln handelte und schließlich 1662 ein seine Materialistenhandlung als Apotheke anerkennendes Privileg, die Rechtsbasis der Magdeburger Hofapotheke, erhielt. In Gotha entstand etwa
um dieselbe Zeit aus einem Gewürzkramladen eine zweite Apotheke.
(Walter S c h m i d t - E w a l d , Geschichte der Gothaer Apotheken.
Gothaer Tagebl. 1926/27.)

So ist die Zielrichtung zu einer Entwicklung zumindest zu Apotheken zweiten Grades, der Antrieb zu einer möglichst weitgehenden
Eroberung der Apothekenbefugnisse, und daneben oder bis zur Erreichung dieses Zieles zur illegalen Betätigung auf diesem Gebiete

eine in der Eigenart des „Materialisten"- oder „Drogisten"-Berufs liegende Selbstverständlichkeit. Ebenso selbstverständlich ist es, daß die Apotheker sich von jeher gegen diese Vorstöße in ihr Arbeitsgebiet gewehrt und den Kampf um ihre Vorrechte mit aller Schärfe geführt haben. Sie mußten es umsomehr, als die Bewahrung dieser ihrer Rechte für sie zugleich, und zwar in doppeltem Sinne, eine Frage der Existenz war, eine Frage nicht nur der Existenzbehauptung, sondern in gewissem Sinne auch der Existenzberechtigung.

Soweit der Kampf zwischen den Apothekern und dem freien Handel dem Vertriebe von Nichtarzneimitteln, dem bis in das 19. Jahrhundert hinein vielfach den Apothekern vorbehaltenen Handel mit Gewürzen, mit Zucker und zuckerhaltigen Genußmitteln, mit Branntwein, Tabak usw. galt, ist er in dem Kapitel „Das Arbeitsgebiet des Apothekers außerhalb der Arzneibereitung und Arzneiabgabe" geschildert worden. An dieser Stelle interessiert nur der Streit um den Kleinvertrieb von Arzneimitteln.

Die Verkaufsvorrechte der Apotheken sind einerseits in den Privilegien ihrer Inhaber, andererseits in den verschiedenen Apotheken- und Medizinalordnungen und schließlich auch in landesherrlichen Anordnungen an die in Betracht kommenden Exekutivbehörden niedergelegt worden. In allen diesen Dokumenten wird den „Störern", eine spätmittelalterliche Bezeichnung für herumziehende Hausierer, Quacksalber, Salbenkrämer usw., den heilkundigen „Landfahrern" — nach P e t e r s verstand man hierunter Starstecher, Okulisten, Bruch- und Steinschneider, sowie Zahnbrecher —, aber auch den „Inwohnenden Kremern", den Materialisten und Drogisten, der Verkauf namentlich angeführter Arzneizubereitungen, Arzneien oder auch Drogen und Chemikalien untersagt. Das geht bis zur Aufstellung ganzer Verbotslisten, deren Inhalt natürlich im Laufe der Jahrhunderte wechselt. Seltener ist die Aufstellung von sogenannten positiven Listen, Verzeichnissen der für den Handel außerhalb der Apotheken freigegebenen Arzneimittel.

III.

Das Archiv der Stadt Bremen enthält ein „Beschwerden des Apothekers" überschriebenes Schriftstück, das aus der Zeit um 1550 stammen dürfte und vermutlich den damaligen Leiter der Bremer Ratsapotheke zum Verfasser hat.[1] In ihm heißt es u. a. wie folgt:

„3. Nachdem es apenbor is, dat sich fast vile winkelapotheken finden laten, so den patienten allerhand medicamenten exhibieren, de ingredientien by de Kramers (welchen ok nicht gebüret einige arzney to verkopen, denn se ok geen verstand an hebben, unde deswegen nit ohne gefahr) kopen unde halen to laten oder sus to wege bringen. Des Ehrbaren Ratsapotheken tho vörfange dat deswegen ein einseen geschehe unde all solke winkelapotheken abgeschafft werden mögen.

---

[1] Ulrich H a u s m a n n , Geschichte des bremischen Apothekenwesens bis zum Jahre 1872, Sonderdruck aus „Bremisches Jahrbuch", 27. Band.

4. Nachdem mit den quacksalvern unde landferern allerhand
bedruch gesporet, dat dieselbe allhier nit geduldet möge, sich dieses
ortes neder tho setten unde tho practicieren."

Aus Itzehoe, das im 16. Jahrhundert zu Dänemark gehörte, ist
eine bewegliche, im Jahre 1588 an den dänischen König Christian IV.
gerichtete Klage des Apothekers Conrad S c h m i e d l i n g über die
Konkurrenz der „Krautkramer" bekannt. K r o h n, der in einem in
den Itzehoer Nachrichten 1924 veröffentlichten Artikel „Die Itzehoer
Apotheken" hierüber berichtet, weist darauf hin, daß dieser Arzneihandel der „Krautkramer" dadurch eine besondere Förderung erfuhr,
daß akademisch gebildete Ärzte damals sehr selten waren und die
Kurpfuscher, die Rezepte weder schreiben konnten noch durften, ihre
Patienten lieber an die „Krautkramer" als an die Apotheke verwiesen.
Die Beschwerde des Apothekers hatte insofern Erfolg, als der König
eine Liste der freigegebenen Waren, also eine positive Liste, aufstellen ließ und eine vierteljährliche Revision der Krämer zum Zwecke
der Feststellung des etwaigen Feilhaltens von Apothekerwaren an-
ordnete.

Der Zusammenhang zwischen Kurpfuschern und ungesetzlichem
Arzneiverkauf außerhalb der Apotheken hat sich demnach schon
frühzeitig bemerkbar gemacht.

Von bemerkenswerten Privilegurkunden mit Verboten des Arz-
neiverkaufs außerhalb der Apotheken seien genannt das am 22. August 1592 für die Witwe Catharina des Apothekers Georg Ernst Z o r n
in Meiningen ausgestellte Privileg des Herzogs Friedrich Wilhelm von
Sachsen-Altenburg,[1]) das 1578 dem Apotheker Matthias D o e h n e l
in Gotha ausgestellte und seinem Enkel Elias D o e h n e l 1673 bestätigte Privileg, beachtlich besonders dadurch, daß es Krämern, Landfahrern, „selbstaufgeworfenen" Leib- und Wundarzt oder Ärztin den
Verkauf von Arzneien nicht nur außerhalb, sondern auch innerhalb
der Wochen- und Jahrmärkte verbietet[2]) und das vom Rate der Stadt
Grimma am 3. Mai 1677 der Witwe des Apothekers Christian C o t t a
ausgestellte, vom Kurfürsten Johann Georg „der Ander" bestätigte
Privileg, bei dem eine Teilung zwischen „wahren Materialisten" mit
größeren und „gemeinen Crahmern" mit geringeren Verkaufsrechten
gemacht wird.[3])

Als erstes landesherrliches, auf die Gegenwart gekommenes allgemeines, nicht nur in einer Privilegurkunde für einen einzelnen
Apotheker niedergelegtes Verbot des Arzneimittelkleinhandels außerhalb der Apotheken ist der vom „Hertzog Friderich dem Pfalczgrave"

---

[1]) Ed. D o e l n e r, Zur Geschichte des Apothekenwesens, besonders in
der Stadt Meiningen, Henneberger Blätter, herausgegeben von Henneberg,
altertumsforschender Verein in Meiningen, 1923, II.

[2]) Walter S c h m i d t - E w a l d, Geschichte der Gothaer Apotheken,
Gothaisches Tagebl. 1926/27.

[3]) Hans M a y e r, Die Apotheke zum schwarzen Adler zu Grimma,
Selbstverlag der Adler-Apotheke Karl Siecke in Grimma.

am 20. Mai 1470 an die Bürgermeister zu Heidelberg gerichtete Befehl anzusehen, „das sie verbietten allen worczkremern und worczlern zu Heidelberg die nachgeschriebenen stucke feyle zu haben."[1])

Diese Verbotsliste führte folgende „stucke" auf:

„Rheubarbarum, Manna — Himelbrot, Cassia fistula, Turbit, Agaricus, Esula — Wolffsmilch, Coconidium — Zidelkast, Titimallus — groß wolffsmilch, Elleborus albus — wiß nießwurcz, Elleborus niger — swarcz nießwurcz oder cristwurcz, Sene — senetblätter, Aloes, Polipodium — engelsues, Ebolus — attich, Sambucus — holder, Arsenicum, Opium, Euforbium, Cantarides, Es ustum, Electuarium de succo rosarum, Dyasinicon, Dyacassia fistula, Dyaturbit, Dyasene, Dyacardami, Electuarium indum, Electuarium de psillio, Miraboloni conditi, Colloquintida."

Außerdem war den „worczkremern und worczlern" die Abgabe treibender Arzneien verboten. Die hier aufgeführten „stucke" finden sich mit Ergänzungen und Fortsetzungen in den meisten diesbezüglichen amtlichen Festsetzungen des 16. bis 18. Jahrhunderts.

Es ist bereits als besonders beachtlich bezeichnet worden, daß in einem Gothaer Privileg der Handel mit Arzneimitteln außerhalb der Apotheken auch innerhalb der Märkte verboten war. Das gleiche ist auch in der Hennebergischen Apothekerordnung vom Jahre 1612 geschehen. Das Bemerkenswerte hierbei ist die damit erfolgte Durchbrechung des im Mittelalter bis hinauf in das 19. Jahrhundert geltenden Prinzips der Handelsfreiheit auf Märkten und Messen. Den Grund für diese Handelsfreiheit beschreibt D i e t z in seiner bereits mehrfach zitierten Frankfurter Handelsgeschichte wie folgt:

„Bei der Abschließungspolitik und der Zunftverfassung der deutschen Städte und der Unsicherheit und Schwierigkeit der Warenbeförderung konnte sich der mittelalterliche Handelsverkehr unter Fremden nur auf den Märkten und Messen mit ihrer Handelsfreiheit und Straßensicherung vollziehen."

Ein Rest dieser Marktfreiheit ist bis auf die heutige Zeit erhalten geblieben. Der Handel mit rohen Markterzeugnissen ist auf Wochen- und Jahrmärkten auch dann gestattet, wenn diese Erzeugnisse zu Heilzwecken dienen und somit dem Handel im Umherziehen entzogen sind.

In der sehr eingehenden Apothekerordnung des Trierer Kurfürsten Lothar vom 2. Juli 1619 wird den umherziehenden Händlern und den ansässigen Gewürzkrämern bei höchster Strafe der Verkauf der in einer Liste namentlich aufgeführten Mittel, unter denen sich manche „stücke" der Heidelberger Liste vom Jahre 1470 wiederfinden, untersagt. Interessant ist, daß in einer späteren kurtrierischen, vom Kur-

---

[1]) Walter D o n a t, Die Geschichte der Heidelberger Apotheken, Kommissionsverlag von G. Kösters akademischer Buchhandlung in Heidelberg, S. 19 u. f.

fürsten Hugo von Orsbeck 1683 erlassenen Medizinalordnung den „Störgern, Landstreichern, Quacksalbern, Theriac-, Balsam- und Olitäten-Krämern" zwar traditionsgemäß der Handel mit Apothekerwaren auf öffentlichen Jahrmärkten gestattet, ihnen aber doch die Auflage gemacht wird, diese Waren zunächst ärztlich prüfen zu lassen und nur mit behördlicher, auf Grund des Prüfungsergebnisses erteilter Genehmigung feilzubieten. Nach einer Verfügung des Rates zu Hildesheim aus dem 17. Jahrhundert mußte, was der „vermeinte Artzt oder Theriaks-Kramer" an Öl, Salben und dergleichen auf dem Markt feilhalten wollte, zuvor „in unserer Apotheke ad examinandum et probandum gestellet werden, ob sie tüchtig oder nicht, oder nützlich Kranken können eingeben werden."[1]) Eine ähnliche Bestimmung trifft die Erfurter Verordnung vom 30. Dezember 1645. Sie findet sich mitunter auch in Privilegurkunden, so in der von Schleiz vom 7. März 1595.

Ein Verzeichnis der den Apothekern vorbehaltenen Apothekerwaren findet sich auch in der „Ernewerten Apotheker-Ordtnung der Kayserl. Freyen Reichsstadt Bremen vom Jahre 1665".

Eine im ersten Drittel des 17. Jahrhunderts ergangene Verordnung des Fürsten von Anhalt-Zerbst stellt nachstehendes fest:

„Folgende Cap. können kein Cramer machen, vielweniger verkaufen: 1. El. Purgantia. 2. Opiata. 3. Syrupi. 4. Loloch oder Bruchlatwergen. 5. Conservae. 6. Conditae. 7. Species Aromat. 8. Pillulae. 9. Extractiones. 10. Solutiones. 11. Trochisci. 12. Confection. Aromat. außgenommen die nachfolgendt vertzeichnet. 13. Unguenta. 14. Ol. simplicia, so per infus. exps. und destill. gemacht werden. 15. Cerota und Emplastr. 16. Aq. destillatae simpl. und composit. 17. Aromata, außgenommen waß nachfolgend vertzeichnet sein. 18. Mineralia, Metall. und Lapid. praeciosae. 19. Succi inspissat. 20. Gummata. 21. Cortices. 22. Ligna. 23. Fructus, außgenommen nachfolgendt vertzeichnet. 24. Semina. 25. Pulveres, ohne was nach folgt zur Kuchen gehörig sein. 26. Radices. 27. Flores. 28. Herbae. 29. gantz keine Purgantia simplicia. fol. senae, Rhabarb, Esulae, Colocynt. und dergleichen zugericht Purgier pulver, Morsellens, Kuchlein und waß demselben anhengig. Ingleichen Penidt, Manus Christi, Sterckmorsellen und waß von Zucker gemacht."[2])

Die oben erwähnten Ausnahmen an „Gewürzen, Fruchten und confecten", die „Kuchen Cramer mit gewißen selbst stoßen und verkaufen können", werden im Anschluß an die Verbotsliste namentlich aufgeführt.

Diese Verordnung ist dadurch besonders interessant, daß sie Gruppen von verbotenen Zubereitungsformen mit einzelnen nament-

---

[1]) A d l u n g , Das Apothekenwesen im ehemaligen Königreich Hannover, Apoth.-Ztg. 1931 Nr. 38/42.
[2]) R e i n h o l d S p e c h t , Die Rats- und Stadt-Apotheke in Zerbst, Selbstverlag der Rats- und Stadtapotheke, S. 49.

lich genannten Ausnahmen aufführt und somit als Vorgängerin der auf dem gleichen System aufgebauten sogenannten „Kaiserlichen Verordnungen" nach der Gründung des Deutschen Reiches im Jahre 1871 angesehen werden kann.

Die Frankfurter „Erneuerte Ordnung" vom Jahre 1668 sagt von den Krämern, „es solle ihnen keineswegs gestattet seyn, diejenigen Stück, so eigentlich in die Apothecken gehören, in ihre Kräme zu ziehen." Von den Großhändlern heißt es in der „Ordnung" u. a. wie folgt:

„Weiter sollen sowohl fremde als hiesige Materialisten, bey Straff zehen Gulden, von purgierenden Sachen, Theriac, Mithridat, China, Saßafras, Conditen und dergl. Stücken, welcher Handkauff von Altershero den Apothecken allein zuständig gewesen, unter einem Viertel Pfund oder acht Lothen fortan nicht verkaufen. Sie sollen auch keine Composita (außer denen, so ihnen bisher vergönnet worden), selbst oder durch ihre Diener präparieren."

Jeder neue Materialist, der in das Frankfurter Bürgerrecht aufgenommen wurde, mußte die Einhaltung obiger Vorschriften durch Eid bekräftigen. Um so erklärlicher wird das eingangs dieses Kapitels geschilderte Bemühen Frankfurter Materialisten, sich zu ihrem Großhandel durch den Besitz von Apotheken die Möglichkeit des Kleinhandels mit Arzneimitteln zu verschaffen.

Es war ein Frankfurter Stadtarzt, der Dr. Ludwig von H o r ~ n i c k , der in der ersten Hälfte des 17. Jahrhunderts die Übergriffe der „Materialisten" in das Arbeitsgebiet der Apotheker mit ganz außerordentlicher Schärfe geißelte. In einer Druckschrift „Vier Fragen, die Apothecker und Materialisten betreffend" sagt er u. a. folgendes:

„Daß eigentliche Ampt der Medicorum ist ordiniren, der Apothecker componiren und praepariren, der Materialisten, frembde und rohe Materialia oder Artznei Mittel beischaffen und zuführen . . . Woher bilden ihnen denn die Materialisten ein, daß sie Macht haben, ihre Gewerb, Handlung und Krämerei mit anderer Leut Schaden zu erweitern? Wer erlaubt ihnen der Apotheckerkunst, ihres Gefallens wie die Säu auff einem Rübenacker zu wühlen und sine jure, sine legibus, sine poenis, sine vinculis zu sudeln? Die gute Waaren zu verfälschen? quid pro quo hinzugeben? Betrug und Bubenstück umb schnöden Gewinns willen zu üben und sich also mit Leib und Seel dem Meister alles Betrugs, nehmlich dem Teuffel, eigen zu machen? Ei der schönen freien Handlung und deroselben erbaren compagnia! . . . Materialisten vermögen so wenig gute Apothecker zu machen, als Atzeln Tauben auszuhecken . . . Derhalben und weil dem so ist, so bedencke sich derjenige wol, welcher den Nahmen eines rechtschaffenen, auch Ehr~, Gewissen- und Kunstliebenden Apothecker-Gesellens behalten will, und meide die Dienst der Materialisten die gegen Apotheckern

> Gleichwie die Wespen seind gesint,
> (Wie man davon geschrieben find,)
> Die fliegen für der Bienen Hauß
> Und fressen ihn den Honig aus."[1])

Nach P e t e r s sandte H o r n i c k diese Abhandlung den medizinischen Fakultäten der Universitäten Mainz und Marburg zur Kenntnisnahme, und erhielt aus Marburg eine vom 7. Januar 1644 datierte Zustimmungserklärung des Dekans der medizinischen Fakultät. Danach waren die Marburger Professoren der Medizin gleichfalls der Ansicht, „daß den Materialisten nit gebühre, einige Medicamenta zu machen, sondern allein den Apotheckern solches zustehe."

Der außerordentlich scharfe Kampf H o r n i c k s gegen die Materialisten brachte ihm Auseinandersetzungen mit dem Rate der Stadt Frankfurt, die ihn schließlich zur Niederlegung seines Amtes als Stadtarzt veranlaßten.

IV.

Ende des 17. Jahrhunderts nimmt sich die Brandenburgische Gesetzgebung des ewigen Streites zwischen Apothekern und Materialisten energisch an. Das Churfürstlich Brandenburgische Medizinaledikt vom 12. November 1685 verbietet in seinem § 14 den Materialisten den Verkauf jeglicher Medikamente bei der Strafe der Konfiskation und beträchtlicher Geldbuße, und die Churfürstlich Brandenburgische Medizinal-Ordnung vom Jahre 1695 betont ausdrücklich den Schutz der Apotheken. „Absonderlich sollte ihnen an ihrer Nahrung und Handel kein Eintrag geschehen von den Materialisten, Krämern, Destillatoren und anderen dergleichen", die Materialien und Medikamente, „so eigentlich und alleine in die Apotheken gehören, weder praeparieren noch verkauffen sollten."

Das junge Königreich Preußen ist dieser Stellungnahme der Brandenburgischen Regierung treu geblieben. Eine königliche Verordnung vom 12. Mai 1725 verbot den Materialisten das Feilhalten von Arzneimitteln und medizinischen Spezereien. Der Verordnung war ein Verzeichnis derjenigen Mittel beigefügt, die die Materialisten überhaupt nicht führen, praeparieren und verkaufen sollten, und solcher, die sie nicht unter bestimmten Gewichtsmengen, einem Pfunde, einem halben Pfunde und einer Unze verkaufen durften. Bedingungslos erlaubt war ihnen nur der Verkauf von „Esculenta" (Erzeugnisse zu Speisezwecken). Diese „Esculenta" sollten andererseits in den Apotheken nicht geführt werden.

Das grundlegende, am 27. September 1725 vom Könige Friedrich Wilhelm I. von Preußen erlassene „Allgemeine und neugeschärffte Medicinal-Edict und Verordnung" bestätigte diese Bestimmungen und ergänzte sie. Besonders beachtlich ist die in Artikel 14 zum ersten Male in der brandenburgisch-preußischen Apothekengesetzgebung

---

[1]) Hermann P e t e r s , Aus pharmazeutischer Vorzeit. Neue Folge, Verlag von Julius Springer, Berlin. S. 236 u. f.

getroffene Feststellung, „daß künftig keinen anderen als r e c h t e n Apothekern, so die Apothekerkunst wirklich erlernet, erlaubt seyn soll, bestellte Apotheken anzunehmen, zu kaufen oder wann Leute von anderem Stande und Professionen solche ererbet, zu behalten, sondern vielmehr an einen approbierten Apotheker zu verhandeln."

Jeder, der, ohne eine Berechtigung hierzu zu haben, Arzneien herstellte, mit Medikamenten handelte oder auch sie verschenkte, sollte mit 100 Reichsthalern bestraft werden. Um für das Publikum völlige Klarheit über die Art der in Betracht kommenden Betriebe zu schaffen, schrieb Artikel 16 des Edikts vor, daß von jetzt ab jeder Apotheker seine Offizin als „Privilegierte Apotheke" bezeichnen mußte, während die Materialisten über ihre Geschäfte nur „Materialisten-Laden oder Gewürtz-Kram" schreiben durften.

Auch in anderen deutschen Hoheitsgebieten erscheinen um diese Zeit nachdrückliche Verbote des Arzneimittelhandels außerhalb der Apotheken. In der „Hochfürstlichen Württembergischen Medicinal-Ordnung" vom Jahre 1755 wird den Krämern und Zuckerbäckern das Führen von Apothekerwaren verboten, „damit der Handkauff denen Apotheckern nicht benommen werde".

Ein ähnlicher Hinweis auf den Schutzgesetzcharakter der Verbote des Arzneimittelhandels außerhalb der Apotheken findet sich in der „Medicinal-Ordnung und Instruction für das Herzogtum Berg vom 8. Juni 1773", in der es wie folgt heißt:

„Damit die Apotheker ihre Offizinen beständig in gutem Zustand behalten und ohne Schaden bleiben können, so wollen Wir sie nicht allein bey ihren Privilegien schützen, sondern wir verordnen auch, daß weder die Materialisten noch sonstigen Kaufleute sich keineswegs, unter welchem Vorwande es auch wolle, mit dem Arzneiwesen vermengen und den Apotheken im Verkauf von Apothekerwaren Eintrag tuen sollen."

Auch in dem am 1. Juni 1794 erlassenen „Allgemeinen Landrecht für die preußischen Staaten" ist des Apothekenmonopols gedacht. In § 456 wird dem Apotheker das ausschließliche Recht „zur Zubereitung der Arzneimittel, ingleichen zum Verkauf derselben und der Gifte" zuerkannt.

Schließlich wurde im Anschluß an die „Preußische Revidierte Apothekerordnung" vom 11. Oktober 1801, damit „der zwischen den Apothekern und Materialisten über den privativen und kumulativen Debit der rohen Arzneiwaren seit vielen Jahren bestandene Streit für die Zukunft aufhören möge", am 19. Januar 1802 ein Verzeichnis derjenigen rohen Arzneiwaren, mit denen Materialisten und Drogisten in den vorgesehenen Quantitäten handeln durften, also eine positive Liste für den Arzneimittelhandel außerhalb der Apotheken, herausgegeben. Der Vertrieb präparierter Medikamente war den Materialisten nach § 13 der Revidierten Apothekerordnung verboten. Am 16. September 1836 erschien ein „Reglement" mit 3 neuen und erweiterten Verzeichnissen der dem freien Verkehr entzogenen Arzneimittel, die durch Bekanntmachung vom 29. Juli 1857 gewisse Veränderungen erfuhren.

Trotz dieser mehr oder minder umfassenden Regelungen des Arzneimittelverkehrs in allen deutschen Ländern, die in einer Fülle von Verordnungen, so z. B. für Sachsen in dem Generale vom 29. Juli 1750, den Mandaten über das Apothekerwesen bzw. den Verkauf von Arzneiwaren vom 17. Oktober 1820 und vom 30. September 1823 und endlich der Min.-Verordnung vom 16. Dezember 1850, erfolgten, kamen die Klagen über unberechtigten Arzneimittelhandel außerhalb der Apotheken nicht zum Verstummen. Allenthalben wurden die Verbote überschritten, war der den Apotheken gewährte Rechtsschutz nicht durchgreifend. Kennzeichnend für die Verhältnisse in der ersten Hälfte des 19. Jahrhunderts ist der von den Apotheken in Anhalt-Dessau geführte, in der Geschichte der Rats- und Stadt-Apotheke in Zerbst von Reinhold S p e c h t anschaulich geschilderte Kampf gegen die Übergriffe der dortigen Kaufleute in das pharmazeutische Arbeitsgebiet. Im Jahre 1822 beschwerte sich der Besitzer der Zerbster Rats- und Stadt-Apotheke, Dr. Z i e r , über den Verkauf von Rhabarber, Aloe, Manna usw. durch Zerbster Kaufleute. In einer im Jahre 1827 erschienenen, sehr beachtlichen und auch beachteten Schrift über „Die merkantilischen Verhältnisse des Apothekers zum Kaufmann als Kleinhändler" wies er die Mißstände nach, für deren Beseitigung er eintrat, und doch bedurfte es erst einer Klage sämtlicher Apotheker des Herzogtums Anhalt-Dessau, bis sich die Regierung im Jahre 1848, also 26 Jahre nach dem Beginn des Streites durch Dr. Z i e r , dazu entschloß, den Beschwerden der Apotheker stattzugeben, und den Kaufleuten den Handel mit Apothekerwaren zu untersagen.

Wie die Dinge in der Zeit bis zur Gründung des Deutschen Reiches in der Praxis lagen, beweist am besten das Selbstbekenntnis eines der Vorkämpfer der Drogistenbestrebungen, des wie die meisten seiner Fachgenossen in den ersten zwei Dritteln des 19. Jahrhunderts aus dem Apothekerstande hervorgegangenen Drogistenführers G. A. B u c h h e i s t e r . In dem von ihm zum Zwecke der Durchsetzung seiner Pläne verfaßten, vom Deutschen Drogistenverbande im Jahre 1900 herausgegebenen Buche „Die Verhältnisse im Drogen-Kleinhandel am Beginn des XX. Jahrhunderts" schildert er die Entwicklung des Drogenkleinhandels, und zwar, wie zu Anfang dieses Kapitels nachgewiesen wurde, f ä l s c h l i c h so, als seien zunächst aus den Apotheken Drogengroßhandlungen entstanden, die daneben Läden für den Kleinverkauf betrieben. Diese Läden hätten sich dann von den Mutterbetrieben gelöst und die Drogen-Kleinhandelsgeschäfte der ersten Hälfte des 18. Jahrhunderts gebildet.

„Dies waren naturgemäß vorwiegend reine Medizinal-Drogengeschäfte, in welchen ohne viel Federlesens fast alle die Heil- und Hausmittel, die das Publikum einmal verlangte, abgegeben wurden. Freilich bestanden fast überall Verordnungen darüber, daß diese

Geschäfte ihre Waaren nicht unter bestimmten größeren Quantitäten an das Publikum abgeben durften. Diese Verordnungen aber standen auf dem Papier und wurden nicht beachtet, da sie mit den immer steigenden Bedürfnissen des Verkehrs nicht vereinbar waren."

In der zweiten Hälfte des Schlußsatzes hat B u c h h e i s t e r getreu seiner Zielrichtung die immer steigenden Bedürfnisse der Drogisten mit denen „des Verkehrs" identifiziert, eine Erscheinung, die für die ganze Drogistenbewegung typisch ist und sich immer wieder findet.

Jedenfalls gehen alle Erlaubnislisten und Verordnungen für „Materialisten" bis zur Gründung des Deutschen Reiches von der Absicht aus, den eigentlichen Arzneimittelhandel tunlichst ganz den dafür vorgesehenen und eingerichteten Apotheken vorzubehalten und den „Materialisten" lediglich einen sich allmählich vergrößernden Anteil am Handel mit Materialwaren, also mit bestimmten technisch gebrauchten Rohdrogen, mit Branntwein, „Konfekten" usw. zuzugestehen. Einen grundsätzlichen Wandel, einen erstmaligen Einbruch in das Arzneihandelsmonopol der deutschen Apotheken brachten die sogenannten „Kaiserlichen Verordnungen", die, beginnend mit der auf den „Motiven des Reichskanzleramtes" vom 24. August 1871[1]) und der Gewerbeordnung für den Norddeutschen Bund vom 21. Juni 1869 aufgebauten Verordnung vom 25. März 1872 mit jeder Änderung und Neugestaltung immer stärkere Breschen in das Arzneimittelhandelsmonopol der Apotheken schlugen. In Umkehrung der durch die Reichsgewerbeordnung, und zwar durch § 6 Absatz 2 der Neufassung vom 26. Juli 1900 in völlig eindeutiger klarer Form vorgesehenen positiven Regelung durch Festsetzung der dem freien Verkehr zu überlassenden „Apothekerwaren" sind in den „Kaiserlichen Verordnungen" negative Listen aufgestellt, in denen die den Apotheken vorbehaltenen Arzneiformen und Arzneistoffe aufgeführt sind. Der bereits erwähnten Verordnung vom 25. März 1872 folgten Verordnungen vom 4. Januar 1875, vom 27. Januar 1890 und schließlich die noch jetzt geltende Verordnung vom 22. Oktober 1901. Letztere hat Ergänzungen erfahren durch Verordnungen vom 31. März 1911, 18. Februar 1920, 21. April 1921, 31. Juli 1922, 13. Januar 1923, 21. Juni 1923, 16. November 1923, 9. Dezember 1924, 24. Dezember 1924, 27. März 1925 und 26. Januar 1929. Mangel an Eindeutigkeit der Begriffsbestimmungen und vielfache Lücken dieser Verordnungen haben neben offener Gesetzesverachtung seitens des freien Arzneimittelhandels einen Zustand geschaffen, der zum Schaden der Apotheker und des Allgemeinwohls auf dem Gebiete des Arzneiverkehrs zu fast völliger Anarchie geführt hat. Versuche zu einer Änderung dieser Verhältnisse stießen naturgemäß auf den heftigsten Widerstand des am 11. April 1873 in Leipzig gegründeten

---

[1]) K u n z - K r a u s e , Wissenschaftliche Beiträge für praktische Pharmazie, Pharm. Zentralhalle, 1926, Nr. 35.

Deutschen Drogistenverbandes, dessen Zielrichtung in Fortsetzung der früheren gleichartigen Bestrebungen der „Materialisten" stets dahin ging, die Freiverkäuflichkeit des gesamten pharmazeutischen Handverkaufs unter tunlichster Beschränkung auf die dem Verbande angehörenden „Fachdrogisten" zu erreichen.

Der Kleinhandel mit Arzneimitteln außerhalb der Apotheken unterliegt z. Zt. keiner Genehmigungs-, sondern lediglich einer Anmeldepflicht, und zwar einer allgemeinen gewerbepolizeilichen nach § 14 der Gewerbeordnung und der besonderen medizinalpolizeilichen gemäß § 35 Abs. 7 der Gewerbeordnung. Für die Ausübung des Gewerbebetriebes sind landesrechtliche Betriebsvorschriften maßgeblich, die für Preußen auf Grund eines in zwei Ministerialverordnungen vom 13. Januar 1910 und 17. Oktober 1912 gegebenen Musters im wesentlichen in gleicher Fassung in den Regierungsbezirken erlassen worden sind. Eine Bindung an die Vorschriften des Deutschen Arzneibuchs besteht nicht. Hinsichtlich der Qualität der vorhandenen Arzneimittel wird nur verlangt, daß sie „echt, zum bestimmungsgemäßen Gebrauch geeignet, nicht verdorben und nicht verunreinigt" sind. Eine amtliche Preisbindung besteht nicht.[1]

Außerstande, die zahlreichen Verstöße der großen Mehrzahl aller Drogisten gegen die Bestimmungen über den Verkehr mit Arzneimitteln außerhalb der Apotheken abzuleugnen, verfolgte die drogistische Standesvertretung in der letzten Zeit vor der nationalen Revolution die Taktik, die Unmöglichkeit der Einhaltung dieser Bestimmungen zu behaupten und die Gewohnheitsmäßigkeit der Gesetzesverletzung zu einem wesentlichen Beweismittel für die von ihnen geforderten Gesetzesänderungen zu machen. Dem entsprach ihre Haltung zu dem Drogistenrevisionswesen.

Eine Revision der Drogen- bzw. Materialistenhandlungen war in Preußen schon durch Verordnung vom 24. November 1690, dann in dem Medizinal-Edikt vom 27. September 1725, durch Reglement vom 19. Januar 1802, durch Min.-Erlaß vom 13. März 1820, durch Reglement vom 16. September 1836 und durch Min.-Erlaß vom 25. März 1848 vorgeschrieben. Ähnliche Revisions-Anordnungen bestanden in den meisten anderen deutschen Ländern. Trotzdem hat der Deutsche Drogisten-Verband in den ersten Jahren seines Bestehens die Ansicht vertreten, „die Revision von Drogenhandlungen habe nur dann eine Berechtigung, wenn die Drogenhandlungen zugleich Gifthandlungen seien oder die Revision auf Grund eines medizinal- oder wohlfahrtspolizeilichen Vergehens stattfinde".[2] Seitdem sich dieser Einwand als wirkungslos erwies, ging der Kampf vor allem dahin, den Apotheker als Revisor auszuschalten. Zur Zeit

---

[1] Ernst U r b a n , Verkehr mit Arzneimitteln außerhalb der Apotheken, Handbuch der praktischen und wissenschaftlichen Pharmazie von Hermann T h o m s , Verlag von Urban und Schwarzenberg, Berlin-Wien.

[2] T h i e ß e n , Die deutschen Drogisten, Verlagsgesellschaft R. Müller m.b.H., Berlin W 9, S. 92.

gelten in Preußen die „Grundzüge über die Regelung des Verkehrs mit Arzneimitteln außerhalb der Apotheken und die Anweisung für die Besichtigung der Drogen- und Gifthandlungen" in der Fassung vom 17. Oktober 1912. Ergänzt werden die „Grundzüge" durch eine sehr eingehende Revisionsanweisung des Regierungspräsidenten in Allenstein vom 15. September 1924,[1]) die das Preußische Ministerium für Volkswohlfahrt den übrigen preußischen Regierungspräsidenten zur Beachtung empfohlen hat. Bei den geringen Strafen, mit denen die Gerichte den verbotenen Arzneimittelhandel belegen, war eine Abschreckung selbst in den wenigen, zur gerichtlichen Ahndung gelangenden Fällen nicht gegeben. Hier ist durch eine Reichsgerichtsentscheidung vom 20. Juni 1927[2]) insofern eine wirksamere Bekämpfung des ungesetzlichen Arzneimittelhandels ermöglicht worden, als dieses Urteil der Arzneimittelverordnung vom 22. Oktober 1901 den Charakter eines Schutzgesetzes für Apotheker zuerkennt und damit jedem geschädigten Apotheker das Recht der Klage auf Unterlassung und gegebenenfalls auf Schadenersatz gibt.

V.

Der Arzneimittelhandel durch Ärzte ist teils in den Kapiteln „Die gesetzlichen Grundlagen des Apothekergewerbes" und „Das Verhältnis der Apotheker zu den Ärzten", teils in dem Kapitel „Homöopathie und Biochemie" behandelt worden. Soweit er legal ist, beruht er auf besonderen Verordnungen bzw. Voraussetzungen (Hausapotheken der Allopathen, Dispensierrecht der Homöopathen und der Tierärzte), soweit er illegal ist, stellt er genau so einen Verstoß gegen die Verordnung über den Verkehr mit Arzneimitteln vom 22. Oktober 1901 im Zusammenhang mit § 367, 3 Strafgesetzbuch dar wie die unerlaubten Arzneiabgaben anderer Personen. Hierher gehört besonders die innerhalb des letzten Jahrzehnts zu einer weitverbreiteten Übung gewordene Abgabe von Fabrikmustern nichtfreigegebener Arzneimittel, sogenannter „Ärztemuster" an das Publikum. Die Abgabe freigegebener Arzneimittel steht den Ärzten gesetzlich ebenso offen wie jedem anderen Bürger.

Bei einzelnen der hier angeführten Verordnungen und Privilegien ist bereits über Verbote des Arzneimittelhandels der „Störer", der Hausierer und heilkundigen Landfahrer berichtet worden. Trotz dieser Verbote haben die Klagen über den Hausierhandel mit Arzneimitteln niemals aufgehört. Hierbei spielten die sogenannten „Olitäten" und die Laboranten, die sie herstellten und vertrieben, eine ganz besondere Rolle.

Nach S c h e l e n z führt der Olitätenhandel seinen Ursprung mit auf P a r a c e l s u s zurück. Jedenfalls entwickelte sich vom 17. Jahrhundert an im Riesengebirge und etwa ein halbes Jahrhundert später

---

[1]) Pharm. Ztg. 1925, Nr. 35.
[2]) Pharm. Ztg. 1927, Nr. 61 und 63.

auf Grund der Anregung eines Apothekers in Großbreitenbach in einer Reihe von thüringischen Landgemeinden eine z. T. heute noch blühende Klein- und Mittelindustrie, die ihre Heil- und Allheilmittel in der Hauptsache auf dem Wege des Hausierhandels absetzt. War der Hausierhandel mit Arzneimitteln früher durch landesherrliche Verordnungen verboten oder durch den Text der einzelnen Apothekenprivilegien für den Geltungsbereich dieser Urkunden ausgeschlossen, so ist er jetzt durch § 56, 9 der Reichsgewerbeordnung untersagt. Zulässig ist das Aufnehmen von Bestellungen. Aber auch hier ist durch die neueste Rechtsprechung eine Grenze gesetzt worden. Das Preußische Oberverwaltungsgericht hat in Entscheidungen vom 9. Oktober 1930 (Pharm. Ztg. 1931 Nr. 104), vom 26. März 1931 (Pharm. Ztg. 1932 Nr. 3) und vom 8. Oktober 1931 (Pharm. Ztg. 1932 Nr. 25) die Erteilung von Wandergewerbescheinen für das Aufsuchen von Bestellungen auf nicht freigegebene Arzneimittel für unzulässig erklärt. Spätere Entscheidungen des gleichen Gerichts schalten die Erteilung von Wandergewerbescheinen für das Aufsuchen von Bestellungen auch auf freigegebene Mittel dann aus, wenn hiermit eine heilkundliche Beratung, also eine unzulässige Ausübung der Heilkunde im Umherziehen verbunden ist.

Die „Olitäten", die „Arcana" und die „Geheimmittel" gehören in die gleiche Kategorie von Erzeugnissen. Ihr Kennzeichen ist das Geheimnis, mit dem sie umgeben werden, und die ins Mystische gehende Art der für sie gemachten Propaganda. An dieser Stelle interessieren sie nur insoweit, als sie außerhalb der Apotheken vertrieben wurden und werden. Obwohl ihre Zulassung vielerorts, so in Frankfurt a. M. durch ein Edikt vom Jahre 1624,[1]) von vorangegangener Prüfung und Genehmigung der zuständigen Behörden abhängig gemacht wurde, und schon frühzeitig, so in Frankfurt a. M. durch ein Schöffendekret von 1747,[2]) Ankündigungsverbote ergingen, so konnte der Handel schon deshalb nicht wirksam unterbunden werden, weil eine ganze Anzahl dieser Mittel, u. a. die des Waisenhauses zu Halle (Saale) mit besonderen kaiserlichen Privilegien ausgestattet war. Eine Klage der Nürnberger Apotheker über den Vertrieb der Volkamerschen Geheimmittel vom Jahre 1748 wurde nach B e r e n d e s von der Regierung im Jahre 1751 abgewiesen. Als Vertriebsstellen für Geheimmittel traten vielfach Buchhandlungen auf, in denen zugleich Zeitungen verlegt wurden, die für die erforderliche Propaganda sorgten. Zur Zeit erfolgt der Vertrieb oder besser der Versand dieser Mittel, soweit sie nicht als „Vorbeugungsmittel", als „Aufbausalze" oder als „Gesundheitstees" frisiert dem Geltungsbereich der nur den Vertrieb von „Heilmitteln" erfassenden Verordnung vom 22. Oktober 1901 entzogen und seitens ihrer Hersteller unmittelbar an das Publikum verhandelt werden, zumeist durch die bereits erwähnten sogenannten Versandapotheken. Ausführlicher ist das Geheimmittelwesen

---

[1]) Pharm. Ztg. 1927 Nr. 61 und 63.
[2]) D i e t z , Frankfurter Handelsgeschichte, 5. Band, S. 567.

in dem Kapitel „Pharmazeutische Industrie- und Arzneispezialitäten"
behandelt. Auch die Selbstabgabe der Krankenkassen und die Arz-
neimittelversorgung der Mitglieder homöopathischer und biochemi-
scher Vereine ist in den entsprechenden Kapiteln besprochen worden.

Übersieht man rückblickend die geschichtliche Entwicklung des
Arzneimittelverkehrs außerhalb der Apotheken, so muß man feststellen, daß es an gesetzlichen Regelungen nicht gefehlt hat. Wenn
demnach die Zustände in der Vergangenheit trotzdem unerfreulich
waren, so lag das nicht so sehr an der Legislative als an der Exekutive.

7. Die pharmazeutische Ausbildung.

I.

Am Anfang war die Empirie, und der Geist der systematischen
Wissenschaft schwebte noch hoch über den gebrannten Wassern.
S c h e l e n z sagt in dem Abschnitt „Mittelalterliche Arzneikunde"
seiner Geschichte der Pharmazie,[1]) daß „von einer bestimmten Vorbildung für den Apotheker kaum zu berichten ist" und man sich
„wohl mit der Erfüllung von Saladins Wünschen begnügte und mit
gehöriger, auf Reisen ausgebildeter praktischer Fertigkeit". Da Saladin von Ascolos großes Apothekerbuch, das Compendium aromatariorum, auf das S c h e l e n z hier anspielt, erst 1488 erstmalig im
Druck erschienen ist, so dürfte im allgemeinen bis zu diesem Jahre
nicht einmal von der Erfüllung der dort aufgestellten Forderungen
die Rede sein können. B e r e n d e s spricht sich in seinem Buche „Das
Apothekenwesen"[2]) über die Ausbildung der deutschen Apotheker im
13. und 14. Jahrhundert bestimmter aus:

„Auch über die Heranbildung des Nachwuchses haben wir keine
sicheren Nachrichten. Aus den Verordnungen läßt sich aber schließen,
daß jeder Apotheker — w i e e s b e i d e n Ä r z t e n d e r F a l l w a r
— seinen Famulus heranzog, dieser wurde, wenn er als ‚Knecht' oder
‚Gesell' (im 18. Jahrhundert hieß er ‚subject') gedient hatte, von den
verordneten Ärzten geprüft und konnte dann selbständig die Apothekerei betreiben."

In der Tat haben die Behörden im wohlverstandenen Interesse
der Allgemeinheit schon sehr früh darauf geachtet, die Arzneiversorgung der Bevölkerung durch entsprechend unterrichtete Apotheker
besorgen zu lassen. In dem Baseler „Apothekereid",[3]) der ältesten
bekannten deutschen Apothekerordnung, deren Entstehungszeit H ä f -
l i g e r in die Zeit zwischen 1271—1322 verlegt, werden zum ersten
Male für die Ausübung der Apothekerkunst bestimmte Kenntnisse

---

[1]) Verlag von Julius Springer, Berlin, S. 383.
[2]) Verlag von Ferdinand Enke, Stuttgart, S. 87.
[3]) H ä f l i g e r , Basels mittelalterliche Apothekerverordnungen, Pharmaceutica Acta Helvetiae 1926, Nr. 7—10.

verlangt. Es durfte demnach in Basel niemand, weder Mann noch Weib, eine Apotheke haben oder Apotheker werden, von dem der Rat nicht bei Gelegenheit des Eides feststellte, daß er würdig sei, „an Kunst und an Witze" (an manueller Fertigkeit und an wissenschaftlicher Kenntnis) und sein Gewerbe lange genug betrieben habe, um Vertrauen zu verdienen. Die Regensburger Apothekerordnung vom Jahre 1397[1]) schreibt dem Apotheker einen Eid darüber vor, „daß er sein Antitarium wohl künne". Die Baseler Apothekerordnung aus der Zeit zwischen 1423—1426[2]) verpflichtete den Apotheker, die Werke von „Nicolaus und Mesue" und anderer namhafter Gelehrter zur Grundlage seiner Arbeit zu machen, und ein von Häfliger aufgefundener Entwurf einer Basler Apothekerordnung aus der zweiten Hälfte des 15. Jahrhunderts verlangt von dem Apotheker lateinische Kenntnisse und eine verhältnismäßig umfangreiche Bibliothek, die Bücher des Avicenna, des Serapion, des Simon Januensis, des Dioskorides, des Macer, des Saladin de Ascolo und das Circa Instans. „Der Appentecker zu Ulm Gesatz und Ayd"[3]) endlich verbietet den Ulmer Apothekern, einen „Knecht oder Gesellen" anzunehmen, der nicht von dem „geschworenen Arzte" (Stadtarzt) bewertet und zugelassen ist. In dieser Bestimmung haben wir bereits die vor dem beamteten Arzte abzulegende pharmazeutische Gehilfenprüfung. Die Fürstlich Sächsische Apothekerordnung für das Herzogtum Koburg vom Jahre 1573 bestimmt, daß die Apotheker „keinen Jungen nehmen, er sei denn zuvor in der Lateinischen Schul gewesen, habe seines Alters ein siebenzehn oder 18jahr erreicht", und von den „Apothekergesellen" sagt sie, daß sie nicht „Idioten" sein dürfen, „die allein Vocabula artis wissen, sondern auch soviel studiert haben, das sie eines jeden gelernten Arztes Meinung und gemüt auch der alten scripta, soviel die Apotheke betreffen thut, verstehen können."

Es erübrigt sich, die vielen deutschen Apothekerordnungen aus dem 16. und 17. Jahrhundert heranzuziehen, in denen der pharmazeutischen Ausbildung gedacht wird. Sie alle begnügen sich mehr oder minder damit, für die Annahme der Lehrlinge das Vorhandensein ausreichender Lateinkenntnisse und von dem „Gesellen", „Provisor" und Apothekeninhaber einen in einer Prüfung zu erbringenden Nachweis von Fertigkeiten und wissenschaftlicher Fachbildung zu verlangen, deren Umfang nicht oder doch nur sehr ungewiß festgelegt war. Beachtlich ist, daß bereits eine vom Pfalzgrafen Philipp Ludwig, Herzog in Bayern, der Stadt Neuburg gegebene „Reformation und Ordnung der Apotheken" vom 1. September 1595[4]) für die Apotheker

---

[1]) A d l u n g, Die ältesten deutschen Apothekerordnungen, herausgegeben von der Gesellschaft für Geschichte der Pharmazie, Kommissionsverlag Arthur Nemayer, Mittenwald, Ob.-Bayern.

[2]) H ä f l i g e r, Basels mittelalterliche Arzneiverordnungen.

[3]) B e r e n d e s, Das Apothekenwesen, S. 115; A d l u n g, Die ältesten deutschen Apothekerordnungen.

[4]) B e r e n d e s, Das Apothekenwesen, S. 142.

ein schriftliches, mündliches und praktisches Examen vorschreibt. „Lehrjungen" sollen nicht etwa angestellt werden, um den Hausknecht zu sparen, und müssen eine gehörige Vorbildung besitzen. Erst verhältnismäßig spät taucht die Forderung einer bestimmten Zahl von Lehr- und Gehilfenjahren auf. Eine hallensische „Apothekerordnung Sambt der Wahren- und Artzneyen-Taxe" vom 23. März 1643 bestimmt, daß die „Lehr-Jungen sechs Jahre lernen und von solcher Zeit nichts mit Geld abkaufen sollen".[1] Ein festes Vor- und Ausbildungsprogramm bringt in Österreich, damals wesentlicher, ja wichtigster Bestandteil des Deutschen Reiches, das 18., im Gebiete des heutigen Deutschland erst das 19. Jahrhundert.

Das schon im 16. Jahrhundert vielfach nachweisbare Studium der Apotheker an in- und ausländischen Hochschulen — wir finden studierende deutsche Pharmazeuten in den Matrikeln von Padua, Bologna, Montpellier, in Deutschland vor allem in Heidelberg und Altorf, später in Erfurt, Gießen und Marburg — galt im wesentlichen der Medizin, wie ja überhaupt der Übergang von dem einen dieser beiden Schwesterberufe in den anderen bis zum 19. Jahrhundert verhältnismäßig häufig stattfand. So berechtigte z. B. in Schleswig-Holstein noch in der Mitte des vorigen Jahrhunderts das pharmazeutische Gehilfenexamen zum Studium der Medizin (Schelenz). Erst als im 17. Jahrhundert an verschiedenen deutschen Hochschulen Vorlesungen über Chemie und Botanik in den Unterrichtsplan aufgenommen wurden — Prof. R e h e f e l d zu Erfurt kündigte 1632 und 1634 ein „Collegium spageiricum" an und eröffnete ein „Promptuarium Pharmacopoeseos chymicae in privato Vulcani domestici laboratorio"[2] — konnten die Apotheker ihr eigentliches Fachwissen an den Universitäten bereichern. Nichtsdestoweniger schreibt B e r e n d e s über die Pharmazie des 17. Jahrhunderts folgendes:

„Die Pharmazie konnte aber, trotzdem daß den Gesellen, welche die gesetzlich vorgeschriebenen Gymnasialklassen absolviert hatten, der Besuch der Universitätsvorlesungen und in mehreren Städten das Tragen eines Degens — zum Unterschiede von dem dritten Stande — gestattet war, sich über das Handwerksmäßige nicht erheben."

II.

Im 18. Jahrhundert — in Brandenburg-Preußen bereits früher — gewinnt die pharmazeutische Ausbildung in Deutschland festere Formen. Vereinzelt beginnt die Prüfung der Apotheker an die Universitäten verlegt zu werden. So bestimmt eine hessische Ordnung vom 6. August 1727, daß einem Apotheker die Niederlassungsberechtigung erst dann zu gewähren sei, wenn er „bey dem Decano und anderen Doctorn der medizinischen Fakultät zu Gießen erst examinieret und qualificirt befunden", und verbietet dem Apothekeninhaber die An-

---

[1] Festschrift „Zum 375jährigen Bestehen der Löwen-Apotheke in Halle a. S." von Richard S t e i n b i c k e r.

[2] B e r e n d e s, Das Apothekenwesen, S. 169.

nahme von „Provisoren, Gesellen oder Lehrjungen, er habe dann
zuvor denselben erstlich den Medicis zu approbiren vorgestellt, welche
auch keinen admittiren sollen, er seye dann, sonderlich die Provisoren
und Gesellen der Lateinischen Sprach auch terminorum medicorum
guter massen erfahren und recht tüchtig darzu". Eine hessische „erneuerte Medicinal-Ordnung" vom 21. Dezember 1767 bestimmt, daß
ein „Eigentümer oder Verwalter" einer Apotheke nur dann zu bestä-
tigen ist, wenn er

„bei dem Collegio medico (dem in ‚medico Pharmazeuticis' auch der
Hofapotheker angehörte. Verf.) oder in dem Oberfürstentum und in
der Grafschaft Schaumburg bei denen medizinischen Fakultäten zu
Marburg und Rinteln gemeldet, seinen Lehrbrief und andere Attestata
produciret und, daß er sechs Jahre als Geselle serviret, gezeiget und,
nachdem er dem Collegio medico oder besagten Fakultäten in dem
Examine von seiner Capacité hinlängliche Beweise gegeben, herkömm-
lich verpflichtet worden ist."

Die erste deutsche Hochschule, deren Lehrplan offiziell die phar-
mazeutische Wissenschaft berücksichtigte, dürfte nach A d l u n g[1] die
Universität Göttingen gewesen sein. Die vom 3. August 1737 datierte
Gründungsurkunde der „Academia Georgia Augusta" enthält in den
Statuten der medizinischen Fakultät nachstehenden Passus:

„Res pharmaceutica Academiae ut rite et sucundum praescriptas leges
administretur non solum totius collegii medici conjuncta invigilet opera, sed
et quando ad lustrandam illam et examinandam ac cariosas merces reiicien-
das sub quovis Decanatu definitum tempus in aedibus pharmacopolae im-
penditur, licebit medicinae studiosis huic quoque discendi occasioni immini-
nere et modestos agere conventus hujus et examinis testes ac spectatores."

Ende des 18. Jahrhunderts schließlich setzte mit dem Aufschwung
der naturwissenschaftlichen Erkenntnis das Bedürfnis nach einer
systematischen Ausbildung der Apotheker so stark ein, daß zunächst
von Privatpersonen Bildungsmöglichkeiten geschaffen wurden, denen
die Behörden bald durch amtliche Regelung ein festes Gerüst gaben.
Bereits der Apotheker J. Chr. W i e g l e b in Langensalza hatte etwa
um 1780 eine Art pharmazeutisch-chemisches Lehrinstitut gegründet,
das jedoch, ebenso wie eine von H e r m b s t ä d t - Berlin eingerichtete, 1797 wieder eingegangene Anstalt gleicher Art,[2] mehr den
Charakter einer allgemeinen chemischen Unterrichtsanstalt trug und
die bestimmte Zielrichtung der Ausbildung tüchtiger, in allen Zweigen
ihres Berufes wissenschaftlich unterrichteter Apotheker vermissen ließ.
Ein solches Institut schuf erstmalig und mit größtem Erfolge im Jahre
1795 Johannes Bartholomäus T r o m m s d o r f f, Apotheker und Professor an der Universität Erfurt. Einen Beweis für das Ansehen,
dessen sich die T r o m m s d o r f f sche Anstalt zu erfreuen hatte,
liefert die Tatsache, daß eine Verfügung der preußischen Regierung

---

[1] Das Apothekenwesen im ehemaligen Königreich Hannover, Apoth.-
Ztg. 1931 Nr. 38—42.
[2] T s c h i r c h, Vorträge und Reden, Gebr. Borntraeger, Leipzig,
Seite 416.

vom 24. Juli 1823 allen denjenigen Apothekern, die einen vollständigen Kursus bei T r o m m s d o r f f durchgemacht hatten, 1 bis 2 Jahre Nachlaß von der Servierzeit zubilligte und somit die dort gewonnene Ausbildung der „in Berlin oder auf Universitäten" genossenen, die laut § 20 Titel I der Apothekerordnung vom Jahre 1801 ein Anrecht auf dieselbe Vergünstigung gab, gleichstellte. Nachfahren dieser privaten Unterrichtsinstitute waren die sogenannten „Pharmazieschulen" zur Vorbereitung für die Assistentenprüfung, das sogenannte „Vorexamen". Als erste derartige Anstalt nennt S c h e l e n z die 1847 gegründete „Unterrichtsschule für angehende Pharmazeuten" des Apothekers S c h w e r t f e g e r in Grünstadt. Die Mehrzahl dieser Pharmazieschulen befand sich in Thüringen. Der Grund dafür liegt vor allem darin, daß in Thüringen bis in die neueste Zeit hinein irgendeine Beschränkung der Zahl der in einer Apotheke einzustellenden Praktikanten nicht bestand.

Dem T r o m m s d o r f f schen Institut folgten zahlreiche andere, von denen neben der hervorragenden, im Jahre 1823 gegründeten Hamburger „Pharmazeutischen Lehranstalt des Gesundheitsrats" nur diejenigen erwähnt seien, die einer Universität an- bzw. eingegliedert waren. Hier sind zu nennen die 1808 von Joh. Andr. B u c h n e r an der früheren Universität Landshut, und die von M a r t i u s über ein Jahrzehnt später an der Universität Erlangen eingerichteten pharmazeutischen Institute, die 1825 von G ö b e l gegründete und 1828 von W a c k e n r o d e r übernommene und fortgeführte Anstalt in Jena und das durch den aus der Pharmazie hervorgegangenen Mediziner S c h w e i g g e r - S e i d e l 1829 an der Universität Halle geschaffene pharmazeutische Institut. Näheres hierüber berichtet T s c h i r c h in einer Rede „Die Entwicklungsgeschichte der pharmazeutischen Universitätsinstitute", abgedruckt in der bei Gebr. Borntraeger, Leipzig, herausgegebenen Sammlung seiner „Vorträge und Reden". Daneben bestanden ausgezeichnete akademische Bildungsmöglichkeiten für Pharmazeuten an den Universitäten Heidelberg, wo seit dem Jahre 805 der Apotheker M a y als „Prof. extraordinarius chemiae pharmaceuticae" und vom Jahre 1824 ab der vortreffliche G e i g e r in gleicher Funktion wirkten, in Münster in Westfalen, wo von 1809 bis zu der 1818 erfolgten Auflösung der alten Universität der Besitzer der Löwenapotheke, Dr. Ferdinand H e r o l d, als Lehrer der Pharmazie tätig war,[1] vor allem aber in Königsberg i. Pr. bei dem Altmeister Karl Gottfried H a g e n, Apothekenbesitzer und ordentlicher Professor an der medizinischen Fakultät, Verfasser des berühmten, eine neue Epoche in der pharmazeutischen Ausbildung eröffnenden Lehrbuchs der Apothekerkunst, Dozent von 1776—1829.

An der Spitze derjenigen deutschen Länder, in denen im akademischen Unterricht auf die Bedürfnisse des Apothekers Rücksicht

---

[1] K a u f m a n n, Einweihung des Pharmazeutischen Institus der Universität Münster, Apoth.-Ztg. 1934 Nr. 62.

genommen wurde, steht Bayern. An der Ingolstädter, später nach
Landshut und schließlich nach München verlegten Universität lehrte
bereits im Jahre 1760 der 1773 zum a. o. Professor, 1776 zum
Ordinarius für Chemie innerhalb der medizinischen Fakultät ernannte
Ingolstädter Stadtapotheker G. L. R o u s s e a u auf Grund eines
Kurfürstlichen Lehrauftrags, den man nach B. B l e y e r[1] „wohl als
einen der ersten amtlichen Lehraufträge für die pharmazeutisch-
akademische Lehre und für chemische Übungen auf deutschem Gebiete rechnen kann". Seit 1822 hatte Landshut und nach der im
Jahre 1826 erfolgten Verlegung nach München die Münchner Universität neben der chemischen Professur ununterbrochen eine ordentliche pharmazeutische Professur und eine amtliche Ausbildungsvor-
schrift für Apotheker.[1]

Die bayerischen pharmazeutischen Universitätsinstitute verdank-
ten ihre Errichtung und ihre Blüte dem Umstande, daß Bayern als
erstes deutsches Land das Universitätsstudium obligatorisch machte.
Durch Verordnung vom 21. Dezember 1808 wurde von dem Prü-
fungskandidaten der Nachweis verlangt, „daß er in einer größeren
Offizin in der Lehre und im Dienste gestanden, und sich in einem
pharmazeutischen Institute in den naturhistorischen, physikalischen,
chemischen, pharmazeutischen Wissenschaften 2 Jahre hindurch befähigt habe". In Ergänzung dazu bestimmten Verfügungen vom
1. April 1823 und 10. Juni 1824, daß die sich zum Studium mel-
denden Apotheker insgesamt 5 Jahre Praxis, entweder 3 Lehr- und
2 Servierjahre, oder 4 Lehrjahre und 1 Servierjahr nachzuweisen
hatten. Wie B u c h n e r in seinem „Repertorium für die Pharmazie"
16. Band, 1824, mitteilt, studierten in den Jahren 1819 und 1820 in
Landshut je 14, 1821 bereits 22, im Jahre darauf 30 und im Jahre
1823 die bei einer Gesamtziffer von 700 Studierenden recht stattliche
Zahl von 33 Pharmazeuten. Der Studienplan wies folgende Lehrfä-
cher auf: Einführung in die Pharmazie an Hand des B u c h n e r -
schen Lehrbuchs, Pharmakognosie, Anatomie des menschlichen Körpers, Physik, Mineralogie, allgemeine Chemie, medizinische Chemie,
analytische Chemie, Mathematik, Zoologie, Toxikologie, allgemeine
Botanik, medizinische Botanik. Es wird betont, daß auf die analytische Chemie besonderer Wert gelegt wird, chemische Analysen von
Mineralwässern usw. vorgenommen werden, und der Studierende
Gelegenheit habe, „sich in praktischen Arbeiten zu üben und auszu-
bilden". Nach der Verlegung der Universität von Landshut nach
München errichtete B u c h n e r, da ihm zunächst ein Institut seitens
des Staates nicht zur Verfügung gestellt wurde, mit großen Opfern
ein im Jahre 1830 eröffnetes chemisches Privatlaboratorium, das, als
schließlich im Jahre 1840 im neuen Universitätsgebäude ein pharmazeutisches Institut erstanden und ihm übergeben worden war, 1847

---

[1] Aus den Anfängen der pharmazeutischen Lehreinrichtungen, Archiv
der Pharmazie 1934, Heft 3.

von Karl B u c h n e r, dem Sohne des Gelehrten, zu der „Fabrik pharmazeutisch-chemischer Produkte von Karl Buchner in München" ausgebaut wurde.

Für die Gehilfenprüfung bestanden in Württemberg seit 1812, in Bayern seit 1814 Prüfungskommissionen, bestehend aus dem Physikus und zwei Apothekern. Die Badische „Apotheken- und Apotheker-Ordnung" vom 28. Juli 1806,[1]) die sich eng an die Preußische Revidierte Apotheker-Ordnung vom 11. Oktober 1801 anschließt und wie diese eine vierjährige Lehrzeit mit der Möglichkeit eines Nachlasses „bis auf sechs Monate, mehr aber nicht" und eine fünfjährige Gehilfenzeit vorsieht, läßt die Prüfung der Lehrlinge durch einen „benachbarten Physikus und Apotheker" vornehmen. In den anderen deutschen Ländern blieb es bis zu der für das ganze Deutsche Reich geltenden Regelung des Jahres 1875, in Preußen bis zu dem Reglement vom 11. August 1864, vielfach bei der Prüfung durch den Kreisphysikus im oder ohne Beisein des Lehrherrn.

In seinem Rückblick auf das 18. Jahrhundert sagt B e r e n d e s[2]) u. a. folgendes:

„Gern ist zuzugeben, daß im ganzen die Ausbildung des Apothekerwesens in Süddeutschland eine frühere und intensivere war gegenüber dem Norden, daß von Augsburg und Nürnberg, diesen beiden als Urheberinnen deutschen Erwerbsfleißes und deutscher Betriebsamkeit bekannten Städten, die meisten Anregungen ausgingen; dann aber waren es die Herrscher der Mark Brandenburg, die mit echter Hohenzollernenergie und Gründlichkeit auch die Regelung des Medizinalwesens in die Hand nahmen, so daß bis auf den heutigen Tag auch hierin Preußen in gewisser Weise die Führung behalten hat".

III.

Die von dem Großen Kurfürsten unter dem 19. November 1683 erlassene Apothekerordnung für das Herzogtum Preußen bestimmte, daß sich alle Apotheker und Provisoren einer Prüfung vor der medizinischen Fakultät der Universität Königsberg unterziehen mußten, wenn sie in Königsberg ihren Beruf ausüben wollten.

Diese sehr weitgehende Verordnung nach der die Apotheker und ihre Gesellen als „membra facultatis" angesehen wurden, galt für das Herzogtum Preußen bis zum Jahre 1726. Zwei Jahre nach ihrer Bekanntgabe erschien das Churfürstl. Brandenburgische Medizinaledikt Friedrich Wilhelms vom 12. November 1685,[3]) das die

---

[1]) Sammlung der Gesetze, Verordnungen und Verfügungen über das Apothekenwesen und den Materialhandel im Großherzogtum Baden. Herausgegeben von F. A. H a m b u r g e r, Selbstverlag des Verfassers.
[2]) Das Apothekenwesen, S. 191.
[3]) A d l u n g, Die Entwicklung des brandenburgisch-preußischen Apothekenwesens bis zum Erlaß der revidierten Apothekerordnung vom 11. Oktober 1801, Pharm. Ztg. 1929 Nr. 73, 97, 98, 100, 102, 104, Verlag von Julius Springer, Berlin.

Grundlage der späteren brandenburgisch-preußischen Medizinalver-
fassung wurde. Die wichtigste Neuerung war die Schaffung eines
Collegium medicum Electorale in Berlin, dem das gesamte Medizinalwesen, mithin auch die Apotheken unterstanden, und das aus den
wirklichen, in Berlin vorhandenen Räten, den Hof- und Leibmedicis
und den ordinarii der medizinischen Fakultät der Universität Frankfurt a. O. zusammengesetzt war. Es war gestattet, Medici und Physici als „collegae und adjuncti" dieses Collegii heranzuziehen, während
für die Apotheker in ihm eine Vertretung nicht vorgesehen war. Dem
allgemeinen Brauch jener Zeit entsprechend, waren in diesem Edikt
irgendwelche bestimmten Vorschriften für die pharmazeutische Ausbildung nicht aufgestellt worden. § 12 schrieb vor: „Die neu an-
kommenden Apotheker und Provisoren haben sich einem Examen vor
dem Collegium medicum zu unterziehen und ihre Zensur und Approbation zu gewärtigen." Galt dies für Berlin und Frankfurt a. O., so
hatte die Prüfung in der Provinz vor dem durch das Collegium approbierten Physikus zu erfolgen. Verließen die Provisores, Gesellen oder
Jungen ihre Stelle, so hatte das Collegium medicum bzw. der Physikus
ein Zeugnis auszustellen. Die Medizinalordnung des Sohnes des
Großen Kurfürsten, des nachmaligen Königs Friedrich I. in Preußen,
vom 30. August 1693 brachte in bezug auf die Ausbildung der Apotheker keine Neuerungen. Sie bestimmte zusätzlich nur, daß die Apotheker und Provisores bei ihrer Meldung dem Collegium medicum
bzw. dem Physikus Führungsatteste und Zeugnisse über ihre bisherige
pharmazeutische Tätigkeit vorzulegen hatten. Von den „Lehrjungen"
wurde verlangt, daß sie „von ehrlicher Ankunfft (Geburt), gutem
Gerüchte (Geruchssinn) und lehrsamen Kopfe und dabei der lateinischen Sprache, soviel ihnen bei ihrer Handthierung nöthig, kundig
seyn". Die Lehrzeit, deren Dauer nicht vorgeschrieben war, die aber
damals üblicherweise etwa 5 Jahre währte, wurde durch eine Prüfung vor dem Collegio medico (in Berlin und Frankfurt a. O.) bzw.
dem Physikus abgeschlossen und durch „die Lossprechung" und
durch ein Zeugnis bestätigt.

Infolge des wachsenden Geschäftsbetriebes des 1685 gegründeten Collegium medicum dezentralisierte die Regierung durch Königliche Order vom 4. Dezember 1724 die Medizinalverwaltung und
bestimmte, „daß in der Provinz ein Collegium medicum bestellet werden solle, welches aus einem Kriegs- und Domänenrat, welcher das
Directorium darinnen haben soll, wie auch aus zweyen Medicis,
zweyen Chirurgis und z w e y e n A p o t h e k e r n, so vom Collegio
Medico Regio zu Berlin dazu choisiret und approbiret worden",
bestehen solle. Diesen Provinzialkollegien, denen nunmehr auch
Apotheker angehörten, lag jetzt auch die Pflicht ob, die in ihrem
Bezirk ansässigen bzw. zuziehenden Apotheker, freilich nur „mit
Consens und Approbation des obbemeldeten Collegii Medici zu Ber-
lin" zu examinieren. Dieses Collegium medicum zu Berlin, das durch
Patent vom 17. Dezember 1725 die Bezeichnung Ober-Collegium

medicum erhielt, wurde immer mehr zu einer wissenschaftlichen Behörde. Ein im Jahre 1713 errichtetes Theatrum anatomicum, das 1724 zu einem der Ausbildung der künftigen Armee-Wundärzte dienenden „Collegium medico-chirurgicum" erweitert wurde, diente später auch der pharmazeutischen Ausbildung.

Am 27. September 1725 erließ der König Friedrich Wilhelm I. das „Allgemeine und neugeschärffte Medizinal-Edict und Verordnung", das in Bestätigung der bereits erwähnten Verordnung vom 4. Dezember 1724 den neugeschaffenen provinziellen Collegiis medicis „je zwei erfahrene Apotheker als Assessores" zuteilte und als wesentliche Neuerung auch in das Ober-Collegium medicum zu Berlin einen Apotheker als Mitglied berief, eine Stelle, die als erster der bekannte Hofapotheker und Professor der Chemie an dem bereits erwähnten Collegium medico-chirurgicum Caspar N e u m a n n bekleidete.

Außerdem wurde in dem Edikt vom 27. September 1725 bestimmt, daß die Apotheker nur dann sich der Prüfung zur Erlangung der Approbation unterziehen durften, wenn sie vordem beim Collegium medicum zu Berlin einen „Processus Pharmaceutico-Chimicus" mitgemacht und beim Collegium medico-chirurgicum besondere „Lectiones" gehört hatten. D u r c h   d i e s e   M a ß n a h m e n   d e s   K ö - n i g s   w u r d e   d e r   b r a n d e n b u r g i s c h - p r e u ß i s c h e   A p o - t h e k e r s t a n d   a u s   e i n e m   h a n d w e r k m ä ß i g e n   G e w e r b e   z u   e i n e m   w i s s e n s c h a f t l i c h   v o r g e b i l d e t e n   B e r u f e   e m p o r g e h o b e n. Gemeinsam mit N e u m a n n waren als Professoren und pharmazeutische Lehrer am Collegium medico-chirurgicum noch tätig der Botaniker Dr. M. M. L u d o l f f und der Chemiker Dr. Joh. H. P o t t, der später sein Nachfolger wurde. Letzterer hatte nach dem oben erwähnten Reglement („Reglement, wie es bei den Collegio medico-chirurgico angeordneten Praelectionibus zu halten ist") die Chymiam rationalem Pharmaceuticam zu lehren, wozu die Beschreibung und Ausarbeitung der chemisch-pharmazeutischen Medikamente und die „Chymisch-Physikalischen Ursachen und Fundamente derer Arbeiten" gehörten. Apotheker, die s i e b e n   J a h r e   a l s   G e s e l l e n   s e r v i e r t   h a t t e n, konnten bei diesen Professoren hören und wenn sie an den vorgeschriebenen Lektionen und dem Processus Pharmaceutico-chymicus teilgenommen hatten, sich dem Examen unterziehen. Nähere Examenvorschriften bestanden damals noch nicht.

Hier ist zum ersten Male eine bestimmte Gehilfenzeit vorgeschrieben. Die erwähnte Forderung einer wissenschaftlich-akademischen Ausbildung vor Erlangung der Approbation galt jedoch lediglich für die „kursierten" Apotheker I. Klasse, die durch diesen Studiengang — „Kursus" — und die sich anschließende Prüfung und Approbation durch das Ober-Medizinalkollegium das Recht zur Niederlassung in den größeren Städten des Königreichs erwarben. Alle anderen, „nicht kursierten" Apotheker konnten sich ohne besonderen Studiengang

von den Provinzial-Collegiis medicis examinieren lassen, waren dann
freilich für ihre Niederlassung auf die kleineren Städte angewiesen.
Nach einem Erlaß vom 22. April 1727 waren sie von 20, nach der
Rev. Apothekerordnung vom 11. Oktober 1801 von 35 größeren
Städten ausgeschlossen. Diese Zweiteilung des Apothekerstandes in
Apotheker I. und II. Klasse wurde erst durch Königliche Order vom
26. November bzw. durch ministerielle Circular-Verfügung vom
15. Dezember 1853 mit Wirkung ab 1. Januar 1854 beseitigt. Ein
„Reglement, wie es künftig mit der Prüfung der angehenden Ärzte,
Wundärzte und Apotheker gehalten werden soll" vom 1. Februar
1798 regelte das Examen der Apotheker I. Klasse. Sie hatten zwei
Aufgaben aus der materia medica theoretisch und praktisch, letzteres
in der Hofapotheke in Berlin unter Aufsicht des Professors für Chemie
und Pharmazie zu lösen, ein Präparat ex tempore herzustellen und
eine mündliche, sich auf Botanik und Chemie erstreckende Prüfung
abzulegen.

IV.

Einen wesentlichen Fortschritt in der pharmazeutischen Ausbildung brachte die bereits erwähnte, zum Teil heute noch in Geltung
befindliche Revidierte Apothekerordnung vom 11. Oktober 1801. In
ihr wird zum ersten Male die Länge der Lehrzeit festgelegt, die „nie
unter 4 Jahre betragen soll", bei Möglichkeit eines Nachlasses von
„etwa 6 Monaten", und „durch eine von dem Physikus des Ortes im
Beisein des Lehrherrn zu veranstaltende Prüfung", insbesondere auf
„praktische Kenntnisse der Pharmazie und eine hinlängliche Fertigkeit
in kunstmäßigen Arbeiten", abgeschlossen wird. Als Mindestalter
für den Eintritt in die pharmazeutische Lehre wird das 14. Lebensjahr festgelegt. Eine Prüfung des Anwärters der Pharmazie auf seine
Lateinkenntnisse und seine Handschrift durch den Ortsphysikus wird
vorgesehen und zur Vermeidung ungehöriger Ausnutzung der Lehrlinge die inhaltlich auch in die späteren preußischen Betriebsordnungen
übernommene Vorschrift erlassen, „daß die Apotheker nur soviel
Discipel halten dürfen, als sie ausgelernte Gehilfen haben". An die
Stelle der noch im Medizinaledikt des Jahres 1725 gebrauchten Bezeichnungen „Lehrjunge" und „Geselle" sind die Bennenungen „Lehrling" und „Gehilfe" getreten. Die „Servierzeit", bisher „Gesellen-
jahre", eines Gehilfen wird von bisher 7 auf 5 Jahre herabgesetzt.

„Sollte aber derselbe in Berlin oder auf Akademien Gelegenheit
gehabt haben, Vorlesungen in der Chemie, Pharmazie, Botanik usw.
zu hören und er darüber gute Zeugnisse der Lehrer beibringen, auch
bei der Prüfung zum Apotheker die nötige Geschicklichkeit beweisen,
so soll unser Ober-Collegium Medicum Sanitatis befugt sein, ihm ein,
höchstens zwei Jahre zu erlassen."

Zum „Provisor", d. h. Verwalter, kann niemand angenommen
werden, der nicht die Lehr- und wenigstens drei Servierjahre „über-
standen und bei dem Collegio Medico et Sanitatis der Provinz die

geordnete Prüfung ausgehalten hat". Für die Apothekeninhaber bleibt es bei der Prüfung vor dem Ober-Collegio Medico nach Maßgabe des Reglements vom 1. Februar 1798 bzw. vor dem Collegio Medico der Provinz, vielfach auch nur vor einer aus dem Kreisphysikus und einem Apotheker bestehenden Kommission, gemäß der bisherigen Übung.

Ein unter dem 1. Dezember 1825 ergangenes „Reglement für die Staatsprüfungen der Medicinalpersonen",[1] dem eine Verfügung vom 7. Februar 1825 über die Notwendigkeit eines z w e i s e m e s t r i - g e n , a u s s c h l i e ß l i c h   d e m   U n i v e r s i t ä t s - S t u d i o gewidmeten und durch fleißigen Besuch der Vorlesungen über „Pharmazie, Pharmakologie, Chemie, Botanik und Physik" ausgezeichneten a k a - d e m i s c h e n   L e h r g a n g s als Voraussetzung für den Erlaß von 1—2 Jahren der Servierzeit vorangegangen war,[2] wiederholt diese Anordnung und gibt zugleich Anweisungen für die Vornahme der Prüfungen. Der Kandidat für die Staatsprüfung I. Klasse vor dem Berliner Ober Medicinal Collegium hatte mehrere Stellen aus der preußischen Pharmakopoe mündlich zu übersetzen und zu erläutern, ·eine botanische oder chemisch-pharmazeutische Aufgabe sowie eine Aufgabe zu einem gerichtlich-chemischen Bericht in Klausur schriftlich zu lösen, zwei „Themata pharmaceutica besonders aus der analytischen Chemie" zu bearbeiten, zwei chemisch-pharmazeutische Präparate anzufertigen, ein natürliches Gemisch oder eine künstliche Mischung „chemisch zu zergliedern", eine gerichtlich-chemische Aufgabe zu lösen bzw. eine toxikologische Analyse vorzunehmen, „einige schwer zu bereitende Arzneiformeln ex tempore zu bereiten", einige frische oder getrocknete offizinelle Pflanzen vollständig zu demonstrieren, aus einer Reihe von Roharzneien wenigstens 10 nach Abstammung, Verfäischung und pharmazeutischer Anwendung zu erläutern, bei mehreren chemischen Präparaten Bestandteile, Berechnungsmethoden, Verfälschungen, Prüfung, Aufbewahrung usw. anzugeben und endlich in einem mündlichen Schlußexamen sich über „höhere chemische, physikalische und naturhistorische Kenntnisse" sowie über Gesetzeskunde und Kenntnisse der Gifte und deren Ermittelung auszuweisen. Ein recht umfangreiches Prüfungsprogramm, das in seinen Grundzügen bis zum Inkrafttreten der Prüfungsordnung vom 8. Dezember 1934 bei der pharmazeutischen Staatsprüfung zur Anwendung gelangte. Die Prüfung der Apotheker II. Klasse, die das „Reglement" vom 1. Dezember 1825 in den §§ 60 bis 62 regelt, war wesentlich einfacher. Hier waren zwei Aufgaben, besonders bezogen auf „Gegenstände der practischen Pharmacie" schriftlich zu lösen, je zwei „Arzneizubereitungen, welche eine besondere Kunstfertigkeit

---

[1] H o r n , Das Preußische Medizinalwesen, Verlag von A. Hirschwald, Berlin.
[2] Z i u r e k , Sammlung der Gesetze und Verordnungen, welche im Preußischen Staate für den Verkehr mit Arzneimitteln und Giften in Geltung begriffen sind, Deckers Verlag, Berlin.

erfordern", und „Präparate" anzufertigen, sowie schließlich 2 Untersuchungen „absichtlich verunreinigter oder vergifteter Substanzen unter schriftlicher Angabe der beobachteten Methode sowie der Ergebnisse der Untersuchung" auszuführen. In der mündlichen Schlußprüfung wurde die Übersetzung einer Stelle aus der Pharmacopoea borussica und ein Examen „vorzüglich über alle Gegenstände des praktischen Wissens des Apothekers" gefordert, als dessen Hauptgegenstände „Waarenkunde, Toxicologie, pharmazeutische Chemie, Botanik und Gesetzeskunde" bezeichnet wurden.

Ein Erlaß vom 22. März 1829 verkündet die Unterstellung des pharmazeutischen Studiums an der Universität Berlin unter eine besondere Direktion, und eine „Instruktion für das pharmazeutische Studium auf der Universität zu Berlin"[1]) gibt die näheren, später durch Erlaß vom 9. Dezember 1857 mehrfach veränderten Anweisungen über die „Inskription" der studierenden Pharmazeuten — eine Immatrikulation kam wegen der fehlenden Maturität nicht in Betracht — und den Lehrplan bekannt. Durch Erlaß vom 6. März 1837 wird die Anwendung dieser Instruktion auch für die Universität Königsberg i. Pr. genehmigt, soweit „die erlassenen Gesetze vom 22. März 1829 auf die in mancher Beziehung abweichenden dortigen Verhältnisse anwendbar sind". Für Breslau wird „die Errichtung einer delegierten Examens-Commission für Pharmazeuten" durch Reskript vom 22. September 1854 beschlossen. Ein Erlaß des Ministeriums vom 24. April 1849 betr. „das pharmazeutische Studium auf Universitäten ohne Direction für dasselbe" beseitigte die hier vorliegende Schwierigkeit, daß an diesen Hochschulen eine Immatrikulation ohne Reifezeugnis nur mit jedesmaliger ministerieller Erlaubnis möglich war, und somit die dort studierenden, aber nicht immatrikulierten Pharmazeuten kein Abgangszeugnis erhalten konnten, dadurch, daß diese Kandidaten bei ihrer Meldung zur Prüfung nur den Anmeldebogen und ein polizeiliches Führungszeugnis beizubringen brauchten. Erst nach der durch Verfügung vom 4. August 1873 erfolgten Aufhebung der Studiendirektionen wurde der Pharmazeut in Preußen vollberechtigter Student. Freilich erhielt er als Immaturer an manchen Hochschulen nur die kleine Matrikel. Erwähnenswert ist noch, daß laut Verfügung vom 27. November 1858 bzw. vom 9. Juli 1861 die Zulassung von Apothekerlehrlingen und Gehilfen zum Besuche von Universitätsvorlesungen untersagt wird aus der grundsätzlichen Anschauung heraus, „daß die ganze Ausbildung der Pharmazeuten während der Lehr- und Servierjahre eine vorzugsweise praktische und propädeutische bleiben muß". Außerdem wird die Gefahr einer „Überhebung" der auf diese Weise doch nur „halbgebildeten" jungen Leute befürchtet.

Durch Verfügung vom 11. August 1864, für die seit 1866 preußischen Landesteile durch die Gesetze vom 20. September und 24. De-

---

[1]) Z i u r e k , Sammlung der Gesetze und Verordnungen, welche im Preußischen Staate für den Verkehr mit Arzneimitteln und Giften in Geltung begriffen sind, Deckers Verlag, Berlin.

zember 1866, und für die Staaten des damaligen norddeutschen Bundes durch Bekanntmachung vom 25. September 1869 wurde ein neues Reglement eingeführt, das als Vorbildung für den Eintritt in den Apothekerberuf die Gymnasialsekundareife — durch Verfügung vom 28. Dezember 1870 erhöht auf Qualifikation zum einjährig-freiwilligen Militärdienst gleich Reife für Obersekunda eines Gymnasiums oder Realgymnasiums — und eine dreijährige Lehrzeit vorschrieb, von der Abiturienten ein halbes Jahr erlassen werden konnte. Der Lehrzeit folgten eine dreijährige „Servierzeit" und ein dreisemestriges Studium, das freilich insofern nur fakultativ war und mithin nach Aufhebung der Einrichtung der Apotheker II. Klasse mit Wirkung ab 1. Januar 1854 einen Rückschritt bedeutete, als es durch überzählige Servierjahre ersetzt werden konnte. Für jedes die vorgeschriebenen drei Servierjahre übersteigende Jahr konnte ein Semester Studium erlassen werden. Diese Bestimmung kam durch die für das gesamte deutsche Reichsgebiet geltende Prüfungsordnung vom 5. März 1875 in Wegfall. Als wesentliche Neuerung brachte diese Prüfungsordnung die zweijährige Lehrzeit für Abiturienten. An jeder Universität sowie den technischen Hochschulen Braunschweig, Stuttgart, Karlsruhe wurden pharmazeutische Prüfungs-Kommissionen, bestehend aus je einem Lehrer der Chemie, Botanik, Physik und zwei Apothekern resp. einem Apotheker und einem Lehrer der Pharmazie (pharmazeutische Chemie) gebildet. Seit 1884 besteht auch in Darmstadt eine solche Kommission, während von den neuen Universitäten Frankfurt a. M., Hamburg und Köln nur die beiden ersteren pharmazeutische Prüfungskommissionen aufweisen. Durch Bekanntmachung vom 13. November 1875 wurde, nachdem die oben erwähnte Verfügung vom 11. August 1864 die Ablegung der Gehilfenprüfung vor dem Physikus, dem Lehrherrn und einem Apotheker angeordnet hatte, die auch heute noch geltende Regelung der Prüfung durch eine Kommission, bestehend aus einem höheren Medizinalbeamten und zwei Apothekern, am Sitze der Regierung geschaffen. Durch Bekanntmachung des Reichskanzlers vom 24. April 1898 wurde die Zulassung der Frauen zur Pharmazie (gleichzeitig auch zur Medizin und Zahnheilkunde) verfügt.

Am 18. Mai 1904 wurde eine neue Prüfungsordnung verkündet.[1] Ihre wesentlichsten Neuerungen bestanden in der Primareife als Vorbedingung für den Eintritt in den Apothekerberuf, der Erweiterung des Studiums von drei auf vier Semester, wobei bei der Zulassung zur Prüfung der Nachweis der Teilnahme „an analytisch-chemischen und pharmazeutisch-chemischen Übungen" für mindestens je zwei Halbjahre und an „Übungen in der mikroskopischen Untersuchung von Drogen und Pflanzenpulvern" für mindestens ein Halbjahr, sowie der Kenntnis der „üblichen Sterilisationsverfahren" verlangt wurde und schließlich in der Verlegung von zwei Jahren der dreijährigen Gehilfenzeit als sogenannter „Kandidaten"-Zeit hinter das Studium,

---

[1] U r b a n , Apothekengesetze, Verlag von Julius Springer, Berlin.

zwischen Staatsexamen und Approbation. Mit Wirkung ab 1. Januar 1921 ist durch Bekanntmachung vom 24. Juli 1920 das Maturum als Vorbedingung für den Eintritt in den Apothekerberuf eingeführt worden. Die bisherigen Bezeichnungen „Lehrling" und „Gehilfe" wurden durch Verordnung vom 10. Dezember 1921 durch „Praktikant" und „Assistent" ersetzt.

Ende 1934 ist schließlich die längsterwartete grundsätzliche Änderung der pharmazeutischen Ausbildung, die am 1. April 1935 in Kraft getretene Prüfungsordnung für Apotheker vom 8. Dezember 1934, amtlich bekanntgegeben worden. In ihr ist die sich an das Abitur anschließende zweijährige, mit einem Examen (Vorprüfung) endende Praktikantenzeit beibehalten worden. Die Betätigung als „Vorexaminierter" fällt, von Ausnahmefällen mit besonderer Genehmigung abgesehen, fort. Das auf 6 Semester verlängerte Studium schließt sich unmittelbar an die Vorprüfung an. Bei der Meldung zur Hauptprüfung (pharmazeutische Prüfung) sind außer „chemischen, botanischen, physikalischen, pharmazeutisch-chemischen und pharmakognostischen Vorlesungen" nachzuweisen:

Zwei Halbjahre (wie bisher) analytisch-chemisches Praktikum und anschließend vier (bisher zwei) Halbjahre pharmazeutisch-chemisches und zwar jetzt unter besonderer Berücksichtigung von galenisch-pharmazeutischen Übungen. Ein Halbjahr botanisches Praktikum und anschließend drei Halbjahre pharmakognostisches Praktikum (bisher: „mindestens ein Halbjahr" für botanisches und zugleich pharmakognostisches Praktikum). Ein Halbjahr physikalisches „oder physikalisch-chemisches" Praktikum. Eine mit Übungen verbundene Vorlesung über physiologisch-chemische Untersuchungen. Eine mit Übungen verbundene Vorlesung über die Grundzüge der Bakteriologie und Hygiene sowie über Sterilisationsverfahren. Eine Vorlesung über Apotheken- und Arzneimittelgesetzgebung. Eine mit Übungen verbundene Vorlesung über Homöopathie für Pharmazeuten. Ein erfolgreich absolvierter Kursus über Buchführung, Steuerkunde und Privatwirtschaftslehre.

Daneben verlangt die neue Prüfungsordnung, daß „der Prüfling auch die geschichtlichen Zusammenhänge der einzelnen Prüfungsgegenstände und die Geschichte der Pharmazie in ihren Grundzügen kennen soll".

Die bisher zweijährige „Kandidaten"-Zeit nach der pharmazeutischen Prüfung ist auf ein Jahr beschränkt worden.

Von grundsätzlicher Bedeutung für den Geist, in dem die neue Ausbildung des deutschen Apothekers durchgeführt werden soll, ist die Beschränkung des Rechts zur Praktikantenausbildung, das bisher jedem Apothekenleiter zustand, auf eine begrenzte Zahl — z. Zt. 350 — vom Reichsminister des Innern ermächtigter Apotheken. Durch diese Maßnahme wird die Gewähr dafür geschaffen, daß die erste Ausbildung des jungen Pharmazeuten durch Männer geleitet wird, die dieser Aufgabe persönlich und sachlich gewachsen sind, das heißt die erforderlichen Charaktereigenschaften und praktisch-wissenschaftlichen Kenntnisse und Erfahrungen besitzen und in ihren Apotheken über entsprechend ausgestattete und auch wirklich benützte Laboratorien verfügen. Zugleich wird durch diese Beschränkung der Lehrapotheken die Möglichkeit geschaffen, die Zahl der Anwärter dem Bedürfnis anzupassen und einer Berufsüberfüllung für die Zukunft vorzubeugen. Auf der gleichen Höhe sozialpolitischer Einsicht steht die Verpflichtung des Kandidaten der Pharmazie „mindestens 6 Monate”, also die Hälfte der Kandidatenzeit, nur gegen Gewährung freier Wohnung und Verpflegung, mithin ohne Barentgelt, in einem Orte mit nur einer Apotheke bei einem ohne pharmazeutische Hilfskraft arbeitenden Apothekenleiter tätig zu sein. Auch hier erfolgt die Bestimmung der in Betracht kommenden Apotheken vom Reichsminister des Innern auf Grund der Vorschläge der Standesvertretung gemäß der persönlichen und sachlichen Eignung von Apothekenleiter und Apotheke.

Beim Vorexamen wie bei der Hauptprüfung ist der Nachweis der arischen Abstammung zu erbringen. Nichtarier müssen bereits vor Beginn der Praktikantenzeit beim Reichsminister des Innern um die Genehmigung zum Eintritt in den Beruf nachsuchen und dürfen nur dann eingestellt werden, wenn dieses Gesuch genehmigt worden ist.

V.

Es kann an dieser Stelle der Entwicklung des pharmazeutischen Studiums an den einzelnen preußischen bzw. deutschen Universitäten nicht näher nachgegangen werden. Einiges hierüber findet sich in dem bereits erwähnten Vortrag von T s c h i r c h „Die Entwicklung der Pharmazeutischen Universitätsinstitute”. Anderes ist in Einzelmonographien niedergelegt, von denen das Buch von H. T h o m s „Das Pharmazeutische Institut der Universität Berlin”[1]) und der in der Pharm. Ztg. 1927 Nr. 86 abgedruckte Artikel „Zum fünfundzwanzigjährigen Bestehen des Pharmazeutischen Instituts der Universität Berlin unter Leitung von H. Thoms” aus der Feder von Th. S a b a l i t s c h k a, die Arbeiten von H. M a t t h e s „150 Jahre pharmazeutische Chemie an der Universität Königsberg” in der Pharm. Ztg. 1928 Nr. 69, von O. K e l l e r „100 Jahre wissenschaftliche Pharmazie in Jena” in der Pharm. Ztg. 1929 Nr. 36 und die bereits erwähnte Arbeit von B. B l e y e r im Archiv der Pharmazie 1934 Heft 3 hervorgehoben seien. Einen Anhalt gewähren auch die von A d l u n g, D a n n und G e l d e r unter dem Titel „Hervorragende deutsche Apotheker des 19. Jahrhunderts” in der Apoth.-Ztg. veröffentlichten biographischen Skizzen pharmazeutischer Hochschullehrer.

Festgestellt werden muß jedoch, daß der praktische chemische Unterricht an den deutschen Hochschulen und zwar nicht etwa nur innerhalb der pharmazeutisch-chemischen Interessenzone, sondern

---

[1]) Verlag von Gebr. Borntraeger, Berlin.

auf dem Gesamtgebiete der Chemie im wesentlichen Angehörigen der Pharmazie seine Entstehung und erste grundlegende Entwicklung verdankte. Der noch vor wenigen Jahren als unerschütterlich geltende Ruhm des großen, nach nur zehnmonatlicher Tätigkeit als Apothekerlehrling in Heppenheim aus der praktischen Pharmazie ausgeschiedenen Justus v. Liebig, der Begründer des praktischen chemischen Hochschulunterrichts in Deutschland gewesen zu sein, erfährt durch diese Feststellung nur eine Verschiebung, keine Beeinträchtigung. Georg L o c k e m a n n bringt das in einer Studie „Der chemische Unterricht an den deutschen Universitäten im ersten Viertel des 19. Jahrhunderts"[1]) sehr schön zum Ausdruck. Er sagt nach Aufweisung der Tatsache, daß bereits vor L i e b i g besonders der ehemalige Apotheker D ö b e r e i n e r (1780—1849) in Jena und der Mediziner S t r o m e y e r in Göttingen (1776—1835) an den Stätten ihrer Lehrtätigkeit einen praktischen, auf Experiment und systematische Laboratoriumsarbeit gestützten Chemie-Unterricht ein- und durchgeführt hatten, u. a. folgendes:

„Wenn also L i e b i g nicht, wie er selbst glaubte, den Laboratoriumsunterricht als erster in Deutschland begonnen hat, so war er doch derjenige, der durch seine eigene flammende Begeisterung Schüler aus aller Welt anlockte und die erste chemische Schule in Deutschland gründete."

Dies, die Tatsache, daß L i e b i g jene besondere Wirkungs- und Anziehungskraft der werbenden Persönlichkeit besaß, die ihn nicht nur eine einzelne, die Gießener Schule gründen, sondern zugleich ganz allgemein „Schule", die erste große chemische Schule in Deutschland „machen" ließ, gibt ihm trotz aller Vorgänger den Rang des e i g e n t l i c h e n Begründers des praktischen chemischen Hochschulunterrichts in Deutschland.

Jedenfalls gab es eine Reihe solcher Vorgänger. Der Apotheker Wilhelm August L a m p a d i u s hat, wie Alfred S e i f e r t[2]) feststellt, als Professor an der Bergakademie in Freiburg i. Sa. bereits im Jahre 1794 die Errichtung eines eigenen Laboratoriums für den praktischen Chemieunterricht durchgesetzt und einen praktisch-chemischen Unterricht erteilt, wie ihn Liebig später für notwendig erklärte und seiner Meinung nach erstmalig praktisch einführte.

L o c k e m a n n ist in der oben zitierten Arbeit im wesentlichen der Frage nachgegangen, zu welcher Zeit und von wem an den einzelnen deutschen Universitäten erstmalig besondere chemische Laboratorien eingerichtet wurden. Hierbei nennt er an Dozenten pharmazeutischen Ursprungs außer dem bereits erwähnten D ö b e r e i n e r - Jena den Nachfolger des ehrwürdigen Karl Gottfried H a g e n in Königsberg i. Pr. den Apotheker Friedrich Philipp D u l k , der 1849

---

[1]) Studien zur Geschichte der Chemie, Festgabe für Edmund v. Lippmann, Verlag von Julius Springer, Berlin.
[2]) Alfred S e i f e r t, Wilhelm August Lampadius, ein Vorgänger Liebigs, Verlag Chemie G.m.b.H., Berlin.

ein chemisches Laboratorium im Collegio Albertino in Königsberg
einrichtete. Wenn man jedoch die Frage stellt, von wem überhaupt,
unabhängig von dem Vorhandensein besonderer Universitätslaboratorien, in Deutschland in den Anfangszeiten der im heutigen Sinne
„wissenschaftlichen" Chemie ein praktisch-chemischer Hochschulunterricht erteilt wurde und welche Räume für die praktische Unterweisung zur Verfügung standen, so ergibt sich, daß es fast durchweg berufstätige Apotheker waren, die diesen Unterricht erteilten
und daß die Laboratorien ihrer Apotheken als Demonstrations- und
Arbeitsräume dienten und somit als Vorläufer der späteren chemischen Universitätslaboratorien anzusehen sind. Hier sind zu nennen,
der bereits erwähnte Professor an der Ingolstädter, später nach
Landshut und schließlich nach München verlegten Universität, G. L.
R o u s s e a u , von dem R. B l e y e r[1]) nicht nur mitteilt, daß er in
seinem Apothekenlaboratorium lehrte und — im Jahre 1760! — in
deutscher Sprache vortrug, sondern zugleich folgendes angibt:

„Er wandte für seine Zeit ganz neue Lehrmethoden an, stellte das
Experiment in den Vordergrund des Unterrichts und erregte damals den
heftigen Widerspruch der Professoren; er konnte sich aber durchsetzen..."

Das 1815 fertiggestellte Laboratorium der Akademie der Wissenschaften in München ist nach der gleichen Quelle von dem Apotheker F. A. G e h l e n eingerichtet worden. Es ist, wie B l e y e r berichtet „der Grundstock des chemischen Laboratoriums des Staates,
des berühmten Laboratoriums" geworden, an dem später u. a. auch
Liebig wirkte. Ein besonderes pharmazeutisches Laboratorium erhielt
die Münchener Universität im Jahre 1840.

Eine über das deutsche Sprachgebiet weit hinausgehende Berühmtheit hatte der mit praktischen Übungen verknüpfte Chemieunterricht erlangt, den der Apotheker und Professor an der Universität der zwar damals wie heute staatspolitisch zu Frankreich, dem
Kulturbezirk nach aber zu Deutschland gehörenden Stadt Straßburg
Jakob Reinhold S p i e l m a n n (1722—1783) in dem Laboratorium
seiner Hirschapotheke erteilte. Bei dem Vorschlag der Königsberger
medizinischen Fakultät, Karl Gottfried H a g e n (1749—1829) mit der
Professur zu betrauen (1776) wird ausdrücklich hervorgehoben, daß
er „ein wohl eingerichtetes Laboratorium chymicum" besitzt. Laboratorien seiner Apotheke, der Universitätsapotheke in Heidelberg, hatte
auch der Apotheker Wilhelm M a y (Dozent von 1789—1812) für
seinen Unterricht an der Universität verwendet. Sein berühmter
Nachfolger in Apothekenbesitz und Lehramt Philipp Lorenz G e i g e r
(1785—1836) hat die Apotheke 1821 verkauft und seine praktischen
Übungen seither in einem von ihm eingerichteten Privatlaboratorium
betrieben.

Wie L o c k e m a n n in seiner bereits mehrfach zitierten Arbeit
angibt, ist in Bonn ein chemisches Unterrichts-Laboratorium erst im

---

[1]) Aus den Anfängen der pharmazeutischen Lehreinrichtungen an den
deutschen Universitäten, Archiv der Pharmazie 1934, Heft 3.

Jahre 1864 gebaut worden. Das war das gleiche Jahr, in dem sich
der große Pharmazeut Carl Friedrich M o h r (1806—1879) im Alter
von 59 Jahren in seiner Vaterstadt Bonn habilitierte. In einem an
Liebig gerichteten Briefe[1]) schreibt Mohr darüber u. a.: „Das Collo-
quium fand statt, ich habe nie eine lächerlichere Geschichte erlebt,
die Herren hatten einen furchtbaren Respekt vor mir und gar nicht
den Mut anzubeißen". Das änderte nichts an der Tatsache, daß dieser
ausgezeichnete Lehrer und Erfinder, dem Chemie und Pharmazie eine
Fülle unentbehrlicher Hilfsmittel verdanken und dem der große L i e -
b i g einmal schrieb: „Ich möchte Dich zum Vater gehabt haben",[1])
gleich seinem kongenialen Fachgenossen G e i g e r[2]) über die außerordentliche Professur nicht herausgekommen ist und das ersehnte
Ordinariat nie erlangt hat.

Jedenfalls hatte der deutsche Apothekerstand im 19. Jahrhundert
das Glück, aus seinen Reihen eine große Anzahl von Dozenten her-
anwachsen zu sehen, die seinem Nachwuchs trotz der Mängel des
offiziellen Studienplans eine bis vor dem Weltkriege allenthalben als
vorbildlich anerkannte Ausbildung vermittelten. Die Tatsache, daß
diese Männer ihrerseits den Ausbildungsgang der Pharmazie durch-
laufen hatten und die Bedürfnisse der Praxis aus eigener Erfahrung
kannten, schuf zwischen ihnen und ihren Schülern eine besondere
Verbundenheit, gab die Gewähr für eine Berücksichtigung der praktischen Erfordernisse im Unterricht. So ist es erklärlich, daß der
Apothekerstand die Forderung, daß die Hochschullehrer der pharmazeutischen Chemie aus der Pharmazie stammen müssen, als eine
Selbstverständlichkeit betrachtet. Die Berufung eines Nichtapothekers
auf den pharmazeutischen Lehrstuhl der Universität Tübingen im
Jahre 1921 hatte demzufolge eine außerordentliche Empörung zur
Folge, die zu der Forderung eines „Cavete Tübingen" führte. In zwei
späteren Fällen der Berufung von Nichtapothekern auf Lehrstühle für
pharmazeutische Chemie haben die betreffenden Herren nachträglich
in Apotheken hospitiert, die pharmazeutische Staatsprüfung abgelegt
und somit die Berechtigung der Forderung des Standes durch ihr
Vorgehen praktisch anerkannt und beglaubigt.

Bis zum Jahre 1920 gab es in Deutschland nur einige wenige
selbständige Institute für Pharmazie oder pharmazeutische Chemie.
In den meisten Fällen bildeten die pharmazeutischen Laboratorien
Abteilungen der chemischen Universitätsinstitute und der Lehrer der
Pharmazie stand als a. o. Professor und Abteilungsleiter in einem
mehr oder minder angenehmen Abhängigkeitsverhältnis zu dem
Ordinarius der Chemie, der zugleich Direktor des Instituts war. In
den Jahren 1920/21 wurde auf Grund eines Anfang April 1920 an
die Fakultäten der preußischen Universitäten gerichteten Ministerial-

---

[1]) Briefwechsel Liebigs mit Friedrich Mohr, herausgegeb. von K a h l -
b a u m, Verlag von Joh. Ambros. Barth-Leipzig.
[2]) Philipp Lorenz Geiger von Georg U r d a n g , Pharm. Ztg. 1929
Nr. 73.

erlasses wenigstens in der Rangfrage insofern Wandel geschaffen, als die bisherigen preußischen a. o. Professoren für pharmazeutische Chemie zu Ordinarien bzw. persönlichen Ordinarien ernannt wurden. Eine völlige Unabhängigkeit der pharmazeutischen Hochschullehrer besteht freilich trotzdem nur dort, wo besondere pharmazeutische Institute vorhanden sind. Das ist z. Zt. der Fall in Berlin, Bonn, Braunschweig, Breslau, Frankfurt a. M., Göttingen, Halle a. S., Jena, Kiel, Königsberg i. Pr., Marburg, München, Münster und Würzburg. Eine Rückwärtsrevidierung hat sich in Leipzig ereignet. Hier wandelte B e c k m a n n das Pharmazeutische Institut in ein Institut für angewandte Chemie um, in dem er während der Dauer seines Wirkens in Leipzig der Pharmazie den Primat wahrte. Nach seinem Abgange wurde die Pharmazie in den Hintergrund gedrängt und wird zur Zeit im Extraordinariat verwaltet.

Ein besonderes Schmerzenskind ist in Deutschland die Vertretung der Pharmakognosie. Nur an einer einzigen deutschen Hochschule, in Braunschweig, besteht z. Zt. ein von einem etatmäßigen a. o. Professor verwalteter Lehrstuhl für Pharmakognosie. Der an der jungen Frankfurter Universität errichtete pharmakognostische Lehrstuhl ist nach dem im Jahre 1929 gestorbenen ersten und einzigen Frankfurter Ordinarius für Pharmakognosie und Direktor des pharmakognostischen Instituts, Wilhelm B r a n d t, nicht wieder besetzt worden. Nach den von G i l g getroffenen Feststellungen[1]) wurde im Jahre 1930 an den 25 Hochschulen des Deutschen Reiches die Pharmakognosie in 14 Fällen durch Reinbotaniker, in vier Fällen durch Mediziner (Pharmakologen) und nur in sieben Fällen durch Dozenten vertreten, die aus dem Apothekerstande hervorgegangen sind.

Eine Erwähnung muß noch der Promotion der Apotheker zuteil werden. Promovierten Apothekern begegnen wir bereits sehr früh in der Geschichte der deutschen Pharmazie. Aber es handelt sich in den meisten Fällen um Apotheker, die zugleich Mediziner waren und den medizinischen Doktorgrad erworben hatten oder um Ehrenpromotionen. Hierbei ist auch mehrfach der „Doctor pharmaciae" verliehen worden. So wurde der Erlanger Apothekenbesitzer und Professor der Pharmazie Ernst Wilhelm M a r t i u s von der Universität Bonn zum Dr. med. et pharm. hon. causa promoviert. Die gleichen Würden verlieh dieselbe Universität 1819 dem Professor an der damaligen Universität Landshut Apotheker Joh. Andreas B u c h n e r. Die Universität Marburg machte nach G e l d e r 1821 den Apothekenbesitzer Georg Wilhelm R ü d e in Kassel, nach D a n n am 29. Juli 1827 den Obermedizinalassessor Apothekenbesitzer W i l d in Kassel und den Apothekenbesitzer C a s s e b e e r zu Gelnhausen, nach S c h e l e n z 1836 den Medizinalrat Apothekenbesitzer Gottlieb Friedrich F i e d l e r zu

---

[1]) Pharm. Ztg. 1930 Nr. 57.

Doctores pharmaciae ehrenhalber. Nach Mitteilung von F. B u r k a r t
ist im Jahre 1808 der Apothekenbesitzer H e r o l d unter etwas eigen-
tümlichen Umständen von der Universität Düsseldorf zum Dr. pharm.
promoviert worden[1]) und Burkart zitiert ein Schreiben des damaligen
Dekans der medizinischen Fakultät in Düsseldorf, in dem von der
„neulich" stattgefundenen Promotion eines „Herrn Buchholtz, Apotheker aus Erfurt" zum Dr. pharm. durch die Universität Rinteln die
Rede ist. Woher der „Dr. pharm." des von S c h e l e n z als „Pharmaciae et Med. Dr." bezeichneten Verfassers des 1770 in Lemgo
erschienenen „nucleus totius medicinae quinquepartitus" Arthur Konrad E r n s t i n g stammt, ist nicht bekannt. Die Angabe von P h i -
l i p p e - L u d w i g, daß Rudolf B r a n d e s, der Gründer des Apothekervereins im nördlichen Deutschland, neben seinem in Jena auf
Grund einer chemischen Arbeit rite erworbenen philosophischen und
dem ihm von der Universität Marburg ehrenhalber verliehenen medizinischen Doktorgrad auch noch den Titel eines Dr. pharm. besaß,
findet sich nirgends bestätigt. Jedenfalls wuchs die Zahl der promovierten Apotheker im Laufe des 19. und 20. Jahrhunderts ständig.
Die liberale Praxis vieler Universitäten, in denen die Note I im pharmazeutischen Staatsexamen als Ersatz für das fehlende Abitur anerkannt wurde, ermöglichte vielen immaturen Apothekern die Promotion, und eine ganze Reihe pharmazeutischer Hochschullehrer hat
sich erst nach erlangtem Doktorgrad, mitunter viele Jahre später,
der Maturitätsprüfung unterzogen, um die Hochschullaufbahn ein-
schlagen zu können. Nach der Einführung des Maturums als Vorbedingung für den Eintritt in die Apothekerlaufbahn haben die Promotionen
der Apotheker eine weitere Zunahme erfahren. Als Promotionsfächer
wurden und werden in den meisten Fällen Chemie oder Botanik
gewählt. Die Promotion in „Pharmazie", d. h. mit „Pharmazie" als
Hauptfach, gelangte erstmalig in Deutschland an der Universität Halle-
Wittenberg zur Einführung. Es ist das Verdienst des Professors
R o j a h n in Halle, das für seinen Wirkungskreis durchgesetzt und
somit die Möglichkeit geschaffen zu haben, auch mit Arbeiten aus
den Grenzgebieten der Pharmazie bei einem pharmazeutischen Dozenten als Hauptreferenten zu promovieren. Daß damit für die wissenschaftliche Arbeit der Apotheker gerade auf rein pharmazeutischen
Interessengebieten ein außerordentlicher Anreiz geboten ist, dürfte
selbstverständlich sein. R o j a h n war es auch, der erstmalig an einer
deutschen Universität die Habilitation eines Apothekers, Dr. P e y e r,
für galenische Pharmazie möglich machte. Die Geschichte der Pharmazie hat eine besondere Vertretung an einer deutschen Hochschule
erstmalig durch die im Jahre 1926 erfolgte Betrauung des Professors
der Chemie an der Universität Berlin Georg L o c k e m a n n mit einem
Lehrauftrag für die Geschichte der Chemie einerseits und die der
Pharmazie andererseits gefunden. Im Jahre 1930 erhielt Priv.-Dozent

---

[1]) Pharm. Ztg. 1928 Nr. 28.

Dr. Hans K a i s e r u. a. auch einen Lehrauftrag für Geschichte der Pharmazie an der Technischen Hochschule Stuttgart. Es verdient Erwähnung, daß bereits um die Jahrhundertwende der Mediziner K o - b e r t - Rostock bei seinen medizingeschichtlichen Vorlesungen auch pharmaziegeschichtliche Fragen behandelte. In neuester Zeit findet die pharmazeutische Geschichtslehre und -Forschung weitgehende Förderung durch den Mediziner Professor Dr. D i e p g e n , Ordinarius für Geschichte der Medizin und der Naturwissenschaften an der Universität Berlin und Direktor des zu diesem Ordinariat gehörenden Instituts. Während seiner Tätigkeit als a. o. Professor in Freiburg i. Br. hat D i e p g e n die Promotion des Pharmaziehistorikers Hermann S c h e l e n z zum Dr. med. h. c. angeregt und durchgesetzt.

Die Hochschullehrer der Pharmazie haben sich nicht nur auf den Unterricht der ihrer Obhut anvertrauten Studierenden und die Forschungstätigkeit auf ihren Arbeitsgebieten beschränkt, sondern sich auch weitgehend in den Dienst der Fortbildung der die pharmazeutische Berufspraxis ausübenden Apotheker gestellt. Das Bedürfnis nach wissenschaftlicher Fortbildung ist bei den deutschen praktischen Apothekern stets groß gewesen. So ist der Deutsche Apotheker-Verein ursprünglich als wissenschaftlicher Lesezirkel gegründet worden, haben die Naturforscherversammlungen vielfach ein Zentrum wissenschaftlich-pharmazeutischer Betätigung praktischer Apotheker gebildet, ist die Deutsche Pharmazeutische Gesellschaft zu einer der größten wissenschaftlichen Vereinigung der Welt geworden, hat sich der Apothekerstand ein beachtliches periodisch erscheinendes wissenschaftliches Schrifttum geschaffen. Näheres hierüber ist in dem Kapitel „Pharmazeutische Vereinigungen" und „Pharmazeutisches Zeitungswesen" ausgeführt. In Preußen erfuhren die Fortbildungsbestrebungen der Apotheker auf amtliche Anregung und mit amtlicher Förderung im Jahre 1912 eine Zusammenfassung und Organisation in dem vom preußischen Ministerium des Innern und später vom Wohlfahrtsministerium finanziell unterstützten „Hauptausschuß für Fortbildungskurse der Apotheker in Preußen". Dieser „Hauptausschuß" trat auf seiner ersten, am 19. April 1912 im Preußischen Ministerium des Innern abgehaltenen Hauptversammlung mit einem Programm vor die Öffentlichkeit, das die Mitwirkung der Universitätslehrer vorsah und es als Aufgabe der Fortbildungskurse bezeichnete, die Apotheker mit den Fortschritten in der Untersuchung und Beurteilung von Arzneimitteln, von Nahrungs- und Genußmitteln und Gebrauchsgegenständen, in der Methodik physiologischer, biologischer und toxikologischer Prüfungen durch Vorträge und in praktischen Übungen bekannt zu machen. Durch den Weltkrieg unterbrochen, sind diese Kurse seit dem Jahre 1921 wieder aufgenommen und unter Leitung und tatkräftiger Beteiligung der pharmazeutischen Hochschullehrer alljährlich an verschiedenen Orten mit bestem Erfolge durchgeführt worden.

VI.

Soweit Stipendien für Studierende von pharmazeutischen Fachverbänden gewährt und verwaltet werden, haben sie unter den dort
gemachten Angaben Erwähnung gefunden. Daneben verleiht die
Pharmazeutische Zeitung alljährlich fünf Stipendien von je 200 Mark
an hilfsbedürftige studierende Pharmazeuten, vergibt die zum An-
denken an den verstorbenen Apothekenbesitzer Eduard P a t e r -
m a n n von seinem Bruder Myro P a t e r m a n n , dem Inhaber der
Biomalzfabrik, errichtete Apotheker - Eduard - Patermann - Stiftung in
jedem Semester 6 Stipendien zu 250 Mark an studierende Pharmazeuten im dritten und vierten Semester, wobei sämtliche Hochschulen
in bestimmter Reihenfolge berücksichtigt werden.

Örtlich begrenzte Stipendien werden vergeben für Breslau durch
die dortige pharmazeutische Staatsprüfungs-Kommission (Duflos-Sti-
pendium, Göppert-Stipendium, Löwig-Stipendium,Poleck-Stipendium).
In Göttingen bestehen das Jordansche Stipendium und die Wiggers-
Stiftung (nur für Pharmazeuten aus der Provinz Hannover), in Königsberg i. Pr. die Apotheker Tiepoltsche Stiftung, in Leipzig das
Alexander - Hofmann - Stipendium für in einer sächsischen Apotheke
ausgebildete Bewerber, das Apotheker Göbel-Stipendium, die Oskar-
Hans-Weber-Stiftung, in Marburg das Dr. Gläßnersche Benefizium
und das Fiedlersche Stipendium, beide für Pharmaziestudierende, die
im ehemaligen Kurhessen geboren sind. In Halle werden 3 Stipendien für Pharmazeuten, bestehend in freiem Laborplatz, und das von
Knoblauchsche Stipendium vergeben.

8. Das Apothekerpersonal.

I.

Bis in das Ende des 19. Jahrhunderts hinein waren der „Apo-
thekerlehrjunge", später „Lehrling" oder „Discipel" sowie der „Diener" oder „Knecht", später „Geselle" oder „Subjekt" und schließlich
„Gehilfe" — die Bezeichnungen „Praktikant" für den Anwärter der
Pharmazie und „Assistent" für den angestellten Apotheker sind erst
durch die Änderung der Prüfungsordnung für Apotheker vom 10. Dezember 1921 amtlich eingeführt worden — in die Hausgemeinschaft
des Apothekenbesitzers aufgenommen. Diese Tatsache gab ihrem
Verhältnis zu dem Apothekeninhaber das Gepräge. Sie unterstellte
die pharmazeutischen Angestellten der Autorität nicht nur des
Arbeitgebers, sondern auch des Hausvaters und gab somit dem
Apothekenbesitzer zumindest bis zum Ausgange des 18. Jahrhunderts
eine heute kaum vorstellbare, damals aber in allen gewerblichen Berufen den Arbeitnehmern gegenüber selbstverständliche Machtbefug-
nis. Wie weit diese Gewalt ging, erhellt daraus, daß die im Jahre
1629 von dem Apotheker Johannes B ü t t n e r in Görlitz verfaßte und

einige Jahre später durch landesherrliche Genehmigung für verbind-
lich erklärte Apothekerordnung dem Apothekeninhaber ausdrücklich
das Recht zusprach, „die Jungen", wenn sie sich als ungehorsam,
ungetreulich und „straffselig" erweisen sollten, „mit Worten ernstlich
und wenn es also sehr verschuldet mit ziemlichen Streichen zu straf-
fen." Ähnliches wird im Kapitel XXV der Churfürstlich Brandenburgischen Polizey Ordnung für das Herzogtum Magdeburg vom
Jahre 1688 vorgesehen.

In der Büttnerschen „Ordnung" werden auch die Pflichten der
Lehrlinge genau festgelegt. Sie haben u. a. die Kräuter zu sammeln,
die Arbeit des Trocknens zu besorgen, auszukehren, Sonnabends die
Gefäße abzuwischen, Spinnweben zu beseitigen, die Läden zu schließen, im Winter Gummata zu reiben, abzufassen, Einwickelpapiere zu
schneiden, Schachteln mit weißem Papier auszufüttern, die Drogen zu
eligieren, alles treu in acht zu nehmen, widrigenfalls Ersatz zu leisten,
im übrigen dem guten Beispiel der Gehilfen zu folgen. (Schelenz.)

Über die Regelung des Dienstes der „Gesellen" finden sich in
der von dem Kurfürsten Friedrich III. von Brandenburg, dem späteren
ersten Könige von Preußen, erlassenen „Churfürstlich Brandenburgischen Medizinalordnung und Taxe" vom Jahre 1693 ausführliche
Bestimmungen. Sie mußten jeden Tag vom frühen Morgen bis abends
10 Uhr in der Offizin tätig sein und während dieser Zeit „das Sauffen, Spielen, Müssig- und Spatziergehen gäntzlich meiden". Waren
sie mit Erlaubnis des Apothekeninhabers oder Provisors ausgegangen,
so hatten sie genau anzugeben, wo sie sich befanden, um jederzeit
zur Verfügung zu stehen. Ihre Arbeiten hatten sie gewissenhaft und
treu auszuführen und durften „nichts ändern, noch substituiren". Zugleich wurde ihnen Dienstverschwiegenheit zur Pflicht gemacht.

Die hier erwähnte Mahnung vor „Sauffen und Spielen" findet
sich bereits sehr früh, so in dem in der Mitte des 15. Jahrhunderts
geschriebenen Compendium aromatariorum des Saladin von Ascolo und
kehrt immer wieder. In der Wormser Ordnung vom Jahre 1582 wird
den „Gesellen" die Gesellschaft „Versoffener" untersagt und eine Betätigung im Apothekendienst verboten, „wenn der Gesell bezecht oder
weinig" ist. Auch vor der Betätigung in venere wird vielfach offiziell
gewarnt. S c h e l e n z weist darauf hin, daß „den Gehilfen das Anknüpfen von Liebeleien durch die Pflicht des Klystiersetzens und
Medizineingebens unendlich erleichtert werde",[1] und er berichtet,
daß im 16. Jahrhundert die Apothekergehilfen S ü k e n b ü r g e r in Trier
und F o r e r in Luzern beschuldigt wurden, Ehefrauen mit Hilfe von
Zaubertränken verführt zu haben.

In den C a r o s c h e n „Beiträgen zur Geschichte der königlichen
Hofapotheke zu Dresden" wird berichtet, daß der Geselle O t t e n -
b a c h (17. Jahrhundert) jährlich 80 fl. sowie 40 fl. zu Kleider und
„Tisch" bei Hofe erhielt. Die Mahlzeiten der Gesellen in der Dresdner

---

[1] Geschichte der **Pharmazie** S. 464.

Hofapotheke bestanden aus 3 Gerichten, wozu „ein Kandel Wein, 4 Kandel Bier und 2 Kandel Bier zum Unterdrunk" kamen. Diese Rationen dürften nach der Rangordnung der Gesellen abgestuft gewesen sein. Die Lohn- und Kostbedingungen der als besonders vornehme Offizin bekannten Hofapotheke zu Dresden sind kaum als allgemein gültig anzusehen. Im allgemeinen war die Entlohnung relativ niedrig und stand in gewissem Gegensatz dazu, daß dem Apotheker-„Gesellen" in der bürgerlichen Rangordnung jener Zeiten im allgemeinen eine gehobene Stellung zuerkannt wurde. Freilich war diese Wertung nicht unumstritten. Die eigentümliche Lagerung des Apothekerberufs zwischen Kaufmann, Wissenschaftler und handwerklichem Praktiker schuf schon für den Apothekeninhaber, dessen bürgerliche, mit Besitz verknüpfte Seßhaftigkeit seine „Reputation" immerhin auf eine breitere Grundlage stellte, gewisse Rangordnungsschwierigkeiten. Das traf naturgemäß in noch höherem Grade auf die „Gesellen" zu. So ließ nach P e t e r s[1]) die Nürnberger Polizeibehörde verschiedenen Apothekergesellen die Degen abnehmen, da nach der geltenden Kleiderordnung das Tragen von Degen nur Angehörigen des Gelehrten-, nicht aber des Handwerkerstandes zukäme. Hiergegen wandten sich die Apotheker Nürnbergs in einer Eingabe vom 15. März 1688 mit dem Hinweis darauf, daß

„solches Degentragen denen Apothekergesellen zu Frankfurt, Straßburg, Augsburg, Ulm und dergleichen Reichs- und Hansenstätten, nicht weniger zu Leipzig, allwo doch die Kaufleute keine Degen tragen dürffen und selbsten in der Kaiserl. Residenz Statt Wien, noch bis diese Stunde erlaubt und zugelassen: und zwar umso mehr, weile unsere Gesellen denen literatis gleich gehalten und auff Universitäten immatrikulirt werden, wie denn auch viele unter ihnen die studia academica tractirt haben, selbige mehrmals bey ihren Diensten fortsetzen und wie verschiedene Exempel bezeugen, gar den gradum Doctoris erlangen. Solchen Personen nun, die Universitäten besucht haben, will die Verwehrung des Degentragens umso schmerzlicher vorkommen, weil unsere Profession auch notorie kein Handwerk, sondern eine freye Kunst ist."

Ein Jahrhundert später, in der Zeit des Rokoko, gehörte der Degen mancherorts zu dem üblichen äußerlichen Zeichen der Lossprechung. Ernst Wilhelm M a r t i u s berichtet in seinen „Erinnerungen aus meinem neunzigjährigen Leben"[2]) über die Umstände, unter denen er im Jahre 1776 in Erlangen seine „Auslernung" erhielt und über die ihm mit ihr erwachsenen Rechte folgendes:

„Zugleich mit dem kostbar auf Pergament geschriebenen Lehrbrief überreichte man mir einen Degen und ich war nun ein gemachter Mann, der auf das Wort „Herr" und auf die Anrede „Sie" Anspruch hatte. Es stand mir zu, mit Stock und Degen auszugehen, das Haar zu pudern und einen Haarbeutel zu tragen."

Die hier erwähnten „Lehrbriefe" empfahlen den Gehilfen allen Berufsgenossen und sind zum Teil künstlerisch hervorragend ausge-

---

[1]) Aus pharmazeutischer Vorzeit, Verlag von Julius Springer, Berlin, S. 62 und 63.

[2]) Neudruck durch die Gesellschaft für Geschichte der Pharmazie, Verlag Arthur Nemayer, Mittenwald.

führte Dokumente. Die Anstellungsverhältnisse und die Entlohnung der Gehilfen schildert M a r t i u s gelegentlich der Beschreibung seines ersten Aufenthalts in Regensburg 1779—1783 als so wenig verlok-kend, daß sie ihm „einen Widerwillen gegen die erlernte Kunst ein-flößten". Er schreibt:

„Man war gezwungen, das Haus Wochen lang nicht zu verlassen, indem man nur einen Sonntag um den anderen ausgehen durfte. Für viele und beschwerliche Leistungen erhielt man nur ein geringes Salair, und es war nicht einmal üblich bei dem Engagement nach dessen Betrag zu fragen. Von Seite des Prinzipals erhielt man höchstens die Erklärung, daß man werde nach Verdienst belohnt werden. Diese Belohnung bestand damals jährlich in 50—60 fl. und einem Dukaten zum neuen Jahre. Überdies hatte man das schmähliche Emolument, daß der Herr Provisor am Sylvesterabend von den Ärzten ein Douçeur erhielt, wenn er sie im Namen der Prinzipal-schaft zum neuen Jahre beglückwünschte."

Dieses ärztliche „Douçeur" hatte sein Gegengewicht darin, daß dieser durch den „Provisor", d. h. den Stellvertreter des Apotheken-inhabers in der Leitung des Apothekenbetriebes übermittelte Glück-wunsch durch einen gleichzeitig von dem „Stößer" der Apotheke abgegebenen Korb wertvoller Geschenke aus dem Warenbestand der Apotheke, Kaffee, Tee, Zucker, Gewürze, Räucherwerk, Morsellen usw., eine gegenständliche Bekräftigung erfuhr.

Die Stellenvermittlung erfolgte nach M a r t i u s in der zweiten Hälfte des 18. Jahrhunderts, und das gleiche dürfte bis zur allgemei-nen Verbreitung pharmazeutischer Fachblätter, also bis in das zweite Drittel des 19. Jahrhunderts hinein der Fall gewesen sein, durch die Drogengroßhandlungen, bei denen die Apotheker einkauften.

„Die Apothekergehilfen", sagt M a r t i u s , „wurden damals gleichsam wie eine Waare behandelt, denn wenn einer derselben eine Stelle brauchte, so wandte er sich an irgend eine Materialhandlung, was der Principal eben-falls that, wenn er eine Gehülfenstelle besetzen wollte. Wer von den Apo-thekern bei den Materialisten am Meisten kaufte, erhielt auch die am Be-sten empfohlenen Gehülfen."

Vielfach ließen es die „Gehülfen" bei dieser immerhin nur einen kleinen Kreis von Arbeitnehmern und einen begrenzten geographi-schen Bezirk berücksichtigenden Stellenvermittlung nicht bewenden, sondern wanderten ihrerseits in die Welt, gleich den Handwerksbur-schen jener Zeit überall die Kunst grüßend und auf Grund ihrer Zeugnisse Beschäftigung suchend. Aus dem 17. und 18. Jahrhundert gibt es eine Reihe von Tagebüchern, in denen Apotheker über ihre Wanderjahre berichten, die sie nicht nur durch ganz Deutschland, sondern auch ins Ausland führten. Über das aus dem 17. Jahrhundert stammende Tagebuch des Apothekers H e r m a n n aus Plön berichtet S c h e l e n z. Ein in der gleichen Zeit geschriebenes Tagebuch des aus Itzehoe gebürtigen Apothekers W a g e n e r befindet sich in der braunschweigischen Landesbibliothek in Wolfenbüttel. Vielfach sind die deutschen Apothekergehilfen in den fremden Ländern, die sie bereisten, seßhaft geworden, ja z. T. wurden sie hinberufen, um ihre Kunst dort auszuüben und heimisch zu machen. Die Pharmazie in Rußland und

Ungarn, z. T. auch in den nordischen Staaten verdankt Ursprung und Entwicklung solchen deutschen Pharmazeuten. Das College of Pharmacy in Philadelphia, die älteste amerikanische Ausbildungsstätte für Apotheker ist 1821 auf Anregung eingewanderter Deutscher gegründet worden und die Nachwirkungen der 1848er Revolution haben eine ganze Anzahl deutscher Apotheker nach Amerika geführt und dort segensreich und fachlich vorbildlich wirken lassen.

Es war zweifellos nicht nur der deutsche Wandertrieb, es war zum Teil auch der innere Widerstand gegen die erwähnte Gebundenheit der Apothekengehilfen innerhalb des Apothekenbetriebes und des Apothekenhaushalts, der viele Pharmazeuten damals in die Weite trieb. Auf der anderen Seite zeitigte die durch diese Gebundenheit bedingte nicht nur fachliche, sondern auch menschliche Nähe von Arbeitgeber und Arbeitnehmer mitunter auch sehr schöne und bedeutsame Vertrauens- und Freundschaftsverhältnisse. Der bereits mehrfach erwähnte M a r t i u s hat um die Wende des 19. Jahrhunderts eine „Instruktion für meine Gehülfen" drucken lassen, die zwar durchaus auf dem Boden hausväterlicher Autorität aufgebaut, aber zugleich ein Musterbeispiel warmen Wohlwollens und menschlichen Verständnisses für die bei ihm tätigen Angestellten ist. In dieser Instruktion ersucht M a r t i u s seine Gehilfen, ihn als „ihren Freund und Hausvater" zu betrachten und ihm „in allen Angelegenheiten, wo sie meinen Rath nöthig zu haben glauben, ihr Vertrauen zu schenken".

Welche Bedingungen um die gleiche Zeit für die Einstellung und Ausbildung der „Lehrjungen" üblich waren, geht aus den von dem Apotheker Georg Ludwig H o p f f in Zweibrücken im Jahre 1801 aufgestellten „Conditionen, nach welchen ein Lehr-Junge in meiner Apotheke aufgenommen wird," hervor.[1] Die wesentlichsten „Conditionen" lauteten wie folgt:

„1. Die Lehr Zeit ohne Lehr Geld ist 6 Jahr.

2. Soll aber der Jung wenigere Jahre Lernen (doch wird keiner unter 4 Jahr angenommen), so werden vor jedes Jahr weniger als 6 Jahr 100 fl. bezahlt.

3. In jedem Fall werden 50 fl., die Hälfte bei Antritt und die andere Hälfte bei Ende der Lehr Zeit bezahlt, wovor der Junge vor ganz groben Arbeiten als Kesselputzen u. s. w. verschonet bleibet. 4. Darf der Jung kein Geld bei sich führen, was er von einer Messe zur andern nötig hat, wird man die Auslage tun. Alles Geld, was man bei ihme findet, wird als gestohlen angesehen. 5. Mit Kleidung und Wäsche wird der Jung von seinen Eltern unterhalten, dahin gegen unterhält ihn der Lehrherr mit Logis, Speise und Trank. 6. Wird dem Jungen alles, was zur Apotheker Kunst gehöret, treulich gelernt, zur Gottes-Furcht und Rechtschaffenheit angehalten und wird man ihn nach geendigter Lehr Zeit, wenn er nicht länger als Subjekt gegen billiges Salarium bleiben will, mit einer anderen guten Condition versorgen."

Die Sitte des Lehrgelds hat sich zum Teil bis in das Ende des 19. Jahrhunderts erhalten. Zu dieser Zeit bürgerte sich immer mehr der Brauch ein, nicht nur kein Lehrgeld zu erheben, sondern im Ge-

---

[1] Pirmasenser Ztg. 1931 Nr. 24.

genteil freie Wohnung und Beköstigung und darüber hinaus oder an Stelle der Naturalleistungen ein Taschengeld zu gewähren. Die Gründe hierfür sind in der Absicht zu suchen, die Anwärter der Pharmazie als billige Hilfskräfte und als Assistentenersatz zu verwerten. Die nach dem Weltkriege mit der für die Jugend ständig wachsenden Schwierigkeit, überhaupt innerhalb des Wirtschaftslebens einen Platz zu finden, einsetzende außerordentliche Nachfrage nach freien Praktikantenstellen hat das „Lehrgeld" wieder aufleben lassen. Es diente jetzt zum Teil Abschreckungszwecken. So hatte der Gau Württemberg des Deutschen Apothekervereins im Jahre 1932 seinen Mitgliedern vorgeschrieben, zwar ein bestimmtes Lehrgeld zu erheben, die Hälfte dieses Betrages aber an die Gaukasse zur Verwendung im Interesse stellungsloser Assistenten abzuführen.

Das neunzehnte Jahrhundert bedeutet insofern eine neue Wegscheide in der Geschichte des pharmazeutischen Personals, als in ihm Vereinsbildungen und damit eine Zusammenfassung der pharmazeutischen Angestelltenschaft erfolgte, die naturgemäß die Verbesserung der Lebensverhältnisse der Vereinsmitglieder zum Ziele hatte. Diese Verbesserung suchten die Angestellten nicht nur durch wirtschaftliche Forderungen, sondern auch durch die Vervollkommnung ihrer Ausbildung zu erreichen, und es ist bemerkenswert, daß die erste deutsche „Pharmazeutische Gesellschaft" im Jahre 1796 in Berlin auf Anregung eines aus Sachsen stammenden Gehülfen M ö b i u s gegründet wurde, dessen Gründungsaufruf zunächst an die angestellten Apotheker Berlins gerichtet war. Der 1818 gegründete „Gehilfenverein in Hamburg" und der im Jahre 1821 ins Leben gerufene „Gehilfenverein in Breslau" galten gleichfalls in der Hauptsache der wissenschaftlichen Fortbildung.

Erst mit den Ende der Vierziger Jahre des 19. Jahrhunderts gegründeten „Pharmazeutenvereinen" begann die im wesentlichen auf die Verbesserung der wirtschaftlichen Lage der Angestellten und eine ihren Wünschen entsprechende Reform des Apothekenbetriebssystems gerichtete Vereinstätigkeit, die schließlich in dem am 17. Dezember 1904 in Leipzig ins Leben gerufenen „Verbande konditionierender Apotheker für das Deutsche Reich", dem späteren „Verband Deutscher Apotheker" (V.D.A.) ihren umfassendsten Ausdruck gefunden hat. Näheres darüber ist in dem Kapitel „Die außeramtliche Vertretung des Apothekerstandes" ausgeführt worden. An dieser Stelle kann nur gesagt werden, daß der Tätigkeit des V.D.A. auf dem Gebiete der Besserung der sozialen Lage der angestellten Apotheker Erfolge beschieden waren. Er erreichte es, als gleichberechtigter Verhandlungsteilnehmer neben die Vertretung der Apothekeninhaber, den Deutschen Apothekerverein, zu treten und als solcher von den Behörden anerkannt zu werden. Er bahnte die Beseitigung der früher vielfach festgestellten Mißstände in der Unterkunft der Angestellten bei Gewährung freier Wohnung an und setzte schließlich eine tarifliche Regelung der Anstellungs- und Gehaltsverhältnisse durch. Dieser

in seinen Grundzügen bisher erhalten gebliebene Tarifvertrag sieht
eine wöchentlich fünfzigstündige Arbeitszeit bei mindestens einem
freien Nachmittag in der Woche und eine eineinhalb- bzw. zwei-
stündige Mittagspause (letzteres bei Beköstigung außer dem Hause)
vor. Da sowohl der Sonntags- wie der Nachtdienst wesentliche Einschränkungen erfahren haben, ist die Gebundenheit der pharmazeutischen Angestellten sehr beträchtlich herabgemindert.

Die Bezahlung der pharmazeutischen Angestellten ist im neunzehnten Jahrhundert zahlenmäßig allmählich gestiegen, ohne daß im
Großen und Ganzen, gemessen an dem sinkenden Geldwert und dem
steigenden allgemeinen Lebensstandard, von einem wesentlichen, ab-
soluten Zuwachs gesprochen werden kann. 1830 wurden bei freier
Kost und Wohnung jährlich 80 Taler, 1840 über 100 Taler gezahlt.
1850 werden in der Hofapotheke in Berlin 130 Taler, als Entschädigung für die Kost 200 Taler und zur Beleuchtung der freien Wohnung wöchentlich ein Paket Lichte gewährt. In den Sechzigerjahren
des 19. Jahrhunderts wurden bis zu 200 Taler jährlich gezahlt. Gegen die Jahrhundertwende war die freie Beköstigung nur noch eine
Ausnahmeerscheinung. Die Gehälter der approbierten Assistenten
bewegten sich um 200 Mark monatlich bei freier Wohnung und
Frühstück. Die nach dem Weltkriege festgesetzten, nach Orts-
klassen abgestuften Tarifgehälter entsprechen im Vergleich mit der
Entlohnung der Vorkriegszeit im wesentlichen der Steigerung des
Lebenshaltungs-Indexes. Für die unverheirateten Angestellten bilden zudem die Abzüge für die in den Tarifvertrag eingebaute Zuschußkasse der Tarifvertragsgemeinschaft deutscher Apotheker (Zutada) eine sehr spürbare Minderung ihres Gehalts. Andererseits sind
die von der Zutada an die verheirateten Angestellten nach Maßgabe
des Familienstandes sowie an die älteren Angestellten nach der Zahl
der Dienstjahre gezahlten Zuschüsse ein kaum entbehrliches Zuge-
ständnis an die veränderte Struktur der pharmazeutischen Angestelltenschaft.

Der ältere pharmazeutische Angestellte bildete noch zu Ausgang
des 19. Jahrhunderts eine Ausnahme. Ein verhältnismäßig früher
Rückzug der besitzenden Apotheker ins Privatleben ermöglichte den
begüterten jungen Fachgenossen einen Apothekenankauf. Die wirtschaftliche Blüte des aufstrebenden Deutschen Reichs schuf dem
vielseitig vorgebildeten Pharmazeuten eine Fülle von Betätigungs-
möglichkeiten auf den verschiedensten Gebieten und die Zahl derer, die
von der Pharmazie aus in andere Bezirke erfolgreicher Wirksamkeit
abwanderten, war außerordentlich groß. Dazu kam ein reichlicher
Abfluß in den Drogenkleinhandel, der damals aussichtsreiches Neu-
land zu sein schien. So blieben nicht allzuviel ältere Apothekenassistenten zurück, und gerade diese Tatsache gab ihnen die sichere
Anwartschaft auf eine Konzession zur Neuerrichtung einer Apotheke
in verhältnismäßig jungen Jahren. Nichts dürfte die hier eingetretene
Verschiebung besser kennzeichnen als die Feststellung, daß vor dem

Kriege ein Fünfundvierzigjähriger mit Bestimmtheit auf eine Konzession in einer Mittel- oder Großstadt rechnen konnte, während im Jahre 1932 höchstens ein Endfünfziger und auch dann noch in heftigstem Wettbewerb mit einer ganzen Reihe Gleichaltriger für eine solche in Frage kam. War so das Angestelltentum aus einer Durchgangsstation im pharmazeutischen Berufsleben zu einem Dauerzustand geworden, so mußten sich auch automatisch die soziologischen Folgeerscheinungen einstellen. Der früher zu den Seltenheiten gehörende verheiratete angestellte Apotheker wurde zur Regel. Am 1. Januar 1929 waren 54 p. c. der bei der Zutada gemeldeten männlichen pharmazeutischen Angestellten verheiratet. Der Familienstand der verheirateten Angestellten wies zum gleichen Termine 3104 Kinder auf.

Klagen über Mangel an pharmazeutischem Personal finden sich bereits in der Mitte des 19. Jahrhunderts. Sie nehmen gegen Ende des Jahrhunderts zu und eine vom Deutschen Apothekerverein veranlaßte statistische Erhebung ergab, daß im Jahre 1899 von 3663 Apothekern, die Mitarbeiter gesucht hatten, zum Apriltermin 435, zum Oktobertermin 555 ohne die gewünschten Hilfskräfte geblieben waren. Am meisten gesucht waren freilich nichtapprobierte Mitarbeiter.[1] Die Weltwirtschaftskrise der letzten Jahre hat diese Verhältnisse grundlegend geändert. Im Jahre 1932 herrschte im Apothekerstande eine ihm bisher völlig fremde Arbeitslosigkeit. Die Zahl der zwangsläufig unbeschäftigten Apothekenassistenten wurde auf über 1000 geschätzt. Beachtlich ist der immer größer werdende Anteil der weiblichen Angestellten. Nach dem statistischen Jahrbuch für das Deutsche Reich gab es am 31. Dezember 1931 unter insgesamt 11624 approbierten und in der Ausbildung begriffenen angestellten Apothekern einschließlich der Studierenden 1865 Frauen. Der reichliche Anteil der Frauen an den Approbationserteilungen des Prüfungsjahres 1929/30 belief sich auf 26,4 p. c. Mit dem Jahre 1933 setzten energische Maßnahmen der nunmehr verantwortlichen Männer bei dem, der Arbeitslosigkeit und dem zu starken Frauenanteil, ein Ziel. Bereits Mitte 1934 war die Arbeitslosigkeit der deutschen Apotheker als im wesentlichen beseitigt anzusehen, eine überall durchgeführte Praktikantensperre schloß für eine geraume Zeit den Zugang zum Beruf, und die auf Grund der Prüfungsordnung vom 8. Dezember 1934 erfolgte Beschränkung der Zahl der „Lehrapotheken" und damit der Praktikanten gibt die Möglichkeit einer Anpassung der Praktikantenziffer an den jeweiligen Nachwuchsbedarf.

II.

Neben dem fachlich vorgebildeten Personal hat es seit alters her auch nichtpharmazeutisches Personal in den Apotheken gegeben. Der Stößer oder Markhelfer ist eine in der Pharmazie der Jahrhunderte

---

[1] Geschichte des Deutschen Apotheker-Vereins von B. Krischke, Verlag des D. Ap.-V.

bekannte und populäre Figur, die auch in der Kunst und in der Literatur Beachtung gefunden hat und eine wertvolle Laboratoriumshilfe bildete. Die Anfertigung von Arzneien in der Offizin und die Abgabe von Arzneimitteln in den Apotheken war jedoch fast ausschließlich pharmazeutischen Kräften vorbehalten. Selbst wo, wie in der Hennebergischen konfirmierten Apothekerordnung vom Jahre 1612 den „Weibern der Apotheker" eine gewisse Hilfsleistung in der Offizin zugestanden wird, ist sie ausdrücklich auf „den gemeinen Handverkauf" beschränkt.

Das im letzten Drittel des 19. Jahrhunderts immer stärker werdende Zurücktreten der Rezeptur gegenüber dem Verkauf von fertigen Arzneispezialitäten und die damit in Verbindung stehende Vermehrung rein kaufmännischer Verwaltungsarbeit hatte schon vor dem Weltkriege ein weibliches Hilfspersonal, die sogenannten Helferinnen, seinen Einzug in die Apotheken halten lassen. Der Weltkrieg mit seiner plötzlichen Entblößung der Apotheken von männlichen Mitarbeitern ließ dieses nichtfachmännische Hilfspersonal eine ungeahnte Bedeutung gewinnen und vielfach in Betätigungen eindringen, die ihm gesetzlich nicht zustanden, oder ihm doch, wie die Abgabe freigegebener Arzneimittel, zwar rechtlich nicht bestritten, aber vom fachethischen Standpunkt aus nicht zuerkannt werden können. Ernst U r b a n hat in der Pharmazeutischen Zeitung 1932 Nr. 64 die bisherigen amtlichen Erlasse auf dem Gebiete des Helferinnenwesens zusammengestellt. Es sind dies für Preußen Ministerialverfügungen vom 18. Dezember 1908, 26. Januar 1917, 13. Oktober 1919 und 23. November 1922 sowie Verfügungen des Regierungspräsidenten in Marienwerder vom 6. April 1916 und des Regierungspräsidenten in Frankfurt a. O. vom 13. Juli 1926. In Bayern wurde ein für die Kriegsdauer ergangener Erlaß vom 5. Mai 1917 durch Verfügung vom 27. April 1920 wieder aufgehoben. Die Frage des Hilfspersonals in den Apotheken wurde des weiteren geregelt für Württemberg durch Erlaß vom 6. Dezember 1919, für Bayern durch Erlaß vom Februar 1920, für Hessen durch Erlaß vom 22. August 1921, für Mecklenburg-Schwerin durch Erlaß vom 6. September 1921, für Thüringen durch die Apothekenbetriebsordnung vom 16. Januar 1924, für Braunschweig durch die Apothekenbetriebsordnung vom 8. November 1927, für Hamburg durch ein Rundschreiben des Verwaltungsphysikus vom 15. April 1907, für das Saargebiet durch Regierungs-Verordnung vom 7. Januar 1925, für Danzig durch Senats-Verfügung vom 12. Februar 1924. In Sachsen sind der Angelegenheit gewidmet Ministerialerlasse vom 13. Mai 1882, 27. Oktober 1883, 27. September 1909, 22. Dezember 1916 (für die Kriegsdauer), 4. Mai 1919, 15. März 1922, 15. Juni 1922, 25. Juli 1932.

Nach der nationalen Erhebung sind diesbezügliche Erlasse ergangen in Preußen am 27. Februar, 19. August und 14. September 1933, in Baden am 13. März 1933, in Bayern am 31. Juli 1933, in Bremen am 24. Oktober 1933, in Sachsen am 15. Juli 1933, in

Thüringen am 16. Juni 1933, in Württemberg am 6. April 1933. Kennzeichnend für diese letzterwähnten Verfügungen ist die Zielrichtung einer Ausschaltung des nichtpharmazeutischen Personals von den eigentlichen Apothekenarbeiten, ja von der Betätigung in der Apotheke überhaupt. Sie kommt am klarsten und eindeutigsten in den preußischen Erlassen, am schwächsten in der die Abgabe freigegebener Mittel durch Helfer (Helferinnen) ausdrücklich gestattenden sächsischen Verfügung zum Ausdruck.

9. Die Pharmazeutische Industrie.

Wenn man den Begriff „Industrie" dahin erläutert, daß man darunter die Massenherstellung von Massengütern versteht, dann hängt die Entscheidung der Frage nach der Berechtigung einer „Industrie" im Hinblick auf das Allgemeininteresse im wesentlichen davon ab, ob es sich in der Tat um Massengüter handelt, die eine schematische Großherstellung ohne Beeinträchtigung ihres Gebrauchszwecks vertragen oder sogar erfordern. Bei dem Streit um die Abgrenzung der schematischen, Lagerung und Lagerfähigkeit voraussetzenden Arzneiproduktion durch die Industrie und der jedesmaligen Arzneiherstellung in der Apotheke auf Grund eines den jeweiligen Einzelfall berücksichtigenden ärztlichen Rezepts ist diese Feststellung von entscheidender Bedeutung.

Es wäre ein Irrtum, anzunehmen, daß es eine Großherstellung pharmazeutischer Erzeugnisse vor dem Siegeszug der Industrie im 19. Jahrhundert überhaupt nicht gegeben hätte. In Venedig bestand nach S c h e l e n z bereits im 14. Jahrhundert eine Fabrikation verschiedener chemischer Präparate, und venetianischer Theriak oder zumindest die zur Theriakbereitung verwendeten Trochisci Viperarum wurden im 15. und 16. Jahrhundert vielfach von den Apothekern aus Venedig bezogen.[1]) Der Ursprung der sogenannten Thüringer „Olitäten" wird auf das 16. Jahrhundert zurückgeführt und für die gleiche Zeit vermerkt S c h e l e n z „eine ins Große gehende pharmazeutische Industrie der Klöster".[2]) Von der im Jahre 1517 gegründeten und bis zum Jahre 1652 auf Rechnung des herzoglichen Hofs in Schleswig verwalteten Schleswiger alten Hofapotheke berichtet derselbe Autor, daß alle damals hier befindlichen kleinen Apotheken „ihre Präparata chymica und Composita" von ihr beziehen mußten.[3]) Diese Apotheke kann demnach als die erste Vorläuferin der aus deutschen Apotheken herausgewachsenen pharmazeutischen Industrie angesehen werden.

---

[1]) Geschichte der Pharmazie. Verlag von Julius Springer, Berlin. S. 364.
[2]) Geschichte der Pharmazie. S. 432 und 433.
[3]) Geschichte der Pharmazie. S. 435.

Aber wenn somit bereits in verhältnismäßig frühen Zeiten eine Großherstellung pharmazeutischer Erzeugnisse bestanden hat, so änderte sie doch nichts an dem Grundsatz der Selbstherstellung der von den Apotheken benötigten „Präparata chymica und Composita” in den Apothekenlaboratorien. Ein Umschwung mit allen seinen pharmaziegeschichtlich bemerkenswerten Folgen trat hier erst ein zu Anfang des 19. Jahrhunderts. Der an dieser Zeitwende beginnende Aufschwung der exakten Naturwissenschaften und der maschinellen Technik, der Übergang von der National- zur Weltwirtschaft mit der Erleichterung des Transport- und Verkehrswesens, die eine rasche und billige Versendung der im großen gewonnenen oder hergestellten Erzeugnisse ermöglichte, und schließlich die immer mehr vorherrschende Zusammenballung der Kapital- und Wirtschaftsmacht in den Großbetrieben wirkten sich auch innerhalb der Pharmazie aus. Die Geschichte der Entwicklung der deutschen pharmazeutischen Industrie ist somit unter drei Gesichtspunkten zu betrachten: unter wissenschafts-, wirtschafts- und pharmaziegeschichtlichen.

Es ist ein Ehrenblatt in der Geschichte der Pharmazie, daß sowohl die Männer, die bereits in den Anfängen der Entwicklung der wissenschaftlichen Chemie an ihrer Förderung und Verbreitung den tätigsten Anteil nahmen, als auch diejenigen, die der industriellen Nutzbarmachung dieser Entwicklung für die Arzneikunde und das Arzneiwesen die Wege ebneten, ihre Kenntnisse und Erkenntnisse in der Apotheke gewonnen hatten, daß die Bahnbrecher der pharmazeutischen Chemie und der pharmazeutisch-chemischen Industrie Apotheker waren.

Bereits im Jahre 1788 hatte der Apotheker F i k e n t s c h e r, der später durch seine Beziehungen zu Goethe auch jenseits des wissenschaftlichen und kaufmännischen Bezirks, in dem er lebte, bekannt geworden ist, in Markt-Redwitz eine Fabrik anorganischer Präparate errichtet. Zu Beginn des 19. Jahrhunderts stellten verschiedene Apothekenlaboratorien, wie die von W i e g l e b in Langensalza, M a r t i u s in Erlangen, S i m o n in Berlin, in größerem Umfange chemisch-pharmazeutische Präparate her, gestalteten R i e - d e l in Berlin, T r o m m s d o r f f zunächst im Jahre 1813 gemeinsam mit H e u n in Teudnitz bei Lützen, dann 1814 in Erfurt, M e r c k in Darmstadt ihre Laboratorien zu Fabriken aus. In der ersten Hälfte des 19. Jahrhunderts sind auch die Anfänge der Vereinigten Chininfabriken Z i m m e r & Co. G.m.b.H. in Frankreich bzw. der Betriebe, aus deren Zusammenschluß sie entstanden sind, zu suchen. 1806 begann Friedrich J o b s t in Stuttgart, im Jahre 1837 Conrad Z i m - m e r in Frankfurt a. M. seine Produktion. S c h e l e n z[1] bemerkt zu dieser Entwicklung folgendes:

„Langsam, aber unaufhaltsam, entriß der Großbetrieb, nachdem ihm erst der rechte wissenschaftliche Hintergrund gegeben war, ein

---

[1] Geschichte der Pharmazie. S. 659.

chemisch-pharmazeutisches Präparat nach dem anderen den Apothekenlaboratorien und die Pharmakopöen mußten, wie z. B. die Borussica IV von 1827, den Bezug derselben den Apotheken freigeben."

Diese Darstellung ist nicht ganz zutreffend. Die meisten der von den Apotheker-Industriellen des sich langsam vom Agrar- zum Industriestaat und gleichzeitig zur Nation entwickelnden Deutschland vor dem Kriege 1870/71, von den Merck, Riedel, Schering und Trommsdorff hergestellten Erzeugnisse wurden den Apothekenlaboratorien nicht nur nicht „entrissen", sie sind vielmehr, da sie entweder Neuschöpfungen oder Präparate von bisher nicht erreichter und nur mit Hilfe besonderer Fabrikationsverfahren erreichbarer Reinheit waren oder sind, den Apotheken und auf dem Wege über sie der leidenden Menschheit geschenkt worden.

Die Herstellungsstätten der pharmazeutischen Industrie lassen sich einteilen in solche, die chemische Verbindungen zum Zwecke ihrer rezeptmäßigen Weiterverarbeitung oder zur technischen Verwertung herstellen, in solche, die galenische Zubereitungen fabrizieren und nach Maß- oder Gewichtsmengen vertreiben, und endlich in solche, die abgabefertige Arzneipräparate und hygienisch-kosmetische Spezialitäten in den Verkehr bringen. Natürlich sind die Grenzen flüssig; viele Unternehmungen waren und sind Mischbetriebe und ihre Einordnung kann nur unter dem Gesichtspunkt des Überwiegens der einen oder der anderen Fabrikation erfolgen. Soweit diese Betriebe aus Apotheken hervorgegangen sind, ist ihre Entwicklung in der Abhandlung „Die deutsche Apotheke als Keimzelle der deutschen pharmazeutischen Industrie" von Georg Urdang[1]) eingehend geschildert worden.

I.

Am Anfang der Entwicklung der pharmazeutischen Industrie aus der Apotheke stand die Herstellung chemischer Verbindungen. Das bereits erwähnte Dreigestirn Merck, Riedel und Schering, dessen Tatkraft, wissenschaftliches Verständnis und kaufmännischer Weitblick die nach ihnen genannten Firmen geschaffen und ihrer Weltgeltung entgegengeführt haben, war für seine Sendung durch die Gunst der Natur und der äußeren Umstände in gleicher Weise vorbereitet. Sie hatten den Unterricht der besten pharmazeutischen Chemiker ihrer Zeit genossen, waren von großer manuell-technischer und organisatorischer Geschicklichkeit und gelangten in sehr jungen Jahren in den Besitz der den Grundstock ihrer Betätigung bildenden Apotheken.

Als Heinrich Emanuel Merck im Oktober 1816, kaum zweiundzwanzigjährig, die seit dem Jahre 1668 im Besitze seiner Familie

---

[1]) Die Vorträge der Hauptversammlung der Gesellschaft für Geschichte der Pharmazie in Wien 1931, Kommissionsverlag Arthur Nemayer, Mittenwald (Bayern).

befindliche Engelapotheke in Darmstadt übernahm, da hatte er sich
in zweijährigem Studium an dem bekannten T r o m m s d o r f f schen
Institut in Erfurt nach dem ihm von dem alten T r o m m s d o r f f
erteilten Zeugnis „durchaus alle die Kenntnisse zu eigen gemacht, die
man von einem rationellen Apotheker verlangen kann”, hatte ein
Jahr in der weithin bekannten S p i e l m a n n schen Hirschapotheke
in Straßburg gearbeitet, in Berlin unter H e r m b s t a e d t studiert
und in der Berliner pharmazeutischen Gesellschaft von dem berühmten Apotheker-Chemiker K l a p r o t h und dem Apotheker R i e d e l,
dem Begründer der gleichnamigen chemischen Fabrik, manche Anregung erhalten.[1]) Den eigentlichen Anstoß zu der industriellen Betätigung des jungen Apothekers aber gaben neben seinen wissenschaftlichen Interessen die freundschaftlichen Beziehungen, die ihn
mit seinem Landsmanne Justus L i e b i g verbanden. Das als 14. Band
der Veröffentlichungen „Industrie-Bibliothek”[2]) im Jahre 1927 erschienene Werk „E. M e r c k, D a r m s t a d t” sagt folgendes darüber:

„Liebig, der 1824 als Einundzwanzigjähriger zum Professor in
Gießen ernannt worden war und der die Ergebnisse der Chemie vor
allem anderen Wissens- und Arbeitsgebieten nutzbar zu machen
strebte, sah eine wesentliche Bereicherung des Arzneischatzes auch
in der Auffindung und Reindarstellung der in Arzneipflanzen enthaltenen Wirkungsstoffe, zumal wenn diese durch rationelle Methoden
in größerem Maßstabe hergestellt werden konnten. In dieser Richtung bewegten sich auch die Arbeiten Heinr. Eman. Mercks. Bereits
1827 gab er in einem kleinen Hefte ‚Pharmaceutisch-chemisches No-
vitäten-Cabinet’ eigene Verfahren zur Gewinnung von Morphin,
Narcotin, Chinin, Emetin, Strychnin und anderen Pflanzenstoffen bekannt und erwähnte dabei, daß er die Darstellung dieser Stoffe im
großen aufgenommen habe. In dieser Veröffentlichung aus dem Jahre
1827 liegt somit ein geschichtliches Dokument für den Beginn der
Merckschen Fabrikation vor.”

Heinrich Emanuel M e r c k war der erste, der, und zwar im Jahre
1833, die Fabrikation von Santonin aufnahm. Sein Sohn Georg Franz
M e r c k ist der Entdecker des Papaverins. Das Jahr 1872 brachte die
Erstdarstellung des Kokains und als die chemische Synthese in den
beiden letzten Jahrzehnten des 19. Jahrhunderts die Fabriklabora-
torien vor neue Aufgaben von großer wissenschaftlicher und praktischer Tragweite stellte, da war es die Mercksche Fabrik, die sie
löste und die ersten ganz oder teilweise synthetisch hergestellten
Arzneimittel in den Verkehr brachte. Das derzeitige Arbeitsgebiet von
„E. Merck, Darmstadt” ist überaus umfassend. Bei dem Tode des
Gründers der Fabrik im Jahre 1855 beschäftigte das Werk 55 Arbeiter, um die Wende des 20. Jahrhunderts waren etwa 1000 Werkan-

---

[1]) E. A. M e r c k, Geschichte der Merckschen Engelapotheke in Darmstadt, S. 12.
[2]) Verlag Max Schroeder, Berlin. S. 14.

gehörige, in den Jahren nach dem Weltkriege 3—4000 vorhanden. Die Firma hat seit ihrem Bestehen über 800 in- und ausländische Patente besessen. An Warenzeichen sind der Firma im In- und Auslande fast 2000 geschützt. Auch jetzt noch wird die alte Engelapotheke in Darmstadt von einem Mitgliede der Familie Merck geleitet.

Die Firma J. D. Riedel, Berlin-Britz, die seit dem Jahre 1928 den Namen J. D. Riedel-E. de Haën AG. trägt, ist aus der von Johann Daniel R i e d e l im Jahre 1814 erworbenen „Schweizer Apotheke" in Berlin hervorgegangen. R i e d e l hat als erster in Deutschland im Jahre 1827 die Großdarstellung von Chinin aufgenommen. Der Sohn des Firmengründers, Daniel Gustav R i e d e l, trennte im Jahre 1874 die Apotheke von der Fabrik. Nach seinem Tode wandte sich die Firma auf Anregung ihres damaligen Chefchemikers, des dem Apothekerstande entstammenden späteren Geh.-Rats T h o m s, u. a. auch der Darstellung synthetischer Heilmittel zu. Im Jahre 1930 wurden in den Werken der Firma in Berlin-Britz und Seelze bei Hannover insgesamt 1800 Personen beschäftigt.

Die „Grüne Apotheke" in der Chausseestraße in Berlin wurde dem jungen Apotheker Ernst Friedrich Christian S c h e r i n g, der sie im Jahre 1851 erstand, zum Sprungbrett in die Industrie. Im Jahre 1871 erfolgte die Umwandlung der Fabrik „E. Schering" in eine AG. unter der Firma „Chemische Fabrik auf Aktien (vorm. E. Schering)". Die „Grüne Apotheke" überließ Ernst S c h e r i n g im Jahre 1887 seinem ältesten Sohne Richard. Vom Jahre 1882—1894 leitete der frühere Besitzer der Hofapotheke in Charlottenburg, Julius Friedrich H o l t z, die Firma, die unter ihm einen weiteren außerordentlichen Aufschwung erlebte. 1927 erfolgte eine Verschmelzung mit der seit 1819 bestehenden „C. A. F. Kahlbaum Chemische Fabrik G.m.b.H., Berlin-Adlershof" unter gleichzeitiger Firmierung als „Schering-Kahlbaum AG., Berlin". Nach dem „Spezial-Archiv der Deutschen Wirtschaft",[1] Jahrgang 1929, waren damals ohne Berücksichtigung der Tochtergesellschaften bei der Firma Schering-Kahlbaum insgesamt 6700 Personen beschäftigt.

Der Aufstieg der aus der „Schwanen-Ring-Apotheke" des alten Johann Bartholomäus T r o m m s d o r f f, Professor an der Universität seiner Heimatstadt Erfurt, Begründer der ersten eigentlichen Unterrichtsanstalt für Pharmazeuten und Lehrmeister des jungen Heinrich Emanuel M e r c k hervorgegangenen „Chemische Fabrik H. Trommsdorff" hat sich in bescheideneren Grenzen bewegt. Während D a n n die jetzt in Aachen bestehende Fabrik als eine Fortsetzung des Unternehmens des Professors T r o m m s d o r f f bezeichnet,[2] sieht die derzeitige Fabrikleitung das Jahr 1837, in dem die väterliche Apotheke in den Besitz von Hermann T r o m m s d o r f f überging, als das Jahr der Fabrikgründung an.

---

[1] R. u. A. Hoppenstedt Verlag, Berlin SW 19.
[2] Pharm. Ztg. 1930 Nr. 31.

Von weiteren, z. Zt. noch bestehenden, aus deutschen Apotheken herausgewachsenen chemisch-pharmazeutischen Fabriken sind besonders beachtlich die 1856 von Friedrich W i t t e , Besitzer der Hirsch-Apotheke in Rostock, begründete „Fabrik chemisch-pharmazeutischer Produkte Friedrich Witte" in Rostock und die um 1860 aus dem Laboratorium der Brunnengräberschen Universitätsapotheke in Rostock herausgewachsene „Chemische Fabrik Dr. Christian Brunnengräber".

War es in den Zeiten der Fabrikgründungen der M e r c k , R i e d e l und S c h e r i n g das möglichst rein darzustellende chemische Präparat, dessen Herstellung nicht nur den wissenschaftlichen Ehrgeiz lockte, sondern zugleich den entscheidenden Vorzug besaß, mit verhältnismäßig geringen Mitteln und der Aussicht auf lohnenden Absatz in Angriff genommen werden zu können, so wurde in späteren Jahren gerade durch die Erfolge der genannten Firmen und ihr nicht nur wissenschaftliches, sondern auch kapitalistisches Übergewicht eine Neugründung auf den von ihnen bearbeiteten Gebieten aus dem bescheidenen Grundstock der Apotheke heraus immer weniger möglich. Dazu kam, daß die wachsende Bedeutung des Steinkohlenteers als des Urstoffs einer ausgedehnten Fabrikation synthetischer Heilmittel eine ganz neue Industrie ins Leben treten ließ, die außer den im Hauptbetriebe gewonnenen Teerfarbstoffen gewissermaßen im Nebenbetriebe, wenn auch im größten Umfange und mit bestem wirtschaftlichen Erfolge, Heilmittel herstellte.

Es ist ein glänzender Beweis für die wissenschaftliche Eignung der deutschen Apotheker, daß sie auch in diese Industrie Eingang fanden und sich um sie hohe Verdienste erwarben. So ist ein Sohn des Pharmaziehistorikers Professor Dr. B e r e n d e s , der wie sein Vater ursprünglich Apotheker war, Leiter eines Forschungsinstitutes des Werkes Leverkusen der I. G. Farbenfabriken, so ist der Erfinder des Pyramidons und des synthetischen Adrenalins, Dr. Friedrich S t o l z , der am 6. April 1930 sein vierzigjähriges Dienstjubiläum bei der I. G. Farbenindustrie feiern konnte, gleichfalls approbierter Apotheker. Aber zur eigenen selbständigen, in den Bezirk der Großindustrie hineinwachsenden Fabrikation auf Grund derartiger Entdeckungen ist kaum ein Apotheker gelangt. Es beginnt die Zeit der großen Chemiewerke und -Konzerne, in denen die Fabrikation pharmazeutischer Produkte die Aufgabe einer „Abteilung" ist.

Arthur B i n z hat in einem 1910 in der Berliner Handelshochschule gehaltenen Vortrage „Ursprung und Entwicklung der chemischen Industrie"[1]) den Übergang von der individuellen Leistung Einzelner zu der Kollektivleistung einer Anzahl auf einer bestimmten Forschungsebene eingesetzten Wissenschaftler innerhalb der chemischen Industrie wie folgt gekennzeichnet:

---

[1]) Verlag von Georg Reimer, Berlin.

„Somit ist scheinbar die Entwicklung durch das Jahrhundert eine kontinuierliche, indem jede Neuerscheinung nach chemischen und historischen Gesetzen ihren Platz findet. Dennoch kann man zwei ganz verschiedene Epochen erkennen, deren Unterschied ein merkwürdiger ist, insofern er weniger durch ein chemisches als durch ein psychologisches Moment bedingt wird. Man könnte die erste Epoche die „persönliche" nennen. Sie kennzeichnet sich durch das Vorwalten starker Individualitäten und dauert von etwa 1800—1865. In diesem Jahre tritt ein Umschwung dadurch ein, daß K e k u l é seine Benzoltheorie veröffentlicht und als ihre Folge das deutsche Patentwesen entsteht. Die Benzoltheorie und das Patentwesen haben das Persönliche in weitgehendem Maße ausgeschaltet und Generationen in bestimmte Arbeitsrichtungen hineingezwungen. Die leitenden Männer der ersten Epoche können im Rahmen dieses Vortrages nur durch Hervorhebung des Typischen gekennzeichnet werden, welches darin besteht, daß überragende Intelligenzen ohne wesentliche äußere Anregung und Hilfe Industrien schufen oder sie vorbereiteten. Es fehlten die heutigen Bedingungen des Schaffens und das technische Interesse weiter kaufmännischer Kreise, das zum Resonanzboden wissenschaftlicher Entdeckungen wird, wenn diese Gewinn versprechen. Es fehlten vor allem der Einfluß und der Schutz des deutschen Patentamtes . . . Da die Kombinationsmöglichkeit der Ringsysteme eine schier endlose ist, so fanden Tausende von Chemikern ihr ideelles und materielles Interesse gerade in diesem Arbeitsgebiet. Damit hörten die einsamen Wege auf, wie sie Liebig, Schönlein, Kammerer und Solvay gewandelt waren."

Was hier für die chemische Industrie in ihrer Gesamtheit gesagt wird, trifft auch auf diejenige Produktion chemisch-pharmazeutischer Präparate zu, die man gemeinhin mit der Bezeichnung „Chemisch-pharmazeutische Großindustrie" bedenkt. Auch für ihre Entwicklung war die mit dem Patentgesetz vom 25. Mai 1877 gegebene Möglichkeit eines Schutzes des Herstellungsweges ihrer Erzeugnisse — die Gewährung eines patentrechtlichen Schutzes der Arzneistoffe als solcher ist aus sozialen Erwägungen bis zur Gegenwart trotz dahinzielender Bemühungen abgelehnt worden — von größter Bedeutung.

Im Jahre 1860 wird die seit 1850 bestehende Farbwarenhandlung von Friedrich B a y e r , Elberfeld in die Firma „Friedrich Bayer & Co., Elberfeld" umgewandelt, die später nach Leverkusen übersiedelt, 1863 wird die Firma Meister Lucius & Brüning, Höchst a. M. gegründet. Beide Firmen fabrizieren in der Hauptsache Teerfarbstoffe. Aber daneben entwickelt sich immer bedeutender die Produktion synthetischer, aus dem Steinkohlenteer gewonnener Heilmittel und der chemotherapeuthischen Arzneistoffe, die von Deutschland aus über die ganze Welt gegangen sind. Aspirin, Antipyrin, das schon erwähnte Pyramidon, Salvarsan, Trypaflavin, Germanin und viele andere Erzeugnisse der Firmen Friedrich Bayer und Meister Lucius & Brüning sind zum unentbehrlichen Rüstzeug der Heilkunde aller Länder geworden. Beide Firmen sind in der Ende 1925 auf Anregung des genialen Chemikers und Organisators Carl D u i s b u r g gegründeten „I. G. Farbenfabriken Aktiengesellschaft", hervorgegangen aus der Verschmelzung der Aktiengesellschaften Badische Anilin- und Sodafabrik in Ludwigshafen a. Rh., Aktiengesellschaft für Anilinfabrikation in Berlin, Chemische Fabrik Griesheim Elektron in Frankfurt

a. M., Chemische Fabriken vorm. Weiler-ter-Mer in Uerdingen, Farbenfabriken vorm. Friedr. Bayer & Co. in Leverkusen und Farbwerke
vorm. Meister Lucius & Brüning in Höchst a. M., aufgegangen und
bilden somit einen Teil des größten Wirtschaftstrusts Deutschlands.
Nach Peter W a l l e r[1]) bestehen weitreichende Verbindungen zwischen der I. G. und der Firma Merck, Darmstadt sowie der im Jahre
1874 gegründeten Chemischen Fabrik von Heyden, Radebeul, der
ersten Großherstellerin der Salizylsäure.

Eine Interessengemeinschaft besteht nach dem gleichen Autor
zwischen den Firmen E. Merck, Darmstadt, C. F. Boehringer & Söhne
G.m.b.H., gegründet 1859 in Stuttgart, jetzt in Mannheim-Waldhof,
und der im Jahre 1886 gegründeten Knoll & Co. AG., Ludwigshafen.
Ein äußerer Beleg dieser Interessengemeinschaft sind die von den
drei Firmen in den Verkehr gebrachten „M.B.K.-Compretten", billige
Tablettenpackungen, deren Aufgabe im wesentlichen darin lag, den
„Tabloids" der englisch-amerikanischen Firma Burroughs Wellcome
das Eindringen in den deutschen Markt unmöglich zu machen. Die
Tatsache, daß sie neben dieser voll erfüllten Aufgabe auch in sehr
hohem Maße zur Verdrängung der Rezepturarznei beigetragen haben, hat bei den deutschen Apothekern einen erklärlichen Widerstand
gegen diese Arzneispezialitäten herbeigeführt. In Württemberg ist
im Jahre 1928 ein auf die in der Apothekenbetriebsordnung bedingt
vorgesehene Selbstanfertigung aller galenischen Präparate und einem
württembergischen Ministerialerlaß vom 2. März 1917 gestützter
Versuch gemacht worden, die Anerkennung der Rechtszulässigkeit
der Abgabe selbstangefertigter Tabletten an Stelle ärztlich verordneter Compretten zu erreichen. Dieser Versuch ist fehlgeschlagen.
Das Oberlandesgericht Stuttgart hat durch Urteil vom 23. Januar
1931[2]) festgestellt, daß die Verpflichtung des Apothekers zur genauen
Ausführung jedes ärztlichen Rezepts seine unabdingbare Berufspflicht
darstellt und eine Abgabe selbsthergestellter Mittel an Stelle verordneter Arzneispezialitäten ohne entsprechende Aufklärung der Patienten nicht zulässig ist.

Der bereits erwähnte württembergische Ministerialerlaß vom
2. März 1917 war die fast wörtliche Übernahme eines s. Zt. nicht
öffentlich bekanntgegebenen preußischen Ministerialbescheides vom
30. November 1916, in dem festgestellt worden war, daß es „nicht
angängig ist, den Apothekern vorzuschreiben, Arzneimittel und Arzneizubereitungen aus bestimmten anderen Herstellungsstätten vorrätig zu halten und auf Verlangen abzugeben, solange sie in der
Lage sind, solche in vorschriftsmäßiger Beschaffenheit jederzeit selbst
anzufertigen". Ein diesen Bescheid amtlich publizierender preußischer
Ministerialerlaß vom 21. Juni 1934, der die hier gegebene Anordnung für

---

[1]) Probleme der deutschen chemischen Industrie, Halberstadt, H.
Meyers Buchdruckerei.
[2]) Pharm. Ztg. 1931 Nr. 14.

die einzeln in der deutschen Arzneitaxe aufgeführten Arzneimittel und
Arzneizubereitungen in Kraft setzte, fiel dem Widerstand der Krankenkassen und der interessierten industriellen Kreise zum Opfer.

II.

War den Apothekern mit fabrikatorischen Neigungen und Fähigkeiten von den Neunzigerjahren des 19. Jahrhunderts an zumindest für den Beginn ihrer Tätigkeit die von der Großindustrie mit
Beschlag belegte Großherstellung von chemisch-pharmazeutischen
Arzneistoffen so gut wie verschlossen, so standen ihnen doch noch
zwei Möglichkeiten offen: Die Großherstellung von galenischen Präparaten und die von Arzneispezialitäten.

Der erste, der in Deutschland zielbewußt an die Großherstellung
galenischer Präparate heranging, war der Apotheker Eugen D i e t e -
r i c h . Zwar war schon vor D i e t e r i c h durch die Firma R. H.
Paulcke, die damals ihren Sitz in der später Dr. Mylliusschen Engelapotheke in Leipzig hatte, in das Monopol der Apotheken bezüglich
der Herstellung der pharmazeutischen Galenika eine Bresche geschlagen worden. Aber D i e t e r i c h erst gab diesem Einbruch in für
geheiligt gehaltene Apothekergerechtsame die wissenschaftliche und
technische Grundlage, die geistige und volkswirtschaftliche Begründung. Eugen D i e t e r i c h war, als er neunundzwanzigjährig 1869
die stillgelegte Papierfabrik Helfenberg zu einer Herstellungsstätte
pharmazeutischer Präparate umwandelte, für diese Aufgabe durch
seine praktische Apothekentätigkeit sowie durch sein Studium bei
L i e b i g , V o l k h a r d t , B u c h n e r , J o l l y und W i t t s t e i n auf
das hervorragendste vorbereitet. In dem Vorwort des von ihm im
Jahre 1897 herausgegebenen Sammelbandes „Erstes Dezennium der
Helfenberger Annalen 1886/1895" kennzeichnet D i e t e r i c h die
Aufgaben, die er sich gestellt und die er auch gelöst hatte, wie folgt:

„Der Helfenberger Fabrik wurde bei ihrer Errichtung die Aufgabe
gestellt, die galenisch-pharmazeutischen Präparate in bestmöglichster Qualität im Großen herzustellen. Abgesehen vom technischen Teil, in welchem
die notwendigen Maschinen erst konstruiert und die Herstellungsverfahren
ausgearbeitet werden mußten, fehlten damals auch die wissenschaftlichen
Mittel zur sicheren Beurteilung nicht nur der Präparate, sondern vielfach
selbst der Rohstoffe . . . Bei den wenigen Literaturangaben, welche damals
vorhanden waren, sah ich mich zur Lösung meiner Aufgabe auch in diesem
Teil auf mich selbst angewiesen. Fabrikation auf wissenschaftlicher Grundlage sollte die ideale Seite meiner Tätigkeit bilden und ergänzt werden
durch eine hoch zu entwickelnde pharmazeutische Technik."

Es ist selbstverständlich, daß gerade der Erfolg der Helfenberger
Fabrik den heftigsten Widerstand der Apotheker hervorrief, die in
der Selbstherstellung zumindest der galenischen Präparate eine der wesentlichsten Grundlagen der Apotheke erblickten. Noch auf der Koblen-
zer Hauptversammlung des Deutschen Apotheker-Vereins vom Jahre
1902 wurde heftig gegen die D i e t e r i c h sche Fabrikation galenischer Präparate Protest erhoben. Es war das besondere Verdienst

D i e t e r i c h s, daß er selbst den Apothekern in zahllosen Veröffentlichungen, insbesondere in seinem immer wieder neu aufgelegten weltberühmten Manual[1]) das Rüstzeug zu eigener Tätigkeit auf dem von
ihm ausgebauten Arbeitsgebiet an die Hand gab.[2])

Die Chemische Fabrik Helfenberg AG. vorm. Eugen Dieterich in
Helfenberg bei Dresden, die nach und nach sämtliche Galenica der
Apotheke in loser Form und in abgabefertigen Packungen in den
Kreis ihrer Erzeugnisse einbezog und eine Reihe eigenartiger Spe-
zialmittel in den Handel brachte — die Preisliste der Firma vom Jahre
1929 weist nicht weniger als 1504 einzelne Bestellnummern auf —,
blieb auf dem von ihr begangenen Gebiete nicht lange allein. Im
Jahre 1872 rief Karl E n g e l h a r d, der damalige Besitzer der von
seinem Vater, dem Apotheker Georg Heinrich E n g e l h a r d, im
Jahre 1826 gegründeten Rosen-Apotheke in Frankfurt a. M. die
Fabrik pharmazeutischer Präparate Karl Engelhard ins Leben; im
Jahre 1894 baute der Apotheker C. S t e p h a n in Dresden als Besitzer der Kronen-Apotheke in Dresden-Neustadt die bereits von
seinen Vorgängern C r u s i u s und R ö n e f a h r t in kleinem Maßstabe betriebene Herstellung galenischer Präparate zur Großfabrikation
aus, die nach seinem Tode ein wechselvolles Schicksal hatte und
1931 von ihrem letzten Besitzer, dem Gründer und Inhaber der Leo-
Werke, Apotheker Dr. v. M a y e n b u r g pachtweise der von den
sächsischen Apothekeninhabern gegründeten „Sächsischen Apothekergenossenschaft" überlassen worden ist. Von weiteren Herstellern
galenischer Präparate sind zu nennen die Dr. Hugo R e m m l e r - AG.
Berlin, die 1897 von dem damaligen Besitzer der Viktoria-Apotheke
in Berlin, Josef L a b o s c h i n, gegründete Dr. Laboschin AG., die
1879 von dem Apothekeninhaber Dr. E. H o l d e r m a n n in Seelbach
in Baden als Großdefektur begründete jetzige Fabrik pharmazeutischer
Präparate Dr. E. Holdermann, Baden-Baden und die aus der Löwen-
Apotheke in Düren hervorgegangene, im Jahre 1887 ins Leben getretene
Fabrik medizinischer Verbandstoffe und chemisch-pharmazeutischer
Präparate von Dr. Degen & Kuth, Düren-Rheinland. Daneben glie-
derten sich die meisten Drogengroßhandlungen, vor allem die Handelsgesellschaft deutscher Apotheker, die Hageda, die Fabrikation
galenischer Präparate an.

Dieser Entwicklung traten die Behörden, wenn überhaupt, so
nicht eindeutig entgegen. Der bereits erwähnte § 31 der Württembergischen Apothekenbetriebsordnung vom 1. Juli 1885 bestimmt
zwar in Ziffer b, daß „sämtliche galenischen Präparate in der Apotheke selbst gefertigt werden sollen", gestattet aber den Apothekern,
die zu dieser Selbstanfertigung außerstande sind, den Bezug „aus
solchen Apothekenlaboratorien oder Materialhandlungen, deren Zu-

---

[1]) Verlag von Julius Springer, Berlin.
[2]) 60 Jahre Chemische Fabrik Helfenberg von Georg U r d a n g,
Pharm. Ztg. 1929 Nr. 61.

verlässigkeit in Absicht auf Geschäftsbehandlung und Güte der Waren außer Zweifel ist."

Die preußische Revidierte Apothekerordnung vom 11. Oktober 1801 regelte die Selbstherstellung der Arzneimittel in den Apotheken in Titel III § 1 a Abs. 3 und 1 b. U r b a n sagt in seinen 1927 erschienenen „Apothekengesetzen"[1]) hierüber wie über die sich anschließende Entwicklung: *S. 301*

„Aus den in Altpreußen formell noch jetzt gültigen Bestimmungen in § 1a Abs. 3 und b ergibt sich folgendes: 1. Die pharmazeutischen Präparate des Arzneibuches mit Herstellungsvorschrift sind ausschließlich in der (konsumierenden) Apotheke herzustellen. 2. Die chemischen Präparate des Arzneibuches mit Herstellungsvorschrift sind entweder in der (konsumierenden) Apotheke herzustellen oder aus anderen inländischen Apotheken zu beziehen. 3. Die chemischen Präparate, für die das Arzneibuch keine Herstellungsvorschrift enthält, dürfen auch durch den Großhandel bezogen werden.

Die Praxis der Apotheken und Behörden hat jedoch zu einer milderen Handhabung geführt. Die im Jahre 1862 erschienene Pharmacopoea Borussica Editio septima enthielt als Vordruck eine Kgl. Verordnung vom 10. November 1862, die in Abs. 2 „unter Aufhebung aller entgegenstehenden Vorschriften" folgendes bestimmte:

„Die Apotheker dürfen zwar diejenigen chemischen und pharmazeutischen Präparate, welche sie selbst zweckmäßig anzufertigen behindert sind, aus anderen Apotheken, chemischen Fabriken oder Drogenhandlungen entnehmen, sind aber für die Reinheit und Güte der angekauften Präparate unbedingt verantwortlich."

Und die preußische Einführungsverordnung zur ersten Pharmacopoea Germanica vom 21. September 1872 besagte:

„Die Apotheker sind für die Güte und Reinheit sämtlicher in ihren Vorräten befindlicher Arzneimittel und Präparate, und zwar sowohl der selbstbereiteten als auch der aus chemischen Fabriken oder Drogenhandlungen entnommenen unbedingt verantwortlich."

Hier wurde die oben noch an eine Voraussetzung oder Bedingung geknüpfte Freigabe des Bezuges eine ganz bedingungslose, auch fielen die Apotheken als Bezugsquellen fort. Es war nur noch von Fabriken und Drogenhandlungen die Rede. Diesem Standpunkt entspricht die Fassung des § 28 der Apothekenbetriebsordnung (Ap.B.O.)."

Dieser Paragraph der z. Zt. geltenden preußischen Apothekenbetriebsordnung macht den Apothekenvorstand „für die Güte aller Mittel verantwortlich, gleichviel ob er dieselben bezogen oder selbst hergestellt hat".

Durch einen Ministerialerlaß vom 16. September 1912 wird den Apothekern, die Praktikanten ausbilden, zur Pflicht gemacht, die in ihren Betrieben gebrauchten galenischen und einfachen pharmazeutisch-chemischen Präparate „tunlichst" selbst herzustellen. Durch die Einführungsverordnungen zum Deutschen Arzneibuch 6. Ausgabe (DAB. 6), für Preußen unter dem 21. Dezember 1926, ist den zur Selbstherstellung der Extrakte nach dem DAB. 6 infolge mangelnder Apparatur nicht fähigen Apothekenleitern nur der Bezug aus anderen Apotheken erlaubt. Aber schon im Jahre 1929 erschienen in Sachsen

---

[1]) Verlag Julius Springer, Berlin.

und Mecklenburg-Schwerin Ministerialerlasse, die an Stelle des Bezugs aus Apotheken auch den aus industriellen Betrieben gestatteten, sofern „die Herstellung unter Aufsicht eines approbierten Apothekers erfolgt”. Ab 1. Januar 1928 muß gemäß den Bestimmungen des DAB. 6 die Tinctura Digitalis „im eigenen Apotheken-Betrieb” hergestellt werden. Eine behördliche Anweisung, zumindest die rezeptmäßig verschriebenen, rauschgifthaltigen Galenika ganz auf die Zubereitung in den Apotheken zu beschränken, liegt in dem § 4 (2) der unter dem 1. April 1930 ergangenen Ausführungsbestimmungen zum Opiumgesetz vor, der wie folgt lautet:

„Eine Erlaubnis zur Verarbeitung von Betäubungsmitteln zu Zubereitungen, die in den Apotheken rezepturmäßig hergestellt zu werden pflegen (z. B. Pillen, Zäpfchen, Pulver), ist nicht zu erteilen, zu galenischen Zubereitungen (z. B. Opiumextrakt, Opiumtinktur, Doverschem Pulver) nur dann, wenn Gewähr für die vorschriftsmäßige Bereitung und Zusammensetzung gegeben ist.”

Im Jahre 1933 ist durch die Standesgemeinschaft Deutscher Apotheker eine Liste galenischer Präparate aufgestellt worden, deren Selbstherstellung den Apothekern zur Pflicht gemacht wurde. Diese Liste hat nach Verhandlungen mit der Industrie eine wesentliche Beschränkung erfahren. Eine Feststellung über die Auswirkung dieser Anordnung konnte bei der kurzen Zeit ihres Bestehens noch nicht getroffen werden.

III.

Die Spezialitätenindustrie, die Herstellung abgabefertig verpackter und in dieser Verpackung teils durch den Zwischenhandel, teils unmittelbar an die Verbraucher gelangenden Arzneien, hat ihren Hauptaufschwung in Deutschland seit dem letzten Drittel des 19. Jahrhunderts genommen. Ihr Ursprung aber geht auf den Beginn des 16. Jahrhunderts und auf erlauchte Ahnen zurück, auf die „Arcana” des großen Theophrastus Bombastus von Hohenheim, genannt Paracelsus und des berühmten Leonhard Thurneysser zum Thurn.

Was die „Arcana” zu Vorläufern der Spezialitäten, insbesondere der Geheimmittel stempelt, ist die Tatsache, daß sie Präparate darstellten, deren Herstellungsprozeß absichtlich in ein mystisches Dunkel gehüllt war und denen ihr Schöpfer außerordentliche Wirkungen zuschrieb. Beides geschah freilich nicht im Hinblick auf einen damit zu erzielenden geschäftlichen Vorteil, sondern, wie S c h e l e n z in seiner Geschichte der Pharmazie Seite 453 mit Recht feststellt, aus edelsten Motiven. Gründe der Menschenliebe waren es auch, die im 16. und 17. Jahrhundert mehrere Fürstinnen, an ihrer Spitze die Kurfürstin Anna von Sachsen, die ihrer Mildtätigkeit halber als „Mutter Anna” in die Geschichte eingegangen ist, zu Herstellern der verschiedensten „Arcana” werden ließen.

Als eines der ersten Geheimmittel nennt S c h e l e n z den Balsam. Sulfuris, den der Kaufmannssohn Matthias S c h m i d t, geboren 1582 zu Nürnberg, gestorben 1655 in Schmalkalden, als Spezialität, als Schmalkaldischer oder Schmidtscher Balsam in den Handel brachte. Für den Handel mit diesem Balsam, unter dessen vielen Nachahmungen die sogenannten Tilly-Tropfen, das Harlemer Öl, die bekanntesten sind, hat sein Hersteller kaiserliche und fürstliche Privilegien, das erste bereits von dem im Jahre 1619 gestorbenen Kaiser Matthias erhalten. Diese Privilegien für Geheimmittel haben bis zu Beginn des 19. Jahrhunderts eine erhebliche Rolle gespielt und den Kampf der Apotheker gegen die Geheimmittel ungemein erschwert. Noch im Jahre 1774 erhielt der Altonaer Schuster Johann Peter M e n a d i e für die von ihm hergestellte „Altonaische oder Schweerische wunderbare Essenz" ein kaiserliches Privileg. Mit diesem Schuster M e - n a d i e ereignete sich ein für die damalige Zeit kennzeichnendes Kuriosum. Er wandte sich an die Universität Greifswald, um auch von ihr ein Attest für seine Essenz zu erlangen. Das gelang ihm; ja, der Dekan der medizinischen Fakultät, ein Professor W e s t p h a l, machte ihn für 150 Reichstaler zum Doktor der Medizin. Da brach ein Sturm der Entrüstung unter den Altonaer Ärzten los. Nach einer erbitterten Zeitungsfehde sah sich die medizinische Fakultät von Greifswald gezwungen, dem M e n a d i e das Doktordiplom abzusprechen, und Professor W e s t p h a l forderte in einem Briefe an den Präsidenten von Altona, v o n G ä h l e r, daß dem geschäftstüchtigen Schuster das Doktordiplom durch Polizeigewalt abgenommen werde. Da aber M e n a d i e durch einen eigenhändigen Brief von Professor W e s t p h a l, in dem dieser die letzten 15 Taler der ausbedungenen 150 Taler für die Doktordissertation von M e n a d i e erbat, beweisen konnte, daß er das Doktordiplom rechtmäßig erworben habe, wies Präsident v o n G ä h l e r das Ansinnen Professor W e s t p h a l s und der Greifswalder medizinischen Fakultät zurück. M e n a d i e s Promotion bleibe auf alle Fälle ein bloßes Werk des Eigennutzes und falle allein dem promotori zur Last.

Die Blütezeit des deutschen Geheimmittelwesens fällt in das 18. Jahrhundert. In ihm erreichte der Geheimmittelverkauf auf Märkten, bei öffentlichen Veranstaltungen und im Umherziehen, dessen in dem Kapitel „Arzneimittelhandel außerhalb der Apotheken" gedacht worden ist, seinen Höhepunkt und die Regierungen erwarben Geheimmittelrezepte, um die so geschätzten Mittel zu allgemeinem Nutzen in großem Umfange zur Verwendung bringen zu können. So erwarb nach S c h e l e n z Friedrich der Große im Jahre 1775 von Daniel M a t t h i e u das Rezept eines Bandwurmmittels gegen eine Leibrente von 200 Talern und den Hofrattitel, kaufte die hessische Regierung 1780 nach Adolf M ü l l e r[1]) die Vorschrift eines Arcanum gegen Tollwut. Noch im Jahre 1835 erstand nach S c h e l e n z die bayerische Regierung von einem Pfarrer W a h l e r in Kupferzell die Vorschrift zur Herstellung einer Frostsalbe. Daß es sich hier um eine Einschätzung der Geheimmittel handelt, die sich keineswegs auf Deutschland

---

[1]) Krankheiten, Ärzte und Hebammen im alten Darmstadt, 1929.

beschränkte, ergibt sich aus der Mitteilung ähnlicher Fälle in außerdeutschen Ländern durch Schelenz. In der Mitte des 17. Jahrhunderts begann sich das „Laboranten"-Gewerbe, jene Zunft von Geheimmittelherstellern und Händlern, stärker bemerkbar zu machen, die sich in vereinzelten Exemplaren bis in die Gegenwart erhalten und in einigen modernen Großbetrieben, so insbesondere der Firma L. Lichtenheldt in Meuselbach eine durchaus ernsthafte Ausgestaltung erfahren hat.

Heinz P e i c k e r t hat die Geschichte des deutschen, im wesentlichen in Thüringen, Sachsen und im Riesengebirge beheimateten Laborantengewerbes in seiner Dissertation „Geheimmittel im deutschen Arzneiverkehr"[1]) eingehend beschrieben. Nach seinen Quellen[2]) ist der Thüringer Olitätenhandel „zuerst 1648 in Großbreitenbach nachweisbar, wo der aus Oberweißbach stammende Apotheker M y l i u s Olitäten herstellte und durch zwei Hausierer in den tieferliegenden Orten Thüringens verkaufen ließ". Im Riesengebirge, wo sich die Olitätenherstellung besonders um den Ort Krummhübel gruppierte, sollen zwei Medizinstudenten aus Prag, die wegen eines Duells geflohen waren, die Begründer dieser Kleinindustrie gewesen sein. In der ersten Hälfte des 18. Jahrhunderts erhielt der Apotheker Dr. W o r m in Oberweißbach die Erlaubnis zur Ausbildung von Laborantenlehrlingen. Über die hier in Betracht kommenden Erzeugnisse teilt P e i c k e r t folgendes mit:

„Universalbalsam, Bergöl, Kindertinktur und Lebensessenz wurden in allen drei Produktionsgebieten hergestellt. In Thüringen und Sachsen wurden außerdem Hamburger Lebensöl, Augsburger Lebensessenz, Hienfongessenz, Ballhauser Tropfen, Schweerische oder Altonaer wunderbare Essenz, Elixier Proprietatis Paracelsi, Stougthon, Wiener und Jerusalemer Balsam, Kronenessenz, Sulzbergers Salzunger Tropfen, Schauerscher Balsam, Schwarzburger-, Hamburger-Dicksches Pflaster, Frankfurter- und Kaiserpillen, Lokwitzer Balsam und Schneeberger Schnupftaback angefertigt. Als Erzeugnisse schlesischer Laboranten sind insbesondere Englischer Balsam, Bittre-, Süße-, Holz-Magenessenz, Salz-, Mutter- und Korallentropfen zu nennen."

Neben den „Olitäten" spielten im 18. Jahrhundert die später mehr und mehr an Bedeutung verlierenden Mittel der Waisenhaus-Medikamenten-Expedition der Franckeschen Stiftungen in Halle eine große Rolle. Ihre Entstehung fällt nach P e i c k e r t , der auch ihnen in seiner bereits mehrfach erwähnten Dissertation einen breiten Raum gewidmet hat, in das Jahr 1700 und ist neben dem Gründer des Halleschen Waisenhauses, August Hermann F r a n c k e , dem Arzte Dr. Christian Friedrich R i c h t e r zuzuschreiben. Das wesentlichste Waisenhaus-Präparat, das den Ruhm seiner Herstellerin in alle Länder trug, war die „aus reinstem Golde" gewonnene „Essentia dulcis" oder „Goldtinktur".

---

[1]) Leipzig 1932, H. P e i c k e r t in Wurzen bei Leipzig.
[2]) F r i e d e l , Treue Hirten-Sorge vor die Lämmer, Jena 1740, Christoph Franz B u c h und E l s ä s s e r , Das Kirchspiel Oberweißbach im Wandel der Zeiten, Oberweißbach 1929.

Hatte man vom 17. Jahrhundert an dem Geheimmittelwesen in Deutschland vielfach dadurch eine gewisse Verläßlichkeit geben wollen, daß man die Herstellung von einem Privileg- oder Konzessionszwang und die Zulassung der „Laboranten” von einer Prüfung abhängig machte, so ging man später (1823 in Sachsen, 1843 in Preußen) dazu über, Konzessionen an Laboranten völlig zu verweigern. Es folgten Verbote der öffentlichen Ankündigung von Geheimmitteln und schließlich die am 23. Mai 1903 vom Bundesrat erlassenen, durch Verordnungen der einzelnen Länder mit dem 1. Januar 1904 in Kraft gesetzten „Vorschriften über den Verkehr mit Geheimmitteln und ähnlichen Arzneimitteln”, die in zwei Listen, A und B, eine Anzahl namentlich genannter Präparate aufführen, von denen die der Liste B nur auf ärztliches Rezept verabfolgt werden dürfen, während die der Liste A von dieser Abgabebeschränkung befreit sind, falls sich der Apotheker über ihre Zusammensetzung soweit unterrichten kann, daß er die Zulässigkeit der Abgabe im Handverkauf zu beurteilen vermag. Diese Listen haben im Laufe der Zeit mehrere Veränderungen, Zu- und Abgänge, erfahren.

Da in Deutschland ein Zwang zur Angabe der Bestandteile eines in verkaufsfertiger Packung in den Verkehr gebrachten Arzneimittels weder bestand noch besteht, so weist eine sehr große Zahl deutscher Arzneispezialitäten keine oder doch nur unzureichende Inhaltsangaben auf und ist demnach zu den „Geheimmitteln” im weiteren Sinne zu zählen. Diese Erzeugnisse werden denn auch von den vielfachen Ankündigungsverboten erfaßt, die für einzelne deutsche Landesteile erlassen worden sind, so für Preußen durch die Polizeiverordnung vom 2. Juni 1933 über öffentliche Ankündigung oder Anpreisung von Mitteln oder Verfahren, die zur Verhütung, Linderung oder Heilung von Menschen- oder Tierkrankheiten bestimmt sind.

Im allgemeinen kann man bei den Arzneispezialitäten drei Gruppen unterscheiden: 1. Die auf Grund wissenschaftlicher Erwägungen und Arbeiten und nach klinischer Erprobung mit bestimmten Indikationen und zur Unterrichtung der Ärzte und Apotheker hinreichenden Deklaration vertriebenen Mittel; 2. die auf Grund praktisch-wissenschaftlicher Allgemeinerfahrung ohne eigene wissenschaftliche Idee und zumeist im Mischverfahren ohne komplizierte Apparatur und Arbeitsmethoden hergestellten Präparate und 3. das Heer von Arzneispezialitäten, bei denen auf Wissenschaftlichkeit keinerlei Wert gelegt wird oder die auf Nutznießung einer zur Zeit beliebten Laienheilrichtung berechnet sind. Es ist selbstverständlich, daß die Großindustrie die erste Gruppe vertritt ohne freilich, wie das Beispiel der Compretten beweist, eine Betätigung innerhalb der zweiten Gruppe ganz zu verschmähen. Bei der mittleren Industrie verschiebt sich das Verhältnis zwischen den beiden ersten Gruppen mengenmäßig zugunsten der zweiten Gruppe, die das alleinige Feld der ernsthaften Kleinindustrie bildet. Die dritte Gruppe endlich ist die Domäne einer

Anzahl von Firmen verschiedenster Größe, deren gemeinsames Kennzeichen darin besteht, daß bei ihnen eine hinreichende Kennzeichnung der Bestandteile grundsätzlich vermieden und unter tunlichster Ausschaltung des Zwischenhandels ein unmittelbarer Vertrieb an das Publikum angestrebt wird.

Es war vor allem die letzterwähnte Gruppe von Arzneispezialitäten, gegen die sich die Abwehr der Apotheker richtete. Als der geistige Ahnherr aller jener Männer, die dem Geheimmittelwesen auf dem Wege der Analyse den Boden abzutragen suchten, ist der große Apotheker-Chemiker aus dem Ende des 18. Jahrhunderts Martin Heinrich K l a p p r o t h anzusehen. Im Jahre 1864 gründeten der Altmeister der praktischen Pharmazie Hermann H a g e n und der aus der Pharmazie hervorgegangene Chemiker Emil J a k o b s e n eine „Industrieblätter" betitelte Zeitschrift, in der sie die Ergebnisse ihrer Geheimmittelanalysen veröffentlichten. Ihnen sind später W i t t s t e i n und T h o m s, in neuester Zeit insbesondere R o j a h n, G r i e b e l und P e y e r gefolgt. Vor allem R o j a h n hat sich dieses schwierigen und infolge des in den Abwehrmethoden nicht eben wählerischen Widerstands der betroffenen Fabrikanten nicht ungefährlichen Gebietes angenommen und durch die Bekanntgabe einer Einteilung der Arzneispezialitäten in Gruppen mit immer wiederkehrenden Inhaltsstoffen allgemein verwendbare Untersuchungs-Richtlinien gegeben.

Die moderne Spezialitätenindustrie setzte in Deutschland in der zweiten Hälfte des 19. Jahrhunderts ein. Die Schweizer-Pillen des Apothekers Richard B r a n d in Schaffhausen und der Anker-Pain-Expeller der von dem Strumpfstricker Friedrich Adolf R i c h t e r aus Duisburg in Rudolstadt in Thüringen gegründeten Fabrik waren eine Zeitlang die bekanntesten Vertreter dieser Industrie in Deutschland. Es ist bemerkenswert, daß diese Erzeugnisse als Ersatzpräparate für englische, in Deutschland viel gebrauchte Arzneispezialitäten auf den Markt gebracht wurden. Stellten die fertig abgepackten Arzneispezialitäten bis zum Ausgang des 19. Jahrhunderts einen zwar ständig wachsenden, aber doch keineswegs überwiegenden Teil des deutschen Gesamtverbrauchs an Arzneimitteln dar, so änderte sich das Bild zu Beginn des 20. Jahrhunderts, vor allem in der Zeit nach dem Weltkriege. Wie Wilhelm S t a d e r[1] festgestellt hat, ist der Umsatz in Arzneispezialitäten in Deutschland von 237 Millionen Reichsmark im Jahre 1924 auf 398 Millionen Reichsmark im Jahre 1928 gestiegen, wozu noch eine Ausfuhr im Werte von fast 100 Millionen Reichsmark kommt. Dem entspricht der steigende Anteil der Spezialitäten an dem Umsatz der deutschen Apotheken. Nach einer Statistik der Kölner Ortskrankenkasse für das Jahr 1933 ist der Anteil der Spezialitäten an dem Umsatz der Kasse mit den Kölner Apotheken von 35,12 p. c. im Jahre 1924 in stetem Anstieg auf 46,12 p. c. im

---

[1] Die Arznei-Spezialität, Eberswalde 1931, Verlagsgesellschaft R. Müller m.b.H.

Jahre 1933 gestiegen. Umgekehrt ist der Anteil der Rezeptur von 47 p. c. im Jahre 1924 auf 26,64 p. c. im Jahre 1933 gefallen.[1] Im Privatumsatz war nach S t a d e r die Rezeptur, die 1913 noch 26,15 p. c., 1924 21,05 p. c. betrug, im Jahre 1928 nur noch mit 15,88 p. c. einzusetzen. Die Tatsache, daß nach einer Statistik aus dem Jahre 1927 die pharmazeutische Industrie Deutschlands rund 1200 Betriebe mit etwa 25 000 Angestellten und Arbeitern umfaßt,[2] wovon auf die Großindustrie ungefähr 25 Fabriken mit mehr als je 200 Beschäftigten, insgesamt etwa 15 000 Personen entfallen, ist freilich zumindest zum gleichen Teile wie auf das Anwachsen des Spezialitätenwesens darauf zurückzuführen, daß die künstlich gewonnenen Arzneistoffe die früher gebrauchten „Hausmittel" immer mehr verdrängten und zudem ein früher nie gekannter Arzneiverbrauch Platz griff. Zumindest die gleiche Förderung, die das Patentgesetz für die synthetische Herstellung neuer Arzneistoffe bedeutete, gewann die Spezialitätenindustrie durch das Gesetz zum Schutze der Warenbezeichnungen vom 12. Mai 1894 (Neufassung vom 7. Dezember 1923). Erst auf Grund dieses Gesetzes, das die Möglichkeit einer geschützten, von keiner Konkurrenz verwertbaren Namengebung für die auf den Markt zu bringenden Spezialitäten bot, konnte sich die Werbung und damit der Umsatz in dem seither beobachteten Umfange entwickeln.

Das Bestreben der Apotheker, ihrer durch den andauernden Anstieg der Anzahl und des Verbrauchs der Arzneispezialitäten bewirkten Ausschaltung als Arzneimittelhersteller entgegenzutreten, zeitigte den Gedanken, einer Eigenherstellung abgabefertig abgepackter Arzneien, die mit den hervorstechenden Eigenschaften der fabrikmäßig hergestellten Arzneispezialitäten, einer gleichmäßigen und ansprechenden Verpackung, einem knappen und einprägsamen Namen und einem festen Verkaufspreise ausgestattet mit den Fabrikerzeugnissen in Wettbewerb treten und ihr weiteres Vordringen verhindern sollten. Von Hessen ausgehend gewann dieser Gedanke die Billigung der offiziellen Apothekerkreise. Auf Grund eines Beschlusses der Hannoverschen Hauptversammlung des Deutschen Apotheker-Vereins vom Jahre 1907 gab der Vereinsverlag von einer Kommission ausgearbeitete Vorschriften zur Selbstherstellung einheitlicher Arzneispezialitäten in den Apotheken heraus und im Jahre 1908 wurde in Ausführung eines Beschlusses der Dortmunder Hauptversammlung des Vereins vom Jahre 1906 im Rahmen des Vereins ein „Spezialitäten- und Warenzeichen-Unternehmen des Deutschen Apotheker-Vereins" gegründet, dessen Mitglieder das Recht zur Benützung eines Vereins-Warenzeichens erhielten, vorgeschriebene Packungen benutzen und sich der ständigen Kontrolle durch den Verein unterwerfen mußten. Nach dem Weltkriege wurde mit den gleichartigen Unternehmungen lokaler Apothekervereinigungen, also mit denen der sächsischen Kreis-

---

[1] Pharm. Ztg. 1934 Nr. 62.
[2] Statistisches Jahrbuch für das Deutsche Reich 1927, S. 84.

vereine, der „Goda" in Breslau und der „Gehag" in Hamburg ein
Syndikat gebildet, für das eine Reihe von Warenzeichen eingetragen
ist. Die Tatsache, daß vor 1933 allmählich die Herstellung auch der
„Syndikats"-Präparate aus den einzelnen Apothekenlaboratorien mehr
und mehr in zentrale Fabrikationsstätten, vor allem in die der Hageda
übergegangen ist, hatte die dem Unternehmen zugrundeliegende Absicht der Neubelebung der Apothekenlaboratorien nicht zur Auswirkung gelangen lassen. Das ist in den Jahren 1934 und 1935 unter der
Leitung von H e r i n g - Driesen, der auch die Vorschriften auf eine
neue wissenschaftlich-technische Grundlage gestellt hat, anders geworden. Freilich bildet diese Selbsthilfe-Aktion notgedrungen schon
durch die Tatsache ihrer Existenz eine Bejahung des Prinzips, zu
dessen Bekämpfung sie in die Welt gesetzt worden sind. So ist es
selbstverständlich, daß sie das Anwachsen der Spezialitätenflut, zu
dem sie ja selber beiträgt, nicht hat aufhalten können.

An bedeutenden, aus Apotheken hervorgegangenen Fabriken,
deren Erzeugnisse zum großen, wenn nicht zum größten Teile als
verkaufsfertig verpackte Arzneispezialitäten in den Verkehr gebracht
werden, sind u. a. zu nennen die 1882 als Nebenbetrieb der Merkur-
Apotheke in Hamburg von dem Apotheker Paul B e i e r s d o r f gegründete Chemische Fabrik Beiersdorf AG. Hamburg, die aus der
Ratsapotheke in Halberstadt herausgewachsene Firma Johannes
B ü r g e r , Ysatfabrik Wernigerode a. H. G.m.b.H., gegründet 1903,
die Dr. Rudolf R e i ß Rheumasan und Lenicet-Fabrik-Berlin, entstanden aus der Marien-Apotheke in Augsburg, die von Dr. R. W e i l
1906 aus dem Laboratorium der Schwanen-Apotheke in Frankfurt
am Main zur Selbständigkeit herausgehobene Dr. R. & Dr. O. Weil-
Fabrik chemisch-pharmazeutischer Präparate, Frankfurt a. M., die
Ed. T a e s c h n e r Chemisch-pharmazeutische Fabrik, Potsdam, geboren in der Kommandanten-Apotheke, Berlin, die Chemische Fabrik
A t h e n s t ä d t & R e d e k e r in Hemelingen bei Bremen, das Kyff-
häuser-Laboratorium in Bad Frankenhausen a. K. (Apotheke in Kelbra a. K.), Chemische Fabrik Dr. Kade, Berlin (Oranien-Apotheke,
Berlin), Leo-Werke Dresden G.m.b.H. (Städtische Löwen-Apotheke,
Dresden).

Die pharmazeutische Industrie hat sich verhältnismäßig spät,
dann aber ziemlich vielseitig zu Verbänden zusammengeschlossen.
Am 1. Dezember 1905 wurde in Frankfurt a. M. der Verband der
Chemisch-Pharmazeutischen Großindustrie („Cepha") gegründet. Zwei
Wochen später, am 18. Dezember 1905, erstand gleichfalls in Frankfurt die „Zentralstelle für Markenschutz" („Zema"), die am 29. Oktober 1924 mit der Cepha vereinigt wurde. Neben diese Verbände traten
nach dem Weltkriege der Jahre 1914—1918 der Verband pharmazeutischer Fabriken Deutschlands, der Verband der chemisch-technischen Industrie mit einer bedeutenden pharmazeutischen Sektion, der
Reichsverband der pharmazeutischen und diätetischen Mittel- und
Kleinindustrie und verschiedene kleinere Vereinigungen. Alle diese

Verbände sind im Zuge der Entwicklung 1934/35 zunächst in den Reichsverband der pharmazeutischen Industrie (Reipha), sodann in die Fachgruppe „Pharmazeutische Erzeugnisse" eingeschmolzen oder doch ihr angegliedert.

IV.

Es ist zu Beginn dieses Kapitels festgestellt worden, daß die Geschichte der Entwicklung der deutschen pharmazeutischen Industrie unter drei Gesichtspunkten zu betrachten ist: unter wissenschafts-, wirtschafts- und pharmaziegeschichtlichen. Welche Schlußfolgerungen lassen sich nun nach diesen drei Richtungen hin aus dem Dargelegten ziehen?

Die wissenschaftlichen Erfolge der Industrialisierung der Arzneimittelherstellung sind unbestreitbar. Die Findung und Erfindung neuer und wertvoller chemischer und galenischer Präparate und Arbeitsgänge, wie sie sich aus der hier gegebenen Übersicht offenbaren, sind das Produkt besonders begabter Einzelner oder einer auf breiter Basis unter Heranziehung aller erreichbaren Helfer und Hilfsquellen betriebenen zweckbestimmten Forschung, wie sie nur im Hinblick auf große und lohnende Verwertungsmöglichkeiten unternommen werden kann. Bei dieser Sachlage kann die Apotheke, in der ein besonders begabter Inhaber tätig ist, zur „Keimzelle" einer Fabrikation werden. Das ihr entwachsende Gebilde aber steht in dem auf andere Größenordnungen eingestellten Bezirk der Industrie. Der Apotheker als Erfinder wird entweder selbst Industrieller, oder er und seine erfinderische Leistung gehen ein in den Dienst einer der bereits bestehenden großen Fabriken. Die große Mehrzahl der Apotheken kommt, da außergewöhnliche Begabungen naturgemäß selten sind, überhaupt nur für die pflichtgemäße Anwendung erlernter Wissenschaft und Technik, nicht für ihre Förderung in Betracht.

Für die wirtschaftsgeschichtliche Betrachtung liegen die Dinge noch einfacher. Für sie ist der Großbetrieb mit seinen aus dem Dargelegten hervorgehenden großen Umsatz- und Angestelltenzahlen das teils erreichte, teils zu erreichende Ziel, da nur er jene organisatorische Zusammenfassung, jene Marktbeeinflussung und Werbetätigkeit ermöglicht, die ein Höchstmaß wirtschaftlichen Erfolges gewährleistet. Der Kleinbetrieb ist unter diesem Gesichtspunkt nur eine zu überwindende Vorstufe, es sei denn, daß er als Verteilungs- und Aufbereitungsstelle unentbehrlich ist. Daß der Apothekenbetrieb trotz der außerordentlichen, zum großen, wenn nicht größten Teile aus der Apotheke selbst herausgewachsenen Entwicklung einer Industrie der Arzneimittelherstellung an Umfang und an Bedeutung in den letzten 50 Jahren nicht ab-, sondern zugenommen hat, ist ein wirtschaftliches Phänomen, das sich nur dadurch erklären läßt, daß die pharmazeutische Industrie neue Bedürfnisse geschaffen hat, die den Apotheken zugute kommen und daß die Apotheken als Verteilungs- und Aufbereitungsstellen unentbehrlich und nicht zu ersetzen sind.

An dieser Stelle nun setzt die pharmaziegeschichtliche Betrachtung ein. Es ist schon zu Beginn dieser Ausführungen darauf hingewiesen worden, daß die in Apothekerkreisen viel verbreitete Meinung, die pharmazeutische Industrie hätte ihr die Eigenherstellung „entrissen", deshalb in weitem Umfange unzutreffend ist, weil es sich bei den Erzeugnissen der Industrie vielfach um Neuschöpfungen oder Präparate besonderer, mit den Mitteln der Apotheke nicht erreichbarer Beschaffenheit handelt. Soweit Arzneistoffe in Betracht kommen, die in den Apotheken rezepturmäßig weiter verarbeitet werden, sind diese Präparate lediglich an die Stelle der alten, obsolet gewordenen „Simplicia" getreten, und es kann dem Apotheker gleichgültig sein, daß er jetzt für seine „Composita" statt der früheren pflanzlichen und tierischen Grundstoffe vielfach auch solche chemischer Herkunft verarbeitet.

Anders steht es schon mit den gebrauchsfertig in den Verkehr gebrachten Spezialitäten, bei denen die Apotheke lediglich die Aufgabe einer Abgabestelle erfüllt.

Wie aus den Angaben über die Zusammensetzung des Apothekenumsatzes hervorgeht, überwiegen die von der pharmazeutischen Industrie hergestellten gebrauchsfertigen Spezialitäten bei weitem die chemischen, in der Apotheke weiter zu verarbeitenden Grundstoffe. Aber soweit es sich um Erzeugnisse handelt, die eine auf speziellen Studien, auf einer persönlichen Findung oder Erfindung beruhende, sie der rezeptmäßigen Allgemeinherstellung entziehende Besonderheit haben, bilden solche Spezialitäten, ebenso wie die neuen chemischen Grundstoffe der Rezeptur, eine Bereicherung des Arzneischatzes, gegen die sich zu wehren ebenso müßig wie — schädlich wäre.

Es muß als Dogma hingestellt werden, daß jede wirkliche Bereicherung des Arzneischatzes auch denen zugute kommt, die ihre Weiterleitung an den Verbraucher vermitteln. Mit jedem guten und wirksamen Präparat wird das Vertrauen der Verbraucher zur Arzneitherapie überhaupt, zu der Arzneiabgabestelle, der Apotheke, insbesondere gestärkt. Es unterliegt keinem Zweifel, daß die Arzneispezialität, die in ihren Dienst gestellte Werbung, die anziehende Wirkung der ansprechenden, mitunter originellen Aufmachung eine weitverbreitete naturhafte Abneigung gegen Medikamente mehr und mehr haben schwinden lassen, daß sie eine in früheren Zeiten kaum gekannte Arzneiwilligkeit erzeugt haben.

Es braucht nach dem Gesagten nicht erst bewiesen zu werden, daß es weder für die Allgemeinheit noch für die Apotheken ein Vorteil gewesen wäre, wenn die Industrialisierung der Arzneimittelherstellung — von ihren Auswüchsen ist hier nicht die Rede — hätte vermieden werden können. Zudem lag sie im Zuge der Zeit und mußte kommen. Ein wenig bekanntes Dokument beweist schlagend ihre Unvermeidlichkeit.

Im Mai 1831, also nachdem Präparate M e r c k scher Erzeugung bereits in Paris öffentliche Anerkennung gefunden hatten, veröffentlich-

ten die Professoren G e i g e r - Heidelberg und L i e b i g - Gießen im
Geiger-Liebigschen Magazin einen „Aufruf an die Apotheker im südlichen Deutschland zu einem Apotheker-Verein im südlichen Deutschland und zur B e g r ü n d u n g e i n e s T a u s c h v e r e i n s m i t
p h a r m a c e u t i s c h e n u n d r e i n c h e m i s c h e n G e g e n s t ä n -
d e n". Es wurde die Einrichtung einer „Central-Niederlage von
pharmazeutischen und chemischen Gegenständen unter Aufsicht und
Leitung eines Vereins-Mitgliedes" vorgeschlagen, an das die Tausch-
und Verkaufsgegenstände zu senden waren und das die „Correspon-
denz, Aufbewahrung und Absendung der Waren usw. gegen einen
billigen Rabatt" zu besorgen hatte. „Dieses Geschäft hatte Herr Apotheker M e r c k in Darmstadt die Freundlichkeit zu übernehmen."
Jeder Apotheker sollte sich verpflichten, „wenigstens einen Artikel in
das Depot zu liefern". Im April 1832 sandte der „Apotheker Merck"
diesen Aufruf mit einem Begleitschreiben, in dem darüber geklagt
wurde, daß „sich bis jetzt nur wenige zum Beitritt desselben (des
Tauschvereins. Verf.) erklärt haben", allen Fachgenossen „im südlichen Deutschland" persönlich zu. Auch diese dringliche Mahnung blieb
ohne die erhoffte Wirkung. Der „Tauschverein" kam nicht zustande.
An seiner Stelle wuchs und erblühte die Firma E. M e r c k - Darmstadt und mit ihr die chemisch-pharmazeutische Industrie.

Dieses ganze Kapitel ist ein fortlaufender Beweis dafür, was die
deutsche pharmazeutische Industrie und die deutsche Apotheke einander verdanken. Die Industrie hat die Apotheke vielfach bereichert,
die Apotheke dagegen war die Keimzelle der Industrie. Sie hat ihr
in der Vergangenheit ihre Pioniere geschenkt und ständig strömen
neue Adepten aus der Apotheke in die Stätten der Großherstellung
und befruchten sie mit frischer Kraft und frischen Gedanken. Das
Haus der Pharmazie umfaßt sie beide: die Apotheke und die zum
großen Teile aus ihr hervorgegangene ernsthafte pharmazeutische
Industrie.

10. Das Verhältnis der Apotheker zu den Ärzten.

Unvorstellbare Zeitläufte hindurch wurden die Aufgaben des
Diagnostikers und Heilbeflissenen, des Arztes, und die des Arzneibereiters, des Apothekers, von ein und derselben Person erfüllt. Da
ist es selbstverständlich, daß die mit dem Medizinaledikt des Hohenstaufenkaisers Friedrich II. im Jahre 1240 angebahnte Trennung in zwei
gesonderte Berufsstände sich nur sehr allmählich durchsetzte, daß sie im
Laufe der Zeit, je nach den Umständen und örtlichen Bedürfnissen, ver-
schiedentliche Abwandlungen erfuhr. Nimmt man dazu, daß der Anreiz
zu Übergriffen beider Parteien in das Arbeitsgebiet des anderen
Standes in der engen Verwandtschaft beider Berufe eine natürliche
Begründung findet, und Zuständigkeitsstreitigkeiten, ja Fragen der
Rangordnung eben aus dieser Verwandtschaft heraus nur allzu nahe-

liegend sind, so bedarf die Tatsache der niemals ganz gewichenen
Spannung zwischen Ärzten und Apothekern kaum einer besonderen
Erörterung.

Die Festlegung des Verhältnisses zwischen Ärzten und Apothekern, die möglichst genaue Abgrenzung ihrer Befugnisse gehörte zu
den wichtigsten Aufgaben der verschiedenen Medizinalordnungen.
Die nachstehende Übersicht zeigt, wie die im deutschen Reichsgebiete
erlassenen „Ordnungen”, als deren Urquell das erwähnte grundlegende Edikt Friedrichs II. vom Jahre 1240 anzusehen ist, dieser
Aufgabe gerecht zu werden suchten. Ihrer besonderen Bedeutung
wegen sind in diese Übersicht auch amtliche Instruktionen der
schweizerischen Städte Basel und Luzern aus dem 15. und 16. Jahrhundert einbezogen worden.

1. **1335—1355.** Statuten Karls IV. der Kunstärzte, Wundärzte und
Apotheker (sogenannte „Breslauer Handschrift”). Der Arzt soll
mit dem Apotheker keine Gemeinschaft halten, auch den Patienten
in keine bestimmte Apotheke verweisen. Dem Apotheker ist die
geheime oder offene Ausübung der Kunst- und Wundheilkunde
untersagt, den „Kunstärzten oder Wundärzten” ist verboten „ap-
thekereye zu yben”.

2. **1350.** Nürnberg. Verbot der Arzneianfertigung durch Ärzte. Es
wird bestimmt, „das kein appotecker in die dingen, die zu der
arznei gehören, in kauffen oder verkauffen, inn oder außer den
appotecken mit keinem arzt nicht auftrag noch tail noch gewinn
nicht haben lassen soll”.

3. **1378.** Konstanz. Verbot jeglichen Paktierens zwischen Apothekern und Ärzten.

4. **1397.** Regensburg. Feststellung des Rechts der Ärzte zur Apothekenbesichtigung.

5. **1404.** Basel. Wer ein Apotheker ist, der soll kein Arzt sein. Wie
in den meisten sonstigen Apothekerordnungen werden auch hier
die Apotheker verpflichtet, gute und frische Arzneien feilzubieten
und nicht zu substituieren, vielmehr die Arzneien, die der Arzt
verschrieben hat, auch wirklich abzugeben. Aber hier wird diese
Vorschrift noch besonders und zwar wie folgt begründet: „Und
das gilt des Menschen Leben und des Artzets ehren”. Ein Gedanke, wie er schon über ein halbes Jahrhundert vorher, 1337,
von Konrad von A m m e n h u s e n in seinem Schachzabelbuch wie
folgt zum Ausdruck gebracht worden war:

> „Ein Apotheker haben sol
> trûwe und Kunst, das zimt im wol,
> wan der Arzâtes Kunst vil an im stat.
> Ob er weder Kunst noch wise hat,
> so mag dem Arzât missegan.”

6. **1423—1426.** Basel. „Meister Dietter des Arztes rat der Appote-
ken halp” (gleichlautend an den Rat der Stadt Bern 1430 bis.

1436).[1]) Erstmalige Vorschrift der Kontrollpflicht des Apothekers offenkundigen Fehlern und Irrtümern der ärztlichen Rezepte gegenüber. Im Übrigen Wiederholung der die Trennung von Arzt und Apotheker vorschreibenden Bestimmungen der früheren Baseler Ordnungen.

7. **1472.** Konstanz. Dem Apotheker wird das „Practicieren" verboten. Es ist ihm jedoch gestattet, „schlechte (schlichte) Konfortativa" auf der „lüten begehren" abzugeben.

8. **1478.** Köln. Der Apotheker soll weder die Heilkunde ausüben, noch, von Pillen und anderen „gemein simplicia" abgesehen, den Kranken Arzneien abgeben, die nicht ärztlicherseits verordnet sind. Rezepte soll der Apotheker weder verändern, noch größere oder kleinere Mengen herstellen noch auch Kritik üben, da die „Doctor und Meister die Conplection der Kranken bäss kennen dan die Apotheker". Gemeinsam mit den Delegierten des Rats sollen die Ärzte zweimal im Jahre die Apotheken „visiteeren".

9. **1482 bzw. 1486.** Stuttgart. „Der Appotecker aide und gesatzt". Den Ärzten und allen sonstigen Personen wird die Abgabe von treibenden und gemischten Arzneien untersagt und zugleich angeordnet, daß „die lütt allwegen in die appotecken gewisen werden, damit verwarlosung, so begegnen möcht, vermitten belib". Das auch hier vorhandene Kurierverbot der Apotheker wird für Notfälle unterbrochen. „Wann aber der arzat ni anheimsch ist, so mag er zu den Kranken gän, die sin begeren, bis der arzat anheimsch würt, oder was von im mit namen gefordert würt, mag er verkoufen on all geferde." Geschenke an Ärzte sind verboten. Nur zum Sankt Martinstag und zu Weihnachten „mag ir ainer den andern eeren mit ainer schenken, die ains pfund heller wert si und darüber nicht in keinem weg". Der Ulmer Apotheker „Gesatz und Ayd" vom Jahre 1491 weist ganz gleichartige Bestimmungen auf.

10. **Um 1500.** Frankfurt a. M. Apothekerordnung. Starkwirkende Composita dürfen nur in Gegenwart des Arztes hergestellt werden. Hiervon kann der Apotheker durch schriftliche Erlaubnis entbunden werden. Der Arzt ist verpflichtet, das Datum der Bereitung der erwähnten Arzneien auf die Apothekenstandgefäße zu schreiben. Die Ausübung der Chirurgie, „das sint wunde artzeney", ist dem Apotheker gestattet. Geschenke des Apothekers an den Arzt werden verboten. Die Abgabe von Arzneien durch die Ärzte ist untersagt.

11. **1582.** „Reformatio und erneuerte Ordnung der Apotheken und Stadtärzte in Wormbs". Der Apotheker hat dem Arzte freie Arzneien und Tinte für seine Rezepte zu liefern. Der Arzt hat den Apotheker und seine Familie umsonst zu behandeln. Die

---

[1]) H ä f l i g e r , Basels mittelalterliche Apotheken-Verordnungen, Pharmaceutica Acta Helvetiae 1926 Nr. 7—10.

gleichen Bestimmungen finden sich in der 1605 erlassenen Ordnung für Mainz und der 1643 ergangenen Hallenser Ordnung.

12. 1592. „Gesetz, Ordnung und Tax von einem E. Raht der Statt Nürmberg dem Collegio medico, den Apothekern und andern Angehörigen daselbsten gegeben." Die Apotheker sollen „dem Collegio medico und einem jeden der Doctorn in allen gebürlichen Sachen und sovil die Apotheken belangt, billichen Gehorsam leysten und sich gegen denselben bescheydenlich und freundlich erzeygen und jhnen nit widersetzen wollen." Das Praktizieren ist den Apothekern bei Strafe von 10 Gulden verboten. Ebenso ist den Ärzten die Herstellung und die Abgabe von Arzneimitteln untersagt. Die Ärzte mußten ihre Verordnungen in den Apotheken in für diesen Zweck vorrätig gehaltene Bücher einschreiben, eine Maßnahme, die bereits in der Würzburger Ordnung für Ärzte und Apotheker vom Jahre 1502 vorgesehen war.

13. 1592. Instruktion für den Stadtarzt von Luzern. Diese Instruktion stellt die weitgehendste Verquickung der Tätigkeit von Arzt und Apotheker dar, die in einer gesetzlichen Regelung des Medizinalwesens diesseits der Alpen zu finden ist. Der Stadtarzt soll sich mit den Apothekern in „gute Freundlichkeit und Verstandnuss" halten, mit ihnen die Kranken besuchen, in schweren und langsamen Kuren dem Apotheker auch „allwegen sin Unterricht und Instruktion geben, wie man procediren solle", damit die Patienten, besonders wenn „der Doktor über Feld reysen" oder von der Stadt wolle, oder „lybshalb nit woll uff wäre oder nüt wolle", versorgt seien. Geschenke an Ärzte wurden bis auf eine Weihnachtsgabe verboten.

14. 1612. Fürstlich Hennebergische Apothekerordnung. Die Apotheker sollten den Ärzten gegenüber „gebührlich, gehorsam und erbietig" sein, die Medici sich „gegen die Apotheker hinwieder gebührlich verhalten, damit allerseits gute Korrespondentz und einigkeit continuire".

15. 1616. Medizinalordnung des Landgrafen Moritz zu Hessen. Verbot der Gemeinschaft zwischen Apotheker und Arzt. Dem Arzte ist jedoch gestattet, selbsterfundene Mittel zu bereiten oder durch einen Apotheker bereiten zu lassen und durch die Apotheke zu einem nicht zu hohen Preise zu vertreiben. In keinem Falle darf er dem Apotheker mehr als einen halben Jahresbedarf aufdrängen. Ähnliche Regelungen finden sich in Bremen und Hamburg.

16. 1628. Köln. Verbot an die Ärzte, eine Apotheke vor der anderen zu bevorzugen, desgleichen an die Apotheker, einen Arzt vor dem anderen zu empfehlen. Auch wird den Ärzten „bei poen" verboten, selbst Arzneien anzufertigen.

17. 1644. Bremische Apothekerordnung. Verbot des Selbstdispensierens der Ärzte. Verpflichtung aller der Ärzte, „welche besondere

Arzneien verordnen, die dann ein- oder zweimal, nachher aber nicht mehr gebraucht werden und dann zu des Apothekers merklichen Schaden verderben", zum Ersatz dieses Schadens.

18. 1685. Brandenburgisches Medicinaledikt. „Außer deren Apothekern soll niemanden medicamenta zu verkaufen erlaubt sein."

19. 1693. Brandenburgische Medicinal-Ordnung. Es wird den Apothekern streng verboten, mit einem Ärzte zum Schaden der Patienten „eine heimliche Verständnis und Bündnis auf Gewinn zu machen." Ausländische Waren müssen in Gegenwart eines Ärztes ausgepackt, die auf Preiszetteln ausgeworfenen, nach dem „Hamburger Preis-Courante" festzusetzenden Preise von diesem Ärzte durch Unterschrift beglaubigt werden. Diese Bestimmung wurde 1696 für die Stadtapotheken wieder aufgehoben und blieb nur für die Hofapotheke bestehen. Die Herstellung der Composita unterlag ärztlicher Begutachtung. Auf das Verbot der ärztlichen Selbstdispensation wird 1696 nochmals ausdrücklich hingewiesen. Die Apotheker dürfen den „Medicis nicht in ihre Function greifen durch Receptverschreiben und anordnen, sowie Medicamenta eignes Gefallens zusammensetzen."

20. 1701. Edikt des Kurfürsten Friedrich von Brandenburg. Ein Arzt, der eine Apotheke hält, muß einen vereidigten Provisor annehmen. Der Apotheker hat sich „des ordentlichen curirens und Besuchung der Patienten" zu enthalten, darf aber an einem Orte, an dem sich kein Arzt befindet, den Kranken „nach bestem Wissen rathen und gute dienliche und sichere Medicamenta treulich bereiten und reichen". In schweren Fällen hat er sie „an den nächsten und besten Medicum, dessen man habhafft werden kann," zu verweisen. Für diese Apotheker war ein besonderer Eid vorgeschrieben.

21. 1711. Hamburgische Medicinalordnung. Wie in Bremen (Ziffer 17) müssen auch in Hamburg die Ärzte die Apotheker schadlos halten, wenn die auf ihre Anweisung hin angefertigten Composita nicht verkauft werden. Wie in Hessen (Ziffer 15) haben sie das Recht der Bereitung selbsterfundener Arzneien und des Verschleißes dieser Arcana durch die Apotheken.

22. 1725. Preußisches Medicinal-Edict. Den Ärzten wird die Selbstdispensation offizineller Medikamente untersagt. Es ist ihnen nur erlaubt, einige „Arcana und Remedia specifica" nach Prüfung und Anerkennung durch das Collegium medicum zu angemessenem Preise an die Apotheker zu verkaufen und ihren Patienten zu verschreiben (Siehe Ziffer 15 und 21). Das Edikt wiederholt die Bestimmungen des kurfürstlich Brandenburgischen Edikts vom Jahre 1701 bezüglich des Kurierrechts der Apotheker in kleinen Städten (Siehe Ziffer 20). Es verbietet den Ärzten, ihren Patienten bestimmte Apotheken zu empfehlen und setzt fest, daß die Apotheker sich nicht „unterstehen" dürfen, „denen Einwohnern und Patienten einen medicum vor den anderen zu recommendiren"; Bestimmungen, die nach einer Entscheidung des preußischen Oberverwaltungsgerichts vom 29. März 1897 noch heute Gültigkeit haben.

23. 1727. Declaration der Königl. Allg. Medicinal-Ordnung. Ärzten in Orten ohne Apotheken ist die Anfertigung der in ihrer Praxis benötigten Arzneien gestattet (Schaffung der ärztlichen Hausapotheken). Besondere Medikamente, die in der Apotheke nicht vorhanden oder anzufertigen sind, dürfen die Ärzte „elaboriren und solche den Patienten geben".

24. 1773. Medicinal-Ordnung und Instruction für das Herzogtum Berg. Der Apotheker hat sich alles innerlichen Kurierens bei Menschen zu enthalten. Verboten sind auch Geschenke an den Arzt.

25. 1778. Medicinal-Ordnung des Landgrafen Friedrich II. von Hessen-Kassel. Der Apotheker darf nach Erhalt eines seine Fähigkeiten und Kenntnisse auf dem Gebiete der Heilkunde darlegenden Zeugnisses an Orten, an denen Ärzte und Wundärzte von „größerer Geschicklichkeit" nicht ansässig sind, praktizieren, wenn er von den Erträgnissen seiner Apotheke nachweislich nicht leben kann.[1]

26. 1786. Reskript Friedrichs des Großen von Preußen. Kein Arzt darf in Zukunft eine „Medicinapotheke" besitzen.[2] Das Ober-Collegium medicum in Berlin bestimmte unter dem 10. Februar 1786, daß Ärzte, die zugleich Inhaber von Apotheken waren, entweder die Praxis niederzulegen oder die Apotheken zu verkaufen hatten.

27. 1794. Preußisches Allg. Landrecht. Teil II. Titel 8. „§ 460. Ärzte und Wundärzte müssen sich der eigenen Zubereitung der den Kranken zu reichenden Arzneien an Orten, wo Apotheken sind, der Regel nach enthalten. § 461. Auch sogenannte Arkana darf niemand ohne besondere Erlaubnis der dem Medizinalwesen in der Provinz vorgesetzten Behörde zum Verkaufe verfertigen. § 468. Kein Arzt soll in der Regel eine eigene Apotheke besitzen oder dieselbe durch sich selbst oder durch andere verwalten."

28. 1798. Reskript des Königs Friedrich Wilhelm von Preußen. Verbot der Weihnachtsgeschenke der Apotheker an die Ärzte, um „der Observanz, die, so alt sie auch sein mag, mit den Grundsätzen einer guten Staatsverwaltung unvereinbar ist", ein Ende zu machen.

29. 1800. Revidierte Preußische Apothekerordnung. Erlaubnis für die Apotheker an einem Orte, an dem oder in dessen Nähe bis auf

---

[1] Fr. K ü m m e l l , Pharm. Zentralhalle 1931 Nr. 43.
[2] P i s t o r , Grundzüge einer Geschichte der Preußischen Medizinalverwaltung. Verlag Friedrich Vieweg & Sohn, Braunschweig. S. 249.

zwei Meilen „sich kein Arzt etabliert" zur Verrichtung gewöhnlicher, leichterer innerer Kuren auf Grund einer nach erfolgter Prüfung bei dem collegio medico der betreffenden Provinz erteilten Approbation. Erlaubnis für die Ärzte an Orten ohne Apotheke zum Halten einer Hausapotheke. (Siehe Ziffer 23.) Die späteren preußischen Apothekerordnungen haben das Recht der Ärzte in Orten ohne Apotheke auf das Halten einer Hausapotheke — auf Antrag — aufrechterhalten, das erwähnte Recht der Apotheker zum Kurieren jedoch fallen lassen.

30. 1818. Hamburg. Strenges Verbot der ärztlichen Selbstdispensation.

31. 1820. Hannoversche Apothekerordnung. Das Kurieren ist den Apothekern, von Notfällen abgesehen, bei Verlust ihres Privilegiums untersagt. Dafür ist den Ärzten das Selbstdispensieren, abgesehen von der Mitführung einer kleinen Reiseapotheke und der nur mit besonderer Genehmigung gestatteten Einrichtung einer Hausapotheke untersagt. Die Inhaber ärztlicher Hausapotheken müssen ihren Bedarf an Arzneimitteln aus bestimmten Apotheken beziehen.

Eine der hannoverschen entsprechende Regelung hat sich im 19. Jahrhundert im ganzen deutschen Reichsgebiet durchgesetzt. Die zur Zeit in Preußen in Kraft befindliche Apothekenbetriebsordnung vom 18. Februar 1902 regelt das Verhältnis zwischen Apothekern und Ärzten wie folgt:

„§ 37. Die Ausübung der Heilkunst ist den Apothekern untersagt. Bei lebensgefährlichen Verletzungen, Vergiftungen oder besonders eiligen Notfällen ist es dem Apotheker ausnahmsweise gestattet, mangels rechtzeitiger ärztlicher Hilfe die von ihm für zutreffend erachteten Mittel abzugeben. Er hat aber dafür zu sorgen, daß beim Eintreffen eines Arztes diesem sofort genaue Mitteilung gemacht werde. Einfache, die Anwendung eines Mittels erläuternde kurze Anwendung zu geben ist gestattet.

§ 38. Es ist den Apothekern untersagt, mit Ärzten oder anderen Personen, welche sich mit der Behandlung von Krankheiten befassen, über die Zuwendung von Arzneiverordnungen Verträge zu schließen oder denselben dafür Vorteile zu gewähren oder Arzneien anzufertigen, deren Bestandteile durch erdichtete, unverständliche Ausdrücke bezeichnet sind."

Für ärztliche Hausapotheken, die einer „auf Antrag nach Prüfung der Verhältnisse widerruflich" zu erteilenden Genehmigung des Regierungspräsidenten bedürfen, „müssen sämtliche Arzneien, soweit sie nicht selbst zubereitet werden, und sämtliche Arzneimittel aus einer am Orte befindlichen Apotheke oder jedenfalls aus einer der nächstgelegenen zehn Apotheken entnommen werden". Eine Zusammenstellung der gesetzlichen Bestimmungen betr. ärztliche Hausapotheken in den verschiedenen deutschen Ländern befindet sich in dem Kapitel „Die gesetzlichen Grundlagen des Apothekergewerbes". In Preußen ist im Jahre 1934 eine strenge Nachprüfung der Bedürfnisfrage durchgeführt worden, die zur Schließung einer ganzen Reihe von ärztlichen Hausapotheken geführt hat.

Zu erwähnen ist noch die im § 33 der Preußischen Apothekenbetriebsordnung festgesetzte Pflicht des Apothekers zur Nachprüfung
der ärztlichen Verordnungen auf einen Irrtum oder auf Verstöße
gegen bestehende Bestimmungen.

Diese vielen und vielfältigen Regelungen waren kaum je das
Produkt überlegener, vorausschauender Regierungskunst. Sie waren
vielmehr fast stets der Schlußpunkt einer Reihe von Streitigkeiten,
eine in Verordnungsform gekleidete amtliche Entscheidung.

So ist schon der unter Ziffer 12 erwähnten Nürnberger Ordnung
vom Jahre 1592 ein scharfer Kampf zwischen Ärzten und Apothekern, ein ärztliches Gutachten mit Klagen und Bedenken in bezug auf
die Geschäftsführung der Apotheken und eine geharnischte Gegenschrift der Apotheker vorausgegangen. In diesem, dem Rate der Stadt
Nürnberg unter dem 8. August 1581 überreichten pharmazeutischen
Memorandum wird unter anderem festgestellt, daß „allerley unguenta,
item Emplastra von unerfahrenen Aerzten, so deretwegen keinen gründlichen bericht, und welchen mit desgleichen umbzugehen nicht gebüh-
ret, verstimpelt werden", daß eine ganze Anzahl „hailsame gute Medicamenta", von denen „purgirende Rosensäfft", die „Electuaria so-
lutiva, tam in liquida, quam in solida forma", die „Massa pillularum
et trochiscorum genera", die „herrliche Confectiones Species und
confortativae confectiones" namentlich angeführt werden, in den
Apotheken zum „Verderblichen schaden und Nachtheil Ihrer nahrung" unverbraucht liegen bleiben. „Die Ursachen aber warumb vor
angezaigts puncten, alle oben berührte Medicamenta dahinden bleiben, sind diese. Das die Herren Doctores für und für etwas anders, sonderliches und neues auff die bahn bringen und erdenck-
hen". In Abwehr der von den Ärzten in Verteidigung ihrer Selbstdis-
pensationswünsche behaupteten Abneigung des Publikums vor der
Inanspruchnahme der Apotheken stellen die Nürnberger Apotheker
fest, daß bei vielen Personen, die in den Apotheken unmittelbar um
Rat und Hilfe nachsuchen, „nichts anders, als eine forcht gegen die
Herren Doctores zu vermerckhen . . . Ja ehe sie auch zu einem Doc-
tori zu vermögen, ehe entrathen sie alle hilff und Arzney und gebrauchen lieber garnichts, und ist gewiß war, wo wir uns der Cur
unternehmen wollten, das wir doch niemals gethan, auch noch nicht
zu thun gesinnet, wir wollten mehr als die Herren Doctores Patienten
haben". Schließlich wird auf die Neigung der Ärzte hingewiesen, die
Umgehung der Apotheken zu unterstützen und den Arzneiverkehr
außerhalb der Apotheke zu fördern.[1]

Dieses Dokument, das nur im Stil und in der Schreibweise zeitlich bedingt, in bezug auf seinen Inhalt aber grundsätzlicher und mithin unzeitlicher Natur ist, bedarf keiner Erörterung. Jedenfalls dürfte
die in der Nürnberger Ordnung vom Jahre 1592 an die Apotheker

---

[1] P e t e r s , Aus pharmazeutischer Vergangenheit, Verlag von Julius
Springer, Berlin. S. 36—38.

gerichtete Mahnung, sich gegen „einen jeden der Doctorn . . . bescheydentlich und freundlich zu erzeygen" den hier geschilderten Vorgängen ihre Entstehung verdanken. Andererseits heißt es bereits in der unter Ziffer 11 erwähnten Wormser Ordnung vom Jahre 1582 wie folgt:

Sollen auch unsere Medici sich gegen den Apoteckern, wo sie irem Ampt und Eyde fleissig nachkommen und ein genügen thun, gebürlich und freundlich halten, nicht auß eigenen gefaßten Affekten sie übergehen und eignen gefallens schumpffiren oder aus Neid und Haß in schaden zu bringen understehen."

Der Kern dieser Streitigkeiten lag — abgesehen von dem vielfach vorhandenen ärztlichen Wunsche nach einer Einnahmeerweiterung durch die Selbstdispensation von Arzneimitteln — im wesentlichen in einer verschiedenartigen Auffassung über die Aufgaben des Apothekerstandes. Die Ärzte sahen in der Apotheke in allererster und überwiegender Linie ein Hilfs- und Ausführungsorgan der ärztlichen Praxis, dem eine selbständige Arzneiversorgung der Bevölkerung nicht oder nur unter bestimmten Voraussetzungen und unter ärztlicher Oberaufsicht zuzugestehen ist. Im Gegensatz dazu fühlten sich die Apotheker von jeher als selbständige, der Medizin und ihren Vertretern bei- nicht untergeordnete Sachwalter der Arzneiversorgung der Bevölkerung, deren Aufgabe in der fachmännischen Befriedigung aller, auch der nicht ärztlich bedingten und von der jeweiligen ärztlichen Schulmeinung nicht anerkannten arzneilichen Wünsche des Publikums liegt. So ist es erklärlich, daß die Apotheker den ihnen ärztlicherseits vielfach wegen der rechtlich einwandfreien Abgabe von Arzneimitteln auf Grund nichtärztlicher Verschreibung öffentlich gemachten Vorwurf der Kurpfuscherei als ungehörig und beleidigend empfanden und sich durch die diesbezügliche, s. Zt. insbesondere von der ärztlichen Gesellschaft zur Bekämpfung des Kurpfuschertums unternommene Anprangerung zu Unrecht beschwert fühlten. Als „Kurpfuscherei" kann nach Ansicht der Apotheker nur eine eigentliche Heilbehandlung durch Laien bezeichnet werden. Daß eine solche Heilbehandlung durch die Ausführung nichtärztlicher Verordnungen von Handverkaufsmitteln ebenso wenig gegeben ist wie durch die auf Verlangen erfolgte Namhaftmachung von Mitteln gegen ein bestimmtes, von dem Käufer genanntes Leiden ist durch das Kammergericht mehrfach festgestellt worden. Eine Zusammenstellung dieser Entscheidungen findet sich in dem Buche von Ernst Urban, „Apothekengesetze".[1]) Auch die Werbetätigkeit der Apotheker, ihre Anzeigen- und Schaufensterwerbung, hat bei den Ärzten vielfach Anstoß erregt. Hierbei wird übersehen, daß man den Apothekern nicht untersagen kann, was der Arzneimittelindustrie zugestanden wird, und daß es sich hier wie dort nur um eine Bekämpfung von Auswüchsen handeln kann. Zudem ist diese Werbung nicht an letzter Stelle bedingt durch den Rückgang der Re-

---

[1]) Verlag von Julius Springer, Berlin. S. 341/42.

zeptur und die immer größer werdende Einschränkung der Arzneiverordnung seitens der Ärzte — siehe das Kapitel „Das Verhältnis
der Apotheker zu den Krankenkassen" —, ist also vielfach eine not-
geborene Folge ärztlichen Verhaltens.

In den meisten Einzelgeschichten deutscher Apotheken, wie sie
dankenswerterweise in immer größerer Anzahl herausgegeben werden, finden sich Hinweise auf Streitigkeiten zwischen Ärzten und
Apothekern. Wie sehr zeitweise das Selbstdispensieren der Ärzte,
allen entgegenstehenden gesetzlichen Regelungen zum Trotz, zur
geduldeten Gewohnheit geworden war, beweist das am 23. Dezember 1699 an den Kurfürsten Johann Georg IV. von Sachsen gerichtete
Schreiben des Apothekers C h r i s t i a n i aus Grimma[1]) in dem der
zugestandene schlechte Zustand der Apotheke damit entschuldigt
wird, daß die Ärzte die Arzneien selbst bereiteten und in den zehn
Jahren der Besitzerzeit Christianis kein einziger Arzt ein Rezept aus
der Apotheke verschrieben habe. Genau die gleiche Klage richtet der
Apotheker Joh. Gottlieb M e r c k e l in Annaberg im Erzgebirge 1717
an seinen Kurfürsten.[2])

Freilich erfährt das Verhalten der Ärzte dadurch eine gewisse
Erklärung, daß die Apotheker, in deren Betätigungsgebiet sie in solcher Weise eingriffen und die sie so völlig ausschalteten, ihrerseits
zugleich — Ärzte waren. Zum Dank für treue Dienste verliehen die
Landesherren ihren Leibärzten häufig Apothekenprivilegien. So erhielt der Leibarzt des Kurfürsten Joachim II. von Brandenburg von
seinem fürstlichen Herrn im Jahre 1556 sogar zwei Privilegien, eins
in Berlin und ein zweites in Cölln. Der Apotheker Joh. Gottlob M e r k -
k e l in Annaberg war Licentiat der Medizin und wie sein Vater und
Vorgänger im Besitz der Annaberger Apotheke als „medicus practicus" tätig. In Grimma war bereits der Begründer der 1594 errichteten
Apotheke, der Magister Georg G r a u i c h e n , zugleich Arzt und neben
seiner pharmazeutischen Berufsausübung als „Physikus" für die Schüler der Grimmaischen Landesschule angestellt. Von den späteren Inhabern der Grimmaischen Apotheke hatte Theodor O l i t z s c h (1627
bis 37) Medizin studiert — er starb 1658 in Dresden als churfürst-
lich-sächsischer Leibmedikus —, waren der bereits erwähnte Joh.
David C h r i s t i a n i (1693—1706) und Heinr. Gottlieb J ä g e r (1736
bis 1741) „Med. pract.", Gottfr. Ehregott D i e p o l d t (1777—1785)
Doctor Medicinae.

Eine derartige Doppeltätigkeit als Arzt und als Apothekeninhaber
war bis in den Anfang des 19. Jahrhunderts hinein durchaus nicht
selten. Der Chemielehrer Goethes in seiner Straßburger Zeit, der
Besitzer der alten Hirsch-Apotheke zu Straßburg, war aktiver Phar-

---

[1]) Hans M a y e r , Die Apotheke zum schwarzen Adler zu Grimma.
Eigenverlag der Adler-Apotheke Karl S i e c k e in Grimma.
[2]) H a r m s z u m S p r e c k e l und Richard B r e t s c h n e i d e r , Beiträge zur Geschichte der Annaberger Löwenapotheke. M. Muschstersche
Buchdruckerei, Annaberg.

mazeut und zugleich praktischer Arzt, Professor an der Straßburger
Universität für Chemie und Botanik sowohl wie für Materia medica,
und der Mann, dem Goethe nach eigenem Geständnis das „eigentliche Beginnen" seiner chemischen Betätigung, seiner „Näherung" an
die „eigentliche wissenschaftliche Botanik" zu verdanken hatte, der
Weimarische Hofapotheker Wilhelm Heinrich Sebastian B u c h o l z
war nicht nur Apotheker, sondern zugleich Dr. med., fürstlicher
Hofmedikus und Physikus der Ämter Oberweimar, Berka und Croms-
dorf. Es war verständlich, daß die anderen Ärzte diese Kollegen mit
der Doppelfunktion ungern unterstützten, daß sie Bedenken trugen,
den Apotheker-Arzt durch Verschreiben von Rezepten über ihre
Klientel und die Art ihrer Arzneitherapie zu unterrichten, und daß sie
schließlich, auch ohne daß sie ausgebildete Pharmazeuten waren, für
sich für billig hielten, was dem anderen recht war. So hat sogar der
zur Zeit des erwähnten Apotheker-Arztes B u c h o l z in Weimar wirkende Dr. H u f e l a n d , der berühmte Schöpfer der Makrobiotik,
selbst dispensiert.

Bemerkenswert ist, daß nicht nur die Ärzte, sondern auch die Apotheker die Apotheker-Ärzte nicht gern sahen. So berichtet S c h m i d t
in seiner Geschichte der Kölner Apotheken von einer 1727 erfolgten
Beschwerde der Kölner Apotheker an den Rat bei der Übernahme
einer Apotheke durch den Apothekerssohn, Apotheker und Arzt Dr.
M e r r e m. Der Rat weist die Beschwerde ab, da M e r r e m das
Examen als Apotheker gemacht habe und bereits als Provisor in der
väterlichen Apotheke tätig gewesen sei.

Welcher Widerstreit der Pflichten in der gleichzeitigen Ausübung
des Arzt- und Apothekerberufes liegt, ist schon früh erkannt worden,
ja die behördliche Anordnung einer Trennung beider Berufe und
insbesondere das in den amtlichen Verfügungen immer wiederkeh-
rende Verbot einer Gemeinschaft zwischen Apotheker und Arzt, beruht sehr wesentlich auf dieser Erkenntnis. Die Literatur des Mittelalters weist Belege dafür auf, daß auch die Allgemeinheit sich der
hier vorliegenden Gefahren bewußt war. In dem Gedicht „Der Ring"
aus dem 15. Jahrhundert weigert sich der selbstdispensierende Dorfarzt, Verhaltungsmaßregeln für Gesunde zu geben, weil ihm dann
seine Kunst nichts einbringe und die Apotheke zugrunde gehe.

> „darumb tuon ich dir nicht enchunt
> wie du scholt werden gesunt,
> die chunst die wurd mir gar enwicht,
> und auch mein appentech zu nicht."[1]

Die Möglichkeit eines solchen Pflichtenwiderstreits war es, die
den Rat der Stadt Greifswald im Jahre 1561 veranlaßte, einem der
berühmtesten Arzt-Apotheker des 16. Jahrhunderts, dem aus Salosch

---

[1] Der Ring von H. W i t t e n w e i l e r , herausgegeben von L.
B e c h s t e i n, Stuttgart 1851; zitiert nach Alfred S c h m i d t , Die Kölner
Apotheken, herausgegeben von der Gesellschaft für Geschichte der Phar-
mazie. S. 22.

in Ungarn gebürtigen Professor Dr. Franz J o ë l , die Leitung der
eine Zeitlang geführten Apotheke zu entziehen. E. J e n d r e y c z y k
bringt als Beleg hierfür nachstehenden Passus aus einer Dr. J o ë l
im Jahre 1561 an Stelle einer älteren abgelaufenen Bestallung aus-
gehändigten Anstellungsurkunde:

„Nachdem wir aus erheblichen Ursachen, dieweill der hochgelarter
und achtpar Herr Fransius Johell, der Medicin Licentiatus, ein zeidt lang
her unser bestelter Physikus gewesen undt danebenst unsere Apothekenn
fürgestanden, bewogen wurden, mit der Apoteken ferenderung fürzunehmen unnd sonderlich, dieweil Inn gemeiner Unser Kirchenvisitation er-
achtet, d a ß   e s   a l l e r l e y   b e d e n c k e n   h e t t e ,   d a ß   d e r   P h y s i c u s
z u e   g l e i c h   A p o t e k e r   s e i n   s o l l t e , alß haben wir auß den und
anderen Ursachen sollich offitia unterscheiden willen, die Apoteken Georg,
S c h e l e n laut seiner bestallung eingethan."

Eine eingehende Würdigung Franz J o ë l s findet sich in den
„Nachrichten von früheren Lehrern der Chemie an der Universität
Greifswald von O. A n s e l m i n o.[1])

Erst das 19. Jahrhundert, für Preußen endgültig die diesbezügliche Verordnung des großen Friedrich vom 6. Februar 1786, hat in
Deutschland die gesetzlich zugelassene gleichzeitige Ausübung ärztlicher und pharmazeutischer Tätigkeit in der allopathischen Humanmedizin zum Verschwinden gebracht. Notfällen ist durch die geneh-
migungspflichtige Errichtung ärztlicher Hausapotheken in Orten ohne
Apotheke Rechnung getragen. (Siehe das Kapitel „Die gesetzlichen
Grundlagen des Apothekergewerbes".)

Der besonderen Vergünstigungen der homöopathischen Ärzte ist
in dem Kapitel „Homöopathie, Biochemie und Volksheilmittel" gedacht worden.

Eine eigenartige Stellung nehmen in bezug auf die Berechtigung
zur Arzneiabgabe und -Herstellung die Tierärzte ein. Der „Tierarzt"
als akademischer Stand ist noch recht jungen Datums. Das hat seine
Ursache darin, daß man der Tierheilkunde erst verhältnismäßig spät
amtliche Beachtung zuteil werden ließ. Soweit bis zu Beginn des
19. Jahrhunderts ein behördliches Interesse an veterinärmedizinisch
geschultem Personal bestand, beschränkte es sich auf die Versorgung
der im Heereswesen verwendeten Pferde. Der Militärhufschmied, später der Kurschmied waren die Ahnen des Tierarztes der Gegenwart.
Erst in der Mitte des 19. Jahrhunderts begann die Ausgestaltung der
Tierarzneikunde zur wissenschaftlichen Disziplin. So fehlte es an den
Voraussetzungen einer der Entwicklung in der Humanmedizin gleich-
laufenden Abgrenzung der tierärztlichen Betätigungsarten. Der Huf-
schmied hatte seine Wundsalbe und sein Räudemittel selbst hergestellt
und teils angewendet, teils verkauft, und der Tierarzt wollte diese
Einnahmequellen auch dann nicht aufgeben, als eine ausgiebige Verteilung der Apotheken über das platte Land sie längst hatte überflüssig werden lassen. Dazu kam, daß Volksauffassung und Recht-

---

[1]) Mitteilungen des naturwissenschaftlichen Vereins für Neuvorpommern und Rügen zu Greifswald, 38. Jahrgang (1906) 1907.

sprechung das Tier als „Sache" betrachteten und ein öffentliches Wohlfahrtsinteresse nicht für gegeben erachteten.

Die Reichsgesetzgebung läßt das Dispensierrecht der Tierärzte, von der Opiumgesetzgebung abgesehen, unberücksichtigt. Die Opiumgesetzgebung setzt es insofern voraus, als es einige Bestimmungen aufweist, die den Bezug von Betäubungsmitteln durch tierärztliche Inhaber behördlich genehmigter Hausapotheken und solche Tierärzte regeln, die eine Erlaubnis nach § 3 des Opiumgesetzes vom 10. Dezember 1929 besitzen.

Im Übrigen haben sich die Rechtsverhältnisse in den einzelnen deutschen Ländern verschieden entwickelt. Für P r e u ß e n sind grundlegend die diesbezüglichen Bestimmungen der preußischen Medizinaltaxe vom 21. Juni 1815 und nachstehender Ministerial-Bescheid vom 23. Juli 1833:

„Auf den Bericht vom 4. d. M., das Dispensierrecht von Medikamenten von seiten der Tierärzte betreffend, wird der königlichen Regierung hierauf eröffnet, daß die Arzneiverordnungen der Tierärzte in der Gesetzgebung über das Apothekenwesen bisher noch nicht mit einbegriffen gewesen sind, weil der Zweck dieser strengen Vorschriften, die Sicherung des Lebens und der Gesundheit der Menschen vor Gefährdung, bei Viehkuren von selbst wegfällt. Es würde daher eines besonderen Gesetzes bedürfen, wenn die Tierärzte, deren Gewerbe auch bisher überhaupt keinen so gemessenen Beschränkungen in der Ausübung unterlegen hat als das Gewerbe der übrigen Medizinalpersonen, gezwungen werden sollten, alle ihre Arzneien aus der Apotheke zu verschreiben. Hiernach sind auch die Bestimmungen der Positionen 15b, 17 und 18 pag. 15 Nr. VI der Medizinaltaxe vom 21. Juni 1815 zu verstehen, bei denen es sein Bewenden um so mehr behalten muß, als hierdurch allein diejenige Wohlfeilheit der Arzneien für kranke Tiere erzielt werden kann, welche notwendig ist, wenn die Besitzer kranker Haustiere nicht überhaupt davon abgeschreckt werden sollen, die Hilfe der Tierärzte zu suchen. Es steht daher allen Tierärzten frei, die von ihnen für Heilung kranker Tiere zu verwendenden Arzneien selbst zu dispensieren und resp. einzusammeln, und nur die Gifte müssen hiervon ausgeschlossen bleiben."

In weiteren Erlassen vom 29. Juli 1837, vom 21. November 1854, vom 29. Januar 1920 und schließlich vom 28. Juni 1926 sind ergänzende Bestimmungen getroffen worden. Die zur Zeit geltende Rechtslage ist in der Verordnung vom Jahre 1926 wie folgt dargestellt:

„Das Vorrätighalten der direkten Gifte ist den Tierärzten verboten. Zum äußeren Gebrauch bestimmte Arzneimittel, die direkte Gifte mit anderen Substanzen gemischt enthalten, dürfen von Tierärzten zwar vorrätig gehalten werden. Die Bereitung solcher Arzneimittel muß jedoch in einer Apotheke erfolgt sein. Zusammengesetzte Arzneien, welche direkte Gifte enthalten und zum inneren Gebrauch bestimmt sind, dürfen dagegen nicht vorrätig gehalten werden, auch wenn sie in einer Apotheke hergestellt sind. Eine Abgabe von gifthaltigen oder nichtgifthaltigen Arzneien an Tierbesitzer durch solche Tierärzte, die nicht zur Behandlung der kranken Tiere zugezogen worden sind, ist nicht statthaft."

Für die Provinz Hannover bestehen auf Grund des § 21 der noch gültigen Apothekerordnung vom 19. Dezember 1820 noch weitere Einschränkungen, die vor allem den Bezug der Arzneibestandteile, abgesehen von einheimischen, etwa selbstgesammelten Pflanzenteilen und der „Künstlichen Präparate” aus einer Apotheke des Ortes oder der nächstliegenden Apotheke vorsehen.

Der Rechtszustand in den übrigen deutschen Ländern stellt sich nach amtlichen Quellen und O. R e g e n b o g e n , Das Dispensierrecht der Tierärzte in T h o m s , Handbuch der praktischen und wissenschaftlichen Pharmazie, Band I, S. 130—33 wie folgt dar:

In B a y e r n besteht ein uneingeschränktes tierärztliches Dispensierrecht auf Grund des „Organischen Edikts” vom 1. Februar 1810 und der königlichen Verordnung vom 1. September 1858. Die Zulässigkeit tierärztlicher Hausapotheken wird in der Verordnung über das Apothekenwesen vom 27. Juni 1913 besonders festgestellt und zugleich betont, daß die Abgabe von Arzneien nur in der Ausübung des Berufs, nicht im Handverkauf erfolgen darf.

In S a c h s e n ist das Selbstdispensieren der Tierärzte und das Halten einer Hausapotheke durch § 14 des Gesetzes betr. die Ausübung der Tierheilkunde vom 14. Dezember 1858 und durch Ziffer 7 der Verordnung vom 29. September 1869 gestattet. Laut Verordnung vom 3. März 1905 muß der Tierarzt alle Arzneien und Arzneistoffe nur aus deutschen Apotheken beziehen und die Zubereitung der Arznei selbst bewirken oder doch unter seiner speziellen Aufsicht bewirken lassen.

In W ü r t t e m b e r g ist den Tierärzten durch § 11 der Ministerialverfassung vom 9. September 1896 und durch Verfügung vom 9. Dezember 1909 das Vorrätighalten einzelner, in Notfällen zu verwendender Arzneimittel gestattet. Das Selbstdispensieren und das Halten von Hausapotheken ist verboten.

In B a d e n ist den Tierärzten die Abgabe von Arzneien durch Ministerial-Erlaß vom 1. Mai 1911 untersagt und nur für dringende Fälle oder mit besonderer staatlicher Erlaubnis gestattet.

In H e s s e n ist den Tierärzten nach § 37 der Medizinalordnung vom 2. August 1861 das Selbstdispensieren mit Ausnahme von dringenden Fällen untersagt.

In T h ü r i n g e n ist das Dispensierrecht der Tierärzte unter Aufhebung der diesbezüglichen, für die früher selbständigen thüringischen Teilstaaten ergangenen Verordnungen durch Polizeiverordnungen vom 13. Februar 1924 und 8. Januar 1927 geregelt. Danach dürfen die Tierärzte, ausgenommen die Kreistierärzte, zur Bereitung und Abgabe von Arzneien, die sie zur Behandlung von Tieren in der eigenen Praxis verwenden, eine Hausapotheke halten. Die Arzneien sind, soweit sie nicht in gebrauchsfertiger Form bezogen sind, von dem Tierarzte selbst anzufertigen.

In B r a u n s c h w e i g ist den Tierärzten durch das Medizinalgesetz vom 9. März 1903 bzw. Erlaß vom 8. Januar 1904 die Bereitung und die Verabreichung von Arzneien „nur in der eigenen Praxis” gestattet.

In O l d e n b u r g ist den Tierärzten durch Erlaß vom 27. Oktober 1904 gestattet, „in eigener Praxis die Arzneien, welche zur Behandlung kranker Tiere erforderlich sind, zu bereiten und abzugeben.

In M e c k l e n b u r g - S c h w e r i n ist durch die Verordnung vom 17. März 1834 zum Ausdruck gebracht, daß durch die Medizinalverordnung vom 18. Juli 1830 nur den Ärzten und Wundärzten nicht aber den Tierärzten das Selbstdispensieren der Medikamente verboten sein soll. Die Verordnung untersagt das Selbstdispensieren nur dann, wenn der Eigentümer des Viehs verlangt, daß die Rezepte in einer Apotheke bereitet werden sollen.

In A n h a l t bestehen die Bekanntmachungen vom 12. Oktober 1793 und 18. Februar 1796 (Anhalt-Dessauische Landesherrliche Verordnungen II. Band S. 40 und 48), nach welchen den Tierärzten das Selbstdispensierrecht zusteht.

In B r e m e n gewährt § 29 Abs. 2 der Bremischen Medizinalordnung vom 2. Juni 1901 (Ges.-Bl. S. 94) den Tierärzten das Dispensierrecht.

In M e c k l e n b u r g - S t r e l i t z ist den Tierärzten das Dispensieren auf Grund der Verordnung vom 31. Mai 1842 gestattet.

In L ü b e c k ist es durch § 14 Abs. 3 der Medizinalordnung vom 19. Juli 1894 den approbierten Tierärzten erlaubt, für die eigene Praxis selbst zu dispensieren und die erforderlichen Arzneiwaren in einer Hausapotheke vorrätig zu halten.

In L i p p e besteht das Dispensierrecht der Tierärzte; über eine diesbezügliche Verordnung ist jedoch nichts bekannt.

In S c h a u m b u r g - L i p p e besteht das Dispensierrecht der Tierärzte, ohne daß nähere Bestimmungen darüber bekannt sind.

In H a m b u r g ist durch Verordnung vom 5. Oktober 1906 das Halten von tierärztlichen Hausapotheken für die eigene Praxis erlaubt.

In W a l d e c k dürfen die Tierärzte auf Grund einer Verordnung vom 18. Dezember 1912 einen kleinen Vorrat von Arzneien in haltbarer und gebrauchsfertiger Form anlegen, aus dem sie in Notfällen dispensieren können.

Soweit ein mehr oder minder ausgedehntes tierärztliches Dispensierrecht besteht, wird es von den Apothekern naturgemäß als ein schwerer und sachlich nicht ausreichend begründeter Eingriff in ihre Befugnisse empfunden. Andererseits bildet es für die Tierärzte eine Einnahmequelle, die sie nicht missen wollen. Der Kampf hatte sich in den letzten Jahren vor der nationalen Erhebung um so mehr zugespitzt, als die tierärztlichen Standesvereine bemüht waren, das Dispensierrecht einheitlich für das ganze Reichsgebiet durchzusetzen und es — zumindest auf dem Wege der Vereinsdisziplin — zur Dispensierpflicht werden zu lassen. Eine der Wirtschaftsgenossenschaft Deutscher Tierärzte gehörende Tierarzneimittelfabrik, die Firma Bengen & Co.-Hannover, übernahm die Versorgung eines großen Teils der deutschen Tierärzte, und zwar unter Ausschluß der Belieferung der Apotheker, mit allen in Betracht kommenden Erzeugnissen. Die

im Jahre 1927 erfolgte, in ihren Rechtsformen nicht ganz klare Angliederung einer Apotheke, der Stadt-Apotheke in Elze-Hannover, an
die Firma Bengen und somit an die tierärztliche Wirtschaftsgenossenschaft[1]) sicherte eine Eigenversorgung der Tierärzte im Rahmen
ihrer Genossenschaft auch für die Fälle, in denen der Bezug des
tierärztlichen Arzneibedarfs aus einer Apotheke — siehe die Bestimmungen über den Bezug von direkten Giften und von gifthaltigen
Arzneimitteln durch Tierärzte in Preußen — landesrechtliche Vorschrift ist. Ein im Jahre 1928 dem Preußischen Landtage zugegangener
Antrag der Fraktion der Wirtschaftlichen Vereinigung zugunsten des
tierärztlichen Dispensierrechts hat die Redaktion der Pharm. Ztg. zu
einer Zusammenstellung der wesentlichsten, gegen das tierärztliche
Dispensierrecht sprechenden Gründe veranlaßt, die von grundsätzlicher
Bedeutung ist und deshalb nachstehend wiedergegeben wird:

„ 1. Die Gewähr für die G ü t e und einwandfreie B e s c h a f f e n h e i t
der von ihm verwendeten Mittel kann von dem Tierarzte, dessen Ausbildung ihn zur Prüfung der Arzneimittel nicht befähigt, nicht übernommen
werden. Er ist völlig auf die Zuverlässigkeit seines Lieferanten angewiesen.
Der Tierarzt ist eben „Arzt", aber nicht Apotheker.

2. Die Vereinigung von Arzt und Arzneimittelhändler in einer Person
kann zu den verhängnisvollsten inneren Konflikten führen. Besonders in
Zeiten der Not liegt die V e r o r d n u n g u n t e r d e m G e s i c h t s -
p u n k t e h o h e n V e r d i e n s t e s statt ausschließlich unter dem der ra-
schesten Wirkung außerordentlich nahe. Aus diesem Grunde ist bekanntlich
die Selbstdispensation für die Humanmedizin grundsätzlich ausgeschlossen
worden, desgleichen für Apotheker die Ausübung der Heilkunde. Auf alle
Fälle wird der Verordnungsradius des selbstdispensierenden Arztes durch
die zufällig in seinem Besitz befindlichen Mittel begrenzt werden.

3. Da der Tierarzt nicht wie der Apotheker an die A r z n e i t a x e
gebunden ist, kann eine Überteuerung der Tierbesitzer nicht verhindert
bzw. geahndet werden. Zudem ist sie bei der allgemein üblichen Pauschal-
liquidierung nicht nachweisbar.

4. Jede sich als notwendig erweisende E r n e u e r u n g e i n e r v o m
T i e r a r z t e s e l b s t a b g e g e b e n e n T i e r a r z n e i hat die Inanspruchnahme des Tierarztes durch den Tierbesitzer zur erzwungenen Voraussetzung und bedeutet somit eine sachlich nicht gerechtfertigte V e r -
t e u e r u n g der Tierbehandlung.

5. Bei der schon vorhandenen und dauernd vervollständigten Verteilung der Apotheken über das platte Land und der für sie geltenden Sonn-
tags- und Nachtdienstpflicht ist in allen den Fällen, in denen die Arznei
nicht durch den Tierarzt mitgeführt und unmittelbar angewendet, sondern
erst verordnet wird, d i e A r z n e i b e s c h a f f u n g i n d e r R e g e l e i n e
s c h n e l l e r e, w e n n s i e i n d e n ö f f e n t l i c h e n A p o t h e k e n, als
wenn sie durch das Dispensatorium des Tierarztes erfolgt. Denn bei letzte-
ren wird sie entweder zumindest bis zur Rückkehr des Tierarztes von der
Praxis oder sonstiger Abwesenheit v e r z ö g e r t oder durch u n g e -
s c h u l t e b z w. u n z u s t ä n d i g e P e r s o n e n erledigt werden müssen,
die für eine ordnungsgemäße Arzneiherstellung und -abgabe keinerlei Gewähr bieten.

6. Durch die Selbstdispensation der Tierärzte wird der N a h r u n g s -
s t a n d d e r A p o t h e k e n auf dem Lande aufs äußerste eingeengt, ihre
Leistungsfähigkeit zum Schaden der Bevölkerung verringert, die Schaffung
von Neuanlagen verhindert."

---

[1]) Pharm. Ztg. 1928, Nr. 1.

Steht dem Verbot der Selbstabgabe von Arzneimitteln durch Ärzte als ergänzende Gegenvorschrift das Verbot der bis zur Schaffung des Heilpraktikerstandes jedem Deutschen unabhängig von seiner Vorbildung zustehenden Ausübung der Heilkunde an Menschen durch berufstätige Apotheker gegenüber, so ist ein gleichartiges Verbot der Ausübung der Tierheilkunde durch Apotheker nicht vorgesehen.

Die Aufsicht über das deutsche Apothekenwesen hat seit dem 14. Jahrhundert fast stets in den Händen der Ärzte gelegen.

Im Anschluß an eine Erörterung der auf dem Gebiete des Apothekenwesens eingerissenen Mißstände auf dem Augsburger Reichstage vom Jahre 1548 wurde in der damals erlassenen „Reformation guter Polizei" ein Artikel aufgenommen, der die Obrigkeiten verpflichtete, die Apotheken jährlich mindestens einmal „visitieren" zu lassen. In einer Reihe von Ordnungen und Erlassen, über die in den Kapiteln „Die gesetzlichen Grundlagen des Apothekengewerbes" und „Apothekenbetrieb und Arzneimittelverkehr innerhalb der Apotheken" Näheres berichtet wird, findet sich das ärztliche Aufsichtsrecht über die Apotheken festgelegt und es ist eine Anzahl von Revisionsprotokollen aus den verschiedenen Jahrhunderten bekannt, die z. T. von peinlicher Objektivität, z. T. aber auch vom Gegenteil zeugen. Zu einer außerordentlichen Belästigung der Apotheker wuchsen sich die sogenannten „Kollationen" aus, die sich an die Besichtigungen anschlossen. Im 18. Jahrhundert beteiligten sich in Nürnberg an den Apothekenrevisionen außer vier Ratsbeamten nicht weniger als sechs Ärzte. Als schließlich auf Bitten der Apotheker im Jahre 1793 die „Kollationen" abgeschafft wurden, mußte das Apothekerkollegium zur Entschädigung der Apothekenrevisoren jährlich 75 fl. zahlen. Die Entwicklung des Apothekenrevisionswesens ist in dem Kapitel „Die amtliche und halbamtliche pharmazeutische Standesvertretung" im einzelnen dargelegt worden.

Es ist selbstverständlich, daß dieses Aufsichtsrecht der Ärzte über die Apotheken von den Apothekern schon aus ihrem Standesselbstgefühl heraus nicht als angenehm empfunden wurde. Dieses Gefühl verstärkte sich natürlich, je mehr die Ausbildung des Apothekers ihn wissenschaftlich selbständig werden und eine dem Wissensgebiet des Arztes ferner liegende Kenntnis erwerben ließ. So bestehen innerhalb des Apothekerstandes Bestrebungen, die bereits in einzelnen deutschen Ländern in bezug auf die Apothekenbesichtigungen erfolgte Loslösung von der ärztlichen Aufsicht im ganzen Reichsgebiet zur Durchführung zu bringen. Als Endziel schwebt eine Selbstverwaltung des Standes vor, die in die Medizinalverwaltung eingegliedert ist und in enger Fühlung, aber nicht in Abhängigkeit zu den Ärzten steht.

Die Reibungen zwischen Ärzten und Apothekern haben in Deutschland nie die Form und den Umfang angenommen wie in England und Frankreich. Der von dem französischen, als „Dr. regens" in Padua tätigen Ärzte Symphorien C h a m p i e r zu Anfang des 14. Jahrhunderts mit seiner Streitschrift „Der Spiegel der Apotheker und Pharmakologen" eingeleitete Kampf der Pamphlete, von denen besonders die Schmähschrift von Lisset B e n a n c i o (1553) und die Erwiderung von Pierre B r a i l i e r eine gewisse Berühmtheit erlangten, der bis in das 19. Jahrhundert hineinreichende, von E. R o d o - c a n a c h i[1]) geschilderte Streit um die Abgrenzung der Berufsausübung, wurde in Deutschland erheblich gemäßigter geführt. Freilich mag dazu beigetragen haben, daß Frankreich bereits sehr frühzeitig eine politische Einheit errungen hatte, die den Streit für das ganze Land wirksam werden ließ, während die deutsche Kleinstaaterei die Gegensätze örtlich beschränkte.

Es muß darauf hingewiesen werden, daß die hier dargelegten Spannungen zwischen den ärztlichen Vertretern der Humanmedizin und den Apothekern zwar stets vorhanden waren und sind, aber doch keineswegs das bestimmende Merkmal in dem beruflichen und außerberuflichen Verhältnis zwischen den deutschen Ärzten und Apothekern darstellen. Während diese Spannungen amtliche Regelungen erforderten und veranlaßten oder auf dem Wege von Rechtsstreitigkeiten und Beschwerden aktenkundig wurden und so der Nachwelt erhalten geblieben sind, ist beides bei der täglichen praktischen Berufsausübung, der ununterbrochenen und in selbstverständlicher Gemeinsamkeit ausgeübten verantwortungs- und zielbewußten Arbeit beider Stände im Dienste der Allgemeinheit nicht oder doch nur in sehr geringem Umfange der Fall. Gerade weil diese ruhige und verständnisvolle Zusammenarbeit die Norm war und ist, spielte und spielt sie sich unter Ausschluß der Öffentlichkeit oder doch der öffentlichen Teilnahme ab. Ihre Bestätigung findet sie in einzelnen geschichtlichen Vorgängen von kennzeichnender Bedeutung und in der die Gegensätzlichkeiten wie die Gemeinsamkeiten beider Stände aufweisenden ideellen Wirklichkeit der schöngeistigen Literatur.[2])

Hinsichtlich solcher geschichtlicher, die Gemeinsamkeit zwischen Arzt und Apotheker und ihre Bedeutung bezeugender Vorgänge ist vor allem die Entstehung des ersten amtlichen deutschen Arzneibuchs, des erstmalig im Jahre 1546 in Nürnberg herausgegebenen Dispensatoriums des Valerius C o r d u s zu nennen. Dieses Arzneibuch, dessen vorbildliche Anlage es viele Auflagen in den verschiedensten Ländern und Städten erleben und zur Grundlage der meisten späteren Pharmakopöen werden ließ, ist ein für alle Zeiten mustergültiges Beispiel für die Zusammenarbeit von Arzt und Apotheker. Es ist von dem Onkel des Arztes Valerius C o r d u s, dem Apotheker Johannes R a l l a in Leipzig, angeregt und z. T. beeinflußt worden, und der Apotheker Kaspar P f r e u n d, der Schwiegersohn des Malers Lukas

---

[1]) Med. Klinik 1930, Nr. 5 und 6.
[2]) U r d a n g, Das Verhältnis zwischen Arzt und Apotheker in der Literatur, Pharm. Ztg. 1928, Nr. 39.

Cranach und Verwalter der schwiegerväterlichen Apotheke in Wittenberg, hat die botanischen Angaben des Dispensatoriums überprüft. So ist es eine tatsächliche Anerkennung und eine Bekundung der Dankbarkeit zugleich, wenn Valerius Cordus in der Vorrede „qualem virum Pharmacopoeum esse deceat" den Apotheker die „dextera manus", die rechte Hand des Arztes nennt.

Arbeitsgemeinschaften dieser Art lassen sich bis in die neueste Zeit hinein feststellen. Daß die außerordentlichen Erfolge der chemischen Fabrik Beiersdorf & Co. in Hamburg zum guten Teil aus der Zusammenarbeit des Arztes Unna mit dem Apotheker Beiersdorf erwachsen sind, ist von Professor Unna in aller Deutlichkeit ausgesprochen worden.[1]

Eine äußere Zusammenfassung fanden die deutschen akademischen Heilberufe in dem auf Anregung der Gesellschaft zur Bekämpfung des Kurpfuschertums am 14. Mai 1926 gegründeten „Bidam" (Bund in Deutschland approbierter Medizinalpersonen). Die Aufgabe dieses Bundes, der von den in Betracht kommenden Berufsverbänden, dem Deutschen Ärztevereinsbund, dem Verbande der Ärzte Deutschlands, dem Reichsverband deutscher Zahnärzte, dem Reichsverband praktischer Tierärzte und dem Deutschen Apotheker-Verein gebildet wurde, sind in einer programmatischen Erklärung in den Ärztlichen Mitteilungen wie folgt gekennzeichnet worden:

„Zweck der Arbeitsgemeinschaft ist ein gemeinsames Vorgehen in allen Fragen, die das Heilwesen angehen und gemeinsame Wahrnehmung der Interessen der wissenschaftlich vorgebildeten, staatlich approbierten Heilberufe, insbesondere auch geschlossene Abwehr gegen das immer stärker werdende Vordringen des Pfuschertums jeglicher Art, endlich Ausgleich etwa bestehender oder auftretender Gegensätze zwischen den beteiligten Berufsständen."

Diese ideale Zielsetzung hat keine Verwirklichung gefunden. Immer wieder kam es zwischen den einzelnen Berufsgruppen innerhalb des „Bidam" zu kaum verhüllten Gegensätzlichkeiten. Eine neue und andersartige Zusammenfassung fanden die akademischen Heilberufe im Nationalsozialistischen Deutschen Ärztebund, der nach der nationalen Erhebung zu einer offiziellen Körperschaft geworden ist und u. a. auch die Herbeiführung einer auf gegenseitiger Kenntnis beruhenden und deshalb tatsächlichen Anerkennung und Würdigung der jedem einzelnen Heilberufe berufseigenen Aufgaben zu seinen Zielen rechnet.

---

[1] Urdang, Die Apotheke als Keimzelle der deutschen pharmazeutischen Industrie in „Die Vorträge der Hauptversammlung in Wien", herausgegeben von der Gesellschaft für Geschichte der Pharmazie. S. 122.

11. Das Verhältnis der Apotheken zu den Krankenkassen.

I.

So uralt die Sozialfürsorge als solche ist, so neu, so durchaus Kind einer modernen Zeit ist die Sozialversicherung.

Es gab bereits vor dem 19. Jahrhundert, im alten Rom wie im deutschen Mittelalter, bei Innungen, Zünften und vor allem im Bergbau auf Zwangsbeiträgen aufgebaute, der Krankenfürsorge gewidmete Organisationen. Aber sie waren vereinzelte genossenschaftliche oder gewerkschaftliche Gebilde ohne Rechtspersönlichkeit und ohne die Anerkennung durch eine ihre Rechte und Pflichten festsetzende und sie dem Gedanken der Staatswohlfahrt einordnende Gesetzgebung.

Die Heraushebung der Krankenfürsorge der Lohn- und Gehaltsempfänger aus dem Bezirk der privaten Wohlfahrtspflege oder des genossenschaftlichen, bestenfalls behördlich anerkannten Zusammenschlusses und ihre gesetzliche Regelung durch den Staat begann in der Mitte des 19. Jahrhunderts. 1854 wurde bei den Knappschaften in Preußen der Versicherungszwang eingeführt und durch das Berggesetz von 1865 erweitert. Es folgten das Hilfskassengesetz vom 7. April 1876 und die Bestimmungen der Gewerbeordnungsnovelle vom 18. Juli 1881 über die Einführung von Innungs-Unterstützungskassen. Ihre derzeitige Form aber gewann die Krankenversicherung im Rahmen der großen, zu Beginn der Achtzigerjahre des vorigen Jahrhunderts erstmalig in Angriff genommenen deutschen Sozialgesetzgebung.

Es ist überaus kennzeichnend, daß die deutsche Sozialgesetzgebung weniger aus einem ethischen Verpflichtungsgefühl der herrschenden Schichten oder einer ökonomischen Überlegung der Wirtschaftsführer herausgewachsen ist als aus staatspolitischen Erwägungen. Ja, die hier geschaffenen Gesetze wurden von den Trägern der Wirtschaft vielfach als eine Belastung empfunden, die durch den Vorteil einer größeren Sicherstellung der Arbeitnehmer nicht ausgeglichen werden konnte. Das Wort Sozial p o l i t i k hat demnach in diesem Zusammenhang eine ganz besondere Bedeutung. Es kennzeichnet die Tatsache, daß die Sozialfürsorge mit der Schaffung des Sozialversicherungsrechts zu einem Gegenstand der Politik geworden und in weitem Umfange bis zur staatlichen Umgestaltung des Jahres 1933 geblieben ist.

Die deutschen sozialen Versicherungsgesetze wurden eingeleitet durch die Kaiserliche Botschaft vom 17. November 1881, die als Ergänzung der Bismarckschen Sozialistengesetze durch die Verkündigung des sozialen Staates, durch die staatlich gewährleistete Fürsorge bei Krankheit, Unfall, Invalidität und Alter die große Masse der Industriearbeiter wieder für den Staatsgedanken zu gewinnen suchte. Bei dem Ausbau dieser Versicherungsfürsorge ging man verschiedene Wege. Während man für die Invaliden- und später die Angestelltenversicherung Versicherungsträger mit amtlichem Charakter und Beamtenverwaltung schuf, entschied man sich bei den Krankenkassen für eine Selbstverwaltung, in der den Objekten der Versicherung, den Arbeitnehmern, ein überwiegender Einfluß eingeräumt wurde.

Das erste große Krankenversicherungsgesetz kam am 15. Juni 1883 zustande. Es unterwarf die Mehrzahl der gewerblichen Arbeiter dem Versicherungszwang und faßte die Versicherten in rechtsfähige Krankenkassen zusammen. So entstanden die Ortskrankenkassen und die Betriebskrankenkassen, während die bereits vorher bestehenden Knappschaftsvereine, Innungskrankenkassen und Hilfskassen (Ersatzkassen) mit gewissen Modalitäten erhalten blieben. Eine weitere Ausdehnung der Versicherungspflicht brachten die Gesetzesnovellen vom 10. April 1892, 30. Juni 1900, 25. Mai 1903 und schließlich die am 19. Juli 1911 amtlich verkündete, den gesamten Sozialversicherungsbereich neu und bezüglich der Aufsichtsbehörden einheitlich regelnde Reichsversicherungsordnung (RVO.), deren zweites, die Krankenversicherung umfassendes Buch am 1. Januar 1914 in Kraft trat. Sie bezog auch die Dienstboten sowie die land- und forstwirtschaftlichen Arbeiter in die Krankenversicherung ein, und machte somit etwa ein Drittel der gesamten deutschen Bevölkerung krankenkassenversicherungspflichtig. Erwähnt sei noch, daß erst mit dem Inkrafttreten des zweiten Buches der RVO. auch die Apothekenassistenten und -praktikanten innerhalb der für die Versicherungspflicht in Frage kommenden Gehaltsgrenzen zur Krankenkassenzwangsmitgliedschaft verpflichtet wurden. Eine im Jahre 1934 begonnene Neuformung der Sozialversicherung hat die Selbstverwaltung innerhalb der Krankenkassen unter stärkerer Herausarbeitung des Führerprinzips und strafferer Einordnung in den behördlichen Überwachungsapparat grundsätzlich unverändert gelassen.

II.

Es ist selbstverständlich, daß die Krankenkassengesetzgebung die Arzneiversorgung der Bevölkerung und damit die Wirtschaftslage der Apotheken in hohem Maße beeinflußte. In seiner „Entwicklungsgeschichte der Apothekenreform"[1] nennt S p r i n g f e l d den Erlaß des Krankenkassengesetzes das für den Apotheker bedeutendste Ereignis der letzten Jahrzehnte, und in der Tat führte die Krankenversicherung den Apotheken die große Masse der erst jetzt für eine geregelte Arzneiversorgung in Betracht kommenden ärmeren Bevölkerungsschichten und damit einen zunächst ständig wachsenden Kundenkreis zu. Auf der anderen Seite aber wurden die Krankenkassen in ihrer Eigenschaft als Großzahler Machtfaktoren und machten von dieser Tatsache weitgehenden Gebrauch. Das bei ihnen bald einsetzende Bestreben nach einer möglichst weitgehenden Senkung des Arzneikostenetats wirkte sich zunächst nach zwei Richtungen aus: in dem auf die Ärzte ausgeübten Druck bezüglich billiger, oder —

---

[1] Verlag von Georg Thieme, Leipzig.

wie der offiziöse Ausdruck später lautete — „wirtschaftlicher" Arzneiverordnung, und in dem Versuch, die Arzneimittelpreise durch
starke Einflußnahme auf die Gestaltung der Arzneitaxe, eine ausgedehnte Handverkaufsliste und einen mit allen Mitteln erzwungenen
hohen Rabatt soweit als irgend möglich herabzudrücken. Als Drittes
kam dann bald der anfangs nur als Druck- und Kampfmittel, dann
aber als wirtschaftliches, sozialpolitisches und zeitweise wohl auch
allgemein-politisches Ziel verwertete und verwirklichte Gedanke einer
Übernahme der Arzneiversorgung der Versicherten in Eigenverwaltung der Krankenkassen dazu.

Schon bei den ersten deutschen Krankenkassen, den Knappschaften, hatten sich lange vor der eigentlichen Sozialversicherung
Bestrebungen in bezug auf Rabattgewährung geltend gemacht. Die
Apotheker bewilligten den Knappschaftsvereinen in den Fünfziger-
jahren des 19. Jahrhunderts einen Abschlag, der anfänglich 10 bis
12 p. c., dann aber, als in den Sechzigerjahren die Arzneirechnungen
erheblich anstiegen, 20 p. c. und darüber betrug.[1] Als der Bochumer
Knappschaftsverein schließlich unter Hinweis auf eine preußische Ministerialverfügung vom 12. März 1833, die den Apotheken bei „Lieferung auf Kosten des Staats, der Kommunen und sonstigen Korporationen" die Bewilligung eines selbst 25 p. c. übersteigenden Rabatts
gestattete, einen Abschlag von 25 p. c. verlangte, weigerte sich eine
Anzahl von Apotheken, diesem Ansinnen Folge zu leisten. Die preußische Regierung hob nunmehr die Bestimmungen vom Jahre 1833
auf, um 1861 eine Rabatthöchstgrenze von 25 p. c. festzulegen, 1863
jeden Rabatt zu verbieten und 1867 wieder die Rabatthöchstgrenze
von 25 p. c. bei Lieferungen auf Kosten des Staats der Kommunen
und der Korporationen einzuführen.

Der Schilderung der Kämpfe zwischen Apotheken und Krankenkassen sei eine Übersicht über die Entwicklung der Krankenkassengesetzgebung, soweit es sich um die Arzneiversorgung der Versicherten handelt, vorangeschickt.

1. Die Verpflichtung der Krankenkassen zur Gewährung freier
„Arznei sowie Brillen, Bruchbänder und ähnlicher Heilmittel", wobei
den Ortskrankenkassen die Bewilligung auch anderer als der genannten Heilmittel freigestellt wurde, war bereits in den Krankenkassen-
gesetzen vom 15. Juni 1883 bzw. 10. April 1892 vorgesehen. Zugleich
war den Kassen das Recht eingeräumt, „die Lieferung der Arznei
und die Kur und Verpflegung nur durch bestimmte Ärzte, Apotheken
und Krankenhäuser zu gewähren und die Bezahlung der durch Inanspruchnahme anderer Ärzte, Apotheken und Krankenhäuser entstandenen Kosten, von dringenden Fällen abgesehen, abzulehnen".

2. In der Fassung der Gesetze vom 30. Juni 1900 und 25. Mai
1903 wurden die Kassen verpflichtet, auf Grund obiger Berechtigung

---

[1] B o e t t g e r, Geschichte der Apothekenreformbewegung. Verlag
von Julius Springer, Berlin.

mit bestimmten Ärzten, Apotheken und Krankenhäusern abgeschlossene Verträge der Aufsichtsbehörde mitzuteilen. Die höhere Verwaltungsbehörde wurde ermächtigt, auf Antrag von mindestens 30 beteiligten Versicherten nach Anhören der Kasse und der Aufsichtsbehörde die Gewährung von ärztlicher, arzneilicher und Krankenhaushilfe durch weitere als die von der Kasse bestimmten Ärzte, Apotheken und Krankenhäuser zu verfügen, „wenn durch die von der Kasse getroffenen Anordnungen eine den berechtigten Anforderungen der Versicherten entsprechende Gewährung jener Leistungen nicht gesichert ist". Den Ortskrankenkassen wurde die Gewährung freier ärztlicher Behandlung, freier Arznei und sonstiger Heilmittel auch für die erkrankten Familienangehörigen der Kassenmitglieder freigestellt.

3. Das mit dem 1. Januar 1914 in Kraft getretene zweite Buch der Reichsversicherungsverordnung (RVO.) vom 19. Juli 1911 umfaßte die Ortskrankenkassen, die Land-, Betriebs- und Innungskrankenkassen, die knappschaftlichen Krankenkassen und die sogenannten Ersatzkassen (frühere eingeschriebene Hilfskassen). Die „Versorgung mit Arznei, sowie Brillen, Bruchbändern und anderen kleinen Heilmitteln" sowie die Befugnis zur Übernahme der Familienhilfe blieben bestehen. Außerdem wurde in § 193 folgendes bestimmt:

„Die Satzung kann mit Zustimmung des Oberversicherungsamts für kleinere Heilmittel einen Höchstbetrag festsetzen, auch bestimmen, daß die Kasse bis zu dieser Höhe einen Zuschuß für größere Heilmittel gewähren darf. Sie kann bei der Krankenpflege auch andere als kleinere Heilmittel, insbesondere Krankenkost, zubilligen."

Die für die Apotheken wichtigsten Neuerungen der RVO. brachten die §§ 375 und 376.

„§ 375. Die Satzung kann den Vorstand ermächtigen, innerhalb des Kassenbereichs oder mit Genehmigung des Versicherungsamts darüber hinaus wegen Lieferung der Arznei mit einzelnen Apothekenbesitzern oder -verwaltern oder, soweit es sich um die dem freien Verkehr überlassenen Arzneimittel handelt, auch mit anderen Personen, die solche feilhalten, Vorzugsbedingungen zu vereinbaren. Alle Apothekenbesitzer und -verwalter im Bereiche der Kasse können solchen Vereinbarungen beitreten. Der Vorstand kann dann, von dringenden Fällen abgesehen und vorbehaltlich des § 376 Abs. 3 die Bezahlung der von anderer Seite gelieferten Arznei ablehnen.

Genügt die Arzneiversorgung, die eine Kasse gewährt, nicht den berechtigten Anforderungen der Erkrankten, so gelten die §§ 372, 373 entsprechend."

Die hier angezogenen §§ 372, 373 RVO. geben dem Oberversicherungsamt das Recht, die Hinzuziehung noch anderer als der Vertragsärzte und -krankenhäuser anzuordnen. Diese Möglichkeit wurde durch obigen § 375 Abs. 2, also auch hinsichtlich der Apotheken gegeben.

„§ 376. Die Apotheken haben den Krankenkassen für die Arzneien einen Abschlag von den Preisen der Arzneitaxe zu gewähren. Die oberste Verwaltungsbehörde bestimmt seine Höhe; sie kann ihn für die einzelnen Apotheken davon abhängig machen, daß die Kasse aus ihnen mindestens zu einem bestimmten Betrage bezieht.

Die höhere Verwaltungsbehörde setzt unter Rücksicht auf die örtlichen Verhältnisse und die im Handverkauf üblichen Preise die Höchstpreise von solchen einfachen Arzneimitteln fest, welche sonst ohne ärztliche Verschreibung (im Handverkauf) abgegeben zu werden pflegen. Diese Höchstpreise dürfen einen Betrag nicht überschreiten, der sich nach Absatz 1 ergibt. Die oberste Verwaltungsbehörde kann näheres anordnen.

Beziehen die Berechtigten die im Abs. 2 bezeichneten Arzneimittel zu einem Preise, die die Festsetzung nicht übersteigt, aus einer Apotheke, so kann die höhere Verwaltungsbehörde anordnen, daß die Kasse die Bezahlung nicht deshalb ablehnen darf, weil sie nach § 375 mit Personen, die nicht Apothekenbesitzer oder -verwalter sind, niedrigere Preise vereinbart hat."

4. Einschneidende Änderungen des von der RVO. geschaffenen Rechtszustandes, und zwar völlig einseitig zugunsten der Krankenkassen brachte die „Verordnung über die Krankenhilfe bei den Krankenkassen" vom 30. Oktober 1923. Sie beseitigte vor allem das in § 375 RVO. ausgesprochene Recht aller im Kassenbereich ansässigen Apothekenbesitzer und -verwalter, den seitens der Kassen mit einzelnen Apothekern bzw. anderen Arzneimittelhändlern vereinbarten Vorzugsbedingungen über die Arzneilieferung beizutreten, und gab dem Kassenvorstande das Recht, auch ohne Genehmigung des Versicherungsamts mit Vertragsgegnern außerhalb des Kassenbereichs derartige „Vorzugsbedingungen" zu vereinbaren. Daneben führte sie einen mindestens zehnprozentigen, vom Kassenvorstand bis auf 20 p. c. zu erhöhenden Arzneikostenanteil der Versicherten ein und gab dem Kassenvorstande das Recht der Gewährung von Barleistungen an Stelle freier Arznei,

„wenn die bei der Arzneilieferung für eine Krankenkasse beteiligten Apothekenbesitzer und -verwalter oder ein für die ausreichende Arzneiversorgung bei der Kasse unentbehrlicher Teil von ihnen 1. den mit der Kasse geschlossenen Vertrag nicht einhalten, 2. es ablehnen, die für die Kassenmitglieder oder ihre berechtigten Familienangehörigen verordneten Arzneien und sonstigen Heilmittel ohne sofortige Barleistung abzugeben oder 3. höhere als die durch die Deutsche Arzneitaxe vorgeschriebenen Preise erheben."

Zugleich legte die Verordnung, ein erster grundsätzlicher amtlicher Eingriff in die ärztliche Ordinationsfreiheit, den Ärzten unter Androhung des Ausschlusses von der Kassenpraxis die Pflicht auf, bei der Verschreibung von Arznei-, Heil- und Stärkungsmitteln „die Richtlinien zu beachten, die der auf Grund einer besonderen Verordnung über Ärzte und Krankenkassen errichtete Reichsausschuß festsetzt oder die der Kassenvorstand nach Anhörung von Sachverständigen zur Erhaltung der Leistungsfähigkeit der Krankenkasse aufstellt". Die ersten derartigen „Richtlinien" sind am 15. Mai 1925 beschlossen worden und haben am 14. November 1928 und schließlich am 22. Juni 1932 Neufassungen erhalten.

5. Die „Verordnung des Reichspräsidenten zur Behebung finanzieller, wirtschaftlicher und sozialer Notstände" vom 26. Juli 1930 brachte weitere gesetzgeberische Schritte zur Einschränkung des Arzneiverbrauchs der Kassenmitglieder. Sie verpflichtete den Versicherten dazu, vor Inanspruchnahme ärztlicher Hilfe 50 Rpf. für einen Krankenschein zu bezahlen (§ 187 b RVO.) und beim Bezuge von Arznei-, Heil- und Stärkungsmitteln an Stelle des bisherigen, von vielen Kassen wegen seiner Umständlichkeit nicht zur Einführung gebrachten prozentualen Arzneikostenanteils „von den Kosten jeder Verordnung den Betrag von 50 Rpf., jedoch nicht mehr als die wirklichen Kosten an die abgebende Stelle zu zahlen." (§ 182 a RVO.)

Einen scheinbaren Vorteil brachte die Verordnung für die Versicherten und damit auch für die Apotheker insofern, als sie durch Schaffung eines neuen § 205 RVO. die Familienhilfe, die bisher eine freiwillige Leistung der Krankenkasse war, in eine Pflichtleistung umwandelte, wobei der von den Kassen zu leistende Ersatz der Kosten für Arznei- und kleinere Heilmittel auf 50 p. c., die Höchstgrenze des auf Grund einer entsprechenden Satzungsbestimmung zulässigen Kostenersatzes auf 70 p. c. der diesbezüglichen Aufwendungen festgelegt wurde. Dieser Vorteil war insofern nur ein scheinbarer, als vor Erlaß der Verordnung vom 26. Juli 1930 bereits die große Mehrzahl aller Krankenkassen, etwa 90 p. c., die freiwillige Familienhilfe, und zwar mit voller Bezahlung der Arzneikosten durchgeführt hatte. So bedeutete auch diese Bestimmung in der Praxis eine Verschlechterung.

Der Deutsche Apothekerverein übernahm in einem vom Reichsarbeitsminister unter dem 21. August 1930 bestätigten Abkommen für seine Mitglieder die Verpflichtung zur Einziehung des amtlich als „Beitrag" der Versicherten bezeichneten Arzneikostenanteils, und ein Erlaß des Reichsarbeitsministers vom 24. September 1930 bestimmte in Ergänzung dieses Abkommens, daß der Anteil „bei der abgebenden Stelle sofort zu entrichten und von dieser Stelle anzunehmen ist". Zugleich wurde in demselben Erlaß angeordnet, daß die Kassen bei der Selbstabgabe „die Selbstkosten zugrunde zu legen haben". Durch spätere Verfügungen ist für eine Anzahl von Fällen sowohl die Krankenschein- wie die Arzneikostengebühr beseitigt worden. Für die große Mehrzahl der Versicherten blieben sie zunächst erhalten. Die Neuordnung nach der nationalen Erhebung des Jahres 1933 hat die Krankenscheingebühr ganz beseitigt, die Arzneikostengebühr bis auf weiteres, zunächst mit Wirkung bis zum 1. Juli 1935, auf die Hälfte, auf 25 Rpf., herabgesetzt.

6. Die „zweite Verordnung des Reichspräsidenten zur Sicherung von Wirtschaft und Finanzen" vom 5. Juni 1931 gab der Reichsregierung die Ermächtigung, ihrerseits, d. h. ohne entsprechende Beschlußfassung des Reichsrats und damit der Länder, die Höhe des Spezialitätenzuschlags der Arzneitaxe festzusetzen und „abweichend von § 376 der Reichsversicherungsverordnung die Höhe des nach diesem Paragraphen zu gewährenden Abschlags zu bestimmen". Von dieser Bestimmung ist kein Gebrauch gemacht worden.

7. Die „vierte Verordnung des Reichspräsidenten zur Sicherung von Wirtschaft und Finanzen und zum Schutze des inneren Friedens" vom 8. Dezember 1931 machte die den Versicherten zu gewährende Krankenhilfe zum Gegenstand von Zwangsvereinbarungen zwischen den Spitzenverbänden der Ärzte und der Krankenkassen, deren wesentlicher Inhalt durch die unter dem 30. Dezember 1931 ergangenen „Ausführungs- und Überleitungsbestimmungen über das kassenärztliche Dienstverhältnis" bestimmt wurde. Für die Arzneiversorgung der Versicherten und damit für die Apotheker sind von besonderer Bedeutung die in diesen Bestimmungen festgelegte Verbindlichkeit der Richtlinien des Reichsausschusses für Ärzte und Krankenkassen, die Regreßpflicht des Arztes, der u. a. bei der Arzneiverordnung „die nach den Umständen erforderliche Sorgfalt außer Acht läßt", den Kassen gegenüber, und die Einführung des sogenannten „Regelbetrages", eines durch besondere „Gesamtverträge" in den Kassenbezirken für die einzelnen Arztgruppen in verschiedener Höhe festgesetzten Durchschnittsbetrages für den Verbrauch von Arzneien und Heilmitteln. § 23, Abs. 1 der „Ausführungs- und Überleitungsbestimmungen" sagt folgendes dazu:

„Überschreiten die Kosten der von einem Kassenarzt verordneten Arznei- und Heilmittel den Regelbetrag (§ 14) um mehr als den im Gesamtvertrag zu bestimmenden Hundertsatz, so hat der Kassenarzt den Mehrbetrag zu erstatten. Sein Anteil an der Gesamtvergütung wird um den Mehrbetrag gekürzt. Die kassenärztliche Vereinigung liefert den abgezogenen Betrag an die Krankenkassen ab."

Die hier in großen Zügen geschilderte Entwicklung der Krankenkassengesetzgebung war zum Teil veranlaßt und stets begleitet von ununterbrochenen Kämpfen um die Gestaltung der Arzneitaxe, um die den Krankenkassen zu gewährenden Rabatte und um die Kassenselbstabgabe von Arznei- und Heilmitteln.

III.

Es ist bereits darauf hingewiesen worden, daß schon vor der eigentlichen Sozialgesetzgebung von den Knappschaftskassen des rheinisch-westfälischen Industriebezirks hohe Rabatte auf die Arzneitaxpreise verlangt und zum Teil erreicht wurden. Dieses Bestreben nach einer Verbilligung des Arzneibezugs gewann naturgemäß an Umfang mit der Ausdehnung der Krankenversicherung und der damit wachsenden Macht der Krankenkassen. S p r i n g f e l d sagt in seiner

1896 erschienenen „Entwicklungsgeschichte der Apothekenreform"[1])
u. a. folgendes dazu:

„Ein heftiger Konflikt der Düsseldorfer Kassen mit den dortigen
Apothekern endigte zwar mit einer Erhöhung des Rabatts von 6. p. c.
auf 15 p. c., befriedigte aber die Ansprüche der Kassen nicht. In
Stuttgart forderten die Ortskrankenkassen Württembergs einen allgemeinen Rabatt von 20 p. c. und andere petitionierten beim Ministerium
um den Erlaß einer besonderen Krankenkassentaxe. In Berlin, wo sich
die Apotheker dauernd ablehnend gegen Rabattgewährung verhielten,
gelang es den Gewerkskrankenkassen, durch Vereinfachung der Rezeptur (Magistralformeln) und durch Einführung einer Handverkaufstaxe im wesentlichen ihren Zweck, wenn auch auf Umwegen, zu
erreichen. Auch die neueren preußischen Taxen nahmen endlich Rücksicht auf die Bedürfnisse der Kassen, indem sie die Verwendung der
ärmlichsten Verpackungsarten und Arzneiformen für Kassenpatienten
vorschrieben."

Ein von den Düsseldorfer Krankenkassen eingereichtes, von der
Regierung in Düsseldorf befürwortetes Gesuch, ihnen in weitherziger
Auslegung des den Kassen die Anlage und den Betrieb von Anstalten
zur Heilung ihrer Mitglieder gestattenden § 60 des Krankenkassengesetzes von 1883 die Errichtung eigener Apotheken zu gestatten,
wurde vom Minister am 21. April 1886 abschlägig beschieden. Dasselbe Schicksal erlitt eine ganze Anzahl ähnlicher Reichstagspetitionen
und Anträge. „Diese Agitation", schreibt S p r i n g f e l d in seiner
„Entwicklungsgeschichte der Apothekenreform", „wurde der äußere
Anlaß dafür, daß die sozialdemokratische Partei sich offiziell mit der
Apothekenfrage beschäftigte und daß die Vorschläge betr. Kommunalisierung und Verstaatlichung neue Anhänger gewannen."

Es war nach alledem kaum zu vermeiden, daß an irgendeiner
Stelle der angehäufte Konfliktstoff zu einer Machtprobe führte. Das
geschah in dem vom Sommer 1900 bis zum 1. Juli 1903 währenden
Berliner Krankenkassenstreit. In seinen Jahresüberblicken 1901, 1902
und 1903[2]) hat der damalige Leiter der Pharm. Ztg., Dr. B ö t t g e r ,
diesen Streit eingehend und in allen seinen Etappen geschildert. Er
begann damit, daß die „Centralkommission der Krankenkassen Berlins" im Sommer 1900 in einem an einzelne Apotheker gerichteten
„diskreten" Anschreiben eine „Verständigung" auf der Grundlage eines
Rezepturrabatts von 25 p. c., einer „mindestens alle heute im Handverkauf üblichen Mittel" umfassenden Handverkaufsliste und des
Fortfalls der Gebühren für Gläser, Kruken, Schachteln usw. nach-
suchte und als Gegenleistung die alleinige Zulassung derjenigen Apotheken zur Krankenkassenbelieferung in Aussicht stellte, die diese
„berechtigten" Forderungen anerkennen würden. Die Berliner Apothekenbesitzer erklärten sich demgegenüber für solidarisch und ver-

---

[1]) Verlag von Georg Thieme, Leipzig.
[2]) Pharm. Ztg. 1902 Nr. 1, 1903 Nr. 1 und 1904 Nr. 1.

pflichteten sich bei gleichzeitiger Festsetzung einer Vertragsstrafe, in keinem Falle ein Sonderabkommen mit irgendeiner Kasse zu tätigen. Die Weigerung des Berliner Apotheker-Vereins, einen Rezepturrabatt zu bewilligen, hatte eine vom 29. April 1901 datierte Mitteilung der „Centralkommission der Krankenkassen Berlins" über die Ausschaltung des größten Teils der Groß-Berliner Apotheken zur Folge. Von den 222 Apotheken, die damals in Berlin und Umgegend vorhanden waren, hatte die „Centralkommission" mit Wirkung ab 1. Mai 1901 nur 73 zur Arzneilieferung zugelassen. Der Bezug der freigegebenen Arzneimittel usw. wurde in die Drogenhandlungen verlegt.

Damit war der Kampf entfesselt, und er wurde von den Kassen mit allen Mitteln, mit der Aufpeitschung der öffentlichen Meinung und mit stets erneuten Versuchen geführt, einzelne Apotheker zum Verlassen der gemeinsamen Abwehrfront zu bewegen. In diesem Streite blieben die Krankenkassen, unterstützt von einem ständig zunehmenden Teil der Ärzteschaft, von der öffentlichen Meinung und der städtischen Bürokratie gegenüber den ganz auf sich allein angewiesenen, in ihrer Hoffnung auf ein Eingreifen der Behörden enttäuschten Apothekern Sieger. Die Berliner Apotheker, die noch im Januar 1902 eine Einigung auf der Grundlage eines Rabatts von 10 p. c. hätten erreichen können, mußten sich am 1. Juli 1903 mit einem Rezepturrabatt von $16^2/_3$ p. c., einer erweiterten Handverkaufstaxe, verbilligten Spezialitätenpreisen und einer bevorzugten Beteiligung der Drogenhandlungen bei der Lieferung freigegebener Handverkaufsmittel einverstanden erklären.

Der Oberpräsident der Provinz Brandenburg, der unter Hinweis auf die nur bei freier Wahl unter allen Apotheken gewährleistete ordnungsgemäße Arzneiversorgung der Versicherten durch Verfügung vom 13. November 1901 die Krankenkassen zur Zulassung aller Apotheken aufgefordert hatte, war durch den preußischen Handelsminister dazu veranlaßt worden, durch Erlaß vom 9. April 1902 diese „dem Sinne der gesetzlichen Bestimmungen nicht entsprechende" Forderung auf die Zulassung einer bestimmten Anzahl, insgesamt 23, weiterer Apotheken zu beschränken. Die Kreditentziehung der Apotheker wurde durch das bereitwillige Einspringen der Berliner Drogisten, die den Versicherten das Geld zur Begleichung der apothekenpflichtigen Arzneien gegen wöchentliche Abrechnung mit den Krankenkassen vorstreckten, eines guten Teiles ihrer Wirkung beraubt. Als dann in der letzten Zeit des Kampfes einzelne Apotheker nicht mehr durchhalten zu können glaubten, mit den Kassen Sonderverträge schlossen und so die Durchführung eines von den Ärzten unterstützten Systems der schematischen, alle anderen Apotheken weitgehend unnötig machenden Arzneiversorgung mit Hilfe von 11 Mitteln gegen die häufigsten Erkrankungen ermöglichten, da war trotz eines die Selbstabgabe nichtfreigegebener Arzneimittel durch die Krankenkassen untersagenden Urteils des Kammergerichts vom 12. Januar 1903 die Niederlage der Apotheker besiegelt.

Die Wirkungen dieses Streites griffen über den örtlichen Bezirk, in dem er entfesselt und zu Ende geführt wurde, weit hinaus. Dieser mehr als zweijährige Anschauungsunterricht hatte Krankenkassen, Apothekern und Behörden die Lücken in der Regelung der Beziehungen zwischen den Krankenkassen und den Apothekern zu deutlich werden lassen, hatte den beteiligten Parteien die von ihnen zu vertretenden Forderungen zu klar gezeigt, als daß nicht allseitig der Versuch gemacht worden wäre, entsprechende gesetzgeberische Festlegungen zur Durchführung zu bringen.

IV.

Bereits zu Beginn des Berliner Kassenkampfs, auf einer im Jahre 1901 in Stuttgart abgehaltenen Versammlung, hatte der Verband der Ortskrankenkassen eine „Reichsarzneitaxe für die deutschen Krankenkassen" und das Recht der Krankenkassen zur Mitbestimmung über die Gestaltung der Arzneitaxen verlangt. Ein hierzu erstattetes, den Regierungen der Länder unter dem 29. Dezember 1902 durch den Reichskanzler mitgeteiltes Gutachten des Kaiserlichen Gesundheitsamts lehnte zwar die Schaffung einer besonderen Krankenkassentaxe ab, erklärte aber, daß sich „das von den Krankenkassen erstrebte Ziel der Verbilligung gewisser Heilmittel . . . in der Hauptsache durch die Schaffung der schon erwähnten Reichsarzneitaxe erreichen lasse" und gegen die Zuziehung von Vertretern der Krankenkassen zu den Beratungen der Taxkommissionen Bedenken nicht vorliegen dürften. Was allen Bemühungen der Ärzte und Apotheker bisher nicht geglückt war, die Einführung einer einheitlichen Arzneitaxe für das Deutsche Reich, der Wunsch der Krankenkassen nach einer Verbilligung der Arzneiversorgung der Versicherten hatte es erreicht. Am 1. April 1905 trat die erste Deutsche Arzneitaxe in Kraft, und da nunmehr Vertreter der Krankenkassen an der Gestaltung der jährlich neuerscheinenden Taxe mit erheblicher Wirkung beteiligt waren, so ergab sich das Kuriosum, daß die Krankenkassenvertreter zunächst die Preise der ihrem Wirkungsbereich fernliegenden privaten Arzneibezieher weitgehend beeinflußten und dann diese Preise zur Grundlage ihrer Rabattforderungen machten.

Die Reichsarzneitaxe hat in ständiger Weiterentwicklung eine Reihe von Sonderbestimmungen für den Arzneibezug der Versicherten gebracht, und schließlich durch ihre Umgestaltung zu einer für Rezeptur und Handverkauf gleichmäßig geltenden sogenannten „Einheitstaxe" ab 1. Januar 1922 an die Stelle der auf Grund der RVO. (§ 376, 2) entstandenen Hundertschaft einzelner untereinander verschiedener lokaler Kassenhandverkaufslisten eine für das ganze Reichsgebiet geltende Handverkaufsliste für Krankenkassen gesetzt. Von nun an bildete die mehr oder minder große Ausdehnung dieser Handverkaufsliste, der sogenannten „Punktartikel", ein zeitweise stark umkämpftes Streitobjekt.

Aber der Berliner Kassenstreit zeitigte auch eine für die Apotheker günstige Folgeerscheinung. Wie bereits erwähnt wurde, hatte der preußische Handelsminister feststellen müssen, daß „ein auf die Zulassung aller Apotheken" zur Belieferung der Versicherten gerichteter Zwang „dem Sinne der gesetzlichen Bestimmungen nicht entsprechen würde". Damit war, wie sich erwiesen hatte, einem der behördlichen Verteilung der Apotheken nach bestimmten abgegrenzten Versorgungsbezirken hohnsprechenden Boykott durch die Kassen und der Existenzvernichtung zahlreicher Apotheken der Weg geebnet. Hier schuf § 375 RVO. mit der Festlegung des Beitrittsrechts aller im Kassenbereich ansässigen Apothekenbesitzer und Verwalter zu etwaigen, seitens der Krankenkassen mit einzelnen Apotheken bzw. anderen Arzneimittelhändlern vereinbarten Vorzugsbedingungen Wandel. Daß diese Bestimmung einen ausgesprochenen Schutzzweck verfolgte, geht sowohl aus der amtlichen Begründung des Entwurfs der RVO. wie auch aus einer Erklärung des Geh. Ob.-Reg.-Rats S p i e l - h a g e n bei der dritten Lesung des Gesetzes in der Reichstagssitzung vom 29. Mai 1911 hervor. In ersterer heißt es:

„Die Unterlage, auf der die staatlichen Konzessionierungen der Apotheken fußen, fällt weg, sobald der Apotheke durch einseitige Maßnahmen der Krankenkasse ein beträchtlicher, unter Umständen überwiegender Teil der Abnehmer entzogen wird."

Herr S p i e l h a g e n führte folgendes aus:

„Die Bestimmung des § 375 hat zunächst den Zweck, die einzelnen Apotheken dagegen zu schützen daß sie vollkommen von dem Vertrieb der Arznei bei einem großen Teil der Bevölkerung ausgeschaltet werden."

Wie aus Punkt 4 der oben gegebenen Übersicht über die Entwicklung der Krankenkassengesetzgebung hervorgeht, ist diese Bestimmung durch die „Verordnung über die Krankenhilfe bei den Krankenkassen" vom 30. Oktober 1923 wieder beseitigt worden. Als Grund für diese Maßnahme führte der Reichsarbeitsminister in einem an den Deutschen Apotheker-Verein gerichteten Schreiben vom 5. August 1924 an: 1. die Kreditverweigerung durch viele Apotheker, 2. die „vielerorts" erfolgende Verweigerung „jeden Sondervorteils über die amtlichen Abschläge hinaus". Daß beides in der gerade bei Erlaß der „Verordnung über die Krankenhilfe" zu Ende gegangenen Inflationszeit mit ihrem von Tag zu Tag sprunghaft sinkenden Geldwert ein nur allzu spät einsetzender Selbstschutz der Apotheken nach zum großen Teil bereits erfolgter Verschleuderung des Warenlagers gegen einen bei der Zahlung entwerteten Geldbetrag war, scheint dem Reichsarbeitsminister entgangen zu sein. Jedenfalls bezeichnete er die Änderung des § 375 RVO. in dem erwähnten Schreiben als „eine Notmaßnahme, deren Beseitigung erfolgen kann, wenn die Verhältnisse, die zu ihrem Erlaß geführt haben, sich wesentlich geändert haben" und stellte eine Wiederherstellung der alten Fassung des § 375 RVO. in Aussicht, wenn die Apotheker sich zur Gewährung eines „angemessenen Kredits", zur Einziehung des Arzneikostenanteils der Versicherten und zur Gewährung von Sondervorteilen an die Kassen nach Maßgabe der Umsätze verpflichten würden. Obwohl sich der Deutsche Apotheker-Verein auf der Görlitzer Hauptversammlung des Jahres 1924 zur Erfüllung dieser Forderungen auf dem Wege freier Vereinbarung mit den Kassen bereit erklärte, ist die Wiederherstellung des § 375 RVO. in seiner ursprünglichen Fassung bis zur Gegenwart nicht erfolgt, so daß die Krankenkassen nach Vereinbarung von Sonderbedingungen mit Apothekern oder sonstigen Arzneimittellieferanten alle anderen Apotheken ausschalten können.

Neben dieser Möglichkeit der — von Notfällen abgesehen — völligen Ausschaltung e i n z e l n e r Apotheken von der Belieferung der Versicherten bildet die Kassenselbstabgabe von Arznei- und Heilmitteln ein Mittel zur mehr oder minder weitgehenden Ausschaltung a l l e r Apotheken. Die Kassenselbstabgabe bedeutet demnach grundsätzlich den ersten Schritt zur Loslösung von der Apotheke, von dem Privatlieferantentum überhaupt, einen Vorstoß in der Richtung der Krankenkassenapotheke und darüber hinaus der Selbstherstellung und -beschaffung aller Sachleistungen der Krankenversicherung.

V.

Es ist bereits erwähnt worden, daß die Kassenselbstabgabe von Arzneimitteln in dem Berliner Krankenkassenstreit einen wesentlichen Bestandteil der Maßnahmen bildete, an denen der Widerstand der Apotheker schließlich zerbrach. Im Jahre 1901 begannen die Berliner Krankenkassen mit der Selbstabgabe von zunächst drei Mitteln. Am 31. Januar 1902 stellte eine Verfügung des preußischen Kultus- und Handelsministers u. a. folgendes fest:

„Einzelne Krankenkassenvorstände sind in neuerer Zeit dazu übergegangen, die Lieferung von Arzneimitteln an die Kassenmitglieder unter Übergehung der bestehenden Arzneiabgabestellen selbst zu bewirken. Insoweit es sich dabei um Arzneistoffe handelt, welche neben den Apotheken auch in anderen Geschäften feilgehalten und verkauft werden dürfen, wird sich gegen dieses Verfahren nichts einwenden lassen."

Ein Urteil des Preußischen Oberverwaltungsgerichts vom 9. Juli 1908 vertrat den gleichen Standpunkt, ja es sprach den Kassen sogar das Recht zu, auf ihre Mitglieder, von dringenden Fällen abgesehen, einen Zwang zum Bezuge aus der Selbstabgabestelle auszuüben.

Auf der am 13. und 14. Juli 1914 in Darmstadt abgehaltenen 21. Hauptversammlung des Hauptverbandes deutscher Ortskrankenkassen wurde über die Erfahrungen der Kassen mit der Selbstabgabe von Verbandstoffen, Heilmitteln und freigegebenen Arzneimitteln eingehend berichtet und für ihre weiteste Ausdehnung plädiert. Hierbei betonte der Vorsitzende, der damalige sächsische Landtagsabgeordnete F r ä ß d o r f, daß „wir", also der Hauptverband deutscher Orts-

krankenkassen, „den Bezug derjenigen Mittel, die von den Kranken-
kassen einwandfrei abgegeben werden können, organisieren werden".
Damit war der Gedanke der von den Krankenkassenverbänden finan-
zierten und geleiteten Einkaufsgenossenschaften zum feststehenden
Plan geworden. Der Weltkrieg schob die Verwirklichung hinaus.
Nach seiner Beendigung trat zuerst der Gesamtverband deutscher
Krankenkassen mit der Errichtung einer Zentraleinkaufsstelle von
Heilmitteln auf den Plan. Ihm folgte der Hauptverband deutscher
Ortskrankenkassen. Unter dem 27. November 1920 erfolgte die Eintragung der „Heilmittelvertriebsgesellschaft m. b. H." in das Han-
delsregister des Amtsgerichts Dresden. Als Geschäftsführer wurde
eingetragen Herr „Helmut L e h m a n n in Cossebaude", zugleich Geschäftsführer des Hauptverbandes deutscher Ortskrankenkassen. Diese
„Heilmittelvertriebsgesellschaft m. b. H." ist dann durch Handels-
registereintragung vom 28. Dezember 1923 in eine Aktiengesellschaft,
die „Heilmittelversorgung deutscher Krankenkassen A.-G." umgewandelt worden. Über den Zweck der neuen A.-G. heißt es in der
Eintragung u. a.:

„Gegenstand des Unternehmens ist die Erzeugung, der Einkauf
und der Vertrieb von Verbandstoffen, Krankenpflegeartikeln, Apparaten zur Krankenpflege und Heilbehandlung, sowie von pharmazeutischen Präparaten, Arzneien und Heilmitteln. Die Gesellschaft be-
zweckt, die Krankenkassen und andere soziale Einrichtungen mit
guten und billigen Waren der genannten Art zu versorgen, um dadurch deren Leistungsfähigkeit zu erhöhen."

Diese Eintragung bedeutete ein Programm, dessen restlose Erfüllung mit einer Sozialisierung des Arznei- und Heilmittelwesens
innerhalb der Krankenversicherung identisch wäre. Die Form der
Aktiengesellschaft wurde gewählt, um, wie es in dem diesbezüglichen Beschlusse des Hauptverbandes deutscher Ortskrankenkassen
vom 24. November 1923 heißt, „die Kassen in weitestem Umfange
durch Erwerb von Aktien an der Gesellschaft zu beteiligen". Die
umstrittene Frage, ob eine derartige Verwendung von Kassenmitteln
zulässig sei, wurde vom Reichsarbeitsministerium mit der Anerkennung der neuen A.-G. als einer „gemeinnützigen" Organisation bejaht.
Angesichts dieses, von den zuständigen Behörden unterstützten Vor-
stoßes der Krankenkassen in das Gebiet des privatwirtschaftlichen
Arzneimittelverkehrs war es naheliegend, daß innerhalb des Apothekerstandes Pläne enger gemischtwirtschaftlicher Beziehungen zwischen Apothekern und Krankenkassen auftauchten.[1] Diese Pläne
sind von seiten der Kassen einer ernsthaften Beachtung nicht gewürdigt worden, da gerade in den Jahren 1919—1924 die Kassen
ihre Absicht der weitgehenden Loslösung vom allgemeinen Arzneimittelmarkt ohne eine Bindung an irgendeine Lieferantengruppe zu

---

[1] Pharm. Ztg. 1919 Nr. 64, Fritz F e r c h l in Pharm. Ztg. 1921 Nr. 64
und K l i m e k in Pharm. Ztg. 1923 Nr. 45 und 49.

erreichen hofften. Lediglich in Hessen kam es im Jahre 1922 zu einer „Arbeitsgemeinschaft hessischer Apotheker und Krankenkassen" (Ahak), bei der ein paritätisch besetzter „Hauptausschuß" alle strittigen Fragen regeln und durch eine von diesem Hauptausschuß geleitete Einkaufsabteilung für billigen Einkauf von Verbandstoffen und Krankenpflegeartikeln sorgen sollte. In Aussicht genommen war die Herstellung von Tabletten, Ampullen und eigenen Krankenkassenpackungen unter Kontrolle der Ahak und „programmatisch" der Bezug von Drogen, Chemikalien und „allgemeinen Spezialitäten". (Pharm. Ztg. 1922 Nr. 53/54). Obwohl der Vertrag auf 3 Jahre geschlossen war, wurde die Ahak bereits am 1. Mai 1923 liquidiert.

Im Jahre 1920 hatte die Ortskrankenkasse in Speyer mit den dortigen drei Apotheken Verhandlungen über den Ankauf der Apotheken und die Übernahme der Inhaber als festangestellter Kassenbeamter eingeleitet, deren Abschluß nur dadurch verhindert wurde, daß das Versicherungsamt Speyer auf Grund des § 369 RVO. die Fortsetzung dieser Bemühungen untersagte.[1]) Ein ähnlicher Stuttgarter Plan, der freilich nicht den unmittelbaren Ankauf und Besitz einer Apotheke, sondern ihre Angliederung an die Krankenkasse auf dem Umwege eines offiziell als Träger der Apothekenkonzession angegebenen, in Wirklichkeit aber als Angestellter der Kasse tätigen Apothekers zum Gegenstand hatte, scheiterte in den Jahren 1920 und 1921 unter peinlichen, großes Aufsehen erregenden Begleitumständen. Hier spielten auch politische Umstände eine sichtbar werdende Rolle.

Es ist bereits zu Beginn dieses Kapitels darauf hingewiesen worden, daß die deutsche Sozialversicherungsgesetzgebung innerhalb der Selbstverwaltung der Krankenkassen den Arbeitnehmern einen überwiegenden Einfluß eingeräumt hat. Das blieb bei den auf berufsständischer Grundlage aufgebauten Kassen, den Betriebs- und Innungskassen und im wesentlichen auch den Landkrankenkassen ohne politische Bedeutung. Bei den Ortskrankenkassen dagegen, deren Mitgliedschaft sich insbesondere aus den städtischen, überwiegend innerhalb der Sozialdemokratie organisierten Industriearbeitern rekrutierte, waren die meisten leitenden Funktionärstellen bald von mehr oder minder auch in der aktiven Staatspolitik tätigen sozialdemokratischen Parteigängern besetzt, die naturgemäß ihre politischen Überzeugungen, darunter die der „Sozialisierung" der Privatwirtschaft, mit Unterstützung der Partei auch innerhalb ihrer Krankenkassentätigkeit zu verwirklichen suchten. Die im November 1919 seitens der Stuttgarter Ortskrankenkasse nachgesuchte Konzession zur Errichtung einer Apotheke mußte zwar auf Grund der bestehenden gesetzlichen Bestimmungen abgelehnt werden. Aber der damalige sozialdemokratische Minister H e y m a n n gab dem Direktor der Kasse, G a m e r , den Rat, den zu der Kasse in engsten Vertragsverhältnissen stehenden Inhaber der Stuttgarter Sterndrogerie, Apotheker U m g e l t e r ,

---

[1]) Pharm. Ztg. 1920 Nr. 98.

zum Nachsuchen einer Apothekenkonzession zu veranlassen. Diese Konzession würde zweifellos erteilt werden, und die Kasse wäre dann zwar nicht de jure, aber de facto im Besitze einer Apotheke. Im Vertrauen auf diese Zusicherung kaufte G a m e r aus Heeresbeständen ein bedeutendes Lager von Arzneimitteln, das er auf dem Wege über die neue Apotheke zu verwerten gedachte. Das Gesuch des Apothekers U m g e l t e r wurde aber unerwarteterweise von der zuständigen Behörde am 9. August 1920 abgelehnt, die Kasse saß auf ihren nunmehr unverwertbaren Beständen fest und Versuche des Herrn G a m e r, diese Arzneimittel wieder abzustoßen, führten zu seiner am 8. Juni 1921 erfolgten Verurteilung wegen unerlaubten Arzneimittelhandels durch das Wuchergericht in Stuttgart.[1]) In der Urteilsbegründung wurde ausdrücklich betont, „daß der Vorschlag des Ministers H e y m a n n, daß die Sterndrogerie die zu erlangende Apothekenkonzession zugunsten und auf Rechnung der nicht berechtigten Ortskrankenkasse ausübe, auf eine Umgehung des Gesetzes hinauslaufe".

In den Jahren 1921/22 kam es zu einem erneuten Vorstoß von sozialdemokratischer Seite. Dem Preußischen Landtage waren Anträge B r a u n und Genossen a) auf Vorlegung eines Gesetzentwurfs über die Berechtigung der Gemeinden, K r a n k e n k a s s e n usw. zur Errichtung von Apotheken, b) auf Änderungen der RVO. u. a. hinsichtlich der Berechtigung der Krankenkassen zur unbeschränkten Selbstabgabe von Arznei- und Heilmitteln an die Versicherten zugegangen, die durch Landtagsbeschluß vom 10. März 1922 dem Ausschuß für Bevölkerungspolitik überwiesen wurden. Der Ausschuß lehnte die Anträge am 19. Mai 1922 ab.

Da somit die Schaffung von Kassenapotheken, sei es unmittelbarer oder auch nur mittelbarer, nicht erreicht werden konnte, so blieben den Krankenkassen zur Erfüllung ihres Bestrebens nach möglichst vollständiger Versorgung der Versicherten in Eigenverwaltung nur zwei Wege offen: Der Versuch, die gesetzliche Anerkennung der Selbstabgabe eines immer größeren Teils der bisher den Apotheken vorbehaltenen Arzneien zu erreichen oder die Belieferung der Apotheken mit den von diesen an die Versicherten zu verabfolgenden Arznei- und Heilmitteln. Beide Wege sind tatsächlich begangen worden.

Um die Zulässigkeit der Selbstabgabe bisher nichtfreigegebener Arzneimittel zu erreichen, haben die Krankenkassen immer wieder die Erweiterung der Freigabe des Arzneimittelhandels gefordert. Daneben haben einzelne Kassen bewußt gegen die diesbezüglichen gesetzlichen Bestimmungen verstoßen und in dem anschließenden Strafverfahren den Grundsatz zur gerichtlichen Anerkennung zu bringen gesucht, daß die Bestimmungen über den Verkehr mit Arzneimitteln für Krankenkassen nicht in Betracht kämen, da einmal das „Inverkehrbringen" der betreffenden Mittel bereits durch ihre Lieferung an

---

[1]) Pharm. Ztg. 1921 Nr. 48 und 52.

die Kassenselbstabgabestellen erfolgt sei und des weiteren das in
diesen Bestimmungen ausgesprochene Verbot des ungenehmigten
„Überlassens an andere" nur das ohne Kontrolle sachverständiger
Personen Inverkehrbringen von Arzneimitteln im gesundheitlichen
Interesse treffen wolle, die Kassenselbstabgabestellen Arzneien aber
nur auf ärztliche Verordnung abgäben. Tatsächlich hat ein Feriensenat
des Kammergerichts entgegen der von demselben Gericht bis dahin
eingenommenen Stellung und trotz vieler, in den Jahren 1923 und
1924 in der pharmazeutischen Fachpresse bekanntgegebener Beweise
für die Unzuverlässigkeit der Arzneiabgabe in den Selbstabgabestellen
der Kassen am 23. Mai 1924 diese Behauptung und damit das Recht
der Krankenkasse auf Abgabe a l l e r, auch der nicht freigegebenen
Arzneimittel anerkannt.[1]) Jetzt griff die Behörde ein. Eine Verordnung
des Reichspräsidenten vom 27. März 1925 ergänzte die Verordnung
über den Verkehr mit Arzneimitteln vom 22. Oktober 1901 durch
einen neuen § 2 a, wonach Stoffe und Zubereitungen, soweit sie dem
Verkehr außerhalb der Apotheken entzogen sind, „auch von Krankenkassen, Genossenschaften, Vereinen und ähnlichen Personenge-
samtheiten an ihre Mitglieder nicht verabfolgt werden dürfen".

Auch der Versuch der Krankenkassen, einen möglichst großen
Teil des Arzneimittelbedarfs der Versicherten in Eigenverwaltung herzustellen und auf dem Umwege über die bereits erwähnten Einkaufsgenossenschaften und Heilmittelvertriebsgesellschaften in die Apotheken zu pressen, endigte mit einem Fiasko. Im Mai 1923 kündigte das
Organ des Hauptverbandes deutscher Ortskrankenkassen das Indenverkehrbringen fertiger Arzneihalbpräparate an, deren endgültige
Herrichtung zur gebrauchsfertigen Arznei dem Patienten überlassen
bleiben sollte, und die, wie mitgeteilt wurde, „zunächst für die am
häufigsten gebrauchten Arzneien" gedacht waren. Bald darauf brachten die Heilmittelvertriebsgesellschaft Dresden und die Heilmittelver-
sorgungs-A.-G. diese auf den Namen „Remedia oeconomica" ge-
tauften Präparate in den Handel, und der Hauptverband deutscher
Ortskrankenkassen suchte mit allen Mitteln die Apotheker zum Bezuge, die Ärzte zum Verordnen dieser Mittel zu bewegen. Es setzte
bald eine vernichtende Kritik der „Remedia" ein, und am 23. Mai
1924 entzog die Kreishauptmannschaft Dresden den beiden genannten
Kassen-Einkaufsgesellschaften die ihnen s. Zt. erteilte, damals erforderliche Genehmigung zum Großhandel mit nichtfreigegebenen Arzneimitteln.[2]) In der Begründung wurde betont, daß der Vertrieb der
„Remedia oeconomica" vom gesundheitspolizeilichen Standpunkt als
so bedenklich angesehen werden müsse, daß er mit Rücksicht auf die
Allgemeinheit auch durch die erwarteten Ersparnisse nicht gerecht-
fertigt werden könne. Waren damit die „Remedia" als erledigt anzusehen, so haben die Krankenkassen den Gedanken des Bezuges der

---

[1]) Pharm. Ztg. 1924 Nr. 43 und 47.
[2]) Pharm. Ztg. 1924 Nr. 47 und 49.

Apotheken von den Einkaufsgesellschaften der Kassen doch keineswegs völlig begraben. Sie haben ihn freilich auf das Gebiet der Verbandstoffe und Krankenpflegeartikel beschränkt. Hier sind in den
letzten Jahren vor der nationalen Erhebung verschiedentlich Abkommen zwischen den Krankenkassen und lokalen Apothekerorganisationen
geschlossen worden, wonach die Apotheken sich dazu verpflichteten,
die von ihnen benötigten Verbandstoffe bei den Heilmittelvertriebsgesellschaften der Kassen einzukaufen und nach Lieferung an die
Versicherten mit einem Aufschlag von vereinbarter Höhe den Kassen
in Rechnung zu stellen.

VI.

Die immer weitere Ausdehnung der Selbstabgabe von Verbandstoffen und freigegebenen Arzneimitteln auf der einen, der durch den
Fortfall des Beitrittsrechts aller Apothekenleiter des Kassenbereichs
zu Sondervereinbarungen der Krankenkassen drohende Ausschluß
einer mehr oder minder großen Anzahl von Apotheken von der Arz-
neibelieferung der Versicherten auf der anderen Seite mußte den
Deutschen Apotheker-Verein nach einem Wege zur Vermeidung dieser beiden für den Apothekerstand bedrohlichen Möglichkeiten suchen
lassen. Auf dem 1923 in Würzburg abgehaltenen Ortskrankenkassen-
tag hatte der Geschäftsführer des Hauptverbandes Deutscher Ortskrankenkassen, L e h m a n n , folgendes ausgeführt:
„Die Selbstabgabe durch die Kassenverwaltung ist überholt.
Besser ist es, die Abgabe den Apothekern zu übertragen gegen eine
Entschädigung, die den Apothekern ihre Existenz sichert, aber Kon-
junkturgewinne ausschließt.”
Aber dann ereignete sich das Zwischenspiel der „Remedia oeconomica”, deren Einführung in die Apotheken anscheinend durch diese
Erklärung gefördert werden sollte, und so kam es erst am 16. Dezember 1924 zu einem Abkommen zwischen Spitzenverbänden der
Krankenkassen und dem Apotheker-Verein, das den Ausschluß einzelner Apotheken von den Kassenlieferungen nur auf Grund bezirklicher Vereinbarungen zuließ, die gemeinsame Herausgabe einer Preisliste für Verbandstoffe und Artikel für Krankenpflege vorsah und den
Krankenkassen für den Verzicht auf die Einführung bzw. für die
Aufgabe der Selbstabgabe einen erheblichen Sonderrabatt über den
amtlichen Abschlag hinaus zubilligte.[1] In den Tagen des Berliner
Kassenstreiks, im Jahre 1902, hatte Dr. S a l z m a n n in einer Versammlung des Kreises Potsdam des Deutschen Apotheker-Vereins
einen Antrag vorgelegt und zur Annahme gebracht, daß ein amtlicher
Rabatt von den Apothekern nur dann gebilligt werden dürfe, wenn
er behördlich als Maximalrabatt anerkannt würde. Über 20 Jahre
später mußte er als Vorsitzender des Deutschen Apotheker-Vereins
ein Abkommen treffen, in dem er den Krankenkassen über den in-

---

[1] Pharm. Ztg. 1925 Nr. 5.

zwischen eingeführten amtlichen Rabatt hinaus erhebliche Sonderrabatte gewährte. Dieses Abkommen, das für beide Vertragsparteien
lediglich eine „Richtlinie" für bezirkliche Verträge vorstellte, ist mit
Abweichungen hinsichtlich der Höhe und des Bereichs des Sonder-
abschlags — im Jahre 1932 wurde er nicht mehr auf die gesamte
Rechnungssumme, sondern nur noch auf die Rezeptur und die Eigenpräparate der Apotheker bzw. des Spezialitätenunternehmens des
Deutschen Apotheker-Vereins bewilligt[1] — mehrfach, zuletzt am
9. Januar 1935,[2] erneuert worden. Es hat wahrscheinlich eine weitere
Ausdehnung der Selbstabgabe verhindert. Ihre völlige Beseitigung
wird sich wohl nur auf Grund behördlicher Maßnahmen erreichen
lassen.

Unter den Mitteln zur Verbilligung und Herabminderung des
Arzneiverbrauchs der Versicherten spielten die sogenannten Arznei-
verordnungsbücher eine nicht unwichtige Rolle. Den Anfang machte
eine von dem Schöpfer des Systems der Rezeptrevisionsstellen der
Krankenkassen, dem Arzte Dr. F. Landmann, in den Achtziger-
jahren des vorigen Jahrhunderts im Selbstverlag herausgegebene
„Anleitung zur Verminderung der Arzneikosten in der Kassenpraxis".
In dieser „Anleitung" gab der Verfasser, der damals in Boppard
am Rhein ein „Bureau für die Medicinal-Angelegenheiten der
Krankenkassen" betrieb, Ratschläge für eine „ökonomische" Verschreibweise, die als Vorläufer der im Jahre 1925 erstmalig vom
Reichsausschuß für Ärzte und Krankenkassen herausgegebenen „Richtlinien für wirtschaftliche Arzneiverordnung" angesehen werden können (siehe Punkt 6 der Übersicht über die Krankenkassengesetzgebung). Daneben enthielt die „Anleitung" die „Berliner Magistralformeln", eine allmählich zu allgemeiner Geltung gelangte Sammlung
von Vorschriften für wohlfeile Rezepturarzneien, und eine Liste preiswerter, in Handverkauf zu verordnender Präparate. Das Schriftchen
machte Schule. Im Jahre 1893 gab ein ehemaliger Apothekenbesitzer,
Dr. Dronke-Hamburg, „im Auftrage des Verbandes freier Krankenkassen" eine umfangreiche Broschüre mit dem Titel „Arzneiverkehr für Krankenkassen, Anleitung zur Sparsamkeit bei dem Verordnen
für Krankenkassen" heraus, die eine erheblich größere Liste zur Kas-
senverordnung empfohlener Präparate, darunter bereits vereinzelte
Spezialitäten aufwies. In rascher Folge erschienen, vielfach in alljährlich erneuerten Auflagen, Arzneiverordnungsbücher einzelner Krankenkassen sowie der verschiedenen Kassenverbände, die mehr und
mehr zu Erlaubnis- bzw. Verbotslisten für die Verordnung von Arzneispezialitäten wurden, und schließlich, im Jahre 1926, das erste
„Deutsche Arzneiverordnungsbuch",[3] herausgegeben im Auftrag der
sogenannten Deutschen Arzneimittelkommission, bestehend aus Ver-

---

[1] Pharm. Ztg. 1932 Nr. 34.
[2] Pharm. Ztg. 1935 Nr. 10.
[3] Verlag von Urban & Schwarzenberg, Berlin-Wien.

tretern der Deutschen Gesellschaft für innere Medizin, des Deutschen
Ärztevereinsbundes, des Hartmannbundes, der verschiedenen Spitzenverbände der Krankenkassen, des Reichsgesundheitsamts und des Deutschen Apotheker-Vereins. Die den Herausgebern vorschwebende Absicht, diesesBuch zumEinheitsverordnungsbuch innerhalb der deutschen
Krankenversicherung zu machen, hat sich nicht verwirklicht. Die lokalen Arzneiverordnungsbücher blieben bestehen und das „Deutsche
Arzneiverordnungsbuch" wurde nur von einigen Krankenkassen übernommen. So blieb den Fabrikanten von Arzneispezialitäten, für die
vielfach die Frage der Zulassung ihrer Erzeugnisse zur Verordnung
innerhalb der Kassenpraxis eine Lebensfrage bildete, ein weites, nicht
selten kostspieliges und mühevolles Feld der Bemühung, das Zufäl-
ligkeiten sachlicher und persönlicher Natur ausgesetzt war und mancherlei Möglichkeit zur Korruption bot. Hier ist durch die politische
Umwälzung des Jahres 1933 gründlich Wandel geschaffen worden.
Die Verpflichtung der Ärzte auf gleichviel welche Arzneiverordnungsbücher ist geschwunden.

VII.

Zur Zeit bestehen nebeneinander nachstehende, die Erträgnisse
der Apotheken aus den Arzneilieferungen an Versicherte beeinflus-
sende Maßnahmen:

1. Das Recht der Krankenkassen, einzelne Apotheken von der
Arzneilieferung auszuschließen, wenn mit anderen Apotheken Vorzugsbedingungen vereinbart sind;

2. die Verpflichtung aller Apotheken zur Gewährung des amtlich
vorgeschriebenen Abschlages von den Preisen der Arzneitaxe (und
eines vertraglichen Sonderrabatts bei Kassen ohne Selbstabgabe);

3. die Kassenselbstabgabe von freigegebenen Arzneimitteln,
freilich in wesentlich verringertem Umfange gegenüber der Zeit vor
1933.

4. die Sonderbestimmungen der Arzneitaxe für Versicherte und
die in die Taxe hineingearbeitete umfangreiche Handverkaufsliste;

5. die vereinbarte Beschränkung des Verdienstes an Verbandstoffen und Krankenpflegeartikeln, die an Versicherte geliefert werden;

6. die Beschränkung des Arzneiverbrauchs der Versicherten

a) durch die Richtlinien des Reichsausschusses für Ärzte und
Krankenkassen für wirtschaftliche Arzneiverordnung,

b) durch den Arzneikostenanteil von nunmehr 25 Pfennig,

c) durch die Regreßpflicht der Kassenärzte bei Überschreitung
des gemäß der Verordnung über das kassenärztliche Dienstverhältnis
vom 30. Dezember 1931 festgesetzten „Regelbetrages" für den Verbrauch von Arznei- und Heilmitteln.

12. Die amtliche und halbamtliche pharmazeutische Standesvertretung.

Es läßt sich schwer feststellen, wann die deutschen Fürsten und Städte zum ersten Male Apotheker als Berater für pharmazeutische Angelegenheiten herangezogen haben. Sicherlich ist es früher geschehen, als vielfach angenommen wird. Jedenfalls steht aktenmäßig fest, daß die thüringischen Herzöge sich bereits in der Mitte des 16. Jahrhunderts der Apotheker bei der Aufstellung ihrer Apothekengesetze bedienten. Mit Schreiben vom 25. November 1566 befahl der Herzog Johann Friedrich der Mittlere, der Stifter der Universität Jena, daß die Ärzte Dr. Pontanus, Dr. Luther und Dr. Job gemeinsam mit den Hofapothekern Curio zu Altenburg, Toehnel (Doehnel) zu Gotha, Neubauer zu Weimar und dem Stadtapotheker zu Eisenach eine Apothekerordnung aufstellen sollten, die unter des Herzogs Nachfolger am 24. März 1567 erschien.[1]) Es ist nicht anzunehmen, daß die thüringischen Herzöge in damaliger Zeit die einzigen Landesherren gewesen sind, die Apotheker als Sachverständige auf pharmazeutischem Gebiete verwendet haben. Bei den engen Beziehungen, die damals zwischen den Beherrschern der verhältnismäßig kleinen Hoheitsgebiete und den ihnen wohl immer persönlich bekannten Hofapothekern bestanden, die vielfach nicht nur zur Lieferung von Arzneien, sondern auch zu allerlei persönlichen Dienstleistungen herangezogen wurden, dürfte das Gegenteil wahrscheinlich sein.

Das gleiche wird man hinsichtlich der Aufstellung der ältesten amtlichen Arzneitaxen annehmen können. Im allgemeinen wurden hiermit die Amts- oder Stadtärzte beauftragt, die sich dieser Arbeit jedoch naturgemäß nur mit Hilfe des Apothekers unterziehen konnten. Aber dieser Hilfe ist kaum je Erwähnung getan worden. Um so erfreulicher ist es, daß der Herausgeber der im Jahre 1574 erschienenen brandenburgischen Apothekertaxe eine rühmliche Ausnahme gemacht hat. Auf Befehl des Kurfürsten Johann Georg hatte es der Stadtphysikus von Berlin, Dr. Matthaeus Fleck, übernommen, eine Apothekertaxe aufzustellen.[2]) Wie er in der Vorrede seines Werkes sagt, hat er sich hierbei der Mithilfe des Brandenburger Apothekers und Bürgermeisters Lukas Scholle bedient, dem „die gefaßte Taxa mit fleis zu bedencken zu examiniren / vnd auch do es von nöten zu endern / vnd zu verbessern / zu geordnet" war.

Zu den Aufgaben der Stadtärzte gehörte seit Schaffung dieser Stellen in der Mitte des 15. Jahrhunderts die Visitation der Apotheken.

---

[1]) Adlung, Das thüringische Apothekenwesen unter Berücksichtigung der Geschichte der thüringischen Apotheken, Pharm. Ztg. 1931/32.
[2]) Adlung, Die Entwicklung des brandenburgisch-preußischen Apothekenwesens bis zum Erlaß der Rev. Apothekerordnung v. J. 1801, Pharm. Ztg. 1929/30.

Ursprünglich ist die Besichtigung der Apotheken wohl immer ohne die Hilfe der Apotheker ausgeführt worden. Gar bald stellte sich aber die Notwendigkeit heraus, auch Apotheker als Sachverständige hinzuzuziehen. Die aus dem 16. und 17. Jahrhundert stammenden Medizinal- bzw. Apothekerordnungen enthalten allerdings noch keine entsprechenden Bestimmungen. Zum ersten Male traf hierüber der Große Kurfürst im Jahre 1642 eine Entscheidung, sodaß Brandenburg-Preußen wie in vielen Dingen auch in dieser Angelegenheit vorbildlich voranging.

Brandenburg-Preußen. Im Jahre 1642 bestimmte der Große Kurfürst auf einen Antrag des Rats der Stadt Brandenburg, daß der Altstädter Apotheker zur Visitation der Neustädter Apotheke herangezogen werden möge und „seinen besten Verstand nach" richtig helfen solle. Um so auffallender ist es, daß das von demselben Fürsten erlassene erste brandenburgische Medizinaledikt vom Jahre 1685 Apotheker als Sachverständige und Visitatoren nicht kennt. Die Besichtigung der Apotheken, mit Ausnahme der Berliner Hofapotheke, die von dem Leib- und Hofmedikus visitiert wurde, hatte durch die Mitglieder des neu geschaffenen, nur aus Ärzten bestehenden Collegium medicum zu Berlin zu erfolgen. Dieser hatte „für die Remedirung aller inzwischen eingestellten Mängel und Ungelegenheiten, als fleissige Aufsicht und sorgfältige Beachtung des Arzneiwesens und aller dazu gehörigen Leute darunter auch der Apotheker zu sorgen". Dieser Zustand blieb bis 1724 bestehen. In diesem Jahre wurde durch den König Friedrich Wilhelm I. bestimmt, daß in jeder Provinz ein Collegium medicum bestellt werden solle, dem neben zwei Ärzten und zwei Wundärzten zwei Apotheker zugeteilt werden sollten. Den Provinzial-Medizinalkollegien wurde das Recht zuerkannt, alle Apotheker, die sich in der Provinz niederlassen wollten, zu examinieren und alle Apotheken der Provinz zu visitieren. Die Collegia medica unterstanden dem Collegium medicum zu Berlin, das im Jahre 1725 die Bezeichnung Ober-Collegium medicum erhielt. Durch das Medizinaledikt vom 27. September 1725 wurden in das Ober-Collegium medicum ein Apotheker als Mitglied (der Hofapotheker zu Berlin) und zwei weitere Apotheker zu „Assessores dieses Collegii" bestimmt. Die Berufung des ersten pharmazeutischen Mitglieds des Berliner Collegium medicum, des Hofapothekers und Professors Caspar Neumann als „membrum" war durch besondere königliche Order vom 13. Juni 1724 erfolgt. Die den Provinzialmedizinalkollegien zugeteilten Apotheker führten die Amtsbezeichnung „Assessores Pharmaciae", „Medizinalassessoren", „Assessoren der Pharmazie". Sie wurden aus der Zahl der in der Provinz vorhandenen Apothekenbesitzer ernannt, ohne daß ihre Stellung genauer festgelegt wurde. Erst in der „Verordnung wegen verbesserter Einrichtung von Provinzialbehörden" vom 30. April 1815 wurde verfügt, daß die im Provinzial-Medizinalkollegium angestellten Ärzte eine volle Stimme, die übrigen „Mitglieder selbige aber nur bei denjenigen

Gegenständen haben, welche ihre Kunst und Wissenschaft betreffen, und unter dieser Einschränkung ist sonst die Verfassung collegialisch".

Im Jahre 1799 war das Ober-Collegium medicum mit dem gleichzeitig bestehenden Ober-Collegium Sanitatis, dem kein Apotheker angehörte, vereinigt worden. Es hatte die Bezeichnung Ober-Collegium Medici et Sanitatis erhalten, bestand aber nur noch bis zum Jahre 1808, in dem durch Verordnung des Königs die „Wissenschaftliche Deputation für das Medizinalwesen" geschaffen wurde. Sie trat an die Stelle des Ober-Collegium Medici et Sanitatis. Die Collegia medica blieben bestehen. Sie wurden erst im Jahre 1921 aufgelöst.[1]) Die Wissenschaftliche Deputation für das Medizinalwesen war eine „wissenschaftliche, consultative Behörde", in die auch Apotheker zeitweise berufen wurden.

Durch Verfügung des Ministers der geistlichen, Unterrichts- und Medizinalangelegenheiten vom 27. Oktober 1849 ist die „Technische Kommission für pharmazeutische Angelegenheiten" ins Leben gerufen worden. Ihr gehörten neben einem Dirigenten, der in der Regel ein Rat der Medizinalabteilung des Ministeriums war, drei bis fünf Apotheker an, die aus der Zahl der in Berlin ansässigen Apotheker vom Minister ausgewählt wurden. Nach der Instruktion vom 27. Oktober 1849 hatte die Kommission als „consultative" Behörde auf Erfordern des Ministers der Medizinalangelegenheiten in pharmazeutischen Angelegenheiten Gutachten abzugeben. Mit ihrer Schaffung war die im Jahre 1832 eingerichtete, aus einem vortragenden Rat und mindestens drei praktischen Apothekern bestehende „Technische Kommission für pharmazeutische Angelegenheiten zur Bearbeitung und Revision der Arzneitaxe" in Wegfall gekommen.

Die dritte preußische Behörde, die sich mit Apothekenangelegenheiten beschäftigte, war der durch königliche Order vom 29. April 1896 eingeführte „Apothekerrat", der unter einem Direktor des Kultusministeriums stand und aus drei vortragenden Räten, vier Apothekenbesitzern und vier nichtbesitzenden Apothekern zusammengesetzt war. Er war vom damaligen Minister B o s s e als Ersatz für die vom Apothekerstande geforderte Einsetzung von pharmazeutischen Beamten bei den Ministerien bewilligt und ins Leben gerufen worden. Der Apothekerrat hatte die Aufgabe, der Medizinalverwaltung in Organisations- und Verwaltungsfragen, welche das Apothekenwesen betreffen, als Beirat zu dienen und Gutachten zu erstatten.

---

[1]) Die bei den Medizinalkollegien angestellten Assessores Pharmaciae waren neben ihrer rein wissenschaftlichen und ratgebenden Tätigkeit vielfach auch zu den Besichtigungen der Apotheken herangezogen worden, obwohl hierfür in der Regel besondere Apotheker vorgesehen waren. Nach Auflösung der Collegia Medici et Sanitatis kamen auch die Pharmazieassessoren in Fortfall. Die Besichtigungen der Apotheken wurden nunmehr lediglich von den den Regierungspräsidenten zugeteilten „P h a r m a z e u - t i s c h e n   B e v o l l m ä c h t i g t e n" in Gemeinschaft mit dem Medizinalrat der Regierung ausgeführt.

Unter Wirkung der im Frühjahr 1898 einsetzenden sogenannten Landapothekerbewegung in Preußen, die im wesentlichen auf die Schaffung geeigneter Standesvertretungen bei den Provinzialbehörden und im Ministerium hinzielte, änderte der Minister seinen früher ablehnenden Standpunkt und berief am 1. Oktober 1898 den Apothekenbesitzer und Vorsitzenden des Deutschen Apotheker-Vereins M. F r o e l i c h als Hilfsarbeiter in das Ministerium der geistlichen, Schul- und Medizinalangelegenheiten. Es wurde ihm zunächst der Titel „Pharmazeutischer Assessor", Weihnachten 1901 der Charakter als Medizinalrat und Ende 1908 der als Geheimer Medizinalrat verliehen. Nachdem am 1. April 1911 die bereits seit 1899 beabsichtigte Überweisung der Medizinalabteilung des Kultusministeriums an das Ministerium des Innern vollzogen war, wurde die bis dahin außerplanmäßig geführte Stelle im Jahre 1913 in eine planmäßige eines ständigen pharmazeutischen (später arzneikundigen) Hilfsarbeiters umgewandelt. Sie machte auch am 1. September 1919 den Übergang auf das Ministerium für Volkswohlfahrt mit und ist dann in eine Oberregierungsratsstelle erhoben worden. Der Nachfolger F r o e l i c h s, der aus dem Apothekerstand hervorgegangene Professor J u c k e n a c k, war gleichzeitig Leiter des nahrungsmittelchemischen Untersuchungsamtes Berlin und seit 1921 Ministerialrat im Volkswohlfahrtsministerium. J u c k e n a c k wurde 1926 Präsident seines Untersuchungsamtes unter Verzicht auf die Ministerialratsstelle. Er behielt aber nebenamtlich gegen eine Sondervergütung das pharmazeutische Referat bis zu seinem Ausscheiden aus dem Staatsdienst im Jahre 1928 bei. Sein Nachfolger, Apotheker Dr. R o t h e, der am 1. April 1923 zum Regierungsrat ernannt wurde und bereits ab 1. Juli 1923 das Referat über besondere Angelegenheiten des Apothekenwesens und über den Arzneimittel- und Giftverkehr außerhalb der Apotheken verwaltet hatte, erhielt eine planmäßige Oberregierungsratsstelle. Er wurde im Oktober 1928 zum Oberregierungs- und Medizinalrat, später zum Oberregierungsrat ernannt. Am 1. Dezember 1932 trat er nach Auflösung des Ministeriums für Volkswohlfahrt mit der Medizinalabteilung zum Preußischen Ministerium des Innern über. Nach der Übernahme des Staates durch die Männer der nationalsozialistischen Bewegung übernahm der Apotheker H. R. F i e k zunächst als unbeamteter Referent, ab Mitte August 1934 als Regierungsrat die amtliche Vertretung des preußischen Apothekenwesens. Bei der im Oktober 1934 erfolgten Zusammenlegung des Reichs- und des Preußischen Ministeriums des Innern wurde er in das Reichsgesundheitsamt (Abt. G) versetzt. Die preußischen pharmazeutischen Angelegenheiten werden jetzt im Reichs- und preußischen Ministerium des Innern gemeinsam mit denen des Reiches bearbeitet. (Siehe Abschnitt Reichsregierung.)

Wenige Jahre, nachdem F r o e l i c h sein Amt übernommen hatte, gelang es ihm, für den preußischen Apothekerstand eine eigene Standesvertretung durchzusetzen. Durch Verordnung vom 2. Februar 1901 wurden die preußischen Apothekerkammern nebst einem Apothekerkammerausschuß geschaffen und damit ein zweiter Wunsch des Apothekerstandes in der Hauptsache erfüllt. Die Verordnung vom Jahre 1901 erfuhr durch das Gesetz über die Apothekerkammern und einen Apothekerkammer-Ausschuß vom 21. April 1923 einige wesentliche Änderungen und Zusätze, von denen besonders erwähnenswert ist, daß den Kammern jetzt Rechtsfähigkeit verliehen wurde. Den angestellten Apothekern wurde die Möglichkeit gewährt, eine ihrer Zahl entsprechende Vertretung zu entsenden. Statt des bisher nicht geheimen, schriftlichen Mehrheitswahlverfahrens sieht das Gesetz ein geheimes schriftliches Wahlverfahren nach den Grundsätzen der Verhältniswahl vor. Die Kammern erhielten ein Umlagerecht. Grundsätzlich sind alle Apotheker, die in die Kammer wählen können, zur Zahlung der Umlagebeiträge verpflichtet. Approbierte Apotheker, die dem Reichsheere oder der Reichsmarine angehören, stehen außerhalb der Apothekerkammern. Auch können approbierte Apotheker, die Reichsbeamte oder unmittelbare Staatsbeamte sind oder den Apothekerberuf nicht ausüben, sich von der Beitragszahlung durch eine schriftliche, dem Kammervorstand gegenüber abzugebende Erklärung befreien. Die Kammer hat das Recht, einem Apotheker, der seine Berufspflichten erheblich oder wiederholt verletzt hat, oder der wegen eines Vergehens oder Verbrechens rechtskräftig verurteilt worden ist, das Wahlrecht oder die Wählbarkeit oder beide zugleich dauernd oder auf Zeit zu entziehen. Weitere Strafgewalt steht den preußischen Apothekerkammern nicht zur Verfügung. Zur Zeit sind sie außer Tätigkeit gesetzt. Ihre Funktionen werden bis zur vorgesehenen Neuregelung von einzelnen Beauftragten ausgeübt.

Durch Beschluß des Preußischen Staatsministeriums vom 30. April 1921 wurde ein L a n d e s g e s u n d h e i t s r a t gebildet, der am 1. Juli 1921 seine Tätigkeit begonnen hatte. An diesem Tage wurden die Wissenschaftliche Deputation für das Medizinalwesen, die Technische Kommission für die pharmazeutischen Angelegenheiten, die Collegia medica und der Apothekerrat aufgehoben. Ihre Geschäfte übernahm der Landesgesundheitsrat. Der Landesgesundheitsrat besteht aus dem Präsidenten und seinem Stellvertreter sowie den Mitgliedern. Zu seinen Mitgliedern gehörten der pharmazeutische Referent, verschiedene Vertreter der pharmazeutischen Wissenschaft und ein Vertreter der angestellten Apotheker. Er ist seit der Vereinigung des Preußischen Innenministeriums mit dem Reichsministerium des Innern nicht mehr zur Mitarbeit herangezogen worden.

B a y e r n. Mit dem Organischen Edikt über das Medizinalwesen im Königreich Bayern vom 8. September 1808 wurde ein Obermedizinalausschuß geschaffen und den Medizinalräten bei den Kreiskommissariaten die Aufsicht über die Apotheken und deren Visitation übertragen. Die bei ihnen gleichzeitig eingerichteten Medizinalkomitees wurden mit der Prüfung der Apotheker beauftragt. Eine Mitwirkung von Apothekern war nicht vorgesehen. Durch den Ministerialentscheid vom 22. Januar 1833 trat eine Änderung des bis dahin üblichen Verfahrens ein. Dem Kreismedizinalrat wurde ein „Chemisches Mitglied" zur Untersuchung der Apotheken und Materialienhandlungen beigegeben, an dessen Stelle nach der Verordnung vom 15. März 1837 ein von der Kreisregierung zu ernennender „Pharmaceut" trat.

Für das bayerische Apothekenwesen wurde die am 27. Januar 1842 erlassene Apotheker-Ordnung von grundsätzlicher Bedeutung. Als Sachverständiger für die Besichtigungen war zwar wie bisher nur ein „Pharmaceut" vorgesehen, gleichzeitig war aber bestimmt worden, daß für jeden Regierungsbezirk ein „Apotheker-Gremium" geschaffen werden sollte, das an Stelle der für Bayern durch das Gewerbegesetz vom 11. September 1825 ins Leben gerufenen Gewerbsvereine trat. Bayern erhielt dadurch schon eine Art Apothekerkammer. Dem Gremium fiel unter anderem die Aufgabe zu, Gutachten über Mißbräuche und Mißstände im Apothekenwesen zu verfassen und der Regierung vorzulegen und die wissenschaftlichen Interessen des Apothekenwesens zu fördern.

Als im Jahre 1871 die Kreismedizinalausschüsse revidiert wurden, erhielten sowohl die inzwischen geschaffenen weiteren Obermedizinalausschüsse wie die Kreismedizinalausschüsse als Sachverständige pharmazeutische Mitglieder zugeteilt, die sich aber nur an den Beratungen und Beschlußfassungen über Gegenstände, die ihr Fach berührten, beteiligten. Auf Grund der Verordnung vom 27. Juni 1913 führen die bei den Regierungen tätigen, aus dem Kreise der Apotheker des Regierungsbezirkes bestellten pharmazeutischen Sachverständigen für die Dauer ihrer Bestellung den Titel: „Regierungsapotheker". Einem Teile dieser Regierungsapotheker ist der Titel „Pharmazierat" beigelegt worden.

Die Obermedizinalausschüsse wurden durch Verordnung des Staatsministeriums des Innern vom 2. September 1919 in der Weise ausgebaut, daß einzelne Abteilungen geschaffen wurden. Zur Abgabe von Gutachten über pharmazeutische Angelegenheiten wurde eine pharmazeutische Abteilung gebildet, die aus den pharmazeutischen Mitgliedern des Obermedizinalausschusses besteht. Der Vorsitzende wird vom Staatsministerium des Innern bestimmt.[1]) Er übt neben der dauernden Beratung des Staatsministeriums amtliche Funktionen aus; vielfach wurde ihm die Vertretung des Landes Bayern für dieses Ressort übertragen, so z. B. bei Verhandlungen über die Deutsche Arzneitaxe und bei großen Krankenkassenverhandlungen. Er führte die Amtsbezeichnung „Medizinalrat". Der erste Inhaber dieses Amts und Titels war der Nürnberger Apothekenbesitzer Georg S p a r r e r.

Auf Grund des Gesetzes über die Berufsvertretung der Ärzte, Tierärzte und Apotheker vom 1. Juli 1927 wurde eine aus den Apothekerbezirksvereinen und der Landes-Apothekerkammer bestehende

---

[1]) Bayerns pharmazeutische Organisation, Apoth.-Ztg. 1931 S. 1110.

Berufsvertretung der bayerischen Apotheker ins Leben gerufen. Die Gremien wurden aufgehoben.

Mitglieder der Apothekerbezirksvereine sind alle in bayerischen Apotheken tätigen approbierten Apotheker. Ausgenommen sind die Militärapotheker der Reichswehr. Die Mitglieder der Bezirksvereine wählen in Einzelwahlvorgängen Abgeordnete zur Landesapothekerkammer, und zwar in Gruppen, wobei Gruppe I die Apothekenvorstände, Besitzer, Verwalter und Pächter und Gruppe II die approbierten Assistenten, die in bayerischen Apotheken tätig sind, umfaßt. Die Landes-Apothekerkammer hat die „Funktion, im Rahmen der Gesetze die beruflichen Belange der Apotheker wahrzunehmen, die Erfüllung der Apothekerberufspflichten zu überwachen, die berufliche Fortbildung zu fördern, Wohlfahrtseinrichtungen für Apotheker und deren Angehörige zu schaffen, sowie an der öffentlichen Gesundheitspflege mitzuwirken". Sie ist berechtigt, innerhalb ihres Aufgabenkreises Anfragen, Vorstellungen und Anträge an die zuständigen Behörden zu richten, und ist verpflichtet, diesen Behörden auf Verlangen Gutachten zu erstatten. Der Vorstand der Kammer hat an sich noch eine besondere Funktion, er vollzieht nämlich einen Teil der Gerichtsbarkeit. Durch seinen „Ausschuß für das berufsgerichtliche Vorverfahren" bildet er die Vorinstanz im Sinne eines Vereinsverfahrens für die Berufsgerichte, über denen als zweite Instanz das Landesberufsgericht für Apotheker steht. Das Berufsgericht der Apotheker ist mit vier Apothekern und einem rechtskundigen Mitglied, das Landesberufsgericht mit fünf Apothekern und zwei rechtskundigen Mitgliedern besetzt. Nach der nationalen Erhebung erfolgt wie bei den preußischen Apothekerkammern auch in Bayern die Geschäftsführung bei den Landesapothekerkammern durch Beauftragte.

Durch Verordnung vom 26. Juni 1925 wurde auf Grund des Artikels 9 Abs. I des Gesetzes über die bayerische Ärzteversorgung vom 16. August 1923 mit Wirkung vom 1. Juli 1925 ab bei der bayerischen Ärzteversorgung eine Abteilung errichtet, die den Namen „Bayerische Apothekerversorgung" führt und den Zweck hat, den in bayerischen Apotheken tätigen approbierten besitzenden und angestellten Apothekern und ihren Hinterbliebenen eine Versorgung zu gewähren. Die Verwaltung dieses Zwangsversorgungsinstituts untersteht der Aufsicht des bayerischen Innenministeriums und der bayerischen Versicherungskammer unter Mitwirkung eines Verwaltungsrats aus den Reihen der bayerischen Apotheker.

S a c h s e n. Nach dem Ausschreiben des „Churfürsten Moritzen und Herrn Augusti, Gebrüdern Hertzogen zu Sachsen" vom 12. November 1550 sollen die Apotheken durch „derer Dinge verständige und dazu sonderlich vereydete Personen, jährlich" visitiert werden. Als solche Personen kamen nur die Physici in Betracht. Die regelmäßige Besichtigung der Apotheken wurde erneut durch das Mandat vom Jahre 1768 angeordnet. Über das Ergebnis dieser Besichtigungen war an

das Sanitäts-Collegium bzw. an die medizinische Fakultät zu L e i p -
z i g und W i t t e n b e r g zu berichten. Nach dem Generale vom
16. November 1805 wurden auch jetzt noch nicht Apotheker zur
Mithilfe bei den Besichtigungen der Apotheken herangezogen. Eine
Änderung des Systems trat erst 1836 ein, als mit dem Gesetz über
die Organisation der unteren Medizinalbehörden ausdrücklich bestimmt wurde, daß zur Revision von Apotheken, Drogengewölben,
Arzneifabriken und pharmazeutischen Laboratorien Apothekenrevisoren anzustellen seien.

Durch Königliche Verordnung vom 12. April 1865 wurde ein
Landesmedizinalkollegium geschaffen und dem Ministerium des.
Innern unterstellt. Seine Wirksamkeit umfaßte auch die Angelegenheiten und Interessen der Pharmazie und des Apothekenwesens.
Von den ordentlichen Mitgliedern mußten wenigstens zwei dem
chemisch-pharmazeutischen Fache angehören und aus diesem ihren
Hauptberuf machen oder gemacht haben. Zur Verstärkung des Landesmedizinalkollegiums traten für bestimmte Zwecke „vier aus der
Mitte der zu dem Ende in korporative Verbände vereinigten Apotheker des Landes durch freie Wahl hervorgegangene pharmazeutische Sachverständige" hinzu. Gleichzeitig wurden die Pharmazeutischen Kreisvereine geschaffen. Sie stellten durch Wahl die außerordentlichen Mitglieder des Landesmedizinalkollegiums und dienten
bis zur nationalen Erhebung als Wahlkammern und beratende bzw.
beschließende Körperschaften zur Wahrung und Vertretung gemeinsamer Interessen.

Durch Verfügung vom 20. Mai 1912 wurde für Sachsen ein
Landesgesundheitsamt eingerichtet, das an Stelle des Landesmedizinalkollegiums trat. Es setzt sich aus drei Abteilungen zusammen.
Abteilung III ist die pharmazeutische Abteilung. Ihr gehören an:
Ein Apothekenrevisor, ein Apothekenbesitzer und ein von der philosophischen Fakultät der Landesuniversität nach ihrem Ermessen
in Einzelfällen abzuordnender Vertreter. Dazu treten wie beim Landesmedizinalkollegium außerordentliche Mitglieder, deren pharmazeutische Mitglieder aus der Wahl der selbständigen und nicht selbständigen approbierten Apotheker (Apothekerassistenten) hervorgehen.
Das Landesgesundheitsamt berät die Sächsische Staatsregierung in
Medizinalangelegenheiten. Der Leiter der Abteilung III wird zur Bearbeitung von pharmazeutischen Angelegenheiten der Staatsregierung
herangezogen.

Eine halbamtliche Einrichtung stellt die auf Anregung von Apotheker Med.-Rat Z i c k n e r mit Wirkung ab 1. September 1929
gegründete „Versorgungskasse für Hinterbliebene sächsischer Apo-
thekenkonzessionare e. V." dar. Durch Bekanntmachung des Sächsischen Innenministeriums vom 23. Oktober 1929 ist verfügt worden,
daß bei der Verleihung von Apothekenkonzessionen in Zukunft nur
solche Bewerber berücksichtigt werden, „die sich verpflichten, während

des Besitzes der Personalkonzession Mitglieder der Versorgungskasse für Hinterbliebene sächsischer Personalkonzessionare e. V. zu sein und die nach den Satzungen den Mitgliedern obliegenden Leistungen zu erfüllen". Die Leistungen der Versorgungskasse bestehen in der Auszahlung von 15 000 Reichsmark an die Hinterbliebenen eines verheirateten, von 10 000 Reichsmark an die Erben eines unverheirateten Konzessionars.

Württemberg. Durch das Edikt vom 18. November 1817 wurde in Württemberg innerhalb des Ministeriums des Innern, dem die Leitung des Medizinalwesens oblag, als beratende Behörde ein Medizinalkollegium errichtet, das aus einem Direktor, drei Räten, vier Assessoren und einem Pharmazeuten als außerordentlichem Mitglied bestand. Zu den Obliegenheiten dieses Medizinalkollegiums gehörte unter anderem die technische Aufsicht über die Apotheker und Apotheken und den Verkehr mit Arzneimitteln. Damit dürfte auch das Arbeitsgebiet des pharmazeutischen Sachverständigen gekennzeichnet sein.

Die Besichtigungen der Apotheken führten zunächst die den Kreisregierungen zugeteilten Kreismedizinalräte allein aus. Seit dem Jahre 1844 werden diese bei den Visitationen der Apotheken und Arzneiwarenhandlungen durch einen ihnen beigegebenen Apotheker unterstützt.

Die Medizinalkollegien wurden durch Verordnung des Staatsministeriums vom 15. Dezember 1919 aufgehoben. Gleichzeitig wurden die Apothekenrevisoren dem Ministerium unmittelbar unterstellt. Als Berichterstatter für das Apothekenwesen, den Arzneimittelhandel, Giftverkehr usw. trat am 1. Januar 1920 der bisherige langjährige Apothekenvisitator Hofrat Müller mit der Amtsbezeichnung Regierungsrat in das Ministerium des Innern. Er wurde später Oberregierungsrat. Nach seinem Ausscheiden im Jahre 1930 trat an seine Stelle der Herausgeber und Leiter der Süddeutschen Apotheker-Zeitung Oberregierungsrat Dr. Schmiedel. An die Stelle des Medizinalkollegiums trat ein Landesgesundheitsrat, dem für die Erledigung pharmazeutischer Angelegenheiten Sachverständige auf pharmazeutischem Gebiet, der Dezernent für Apothekenangelegenheiten im Ministerium des Innern und Vertreter der Pharmazeutischen Landesvereine angehörten. Diese Vereine waren im Jahre 1875 durch Verfügung des Ministeriums des Innern in Verbindung mit ähnlichen Einrichtungen für Ärzte und Tierärzte ins Leben gerufen worden. Sie sind die Vorläufer der heutigen Kammern und wurden im Jahre 1925 durch diese ersetzt. Durch das Gesetz über die öffentliche Berufsvertretung der Ärzte, Zahnärzte, Tierärzte und Apotheker vom 3. August 1925 wurde für Württemberg eine Apothekerkammer nebst Ehrenrat der Apothekerkammer und Apotheker-Ehrengericht geschaffen. In die Apothekerkammer sind Vertreter der Arbeitgeber und Arbeitnehmer gesondert zu wählen. Die Wahl hat nach dem Verhältniswahlsystem in geheimer Abstimmung zu erfolgen und kann

durch berufliche Bezirksvereine in deren Bezirken durchgeführt werden. Die Kammer kann innerhalb ihres Aufgabenkreises Vorstellungen
und Anträge an die zuständigen Stellen richten und ist befugt, Wohlfahrtseinrichtungen für die Berufsangehörigen und ihre Familien zu
schaffen. Die Apothekerkammer hat aus den wahlberechtigten Berufsangehörigen besondere Ehrenräte für Arbeitgeber und Arbeitnehmer zu bilden. Jeder Ehrenrat besteht aus dem Vorsitzenden und
mindestens zwei Mitgliedern. Er ist die erste Instanz für ein ehren-
gerichtliches Verfahren. Der Vorstand des Ehrenrats kann in leichten
Fällen die Strafe der Verwarnung oder des Verweises aussprechen.
Für jede Kammer wird ein Ehrengericht errichtet. Den Vorsitz führt
ein höherer richterlicher Beamter; außerdem gehören ihr je drei Be-
rufsangehörige und ein höherer Verwaltungsbeamter als Mitglieder
an. Je drei Mitglieder und ihre Ersatzmänner sind aus den Kreisen
der Arbeitgeber und der Arbeitnehmer zu bestellen. Zwei Drittel der
zu einem Ehrengericht einberufenen Berufsbeisitzer müssen derjenigen Gruppe angehören, gegen deren Mitglied das Verfahren sich
richtet. Ehrengerichtliche Strafen sind Verwarnung, Verweis, Geldstrafe, Aberkennung der Mitgliedschaft zur Kammer und ihren Organen, Aberkennung des Wahlrechts und der Wählbarkeit zu der
Kammer und ihren Organen bis zur Dauer von fünf Jahren.[1])

Zur Durchführung des Ehrengerichtsverfahrens ist eine Verordnung des Innenministeriums vom 1. Dezember 1928 erlassen worden,
die für Ärzte, Zahnärzte, Tierärzte und Apotheker gleichmäßig gilt.

B a d e n. Im Jahre 1871 wurde die dem Ministerium des Innern
nachgeordnete, seit 1864 bestehende Dienststelle „Obermedizinalrat"
aufgehoben. Die von ihr bisher bearbeiteten Angelegenheiten des Gesundheitswesens wurden nunmehr vom Ministerium erledigt. Dieses
erhielt für diesen Zweck mehrere technische Referenten, darunter
auch einen Referenten für die pharmazeutischen Angelegenheiten.
Seit dem Jahre 1918 ist die Stelle nebenamtlich durch einen Hilfsreferenten für pharmazeutische Angelegenheiten besetzt. Für die Besichtigungen der Apotheken wurden in den beiden „Visitationsbezir-
ken" des Landes zwei Sachverständige herangezogen, die als solche
auch für die Erstattung von Gutachten in pharmazeutischen Angelegenheiten bestellt waren.

Im Jahre 1882 wurde der badische Landesgesundheitsrat gegründet, dem die Aufgabe zufällt, das Ministerium des Innern zu
beraten. Dem Landesgesundheitsrat gehören als Apotheker an: Der
Hilfsreferent für pharmazeutische Angelegenheiten in seiner Eigenschaft als Apothekenvisitator und ein von der Apothekerkammer
gewähltes Mitglied.

In Baden war bereits durch die Verordnung des Ministeriums
des Innern vom 7. Oktober 1864 eine Standesvertretung geschaffen

---

[1]) Handbuch des Deutschen Apotheker-Vereins 1928.

worden, und zwar der aus fünf Apothekern bestehende Ausschuß der Apotheker. An seine Stelle trat durch das Gesetz über die Rechtsverhältnisse des Sanitätspersonals vom 10. Oktober 1906, abgeändert durch die landesherrliche Verordnung vom 6. April 1911, die badische Apothekerkammer. Wahlberechtigt und wählbar sind alle badischen approbierten Apotheker. Die Zahl der Mitglieder und deren Ersatzmänner ist auf 15 festgesetzt. Außerdem können die approbierten Verwalter und Gehilfen, die mindestens zwei Jahre in badischen Apotheken tätig sind, Vertreter in die Kammer entsenden, von denen einer in den Vorstand der Apothekerkammer gewählt werden muß.

Zur Apothekerkammer gehört eine Disziplinarkammer für Apotheker, die sich aus zwei Verwaltungsbeamten und dem Vorstand der Apothekerkammer zusammensetzt. Sie hat das Recht, auf Erinnerung, Verweis, Entziehung des Wahlrechts und auf Geldstrafen bis 200 Reichsmark zu erkennen. Die Geschäfte der Kammer werden seit der nationalen Erhebung durch einen „Kommissarischen Vorsitzenden" geführt.

T h ü r i n g e n. Seit dem Zusammenschluß der ehemaligen thüringischen Bundesstaaten im Jahre 1920 zum Lande Thüringen gehört die Bearbeitung der pharmazeutischen Angelegenheiten zum Geschäftsbereich des Thüringischen Ministeriums des Innern und wird dort von einem höheren Verwaltungsbeamten wahrgenommen.

In Ausführung der Apothekenbetriebsordnung vom 16. Januar 1924 wurde das Land Thüringen in fünf Apothekenrevisionsbezirke eingeteilt. Die Apothekenrevisionen selbst werden selbständig durch Apotheker ausgeführt, die für die Zeit ihrer Amtstätigkeit die Amtsbezeichnung „Pharmazierat" führen.

Seit dem Jahre 1926 besitzen die thüringischen Apotheker auch eine eigene Standesvertretung. Durch das Gesetz vom 30. April 1926 wurde eine Apothekerkammer geschaffen, der ein Apothekerehrengericht angegliedert ist. Die Kammer ist eine Körperschaft des öffentlichen Rechts. Sie hat die in den thüringischen Apotheken berufsständigen approbierten Apotheker mit Ausnahme der aktiven Reichswehrapotheker zu vertreten. Ihr liegt ob, die Berufs- und Standesinteressen der Apotheker wahrzunehmen, bei der Arzneiversorgung und der beruflichen Fortbildung der Apotheker mitzuwirken sowie Wohlfahrtseinrichtungen zur Unterstützung bedürftiger Apotheker und deren Hinterbliebenen zu schaffen. Sie besteht aus acht auf vier Jahre gewählten Mitgliedern, nämlich fünf Apothekeneigentümern, einem Apothekenpächter oder -Verwalter und zwei angestellten Apothekern. Die Wahl erfolgt durch unmittelbare und geheime Wahl in Gruppen mit einfacher Stimmenmehrheit. Der Vorstand besteht aus einem Vorsitzenden, dem stellvertretenden Vorsitzenden und einem Beisitzer.

Ein Apotheker, der durch Verstöße gegen die Vorschriften über den Betrieb der Apotheken oder gegen die sonstigen Berufspflichten sich zur Ausübung des Apothekergewerbes als unzuverlässig oder durch sein Verhalten im Berufe sich der Achtung und des Vertrauens, die sein Beruf erfordert, nicht würdig erweist, hat die ehrengerichtliche Bestrafung erwirkt. Ehrengerichtliche Strafen sind: Warnung, Verweis, Geldstrafe und Entziehung des Wahlrechts und der Wählbarkeit zur Apothekerkammer auf Zeit. Die Ehrengerichte sind das Apothekergericht und das Apothekerberufungsgericht. Das erstere besteht aus dem Vorsitzenden der Kammer als Vorsitzender, einem zum Richteramt befähigten Verwaltungsbeamten und einem von der Kammer erwählten Apotheker, das letztere aus einem Richter des Oberverwaltungsgerichtes als Vorsitzender, dem Fachreferenten der Aufsichtsbehörde und drei von der Apothekerkammer zu wählenden wahlberechtigten Apothekern.

Hessen. Im Jahre 1867 wurde in Abänderung der entsprechenden Bestimmungen der Hessischen Medizinalordnung vom 25. Juni 1861 die Obermedizinaldirektion, die bis dahin das hessische Sanitätswesen geleitet hatte, aufgehoben und die oberste Leitung des Sanitätswesens von Hessen der Ministerialabteilung für öffentliche Gesundheitspflege (Medizinalabteilung) im hessischen Ministerium des Innern übertragen. Der Abteilung gehörten außer zwei Ärzten als „Technische Räte" und einem Veterinärarzt ein chemisch-pharmazeutischer Sachverständiger an, dem unter anderem die Aufsicht über die Apotheken und deren Besichtigung zufiel. Die hessische Regierung zog hierzu einen praktischen Apotheker heran, den sie zum beamteten Mitgliede ernannte und dem sie die Amtsbezeichnung Oberregierungsrat, später Geheimer Medizinalrat, dann Ministerialrat beilegte. Bis 1931 befand sich in dieser Stelle Apotheker und Ministerialrat Professor Dr. Heyl. In der Regel war der Inhaber dieser Stelle im Nebenamt Dozent an der Technischen Hochschule zu Darmstadt. Aus pekuniären Gründen mußte von dieser Gepflogenheit abgewichen werden. Jetzt hat ein Dozent der Hochschule, Apotheker und Professor Dr. Eberhard (Obermedizinalrat), die Stelle des pharmazeutischen Referenten im Ministerium des Innern im Nebenamt inne.

Der Medizinalabteilung stand seit 1886 außer einem ärztlichen und einem veterinärärztlichen ein pharmazeutischer Zentralausschuß zur Seite. Der pharmazeutische Zentralausschuß bestand aus dem Vorsitzenden und den Mitgliedern der Ministerialabteilung, aus Abgeordneten der pharmazeutischen Provinzialvereine und aus solchen Sachverständigen, deren Heranziehung das Ministerium des Innern für gut befand. Außerdem sollte ein Vertreter der durch die vereinigten Provinzialvereine zu erwählenden approbierten Apotheker zugezogen werden, der als Verwalter oder Assistent in einer hessischen Apotheke tätig war.

An Stelle des Zentralausschusses und der pharmazeutischen Provinzialvereine trat die mit dem Gesetz über die Standesverhältnisse der Apotheker in Hessen vom 9. November 1923 errichtete Apothe-

'kerkammer, die mit einer Disziplinarkammer der Apothekerkammer und dem Disziplinarhof der Apothekerkammer verbunden ist.

Die Kammer ist die gesetzliche Standesvertretung aller approbierten Apotheker, die in Hessen den Beruf eines Apothekers als Eigentümer, Pächter oder Verwalter einer Apotheke oder als angestellte Apotheker ausüben oder als Eigentümer ihre Konzession durch einen Pächter oder Verwalter ausüben lassen. Die Kammer besteht aus 6 Apothekeneigentümern, 2 Pächtern, 1 Apothekenverwalter und 3 angestellten Apothekern. Die Wahl gilt für 5 Jahre. Der Vorstand besteht aus einem Vorsitzenden und zwei Mitgliedern, von denen einer der Gruppe der angestellten Apotheker angehören muß. Das Ministerium ist verpflichtet, die Apothekerkammer in allen wichtigen Angelegenheiten des Apothekerstandes zu hören. Es kann Einspruch gegen die Ausführung eines Apothekerkammerbeschlusses erheben. Die Kammer erhebt zur Bestreitung ihrer Unkosten eine Umlage.

Haben sich Apotheker durch Verstoß gegen die Vorschriften über den Betrieb der Apotheken oder der Berufs- und Standespflichten eines Apothekers zur Ausübung des Apothekergewerbes als unzuverlässig oder hierdurch oder durch ihr sonstiges Verhalten in oder außerhalb ihres Berufes der Achtung oder des Vertrauens, die ihr Stand oder Beruf erfordert, unwürdig gezeigt, so werden sie bestraft. Die in Frage kommenden Strafen sind Rügen, Verweise, Geldstrafen, allein oder in Verbindung mit Rüge oder Verweis, Aberkennung des aktiven oder passiven Wahlrechts und schließlich Entziehung der Konzession. Die Disziplinarstrafen werden durch Disziplinargerichte erkannt, in leichten Fällen im Ordnungsstrafverfahren durch das Ministerium oder die ordentlichen Disziplinargerichte, in schweren Fällen im förmlichen Disziplinarverfahren ausschließlich durch die ordentlichen Disziplinargerichte.

Das ordentliche Disziplinargericht I. Instanz ist die Disziplinarkammer der Apotheker, die II. Instanz der Disziplinarhof der Apotheker.

Die Disziplinarkammer der Apotheker besteht aus vier Mitgliedern, die von der Apothekerkammer nebst vier Stellvertretern gewählt werden, einem Richter nebst Stellvertreter, die vom Ministerium des Innern ernannt werden, und einem Schriftführer. Sie kann ohne vorgängige mündliche Verhandlung im Ordnungsstrafverfahren auf Rüge, Verweis oder Geldstrafe erkennen, wenn nach ihrer Ansicht ein schwerer Fall nicht vorliegt.

Gegen die Entscheidungen der Disziplinarkammer kann der Disziplinarhof der Apotheker angerufen werden. Er wird bei dem Ministerium des Innern gebildet und entscheidet in der Besetzung von sieben Mitgliedern. Mitglieder sind das technisch-pharmazeutische und ein ärztliches Mitglied der Abteilung für öffentliche Gesundheitspflege des Ministeriums des Innern, drei Mitglieder der Apothekerkammer nebst Stellvertreter, ein Mitglied des Justizministeriums nebst Stellvertreter und ein höherer Verwaltungsbeamter, der als Vorsitzender fungiert. Der Disziplinarhof kann schriftlich unter Angabe von Gründen auch ohne mündliche Verhandlung auf Grund der Akten entscheiden.

Schließlich sei erwähnt, daß der Vorstand der Apothekerkammer verpflichtet ist, in Streitigkeiten jeder Art, bei denen ein Apotheker beteiligt ist, eine gütliche Beilegung der Angelegenheit zu vermitteln. Zur Zeit ist die Apothekerkammer nicht in Tätigkeit, ohne daß bisher eine formale Auflösung erfolgt ist.

H a m b u r g. Mit der Medizinalordnung für die freie Hansastadt Hamburg vom 19. Februar 1818 wurde in Hamburg eine Deputation von sachverständigen Mitgliedern unter dem Namen Gesundheitsrat errichtet, der die Leitung des Gesundheitswesens des Hamburgischen Staates zufiel. Für die Bearbeitung der pharmazeutischen Angelegenheiten war ein Apotheker vorgesehen. Durch die am 1. Juni 1900 in Kraft getretene neue Medizinalordnung übernahm die Leitung des Medizinalwesens ein aus neunzehn Mitgliedern bestehendes Medizinalkollegium. Ihm gehörte auch ein Assessor für Pharmazie an, der aus der Zahl der „gegenwärtigen und früheren Besitzer hamburgischer Apotheken" vom Senat auf sechs Jahre gewählt wurde. Der Assessor für Pharmazie war der Sachverständige für alle Apothekenangelegenheiten und als solcher dem Verwaltungsphysikus beigeordnet. Er mußte bei jeder sein Fach berührenden Frage gehört werden. Er verwaltete die Pharmazeutische Lehranstalt und hatte mit dem Verwaltungsphysikus und den pharmazeutischen Assistenten die Besichtigungen der Apotheken vorzunehmen. Zu pharmazeutischen Assistenten wurden vom Senat aus der Mitte und auf den Vorschlag der hamburgischen Apothekenbesitzer einschließlich der Oberapotheker der Krankenhäuser und der selbständigen Apothekenverwalter vier Apotheker auf sechs Jahre gewählt. 1908 wurde dem Assessor für Pharmazie ein pharmazeutischer Hilfsarbeiter zur Seite gestellt.

Im Jahre 1920 trat an Stelle des Medizinalkollegiums eine Gesundheitsbehörde. Ihr gehörten als Vertreter des Apothekenwesens ein „Rat für das Apothekenwesen" an, der vom Senat auf Vorschlag der Gesundheitsbehörde auf drei Jahre gewählt wurde. Er war der technische Beamte in allen pharmazeutischen Fragen und in allen Fragen des Apothekenwesens, Arzneimittel- und Gifthandels und des Geheimmittelwesens und gehörte der Prüfungsbehörde für pharmazeutische Prüfungen sowie der Pharmazeutischen Lehranstalt an. Direktor dieser z. Zt. vor ihrer Auflösung stehenden Anstalt war stets ein Apotheker. Der derzeitige Vertreter des Apothekenwesens führt die Dienstbezeichnung Oberapotheker.

Der Gesundheitsbehörde ist eine „Revisions-Kommission" beigegeben, die sich aus dem Präsidenten der Gesundheitsbehörde, dem Oberapotheker und mehreren Hamburger Apothekern zusammensetzt.

M e c k l e n b u r g. In Mecklenburg - S c h w e r i n gehörte der durch Verordnung vom 25. August 1887 geschaffenen Kommission für Apothekenvisitationen kein Apotheker an. Sie bestand nur aus dem Kreis- bzw. Stadtphysikus und dem Ortsarzt. Später wurden Apotheker als Apothekenrevisoren hinzugezogen.

In Mecklenburg-Schwerin gab es keine eigene Standesvertretung der Apotheker. Die pharmazeutischen Angelegenheiten wurden bei der Regierung von einem Arzt bearbeitet.

In Mecklenburg - S t r e l i t z gab es weder einen pharmazeutischen Referenten noch eine Standesvertretung. Von Fall zu Fall wurde der Apothekenrevisor zu Rate gezogen.

Die nach der nationalen Erhebung durchgeführte Vereinigung der beiden Mecklenburg zu einem einheitlichen Verwaltungsbezirk hat grundsätzliche Änderungen nicht gebracht.

O l d e n b u r g. Die pharmazeutischen Angelegenheiten werden beim Staatsministerium nebenamtlich von einem Apotheker bearbeitet. Der eigentliche Vertreter des Apothekenwesens ist ein Arzt.

Die für die drei Verwaltungsbezirke Oldenburg, Lübeck und Birkenfeld eingesetzten Revisionskommissionen bestehen aus je einem Arzt und einem Apotheker.

Apothekerkammern oder ähnliche Einrichtungen sind nicht vorhanden.

B r a u n s c h w e i g. Die Leitung und Beaufsichtigung der Medizinalangelegenheiten ist Sache des dem Staatsministerium unmittelbar unterstellten Landesmedizinalkollegiums. Diesem gehört als ordentliches Mitglied der jedesmalige Professor der Pharmazie und Leiter des pharmazeutischen Instituts der Braunschweiger Hochschule an.

Für die Besichtigungen der Apotheken sind besondere Apothekenrevisoren bestellt.

Bereits im Jahre 1865 wurde für Braunschweig eine gemeinsame Kammer für Ärzte und Apotheker geschaffen. Über diese Kammer enthält das braunschweigische Medizinalgesetz vom 9. März 1903 ergänzende Bestimmungen. Durch dieses Gesetz wurde neben der Kammer der Ärzte und Apotheker ein Disziplinarhof geschaffen.

Der Kammer gehören außer sieben Ärzten drei Apotheker an. Die letzteren wie deren Stellvertreter werden von der Gesamtheit der wahlberechtigten Apotheker gewählt. Die Wahl gilt für fünf Jahre.

Zum Geschäftsbereich der Kammer gehört hinsichtlich der Apotheker die Wahrnehmung der Standesinteressen der Apotheker durch Anträge an die Landesregierung, Erlaß einer Standesordnung — sie wurde am 12. März 1907 erlassen —, in der die Pflichten zusammengestellt sind, die den approbierten Apothekern in Ausführung ihres Berufes zur Wahrung der Ehre und des Ansehens ihres Standes in und außerhalb ihrer Berufstätigkeit obliegen, Erlaß von Disziplinarverfügungen gegen die der Kammer unterstehenden Apotheker wegen ordnungswidrigen und unangemessenen Verhaltens, Versuch, Streitigkeiten beizulegen und anderes. Die Kammer kann Disziplinarstrafen verhängen und zwar Warnung, Geldstrafe, Verweis vor versammelter Kammer und Verlust des aktiven und des passiven Wahlrechts.

Gegen die Disziplinarverfügungen der Kammer kann Beschwerde beim Disziplinarhof eingelegt werden, der endgültig entscheidet. Der Disziplinarhof besteht aus einem richterlichen Beamten, einem Mitgliede des Landesmedizinalkollegiums und einem von der Kammer zu wählenden Mitgliede, das nicht zugleich Mitglied der Kammer sein darf.

A n h a l t. In Anhalt werden die pharmazeutischen Angelegenheiten von einem die Amtsbezeichnung „Medizinalrat" führenden Sachverständigen bearbeitet, den die Regierung aus der Zahl der Apothekenbesitzer erwählt. Für die Apothekenbesichtigungen sind besondere Apothekenrevisoren vorgesehen.

An Stelle des im Jahre 1852 geschaffenen Medizinalkollegiums trat durch Verfügung des Anhaltischen Staatsministeriums vom 20. April 1925 ein Landesmedizinal- und Landesveterinärausschuß. Bei Beratungen über das Apothekenwesen oder über pharmazeutische Angelegenheiten gehört der pharmazeutische Sachverständige der Regierung dem Landesmedizinalausschuß als Mitglied an. Im Bedarfsfalle ist auch der Vorsitzende des Landesveterinärausschusses befugt, den pharmazeutischen Sachverständigen als stimmberechtigtes Mitglied hinzuzuziehen.

B r e m e n. Eine im Jahre 1821 ergangene Verordnung des Senats schuf eine besondere Senatskommission zur Verwaltung der Medizinalpolizei, die auch die Apotheken und den Verkauf von Arzneimittel außerhalb der Apotheken zu beaufsichtigen hatte. Ihr war schon ein Gesundheitsrat als sachverständige Behörde beigegeben, der auch ein Apotheker angehörte. Die Apothekenvisitationen, die bis dahin nur von einem Arzt als Sachverständigen ausgeführt wurden, geschahen jetzt unter Beihilfe eines Apothekers. Das Gleiche galt für die Prüfungen der Apotheker.

Die Medizinalkommission des Senats ist die oberste Verwaltungs- und Aufsichtsbehörde in allen die öffentliche Gesundheitspflege betreffenden Angelegenheiten im bremischen Staatsgebiet. Ihr steht seit Erlaß der Medizinalordnung vom 17. Dezember 1927 ein Landesgesundheitsamt zur Seite, dem als gewähltes Mitglied ein Apotheker angehört. Es trat an Stelle des Gesundheitsrats. Im Zuge der Neuregelungen nach der nationalen Erhebung wurde eine „Behörde für das Gesundheitswesen" geschaffen.

Der pharmazeutische Sachverständige ist gemeinsam mit dem ärztlichen Sachverständigen Revisor der bremischen Apotheken.

L i p p e. Seit dem Jahre 1908 wird bei der Regierung ein Apothekenbesitzer nebenamtlich als Sachverständiger für pharmazeutische Angelegenheiten beschäftigt. Der eigentliche Referent ist ein Arzt.

Eine pharmazeutische Standesvertretung ist nicht vorhanden.

L ü b e c k. Auf Grund der im Jahre 1899 erlassenen Medizinalordnung, durch die die Medizinalordnung vom Jahre 1867 außer Kraft gesetzt wurde, wurde in Lübeck ein Medizinalkollegium aus dem Dirigenten des Medizinalamts, der Medizinalpolizeibehörde des lübeckischen Staates, einem anderen Mitgliede des Senates, dem Physikus und acht bürgerlichen Deputierten gebildet, von denen drei praktische Ärzte und einer Apotheker sein müssen.

Seit einigen Jahren untersteht das Gesundheitswesen einem von einem Senator geleiteten Gesundheitsrat (oberste Medizinalbehörde). Dieser Behörde, jetzt Gesundheits a m t , gehört als ordentliches, stimmberechtigtes Mitglied ein Apotheker an. Er ist pharmazeutischer Sachverständiger dieser Behörde.

Für pharmazeutische Angelegenheiten ist der Regierung außerdem ein Apothekerbeirat angegliedert, der aus einem Besitzer und einem Angestellten besteht, aber nur bei besonders wichtigen Fragen hinzugezogen wird.

S c h a u m b u r g - L i p p e. Ein pharmazeutischer Referent ist nicht vorhanden. Als Revisor ist ein preußischer Apotheker tätig. Die Apotheker von Schaumburg-Lippe sind der Apothekerkammer von Hessen-Nassau angeschlossen.

D a n z i g. Der durch den Versailler Vertrag territorial vom Deutschen Reich abgetrennte Freistaat Danzig hat durch „Rechtsverordnung betr. den Erlaß einer Apothekerordnung" vom 13. Juli 1934 eine Apothekerkammer mit so weitgehenden Befugnissen geschaffen, daß für das Gebiet des Freistaates die Selbstverwaltung des Apothekerstandes, wenn auch selbstverständlich im Zusammenhang mit der übergeordneten Medizinalbehörde, der Abteilung für Gesundheitswesen und Bevölkerungspolitik des Senats, Tatsache geworden ist. Aufgaben dieser Kammer, die Körperschaft des öffentlichen Rechts ist und der sämtliche Apotheker und pharmazeutische Apothekenangestellte des Freistaates zwangsläufig unterstehen, sind: Die Vertretung des Standes gegenüber den Behörden, das Meldewesen, die Überwachung der öffentlichen Aufgaben sowie die ordnungsgemäße Erfüllung der ihr obliegenden internen Angelegenheiten des Standes, das Konzessionswesen („die gerechte und den Bedürfnissen der Bevölkerung entsprechende Verteilung der Apotheken"), die Mitwirkung bei der Auswahl von Apothekern für den Verwaltungsdienst in der öffentlichen Gesundheitspflege sowie schließlich der Abschluß von Arzneilieferungsverträgen mit Staat, Gemeinden, Krankenkassen und öffentlichen Körperschaften. Dem entspricht eine weitgehende Disziplinargewalt und eine Berufsgerichtsbarkeit, an der die Apothekerkammer maßgebend mitwirkt. Die vorgesehene Bestrafung geht bis zum Verbot der beruflichen Tätigkeit und zum Ausschluß aus der Apothekerschaft. Eine von der Apothekerkammer zu erlassende „Standesordnung" soll nach § 27 der Apothekerordnung „die Beziehungen der Apotheker untereinander sowie die Rechte und Pflichten der Apotheker gegen

Staat und Volk" regeln. Mit der wirtschaftlichen Vertretung des Danziger Apothekerstandes, der Rechtsnachfolgerin des früheren Gaues
Danzig des Deutschen Apotheker-Vereins, der „Deutschen Apothekerschaft, Gau Danzig e. V." bildet die Apothekerkammer die „Danziger Apothekerschaft", wobei der „Deutschen Apothekerschaft, Gau
Danzig e. V." im wesentlichen die Aufgaben der Vollziehungsgewalt
in Hinsicht auf die von der Kammer getroffenen Anordnungen zufallen. Die Leitung der Apothekerkammer erfolgt durch einen „Führer"
und einen „Führerrat", die von den Kammermitgliedern gewählt werden. Die Kammermitglieder werden vom Senat auf Vorschlag der
berufsständischen Körperschaft berufen. In der Abteilung für Gesundheitswesen und Bevölkerungspolitik des Danziger Senats ist ein
„Pharmazeutischer Beirat", z. Zt. Apotheker P u r t z e l, tätig.

R e i c h s r e g i e r u n g.

Die Bearbeitung der pharmazeutischen Angelegenheiten einschließlich des Verkehrs mit Arzneimitteln gehört bei der Reichsregierung zum Arbeitsgebiet des R e i c h s m i n i s t e r i u m s d e s
I n n e r n. Dort sind als Sachbearbeiter des Apothekenwesens tätig
der Jurist Ministerialrat Dr. K a h l e r (Apothekengesetzgebung, Prüfungswesen, Verwaltungsaufsicht) und der Mediziner Ministerialrat
Dr. C o n t i (Arzneimittel-Gesetzgebung, Betäubungsmittel-Gesetzgebung).

Als sachverständige technische Reichsbehörde untersteht dem
Reichsministerium des Innern das im Jahre 1876 gegründete R e i c h s -
g e s u n d h e i t s a m t. Zu seinem Aufgabenkreis gehört die wissenschaftliche Vorbereitung von Gesetzentwürfen und Erstattung von
Gutachten auf dem Gebiete des Gesundheits- und Veterinärwesens.
Die Pharmazie hatte im Reichsgesundheitsamt eine Heimstätte in der
im Jahre 1894 eingerichteten hygienisch-chemischen Abteilung. Im
Jahre 1934 wurde für sie eine eigene selbständige Abteilung (Arzneimittel und Opium) unter Führung des Oberregierungsrats L i n z geschaffen. Ihr gehören 6 Apotheker an, der Führer der Abteilung und
der stellvertretende Abteilungsleiter, Oberregierungsräte und Regierungsräte und Mitglieder des Reichsgesundheitsamtes, zwei Regierungsräte als Mitarbeiter des Reichsgesundheitsamts und zwei wissenschaftliche Angestellte. Ein wissenschaftlicher Angestellter ist Leiter
der dem Reichsgesundheitsamt unterstehenden O p i u m s t e l l e.

Zum Arbeitsgebiet des Reichsgesundheitsamts gehören auf dem
Gebiete des Arzneimittel- und Apothekenwesens die Vorarbeiten für
das z. Zt. in Arbeit befindliche Reichsarzneimittelgesetz, ferner die
Apothekengesetzgebung, die Aufstellung der Deutschen Arzneitaxe,
des Deutschen Arzneibuchs und des homöopathischen Arzneibuchs,
das pharmazeutische Prüfungswesen, der Verkehr mit Arzneimitteln,
Geheimmitteln und Giften, die Betäubungsmittelgesetzgebung und die
Beaufsichtigung des Verkehrs mit Betäubungsmitteln. Zu letzterem
Behufe dient die bereits erwähnte Opiumstelle. Die wissenschaftlichen

Arbeiten werden im pharmazeutischen Laboratorium des Amtes ausgeführt.

Dem Reichsgesundheitsamt steht der durch das Gesetz betr. die Bekämpfung gemeingefährlicher Krankheiten vom 30. Juni 1900 geschaffene Reichsgesundheitsrat zur Seite. Unter den vom Reichsrat für fünf Jahre gewählten Mitgliedern befinden sich verschiedene Apotheker der Praxis, Verwaltung, pharmazeutischen Wissenschaft und pharmazeutischen Fachpresse. Seit der nationalen Erhebung ist der Reichsgesundheitsrat nicht mehr zur Mitarbeit herangezogen worden. Im Reichsgesundheitsrat ist die seit 1887 bestehende „Ständige Kommission zur Bearbeitung des Deutschen Arzneibuchs" aufgegangen.

13. Die außeramtliche Vertretung des Apothekerstandes.
(Vereine, Gesellschaften, Verbände).

Die meisten Gewerbe schlossen sich im Mittelalter zu besonderen Verbänden, den Zünften, zusammen, die von den Landesherren weitgehende Rechte erhielten und dadurch zu machtvollen Faktoren im Staatsgebilde wurden. Die geringe Anzahl der Apotheken im mittelalterlichen Deutschland schloß die Bildung eigener pharmazeutischer Zünfte aus und so waren und wurden die Apotheken vielfach gezwungen, sich einer bestehenden Zunft anzuschließen. Handelte es sich dabei um besonders angesehene Zünfte wie die Safranzunft in Basel oder die Hansegrebengilde in Kassel, so wird der Beitritt gern geschehen sein. Aber in die „Kramer"-Zünfte traten die standesbewußten Apotheker nur ungern ein und sie haben sich vielfach, so z. B. in Heidelberg und Erfurt dagegen gewehrt. Den zunftmäßigen Abschluß der Gewerbe und die jenen durch die Zunftordnungen gewährten Vorrechte gab ihnen der Wortlaut ihrer Privilegien. Einen Vorteil des zunftmäßigen Zusammenschlusses, die Möglichkeit, sich in regelmäßigen Sitzungen mit Fachgenossen aussprechen zu können, mußten sie jedoch entbehren. Es dürfte zweckmäßig sein, die im Laufe der Zeit, beginnend mit dem 17. Jahrhundert entstandenen Vereinigungen in vier Gruppen zu teilen: 1. die zur Wahrung gewerblicher und fachtechnischer Interessen bestimmten Vereine der Apothekeninhaber, 2. die Verbände der pharmazeutischen Angestellten, 3. die der Pflege der Fachwissenschaften dienenden Vereinigungen, 4. pharmazeutische Sondergruppen.

I.

Es war die in rebus pharmaceuticis an erster Stelle stehende alte Reichsschaft Nürnberg, in der im Jahre 1632, also noch während des Dreißigjährigen Krieges, der Gedanke eines freiwilligen Zusammenschlusses der Apotheker zu einer kollegialen Vereinigung in Deutschland zum ersten Mal verwirklicht und ein „Collegium phar-

maceuticum" gebildet wurde, das sich die Vertretung der fachwissenschaftlichen und wirtschaftlichen Interessen seiner Angehörigen zur
Aufgabe gestellt hatte. Dieses Collegium pharmaceuticum hat bis in das
19. Jahrhundert bestanden, sich außerordentlich bewährt und eine
ganze Anzahl fachhistorisch und kulturhistorisch bedeutsamer, in den
Nürnberger Ratsarchiven und im Germanischen Museum in Nürnberg
aufbewahrter Zeugen seiner Wirksamkeit hinterlassen.[1] Seine Nachfolgerin wurde der am 20. Januar 1882 gegründete Nürnberger Apothekerverein.

Es hat fast anderthalb Jahrhunderte gedauert, bis das Nürnberger
Beispiel Nachahmung fand. Die nächstälteste pharmazeutische Vereinigung ist die „Berliner Apotheker-Konferenz", aus der sich der
„Berliner Apotheker-Verein" entwickelt hat.[2] Sie ist aller Wahrscheinlichkeit nach im Jahre 1774 zustandegekommen und scheint
sich ursprünglich in der Hauptsache mit der Abfassung und Vertretung gemeinsamer Eingaben der Berliner Apothekerschaft gegen neue
Privilegien beschäftigt zu haben. Ihr Vorsitzender führte die Bezeichnung „Senior".

Im Jahre 1798 schlossen sich die Magdeburger Apotheker, die
sich bis dahin zu bestimmten Zwecken nur gelegentlich zusammengefunden hatten, zu einer Vereinigung, der „Magdeburger Apotheker-
Konferenz", zusammen. Anlaß hierzu bot eine am 17. November
1798 erlassene „Königl. Verordnung wegen Abschaffung des Ge-
brauchs, nach welchem die Apotheker den praktizirenden Ärzten
sogenannte Weynachts-Geschenke machen". Der Zusammenschluß
sollte der Selbsterziehung und der Wahrung und Verteidigung der
Standesehre dienen. Später schenkte die Magdeburger Apotheker-
Konferenz auch allgemeinen Standesfragen ihre Aufmerksamkeit und
schuf u. a. eine Gehilfenunterstützungskasse. Trotzdem zu Beginn
der Fünfzigerjahre des vorigen Jahrhunderts alle Mitglieder dem
Norddeutschen Apotheker-Verein, später dem Deutschen Apotheker-
Verein beitraten, blieb die Konferenz bestehen und hat sich bis zur
Umwälzung des Jahres 1933 ihre Selbständigkeit bewahrt. Ihre Ge-
schichte ist von Dr. H a r t m a n n geschrieben und später von Dr.
B l e l l neu bearbeitet worden.

Zu Beginn des 19. Jahrhunderts mehrten sich die Vereinsbildungen innerhalb des Apothekerstandes. Im Jahre 1808 wurde das „Erfurter Kränzchen" zu Erfurt gegründet, das die gleichen Ziele verfolgte
wie die Magdeburger Apotheker-Konferenz. Von den bedeutendsten

---

[1] Versuch einer Geschichte des Apothekenwesens in der freyen Reichsstadt Nürnberg 1722, Neudruck 1932; B r u n n e r, Festschrift zur Erinnerung an die vor 300 Jahren erfolgte Gründung des „Collegium Pharmaceuticum Norimbergense" 1932. Beide: Wissenschaftl. Verlagsgesellschaft m.b.H.
Stuttgart.

[2] G e l d e r, H., Zur Geschichte der priv. Apotheken Berlins, Pharm.
Ztg. 1925 Nr. 8, 29 u. 30, und A d l u n g, A., Der Berliner Apotheker-Verein
in seiner geschichtlichen Entwicklung, Verlag des Berliner Apotheker-Vereins, 1932.

Mitgliedern dieses Kollegiums, B u c h o l z und T r o m m s d o r f f, wurde 1810 in Verbindung mit Professor G e h l e n in München eine Stiftung zur Unterstützung ausgedienter, würdiger, hilfloser Apothekergehilfen geschaffen, die segensreich gewirkt hat und später in die Verwaltung des Deutschen Apotheker-Vereins übergegangen ist. Im Jahre 1816 folgte die Gründung des „Pharmazeutischen Vereins Bayerns", der sich die „Befestigung der pharmazeutischen Ehre" zur Aufgabe gemacht hatte, und für die Sicherheit des Eigentums und gegenseitige Unterstützung im Unglück sowie für die Unterstützung würdiger Gehilfen in Krankheit und Alter eintrat. Am 19. Januar 1819, nach Erlaß der Medizinalordnung für H a m b u r g vom 19. Februar 1818, taten sich die Hamburger Apotheker zu einem Verein zusammen,[1] dessen Satzung als den Zweck des Vereins namens der unterzeichnenden Apotheker „die Verminderung der hiesigen Offizinen durch die uns als Privatpersonen erlaubten Mittel" bezeichnete. Der Verein hat insgesamt 6 Apotheken angekauft und vom Jahre 1877 bis 1884 eine Apotheke, die Steinwärder Filiale, als Aktiengesellschaft betrieben.

So Wertvolles auch von einzelnen der genannten Vereinigungen geleistet wurde, sie blieben örtlich begrenzt und griffen höchstens beispielgebend, nicht aber tatsächlich über die von ihnen bei ihrer Gründung vorgesehenen geographischen Wirkungsgebiete hinaus. Zu einer umfassenden, allmählich das ganze Gebiet des nach 1871 neuerstandenen Deutschen Reichs in seinen Tätigkeitsbereich einbeziehenden Vereinigung wurde der am 8. September 1820 von vier wissenschaftlich und praktisch gleich tüchtigen Apothekern, Medizinalassessor B e i ß e n h i r t z - Minden, Dr. B r a n d e s - Salzuflen, Dr. du M ê n i l - Wunstorf und Apotheker W i t t i n g - Höxter, gegründete „Apothekerverein in Westphalen". Es ist nicht uninteressant, daß von diesen vier Männern drei, B e i ß e n h i r t z, B r a n d e s und W i t t i n g, Apothekersöhne waren. Die Tatkraft dieser Männer, vor allem die geistige Reichweite und das partikularistische Sonderheiten, nicht aber partikularistische Grenzen anerkennende deutsche Nationalgefühl des feingeistigen Dr. B r a n d e s verhalfen dem Verein zu einem außerordentlich raschen Aufschwung. Bereits im Jahre 1821 hatte er die Grenzen Westfalens weit überschritten. So gaben ihm seine Gründer an Stelle der ursprünglichen Bezeichnung den Namen „Apotheker-Verein im nördlichen Teutschland" und schmückten ihn zum dauernden Zeichen, daß er dem Rufe einer lebendigen Gegenwart, der Notwendigkeit der Anpassung an die Erfordernisse der „Stunde" entsprungen ist, mit dem Wahlspruch „Hora ruit". Die Satzung des Vereins, entworfen von A s c h o f f - Bielefeld und den erwähnten vier Vereinsgründern ist 1821 unter dem Titel „Grundsätze des Apotheker-Vereins im nördlichen Teutschlande" veröffentlicht worden. Sie sah u. a. vor:

---

[1] J u n g c l a u s s e n, Die Geschichte der Hamburger Apotheken.

„1. Vervollkommnung der Pharmazie in ihrem ganzen Umfange und aller der mit derselben in Beziehung stehenden Hilfswissenschaften.

2. Die gegenseitige Beförderung merkantilischer Verhältnisse, der Betrieb der inneren Angelegenheiten des Apothekerstandes und Erleichterung aller dahinschlagenden Sorgen.

3. Die gegenseitige Unterstützung in unverschuldeten Unglücksfällen.

4. Die fromme Pflicht, verdiente und würdige Gehülfen, unglücklich geworden durch Krankheiten oder andere Unglücksfälle, oder geschwächt im ergraueten redlichen Dienste, treulich zu unterstützen.”

Es kann nicht Aufgabe dieser Darstellung sein, eine eingehende Schilderung der Arbeit und der Erfolge des „Apotheker-Vereins im nördlichen Teutschland” und des aus ihm hervorgegangenen Deutschen Apotheker-Vereins zu geben. Das hat Bertold K r i s c h k e in seiner dankenswerten „Geschichte des Deutschen Apotheker-Vereins von 1820—1932” mit aller erforderlichen Ausführlichkeit getan.[1]) Hier kann nur in großen Zügen ein Bild der Vereinsentwicklung gegeben werden.

Im Jahre 1821 zählte der Verein 230 Mitglieder. Im Jahre 1840 wies er 893, im Jahre 1872 1455 Mitglieder auf. Sein erster „Oberdirektor” war — bis 1842 — Dr. Rudolph B r a n d e s. Ihm folgte — bis 1868 — B l e y. Von 1868—1872 bekleidete D a n k w o r t t das Amt des „Oberdirektors”.

Diese Entwicklung eines großen norddeutschen Apothekervereins blieb auf die süddeutschen Apotheker nicht ohne Einfluß. Hier waren außer dem bereits erwähnten, im Jahre 1816 gegründeten „Pharmazeutischen Verein Bayerns” 1820 ein „Pharmazeutischer Verein von Baden”, 1822 ein solcher von Württemberg sowie eine „Pharmazeutische Gesellschaft für Rheinbayern” und schließlich im Jahre 1837 der „Hessische Apothekerverein” entstanden. Alle diese süddeutschen Vereine schlossen sich unter mehr oder minder weitgehender Wahrung einer örtlichen Selbständigkeit 1848 in Leipzig zum „Süddeutschen Apotheker-Verein” zusammen, dessen Vorsitzender, Dr. W a l z - Speyer, im unmittelbaren Anschluß an die Gründung einen Zusammenschluß des nord- und des süddeutschen Vereins „unbeschadet ihrer eigenen Rechte” zu einem großen deutschen Gesamtverein anregte. Dieser Anregung wurde sofort stattgegeben. Die formelle Begründung des beide Vereine als ziemlich selbständige „Abteilungen” umfassenden Dachverbandes, des „Allgemeinen Deutschen Apotheker-Vereins”, erfolgte freilich erst zwei Jahre später, am 6. Juni 1850 in Frankfurt a. M. Nach dem Tode von Dr. W a l z im Jahre 1864 ging der Vorsitz im Süddeutschen Apotheker-Verein auf Dr. R i e k h e r in Marbach über. Ihm folgte 1868 W o l f r u m - Augsburg.

Nach Errichtung des jungen Deutschen Reichs erfolgte auf der am 3.—5. September 1872 in Frankfurt a. M. abgehaltenen Hauptversammlung die endgültige Verschmelzung der beiden Vereine zum „Deutschen Apotheker-Verein”. Der Norddeutsche Apotheker-Verein

---

[1]) Verlag des Deutschen Apotheker-Vereins.

zählte damals 1455, der süddeutsche 1145 Mitglieder, so daß der neue Gesamtverein seine Tätigkeit mit dem stattlichen Bestande von insgesamt 2600 Mitgliedern beginnen konnte. Den Vorsitz des Vereins führte von 1872—1875 Dr. C. S c h a c h t - Berlin, von 1875 bis 1879 W o l f r u m - Augsburg, von 1879—1891 Dr. B r u n n e n g r ä - b e r - Rostock, von 1892—1899 der spätere erste Referent für das Apothekenwesen im preußischen Kultusministerium, F r o e l i c h , von 1899—1901 B e l l i n g r o d t - Köln, von 1901—1902 Dr. B a e t c k e - Berlin, von 1902 bis zu der 1933 erfolgten Umwandlung des Vereins in die „Standesgemeinschaft Deutscher Apotheker" Dr. S a l z m a n n .

Als die berufene Vertretung der deutschen Apothekenbesitzer haben der Deutsche Apothekerverein und seine Vorgänger zu allen Fragen, die den Apothekerstand berührten, aus ihm herauswuchsen oder von außen an ihn herangetragen wurden, Stellung genommen und sie dem Mehrheitswillen der Vereinsmitglieder gemäß zur Lösung zu bringen versucht. Daß die Stützung auf diesen Mehrheitswillen in bezug auf das Schwergewicht der Vereinstätigkeit ebenso sehr ein Vorzug war wie die Gebundenheit des Vereinsvorstands an ihn mit-unter zum hemmenden Moment, ja sogar insofern zum Nachteil für die wirklichen Interessen des Standes wurde, als sie die höhere Einsicht des Vereinsvorstandes oder einzelner Vorstandsmitglieder nicht zur Auswirkung gelangen ließ, braucht nicht erst bewiesen zu werden. Das liegt im Wesen des demokratischen Vereinsgedankens und hat sich natürlich auch in der Politik des Deutschen Apotheker-Vereins bemerkbar gemacht.

So wird die Frage, ob es der Vereinsleitung stets geglückt ist, sich immer für die besten Möglichkeiten zu entscheiden und so ge-schickt vorzugehen, daß jeweilig das im Interesse des Standes wün-schenswerte Höchstmaß an Erfolg erreicht wurde, nur unter Berück-sichtigung dieser Gebundenheit an den Mehrheitswillen der ihrer ganzen Anlage nach sehr konservativen und grundsätzlichen Neu-erungen abholden Vereinsgesamtheit beantwortet werden können. Daß der deutsche Apothekerstand allen Anfeindungen böswilliger oder schlechtunterrichteter Kreise zum Trotz immer noch in der alten Form seinen Aufgaben im Dienste der Volksgesundheit zu genügen vermochte, daß seine Ausbildung allmählich den gesteigerten Anfor-derungen einer veränderten Zeit angepaßt wurde und schließlich die seitens der gesetzlichen und ungesetzlichen Konkurrenz des Apothe-kerstandes versuchte Abschleifung der Grenzen zwischen dem Arz-neimittelhandel innerhalb und außerhalb der Apotheken und eine diesbezügliche Änderung der Gesetzgebung und der Verwaltungs-praxis trotz der den Apothekern vielfach nicht günstigen politischen Lage hat verhindert werden können, ist zweifellos zum großen Teil dem Wirken des Deutschen Apotheker-Vereins zu danken.

Im Rahmen des Vereins ist im Laufe der Zeit eine ganze Reihe von Stiftungen für Unterstützungs- und Stipendienzwecke errichtet worden.[1]) Bereits 1826 wurde eine „Unterstützungsanstalt", 1848 ein „Verein zur Unterstützung der Apothekergehilfen", die spätere „Allgemeine Unterstützungskasse" und „Gehilfenunterstützungskasse" gegründet. Eine 1829 als „Erfurter Verein zur Unterstützung ausgedienter würdiger Apothekergehülfen" geschaffene Unterstützungskasse wurde 1836 gemeinsam mit einem 1835 entstandenen „Trommsdorffschen Stipendium für hülfsbedürftige Apothekergehilfen" zur „Bucholz-Gehlen-Trommsdorffschen Stiftung zur Unterstützung würdiger, ausgedienter Apothekergehilfen" vereinigt und vom Jahre 1906 ab durch den Deutschen Apotheker-Verein verwaltet. 1875 wurde die süddeutsche Gehilfenpensionskasse mit der Gehilfen-Unterstützungskasse des Vereins verschmolzen. Im Jahre 1884 kam die „Gehe-Stiftung", 1894 die „Richard-Trommsdorff-Stiftung", 1904 die „Geh.-Rat-Dr.-Ewald-Wolff-Stiftung", 1906 die „Dr.-Gustav-Mankiewicz-Stiftung" und die „August-Zarcke-Stiftung", 1907 die „Alves-Stiftung", 1910 die „Dr.-Martin-Fränkel-Stiftung", 1914 die „Taeschner-Stiftung", 1915 die „Friedrich-Hugo-John-Stiftung", 1918 die „Wenderoth-Stiftung" und die „J.-D.-Riedel-Stiftung", 1919 die „Dr.-Laboschin-Stiftung" und die „Apotheker-Carl-Braun-Stiftung", 1922 die zur Unterstützung in der Ausbildung begriffener westfälischer Pharmazeuten bestimmte „Dr.-Carl-Jehn-Stiftung" dazu.

Dieser Fülle von Stiftungen für Unterstützungszwecke steht eine Anzahl von Stiftungen zur Auszeichnung wissenschaftlicher Arbeiten und von Stipendienstiftungen würdig zur Seite. Schon im September 1822 wurde die „Bucholzsche Stiftung" errichtet, deren Zinsen zur Prämiierung einer wissenschaftlichen Preisfrage bestimmt waren, „welche nur von Apothekergehülfen beantwortet werden kann." Diese Stiftung wurde später mit der 1828 errichteten „Hagenschen Stiftung" zu einer „Hagen-Bucholzschen-Stiftung" vereinigt, die satzungsgemäß Auszeichnungen in Form goldener, silberner und „eherner" Medaillen mit den Bildnissen von Bucholz und Hagen verleihen soll. 1856 wurde die „Meurer-Stiftung" errichtet, die Preise für wissenschaftliche Arbeiten von Praktikanten vorsah. Preise an „brave und tüchtige Lehrlinge", die freilich aus Westfalen oder der Rheinprovinz stammen mußten, verteilte die „Weber-Stiftung". Die 1896 gegründete „Dr.-Christian-Brunngräber-Stiftung" hatte sich die Auszeichnung wissenschaftlicher Arbeiten nichtapprobierter Assistenten, Studierender und Kandidaten der Pharmazie zur Aufgabe gemacht. 1843 wurde eine „Brandessche Stiftung", 1855 eine „Wackenroder-Stiftung" begründet, die beide zu einer „Stipendienkasse" zusammengefaßt wurden. Für denselben Zweck waren gestiftet die 1881 gegründete „Phoebus-Stiftung", die in bezug auf das Gründungsjahr nicht genau zu begrenzende „Lampe-Stiftung", die 1892 entstandene „Bergter-Stiftung" und „Johann-Albert-Schmidt-Stiftung" und die 1895 entstandene „Pharmazeut-Otto-Wilhelm-Stiftung".

---

[1]) K r i s c h k e, Bertold, „Geschichte des Deutschen Apotheker-Vereins von 1820—1932".

Die Inflation der Jahre 1922 und 1923 ließ das Vermögen aller dieser Stiftungen erbarmungslos zusammenschmelzen. So faßte der Vorstand des Deutschen Apotheker-Vereins 1930 die meisten von ihnen in drei je nach ihren Zwecken benannte Kassen, die „Unterstützungs-Stiftung", die „Stipendien-Stiftung" und die „Preis-Stiftung" des Deutschen Apotheker-Vereins zusammen. Die Preisstiftung hat die Aufgaben der Hagen-Bucholz- und der Meurer-Stiftung übernommen und verteilt jährlich an die Verfasser der besten Bearbeitungen der von ihr aufgestellten wissenschaftlichen Aufgaben die Hagen-Bucholz-Medaille sowie Geldpreise.

Selbständig geblieben ist die „Bucholz-Gehlen-Trommsdorff-Stiftung". Erst nach der Inflation, im Jahre 1929, ist die „Dr.-Friedrich-Lüdke-Stiftung" errichtet worden, deren Zinsen zu Stipendien für studierende Apothekersöhne bestimmt sind. Die Zinsen der erst 1931 in Tätigkeit gesetzten „John-Stiftung" fließen der Unterstützungskasse zu. Im Jahre 1924 wurde anläßlich des goldenen Berufsjubiläums des Vereinsvorsitzenden, Dr. S a l z m a n n , die „Salzmann-Stiftung deutscher Apotheker" gegründet, deren Zinsen wirtschaftlich schwachen Apothekern, deren Angehörigen und Hinterbliebenen eine Erholung und Ausspannung ermöglichen sollen.

1908 wurde innerhalb des Vereins das „Spezialitäten- und Warenzeichen-Unternehmen des Deutschen Apotheker-Vereins" gegründet, das sich nach dem Weltkrieg mit den anderen, gleichen Zwecken dienenden Unternehmen bezirklicher Apothekervereine, dem der sächsischen Kreisvereine, der „Goda" in Breslau, der Apothekergenossenschaft C. Stephan in Dresden und der „Gehag" in Hamburg zu einem „Syndikat" zusammenschloß. Eine neben Verweis und Verwarnung auch Geldstrafen vorsehende Ehrengerichtsbarkeit gab dem Verein und seiner Rechtsnachfolgerin, der Standesgemeinschaft Deutscher Apotheker, die Möglichkeit der Bestrafung von Verstößen der Vereinsmitglieder gegen die Ehre des Standes, des Vereins oder eines Vereinsmitgliedes, gegen Berufs- und Standespflichten sowie gegen die Vereins- oder Gausatzung und als „bindend" erklärte Beschlüsse.

Der Deutsche Apotheker-Verein unterhielt seit Anfang des 20. Jahrhunderts einen eigenen, Anfang 1935 verselbständigten, doch in enger Beziehung zu ihm gebliebenen Verlag und seit dem Jahre 1931 eine „Pressestelle" und eine „Werbestelle". Über die von ihm herausgegebenen Zeitschriften ist in dem Kapitel „Pharmazeutisches Zeitungswesen" berichtet.

Trotz der seit Jahrzehnten überragenden Stellung des Deutschen Apothekervereins war es mehrfach zu weiteren Zusammenschlüssen von Apothekeninhabern gekommen. Sie alle hatten die Verfechtung bestimmter Sonderinteressen einzelner Gruppen zum Gegenstand, die nach Ansicht der Gründer und Mitglieder der in Betracht kommenden neuen Vereine durch den zur Herbeiführung und Bewahrung eines gewissen Gleichgewichts aller Teile des Standes verpflichteten großen und umfassenden Verein nicht oder doch nicht mit der gleichen Tat-

kraft vertreten werden konnten wie von den unmittelbar beteiligten
Interessenten. Obwohl die Väter dieser Neugründungen stets dem
großen Bruder gegenüber ihre Vereinstreue betonten, sind sie doch
von ihm in fast allen Fällen mit mehr oder minder deutlich zum Ausdruck gebrachten Mißtrauen betrachtet worden, hat man in ihnen
Ansätze zu einer unnötigen Spaltung der Berufsvertretung gesehen.

Eine gewisse Berechtigung hatte dieses Mißtrauen des Deutschen
Apothekervereins gegenüber dem „Verein zur Wahrung der wirtschaftlichen Interessen Deutscher Apotheker" oder in der von ihm
selbst gebrauchten Abkürzung „Wirtschaftsverband Deutscher Apotheker". Am 5. Juni 1907 hatte der Apothekenbesitzer Eduard P a -
t e r m a n n - Berlin-Schöneberg eine Versammlung der Besitzer von
sogenannten Realkonzessionen einberufen, auf der die Gründung eines
Vereins beschlossen wurde, dessen Hauptzweck in der Verteidigung
der Rechte der Realkonzessionare liegen sollte. Verhandlungen mit
einer kurz zuvor gegründeten, im wesentlichen aus Land- und Klein-
stadtapothekern bestehenden „Freien Vereinigung deutscher Apotheker" führten zum Zusammenschluß beider Gruppen. Auf einer am
1. September 1907 in Eisenach abgehaltenen Versammlung entstand der
„Wirtschaftsverband deutscher Apotheker", zu dessen 1. Vorsitzenden
der Landapotheker K ü h t g e - Urft gewählt wurde und die Pater-
mannschen Bestrebungen zugunsten einer Vertretung der allgemeinen
wirtschaftlichen Interessen des Apothekerstandes, insbesondere derer
der Land- und Kleinstadtapotheken in den Hintergrund traten. Da man
die Wahrung der wirtschaftlichen Interessen sehr bald weniger in der
gemeinsamen wirtschaftlichen Betätigung als in der Verfolgung fachpolitischer, eine höhere Einträglichkeit des Apothekenbetriebes ver-
sprechender Ziele suchte, wurde der „Wirtschaftsverband" in Kürze
umsomehr zu einem wichtigen fachpolitischen Faktor, als die Mit-
gliederschaft rasch wuchs und wenige Jahre nach der Gründung des
Wirtschaftsverbandes hinter der des Deutschen Apotheker-Vereins
nicht mehr allzusehr zurückstand. Es ist selbstverständlich, daß früher
oder später eine Auseinandersetzung zwischen den beiden, auf dem
gleichen Gebiete arbeitenden und im wesentlichen die gleichen Ziele
verfolgenden Vereinigungen stattfinden mußte. Sie erfolgte auf der
Freiburger Hauptversammlung des Deutschen Apotheker-Vereins vom
Jahre 1911 und führte zu einer scharfen Absage des Vorstandes des
älteren Vereins an den Wirtschaftsverband. Ein auf der Versammlung
gestellter, ein freundschaftliches Hand-in-Handarbeiten beider Vereine
in wichtigen Standesfragen fordernder Antrag wurde abgelehnt.

Dieses scharfe Vorgehen des großen Standesvereins, die von ihm
warnend festgestellte Gefährdung einer wirksamen Vertretung der
Standesinteressen durch eine Zersplitterung der Einheitsfront brachten
die Aufwärtsentwicklung des Wirtschaftsverbandes zum Stillstand. Er
behielt zwar noch über ein Jahrzehnt seine Selbständigkeit. Aber seine
Mitgliederzahl nahm beständig ab, und seine Rolle als fachpolitischer
Faktor von Bedeutung war längst ausgespielt, als er unter dem letzten

Vorsitzenden des selbständigen Verbandes, Medizinalrat Z i c k n e r -
Lichtentanne, den im Januar 1923 verwirklichten Beschluß faßte, im
Deutschen Apotheker-Verein aufzugehen.

Gleich dem „Wirtschaftsverband” verdankte die 'am 28. Februar
1923 auf Anregung des Apothekenbesitzers H. S t u m p f f - Crossen
a. Elster gegründete „ ,Notland', Arbeits- und Notgemeinschaft
allein arbeitender Land- und Kleinstadtapotheker” ihre Entstehung
und ihr Bestehen dem Empfinden der Landapothekerschaft, daß ihren
Interessen im Deutschen Apothekerverein angesichts des Vorherr-
schens der Mittel- und Großstadtapotheker in der Leitung des Vereins
zwar Wohlwollen entgegengebracht, ihnen aber doch nicht die Vor-
dringlichkeit zuerkannt würde, die sie verlangen zu müssen glaubte.
Im Gegensatz zum „Wirtschaftsverband” hat die „Notland”-Gemein-
schaft eine ausgedehntere fachpolitische Betätigung vermieden und
sich im wesentlichen darauf beschränkt, an den maßgeblichen Stellen
die Notlage der Landapotheken sowie ihre Gründe darzulegen und
Abhilfevorschläge zu machen. So ist ein Gegensatz zum Deutschen
Apotheker-Verein öffentlich nie in Erscheinung getreten. Die Ausführungen der Herren vom „Notland” sind im Gegenteil auf den
Hauptversammlungen des Apothekervereins von den in ihrer Eigenschaft als „Landapotheker” in den Vorstand des Vereins gewählten
Herren, bis 1928 Medizinalrat Z i c k n e r - Lichtentanne, von 1928
bis 1929 Dr. A. E v e r s - Wittstock a. Dosse und bis zum Jahre 1933
Dr. C. W a c h s m u t h - M e l m - Örlinghausen stets anerkannt und
verwertet worden.

Einen Anlaß zum Sonderzusammenschluß bestimmter Besitzergruppen gab die Verschiedenartigkeit der Betriebsrechte. Hier wurden
die Neugründungen von dem Bestreben ausgelöst, eine Erweiterung
der z. Zt. für die betreffende Gruppe gesetzlich vorgesehenen Rechte
zu erreichen (Personalkonzessionare) oder ihr die bisher durch die
Verwaltungspraxis (Realkonzessionare) und schließlich durch die geltende Rechtslage (Privilegien und Realrechte) zugestandenen Rechte
bei einer Reform des Apothekenbetriebssystems zu erhalten. Der erste derartige, zur tatsächlichen Auswirkung gelangte Verein, der Verband der Besitzer unverkäuflicher Apotheken, wurde am 11. Februar
1908 gegründet. Sein erster Vorsitzender war der Apothekenbesitzer
N ö c k e r - Duisburg, der auf der am 23. April 1908 in Düsseldorf
abgehaltenen ersten Hauptversammlung des Verbandes die Erreichung
der gesetzlichen Festlegung folgender Forderungen der Personalkonzessionare als das Ziel des neuen Verbandes bezeichnete: 1. Vererblichkeit der Konzession auf Sohn und Schwiegersohn, falls sie
Apotheker sind, 2. Einführung des Bayerischen Vergütungsverfahrens
bei dem Übergange heimgefallener Konzessionen an einen Neukonzessionar, 3. obligatorische Übernahme eines etwa vorhandenen Hauses, 4. Unzulässigkeit der Erhebung von Betriebsabgaben der Personalkonzessionare. Dieses Programm hat, insbesondere unter dem
seit 1924 den Verband als Geschäftsführer, ab 1925 in Nachfolge von

H. S c h m i t t e n - Gladbeck als Vorsitzender leitenden Dr. B i e r -
n a t h - Essen mehrfach gewechselt, ohne natürlich seine Grundten-
denz, den Personalkonzessionaren zu einem Mehr an Rechten zu
verhelfen, zu verlieren. In Personalunion mit dem Verbande der
Besitzer unverkäuflicher Apotheken, von Dr. B i e r n a t h mit dem
Namen „Vedebua" belegt, bestand seit 1925 eine wirtschaftliche
Vereinigung, die ursprünglich „Wivewea" (Wirtschaftliche Vereinigung
westdeutscher Apotheker) hieß und später den Namen „Wivedea"
(Wirtschaftliche Vereinigung deutscher Apotheker) erhielt.

Die schwankende Haltung des Dr. B i e r n a t h in der Apothekenreformfrage ließ in den Kreisen der Personalkonzessionare den Wunsch
nach einer andersgearteten Vertretung ihrer Interessen aufkommen.
Da eine Umformung des bestehenden Vereins und seiner Leitung
infolge des Widerstandes B i e r n a t h s nicht durchgeführt werden
konnte, gründete Dr. Heinrich F i s c h e r - Berlin, vor Erlangung der
Selbständigkeit Vorsitzender des Verbandes deutscher Apotheker, mit
einer Anzahl gleichgesinnter Personalkonzessionare am 23. Juli 1931
den „Reichsverband der Personalkonzessionare deutscher Apotheken".

Wollten die Personalkonzessionare eine Erweiterung ihrer Rechte
durch die Gesetzgebung erreichen, so lag der Zweck der Zusammenschlüsse der Realkonzessionare und der Privilegienbesitzer ausschließlich in dem Wunsch, ihre traditionellen oder gesetzlichen Rechte vor
einer gesetzgeberischen Schädigung zu schützen. Besonders für die
Besitzer der de facto stets als verkäuflich und vererblich behandelten
sogenannten Realkonzessionen erschien in der Apothekenreformbewegung der Zeit nach dem Weltkrieg die Gefahr einer Minderung
ihrer Rechte keineswegs ausgeschlossen. Ein am 25. Februar 1911
auf Anregung des Kreditvereins deutscher Apotheker in Danzig gegründeter und von Apothekenbesitzer M a t t e r n - Danzig geleiteter
„Verband zum Schutze verkäuflicher Apotheken in Danzig" (Danziger
Schutzverband) war sanft entschlafen, ohne daß die Öffentlichkeit
viel von ihm gehört hatte. Ein im Jahre 1921 gegründeter „Schutzverband deutscher Apothekenbesitzer" war bereits im Jahre 1923
wieder verschwunden. So erneuerte der Apothekenbesitzer Eduard
P a t e r m a n n Ende 1925 seine 18 Jahre zuvor erstmalig aufgenommenen Bemühungen um den Zusammenschluß der Realkonzessionare.
Am 18. Dezember 1925 wurde in Berlin eine „Interessengemeinschaft
der Realkonzessionare" gegründet, die am 14. November 1926 den
Namen „Notgemeinschaft der Realkonzessionare" annahm. Den Vorsitz der „Notgemeinschaft" führte bis zu seinem im Jahre 1928 erfolgten Tode ihr Gründer P a t e r m a n n. Ihm folgten der Apothekenbesitzer Dr. F r o m m e - Egeln, der Apothekenbesitzer M a a ß - Wegeleben und schließlich der Apothekenbesitzer Dr. K o b y l i n s k i -
Berlin. Eine sich in den ersten Jahren bemerkbar machende scharfe
Gegnerschaft des Vorstandes des Deutschen Apotheker-Vereins wich
umsomehr einer zwar nicht wohlwollenden, aber doch ruhigen und
abwartenden Haltung, als sich am 15. September 1930 unter dem

Vorsitz von Pharmazierat Heinrich D u s c h l - Würzburg auch die Realrechts- und Privilegbesitzer, darunter Vorstandsmitglieder des Apothekervereins, zu einer Sondervereinigung, dem „Schutzverband der Realrechts- und Privilegbesitzer" zusammenschlossen. An gleichartigen bezirklichen Verbänden bildeten sich der „Schutzverband bayerischer Realrechtsinhaber" und der „Schutzverband bayerischer Apothekenkonzessionsinhaber". Eine den ganzen Apothekenbesitzerstand Bayerns zusammenfassende Vereinigung stellte der 1922 gegründete „Landesverband bayerischer Apothekenleiter" in München dar.

Mit der im Jahre 1932 gegründeten „Gemeinschaft deutscher Apothekenbesitzer" und dem im Jahre 1931 von Dr. B i e r n a t h ins Leben gerufenen „Verband nationaler Apotheker Deutschlands" kündigte sich bereits eine im Werden begriffene neue Zeit an. Am 22./23. April setzte Dr. H e b e r die nationalsozialistischen Grundsätzen entsprechende Standesgemeinschaft Deutscher Apotheker an die Stelle des alten Deutschen Apotheker-Vereins.

Diese neue, auf dem Führerprinzip aufgebaute Körperschaft gab ihrem Gründer und ersten Leiter, Dr. H e b e r, eine Machtfülle, wie sie bis dahin keinem Vereinsvorsitzenden vergönnt gewesen war. So konnte er in denkbar kurzer Frist alle bisherigen größeren und kleineren wirtschaftlichen Sonderzusammenschlüsse und Vereine von besitzenden und nichtbesitzenden Apothekern zur Auflösung bringen und sie der neuen pharmazeutischen Einheitsorganisation eingliedern. Unter seinem Nachfolger S c h m i e r e r, der Dr. H e b e r im Frühjahr 1934 ersetzte, ist der organisatorische Ausbau der „Standesgemeinschaft", die seit dem 1. Januar 1935 die Bezeichnung „Die Deutsche Apothekerschaft" führt, weiter fortgeschritten und durch eine gleichfalls im Januar 1935 erlassene, sehr eingehende und strenge Berufsgerichtsordnung ergänzt worden. Die vom Reichsinnenministerium am 3. Januar 1935 genehmigte Satzung bezeichnet „Die Deutsche Apothekerschaft" als „die alleinige Vertretung der deutschen Apotheker".

Innerhalb der „Deutschen Arbeitsfront", der NS-parteiamtlichen Zusammenfassung aller schaffenden Deutschen, gehört die Fachgruppe „Apotheker" zur Reichsbetriebsgemeinschaft 13 „Freie Berufe".

Zu erwähnen sind an dieser Stelle noch der am 19. Dezember 1902 auf Anregung des Apothekenbesitzers M a t t e r n - Langfuhr von Apothekenbesitzern aus Ostpreußen, Westpreußen und der Mark Brandenburg in Danzig gegründete „Kreditverein deutscher Apotheker (Kreda), eingetragene Genossenschaft G.m.b.H." und die am 26. Juni 1916 gleichfalls in Danzig unter der Patenschaft des Kreda ins Leben gerufene „Deutsche Apothekerschaft G.m.b.H."

Der Kreda war die Verwirklichung des seit den Siebzigerjahren des vorigen Jahrhunderts immer wieder erörterten Gedankens eines fachlichen, auf genossenschaftlicher Grundlage aufgebauten Kreditinstituts der deutschen Apothekenbesitzer, das infolge seiner engen Verbundenheit mit dem Stande den Kreditwünschen der Apothekenbesitzer unter größerer Berücksichtigung der hier gegebenen besonderen Verhältnisse zu entsprechen vermöchte als der allgemeine Geldmarkt. Diese Aufgabe hat der Kreda bestens erfüllt. Dem ersten Direktor Mattern folgte am 13. Oktober 1911 der Apothekenbesitzer Moerler-Danzig, unter dem sich im Jahre 1920 die durch die politischen Ereignisse erzwungene Übersiedlung des Kreda von Danzig nach Berlin vollzog. Die Inflation und ihre Folgen ließen auch den Kreda schwere Verluste erleiden, die im Jahre 1924 seine Sanierung erforderlich machten. Unter Leitung des Direktors Clemens, der dem Kreda seit 1924 vorsteht, hat sich das Unternehmen bald wieder erholt und bildet einen wichtigen Faktor im gewerblichen Leben der deutschen Pharmazie. Die „Deutsche Apothekerschaft", gegründet als Träger einer Entschuldung der Apotheken durch Ablösung überhöhter Idealwerte, ist infolge der Verhältnisse nach dem Weltkrieg nicht zur Auswirkung gelangt und befindet sich im Zustande der Liquidation. Eine 1908 gegründete Garantie-Genossenschaft Hamburg-Altonaer Apotheker hat sich durch alle Fährnisse der Kriegs- und Nachkriegszeit hindurch behauptet. Die wichtigste Einkaufsgenossenschaft der deutschen Apothekeninhaber, der Mitteldeutsche Pharmazie-Konzern (jetzt ersetzt durch die „Mittel- und Norddeutsche Apotheker-Genossenschaft m.b.H., Dessau, ‚Minoda' "), ist in dem Kapitel „Der Arzneimittelverkehr außerhalb der Apotheken" erwähnt worden. Außerdem sind zu erwähnen die „Arwin, Einkaufsgenossenschaft der Apotheker des Rheinisch-westfälischen Industriegebiets", die „Egwa, Einkaufsgenossenschaft Württembergischer Apotheker", die „Wigesa, wirtschaftliche Genossenschaft Saarländischer Apotheker", die bereits angeführte, z. Zt. in Liquidation befindliche „Wivedea, wirtschaftliche Vereinigung deutscher Apotheker", eine „Wirtschaftliche lokale Vereinigung der Amtshauptmannschaften Plauen, Oelsnitz und Auerbach i. V." und eine „Wirtschaftliche Vereinigung von Apothekern Nordostharz".

II.

Die Reihe der Zusammenschlüsse nichtbesitzender Apotheker zu Verbänden, bei denen neben mehr oder minder starker Betonung der wissenschaftlichen Fortbildung die Wahrung der wirtschaftlichen Interessen der angestellten Apotheker im Vordergrund stand, wurde von dem 1818 in Hamburg gegründeten Gehilfenverein eingeleitet, dem 1821 ein Gehilfenverein in Breslau folgte. 1849 bildete sich nach Berendes der „Pharmazeuten-Verein Sachsen", 1866 der Berliner und bald darauf der Hannoversche und Rheinische Pharmazeuten-Verein. Da im Jahre 1848 die „Pharmazeuten-Vereine von Berlin und Breslau" zugleich im Namen des „Pharmazeuten-Vereins der Provinz Sachsen" eine Petition „an die hohe Nationalversammlung in Berlin" gerichtet hatten (als Parallel- und Sonderaktion neben der Petition des Besitzerverbandes) — federführend war der „Pharmazeutisch-naturwissenschaftliche Verein in Jena" — und auf dem Leipziger „Allgemeinen deutschen Apotheker-Congreß" vom 12. und 13. September 1848 Lucanus im Namen des „Apothekergehülfen-Vereins in Leipzig" einen Antrag stellte,[1]) so müssen diese Vereine bereits 1848 bestanden haben. 1870 entstand der „Allgemeine deutsche Pharmazeuten-Verein", zu dessen Gründern u. a. das spätere Vorstandsmitglied des Deutschen Apotheker-Vereins C. J e h n gehörte, 1877 ein „Verein approbierter Fachgenossen des Apothekerstandes" und am 9. August 1884 der in Berlin gegründete „Deutsche Pharmaceuten-Verein", dessen erster Vorsitzender, C. D ö r r i e n , ihm durch sein Organisationstalent und seine Tatkraft Beachtung und Bedeutung verschaffte. Der Verein schuf ein Jahr nach seinem Entstehen eine Kranken- und Sterbekasse und nicht lange danach eine Pensionskasse. Im Jahre 1895 fügte der Verein auch die Vertretung der Interessen der besitzenden Apotheker in sein Programm ein und nahm den Namen „Pharmazeutische Vereinigung für Deutschland" an. Diese Umformung des Vereins, die von Dr. Hermann B r e m e r-Stuttgart in der Erwartung durchgesetzt wurde, eine aus Besitzern und Nichtbesitzern gemischte, in der Apothekenreformfrage dem Deutschen Apotheker-Verein entgegenzusetzende Vereinigung zu schaffen, erwies sich als ein Fehlschlag. Sie entfremdete dem Verein die angestellten Apotheker ohne ihm die besitzenden zuzuführen. Die Vereinigung bestand noch bis 1910, nachdem sie in den letzten Jahren vorher nur noch ein Scheindasein geführt und lediglich durch ihr „Korrespondenzblatt", die gut geleitete „Pharmazeutische Wochenschrift" einen nicht zu unterschätzenden Einfluß ausgeübt hatte. Neben dem bereits genannten D ö r - r i e n haben in dem Verein besonders G r o ß m a n n - Liegnitz, Dr. Hermann B r e m e r - Stuttgart und L i n k e - Berlin eine Rolle gespielt.

Seit Umwandlung des Pharmazeuten-Vereins in die Pharmazeutische Vereinigung für Deutschland und der damit verbundenen Änderung der Zielrichtung besaßen die angestellten Apotheker eine ihnen eigene Organisation nicht mehr, und so waren bereits einige Zeit nach der Jahrhundertwende in einzelnen Ländern, insbesondere in Preußen, Verbände der Konzessionsanwärter gegründet worden, deren Zweck aber natürlich nur ein eng umgrenzter war. Das Bedürfnis nach einer allgemeinen Vertretung angestellter Apotheker wurde dann in den ersten Jahren des 20. Jahrhunderts insbesondere durch zwei Vorgänge den Beteiligten zum Bewußtsein gebracht. Einmal waren es die Wahlen zu den im Jahre 1901 geschaffenen Preußischen Apothekerkammern, bei denen auch die angestellten Apotheker in gleicher Weise wie die Besitzer wahlberechtigt und wählbar waren. Nachdem die ersten im Jahre 1901 vorgenommenen Wahlen gezeigt hatten, daß die Angestellten, wenn sie einen genügenden Einfluß in diesen Kammern gewinnen wollten, eines festen Zusammenschlusses bedurften, bildeten sich im Jahre 1904, vor der ersten Wiederholung der Wahlen, im wesentlichen im Interesse eines guten Wahlerfolges in verschiedenen preußischen Bezirken Vereine angestellter Apotheker, aus deren Zusammenfassung dann der allgemeine Reichs-

---

[1]) Archiv der Pharmazie 1848 und 1849.

verband hervorging. Der zweite Vorgang, der in den Kreisen der nichtbesitzenden Apotheker den Wunsch nach einer Vertretung ihrer Sonderinteressen rege werden ließ, war ein auf Grund eines Gutachtens der Berlin-Brandenburger Apothekerkammer ergangenes Urteil des Landgerichts Frankfurt a. O. vom 15. Februar 1904, in dem den angestellten Apothekern der Charakter als „Handlungsgehilfen" und somit der Rechtsschutz des Handelsgesetzes in Kündigungsfällen abgesprochen wurde.

So fand die Anregung des damals im Industriegebiet tätigen sechsundzwanzigjährigen Dr. Curt E h r l i c h, einen das ganze Deutsche Reich umfassenden „Hauptverband konditionierender Apotheker" zu gründen, vorbereiteten Boden. Die Arbeit E h r l i c h s und die geldliche Opferwilligkeit des damals gleichfalls im Industriegebiet tätigen Dr. W i s k i r c h e n trieben die Angelegenheit rasch vorwärts. Am 1. September 1904 bildete sich in Essen ein aus den Vorständen der bereits bestehenden örtlichen Vereine nichtbesitzender Apotheker in Dortmund, Düsseldorf, Frankfurt a. M. und Oberschlesien bestehender Ausschuß und am 17. Dezember 1904 wurde in Leipzig der „Verband konditionierender Apotheker für das Deutsche Reich" gegründet. Am 7. November 1905 beschloß die einzige, bis dahin abseits stehende Vereinigung angestellter deutscher Apotheker, der Berliner „Deutsche Pharmazeuten-Verein", sich aufzulösen und seinen Mitgliedern den Übertritt in den neuen Verband zu empfehlen. Damit war der Verband die einzige Vertretung der angestellten Apotheker geworden und nahm einen außerordentlichen Aufschwung. Er zählte schon 1906 über 3000, 1908 über 4000, 1919 über 5000, 1920 über 6000, 1922 gegen 7000 Mitglieder. Später ist die Mitgliederzahl aus verschiedenen Gründen wesentlich gesunken.

Im Jahre 1910 nahm der Verband an Stelle seines bisherigen Namens die Bezeichnung „Verband deutscher Apotheker" an. Die Entwertung der deutschen Währung in den Jahren 1921—1923 ließ den Verband eine Rückendeckung durch eine größere Gemeinschaft suchen. So wurde Ende des Jahres 1922 beschlossen, „den Verband sofort an den Gewerkschaftsbund der Angestellten, Einheitsgewerkschaft, Sitz Berlin als Verband deutscher Apotheker, Reichsfachgruppe der GDA. überzuführen". Am 24. Mai 1933 wurde der Verband aufgelöst und unter Führung von Julius A u m ü l l e r in den Verband angestellter Ärzte und Apotheker (Väba) im Gesamtverband der Deutschen Angestelltenschaft — ab Februar 1934 Berufsgemeinschaft angestellter Ärzte und Apotheker in der Deutschen Arbeitsfront — überführt. Auch diese Berufsgemeinschaft verfiel September 1934 der Auflösung, sodaß seitdem eine selbständige deutsche pharmazeutische Angestelltenorganisation nicht mehr besteht.

Den Vorsitz des Verbandes führten von seiner Gründung bis 1920 der spätere Medizinalrat und zweite Vorsitzende des Deutschen Apotheker-Vereins Georg S p a r r e r - Nürnberg, der im Jahre 1916 durch Ankauf der Nürnberger Mohren-Apotheke in die Reihen der

Besitzer übergegangen war, von 1921—1924 Heinrich F i s c h e r - Berlin, seit 1924 Besitzer, von 1924—1929 O. H ü l s e m a n n -Witten/Ruhr, seit 1930 Besitzer in Gelsenkirchen-Buer. Seit dieser Zeit bis zum Siege der nationalen Erhebung im Jahre 1933 vereinigte Erich P e i s e r , seit 1919 Geschäftsführer des Verbandes, das Amt des Reichsgeschäftsführers und des 1. Vorsitzenden. Vor ihm wirkten als Geschäftsführer von 1904—1907 der Begründer des Verbandes, Dr. Curt E h r l i c h (seit 1931 Besitzer in Köln), von 1907—1919 Otto S c h u l z (seit 1918 Besitzer in Hösbach i. Bayern, seit 1931 in Aschaffenburg).

Die Politik des Verbandes in der Frage der Reform des Apothekenbetriebssystems ist in dem Kapitel „Die Apothekenreformbewegung" kurz umrissen worden. Daneben hat er der Frage der Apothekenvermehrung eine von Erfolg begleitete Tätigkeit gewidmet, seinen Mitgliedern durch die im Jahre 1908 erfolgte Gründung der „Sparda, Spar- und Kreditgenossenschaft deutscher Apotheker" ein eigenes Kreditinstitut zur Verfügung gestellt und ihnen durch das seinem Drängen zuzuschreibende, auf paritätischer Gemeinschaftsarbeit mit dem Deutschen Apotheker-Verein aufgebaute Tarif- und Zuschußkassenwerk eine Gehaltsbeständigkeit und nach Familienstand und Alter gestaffelte Gehaltszuschüsse verschafft. Der studierenden Jugend stellte er jährlich eine bestimmte Summe für 5 Stipendien zur Verfügung.

Bereits unter dem 22. Mai 1919 wurde zwischen dem Berliner Apothekerverein und dem Verband deutscher Apotheker ein Tarifvertrag getätigt. Am 1. Juli 1919 trat der Apotheker-Tarifvertrag, zunächst nur wirksam für die Mitglieder der vertragschließenden Parteien, den Deutschen Apotheker-Verein sowie den damals noch bestehenden Wirtschaftsverband deutscher Apotheker einerseits und den Verband deutscher Apotheker andererseits, ab 1. August 1919 allgemeinverbindlich für alle Apothekenleiter und pharmazeutischen Angestellten im Deutschen Reich in Kraft. Er hat sich trotz vielfacher schwerer Kämpfe, die vor allem gegen seine Allgemeinverbindlichkeit geführt und auf dem Rechtsmittelweg bis zu den höchsten Instanzen durchgefochten wurden, behauptet. Er regelt die Gehälter, die Dienst- und Urlaubszeiten der angestellten Apotheker. Am 1. Januar 1920 begann eine „Verheiratetenzuschußkasse", deren Zweck durch ihren Namen hinreichend gekennzeichnet wird, ihre Wirksamkeit. Umstände verschiedener Art ließen sie ab 1. Januar 1924 verschwinden. Aber nach Jahresfrist, mit Wirkung vom 1. Januar 1925, trat sie wieder ins Leben, um ab 1. Januar 1927 in die „Zuschußkasse der Tarifvertragsgemeinschaft deutscher Apotheker" (Zutada) umgewandelt zu werden. Der Änderung des Namens entsprach die Änderung des Arbeitsgebiets. Es fiel die Beschränkung der Zuschüsse der Kasse auf Verheiratete. Neben Frauen- und Kinderzulagen wurden Dienstalters- und in geringerem Umfange auch (nach 1933 in Fortfall gekommene) Stellenzulagen sowie Sterbegeld gezahlt. Darüber hinaus wurden aus besonderen Mitteln des Reservefonds in geeignet erscheinenden Fäl-

len Unterstützungen und seit 1931 mit Hilfe einer Sonderumlage
Arbeitslosenhilfe gewährt. Die Zutada hat nach ihrem Mitte 1933
erfolgten Wechsel in der verantwortlichen Führung unter der Leitung
von Heinrich S c h l i p p einen weiteren sozialen Ausbau erfahren.

Im April 1924 bildete sich in Nürnberg unter dem Namen „Deut-
scher Apothekerbund" eine neue Gruppe pharmazeutischer Angestellter,
deren Vorsitz der Apotheker Max F a h r führte und als deren
„berufsständischer" Vertreter im bayerischen Landtag Apotheker
Gregor S t r a s s e r , damals Besitzer einer Drogenkleinhandlung in
Landshut, genannt wurde. Als Grund für die Trennung der den
„Apothekerbund" bildenden Fachgenossen vom Verband deutscher
Apotheker wurde angegeben, daß letzterer „durch sein gegen den
Willen vieler Mitglieder erfolgtes Aufgehen in den Gewerkschaftsbund
der Angestellten nicht mehr geeignet erscheint, bei der Lösung einer
deutschen Apothekenreform so einzutreten, wie es für die angestellten
Apotheker notwendig wäre". Bereits im November 1925 löste sich
der Bund wieder auf. Seine letzte Mitgliederversammlung beschloß,
„dem Verbande deutscher Apotheker nicht wieder beizutreten, so
lange er als Reichsfachgruppe der GDA. angehört".

Im Jahre 1925 gründete Apotheker F i r s c h i n g - Würzburg,
später Apothekenbesitzer in Hannover, eine „Gemeinschaft nichtbesitzender Apothekenleiter", als deren Hauptziel ihr Gründer auf der
am 9. und 10. Mai in Nürnberg abgehaltenen konstituierenden Hauptversammlung „die fachpolitische Vertretung der von den beiden
Hauptgruppen in den Hintergrund gedrängten Verwalter und Pächter"
bezeichnete. Die „Gemeinschaft" stand in enger Beziehung zunächst
zu dem „Deutschen Apothekerbund" und später zu dem Verbande
der Besitzer unverkäuflicher Apotheken. Am 27. Oktober 1929 wurde
die „Gemeinschaft nichtbesitzender Apothekenleiter" in eine „Apotheker-Gemeinschaft E. V." und gleichzeitig damit in einen allgemeinen
Fachverband der Nichtbesitzer umgewandelt. Dem ersten Leiter der
„Gemeinschaft", F i r s c h i n g , folgte Apotheker Kurt L e h m a n n -
Idar a. d. Nahe. Den Vorsitz der „Apothekergemeinschaft", die mehr und
mehr allgemeinpolitischen Charakter gewann, hatte seit 1931 Apotheker
B u r g e r - Hamburg inne. Im Jahre 1932 hat sich die „Apotheker-
gemeinschaft" mit der bereits erwähnten „Gemeinschaft deutscher
Apothekenbesitzer" in einer Dachorganisation, der „Arbeitsgemeinschaft deutscher Apotheker" zusammengefunden und sich damit völlig
auf den Boden des Nationalsozialismus gestellt. Gleichzeitig hat sie ihre
Beziehungen zum Verbande der Besitzer unverkäuflicher Apotheken
gelöst. Ihr Leiter, Apotheker B u r g e r , war zugleich bis 1932 Vertreter der Apothekerschaft im nationalsozialistischen deutschen Ärztebund. Von 1932 bis zu der im Jahre 1934 erfolgten Auflösung des
erweiterten Vorstandes des NSD-Ärztebundes, in dem die einzelnen
Fachgruppen (Ärzte, Zahnärzte, Tierärzte und Apotheker) durch die
führenden Berufsangehörigen vertreten waren, nahm H. R. F i e k
seine Stelle ein.

III.

Es ist das Verdienst eines angestellten Apothekers, in Deutschland die erste, rein wissenschaftlichen Zwecken dienende Vereinigung gegründet zu haben. Am 11. Januar 1796 forderte der aus Sachsen stammende „Gehilfe" M ö b i u s die angestellten Apotheker Berlins zur Gründung einer „Pharmazeutischen Gesellschaft" auf. Der Aufruf hatte Erfolg, die Gesellschaft bildete sich und in Kürze traten ihr auch die Berliner Apothekenbesitzer bei. Suchte die Berliner Pharmazeutische Gesellschaft die Fortbildung im wesentlichen durch Vorträge zu erreichen, so waren die 1817 von Professor M e i n e c k e in Halle gegründete Vereinigung und die 1819 entstandene „Pharmazeutische Gesellschaft in der Grafschaft Mansfeld" in der Hauptsache Lesezirkel, die ihren Mitgliedern die Kenntnis der regelmäßig erscheinenden pharmazeutisch-chemischen, zum Teil auch der medizinischen Literatur, zu verschaffen suchten.

Jedenfalls gab es bis ins Ende des 19. Jahrhunderts hinein keine das ganze deutsche Reichsgebiet oder auch nur wesentliche Teile davon umfassende, nur wissenschaftlichen Zwecken dienende Vereinigung. So war es verständlich, daß die im Jahre 1822 durch O k e n in Leipzig gegründete „Naturforscherversammlung" (später „Versammlung deutscher Naturforscher und Ärzte") auf die wissenschaftlich tätigen Kreise des Apothekerstandes eine große Anziehungskraft ausübte. Auf der Hamburger Naturforscherversammlung des Jahres 1830 wurde auf Anregung des alten T r o m m s d o r f f - Erfurt eine pharmazeutische Sektion gebildet, „wo", wie der offizielle Bericht über die Tagung ausführt, „Gegenstände pharmakognostischen und pharmazeutisch-chemischen, überhaupt rein pharmazeutischen Inhalts verhandelt werden sollten, damit auch dieser hochwichtige Zweig der Naturwissenschaften und Heilkunde der Theilnahme an der Versammlung deutscher Naturforscher und Ärzte sich erfreue, und so den Pharmazeuten mehr Gelegenheit werde, ihre Erfahrungen sich gegenseitig mitzutheilen, um ihre Kenntnisse zu erweitern."

Es ist bezeichnend für die Stellung der Pharmazie im Rahmen der damaligen Chemie, daß der Vorsitzende der physikalisch-chemischen Abteilung nach der Neugründung der pharmazeutischen Sektion bat, „daß sich die Pharmazeuten den Sitzungen der genannten (seiner) Abteilung nicht entziehen und auch ihre dahin einschlagenden Erfahrungen mitteilen möchten". Mit verschiedenen Unterbrechungen, vom Jahre 1884 an in ständiger Folge, hat die Abteilung Pharmazie, die seit dem Jahre 1913 die offizielle Bezeichnung „Abteilung Pharmazie, pharmazeutische Chemie und Pharmakognosie" führt, den pharmazeutischen Wissenschaftlern Gelegenheit gegeben, die deutsche Pharmazie und ihre wissenschaftlichen Leistungen vor dem ganzen naturwissenschaftlichen und ärztlichen Deutschland zu vertreten. Die Versammlungsberichte zeigen, in wie ausgezeichneter Weise dies geschehen ist. Bis in die Gegenwart hinein sind alle glänzenden Namen der deutschen wissenschaftlichen Pharmazie in den Vortragslisten aufgeführt.[1])

Die Abteilung Pharmazie der deutschen Naturforscherversammlung gab die Möglichkeit einer wissenschaftlichen Vertretung des deutschen Apothekerstandes, und schuf Gelegenheit zur Anbahnung persönlicher Beziehungen der Vertreter der wissenschaftlichen Pharmazie untereinander und mit den Vertretern benachbarter Wissenschaftszweige. Eine das ganze Deutsche Reich umspannende Organisation zur wissenschaftlichen Fortbildung und Unterrichtung der b e r u f s - t ä t i g e n Apotheker wurde aber erst mit der Gründung der Deutschen Pharmazeutischen Gesellschaft geschaffen.

Es war der geniale und mit feinstem Spürsinn für Notwendigkeiten ausgestattete Alexander T s c h i r c h , der zur Zeit seiner Berliner Lehrtätigkeit im Jahre 1884 den Plan einer wissenschaftlichen deutschen pharmazeutischen Gesellschaft faßte und mit der ihm eigenen Tatkraft zu verwirklichen suchte. Ein in der Pharm. Ztg. 1884 Nr. 42 veröffentlichter, von bekannten Gelehrten und Praktikern der Pharmazie unterzeichneter Aufruf T s c h i r c h s fand lebhafte Anteilnahme, und so schien der Gründung, die gelegentlich der im Jahre 1884 in Magdeburg abgehaltenen Naturforscherversammlung gleichzeitig mit der nach sechsjähriger Pause erfolgten Neubelebung der Sektion Pharmazie erfolgen sollte, nichts im Wege zu stehen, als — der Widerstand des Deutschen Apotheker-Vereins alle Blütenträume vernichtete. T s c h i r c h schreibt in seinen Lebenserinnerungen „Erlebtes und Erstrebtes"[2]) u. a. folgendes darüber:

„Alle konservativen Elemente scharten sich um den Vorstand des Deutschen Apotheker-Vereins, und selbst die oppositionellen, selbständigen und freiheitlichen Elemente desselben, wie S c h a c h t , der meinem Plane anfangs sehr geneigt war, und die Gelehrten wie F l ü c k i g e r und H i l - g e r , die ihm zunächst wohlwollendes Interesse entgegenbrachten, mußten dem Drucke des Vorstandes, in dem B r u n n e n g r ä b e r den Ton angab und die erste Violine spielte, weichen, der in der Gründung der Pharmazeutischen Gesellschaft eine Gefährdung der Interessen und des Ansehens des Deutschen Apotheker-Vereins und seines Organs, des Archivs der Pharmazie, sah und in Dresden die Parole ausgab, daß alles aufzubieten sei, die Gründung zu verhindern."

So war es verständlich, daß in Magdeburg das Fortbestehen der Sektion Pharmazie für „notwendig", die Gründung einer „organisierten wissenschaftlichen Vereinigung zur Förderung der Pharmazie als Wissenschaft" aber nur als „wünschenswert" bezeichnet und schließlich bei einer diesbezüglichen erneuten Beratung gelegentlich der Straßburger Naturforscherversammlung vom Jahre 1885 ganz abgelehnt wurde.

Es blieb dem unbekümmerten Zugriff des ebenso entschlossenen wie taktvollen und diplomatischen Hermann T h o m s , damals Leiter

---

[1]) Georg U r d a n g , 100 Jahre Abteilung Pharmazie der Deutschen Naturforscherversammlung. Pharm. Ztg. 1930 Nr. 78.

[2]) Verlag von Friedrich Cohen, Bonn.

der Chemischen Fabrik J. D. Riedel-Berlin, vorbehalten, den Tschirch-
schen Gedanken zu verwirklichen. Am 2. Oktober 1890 fanden sich
auf Einladung von Dr. T h o m s, Dr. G o e l d n e r, G ü t z k o w, Dr.
H o l f e r t und Dr. R i t s e r t zwanzig Berliner Interessenten zu
einer vorbereitenden Besprechung zusammen und am 6. November
1890 wurde in Berlin die „Pharmazeutische Gesellschaft mit dem Sitze
in Berlin" von insgesamt 44 Herren gegründet. Auch diese Gründung
stieß auf ähnliche Widerstände wie der Tschirchsche Versuch. Aber
sie traten nicht so unverhüllt zutage. Da die Gründung jenseits der
bestehenden Vereine vorgegangen war, so fehlte letzteren die Möglichkeit eines Eingriffs. Den Vorsitz der neugeschaffenen Gesellschaft übernahm naturgemäß ihr Gründer Hermann T h o m s. Er
hat ihn zunächst bis zum Jahre 1896 und dann von 1915 bis zu
seinem im Jahre 1931 erfolgten Tode mit beispiellosem Erfolge inne
gehabt. Auch während der Zeit zwischen 1896 und 1915, in der
F i n z e l b e r g den Vorsitz der Gesellschaft führte, hat T h o m s, der
sein Amt lediglich wegen zu starker Belastung durch seine akademischen Berufspflichten niedergelegt hatte, als Ausschußmitglied emsig
für das Gedeihen der Gesellschaft gewirkt. Als im Jahre 1930 die
„Deutsche Pharmazeutische Gesellschaft" unter Teilnahme aller in
Betracht kommenden Behörden, sowie der Fachverbände des In- und
Auslandes ihr Vierzigjahr-Jubiläum beging, da war das von 44 Männern in das Erdreich der deutschen Pharmazie gesenkte Samenkorn
zu einem majestätischen Baume geworden, dessen Früchte 4430 Ge-
sellschaftsmitglieder zugute kamen und dessen Zweige über das
ganze deutsche Reichsgebiet reichten. Die Geschichte der „Deutschen
Pharmazeutischen Gesellschaft" — diese Bezeichnung wurde der
Gesellschaft auf ihrer Hauptversammlung vom Jahre 1895 gegeben —
ist anläßlich des Vierzigjahr-Jubiläums von Dr. Paul S i e d l e r[1]) der
Öffentlichkeit übergeben worden. An dieser Stelle kann nur darauf
hingewiesen werden, daß die Vorträge in Berlin und den Bezirksgruppen sowie die Veröffentlichungen in den „Berichten der Deutschen Pharmazeutischen Gesellschaft" eine Fülle wissenschaftlicher
Anregung in die Kreise der praktischen Pharmazie getragen haben,
daß es im wesentlichen das Verdienst der Deutschen Pharmazeutischen Gesellschaft ist, wenn die durch die Zeitverhältnisse erforderte
Entwicklung der kaufmännischen Seite des Apothekerstandes das wissenschaftliche Interesse der Apotheker nicht hat verkümmern lassen.
Seit dem Jahre 1930 verleiht die Gesellschaft eine auf Anregung von
Dr. K a i s e r - Stuttgart gestiftete Sertürner-Medaille als Belohnung für
wissenschaftliche Arbeiten approbierter Apotheker. Eine im Jahre 1910
errichtete „Thoms-Stiftung" hat in der Inflationszeit ihr Vermögen
verloren. Der geringe Rest ist einer anläßlich des 50. Berufsjubiläums
von Geheimrat T h o m s von Studierenden seines Instituts errichteten

---

[1]) 40 Jahre Deutsche Pharmazeutische Gesellschaft, Verlag Chemie
G.m.b.H., Berlin.

„Hermann-Thoms-Jubiläums-Stiftung” übergeben worden. Nach dem Tode von T h o m s (1931) bis Ende 1933 war M a n n i c h Leiter der Gesellschaft. Am 19. Januar 1934 übernahm H o r r m a n n zunächst kommissarisch, nach der Wahl vom 20. Februar 1935 endgültig die Führung.

An sonstigen „pharmazeutischen Gesellschaften” bestanden die „Pharmazeutische Gesellschaft Dresden”, die „Pharmazeutische Gesellschaft München”, die seit 1932 bzw. 1933 als Bezirksgruppen der Deutschen Pharmazeutischen Gesellschaft eingegliedert sind, und die „Pharmazeutische Gesellschaft Tübingen”.

Am 20. September 1922 wurde gelegentlich der Hundertjahrfeier der Gesellschaft Deutscher Naturforscher und Ärzte in Leipzig auf Anregung von Geheimrat T h o m s ein „Verband der deutschen wissenschaftlichen Vereinigungen” gegründet. Über die Wirksamkeit dieses Verbandes ist nie etwas bekannt geworden.

Im Jahre 1923 wurde zur Unterstützung der Zeitschrift der Deutschen Pharmazeutischen Gesellschaft die „Friedrich-Althoff-Gesellschaft zur Förderung der chemisch-pharmazeutischen Literatur”, genannt nach dem ehemaligen allmächtigen Ministerialdirektor im Preußischen Kultusministerium A l t h o f f, gegründet, „deren Mitglieder sich aus den Kreisen der Groß-Industrie, verschiedener Korporationen und Einzelpersonen zusammensetzen, denen an der Förderung der pharmazeutischen Wissenschaften gelegen ist”. (S i e d l e r.)

Auf der Hamburger Naturforscherversammlung vom Jahre 1928 regte Professor Dr. F e i s t - Göttingen die Gewährung von Unterstützung an wissenschaftlich begabte, für die akademische Laufbahn in Betracht kommende Angehörige der Pharmazie an, und am 9. Oktober 1928 wurde in Berlin eine „Gesellschaft zur Förderung des pharmazeutischen akademischen Nachwuchses” gegründet, die in der Zeit ihres Bestehens mehrere Stipendien im Sinne ihres Gründungszwecks vergeben hat. Die pharmazeutischen Hochschullehrer sind in dem seit einigen Jahren bestehenden „Verband der Vertreter der wissenschaftlichen Pharmazie deutscher Hochschulen” zusammengefaßt.

Schließlich ist als wissenschaftlich-pharmazeutische Vereinigung noch die am 18. August 1926 auf Anregung von Privat-Dozent Dr. Ludwig W i n k l e r in Innsbruck von Dr. W i n k l e r, F e r c h l, Professor R a u b e n h e i m e r, U r d a n g und Z i m m e r m a n n gegründete „Gesellschaft für Geschichte der Pharmazie” zu nennen, deren Sitz und Geschäftsstelle sich in Berlin befinden und die nach ihrer Satzung einen „internationalen Mittelpunkt für alle Bestrebungen pharmaziegeschichtlicher Natur” bilden soll. Den Vorsitz der Gesellschaft führt seit ihrer Gründung Dr. W i n k l e r, die Geschäftsstelle leitete seit der gleichen Zeit bis 1933 Dr. U r d a n g, von da an Dr. A d l u n g. Die Gesellschaft, die in rascher Entwicklung über 900 Mitglieder in allen Kulturländern gewonnen hat, gibt jährlich mehrere Veröffentlichungen pharmaziegeschichtlicher Natur heraus. Zu ihren Zielen gehört auch die Durchsetzung einer ihren Richtlinien entspre-

chenden akademischen Vertretung der Geschichte der Pharmazie an
allen von studierenden Pharmazeuten besuchten Hochschulen. Eine
von der Gesellschaft verwaltete, der Erinnerung an den großen Pharmaziehistoriker Hermann S c h e l e n z gewidmete „Schelenz-Stiftung"
zeichnet die Verfasser der besten in deutscher Sprache erschienenen
pharmaziehistorischen Arbeiten mit einer Schelenz-Plakette aus. Eine
von der Gesellschaft für Geschichte der Pharmazie und der Deutschen
Pharmazeutischen Gesellschaft mit dem Ziele der Schaffung und Erhaltung einer pharmaziegeschichtlichen Bibliothek und Sammlung in
Berlin im Jahre 1929 begründete „Wissenschaftliche Interessengemeinschaft" beider Vereinigungen hat am 9. November 1931 die von
ihr geschaffene und dem Universitätsinstitut für Geschichte der Medizin und der Naturwissenschaften in Berlin als „Pharmaziegeschichtliche Abteilung" eingegliederte pharmaziegeschichtliche Bibliothek der
Öffentlichkeit übergeben.

IV.

Neben den Zusammenschlüssen wissenschaftlicher Natur, den
Verbänden der besitzenden und der angestellten Apotheker gab es
bis zur Gründung der Standesgemeinschaft Deutscher Apotheker im
Jahre 1933 noch weitere Vereinigungen anderer pharmazeutischer
Fachgruppen.

An erster Stelle ist hier die am 16. September 1926 in Düsseldorf
gegründete „Vereinigung deutscher Anstalts- und Krankenhausapotheker" zu nennen. Angesichts der Tatsache, daß innerhalb dieser
Gruppe praktisch tätiger Apotheker die angewandte pharmazeutische
Wissenschaft in weit erheblicherem Umfange die selbstverständliche
und in keiner Weise zu umgehende Arbeitsgrundlage bildet als in
den öffentlichen Apotheken, ist ihr Zusammenschluß, der dadurch
gegebene Erfahrungsaustausch der Anstalts- und Krankenhausapotheker für die Gesamtpharmazie von hoher Bedeutung. Dem ersten
Vorsitzenden der Vereinigung, Apothekendirektor F. W. S c h u l t z e -
Köln, folgte 1927 Professor Dr. G e r k e - Hannover, 1928 Apothekendirektor Dr. F i s c h e r - Nürnberg. Die Vereinigung bildet seit 1933
eine Sondergruppe der Standesgemeinschaft Deutscher Apotheker.

Die Nachkriegszeit brachte auch den Zusammenschluß einer
Gruppe von Apothekern, deren Wirken zwar nicht mehr in der
Apotheke stattfindet, aber doch in engster Beziehung zu den Apotheken steht, der als pharmazeutische Sachverständige und Rezeptrevisoren im Dienste der Krankenkassen stehenden sogenannten
Vertrauensapotheker. Der von Oberapotheker W e n t z e l - Berlin-
Wilmersdorf geleitete „Reichsverband der Vertrauensapotheker e. V."
widmete sich nicht nur dem Erfahrungsaustausch und der Vertretung
der Interessen seiner Mitglieder, sondern nahm auch zu den Fragen
der Arzneiversorgung der Krankenkassen Stellung. Diese Vereinigung
ist im Jahre 1933 eingegangen.

Die „Deutsche Pharmazeutenschaft" bildet die Organisation der
Pharmaziestudierenden an den deutschen Universitäten und techni-

schen Hochschulen. Gegründet in Braunschweig am 26. Juni 1920 ist
die Deutsche Pharmazeutengesellschaft ihrer selbstgestellten Aufgabe,
den Standpunkt der pharmazeutischen Jugend in den wichtigsten
Fachfragen, vor allem in der Frage der Ausbildungsreform und der
Studienverhältnisse zum Ausdruck zu bringen, sowie die besonderen
wirtschaftlichen und ideellen Interessen der pharmazeutischen Studentenschaft zu vertreten, mit Takt und Einsicht nachgekommen. Ihre
Vorsitzenden, deren erster der stud. pharm. J. A. S c h o l z war,
haben bei der kurzen Studienzeit der Pharmazeuten naturgemäß
häufig gewechselt. Der Deutschen Pharmazeutenschaft steht seit Ende
1933 als weitere Organisation des pharmazeutischen Nachwuchses
die von Apotheker M u t s c h l e r geführte „Standesjugend Deutscher
Apotheker", die Zusammenfassung der Apothekerpraktikanten, zur
Seite.

Schließlich sei noch der Zusammenschlüsse zu Zwecken der
Fürsorge für die Hinterbliebenen verstorbener Apotheker gedacht.
Hier sind zwei Kategorien zu unterscheiden: Die Fürsorge durch gemeinsamen Abschluß von Lebensversicherungen und die Sterbekassen,
die bei jedem Todesfall einen bestimmten Betrag ausschütten, der durch
eine Umlage wieder gedeckt wird. Auf dem Abschluß von Lebensversicherungen beruhen die Versorgungskasse der Apotheker der
Provinz Sachsen, die Hessische Versorgungskasse und die Versorgungskasse der Konzessionsanwärtergruppe des VDA. Norddeutschland, auf dem Sterbekassen-Umlageprinzip die bei einer Anzahl Vereinigungen vorgesehenen Sterbekassen und Bestattungsbeihilfen. Seit
dem 1. Januar 1927 besteht auch beim Deutschen Apotheker-Verein
eine von seinen Rechtsnachfolgerinnen, der Standesgemeinschaft
Deutscher Apotheker und der Deutschen Apothekerschaft beibehaltene
obligatorische Sterbegeldversicherung.

Überblickt man diese Fülle von organisatorischer Arbeit, von
Zielsetzung und Gemeinsamkeitsstreben, so wird man nicht umhin
können, auch hierin den Lebenswillen und die Lebenskraft des deutschen Apothekerstandes bestätigt zu sehen.

14. Das pharmazeutische Zeitungswesen.

Die ersten in bestimmter zeitlicher Folge erscheinenden, als
Zeitschriften anzusprechenden pharmazeutischen Veröffentlichungen
waren wissenschaftlicher Natur. Erst verhältnismäßig spät kam es zur
Herausgabe von Zeitschriften, die in der Hauptsache oder doch in
wesentlichem Umfange auch der Mitteilung amtlicher, gewerblicher
und den Apothekerstand sonst interessierender Nachrichten sowie der
Aussprache über wirtschaftliche und standespolitische Fragen gewidmet waren. Die nachstehende Aufzählung teilt das vorliegende Material in zwei Gruppen, in die unabhängigen Fachzeitschriften und in
die als Vereinsveröffentlichungen erschienenen oder erscheinenden
Zeitungen und Zeitschriften.

A. Unabhängige Fachzeitschriften.

a) Wissenschaftliche Zeitschriften usw.

Als erste nur oder doch insbesondere für Apotheker gedachte deutsche regelmäßig erscheinende Veröffentlichung dürfte der im Jahre 1780 von Göttling gegründete und in Weimar erschienene „Almanach oder Taschenbuch für Scheidekünstler und Apotheker" anzusehen sein. Dem ersten Herausgeber Göttling folgte von 1803—1818 Christian Friedrich Bucholz, von 1818—1819 Brandes und von 1820 bis zum Eingehen des „Almanachs" im Jahre 1829 J. B. Trommsdorff, unter dessen Leitung die Zeitschrift zunächst den Titel „Trommsdorff's Almanach oder Taschenbuch für Chemiker und Apotheker", ab 1822 den Titel „Taschenbuch für Scheidekünstler und Apotheker" führte.

Bereits im Jahre 1794 hatte Trommsdorff ein „Journal der Pharmacie" gegründet. Dieses Journal, das Berendes[1]) die „erste größere wissenschaftliche pharmazeutische Zeitschrift der Welt" nennt, ist bis 1817 in 26 Bänden und von da an als „Neues Journal der Pharmacie für Ärzte, Apotheker und Chemiker" in 27 Bänden erschienen. Im Jahre 1834 ging es in den „Annalen der Pharmazie" auf.

Ein Jahr nach Gründung des „Trommsdorffschen Journals", im Jahre 1795, erschien zum ersten Male das „Berlinische Jahrbuch für die Pharmacie", das bis zum Jahre 1802 unter der Mitarbeiterschaft von Frank, Girtanner, Hermbstaedt, Juch, Klaproth, Lampadius, Lucae, Valentin Rose, Scherer, Schrader, von 1803 (Jahrgang 9) bis 1808 unter Leitung von Döbereiner als „Neues Jahrbuch der Pharmacie" herausgegeben wurde. 1815 wandelte Gehlen den Namen erneut, und zwar in „Deutsches Jahrbuch der Pharmacie" um. Schriftleiter waren von 1815—1820 Kastner, von 1821 bis 1825 Stoltze, 1826 Stoltze und Meißner, 1826—1829 Meißner allein, 1831—1832 A. Lucae, bis 1840 Lindes, der dem Jahrbuch 1837 seine alte Bezeichnung „Berlinisches Jahrbuch für Pharmacie" wiedergab.

Im Jahre 1815, kurz vor seinem Tode, gründete Gehlen das „Repertorium für die Pharmacie", das dann von J. A. Buchner bis zu seinem im Jahre 1851 erfolgten Ableben fortgeführt und zu einer viel gelesenen und interessanten Zeitschrift ausgestaltet wurde. Unter dem Namen „Neues Repertorium für die Pharmacie" wurde es zunächst von L. A. Buchner (1852) und dann von Karl Buchner mit Albert Frickhinger, Hänle und Herberger, später mit C. Bedall, Fr. Mohr und anderen bis 1876 fortgeführt.

---

[1]) Das Apothekenwesen, Verlag von Ferdinand Enke, Stuttgart, S. 177/78.

Im Jahre 1823 schuf G. Fr. H ä n l e ein als Jahrbuch für prak-
tisch-wissenschaftliche Pharmazie gedachtes „M a g a z i n f ü r P h a r -
m a c i e". Als er ein Jahr darauf starb, übernahm Ph. L. G e i g e r die
Leitung der von ihm „M a g a z i n f ü r P h a r m a c i e und E x p e r i -
m e n t a l k r i t i k" genannten Zeitschrift, von der insgesamt 26 Bände
erschienen sind. Der 27. Band bildete in Vereinigung mit dem 40.
Bande des Archivs des Apothekervereins im nördlichen Teutschland
die erste Folge der im Jahre 1832 erstmalig erschienenen, von R.
B r a n d e s , Ph. L. G e i g e r und J. L i e b i g herausgegebenen
„A n n a l e n d e r P h a r m a c i e", in denen, wie bereits erwähnt
wurde, zwei Jahre später auch das T r o m m s d o r f f sche Journal
aufging. „Das Hauptgebiet", sagt R. W i l l s t ä t t e r ,[1] „war die
Pharmazie; die Chemie war ihr damals dienstbar, wie sie bis in
unsere Zeit noch in einigen Ländern, namentlich Frankreich und
Spanien, weitgehend von der Pharmazie abhängig geblieben ist."
Nach dem Tode von G e i g e r im Jahre 1836 trat Emanuel M e r c k ,
kurz darauf Friedrich M o h r in die Reihe der Herausgeber ein. Vom
25.—40. Bande nannte L i e b i g D u m a s in Paris und G r a h a m in
London als Mitherausgeber. Der damit verknüpfte Plan, in den drei
Ländern eine gemeinsame Zeitschrift erscheinen zu lassen, gelangte
nicht zur Verwirklichung. Vom Jahre 1838 an, mit dem 41. Bande,
zeichneten als Herausgeber Friedrich W ö h l e r und J. L i e b i g ,
denen sich 10 Jahre später H. K o p p hinzugesellte. Auf Veranlassung
W ö h l e r s wurde die immer fortschreitende Verdrängung der eigentlichen Pharmazie in Schriftleitung, Stoffwahl und Behandlung auch
äußerlich dadurch zum Ausdruck gebracht, daß die Annalen vom 33.
Bande ab die Bezeichnung „A n n a l e n f ü r C h e m i e u n d P h a r -
m a c i e" trugen. Nach dem Tode L i e b i g s schließlich wurde die
Pharmazie völlig herausgedrängt. Von Band 173 (1874) an führen die
Annalen den Titel „J u s t u s L i e b i g s A n n a l e n d e r C h e m i e",
und haben unter diesem Namen und einem nur aus Chemikern bestehenden Herausgeberstabe im Jahre 1932 ihr Hundertjahr-Jubiläum
begehen können.

Eine von V o g e t 1837 ins Leben gerufene, von ihm bis 1843,
von L. R ö h r und A. H o f f m a n n bis 1853 unter dem Titel „N o -
t i z e n a u s d e m G e b i e t e d e r p r a k t i s c h e n P h a r m a c i e"
herausgegebene, in Krefeld erschienene Zeitschrift, hat keinen größeren Wirkungskreis erobert.

Der Versuch H ä n l e s , der praktisch-wissenschaftlichen Pharmazie eine Veröffentlichungsstätte zu schaffen, wurde 1843 auch von
A r t u s in Jena aufgegriffen. Er gründete eine „A l l g e m e i n e
p h a r m a z e u t i s c h e Z e i t s c h r i f t o d e r d a s N e u e s t e u n d
W i s s e n s w ü r d i g s t e a u s d e m G e b i e t e d e r P h a r m a c i e
u n d p r a k t i s c h e n C h e m i e", deren Zweckbestimmung durch ihren

---

[1] Hundert Jahre „Liebigs Annalen der Chemie", Angewandte Chemie
1932 Nr. 11.

Titel hinreichend gekennzeichnet wird, und die er in dem benachbarten Weimar erscheinen ließ. Aber auch hier erfolgte nach geraumer Zeit eine Umbiegung der Zweckbestimmung ins rein Wissenschaftliche, vor allem ins Medizinische. Im Jahre 1861 trug die nun in Quedlinburg zur Ausgabe gelangende Veröffentlichung die Bezeichnung „Allgemeine Zeitschrift für Pharmacie, Pharmakologie und Toxikologie unter Mitwirkung von Dr. A. Rebling und mehrerer Ärzte, Chemiker und Pharmaceuten herausgegeben, von Professor Dr. Willibald Artus und Dr. med. H. Eydam", und hat in dieser Form noch mehrere Jahre bestanden.

Bezeichnend dafür, daß die Artussche Zeitschrift der ursprünglichen Gründungsabsicht mit der Zeit immer weniger gerecht wurde, ist die Tatsache, daß in den Jahren 1859 und 1861 zwei weitere Zeitungen entstanden, die sich die Pflege der praktisch-wissenschaftlichen Pharmazie zum Ziele setzten. Am 1. Juli 1859 gab der bekannte Apothekenbesitzer Hermann Hager in Fraustadt, der Altmeister der praktisch-wissenschaftlichen Pharmazie, die erste Nummer der von ihm neu begründeten praktisch-wissenschaftlichen Apotheker-Zeitschrift „Pharmazeutische Zentralhalle" heraus, die bald allseitige Anerkennung gewann und auf dem von ihr bearbeiteten Gebiete lange Zeit maßgeblich war. Die Zeitschrift erschien zunächst im Selbstverlag des Herausgebers in Berlin. Ab Heft 17 vom 25. April 1889 ist als Erscheinungsort Dresden vermerkt. Nach dem am 24. Januar 1897 erfolgten Tode Hermann Hagers übernahm Ewald Geißler, Professor der Chemie, Physik und Warenkunde an der damaligen Tierärztlichen Hochschule Dresden, die Schriftleitung, die er unter Mitwirkung von Hermann Thoms-Berlin und Bernhard Adolf Schneider, Besitzer der Louisen-Apotheke in Dresden, bis zu seinem Tode, also bis zum 15. Oktober 1898, ausübte.

Schneider war bereits 1890 als Mitredakteur eingetreten und übernahm nunmehr die Herausgabe. Im Jahre 1897 gewann er als seinen Mitarbeiter Paul Süß-Dresden, der sich ab 1. Juli 1903 auch als Mitherausgeber beteiligte. Schneider war, wie vor ihm auch Hager und Geißler, gleichzeitig Verleger der Zentralhalle. Gesundheitliche Gründe veranlaßten am 1. Januar 1919 Schneider, Schriftleitung und Verlag niederzulegen. Den Verlag übernahm Theodor Steinkopff-Dresden, der die Zeitschrift seinem naturwissenschaftlichen und medizinischen Verlage angliederte und als Herausgeber Paul Bohrisch, den Vorstand der Apotheke des Stadtkrankenhauses Dresden-Johannstadt, gewann. Am 1. Januar 1925 folgte als Herausgeber Paul Süß und als auch dieser die Leitung der „Pharm. Zentralhalle" am 1. Januar 1927 aus Gesundheitsgründen niederlegte, K. H. Bauer, Direktor des Laboratoriums für angewandte Chemie und Pharmazie der Universität Leipzig, der die Zeitschrift im Geiste ihres Begründers, Hermann Hager, fortführt.

Der Pflege der praktisch-wissenschaftlichen Pharmazie war auch die im Jahre 1861 von A. Casselmann-Homberg erstmalig zur

Herausgabe gebrachte, in Wetzlar verlegte Zeitschrift „D e r A p o -
t h e k e r" gewidmet. Daß sie ihrer Aufgabe gerecht wurde, beweist
die Tatsache, daß ihr Herausgeber im Jahre 1865 von der Petersburger
Pharmazeutischen Gesellschaft einstimmig zum Gesellschaftssekretär
und zum Leiter der „Pharmazeutischen Zeitschrift für Rußland" gewählt wurde. „Der Apotheker" wurde von 1865 ab von H i m m e l -
m a n n - Pößneck weitergeführt, hat sich aber nicht behaupten können. Am 1. Januar 1871 mußte er sein Erscheinen einstellen.

Im Jahre 1843 erschien erstmalig der von Th. M a r t i u s, Joh.
Jos. S c h e r e r und S i e b e r t verfaßte „J a h r e s b e r i c h t ü b e r
d i e F o r t s c h r i t t e d e r g e s a m t e n P h a r m a c i e u n d P h a r -
m a k o l o g i e i m I n - u n d A u s l a n d e", 1844 wurde der Titel in
„J a h r e s b e r i c h t ü b e r d i e F o r t s c h r i t t e d e r P h a r m a z i e
i n a l l e n L ä n d e r n" geändert. 1845—1866 wurde der Bericht von
S c h e r e r und W i g g e r s, von 1867—1874 von S c h e r e r und
H u s e m a n n bearbeitet. 1874 übernahm D r a g e n d o r f f zuletzt
mit M a n n é und W u l f s b e r g und 1884 B e c k u r t s die Herausgabe. B e c k u r t s bearbeitete den „Jahresbericht" ab 1898 mit verschiedenen Mitarbeitern, mit G. und H. F r e r i c h s, mit E m d e, mit
B o h l m a n n, mit B o c k, mit Ilse R ü d e r, mit D i e t z e, v o n
B r u c h h a u s e n und R o j a h n. Seit 1927 liegt die Bearbeitung des
„Jahresberichts der Pharmazie", der seit 1892 vom Deutschen Apotheker-Verein bzw. seinen Rechtsnachfolgern herausgegeben wird, in
den Händen von R o j a h n.

Im Jahre 1852 rief W i t t s t e i n die „V i e r t e l j a h r s s c h r i f t
f ü r p r a k t i s c h e P h a r m a c i e" ins Leben, die er 1872 nach der
Vereinigung des süd- und norddeutschen Apothekervereins zum Deutschen Apotheker-Verein und der damit verknüpften wesentlichen
Steigerung der Verbreitung des an alle Vereinsmitglieder kostenlos
gelieferten, bisher im wesentlichen auf Norddeutschland beschränkten
Archivs der Pharmazie eingehen ließ.

b) G e w e r b l i c h e Z e i t s c h r i f t e n u s w.

Alle diese Zeitschriften galten der wissenschaftlichen bzw. praktisch-technischen Pharmazie. Die erste unabhängige Zeitschrift, die
der Förderung der Interessen der Apotheker bevorzugte Aufmerksamkeit zuwandte und eine rasche und zuverlässige Berichterstattung
über alle den Apothekerstand berührenden Vorgänge auf kaufmänni-
schem, wirtschaftlichem und gesetzgeberischem Gebiete neben der
Pflege der wissenschaftlichen und praktisch-technischen Pharmazie
zu ihrer Aufgabe machte, war die am 1. April 1856 von Apotheker
Hermann M u e l l e r in Bunzlau begründete „P h a r m a c e u t i s c h e
Z e i t u n g". Die Urzelle dieser Zeitung war ein im September 1855
von der Kartonnagenfabrik und lithographischen Anstalt Hermann
Göbel & Co. in Bunzlau als ausgesprochenes Anzeigenblatt geschaf-
fenes „Pharmaceutisches Wochenblatt für Apotheker, Ärzte, Droguisten und die damit in Verbindung stehenden Fächer", das nur einige

Monate bestand, und dessen 13. Nummer bereits als Probenummer der neuen „Pharmaceutischen Zeitung für Apotheker, Ärzte, Droguisten etc." erschien. Die Leiter der Zeitung waren: Vom 1. April 1856 bis 31. März 1881 ihr Gründer Hermann M u e l l e r, vom 1. April 1881 bis 2. November 1917 (bis zu seinem Tode) der am 1. Januar 1869 in die Redaktion eingetretene Schwiegersohn M u e l l e r s, Hermann Julius B o e t t g e r, vom 3. November 1917 ab bis zum 1. Juli 1933 Ernst U r b a n, der dem Stabe der Zeitung seit dem 1. Juli 1900 angehörte. Ab 1. Juli 1933 steht Conrad S k i b b e der Zeitung als Hauptschriftleiter vor. Neben den genannten Leitern der Pharmazeutischen Zeitung waren bzw. sind neben vorübergehend wirkenden Herren als Redakteure an ihr tätig Bernhard F i s c h e r von 1886 bis 30. September 1889, Eduard R i t s e r t vom 1. Oktober 1889 bis 30. September 1890, Johannes H o l f e r t von 1892 bis 31. März 1895, Georg A r e n d s vom 1. April 1895 bis 30. Juni 1908, Arnold R a t j e vom 1. Juli 1909 bis 16. November 1916, Georg U r d a n g seit 15. März 1919, Paul S i e d l e r vom 1. Oktober 1920 bis 30. Oktober 1923, Georg B o s s o n vom 15. März 1923 bis 31. Dezember 1925, Richard B r i e g e r vom 1. Januar 1926 bis 1. November 1933, Max S i d o seit 1. Oktober 1933.

Vom 1. Januar 1864 bis Ende 1885 war die bis zum Jahre 1866 wöchentlich, von da ab zweimal wöchentlich erscheinende Pharmazeutische Zeitung Vereinsorgan zunächst des Norddeutschen und dann des Deutschen Apotheker-Vereins. Mit Beginn des Jahres 1886 wurde der Sitz der Zeitung, nachdem bereits seit 1874 Bunzlau und Berlin als Erscheinungsorte gezeichnet worden waren, von Bunzlau nach Berlin verlegt und zugleich eine enge Beziehung zu der größten wissenschaftlichen Verlagsbuchhandlung Deutschlands, der Firma Julius Springer, Berlin, geschaffen. Verhandlungen, die Ende 1922 seitens einiger Vorstandsmitglieder des Deutschen Apotheker-Vereins mit dem Ziele angeknüpft waren, unter Aufgabe der eigenen Vereinszeitung wieder die Pharmazeutische Zeitung zum Vereinsorgan zu machen, blieben, da die Mehrheit des Vorstandes dem Plane nicht zustimmte, ohne Ergebnis. Hinsichtlich der Entwicklung der Zeitung und des Einflusses, den sie bzw. ihre Leiter durch sie auf dem Gebiete der pharmazeutischen Fachpolitik ausgeübt haben, sei auf den Artikel „75 Jahre Pharmazeutische Zeitung" von Ernst U r b a n in Pharm. Ztg. 1931 Nr. 27 verwiesen.

Wenige Jahre nach dem Entstehen der Pharmazeutischen Zeitung, im Jahre 1861, begründete Z w i n k in Göppingen sein „P h a r m a c e u t i s c h e s W o c h e n b l a t t". Die 1881 von H e i m - Heilbronn erworbene und bis 1885 geführte, 1885 von K o b e r übernommene und seit 1886 unter dem Namen „S ü d d e u t s c h e A p o t h e k e r - Z e i t u n g" erscheinende Zeitschrift wird seit 1892 in Stuttgart herausgegeben und befindet sich seit 1914 im Besitze des zugleich als ihr Leiter tätigen Roland S c h m i e d e l. Das in der Hauptsache auf Süddeutschland beschränkte Blatt verdankt sein Aufblühen der Tatsache, daß K o b e r , gleich der Pharmazeutischen Zeitung, in ihm die Aufgaben eines unabhängigen Nachrichten- und Ausspracheorgans verfolgte, in wichtigen Fachfragen, so hinsichtlich der Apotheken-betriebsrechtsreform, eine eigene Meinung hatte und verfocht, und seine Zeitung bewußt auf die Sonderwünsche seiner süddeutschen Leser zuschnitt. Dazu kamen gute Verbindungen zu den süddeut-schen, insbesondere württembergischen Behörden, die unter seinem Nachfolger noch insofern eine Steigerung erfahren haben, als der derzeitige Herausgeber und Schriftleiter der Süddeutschen Apotheker-Zeitung, R. S c h m i e d e l , seit 1930 zugleich Referent für das würt-tembergische Apothekenwesen im württembergischen Innenministe-rium ist und die Amtsbezeichnung eines Oberregierungsrats führt.

Eine Erwähnung an dieser Stelle verdienen die 1863 von H a g e r und J a c o b s e n gegründeten „Industrieblätter", die von letzterem bis zum Ende 1894 herausgegeben wurden und entsprechend der pharmazeutischen Herkunft ihrer Leiter vielfach auch pharmazeutische Interessengebiete bearbeiteten. Besonders bekannt geworden sind die „Industrieblätter" durch ihren Kampf gegen die sogenannten „Ge-heimmittel" und die von ihnen veröffentlichten Analysen solcher Erzeugnisse.

Eine im Jahre 1866 von Apotheker Benno K o h l m a n n in Reud-nitz bei Leipzig gegründete und bis zum Jahre 1876 gemeinsam mit H e p p e geleitete, von da ab von B i e c h e l e in Eichstätt fortgeführte „A p o t h e k e r - Z e i t u n g , K o r r e s p o n d e n z b l a t t f ü r A p o -t h e k e r , Ä r z t e , D r o g u i s t e n u n d C h e m i k e r" ging Anfang der Achtzigerjahre ein.

Eines knapp zweijährigen Daseins konnte sich die 1867 unter dem Namen „D i e R e t o r t e" von Julius H e n s e l , dem späteren Schöpfer einer nach ihm benannten Nährsalztherapie, gegründete, von Julius K r ü g e r als „Pharmaceutische Presse" und schließlich als „Berliner Apothekerzeitung" fortgeführte Zeitschrift erfreuen.

Ein 1870 als „P h a r m a c e u t i s c h e r Z e n t r a l a n z e i g e r" von einem Buchdruckerehepaar in Eberswalde gegründetes Anzeigen-blatt hat dadurch eine gewisse Bedeutung in der pharmazeutischen Standesgeschichte erlangt, daß es 1886 vom Deutschen Apotheker-Verein angekauft und als „Apotheker-Zeitung" zu dem heute noch denselben Namen tragenden Vereinsorgan gemacht wurde.

Nach dem Jahre 1870 sind Neuherausgaben unabhängiger, nicht im Rahmen eines Vereins herausgegebener oder als Vereinsorgan dienender pharmazeutischer Fachblätter nicht mehr erfolgt.

B. Vereinszeitschriften.

a) Wissenschaftliche Zeitschriften usw.

Als das älteste pharmazeutische Vereinsorgan ist das vom Januar 1822 ab in Fortsetzung der 1820 von dem Apotheker und Buchhändler V a r n h a g e n in Schmalkalden begründeten und bereits 1821 von

Brandes, Du Menil und Witting herausgegebenen „Pharmaceutischen Monatshefte", erschienene „Archiv des Apotheker-Vereins
im nördlichen Teutschland" anzusehen, das seit dem Jahre 1835 die
Bezeichnung „Archiv der Pharmacie" führt. Mit kurzer Unterbrechung in den Jahren 1832—34, in denen es gemeinsam mit dem
Hänle-Geigerschen „Magazin für Pharmacie" die ersten Bände
der „Annalen der Pharmacie" hatte bilden helfen (siehe Abschnitt A),
ist das Archiv in ununterbrochener Folge, wenn auch mit wechsel-
vollen Schicksalen, bis zur Gegenwart fortgeführt. Die ersten Bände
erschienen unter der Leitung von Brandes, Du Menil und
Witting. Nach dem im Jahre 1842 erfolgten Tode von Brandes
übernahm Wackenroder, der schon seit 1839 als Mitherausgeber
zeichnete, die Schriftleitung gemeinsam mit Bley, der sie nach dem
Ableben Wackenroders (1854) bis 1862 allein und von 1863 bis
1867 gemeinsam mit A. Ludwig führte. Von 1867—1882 wurde
das Archiv von Ludwig, von da ab bis 1889 von E. Reichardt,
von 1890—1921 von E. Schmidt und H. Beckurts geleitet. Nach
dem im Jahre 1921 erfolgten Tode von E. Schmidt trat J. Gadamer an seine Stelle. Im Jahre 1924 wurde das „Archiv" mit den
„Berichten der Deutschen Pharmazeutischen Gesellschaft" vereinigt
und wird seitdem unter dem zusammenfassenden Titel „Archiv
der Pharmazie und Berichte der Deutschen Pharmazeutischen Gesellschaft" von beiden Vereinigungen gemeinsam herausgegeben. Das hatte den Eintritt der bisherigen Herausgeber
der „Berichte", Hermann Thoms und Paul Siedler, in die Schriftleitung des „Archivs" zur Folge. Nach dem Tode von Gadamer
(1928) und Beckurts (1929) traten Mannich und Gilg an ihre
Stelle. Ende 1933 starb Gilg und das Januarheft 1934 weist demnach nur die Namen Mannich und Siedler als für die Schriftleitung verantwortlich auf. Das Februarheft führt infolge des Rück-
tritts von Mannich nur den Namen von Siedler an, während
das Märzheft unter der Schriftleitung von P. Horrmann, K. Peters und P. Siedler erschien. Ab November 1934 zeichnen
P. Horrmann und P. Siedler allein verantwortlich.

Die „Berichte der Deutschen Pharmazeutischen Gesellschaft"
hatten, als sie im Jahre 1924 mit dem „Archiv" vereinigt wurden,
eine 34jährige ehrenvolle Vergangenheit hinter sich. Sie entstanden
kurz nach der Gründung der Deutschen Pharmazeutischen Gesellschaft im Jahre 1890, um, wie Paul Siedler in seinem Buche
„40 Jahre Deutsche Pharmazeutische Gesellschaft"[1] sagt, „alle wissenschaftlichen Ergebnisse der Gesellschaftätigkeit weiteren Kreisen zugänglich zu machen... Schon im ersten Jahrgang der Berichte
gelangten 62 wissenschaftliche Abhandlungen zur Aufnahme, so u. a.
von Eugen Dieterich, dem Begründer der Chemischen Fabrik
Helfenberg, von O. Liebreich über seine Kantharidin-Therapie,

---

[1] Verlag Chemie G.m.b.H., Berlin.

von Raoul P i c t e t über Temperaturen unter 100⁰, sämtlich nach in
der Gesellschaft gehaltenen Vorträgen". Die ersten drei Jahrgänge
der „Berichte" erschienen unter der Leitung von H. T h o m s , die
weiteren sechs unter der von P. S i e d l e r . Bis zum 26. Jahrgang hatte
F. G o l d m a n n , von da ab, also von 1916 bis zur Verschmelzung
mit dem „Archiv" im Jahre 1924 wieder P. S i e d l e r die Schriftleitung der „Berichte" inne. Ganz ohne nur ihr eigene Verbindung mit
ihren Mitgliedern ist die Deutsche Pharmazeutische Gesellschaft auch
nach dem Gestaltwandel der „Berichte" nicht geblieben. Sie gibt seit
1924 „Mitteilungen der Deutschen Pharmazeutischen Gesellschaft"
heraus, deren Aufgabe die Unterrichtung der Mitglieder über die
inneren Vorgänge in der Gesellschaft, die Veröffentlichung der Sit-
zungseinladungen, kurzer Sitzungsberichte, Angaben über die Mit-
gliederbewegung usw. ist. Seit Beginn ihres Erscheinens bis zum
31. März 1931 wurden die „Mitteilungen" von P. S i e d l e r verantwortlich gezeichnet. Von diesem Zeitpunkt an liegt die Schriftleitung
in den Händen von A. H o l s t e i n .

Das ursprünglich für die Aufnahme von „interessanten Abhandlungen und Bemerkungen" aus der „wissenschaftlichen Tätigkeit der
Vereinsmitglieder",[1] also von praktisch-wissenschaftlichen Mitteilungen bestimmte „Archiv" hatte sich mehr und mehr zum Veröffentli-
chungsorgan für die in den pharmazeutischen Universitätsinstituten gewonnenen Forschungsergebnisse entwickelt. Das führte zu manchen
Beanstandungen seitens der Vereinsmitglieder und schließlich im Jahre
1904 zur Gründung einer neuen Vereinsveröffentlichung, die nun
ihrerseits die ursprüngliche Aufgabe des Archivs erfüllen sollte, der
„V i e r t e l j a h r s s c h r i f t f ü r p r a k t i s c h e P h a r m a z i e", deren Schriftleitung in die Hände von H. S a l z m a n n und W. W o b b e
gelegt wurde. Im Jahre 1922 hörte die „Vierteljahrsschrift" als selbständige Veröffentlichung zu erscheinen auf. Bis 1924 erschien sie
gemeinsam mit dem „Archiv", von da ab enthält das „Archiv" als
Ersatz sogenannte „Edelreferate".

<h3 align="center">b) G e w e r b l i c h e Z e i t s c h r i f t e n u s w.</h3>

Bereits im Jahre 1822 erschien als Beilage zum „Archiv" eine
„Pharmazeutische Zeitung", in der in erster Linie Anzeigen Aufnahme
finden sollten. Seit 1825 wurde das Blatt besonders gedruckt und den
Mitgliedern des Vereins zugestellt. Von 1827—1838 erschien es unter
dem Titel „P h a r m a c e u t i s c h e Z e i t u n g d e s A p o t h e k e r -
V e r e i n s i m n ö r d l i c h e n T e u t s c h l a n d" als selbständiges,
vierzehntägig erscheinendes Organ, über dessen Zweckbestimmung
B r a n d e s in einer „Einführung" sagt, daß die Zeitung „außer den
Vereinsangelegenheiten noch über mehrere Gegenstände sich verbrei-
ten wird, die eine schnellere Berichterstattung wünschen lassen, und

---

[1] Vorwort zu Heft 1 des im Jahre 1822 erschienen 1. Bandes des
„Archivs".

besonders die Staats- und bürgerlichen Verhältnisse der Pharmacie berücksichtigen wird". Ende 1838 wurde die Zeitung wieder dem „Archiv" eingefügt, um 1862 erneut abgetrennt und unter dem Titel „Zeitung des Norddeutschen Apotheker-Vereins", geleitet von A. O v e r b e c k in Lemgo, als wöchentlich erscheinendes „Intelligenz-blatt" herausgegeben zu werden. Diese Zeitung hat, da 1863 die Bunzlauer „Pharmaceutische Zeitung" Vereinsorgan wurde, nur ein Jahr bestanden, um in der am 3. April 1886 zum ersten Male das Licht der pharmazeutischen Öffentlichkeit erblickenden „Apotheker-Zeitung" ihre Auferstehung zu feiern.

Der erste Schriftleiter der zunächst einmal, nach einem halben Jahre aber bereits zweimal wöchentlich erscheinenden „Apotheker-Zeitung" war Paul L o h m a n n. Im Jahre 1888 übernahm der Leiter der „Zentralbüros" des Deutschen Apotheker-Vereins, J. G r e i ß, auch die Leitung des Vereinsorgans, dessen wissenschaftlicher Teil zunächst von L o h m a n n, dann von Moritz B e e r und schließlich von A. B. W e g e n e r redigiert wurde. Von 1894—1896 hatten H. T h o m s, von 1896—1900 H. S a l z m a n n, von 1900—1904 L. Z u m b r o i c h, von 1904—1923 Willy W o b b e, von 1923 ab bis zum 1. Juli 1933 der am 1. Oktober 1922 in die Schriftleitung eingetretene Hans M e y e r die Leitung des Blattes in Händen. Der Apotheker-Zeitung lag seit dem Jahre 1930 bis Mai 1933 monatlich eine zur Auslage in den Apotheken bestimmte illustrierte Zeitschrift bei, die vom deutschen Ärztebund herausgegeben und als Apothekenausgabe mit einem den Namen „Die Pille" tragenden und Abbildungen mit pharmazeutischen Motiven aufweisenden Umschlag versehen wurde. Die Apotheker-Zeitung, deren Bezugspreis für die Vereinsmitglieder bis Ende 1933 in dem Mitgliedsbeitrag einbegriffen war und auch später zugleich mit dem Mitgliedsbeitrag bezahlt werden konnte, hat nach fast völligem Niedergang im Jahre 1923 einen bedeutenden Aufschwung zu verzeichnen. Die wissenschaftliche Abteilung der Zeitung wird seit 1. Oktober 1927 von Felix D i e p e n b r o c k geleitet, der seit dem Ausscheiden von Hans M e y e r zur Zeit auch für den übrigen Teil verantwortlich zeichnete und auch die Leitung des als Nachfolgerin der Apotheker-Zeitung seit dem 1. Juli 1933 als „Standeszeitung Deutscher Apotheker", seit dem 1. Oktober 1934 als „Deutsche Apotheker-Zeitung" erscheinenden Vereinsorgans übernahm. Dem Blatte sind seit Mitte 1933 die Beiblätter: „Die Pharmazeutische Gesellschaft" (Schriftleiter A. H o l s t e i n), „Zur Geschichte der deutschen Apotheke" (Schriftleiter und Verfasser F. F e r c h l), seit Ende 1934 „Die deutsche Heilpflanze" (Sonderdruck aus der Zeitschrift „Die deutsche Heilpflanze") und schließlich seit März 1935 „Hauptbuch und Schaufenster" (Fortsetzung der Beilage „Apotheken-Werbung") angegliedert worden. Dazu kommt das „Nachrichtenblatt der Standesjugend Deutscher Apotheker", das bis zum Jahre 1933 als „Nachrichtenblatt der Deutschen Pharmazeutenschaft" bei der Apotheker-Zeitung Unterkunft gefunden hatte. Das Blatt, dessen

Schriftleitung vom November 1927, dem Gründungsmonat, bis Ende 1930 von H. D a m m, bis Ende 1931 von H. R ö p e r, von da an von dem auch jetzt noch als ihr Leiter tätigen H. H ü g e l betreut wird, führt seit Mitte Juli 1934 den Titel „Standesjugend und Pharmazeutenschaft".

Im Jahre 1838 hatte H e r b e r g e r, damals noch Apothekenbesitzer in Kaiserslautern, dem norddeutschen „Archiv der Pharmacie" ein süddeutsches, von ihm gemeinsam mit F. L. W i n c k l e r in Zwingenberg, später in Darmstadt herausgegebenes „J a h r b u c h f ü r p r a k t i s c h e P h a r m a c i e u n d v e r w a n d t e F ä c h e r" an die Seite gestellt. Das Blatt war zunächst Organ der Rheinbayerischen pharmazeutischen Gesellschaft. Es wurde 1843—47 von der Pfälzischen Gesellschaft für Pharmazie und Technik und den pharmazeutischen Vereinen der Großherzogtümer Baden und Hessen, von 1848—1852, in welcher Zeit an Stelle H e r b e r g e r s neben W i n c k l e r zeitweise C. H o f f m a n n und J. Z e l l e r bei der Redaktion mitwirkten, außerdem von dem Württembergischen Apotheker-Verein herausgegeben. Ab 1853 wurde es als „N e u e s J a h r b u c h f ü r p r a k t i sche P h a r m a c i e u n d v e r w a n d t e F ä c h e r, e i n e Z e i t schrift d e s a l l g e m e i n e n D e u t s c h e n A p o t h e k e r - V e r eins, A b t e i l u n g S ü d d e u t s c h l a n d" von G. J. W a l z und W i n c k l e r, später von Friedrich V o r w e r k geleitet und verschwand mit der Verschmelzung des nord- und süddeutschen zum Deutschen Apotheker-Verein im Jahre 1872.

Die noch zu nennenden Organe von Apothekenbesitzerverbänden haben eine allgemeinere Bedeutung nicht erringen können, und ihre Aufgabe im wesentlichen in der Vertretung der fachpolitischen Ziele der sie herausgebenden Vereinigungen gesehen. Im Jahre 1908 schuf sich der 1907 gegründete Verein zur Wahrung der wirtschaftlichen Interessen deutscher Apotheker ein eigenes Organ, das später die Bezeichnung „P h a r m a z e u t i s c h e N a c h r i c h t e n" erhielt, bis 1923 bestand und nacheinander von Kurt H o l z, W i l d t - Eupen, Albert M a n a s s e, H. S t r a u ß (von 1914—1921) und schließlich von R o u f s - Biesenthal geleitet wurde. Seit dem Jahre 1924 erschien bis April 1933 unter dem Zeichen des Verbandes unverkäuflicher Apotheken ein von dem Vorsitzenden des Verbandes, B i e r n a t h, geleitetes und fast ausschließlich geschriebenes „P h a r m a z e u t i sches N a c h r i c h t e n b l a t t", das allen Apotheken Deutschlands unentgeltlich zugesandt wurde.

Eine Sonderstellung und Sonderbedeutung hat die am 1. Juni 1932 erstmalig als „Amtliches Mitteilungsblatt und Eigentum der Apothekergemeinschaft, Amtliches Mitteilungsblatt der Gemeinschaft deutscher Apothekenbesitzer, somit Amtliches Mitteilungsblatt der Arbeitsgemeinschaft deutscher Apotheker", später zugleich als „Mitteilungsblatt der Fachgruppe Apotheker in der Abteilung Volksgesundheit der NSDAP." erschienene, von H. R. F i e k verantwortlich gezeichnete Halbmonatsschrift „D i e D e u t s c h e A p o t h e k e" gewonnen. Als Ziel nannte die Schriftleitung die Erneuerung der deutschen Apotheke auf dem Boden nationalsozialistischer Anschauungen.

Der Sieg der nationalen Erhebung brachte dem Blatte, dessen Schriftleitung am 1. März 1933 in die Hände von K. P e t e r s überging, einen außerordentlichen Aufschwung. Vom 1. Juli 1933 ab, beginnend mit der am 7. Juli 1933 herausgegebenen Nr. 1 des zweiten Jahrgangs, erschien „Die Deutsche Apotheke" wöchentlich, und zwar für die Mitglieder der Standesgemeinschaft Deutscher Apotheker zugleich mit der Sonnabendausgabe der „Apotheker-Zeitung" in einem gemeinsamen, die Bezeichnung „Standeszeitung Deutscher Apotheker" tragenden Umschlag. Nach einer programmatischen Darlegung des damaligen Standesleiters, Dr. H e b e r, in der Apoth.-Ztg. 1933 Nr. 53 sollte „Die Deutsche Apotheke" wie bisher richtunggebend die große Linie der Standesethik und Standespolitik aufweisen, während der „Apotheker-Zeitung" die Wahrung der „wirtschaftlichen Belange des Apothekers" zugewiesen wurde. Am 1. Oktober 1934 stellte „Die Deutsche Apotheke" ihr Erscheinen endgültig ein.

c) D i e p h a r m a z e u t i s c h e A n g e s t e l l t e n p r e s s e.

„Die Deutsche Apotheke" vertrat von Anbeginn ihres Erscheinens an Apothekenbesitzer u n d angestellte Apotheker. Als erste Verbandszeitung einer ausschließlich aus angestellten Apothekern bestehenden Vereinigung hat die von H i r z e l redigierte, im Jahre 1849 als Organ des „Deutschen Pharmaceuten-Vereins" gegründete und 1855 eingegangene „Z e i t s c h r i f t f ü r P h a r m a c i e" zu gelten. Es dauerte fast 30 Jahre, bis sie eine Nachfolge fand. Am 3. Januar 1886 sandte der vorexaminierte Apothekenassistent G r o ß m a n n die erste Nummer einer Zeitung in die Welt, die den Titel „D e r P h a r m a c e u t, Organ für die materiellen und wissenschaftlichen Interessen der deutschen Apothekergehilfen" trug und die Bildung eines „Deutschen Apotheker-Gehilfen-Vereins" anregte. Dieser Verein kam am 9. und 10. August 1886 unter der Bezeichnung „Deutscher Pharmaceuten-Verein" (ab 1895 „Pharmaceutische Vereinigung für Deutschland") zustande und „Der Pharmaceut", der ab 1. Oktober „P h a r m a c e u t i s c h e W o c h e n s c h r i f t" hieß, wurde sein Organ. Bis zum 1. Januar 1892 wurde das Blatt von Carl D ö r r i e n, von da an bis zum 1. August 1893 von H e f f t e r, bis zum Winter 1893 von A. L i n k e redigiert. Bis 1896 zeichnete dem Namen nach der Bürovorsteher der Vereinigung verantwortlich, während Hermann B r e m e r die tatsächliche Leitung inne hatte. Von 1896 bis zum 1. Oktober 1897 lag die Redaktion offiziell in den Händen von R o g l. Von da an bis zum Eingehen des Blattes im Jahre 1910 zeichnete der Verleger L. E n g e l k e, während tatsächlich H. L i n k e die Zeitung leitete und und zum größten Teil auch selber schrieb.

Da die „Pharmaceutische Vereinigung für Deutschland" sich im Jahre 1895 zur allgemeinen, Besitzer und Nichtbesitzer umfassenden Organisation umgewandelt hatte, so war auch ihr Organ nicht mehr als

Assistenten-Zeitung anzusehen. Eine solche entstand erst wieder im Jahre 1905 in der Zeitschrift des im Jahre zuvor gegründeten Verbandes konditionierender Apotheker, dem Zentralblatt für Pharmacie und Chemie", das später den Namen „Z e n t r a l b l a t t f ü r P h a r m a - c i e" führte und als dessen verantwortlicher Leiter vom 1. April 1905 bis 31. März 1910 der Verleger C. A. S c h a l l e h n - Magdeburg zeichnete. Die eigentliche Redaktion lag vom 1. April 1905 bis 1. März 1907 in den Händen von Curt E h r l i c h, von da an bis zum Februar 1919 von Otto S c h u l z, dem vom April 1909 bis April 1913 W u n d, vom 1. Juli 1913 bis März 1915 Hans W e i t h zur Seite standen. Letzterer führte dann die Redaktion als Nachfolger von S c h u l z von Ende Dezember 1918 bis Juli 1920. Von da ab bis zum 30. Januar 1921 leitete Wilhelm F e s s l e r die Zeitung, vom 30. Januar 1921 bis zum 1. Oktober 1921 Fritz B e r g e r. Am 1. Oktober 1921 übernahm Hugo S t r a u ß die Redaktion. Zur Seite standen ihm insbesondere für den wissenschaftlichen Teil der Zeitung bis zum 31. Dezember 1930 Fritz B e r g e r, vom Juli 1931 ab Johannes G e r s c h.

Bis 1. Juli 1933 erschien das Zentralblatt wöchentlich, von da ab bis zum 1. Oktober 1933 als Halbmonatsschrift. Mit dem dritten Vierteljahr 1933 trug das Zentralblatt für Pharmazie der Tatsache der am 24. Mai 1933 erfolgten Auflösung des Verbandes Deutscher Apotheker und seines Aufgehens in dem Verband angestellter Ärzte und Apotheker im Gesamtverband der Deutschen Angestellten (später in der Deutschen Arbeitsfront) Rechnung und stellte sein Erscheinen als selbständiges Fachorgan ein. Es verschmolz am 1. Oktober 1933 mit der am 1. Januar 1930 gegründeten Zeitschrift „Arzt-Hochschule-Krankenhaus" zu einer neuen Zeitschrift „Arzt-Apotheker-Krankenhaus", wobei Hugo S t r a u ß die Leitung des pharmazeutischen Teils übernahm. Im September 1934 hörte auch diese Zeitschrift zu erscheinen auf.

d) Z e i t s c h r i f t e n f a c h l i c h e r S o n d e r g r u p p e n.

Weniger einer Interessenvertretung als dem Austausch von Erfahrungen innerhalb der hier in Betracht kommenden fachlichen Sondergruppe galten bzw. gelten die im Jahre 1927 gegründeten „M i t t e i l u n g e n d e r V e r e i n i g u n g d e u t s c h e r A n s t a l t s - u n d K r a n k e n h a u s a p o t h e k e r", die seit dem 1. Januar 1934 als „neue Folge" unter dem Titel „Die Krankenhausapotheke" herausgegeben werden, und die am 1. Januar 1932 erstmalig, Anfang 1933 letztmalig erschienene Zeitschrift „D e r V e r t r a u e n s a p o t h e k e r". Die erstgenannten „Mitteilungen" wurden zunächst zweimonatlich, dann in monatlicher Folge herausgegeben und werden von Walther Z i m m e r m a n n geleitet. „Der Vertrauensapotheker" erschien als Monatsschrift. Die Redaktion lag bis zu dem Eingehen des Verbandes der Vertrauensapotheker und damit auch des Verbandsorgans im April 1933 in den Händen von V e t t e r, in zweiter Linie bzw. im Vertretungsfalle in denen von M i l l e r.

Eine Besonderheit der letzten Jahre stellen die von verschiedenen Industriefirmen herausgegebenen pharmazeutischen Zeitschriften dar, die allen Interessenten kostenlos zugehen und der Werbung für die Erzeugnisse der betreffenden Firmen dienen. Als solche sind zu nennen die seit 1926 erscheinenden „Pharmazeutischen Berichte" der I. G. Farbenindustrie und die seit September 1932 herausgegebene Monatsschrift „Pharma-Medico" der Ysatfabrik Johannes Bürger in Wernigerode. Pharmazeutische Stoffgebiete werden auch vielfach in den seit 1928 herausgegebenen „Medizinischen Mitteilungen" der Firma Schering-Kahlbaum AG. behandelt.

Es ist ein beachtliches Zeichen der Zeit, daß in dem letzten Jahrzehnt von verschiedenen Seiten (Verunda-Ründeroth, Gebrüder Störck-Oberhausen, Deutscher Apotheker-Verein bzw. StDA. oder Deutsche Apothekerschaft) Zeitschriften oder Beilagen herausgegeben werden, die der Unterweisung des Apothekers in der Kunst der Werbung und der Werbung als solcher dienen.

Zeitungen, auch Fachzeitungen, sind Spiegel der Zeit. Mehr noch als für alle anderen menschlichen Einrichtungen gelten für sie die Dichterworte:

„Das Alte stürzt — Es ändert sich die Zeit!" und zugleich und vielleicht noch bedeutsamer:

„Nur wer sich wandelt, ist mit mir verwandt."

15. Die Militärpharmazie.

Die Geschichte der deutschen Militärpharmazie ist mit der des gesamten deutschen Apothekenwesens eng verknüpft. Da die Militärpharmazie aber in manchen Dingen ihre eigenen Wege gegangen ist und gerade dadurch auf die Entwicklung des deutschen Apothekenwesens fördernd eingewirkt hat, muß ihrer im Rahmen der Gesamtgeschichte des deutschen Apothekenwesens besonders gedacht werden. Die deutsche Militärpharmazie ist nur wenig jünger als das deutsche Apothekenwesen. Auch sie kann auf eine bis ins 14. Jahrhundert zurückreichende Vergangenheit zurückblicken. Freilich darf dabei nicht außer Acht gelassen werden, daß es Berufsmilitärapotheker zunächst nicht gegeben hat. Es wurden vielmehr im 14. und 15. Jahrhundert, also zur Blütezeit der deutschen Städte, von diesen, zuweilen auch schon von den Fürsten, nur für die Dauer eines Kriegszuges, manchmal auch nur für eine bestimmte Zeit, Apotheker angestellt.

Als man im Jahre 1387 zu Konstanz einen Stadtapotheker anstellte, nahm man in seine Anstellungsurkunde die Verpflichtung auf, der Stadt im Falle eines Feldzuges als Apotheker zu dienen. In ähnlicher Weise wurde im Jahre 1457 ein Tübinger Apotheker durch den Landesherrn verpflichtet.

Auch im 16. Jahrhundert scheint man Apotheker nur von Fall zu Fall in den damaligen Heeren eingestellt zu haben. Nach einem Ende des Jahrhunderts erschienenen Werke des Leonhardt F r o n - s p e r g e r[1]) waren in den Landsknechtshaufen Apotheker nicht vorhanden. Er erwähnt jedenfalls keinen Apotheker. Der pharmazeutische Dienst wurde dort durch den Feldscherer wahrgenommen. Über ihn schreibt F r o n s p e r g e r : „Also hat ein Feldscherer zur notturft in einem Feldzug gerüstet seyn mit allerley notwendiger Artzney vnd Instrument, was zu jeder notturft gehört, das auch der Hauptmann selbs besichtigen soll". Von dem Sold eines jeden Landsknechts wurde ein Groschen abgezogen, der dem Feldscherer als „Medizingroschen" übergeben wurde. Dafür hatte er die Beschaffung der Arzneien zu übernehmen und den Knechten freie Arznei zu gewähren.

Als gegen Ende des 16. Jahrhunderts die Aufstellung von Heeren durch die inzwischen geschaffenen „Kreise" erfolgte, stellte man, wie aus einer Aufstellung, betitelt „Herrn Hieronymi Kressen S. Kriegsrechnungen in Hungarn bedr. de Ao 1594 und 96" hervorgeht, auch wieder Apotheker ein. P e t e r s[2]) schreibt darüber:

„Als der fränkische Kreis 1594 dem Kaiser gegen die Türken tausend reisige Pferde bewilligte, bestellte er Hieronymus K r e ß zum Kriegskommissar und Pfennigmeister. Nach Beendigung des Feldzuges legte K r e ß den Kreisständen seine Rechnung vor, die noch vorhanden ist. Der Zug hatte dem Kreis 91 857 fl. gekostet. In dieser Rechnung befindet sich ein Abschnitt mit der Aufschrift: „Hernach volgt was von unkosten so wegen der Apodecken vnnd für almusen ausgebenn worden". Es folgt nun eine genaue Aufstellung. Danach gehörte zur Truppe ein „kutsche Wagenn, daruf solche Apodeckerei (zwei mit Eisen beschlagene Kästen) also auch der doktor, Apodecker vnnd barbirer gefiert worden". Der Doktor hieß Johann E g e n, der Apotheker Jorgen V o l l a n d t. Für die drei Pflichtmonate waren dem Apotheker 96 fl. Sold versprochen worden. Die Gesamtkosten dieser Apotheken-Rechnung betrugen 1286 fl. $51^1/_2$ kr."

Also auch für diesen Feldzug war der Apotheker nur auf Zeit verpflichtet worden. Das wurde anders, als nach Beendigung des Dreißigjährigen Krieges die Landesherren dazu übergingen, statt der bis dahin üblichen Landsknechts- und Söldnerheere stehende Heere zu schaffen.

Wie in so vielen anderen Dingen ging der „Große Kurfürst" allen deutschen Fürsten jener Zeit auch in dieser Hinsicht voran. Er schuf bald nach seinem Regierungsantritt, der noch in die Zeit des Dreißigjährigen Krieges fiel, ein stehendes Heer und stellte bei diesem nach Verlauf von einigen Jahren den ersten Feldapotheker an. Es war der Feldapotheker David T ö t z s c h m a n n, der dem Generalstabe zu Fuß zugeteilt wurde. Seit 1674 gab es auch einen Apotheker des Friedensstandes beim Generalstabe. Damit war die weitere Entwick-

---

[1]) Leonhardt F r o n s p e r g e r, Von Kayserlichen Kriegsrechten, Malefitz vnd Schuldhändler, Ordnung und Regiment pp 10 Bücher. Frankfurt am Mayn, 1571.
[2]) P e t e r s, H., Aus pharmazeutischer Vorzeit. Verlag von Julius Springer, Berlin. S. 41.

lung der Militärpharmazie in Brandenburg-Preußen in die Wege
geleitet worden. Aber noch lange Zeit bestand die Einrichtung weiter,
daß die Regimentsfeldscherer die für die Truppe benötigten Arzneien
selbst beschaffen mußten. Seit dem Jahre 1712 wurde wie in anderen
Ländern auch in Preußen der sogenannte „Medizingroschen” gewährt.
Dabei ist es interessant, daß er im Feldlazarett als „Apothekergroschen” dem Feldapotheker zur Anschaffung der Arzneien ausgezahlt
wurde. An den Feldscherer durften Arzneien aus der Feldapotheke
nur auf Verordnung des Feldmedikus oder in dessen Abwesenheit
auf Unterschrift des Stabsfeldscherers verabfolgt werden.[1]) Die Beschaffung der Arzneien durch Feldscherer und Feldapotheker barg
manche Schäden in sich, die zu Unzuträglichkeiten führten und die
vorgesetzten Dienststellen veranlaßten, für die Abschaffung des Medizingroschens einzutreten. Ihre Bemühungen führten aber erst im
Jahre 1828 zum Erfolg, als durch Königliche Verordnung zur Bestreitung aller Ausgaben für die Arzneibeschaffung ein besonderer
Krankenpflegefonds geschaffen wurde. Jedes Lazarett erhielt nunmehr
eine Lazarettapotheke (Dispensieranstalt).

Welchen Wert man aber schon gegen Ende des 18. Jahrhunderts
auf die gute Durchführung des pharmazeutischen Dienstes bei der
preußischen Armee legte, beweisen zwei Verordnungen des Jahres
1798. Mit der einen wurde der Apotheker Professor Dr. H e r m b -
s t a e d t zum Generalstabsapotheker ernannt. Dieser Titel ist später
in der preußischen Armee nicht wieder verliehen worden. Gleichzeitig
wurde H e r m b s t a e d t beauftragt,

„schon in Friedenszeiten die Beschaffung der medizinischen Vorräte und
die Füllung der Feldapotheken vorzuarbeiten, die Apothekenutensilien zu
inspizieren, die Instruktionen für die Feldapotheker und ihre Gehilfen zu
entwerfen und ein Verzeichnis aller im Lande befindlicher, zu diesem Personal tauglicher Subjekte zu unterhalten, um solche bei entstehendem Krieg
sogleich anstellen zu können, wobei die Königl. Majestät hiermit genehmi-
gen, daß denen, welche sich während des Krieges untadelhaft betragen
haben, nach Beendigung desselben zu ihrer Belohnung die Enrollementsfreiheit zugesichert werde.”

Im Anschluß an diese Kabinettsorder wurde eine zweite Verordnung erlassen, mit der die Hauptlazarettdirektion angewiesen wurde,
„fortwährend genaue Listen über alle bereits im Frieden vorhandenen
pharmazeutischen Offizine sowie deren Eigentümer oder Pächter und
das dazu gehörige aus Landeskindern bestehende Dienstpersonal zu
führen”. Diese Listen, von denen ein Teil noch im Geheimen Staatsarchiv in Dahlem vorhanden ist, sind dadurch wertvoll, daß sie auch
Werturteile über die damaligen preußischen Apotheker enthalten, insbesondere darüber, ob sie zum Dienst in der Armee geeignet waren.

Die Ernennung H e r m b s t a e d t s zum Generalstabsapotheker
war nicht nur eine wertvolle Verwaltungsmaßnahme, sondern wirkte
sich auch in wissenschaftlicher Hinsicht im Interesse der preußischen

---

[1]) R i c h t e r , Ad. Leopold, Geschichte des Medizinalwesens 1860.

Adlung und Urdang, Pharmazie 18

Militärpharmazie aus. Bis dahin waren z. B. die in der preußischen
Armee verwendeten Arzneibücher oder ähnlichen Werke nur von
Ärzten verfaßt worden, so das vom Generalstabsfeldmedikus Dr.
C o t h e n i u s zum Gebrauch in den Feldlazaretten des Siebenjährigen
Krieges verfaßte „Formulare", das im Jahre 1790 als Pharmacopoea
castrensis Borussica erschien. Jetzt wurde zu wissenschaftlichen Arbeiten, insbesondere zur Herausgabe von Arzneibüchern auch ein
Militärapotheker herangezogen. Als im Jahre 1798 eine Kommission
geschaffen wurde, die die Vorarbeiten für die neue Preußische Pharmakopöe auszuführen hatte, wurde dieser neben dem damaligen Gene-
ralfeldstabsmedikus Dr. R i e m e r der Apotheker H e r m b s t a e d t
zugeteilt. H e r m b s t a e d t war übrigens auch Mitherausgeber der
im Jahre 1805 erschienenen „Pharmacopoea castrensis Borussica",
die in verschiedenen Ausgaben erschien und erst im Jahre 1883 durch
die Pharmacopoea Germanica II ersetzt wurde. Zum Beweise dafür,
daß man auch weiter die wissenschaftlich-technischen Kenntnisse der
Militärapotheker zu würdigen begann, diene die Tatsache, daß gleich
nach Schaffung der „Technischen Kommission für pharmazeutische
Angelegenheiten", in diese im Jahre 1853 ein Militärapotheker, der
Oberstabsapotheker K l e i s t , berufen wurde.

Die eigentliche wissenschaftliche Betätigung der Militärapotheker
setzte aber erst ein, als man dazu überging, besondere hygienisch-
chemische Laboratorien zu schaffen. Dies geschah zum ersten Male
im Jahre 1891, als bei den Sanitätsämtern die hygienisch-chemischen
Untersuchungsstationen eingerichtet und mit ihrer Leitung die Korpsstabsapotheker beauftragt wurden. Bei der Einstellung von Korpsstabsapothekern hatte man schon vorher an deren wissenschaftliche
Vor- und Ausbildung erhöhte Anforderungen gestellt. Jetzt wurde
diese Ausbildung von Bedeutung. Als 1894 durch Bundesratsbeschluß
Vorschriften über die Prüfung als Nahrungsmittelchemiker erlassen
worden waren, wurde den damaligen Korpsstabsapothekern der Ausweis als Nahrungsmittelchemiker verliehen, ohne daß sie sich der
vorgeschriebenen Prüfung zu unterziehen brauchten. Seit dieser Zeit
sind nur solche Apotheker zu Korpsstabsapothekern ernannt worden,
die diesen Ausweis besaßen. Als später Garnisonapotheker neben
den Korpsstabsapothekern eingestellt wurden, wurde auch von diesen eine über die pharmazeutische Staatsprüfung hinausgehende
wissenschaftliche Ausbildung, insbesondere als Nahrungsmittelchemiker oder Chemiker verlangt. Von grundlegender Bedeutung war für
die Entwicklung des Militärapothekenwesens die Kabinettsorder vom
14. Mai 1902. Alle Apotheker, die sich um Anstellung als aktive Militärapotheker bewarben, mußten nunmehr den Ausweis als Nahrungsmittelchemiker erbringen. Die aktiven Militärapotheker gehörten von
jetzt ab wie die übrigen Heeresbeamten mit akademischer Vorbildung
zu den höheren Beamten der Heeresverwaltung. Äußerlich kam dies
dadurch zum Ausdruck, daß die aktiven Militärapotheker gleich diesen am Kragen und an den Ärmelaufschlägen zwei gestickte silberne

Litzen und als Achselstücke Plattschnüre von Silber mit einer bzw. zwei Rosetten zu tragen hatten.

Es darf an dieser Stelle gesagt werden, daß die aktiven Militärapotheker auf wissenschaftlichem Gebiet Ersprießliches geleistet haben. Der größte Teil ihrer Arbeiten ist in den „Veröffentlichungen aus dem Gebiet des Militärsanitätswesens" erschienen.

Die rangliche Stellung der preußischen Militärapotheker ließ zunächst viel zu wünschen übrig. Erst allmählich trat eine Besserung ein. Es sollen hier die Gründe, die hemmend gewirkt haben, nicht untersucht werden. Es besteht aber kein Zweifel, daß zu gutem Teil die eigenartige Stellung der Militärapotheker den Sanitätsoffizieren gegenüber hieran schuld war. Sie bedurfte dringend einer Abänderung. Zu Beginn des 20. Jahrhunderts riefen die Apotheker Dr. H i n t z und M a u b a c h in Verbindung mit dem Deutschen Apotheker-Verein und einigen Reichstagsabgeordneten eine Bewegung ins Leben, deren Ziel es war, eine rangliche und geldliche Besserstellung der aktiven und der Reserve-Militärapotheker zu erreichen. Ihre Bemühungen hatten Erfolg, wobei aber nicht vergessen werden darf, daß ein guter Teil des Erfolges dem Vorgehen des damaligen pharmazeutischen Referenten im Preußischen Kriegsministerium, Oberstabsapotheker Dr. H o l z , zu verdanken ist. Mit der bereits erwähnten Kabinettsorder vom 14. Mai 1902 wurden neue Gehalts- und Rangverhältnisse geschaffen und dadurch dem Militärapotheker endlich die ihm gebührende Stellung unter den anderen Heeresbeamten eingeräumt. Wenn auch das erstrebte Ziel noch nicht in jeder Hinsicht erreicht worden war, so war doch der Anfang gemacht und der Weg für neue Verbesserungen geebnet worden. Hierher gehören die später erfolgte Verleihung des Charakters als Oberstabsapotheker mit dem persönlichen Rang als Räte IV. Klasse an die ältesten Korpsstabsapotheker, Aufnahme der Militärapotheker in die Rangliste, Beförderungsmöglichkeit der Apotheker der Reserve und anderes.

Was von den Militärapothekern, den aktiven wie denen des Beurlaubtenstandes, während des Weltkrieges geleistet worden ist, kann am besten aus der einschlägigen Literatur, insbesondere aus dem Werke von D e v i n[1]) ersehen werden. Dieses Buch gibt auch darüber Aufschluß, wie vielseitig die Verwendung der Militärapotheker während des Krieges gewesen ist. Dank ihrer Ausbildung wurden sie nicht nur als Vorstände der Lazarettapotheken, Leiter der Sanitätsdepotabteilungen und hygienischen Untersuchungsstellen verwendet, sondern auch zur Leitung der neu errichteten Verbandpäckchenanfertigungsstellen, der Materialprüfungsstelle beim Bekleidungsamt und verschiedener Dienststellen, die zur Herstellung zahlreicher Gegenstände der Heeressanitätsausrüstung im eigenen Betrieb eingerichtet worden waren, herangezogen. Auch die hygienische Überwachung

---

[1]) D e v i n , G., Die deutschen Militärapotheker im Weltkrieg, Verlag von Julius Springer, Berlin, 1920.

der Armeekonservenfabriken und anderer Betriebe gehörte zu ihren Dienstobliegenheiten.

Als es galt den Gasschutz zu organisieren, beauftragte man hiermit Militärapotheker. Verschiedene Korpsstabsapotheker haben trotz ihrer Beamteneigenschaft beim Armeekorps, einzelne auch bei Armeen, den Dienst als Gasoffiziere wahrgenommen.

Es darf an dieser Stelle gesagt werden, daß sich die Militärapotheker auch in den Stellen, die ihrer eigentlichen Berufsausbildung fern lagen, bewährt und dadurch das Ansehen des Apothekerstandes gefördert haben.

Was von der Entwicklung der preußischen Militärpharmazie im vorstehenden gesagt ist, gilt auch für das Militärapothekenwesen der ehemaligen Bundesstaaten, die einen eignen Militärapothekerstand besaßen wie Bayern, Württemberg und Sachsen sowie für die Marinepharmazie und die der Schutztruppen.

Die Einzelheiten, insbesondere die Punkte, in denen gerade das bayerische Militärapothekenwesen zunächst vom preußischen abwich, sind aus der chronologischen Übersicht zu ersehen.

Als nach Beendigung des Weltkrieges das deutsche Heer aufgelöst werden mußte, setzte eine wichtige Tätigkeit der Militärapotheker ein. Es handelte sich um die Rückführung des umfangreichen und wertvollen Sanitätsmaterials aus dem besetzten Gebiet. Hierüber sagt Devin[1]) in seiner Abhandlung zum Ruhme der Militärpharmazie:

„Trotz aller Widrigkeit der Umstände gelang es der aufopfernden und rastlosen Tätigkeit der Militärapotheker, die vielfach bis zum letzten Augenblick auf ihren gefährdeten Posten aushielten, große Bestände an wertvollem Sanitätsmaterial dem Zugriff des nachrückenden Feindes zu entziehen."

Die Auflösung des Heeres und die Schaffung der bedeutend verminderten Reichswehr brachte es mit sich, daß viele ehemalige aktive Militärapotheker keine Verwendung mehr in der Armee finden konnten. Als dann ein großer Teil der bisherigen Garnisonlazarette von dem unter Leitung des Reichsarbeitsministeriums stehenden Versorgungswesen übernommen war, dem unter anderem die Fürsorge für die Kriegsbeschädigten und deren Hinterbliebenen zufiel, konnten verschiedene Militärapotheker als Regierungsapotheker dort untergebracht werden. In dem Maße allerdings, in dem die Zahl der Kriegsbeschädigten sich verringerte und ihre Versorgung anders geregelt wurde, verkleinerte sich die Zahl der Versorgungslazarette und sonstigen Versorgungseinrichtungen und Hand in Hand damit die Zahl der Versorgungsapotheker.

In der neu gegründeten Reichswehr, einschließlich Reichsmarine, die wie in anderen Dingen auch hinsichtlich der Militärpharmazie die Tradition der alten Armee und Marine übernommen hat, haben verschiedene Militärapotheker Verwendung gefunden.

---

[1]) Devin, G., Die deutsche Militärpharmazie in der Nachkriegszeit. Apotheker-Zeitung 1927 Nr. 72.

Über die Entwicklung des Apothekenwesens der Reichswehr einschließlich Reichsmarine finden sich in der chronologischen Zusammenstellung nähere Angaben, desgleichen über die Pharmazie im Versorgungswesen und bei der Schutzpolizei.

Chronologische Zusammenstellung über die Geschichte der deutschen Militärpharmazie.[1])

1387 Johann A e n g e l i , Apotheker zu Konstanz, übernimmt in seiner Anstellungsurkunde die Verpflichtung, der Stadt, falls sie einen Kriegszug tuen müsse, um einen Lohn, wie ihn der Rat festsetzt, im Felde als Apotheker zu dienen.

1457 Johann B e s n e r i , Apotheker zu Tübingen, wird durch den Grafen E b e r h a r d v o n W ü r t t e m b e r g verpflichtet, in Kriegszeiten als Apotheker Heeresfolge zu leisten.

Um 1565 K a i s e r M a x i m i l i a n II. erließ genaue Dienstvorschriften für die Landsknechtsheere. Bei jedem Fähnlein war ein tüchtiger Feldscherer, der mit Arzneien und chirurgischen Instrumenten ausgestattet wurde, einen Feldmedizinkasten mit sich führte und die Arzneien bereitete. Erstmaliges Auftreten des sogenannten „Medizingroschens". Jedem Landsknecht wurde 1 Batzen oder Groschen vom Solde einbehalten. Diesen erhielt der Feldscherer zur Bestreitung der Arznei- und Verpflegungskosten.

1594/96 Rechnung des Hieronymus K r e s s , Kriegskommissar und Pfennigmeister im Feldzuge gegen die Türken, verrechnet „was von unkosten so wegen der Apodecken unnd für almusen ausgebenn wordenn" fl. 1286,51 $^{1}/_{2}$ kr. Der Apotheker F l a i - s c h e r erhielt monatlich 32 fl. Löhnung.

1602 Erscheinen zweier Beschreibungen von einer „Reise- und Kriegsapotheke" von Leonhard T h u r n e y s s e r (1530—96) und von Professor Andreas E l l i n g e r , gest. 1582 zu J e n a .

1619, 1626, 1634 und 1667 erschienen, von Raymund M i n d e r e r herausgegeben, „Medicina militaris s. Libellus castrensis, d. i. Gemeine Handstücklein zur Kriegsarznei gehörig, dem gemeinen Soldaten".

1675 Fürstbischof C h r i s t a n B e r n h a r d zu Münster bestallt den Apotheker D e t t e n als Hof- und Milizapotheker.

1683 Johann Leonhard K e l n e r , späterer Besitzer der Apotheke zur Goldenen Kanne zu N ü r n b e r g , Apotheker der Reichsarmee, die der Markgraf L u d w i g W i l h e l m v o n B a d e n gegen die Türken führte. Kelners Feldapotheke befindet sich im Germanischen Museum in N ü r n b e r g .

---

[1]) Dieser Zusammenstellung sind zugrunde gelegt:
Dr. H o l z , Erinnerungsblätter aus der Geschichte der preuß. Militärpharmazie. Apoth.-Ztg. 1924, S. 1418.
Dr. D e v i n , desgl., S. 1636.
Dr. B e r e n d e s , Prof., Das Apothekenwesen, S. 317 pp.

Brandenburg-Preußen.

1427 Bei der Reichsfahrt gegen die Hussiten unter dem Kurfürsten Friedrich I. von Hohenzollern führten die Städter bei ihren Milizen, Ärzte, Apotheker und Spitalwagen mit sich.

1639 Einstellung eines Regimentsfeldscherers.

1656 Einstellung eines Feldapothekers (David Tötzschmann) beim Generalstabe zu Fuß. Monatliches Traktament 25 Tlr. und 3 Tlr. Servis. Der Feldapotheker beim Generalstabe zu Roß erhält $33^1/_3$ Tlr. monatlich und $3^1/_2$ Tlr. Servis.

1674—1677 wird für den Apotheker Reichnow beim „General-Staab" ein Monatssold verzeichnet.

1689—1713 Unter den „General-Staabes-Bedienten" wird der Feldapotheker Tillmann genannt, dem zeitweise zwei Gesellen beigegeben waren.

1688 schrieb Johann Abrah. a. Gahema „Wohl eingerichtete Feldapotheke, Bremen" und

1690 „Kranker Soldat, sammt einer Feldapothek, Hamburg". Er verurteilt darin die vielen unnützen Medikamente in der Feldapotheke.

1712 22. Juni. Erlaß des Reglements und der Ordonnanz wegen der Hofapotheke. Es soll an alle Soldaten von Sr. Majestät Guarde und dero Unteroffiziere, ingleichen alle Trabanten und deren Unteroffiziere, hingegen für die halbe Bezahlung an alle Offiziers bis zum Fähndrich und Cornet einschließlich freie Medizin verabfolgt werden.

1712 4. November. Regimentsfeldscherer sollen die notwendigen Arzneimittel selbst anschaffen, ebenso die Feldmedici und Stabs-Feldscherer bei den Lazaretten. Chirurgen erhalten zum Ankauf der Arzneimittel eine Zulage. Jedem Soldaten vom Feldwebel oder Wachtmeister abwärts werden 3 Kreuzer monatlich als „Apothekergroschen" vom Sold abgezogen für den Regimentsfeldscherer, im Feldlazarett für den Feldapotheker zur Beschaffung der Arzneimittel.

1723 7. Juli. In dem revidierten Hofapothekenreglement Erweiterung des Verzeichnisses der zum unentgeltlichen Empfange von Arzneimitteln berechtigten Personen.

1725 30. Januar. Instruktion „wonach bei Annehmung der Regiments-Feldscherer verfahren werden und worin derselben Funktion und das Detail ihrer Verrichtungen bestehen soll". Für ihr Traktament mußten sie auch die Arzneien liefern.

1726 1. März. Reglement vor die Kgl. Preußische Infanterie. „Wie die Kranken im Felde in Acht genommen, und auf die Conservation der Soldaten gesehen werden soll." „Die Feldapotheke soll, wenn die Armee im Felde steht, bey dem Lazareth in der Stadt bleiben, und es soll keine Artzeney aus der Feldapotheke an die Regiments-Feldscherer gegeben werden . . ." Visitation der Regiments-Feldscherer durch einen Doctor und den General-Chirurgen.

1734 24. Februar. Durch AKO. erhält der Hofapotheker N e u m a n n für die Ausstattung einer Feldapotheke für das Heer im Kriege mit Frankreich und Spanien 3309 Tlr. 20 Gr.
2 Apothekergesellen erhielten monatlich je 10 Tlr.

1735 Den in Berlin stehenden Regimentern soll keine freie Arznei mehr verabfolgt werden. Die „Regiments-Feldschers" sollen dafür aus den Hofapotheken-Geldern — für jedes Regiment 300 Tlr. — erhalten.

1743 1. Juni. Reglement vor die Königl. Preuß. Infanterie. Titel XXX. Wie die Kranken im Felde in Acht genommen etc. (Vgl. 1. März 1726.)

1743/44 Im Etat des Lazarettpersonals für ein Corps d'Armée sind 2 Apothekergesellen und 2 Jungen vorgesehen.

1740—1768 Nach Ad. M e n z e l „Die Armee Friedrichs des Großen in ihrer Uniformierung" trug der Feldapotheker einen dunkelblauen, langschößigen Rock mit rotem Futter, dunkelblauem Kragen, an den Seiten Taschen mit Patten, auf der Brust beiderseits 6 goldene Knöpfe, 2 an den Ärmelaufschlägen. Lange rote Weste mit Goldstickerei. Rote Hose mit 3 goldenen Knöpfen an jeder Seite und Schnalle. Zwischen Hose und den bis zum Knie reichenden schwarzen Stiefeln sieht man einen schmalen weißen Streifen der Strümpfe. Dreieckiger Hut mit breiter goldener Tresse, schwarzer Kokarde mit goldener Agraffe. Degen mit goldenem Gefäß, braunlederner Scheide ohne Portepee, weiße Perrücke, schwarzes Halstuch, weißgestickte Manschetten, Krückstock.

1756—1763 Beim Beginn des Krieges entwarf der Generalstabsfeldmedikus C o t h e n i u s eine Dienst-Instruktion für die Ärzte und Wundärzte und versah die Feldapotheke mit den Vorschriften zu den von ihm in jener Instruktion erwähnten zusammengesetzten 258 Arzneien.

1778 9. Mai. Lazarettordnung mit einem Verzeichnis der Arzneimittel, die verschrieben werden dürfen.

1778 18. November. Der Etat für das Feldlazarettpersonal bei dem Feldlazarett der 2. Armee sah 1 Ober-Feldapotheker, 1 Reise-Feldapotheker und 10 Apotheker-Gesellen vor.

1787 16. September. Erstes „Königl. Preuß. Feldlazareth-Reglement". Die ganze Armee erhielt 2 Oberfeldapotheker, 4 Provisoren oder Reisefeldapotheker, 40 Unterapotheker und 10 Handarbeiter.

1790 Pharmacopoea castrensis Borussica, Berlin.

1791 Desgl. Neudruck.

1794 Pharmacopoea castrensis Borussica Ed. III aucte et emandata. Berlin.

1798 19. Januar. Ernennung des Professors Hermbstaedt zum Generalstabsapotheker mit einem Friedensgehalt von 500 Rtl. jährlich.
Errichtung einer Hauptfeldlazarettdirektion, der der Generalstabsapotheker angehörte. Den Feldapothekern und deren Gehilfen, die sich während des Krieges untadelhaft betragen haben, wird Kantonfreiheit zugesichert.

1805 Pharmacopoea castrensis Borussica. Auct. Goercke et Hermbstaedt, Berlin.

1806 11. September Feldunterapotheker erhalten eine Uniform ähnlich der für Oberapotheker bestimmten.

1807 Pharmacopoea castrensis Borussica, Ed. II, Berlin.

1808 Generalstabsapotheker Hermbstaedt wird auf seinen Antrag verabschiedet.

1808 Aufhebung der ständigen Hauptfeldlazarettdirektion. Zum Generalstabschirurgen tritt ein Oberfeldapotheker. Die Dienstbezeichnung Generalstabsapotheker kam nach kurzem Bestehen in Fortfall.
Als Oberfeldapotheker wird Franck mit einem Gehalt von 360 Tlr. jährlich angestellt.

1808 Erhöhung des Medizinalgeldes auf 2 gute Groschen.

1812 Reisefeldapotheker erhalten besondere Uniform.
Für den Oberfeldapotheker beim Medizinalstabe war keine Uniform vorgeschrieben.

1812 14. Februar. Jedes fliegende Lazarett bekommt 1 Reise-Feldapotheker und 1 Handarbeiter, das Hauptlazarett 1 Reise-Feldapotheker, 3 Unter-Feldapotheker und 2 Handarbeiter.

1812 28. März. Instruktion für das Apotheken-Personal.
Instruktion für die Unter-Feldapotheker.

1813 Pharmacopoea castrensis Borussica. Ed. III, Berlin.

1813—1815 Für die 80 000 Mann starke Armee gegen Frankreich waren 3 Haupt- und 6 fliegende Lazarette vorbereitet. Im Rükken der Armee wurden Provinzial-Lazarette angelegt, im März 1814 waren es 124. Die fliegenden Lazarette mußten bald vermehrt werden. 8 Apotheker starben als Opfer ihrer Pflicht in den Lazaretten.

1814 28. August. Organisation des Kriegsministeriums (5 Departements).

1814 3. September. Allgemeine Dienstpflicht.

1815 Pharmacopoea castrensis Borussica. Ed. IV, Berlin.

1815 21. November. Landwehr-Ordnung.

1819 Amtsbezeichnung „Oberstabsapotheker" für den bisherigen Oberfeldapotheker zum ersten Mal im Etat.

1825 Reglement für die Friedenslazarethe der Kgl. Preußischen Armee.

1826 26. Mai. Der Medizingroschen wird versuchsweise beim V. Armeekorps aufgehoben. Die Arzneien sollten für jedes Lazarett direkt angekauft werden.

1828 Pharmacopoea militaris Borussica, Berlin.

1828 29. Juni. Die Aufhebung der Medizingelder erfolgt zum 1. Januar **1829** allgemein.
Nach der Instruktion vom 1. Januar 1829 Einführung von Lazarettapotheken (Dispensieranstalten). Das ärztliche Mitglied der Lazarettkommission war für die Arzneimittel verantwortlich. Dispensiert wurde von Chirurgen. Rechnungsprüfung durch Medizinalstab.

1828 10. Oktober. Jede Kompagnie erhält für Soldatenfamilien ein Fixum zur Deckung des Arzneibedarfs für die Altverheirateten (vor dem Jahre 1810), der Überschuß durfte für die Neuverheirateten Verwendung finden.

1829 1. Januar. Dem Oberstabsapotheker K l e i s t beim Medizinalstabe werden zur Prüfung der Rechnungen 3 Gehülfen beigegeben. Sie erhalten eine Vergütung von je 1 Tlr. täglich und sind auf Kündigung angenommen.

1830 18. November. Die zum einj.-freiw. Dienst berechtigten jungen Pharmazeuten leisten, insofern von ihnen Gebrauch gemacht werden kann, ihre Militärpflicht in den Militärapotheken ab. Sie mußten nach vorschriftsmäßiger Lehrzeit 2 Jahre als Gehülfe, davon mindestens 1 Jahr bei der Rezeptur beschäftigt gewesen sein.

1831 12. November. Uniformänderung. Oberstabsapotheker.

1834 Vorschriften über den Dienst der Krankenpflege im Felde bei der Kgl. Preuß. Armee. Jedes Armeekorps erhält 3 leichte und 3 schwere Feldlazarette, die einem Feldlazarettstabe unterstanden, dem ein O b e r - und ein U n t e r f e l d a p o t h e k e r beigegeben war. Ersterer mußte die Staatsprüfung der Apotheker 1. Klasse mit Beifall bestanden haben. Bei den schweren Feldlazaretten waren A b t e i l u n g s a p o t h e k e r, denen ein F e l d u n t e r a p o t h e k e r und ein Handarbeiter beigegeben waren. Abteilungsapotheker mit, Unterfeldapotheker ohne Staatsexamen.

1835 23. August. Für jeden der drei pharmazeutischen Gehilfen beim Medizinalstabe wird an Stelle der Diäten eine jährliche Besoldung von 500 Tlr., für den Oberstabsapotheker eine Gehaltszulage von 200 Tlr. (insgesamt 900 Tlr.) gewährt.

1838 12. Juli. Der Oberstabsapotheker wird bezüglich des Pensionsfonds und des Pensionssatzes den Korpsauditeuren und den Militär-Oberpredigern gleichgestellt.

1841 Pharmacopoea militaris Borussica, Berlin.

1844 Aufhebung des Feldlazarettstabes. Jedes Armeekorps erhält statt der drei schweren Feldlazarette ein Hauptfeldlazarett mit einem Stabsapotheker, drei Ober- und drei Unterapothekern. Die leichten Feldlazarette bleiben bestehen.

1845 Strafgesetzbuch für das Preußische Heer. Oberstabsapotheker

und die Apotheker im Kriege gehören zu den oberen Militärbeamten ohne einen bestimmten Rang.

1847 Pharmacopoea militaris Borussica, Berlin.

1848 16. März. Uniformänderung für Oberstabsapotheker, Oberapotheker, Abteilungsapotheker, Unterapotheker.

1850 Pharmacopoea militaris Borussica, Berlin.

1851 28. Oktober. Stellung des Militär-Medizinalwesens unter das
Kriegsministerium.

1852 5. Juli. Reglement für die Friedenslazarette der Preuß. Armee.

1859—1860 Reorganisation der Armee.

1862 17. Juli. Klassifikation der zum Preußischen Heere und zur Marine gehörenden Militärpersonen.

1863 17. April. Beim Korpsgeneralarzt wird ein Stabsapotheker, bei jeder Abteilung der Feldlazarette ein Feldapotheker angestellt.

1866 8. September. Instruktion zur Einrichtung und Verwaltung von
Arzneireserven. Vorstand ein oberer Militärarzt, dazu ein
Volontär-Pharmazeut und Lazarettgehilfen.

1866 Krieg gegen Österreich.

1868 20. Februar. Verordnung über die Organisation des Sanitätskorps.

1868 26. März. Militärersatzinstruktion für den Norddeutschen Bund.
Apotheker dürfen als einjährig-freiwillige Militärapotheker erst nach Ablegung der Staatsprüfung zugelassen
werden. Sie treten als Pharmazeuten — untere Beamte — zum
Beurlaubtenstande. Die Feldapotheker waren obere Beamte; sie traten nach Beendigung eines Krieges wieder als
Pharmazeuten zum Beurlaubtenstande zurück.

1868 1. Juli. Anstellung der Korpsstabsapotheker, je einer
für 2 Armeekorps und einer beim Medizinalstabe der Armee.
Sie übernehmen die Prüfung des Verbrauchs an Arzneien und
Verbandmitteln und führen chemische Untersuchungen aus, revi-
dieren die Dispensieranstalten, Arzneireserven und die Sani-
tätsausrüstung der Truppen. Sie bearbeiten die Personalien der
Militärpharmazeuten und führen die Listen über die Apotheker
des Beurlaubtenstandes etc.

1868 1. Oktober. Die Militär-Medizinal-Abteilung im Kriegsministerium wird versuchsweise errichtet. Chef der Generalstabsarzt
der Armee, 4 Referenten (darunter als Zivilrat der frühere Ober-
feldlazarettinspektor), 3 Hilfsreferenten (darunter 1 Oberstabsapotheker).

1868 Pharmacopoea militaris Borussica, Berlin.

1869 29. April. Instruktion über das Sanitätswesen der Armee im
Felde. Jedes Armeekorps erhielt im Kriege 3 Sanitätsdetachements, 12 Feldlazarette, Etappenlazarettpersonal, Lazarettreser-
vedepot. Bei jeder Formation waren Feldapotheker.

1869 8. Juli. Endgültige Einführung der Militär-Medizinal-Abteilung beim Kriegsministerium.

1870—1871 Krieg gegen Frankreich. Im Sanitätsdienst der deutschen Armee waren tätig 606 Apotheker und 254 Apothekenhandarbeiter, davon 478 Apotheker im preußischen Heere, und zwar außer den Korpsstabsapothekern 34 bei den Sanitätsdetachements, 170 bei den Feldlazaretten, 45 bei dem Kriegslazarettpersonal, 16 bei den Lazarettreservedepots, die übrigen bei den Reservelazaretten. 7 Feldapotheker starben.

1871 Der Oberstabsapotheker im Kriegsministerium wird im Etat unter den Expedienten aufgeführt.

1871 Die Korpsstabsapotheker haben auf Ansuchen der Militärbehörden technisch-chemische Untersuchungen, soweit dazu Reagenzien und Geräte zur Verfügung stehen, unentgeltlich auszuführen.

1872 15. August. Jedes Armeekorps erhält einen K o r p s s t a b s - a p o t h e k e r.

1872 20. Dezember. Durch Einführung der Pharmacopoea Germanica wird sectio secunda der Pharmacopoea militaris Borussica modifiziert.

1873 6. Februar. Verordnung über die Organisation des Sanitätskorps.

1875 28. September. Wehr- und Heerordnung. Oberapotheker.

1877 15. Februar. Neue Uniformen für Korpsstabs-, Feldstabs-, Ober- und Feldapotheker. Sie erhalten Degen der Infanterieoffiziere, Portepee von Silber mit dunkelblauer Seide, Helm ohne Devisenband. — Einj.-Freiw. und Unterapotheker Portepee von Gold mit blauer Seide.

1878 10. Januar. Kriegs-Sanitätsordnung. Etappenlazarettpersonal erhielt die Bezeichnung Kriegslazarettpersonal. Lazarettreservedepots nicht mehr bei jedem Armeekorps, sondern bei jeder Etappeninspektion. An den Sammelstationen ein Güterdepot für Lazaretterfordernisse.

1878 15. Mai. Errichtung von Verbandmittelreserven. Bei jedem Armeekorps eine.

1879 13. Februar. Beim Garnisonlazarett Nr. 2, Berlin, wird ein hygienisch-chemisches Laboratorium errichtet, später ins Garnisonlazarett Nr. 1, dann ins med.-chir. Friedrich-Wilhelms-Institut verlegt.

1883 20. Januar. An die Stelle der Pharmacopoea militaris Borussica tritt die Pharmacopoea Germanica II.

1888 11. Februar. Gesetz betr. Änderung der Wehrpflicht.

1888 22. November. Neue Heer- und Wehrordnung.

1889 Der Oberstabsapotheker im Kriegsministerium wird im Etat unter den Technikern geführt.

1890 10. Mai. Errichtung des chemisch-hygienischen Laboratoriums im medizinisch-chirurgischen Friedrich-Wilhelms-Institut. Dabei

ein Chemiker (Apotheker) und einjährig-freiwilliger Militärapotheker.

1891 16. Mai. Friedens-Sanitäts-Ordnung. Sanitätsämter. Lazarettapotheken. Sanitätsdepot. Hauptsanitätsdepot beim Garnisonlazarett I Berlin. Hygienisch-chemische Untersuchungsstationen
— Vorstand der chemischen Abteilung ist der Korpsstabsapotheker — und 5 hygienisch-chemische Laboratorien unter den
Korpsstabsapothekern.

1893 8. November. Ausbildung der einj.-freiwilligen Militärapotheker
im Feldlazarettverwaltungsdienst.

1895 4. Februar. Endgültige Einführung der Sanitätsämter.

1895 Der Oberstabsapotheker im Kriegsministerium und sämtliche
Korpsstabsapotheker erhalten auf Grund der Übergangsbestim-
mungen zum Gesetz über die Einführung des Nahrungsmittel-
chemikerexamens den Befähigungsnachweis für Nahrungsmittelchemiker.

1898 1. April. Übernahme von 17 Garnisonsapothekern in den Etat.

1899 Dienstanweisung für Garnisonsapotheker. Sie müssen eine über
die Staatsprüfung als Apotheker hinausgehende wissenschaftliche Ausbildung, insbesondere als Nahrungsmittelchemiker oder
Chemiker nachweisen können.

1899 16. November. Die zum einjährig-freiwilligen Dienst berechtigten Apotheker, Apothekergehilfen, -Lehrlinge und -Anwärter
dürfen von ihrer aktiven Dienstzeit ein halbes Jahr mit der
Waffe und nach bestandener Prüfung als Apotheker ein halbes
Jahr als einj.-freiwillige Militärapotheker ableisten. Die im § 19
der Verordnung freigestellten Arten der Ableistung der Dienstpflicht — mit der Waffe oder als Militärapotheker — bleiben
weiter bestehen.

1900 18. Juli. An der Chinaexpedition nahmen teil:
1 Korpsstabsapotheker beim Stabe, 1 Feldapotheker bei der
Sanitätskompagnie, 4 Feldapotheker bei den Feldlazaretten,
2 beim Lazarett-Reservedepot, 3 beim Kriegslazarettpersonal
und 1 beim Lazarettschiff. Zuletzt waren 1 Korpsstabsapotheker
und 12 Feldapotheker beim ostasiatischen Expeditionskorps.

1901 Ein Militärapotheker (Dr. S t r u n k) wird zweimal zwei Jahre
zum Gouvernement Kamerun beurlaubt zwecks Übernahme einer
Stelle als Chemiker beim Botanischen Garten in Victoria bzw.
als Leiter der Versuchsanstalt für Landeskultur im Schutzgebiet
Kamerun.

1902 Ein anderer Korpsstabsapotheker (B e r n e g a u) wird auf einige Monate zu einer Privatstudienreise und zu Pflanzversuchen
nach den deutschen Kolonien Togo und Kamerun beurlaubt.

1902 20. März. Neuregelung der Einkommensverhältnisse des Ober-
stabsapothekers im Kriegsministerium und der aktiven Militärapotheker.

1902 10. April. Der Oberstabsapotheker im Kriegsministerium erhält die Uniform der Korpsstabsapotheker mit den seinem Range entsprechenden Abzeichen (Epauletten mit silbernen Franzen und geflochtenen Achselstücken).

Dem damaligen Inhaber der Stelle wurde der persönliche Rang der Räte IV. Kl. verliehen.

1902 14. Mai. Die Militärapotheker werden den Sanitätskorps angegliedert. — Zu den Militärapothekern gehören: a) als obere Militärbeamte: Korpsstabsapotheker, Stabsapotheker (beide im Range der Räte V. Kl.), Oberapotheker (mittlere Beamte); b) als Personen des Soldatenstandes: Unterapotheker, einj.-freiw. Militärapotheker (beide im Range eines Portepee-Unteroffiziers). Einj.-freiw. Militärapotheker dienen $1/_2$ Jahr mit der Waffe, $1/_2$ Jahr in einer Lazarettapotheke. Unterapotheker haben zwecks Beförderung zum Oberapotheker eine sechswöchige Übung abzulegen.

Korpsstabsapotheker und Stabsapotheker (bisher Garnisonapotheker) müssen den Befähigungsnachweis für Nahrungsmittelchemiker besitzen.

Uniformänderung für die Korpsstabsapotheker, Stabsapotheker, Oberapotheker, Unterapotheker und einj.-freiw. Militärapotheker. (Der Oberstabsapotheker im Kriegsministerium blieb als Hilfsreferent Zivilbeamter der Militärverwaltung und wurde demnach hier nicht aufgeführt.)

1902 17. Oktober. Zusammenstellung der Uniformen und Abzeichen der Beamten des Preußischen Heeres.

1903 1. April. Die Chemikerstelle beim hyg.-chem. Laboratorium der Kaiser-Wilhelms-Akademie wird in eine Korpsstabsapothekerstelle umgewandelt.

1904 31. Mai. Zum Hauptsanitätsdepot Berlin tritt ein Stabsapotheker.

1905 28. Dezember. Dem ältesten Korpsstabsapotheker der Armee wird der Charakter als Oberstabsapotheker mit dem persönlichen Range der Räte IV. Klasse verliehen.

1906 1. Juni. Der Oberstabsapotheker im Kriegsministerium wird Militärbeamter.

1907 17. Januar. Dem Oberstabsapotheker im Kriegsministerium wird der Rang der Räte IV. Klasse beigelegt.

1907 27. Januar. Neue Kriegs-Sanitätsordnung. Dem Etappenarzt wird ein Korpsstabsapotheker zugeteilt. Beim Etappensanitätsdepot (früher Lazarett-Reservedepot) und beim Güterdepot der Sammelstation sind je ein Stabsapotheker eingestellt. Bei den Reservelazaretten ist für je 200 Kranke (früher 400) ein Apotheker vorzusehen.

1908 Die hygienisch-chemischen Untersuchungsstellen bei den Sanitätsämtern werden den Anstalten, die zur Ausbildung der Nahrungsmittelchemiker zugelassen sind, gleichgestellt.

Den einjährig-freiwilligen Militärapothekern kann die bei diesen Dienststellen verbrachte Dienstzeit bis zu einem halben Jahre auf die praktische Tätigkeit für die Vorbereitung zur Hauptprüfung als Nahrungsmittelchemiker in Anrechnung gebracht werden.

Bisher war nur das hygienisch-chemische Laboratorium bei der Kaiser-Wilhelms-Akademie in Berlin hierzu berechtigt.

1908 Den 3 dienstältesten Korpsstabsapothekern wird nach 15 Dienstjahren der Charakter als Oberstabsapotheker verliehen.

1908 31. März. Zunächst sechswöchige Übung A für Oberapotheker eingeführt.

1909 28. August. Die Korpsstabsapotheker können nach zwölfjähriger Dienstzeit, von der Anstellung als Stabsapotheker ab gerechnet, zur Verleihung des Charakters als Oberstabsapotheker mit dem persönlichen Range der Räte IV. Klasse vorgeschlagen werden.

1910 In die Armee-Rangliste sind auch die aktiven Militärapotheker aufgenommen.

1910 30. April. Das hygienisch-chemische Laboratorium sowie das physikalische Laboratorium bei der Kaiser-Wilhelms-Akademie werden zu einem medizinischen Untersuchungsamt vereinigt, das aus 3 Abteilungen besteht: I. physikalische, II. hygienisch-bakteriologische, III. chemisch-pharmakologische Abteilung. Vorstand des Amtes ein Generaloberarzt, der Abteilung I und II ein Sanitätsoffizier, der Abteilung III ein Korpsstabsapotheker.

1910 Die Korpsstabsapotheker beim Etappenarzt sind im Felde beritten.

1911 22. März. Dreiwöchige Übung B von solchen Oberapothekern der Reserve, die die Übung A mit Erfolg abgeleistet haben und im Besitze des Befähigungsausweises als Nahrungsmittelchemiker sind. Sie wurden nach erfolgreicher Ableistung der Übung zu Stabsapothekern der Reserve befördert.

1911 Die für die Bekleidungsämter erforderlichen chemischen pp. Untersuchungen werden bei den hygienisch-chemischen Untersuchungsstellen ausgeführt.

1912 Einführung von Fortbildungskursen für die Offiziere der Bekleidungsämter, die durch Korpsstabsapotheker alle zwei Jahre abgehalten werden.

1912 Einführung von Winterarbeiten für die älteren Stabsapotheker.

1912 Zum Korpsarzt eines Reservearmeekorps tritt ein Korpsstabsapotheker, Stabsapotheker treten zum Personal der Festungen.

1913 Ober- und Unterapotheker dürfen nicht mehr zur Besetzung von Stellen im Lazarettverwaltungsdienst (Feldlazarettinspektoren) verwendet werden. Apotheker, die ganz mit der Waffe gedient haben, stehen ausschließlich der Truppe zur Verfügung.

1914 24. Februar. Einführung von Fortbildungskursen für Militärapotheker.

1914—1918 Weltkrieg.

Beim preußischen Heere waren im Weltkrieg 1493 Militärapotheker im Feld, 1321 in der Heimat tätig, und zwar Korpsstabsapotheker 73 und 29, Stabsapotheker 63 und 101, Oberapotheker 1357 und 1189, im Kriegsministerium zwei Oberstabsapotheker.

1915 Errichtung einer Materialien-Prüfungsstelle beim Bekleidungsamt, 1 Korpsstabapotheker (Vorstand), 2 Stabsapotheker.

1915 Im Hauptsanitätsdepot Berlin wird eine Beschaffungsstelle für das gesamte Gasschutzgerät eingerichtet.

1915 Außer den in den besetzten Gebieten errichteten Etappensanitätsdepots werden solche unter Leitung von Militärapothekern bei den Bundesgenossen in Sofia, Konstantinopel, Aleppo eingerichtet. Ein mobiles Sanitätsdepot befindet sich bei dem Sinai-Expeditionskorps; das Sanitätsmaterial wird auf Kamelen mitgeführt. Auf türkischem Boden sind etwa 50 deutsche Militärapotheker tätig, die die deutschen und türkischen Truppen und Sanitätsformationen mit Sanitätsmitteln versorgen. Ein deutsches Sanitätsdepot wird bis Bagdad vorgeschoben.

1915 Ein Militärapotheker geleitet den Transport der für die erste Ausstattung des Depots erforderlichen Sanitätsmittel unter unendlichen Schwierigkeiten auf Flössen auf dem Euphrat usw. nach Bagdad.

1916 Zum Obersten Sanitätsoffizier der deutschen Militärmission in Konstantinopel tritt ein Korpsstabsapotheker.

1916 16. September. Errichtung von chemischen Untersuchungsstellen bei den Etappenärzten. Vorstand ein Stabsapotheker.

1916 Gaskurse für Militärapotheker.

1916 Den chemischen Untersuchungsstellen im Felde wird die Untersuchung und Beurteilung der für das Feldheer benötigten chemisch-technischen Erzeugnisse wie Kochbad-, Brems-, Winterkühlflüssigkeiten, Waffen-Reinigungsfette usw. übertragen.

1917 1. Juli. Hauptgasschutzlager. Ein Stabsoffizier als erster und ein Stabsapotheker, später Korpsstabsapotheker, als zweiter Vorstand.

1917 Die Stabsapotheker werden mit der Leitung der Etappensanitätsdepots betraut, die Trainoffiziere fallen fort.

1918 Im Preußischen Kriegsministerium, Medizinal-Abteilung, sind außer 2 Oberstabsapothekern 3 Stabsapotheker und 3 Oberapotheker tätig, außerdem bei der Abteilung für Volksernährungsfragen, die dem Kriegsamt angegliedert ist, ein Stabsapotheker.

1918 5. Januar. Den Beamten der Heeresverwaltung soll auf ihren Antrag die Erlaubnis zum Weitertragen ihrer bisherigen Uniform im Ruhestand erteilt werden, wenn sie eine zehnjährige Dienstzeit im Heere erfüllt haben oder infolge von Verwundung aus dem Heere vorzeitig ausscheiden müssen.

1918 1. April. Chemisches Laboratorium der technischen Abteilung des zahnärztlichen Instituts der Universität Berlin wird eingerichtet mit einem Oberapotheker als Chemiker.

1914—1918 Die Mehrzahl der aktiven Militärapotheker und eine große Anzahl Militärapotheker des Beurlaubtenstandes erhalten das Eiserne Kreuz I. Klasse, weiterhin eine überaus große Zahl das Eiserne Kreuz II. Klasse, vielfach werden den Militärapothekern auch Auszeichnungen der Bundesstaaten und der verbündeten Staaten verliehen.

Abgesehen von den in den Veröffentlichungen auf dem Gebiete des Militärsanitätswesens erschienenen Veröffentlichungen rein wissenschaftlicher Art sind noch folgende zu nennen:

S a l z m a n n. Der Dienst der deutschen Militärapotheker im Heer und Marine, Verlag Mittler & Sohn, Berlin, 1894 und 2. Auflage 1900.

S a l z m a n n - D e v i n. Der Dienst des deutschen Apothekers im Heere, in der Marine, in den Schutztruppen, 3. Aufl. 1908.

H. P r o e l ß und E. S e e l. Die Dienstverhältnisse der deutschen Militärapotheker, 1903. Verlag Ferdinand Enke, Stuttgart.

M. S c h w a r t e. Der große Krieg. Zweiter Teil: Die Organisationen für die Versorgung des Heeres: R. H a n s l i a n , Die Militärapotheker, H. P r i e ß , Beschaffung und Nachschub der Sanitäts- usw.-Ausrüstung 1914—18.

D e v i n , G. Die deutschen Militärapotheker im Weltkrieg, ihre Tätigkeit und Erfahrungen unter Mitwirkung zahlreicher Fachgenossen. Verlag Julius Springer, Berlin, 1920.

H a n s l i a n , R. und B e r g e n d o r f f , Fr. Der chemische Krieg. Verlag Mittler & Sohn, Berlin, 1924.

S a c h s e n.[1]

1613 1. Januar. Erlaß der neuen „Defensionsordnung" für das Kurfürstentum Sachsen. Jedes Regiment hat einen F e l d s c h e r e r mit Hellebarde, Seitengewehr und Pallierzeug.

Nach dem Dreißigjährigen Krieg erhielt Sachsen ein stehendes Heer, bei dem Regiments- und Kompagniefeldscherer angestellt waren. Der Regimentsfeldscherer erhielt für jeden Mann 6 Pf., wofür er den Medizinkasten anzuschaffen und die Medikamente an Unteroffiziere und Mannschaften zu liefern hatte. (Medizingroschen.)

1683 Im Kriege gegen die Türken stand an der Spitze des ärztlichen Personals ein Stabsmedikus und ein Stabsfeldscherer. Dem ersteren unterstanden die in den Hospitälern angestellten Feldscherer und A p o t h e k e r. Es gab auch F e l d a p o t h e k e r, die für gute Medikamente zu sorgen, die Rezepte des Stabsmedikus und Stabsfeldscherers „tunlich zuzurichten", über die an

---

[1] B e r e n d e s, Das Apothekenwesen. 1907, S. 347.

Unteroffiziere und Gemeine unentgeltlich gelieferten Arzneien Rechnung zu legen und an Offiziere solche „für ein Billiges" abzugeben hatten. Ihnen stand ein A p o t h e k e r g e s e l l e zur Seite. Stabsmedikus, Stabsfeldscherer und F e l d a p o t h e k e r bezogen die gleiche Mundportion.

1713 wurde in Dresden das erste Garnisonlazarett errichtet, aber erst 1732 als Lazaretthaus für die Gardegrenadiere eingerichtet.

1740 Berufung des Generalstabsmedikus Dr. H o f m a n n an die Spitze des sächsischen Medizinalwesens.

1748 wurde wie in Berlin auch in Dresden ein Collegium medico-chirurgicum errichtet.

1751 Errichtung von Regimentsspitälern. Die Zubereitung der Arzneien geschah unter Aufsicht eines Feldscherers durch Feldscherergehilfen.

1814 Abschaffung des Medizingroschens. Die Arzneien mußten jetzt aus der neu gegründeten und vom F e l d o b e r p r o v i s o r W i e s e eingerichteten M i l i t ä r a p o t h e k e im Lazarett an der Bürgerwiese bezogen werden.

1815 wurde O b e r f e l d a p o t h e k e r R ö d e l i u s nach seiner Rückkehr aus Frankreich als O b e r a p o t h e k e r Vorstand der Militärapotheke.

1841 Erlaß eines Dienstreglements. Die Leitung der Militärmedizinalangelegenheiten wurde einer dem Kriegsministerium unterstellten S a n i t ä t s d i r e k t i o n übertragen, der kein Apotheker angehörte. Sie hatte aber die Oberaufsicht über die M i l i t ä r - a p o t h e k e , deren Personal aus einem M i l i t ä r o b e r a p o - t h e k e r , mehreren P r o v i s o r e n und einem Stößer bestand. Später trat noch ein besonderer rechnungsführender Apotheker hinzu. Die beiden Apotheker waren Staatsbeamte, das übrige Personal nur auf Kündigung angestellt. Die „Militärapotheke" hatte die Armee mit Arzneimitteln zu versorgen, hatte also die Aufgabe eines Sanitätsdepots späterer Zeit zu erfüllen.

1851 Ober- und Unterärzte wurden zu einem Sanitätskorps zusammengezogen, Schaffung einer Sanitätskompagnie, der jedoch noch kein Apotheker angehörte.
Apotheker waren zu neun-, später sechsjährigem Dienst verpflichtet, konnten sich aber davon loskaufen. In Ermangelung von militärpflichtigen Apothekern wurden Zivilapotheker angestellt.

1867 1. April. Das sächsische Heer wurde als XII. Bundesarmeekorps mit den übrigen Heeresteilen des Norddeutschen Bundes reorganisiert.
Nach Einführung des einjährig-freiwilligen Dienstes fiel das Loskaufen vom Militärdienst weg. Der pharmazeutische Dienst wurde jetzt in den Dispensieranstalten der Lazarette von einjährig-freiwilligen Apothekern wahrgenommen, die das dritte Servierjahr hier abdienten. Damals konnten sie auf Vorschlag

des Militäroberapothekers nach drei Monaten zu Gefreiten, nach sechs Monaten zu Unteroffizieren und nach neun Monaten zu Sergeanten ernannt und als solche zur Reserve entlassen werden.

1870 Einstellung dieser Sergeanten als F e l d a p o t h e k e r. Sie traten nach Beendigung des Krieges wieder als Sergeanten zur Reserve zurück.

1874 wurden die zu Sergeanten Beförderten als U n t e r a p o t h e k e r mit der Qualifikation als O b e r a p o t h e k e r zur Reserve entlassen. Diese Vergünstigung wurde nachträglich den ehemaligen Kriegsteilnehmern zuerkannt. Die Oberapotheker standen den Stabsärzten im Range gleich, die Apotheker rangierten nach den Oberärzten.

1875 Aus der M i l i t ä r a p o t h e k e wurde eine L a z a r e t t a p o - t h e k e mit S a n i t ä t s d e p o t.
Die weitere Entwicklung des sächsischen Militärapothekenwesens entsprach dem preußischen.

B a y e r n.[1])

1693 Errichtung von Kriegs-Feldspitälern und Anstellung von Feldmedici und F e l d a p o t h e k e r n. Bei der Truppe fiel die Bereitung der Arzneien den Feldscherern zu. Für diesen Zweck wurden von den Kompagnie-Feldscherern „A p o t h e k e r - s u b j e k t e" angenommen. Das Amt eines G a r n i s o n s - und M i l i z a p o t h e k e r s übernahm vielfach ein ortsansässiger Apotheker. Jedes Regiment besaß im Feld einen Feldmedizinkasten, dessen Füllung und Instandsetzung dem Regiment selbst oblag. Die Feldapotheke gab keine Arzneien für die Regimenter ab.

1754 Einführung der P h a r m a c o p o e a m i l i t a r i s i n B a v a r i a e n o s o c o m i i s u s i t a t a zur Verwendung in den Dispensieranstalten der Militärlazarette.

1764 Erlaß einer Verordnung für die Lazarett- und Krankenpflege. Der Generalstabschirurgus hatte mit dem Feldmedicus monatlich einmal die Medizinkästen der Regimenter nachzusehen.

1765 wurde F e l d a p o t h e k e r T h i l o mit 120 Gulden Pension in den Etats geführt. Er hatte als Feld- und Lazarettapotheker den Feldzug 1743—45 mitgemacht.

1793 17. Dezember. Erlaß der „Churpfalz-bayerischen Militärlazaretteinrichtung".

1801 gab B e s n a r d, Generalinspektor der Kurpfalz-bayerischen Militärspitäler, ein Buch heraus, betitelt: „Verpflegungsanstalten in den Kurpfalz-bayerischen Militärspitälern", nach dem die oberste Leitung des Militärmedizinalwesens bei dem Obersanitätskolle-

---

[1]) B e r e n d e s, Das Apothekenwesen. 1907 S. 336 pp. P r o e l ß, Dr. Hans, Bayerische bzw. deutsche Militärpharmazie. Früher, im Weltkrieg und jetzt. Apoth.-Ztg. 1931.

gium oder der Generallazarettinspektion lag. An der Spitze stand der Generalinspektor. Dem Kollegium war als Assessor ein Apotheker (A r m e e a p o t h e k er) beigegeben. Das Personal der Militärspitäler bestand damals aus einem Stabsarzt, einem Stabswundarzt, einem O b e r - und einem U n t e r a p o t h e k e r nebst Laboranten. Der Stabsarzt diktierte bei seinen täglichen Besuchen des Spitals dem O b e r a p o t h e k e r, der den Visiten beizuwohnen hatte, die für notwendig erachteten Arzneien und die Beköstigung in die „Ordinationszettel", die dann vom Stabsarzt, Oberapotheker und Unterwundarzt unterschrieben werden mußten.

Der Arzneivorrat der Spitalapotheke wurde aus dem „M i l i -t ä r a r z n e i m a g a z i n" ergänzt. Das Militärarzneimagazin kaufte im Großen unter Aufsicht von Ärzten ein; die Apotheker waren für Gewicht, Echtheit und Güte verantwortlich. In den Garnisonen, in denen sich keine Militärapotheken befanden, wurden die Arzneien aus Zivilapotheken nach dem „Elenchus Medicamentorum" bezogen.

1812 wurden S a n i t ä t s k o m m i s s i o n e n geschaffen, die aus drei Militärärzten bestanden.

1816 erschien eine Verordnung, nach der die Militärapotheker jede Untersuchung von den für ihre Apotheke erforderlichen Medikamenten der Sanitätskommission ansagen mußten, damit diese „zu der Untersuchung zusammen bleibe".

1823 wurden die Militärapotheker Militärbeamte, denen der Gruß der Unteroffiziere und Mannschaften zukommt.

1830 wurde als Erfordernis zur Anstellung als Militärapotheker folgendes angegeben: Der Aspirant muß die Studien der Pharmazie (Lateinschule vollständig, 3 Jahre Lehr- und 3 Jahre Servierzeit, endlich nach vollendetem, mindestens 1 Jahr dauerndem Universitätsstudium die Approbationsprüfung an einer der 3 Landesuniversitäten) vollständig absolviert und die Proberelation (?) bei einer vom Staat aufgestellten Medizinalbehörde abgelegt und bestanden haben.

1831 wurde genau vorgeschrieben, was eine Militärapotheke zu enthalten hat.

1840 wurde über den Rang der Militärbeamten verordnet:
1. zur Klasse 4 mit H a u p t m a n n s g l e i c h a c h t u n g gehören die Regimentsärzte 1. und 2. Klasse und die Oberapotheker 1. und 2. Klasse;
2. zur Klasse 5 mit O b e r l e u t n a n t s g l e i c h a c h t u n g die Bataillonsärzte und Unterapotheker 1. Klasse;
3. zur Klasse 6 mit U n t e r l e u t n a n t s g l e i c h a c h t u n g die Unterärzte 1. und 2. Klasse und die Unterapotheker 2. und 3. Klasse.

Außerdem gab es noch militärische Apothekengehilfen 1. und 2. Klasse mit Unterleutnantsrang.

19*

Außer dieser Gleichachtung mit den Militärärzten waren auch die Gehälter und Pensionen die gleichen wie bei diesen.

1864 Einführung der Vorgänger der späteren Verbandpäckchen, der sogenannten „Notverbandzeuge", in der Armee.

Als Bestand an Militärapotheken ist um diese Zeit angegeben:
im K r i e g s m i n i s t e r i u m : ein Oberapotheker und ein Unterapotheker;
in der M i l i t ä r a p o t h e k e zu München: ein Ober- und ein
Unterapotheker, ebenso in Landau, Germersheim, Würzburg,
Ansbach. In Ingolstadt und Augsburg je ein Unterapotheker.

1870 In den Krieg ging Bayern mit 4 Sanitätskompagnien ohne Feldapotheker, 12 Aufnahmespitälern mit je 2 Apothekern und 4
Hauptfeldspitälern.

1872 Am 14. Februar blieben die oberen Militärapotheker Militärbeamte, aber nicht wie bisher in Gleichachtung mit einem bestimmten Offiziersgrad, sondern mit Offiziersrang im allgemeinen. Von jetzt an verschlechtern sich die Verhältnisse der
bayerischen Militärapotheker.

1872 24. Oktober. Einführung der Pharmacopoea Germanica in den
Militärapotheken neben dem Elenchus medicaminum in usum
exercitus Bavarici, von 1883 an gilt bloß die Ph. G.

1873 kommen die Garnisonsapotheker in die 7. Rangklasse zusammen mit Zahlmeistern und Kanzleisekretären. Im Militärhandbuch 1873 bestehen bei den Korpskommandos 1. und 2. Armeekorps noch je ein aktiver Korpsstabsapotheker und 16 Garnisonapotheker. Außerdem werden noch erwähnt: 11 Garnisonapotheker a. D. und 42 Reserve- und Landwehrapotheker.

1879 haben die einjährig-freiwilligen Pharmazeuten und Unterapotheker aus der Kategorie der Personen des Soldatenstandes
auszuscheiden und werden in die der unteren Militärbeamten
übergeführt. Im Militärhandbuch 1879 werden noch aufgeführt:
2 Korpsstabsapotheker bei den I n t e n d a n t u r e n I. und II.
A. K., 5 aktive Oberapotheker, 13 a. D. bzw. z. D.

1881 bestehen noch 2 Korpsstabsapotheker bei den Intendanturen
und 4 aktive Oberapotheker, je einer in den Dispensieranstalten
zu München, Würzburg, Ingolstadt und Germersheim.

1889 sind keine aktiven Oberapotheker mehr aufgeführt, bloß noch
2 Korpsstabsapotheker.

Es waren, wie es scheint, wieder 2 Oberapotheker angestellt
worden, denn im Militärhandbuch 1891 finden sich neben zwei
Korpsstabsapothekern bei den A r m e e k o r p s wieder zwei aktive Oberapotheker.

1898 Wiedereinführung der „Garnisonsapotheker" durch Preußen
und nach und nach auch im ganzen Reiche.
Weiterentwicklung wie in Preußen.

Baden.[1]

1824 „Verfassung des Großherzoglich Badischen Militärsanitätswesens für den Friedensstand vom Jahre 1824". Die Oberaufsicht haben zwei Stabsärzte. Ihnen unterstehen die Garnisonlazarette. In Karlsruhe befindet sich eine ärarische Apotheke mit 1 Oberapotheker, 2 Gehilfen und 1 Stößer. Genaue Dienstanweisung für den Oberapotheker. Er erhält eine bestimmte Summe Geld zur Bestreitung der laufenden Ausgaben. Über die von der Militärapotheke an Militärpersonen sowie für die kostenlos an „Weiber, Kinder und Witwen" gelieferten Arzneien hat er monatlich eine nach der „Badischen Militär-Medikamententaxe" berechnete Aufstellung dem Kriegsministerium einzureichen. Diese Taxe wird jedes Jahr von einer aus den beiden Stabsärzten, dem Oberapotheker und einem Zivilapotheker bestehenden Kommission durchgesehen und nach den Preislisten berichtigt.

1842 Nach den Kriegsdienstvorschriften ist das Sanitätspersonal einem Oberstabsarzt unterstellt, der seinerseits die Anordnungen des Generalstabsarztes zu befolgen hat. Das pharmazeutische Personal besteht aus den für die Feldhospitäler vorgesehenen Feldapothekern, Apothekergehilfen und Stößern, und zwar bei jedem Aufnahme- und Hauptfeldspital ein Oberfeldapotheker (und Feldapotheker) ein Apothekergehilfe und ein Stößer. Seit

1854 hat jedes Feld-(Aufnahme)-Hospital einen Feldapotheker und einen Stößer, werden zwei Feldhospitäler zu einem Haupthospital vereinigt, kommt ein Apothekergehilfe hinzu.
Die Feldapotheker werden in dirigierende und assistierende geteilt. In der Regel wird dem Dienstältesten die Leitung der Apotheke übertragen.

1870 Nach der „Provisorischen Instruktion über die Versorgung des Großherzoglichen Armeekorps mit Arzneien vom Jahre 1870" gab es in Karlsruhe und Rastatt nach preußischem Muster eingerichtete Dispensieranstalten, in Karlsruhe mit einem Arzneireservedepot.
In Karlsruhe wird eine Stabsapothekerstelle geschaffen. Der Dienst regelt sich nach den entsprechenden preußischen Bestimmungen, desgleichen der Dienst der in den Dispensieranstalten verwendeten einjährig-freiwilligen Militärapotheker.

Württemberg.[2]

1840 Die allgemeine Kriegsdienstordnung sieht für ein Hauptspital bis zu 900 Kranken einen Feldapotheker (Oberfeldapotheker) und vier Unterapotheker (Apotheker) und für ein

---

[1] Berendes, Das Apothekenwesen, S. 341.
[2] Berendes, Das Apothekenwesen, S. 345.

Interimsspital bis zu 300 Kranken zwei Apotheker vor. Der Feldapotheker hatte Leutnantsrang und war beritten, der Unterapotheker den Rang eines Unterarztes I. Klasse.

1865 Die Uniform der Militärapotheker war vor 1865 im Falle eines Krieges — berufsmäßige Militärapotheker gab es damals noch nicht in Württemberg — die der Infanterieoffiziere.

1866 Uniformierung erfolgte nach österreichischem Muster: Ärzte, Apotheker und Tierärzte hatten dieselbe Auszeichnung: der Unterapotheker hatte je drei seidene Sterne, der Feldapotheker je einen goldenen Stern und auf den Achselklappen einen goldenen Aeskulapstab, jener den langen Degen in Lederscheide, dieser Degen und Portepee der Offiziere.

1866 Erlaß der „Vorschriften für den Sanitätsdienst der Kgl. Württembergischen Truppen im Felde von 1866". Es waren 2 Feldspitäler mit je einem Feldapotheker und je einem Unterapotheker aufgestellt worden.

1870 Im Kriege 1870/71 war nach P r o e l ß[1]) beim 4. Feldspital ein Feldapotheker im Oberleutnantsrang, bei den anderen Feldspitälern je ein Feldapotheker im Leutnantsrang. Sie waren beritten und mußten von Unteroffizieren und Mannschaften gegrüßt werden.

1870 Einrichtung eines Spital-Reservedepots für größere Vorräte von Verbandstoffen, Medikamenten, Desinfektionsmitteln nebst Zubehör.

1898 Bis zum Jahre 1898 gab es in Württemberg noch keine aktiven Militärapotheker.

M a r i n e.[2])

1865 Kiel wurde zur Flottenstation eingerichtet.

1866 Einstellung des ersten M a r i n e - A p o t h e k e r s.

1869 Vereidigung der ersten e i n j ä h r i g - f r e i w i l l i g e n M i l i t ä r a p o t h e k e r.

1870—1872 Einstellung weiterer einjähr.-freiw. Militärapotheker.

1872 Der bisherige Marine-Apotheker erhält den Titel „M a r i n e - S t a b s a p o t h e k e r".

1873 Organisation des Marine-Sanitätskorps. Belegung des Marine-Lazaretts Wilhelmshaven. Einstellung eines Z i v i l a p o t h e k e r s, da sich kein einjährig-freiwilliger Apotheker meldete.

1874 Anstellung dieses Zivilapothekers als M a r i n e - S t a b s a p o t h e k e r.

1876 Verleihung einer Uniform an die M a r i n e a p o t h e k e r.

1893 Einrichtung der Sanitätsämter in K i e l und W i l h e l m s h a v e n. Die Marinestabsapotheker erhalten den Titel „M a r i n e -

---

[1]) P r o e l ß, Apoth.-Ztg. 1931 1116.
[2]) Aus einer im Jahre 1914 aufgestellten, von Oberregierungsapotheker Dr. B e u t i n in dankenswerter Weise zur Verfügung gestellten Denkschrift.

Stationsapotheker. Gleichzeitig wurde für jedes Lazarett ein Hilfsarbeiter angestellt.

1899 Besetzung von Kiautschou.

1899 In Kiautschou wird ein Lazarett mit Apotheke eingerichtet, das auch den gesamten Bedarf der Zivilbevölkerung an Arzneien zu decken hat. Ein pharmazeutischer Hilfsarbeiter wird als Gouvernementsapotheker nach Kiautschou abkommandiert.

1899 Einrichtung einer Medizinalabteilung im Reichsmarineamt zu Berlin. Die Bearbeitung der pharmazeutischen Angelegenheiten der Marine, die bisher vom Oberstabsapotheker im Preußischen Kriegsministerium erledigt wurden, wurde den beiden Marine-Stationsapothekern in Kiel und Wilhelmshaven übertragen.

1900 Kommandierung eines pharmazeutischen Hilfsarbeiters auf Lazarettschiff Gera.

1901 Übernahme dieses Hilfsarbeiters in das Lazarett Tsingtau.

1902 4. August. Die Marineapotheker gehören zu den höheren Beamten mit dem Rang der Räte 5. Klasse; sie tragen die Uniform der Marinekriegsgerichtsräte mit der Abänderung, daß an Stelle des karmesinroten Samts dunkelblauer Samt tritt. Die beiden Stationsapotheker erhielten wieder den Titel „Stabsapotheker", die übrigen den Titel „Marineapotheker". Anstellung als Marineapotheker erfolgte nur, wenn der Bewerber außer der Approbation als Apotheker auch den Ausweis als Nahrungsmittelchemiker besaß. Diese Ausbildung wurde auch von den pharmazeutischen Hilfsarbeitern verlangt. Alle Marineapotheker, die bisher Zivilbeamte waren, wurden jetzt Militärbeamte.

1902 Einrichtung je eines Sanitätsdepots in Kiel und Wilhelmshaven, bei denen je ein Marineapotheker planmäßig wurde.

1905 Belegung des neuen Lazaretts Kiel-Wik, bei dem auch ein Marineapotheker planmäßig wurde.

1907 Die bisherigen Marineapotheker erhielten den Titel „Marine-Stabsapotheker", während den bisherigen Marine-Stabsapothekern der Titel „Marine-Oberstabsapotheker" verliehen wurde.
Der älteste Oberstabsapotheker erhielt den persönlichen Rang der Räte IV. Klasse.
Die Oberstabsapotheker versehen den Dienst als pharmazeutische Sachbearbeiter bei den Sanitätsämtern der Marine und sind gleichzeitig als Vorstände der chemischen Abteilung der hygienischen Untersuchungsstationen beim Sanitätsamt tätig.
Die Stabsapotheker sind als Lazarettapotheker und als Depotapotheker tätig.
Die pharmazeutischen Hilfsarbeiter sind dem Oberstabs- und Stabsapotheker zur Unterstützung beigegeben.

1909 Einstellung eines Marine-Stabsapothekers beim Lazarett in Cux-haven.

1910 Errichtung eines Lazaretts in Flensburg-Mürwick und Einstellung eines Stabsapothekers.

1914 Bei Beginn des Weltkrieges befanden sich in der Marine: 2 Oberstabsapotheker, 10 Stabsapotheker (davon 2 in Tsingtau) und 2 Hilfsarbeiter.

1914 Indienststellung von Lazarettschiffen mit Oberapothekern der Armee. Bildung eines Marinekorps in Flandern.

Nach Beendigung des Krieges und Schaffung der Reichsmarine Wiedereinrichtung der Sanitätsämter bei der Ostseestation in Kiel und Nordseestation in Wilhelmshaven mit je einem Regierungsapotheker als pharmazeutische Referenten und Vorstände der chemischen Abteilung der hygienischen Untersuchungs-station.

Der Reichsmarine gehören an 3 Oberregierungsapotheker und 4 Regierungsapotheker.

Schutztruppen.

Die alte, nur aus etwa 700 „Reitern" bestehende Schutztruppe besaß keine Militärapotheker.

1904/07 Niederwerfung des Aufstandes der Hereros und Hottentotten durch die Schutztruppe für Deutsch-Südwestafrika.

1904 Erstmalige Einstellung von Militärapothekern in die Schutztruppe für Deutsch-Südwestafrika: 1 Stabsapotheker, 2 Oberapotheker.

Der Stabsapotheker wird dem neugebildeten Sanitätsamt beim Kommando der Schutztruppe mit den Befugnissen eines Korpsstabsapothekers zugeteilt.

Infolge Verstärkung der Schutztruppe weitere Einstellung von Militärapothekern. Im ganzen waren während des Feldzuges tätig: 2 Stabsapotheker, 13 Oberapotheker. Davon erhielten 9 den Preußischen Kronenorden IV. Klasse mit Schwertern am weiß-schwarzen Bande, eine Auszeichnung, die bisher an Militärapotheker noch nicht verliehen war.

Die Militärapotheker tragen die Schutztruppenuniform mit den für die Preußischen Militärapotheker vorgeschriebenen Abzeichen, jedoch statt des preußischen Adlers, den Reichsadler. Die Militärapotheker der Schutztruppe sind beritten. Nach Beendigung des Feldzuges sind zunächst nur ein Stabsapotheker und je nach Bedarf mehrere Oberapotheker planmäßig.

1907 1. April. Errichtung einer planmäßigen Korpsstabsapothekerstelle beim Kommando der Schutztruppen im Reichskolonialamt in Berlin. Der Korpsstabsapotheker ist gleichzeitig Referent für pharmazeutische und chemische Angelegenheiten bei der Zivilverwaltung des Reichskolonialamtes.

1909 Im Jahre 1909 erhält die Schutztruppe eine bestimmte Stärke.
Es werden 2 planmäßige Stabsapothekerstellen eingerichtet.
Der älteste Stabsapotheker wird Vorstand des Hauptsanitäts-
depots in Windhuk, außerdem gleichzeitig Referent beim Sanitätsamt und Hilfsreferent beim Gouvernement in Windhuk, der
zweite Stabsapotheker Vorstand des Sanitätsdepots in Keet-
manshoop.
Die Sanitätsdepots sind unter selbständiger Leitung der Militärapotheker stehende Dienststellen, die nur dem Obermilitärarzt
des Nordens bzw. Südens und dem Sanitätsamt unterstehen.

1914/18 In Deutsch-Südwestafrika finden während des
Weltkrieges außer den aktiven Militärapothekern 2 Oberapotheker der Reserve Verwendung,
in Togo der Leiter des chemischen Laboratoriums in Lome als
Oberapotheker,
in Deutsch-Ostafrika der Gouvernementsapotheker als
Stabsapotheker, außerdem 3 Oberapotheker und 3 Unterapotheker.
Nachdem infolge der Blockade die Schutztruppe in Ostafrika
mit Sanitätsmitteln aus der Heimat nicht mehr versorgt werden
konnte und ein Versuch der Versorgung mittels Luftschiff miß-
glückt war, gelingt es dem Stabsapotheker in Deutsch-Ostafrika
(Dr. Schulze) aus den im Usambarabezirk angebauten Cincho-
nakulturen Chinin in genügend reinem Zustand und in hinreichenden Mengen behelfsmäßig herzustellen. Hiervon war praktisch die Möglichkeit der Fortsetzung des Kriegs in Ostafrika
abhängig, denn ohne hinreichende Chininmengen konnte die
Truppe nicht verwendungsfähig erhalten bleiben.

Reichswehr.[1]

1919 Auflösung der Schutztruppen.
1919 März. Auflösung des bestehenden Heeres und Bildung einer
vorläufigen Reichswehr.
1919 August. Verminderung der Reichswehr von 200 000 Mann auf
100 000 Mann.
1919 14. September. Neubildung des Reichswehrministeriums.
1919 1. Oktober. Gründung der Abwicklungsämter Preußen, Bayern,
Sachsen und Württemberg. Den Abwicklungsämtern wurde je
ein Militärapotheker als pharmazeutischer Referent
zugeteilt.
1920 21. August. Abschaffung der allgemeinen Wehrpflicht.
1921 23. März. Neues Wehrgesetz. Die deutsche Wehrmacht ist die
Reichswehr, gebildet aus dem Reichsheer und der Reichsmarine.

---

[1] Devin, Dr., Die deutsche Militärpharmazie in der Nachkriegszeit.
Apoth.-Ztg. 1927 Nr. 72, desgl. 1929 Nr. 103. Devin, Dr., Rang- und
Dienstverhältnisse und Uniform der Reichsheeresbeamten. Apoth.-Ztg. 1930
Nr. 24.

Sie besteht aus freiwilligen Soldaten und nicht im Waffendienst tätigen Militärbeamten. Höchstzahl ist 100 000 Mann.
Das Heeressanitätswesen wird geleitet von der Heeres-Sanitäts-Inspektion des Reichswehrministeriums, an deren Spitze der Heeres-Sanitäts-Inspekteur steht. P h a r m a z e u t i s c h e r R e f e r e n t wurde der bisherige Oberstabsapotheker im Preußischen Kriegsministerium unter Ernennung zum O b e r r e g i e - r u n g s r a t, später M i n i s t e r i a l r a t.

1921 März. Errichtung von zwei G r u p p e n s a n i t ä t s d e p o t s beim Reichswehrgruppenkommando I und II. Sie unterstehen als selbständige Dienststelle je einem Oberstabsapotheker. Die beiden Oberstabsapotheker sind gleichzeitig Berater und Referenten des Gruppenarztes für pharmazeutische und chemische Angelegenheiten.

1921 31. März. Auflösung der Abwicklungsämter. Übertritt eines großen Teiles der ehemaligen Militärapotheker in den Bereich des Versorgungswesens.

1921 November. Zum Wehrkreisarzt tritt je ein Militärapotheker (Oberstabs- oder Stabsapotheker) als Militärbeamter. Die Stellen wurden mit Militärapothekern des früheren Heeres besetzt und auf die von der Entente genehmigte Zahl der Sanitätsoffiziere angerechnet.

1922 Januar. Jeder Wehrkreis erhält ein Wehrkreissanitätsdepot. Vorstand und Leiter des Depots ist der Wehrkreisapotheker. Die bei den Wehrkreisen vorhandenen Vertragsapotheker der Standortlazarette werden zum Dienst im Depot mitherangezogen.

1922 April. Neuregelung der Dienstbezeichnungen der Heeresapotheker. Die bisherigen Oberstabs- bzw. Stabsapotheker bei den Gruppensanitätsdepots werden fortan Zivilbeamte der Heeresverwaltung. Die Stabsapotheker führen die Amtsbezeichnung „R e g i e r u n g s a p o t h e k e r", die Oberstabsapotheker die der „O b e r r e g i e r u n g s a p o t h e k e r". Die Apotheker bei den Wehrkreiskommandos sind Militärbeamte und führen die Amtsbezeichnung „S t a b s a p o t h e k e r" und „O b e r s t a b s a p o - t h e k e r".

1925 1. Oktober. Die Gruppensanitätsdepots werden selbständige Behörden mit eigenem Dienststempel und Dienstsiegel, sie stehen unter Leitung eines Oberregierungsapothekers. Ein Gruppensanitätsdepot gliedert sich in vier Abteilungen: a) Arzneiabteilung, b) Verbandmittelabteilung, c) chemische Untersuchungsstelle, d) Kassenverwaltung. Vorstand zu a—c ist ein Regierungs- bzw. Oberregierungsapotheker.

1930 12. März. Verordnung über die Rang- und Dienstverhältnisse und Uniform der Beamten des Reichsheeres. Zu den Militärbeamten mit Offiziersrang gehören die Oberstabsapotheker. Sie tragen ebenso wie die Offiziere Uniform. Entsprechend ihrem

Rang tragen sie silberne, dunkelgrün durchwirkte, geflochtene Schulterstücke aus Plattschnüren ohne Stern.

Für die Regierungsapotheker sind die gleichen Abzeichen wie für die Oberstabsapotheker vorgesehen, jedoch haben sie, da sie Zivilbeamte sind, zur Unterscheidung von den Militärbeamten auf den Schulterstücken ein verschlungenes „HV." (Heeresverwaltung). Im allgemeinen tragen sie bürgerliche Kleidung.

1932 Dem Reichsheer gehören an:
1 Referent im Reichswehrministerium als Ministerialrat, 24 Heeresapotheker, davon 7 als Wehrkreisapotheker und 17 als Oberregierungs- bzw. Regierungsapotheker.

1935 16. März. Wiedereinführung der allgemeinen Wehrpflicht. Schaffung von Oberfeldapotheker- und Oberregierungsratstellen für Apotheker bei der Reichswehr.

Versorgungswesen.

1918 Zur Erledigung der sozialen Aufgaben des Reiches, insbesondere zur Fürsorge für die Kriegsbeschädigten wird ein Arbeitsamt gegründet, das

1919 in ein Reichsarbeitsministerium umgewandelt wurde.

1919 1.Oktober gingen sämtliche Sanitätsämter, Lazarette und Kuranstalten des alten Heeres auf das Reichsarbeitsministerium über, mit ihnen ein großer Teil der bisherigen Militärapotheker, die nunmehr bei den neu eingerichteten Hauptversorgungsämtern, bei den Versorgungskrankenhäusern und bei der Einkaufsstelle für Sanitätsbedarf im Versorgungswesen, dem ehemaligen Hauptsanitätsdepot, Verwendung fanden. Von den damals übernommenen 25 Oberstabsapothekern, 42 Stabsapothekern und 255 Oberapothekern sind im Versorgungswesen heute nur noch 1 Oberregierungsapotheker als nicht ständiger Hilfsarbeiter im Reichsarbeitsministerium, gleichzeitig Leiter der Einkaufsstelle für Sanitätsbedarf im Versorgungswesen, 6 Regierungs- bzw. Oberregierungsapotheker und 4 Vertragsapotheker bei den noch bestehenden Hauptversorgungsämtern tätig.

Die Tätigkeit der Apotheker bei den Hauptversorgungsämtern umfaßt die Verwaltung und Ergänzung der ärztlichen Geräte, Arznei- und Verbandmittel für die Untersuchungsstellen, Krankenhäuser, Kuranstalten und Versorgungsämter im Bereiche des Reichsarbeitsministeriums.

Die Ergänzung dieses Sanitätsmaterials erfolgt durch die Einkaufsstelle für Sanitätsmaterial oder durch Ankauf.

In den Laboratorien der Untersuchungsstellen führen die beamteten Apotheker die eingehenden physiologisch-chemischen Untersuchungen aus.

Staatliche Polizei.

1919 Juli. Schaffung der staatlichen Polizei — Sicherheitspolizei — in Preußen.

1919 Übernahme eines ehemaligen S t a b s a p o t h e k e r s der preußischen Armee in den Dienst der Sicherheitswehr. Errichtung eines Sanitätsdepots.

Der bisherige Leiter und Vorstand des Depots wurde dem leitenden Polizeiarzt der Polizeiabteilung des Preußischen Ministesteriums des Innern als Sachbearbeiter zugeteilt. Die Leitung des Depots übernahm ein früherer Stabsapotheker der Schutztruppe. Einstellung von P o l i z e i o b e r a p o t h e k e r, P o l i z e i a p o t h e k e r und V e r t r a g s a p o t h e k e r.

1922 Die „Schutzpolizei" erhält ein eigenes Polizeikrankenhaus. Die Leitung der Apotheke erhielt dort ein Polizeioberapotheker.

1924 Infolge Einspruchs der Entente mußten alle Zentraldepots aufgelöst werden.

Der leitende Apotheker erhielt die Dienstbezeichnung P o l i z e i - P h a r m a z i e r a t und wurde zum Polizeipräsidium versetzt, aber dem Ministerium des Innern weiter zur Verfügung gestellt. Als solcher ist er der „P h a r m a z e u t i s c h e S a c h b e a r - b e i t e r f ü r d i e s t a a t l i c h e P o l i z e i P r e u ß e n s". Der erste Inhaber dieser Stelle, die er auch jetzt noch inne hat, ist Dr. G e m e i n h a r d t.

1934 Er führt jetzt die Dienstbezeichnung Oberfeldapotheker der Landespolizei und gehört zum Sanitätsamt beim Chef der Landespolizei. Außerdem sind bei der Landespolizei noch je ein Oberstabsapotheker, Stabsapotheker und Oberapotheker planmäßig.

Außer Preußen ist nur noch in Bayern ein beamteter Apotheker für die staatliche Polizei tätig. Er führte zunächst die Amtsbezeichnung „R e g i e r u n g s - C h e m i k e r", später „R e g i e - r u n g s - C h e m i e r a t" und hat seine Dienststelle bei der Zentralverwaltung der bayerischen Landespolizei in München. Seine Dienstbezeichnung ist jetzt Oberstabsapotheker der Landespolizei.

Zweiter Teil

Der Arzneischatz der Apotheken.

1. Die Entwicklung des Arzneischatzes.

Wie in dem Kapitel „Die Vorgeschichte der Pharmazie bis zum Entstehen von Apotheken im heutigen Sinne" bereits dargelegt wurde, läuft die Entwicklung des Arzneischatzes im wesentlichen parallel mit dem Weg, den die medizinischen Anschauungen der Jahrtausende gegangen sind. Solange die Erkenntnisse der Medizin noch nicht systematisiert waren, sondern lediglich eine Anhäufung von Erfahrungen, gemischt mit mehr oder minder mythischen Vorstellungen bedeuteten, galt das gleiche auch für die Arzneimittel. Als man dann das auf dem Erfahrungswege Gefundene zu ordnen und somit zu systematisieren begann, mußten die bereits bekannten und die neu gefundenen Arzneimittel nicht nur wie bisher die Tatsache ihrer Wirksamkeit beweisen, sondern zugleich auch in der theoretischen Auffassung des jeweiligen medizinischen Systems eine Begründungsmöglichkeit finden. War letzteres der Fall, dann stand ihrer Aufnahme oder Beibehaltung innerhalb des offiziellen Arzneischatzes nichts im Weg, während sie sonst entweder verschwanden oder in dem Bezirk der inoffiziellen Arzneimittel, der „Volksheilmittel" ein mehr oder minder dunkles Dasein führten, um vielfach später einmal aufs neue anerkannt zu werden.

Für die offizielle deutsche Arzneitherapie des 14.—16. Jahrhunderts waren als herrschendes medizinisches System die Lehre des Galen, als wissenschaftliche Quellen und Grundlagen griechische, lateinische und arabische Schriftsteller, Dioskurides, Plinius, Celsus, Rhases, Avicenna, Nicolaus Alexandrinus, die beiden Mesue usw., maßgeblich. Den Hauptbestandteil des Arzneimittelschatzes dieser Zeit bilden Präparate pflanzlichen Ursprungs in den mannigfachsten Zubereitungen und z. T. gemischt mit Stoffen wie Gold, Silber und Perlen verschiedenster Art, denen man ihrer Kostbarkeit halber besondere Wirkungen zuschrieb. Soweit Metalle und Metallverbindungen in den Arzneibüchern des 16. Jahrhunderts aufgeführt sind, entsprachen sie in Art und Herrichtung fast völlig den alten Vorbildern.[1] Eigentliche chemische Präparate sind selten. Verhältnismäßig früh tauchen Säuren

---

[1] Urdang, Georg, „Zur Geschichte der Metalle in den amtlichen deutschen Arzneibüchern", Arthur-Nemayer-Verlag, Mittenwald.

auf, so die Salpetersäure (Darstellung durch Destillation von Salpeter mit Alaun oder mit Kupfervitriol), die Schwefelsäure (Herstellung aus Eisenvitriol) und die Salzsäure (Bereitung durch Destillation von Kochsalz mit Eisenvitriol) und finden Aufnahme in die Arzneibücher. Das berühmte Ätherrezept des Valerius Cordus steht nicht in dem Dispensatorium Valerii Cordi, sondern in der von C o r d u s im Jahre 1540 verfaßten, aber erst nach seinem Tode im Jahre 1561 von G e s n e r herausgegebenen Schrift „de artificiosis extractionibus".

Im 17. Jahrhundert beginnt das Bild sich zu ändern. Die Erkenntnisse des großen Paracelsus (1493—1541), so wenig sie in ihrer Gänze medizinisches Allgemeingut wurden, eroberten sich langsam und unter vielen Widerständen, aber in ständig steigendem Umfange wenigstens in ihrem therapeutischen Teil Geltung und Anerkennung. S u d h o f f[1]) kennzeichnet die Bedeutung Paracelsus für die Arzneitherapie wie folgt:

„In der Verwendung metallischer Arzneimittel hat er ungeahnte Erfolge durch neue Bereitungsweisen chemischer Natur aufzuweisen; als erster hat er gelehrt, die wirksamen Bestandteile aus den Drogen auszuscheiden und in Tinkturen und Extrakten zur Anwendung zu bringen. Auf eine völlige Umgestaltung der gesamten Therapie lief sein Bestreben hinaus, an Stelle der mechanischen Säfteabführung durch Purganzen eine spezifische Krankheitsbehandlung zu setzen, ein Verfahren, das der große Vereiniger von Hippokratismus und Paracelsimus, Sydenham, im 17. Jahrhundert wieder aufnahm."

Es scheint dieser Darlegung zu widersprechen, daß der von Paracelsischem Geiste völlig unbeeinflußte Valerius Cordus vom Jahre 1546 bereits 43 verschiedene „Tincturae" aufweist. Aber diese „Tincturae" des Valerius Cordus sind im wesentlichen Auflösungen aller möglichen Substanzen und wenn sie mitunter unter vielen sonstigen Bestandteilen auch Drogenauszüge enthalten, so sind sie doch in keinem Falle Pflanzenauszüge mit der Zweckbestimmung der Nutzbarmachung bestimmter wirksamer Inhaltsstoffe einzelner Pflanzen oder Pflanzenteile. Während die erwähnte Erstauflage des Valerius Cordus überhaupt noch keine „Chymica" anführt, enthält die vierte und letzte offizielle Nürnberger Auflage aus dem Jahre 1666 nicht weniger als 44 und zwar: Antimonium diaphoreticum, Aurum fulminans, Bezoardicum animale minerale, solare und lunare, Cinnabaris antimonii, Cornu cervi auratum, Cremor tartari, 5 Crocus, 2 Diagrydium, Flores antimonii und Benzoes, Gelatina cornu cervi, Lac sulphuris, Lapis medicamentosus, 15 Magisteria, 4 Mercuria, Specificum antifebrile, Vitrum antimonii, Vitriolum Martis und Veneris.[2])

„Die Namen, denen wir am Ende des 17. Jahrhunderts bei den Metalle und Metallverbindungen enthaltenden ‚Compositis' im Dispensatorium Brandenburgicum vom Jahre 1698 begegnen, offenbaren

---

[1]) M e y e r - S t e i n e g und S u d h o f f, Geschichte der Medizin im Überblick. Verlag von Gustav Fischer, Jena.

[2]) W i n k l e r , Das Dispensatorium des Valer. Cordus. Gesellschaft für Geschichte der Pharmazie. Verlag Arthur Nemayer, Mittenwald.

den vollen Sieg der Richtung des Paracelsus. Die Avicenna, Rhases, Nicolaus und Mesue sind verschwunden. Statt ihrer begegnen wir den Namen Becher, Craanen, Croll, Ludovici, Mynsicht, Quercetanus, Rolfink, Sylvius, Wurtz, Zwelfer."[1]

Den 28 Metalle und Metallverbindungen enthaltenden rein galenischen Präparaten der ersten Ausgaben des Valerius Cordus (sechzehntes Jahrhundert) stehen in dem Dispensatorium Brandenburgicum vom Jahre 1698 bereits 90, in der Pharmacopoea Wirtembergica vom Jahre 1771 nicht weniger als 185 metallhaltige Zubereitungen im wesentlichen chemischer Natur gegenüber.

Dieser Sieg der „Richtung des Paracelsus" oder, wie man sie damals nannte, der „chemiatrischen" Richtung war zum guten Teil auf den in Hanau geborenen, in Leyden als Arzt und Universitätslehrer wirkenden Franz de le Boë Sylvius (1614—1672) zurückzuführen. Er schuf der „Jatrochemie", der Lehre von der Verwendung der Chemie im Dienste der Heilkunst, von der Medizin her die systematische Grundlage. S u d h o f f[2] sagt folgendes darüber:

„Der Ausgangspunkt seiner Lehren und gleichzeitig das Band, das seine aus recht heterogenen Bestandteilen zusammengesetzten Einzelideen zusamenhält, ist der Begriff der „Fermentation". Er versteht darunter jenen Vorgang, bei dem durch die Einwirkung eines hypothetischen, als „Ferment" bezeichneten Stoffes die Umsetzung eines Stoffes im Körper in einen anderen erfolge. So beruht nach seiner Vorstellung nicht nur die Umwandlung der Speisen durch den Speichel und durch das Sekret der Bauchspeicheldrüse auf einem in diesen enthaltenen Ferment, sondern auch die Umarbeitung des Blutes zu einem den Körper erhaltenden und aufbauenden Stoffe sei bedingt durch gewisse Fermente, welche dem Blute durch Galle und Lymphe beigemischt würden. Durch solche, unter dem Einfluß der Körperwärme (Calor innatus) und der Lebensgeister (spiritus) entstehende Umsetzungen würden nun zwei verschiedene Arten von Endprodukten erzeugt: saure oder alkalische. Ein richtiges qualitatives und quantitatives Verhältnis der beiden zueinander sei die Voraussetzung der Gesundheit. Krankheit dagegen werde dadurch hervorgebracht, daß durch das Übermaß der sauren oder alkalischen Stoffe oder durch ihr Auftreten an einem falschen Ort eine Art von „Schärfen" (acrimonia) erzeugt würden und zwar je nachdem saure oder alkalische Schärfen; diese führten dann zu einer Veränderung des Blutes, der Galle oder der Lymphe und dadurch zu einer Störung des allgemeinen Stoffwechsels. Die Krankheiten zerfallen demnach in zwei große Hauptgruppen: solche, die auf einer „sauren Schärfe" und andere, die auf „alkalischer Schärfe" beruhen. Wir finden demnach bei Sylvius nicht nur die Grundanschauungen der Humoralpathologie wieder, sondern auch deren einzelne Begriffe.

Für die Therapie gaben diese Anschauungen eine äußerst einfache und dadurch bestechende Unterlage ab. Die Hauptfrage in jedem Krankheitsfalle war, ob ihm eine „saure" oder eine „alkalische" Schärfe zugrunde liege. In beiden Fällen bestand die Aufgabe in einer Umstimmung der vorhandenen chemischen Anomalie nach dem Grundsatz „contraria contrariis", also das eine Mal durch Zuführung alkalischer, das andere Mal durch saure Stoffe. Dabei wurde großer Wert auf die Erhaltung der Kräfte, Hebung des all-

---

[1] U r d a n g , Zur Geschichte der Metalle in den amtlichen deutschen Arzneibüchern.

[2] Geschichte der Medizin im Überblick. Verlag von Gustav Fischer, Jena.

gemeinen Körperzustandes durch ausführliche Diätverordnungen gelegt.
Auch auf eine möglichste Ausschaltung der fortwirkenden Krankheitsursa-
chen und eine Milderung besonders hervorstechender Symptome wurde
Rücksicht genommen. War demnach der Arzneischatz auch vorwiegend
nach chemischen Grundsätzen gewählt und angewandt, so behielt Sylvius
doch auch bewährte Mittel, welche außerhalb seiner strengeren Indikationen
lagen, bei."

Die Arzneitherapie des Sylvius hat trotz der Abwandlung der
medizinischen Anschauungen im Laufe des ausgehenden 17. und des
18. Jahrhunderts eine grundsätzliche Änderung bis gegen Ende des
18. Jahrhunderts nicht erfahren. Die Lehre des Vaters der Phlogistontheorie, Ernst S t a h l (1660—1734), dessen These von der „Anima"
als der im normalen Körper alle Lebensfunktionen im Gleichgewicht
haltenden Lebenssubstanz ihn insbesondere Abführ-, Brech- Schweiß-
mittel usw. zur Dämpfung zu starker Lebensbewegungen und umgekehrt Reizmittel zur Anregung eines zu schwachen „Tonus" anwen-
den ließ, haben gleich dem mechanistisch-dynamischen System des
Erfinders der nach ihm benannten „Hoffmannstropfen" (Spiritus
aethereus), Friedrich H o f f m a n n, in gewissem Umfange die Wahl
der Arzneimittel durch eine mehr oder minder große Zahl von Ärzten, nicht aber den Arzneimittelschatz als solchen beeinflußt.

Eine wesentliche Rolle spielten im Arzneimittelschatz des 17.
und 18. Jahrhundert die „stercora", tierische und menschliche Auswurfstoffe, Exkrete und Sekrete verschiedenster Art. Ihre Gipfelung
erreichte diese Therapie in der von Kristian Franz P a u l l i n i 1696
herausgegebenen „Heylsamen Dreckapotheke, wie nemlich mit Koth
und Urin fast alle, ja auch die schwerste gifftigste Krankheiten und
bezauberte Schäden vom Haupt bis zum Füssen innerlich und äus-
serlich glücklich curiert werden". Dieses Buch erlebte insgesamt 7
Auflagen. Daneben fanden Tierteile, ja ganze Tiere in den verschiedensten Zubereitungsformen arzneiliche Verwendung. Hierüber hat
Ludwig W i n k l e r in einer 1908 in Innsbruck im Selbstverlag erschienenen Schrift „Animalia als Arzneimittel einst und jetzt", sowie
in dem Kapitel „Pharmakozoologie" der zweiten Auflage des Tschirch-
schen Handbuchs der Pharmakognosie erschöpfend berichtet.

Die Signaturenlehre, die bereits im Altertum aufgetauchte, von
Paracelsus erneuerte und begründete Anschauung, daß man aus dem
Äußeren eines Heilmittels, aus seiner Form und seiner Farbe und
schließlich auch aus seinem Geschmack nach Maßgabe einer mehr
oder minder großen Ähnlichkeitsbeziehung zu den kranken Glied-
massen oder zu den Erscheinungsformen der Krankheiten auf die Art
der Heilwirkung schließen könne, hat mehr die Geister jener Zeit
beschäftigt als daß sie maßgeblich den Arzneimittelschatz beeinflußt
hätte. Als Beispiele nennt Paracelsus das mit roten Flecken auf den
Blättern versehene „Wasserblut" (Polygonum Persicaria): Wundkraut;
das Johanniskraut mit „durchbohrten Blättern": gegen Stichwunden;
die hodenartigen Orchisknollen: ein Aphrodisiakum; stachelige Disteln:
gegen inneres Stechen usw. T s c h i r c h, dessen Handbuch der Phar-

makognosie diese Beispiele entnommen sind, gibt noch eine Reihe weiterer an. Die Paracelsusschen Ansichten über die Signatur wurden vor allem aufgenommen und vertreten von Oswald Croll in Veröffentlichungen aus den Jahren 1623 und 1634 und von J. Chr. Schröder (1600—1664), dem Verfasser der Pharmacopeia medico-chymica, nach T s c h i r c h bis Mitte des 18. Jahrhunderts das verbreitetste Apothekerbuch. L. W i n k l e r hat in dem Kapitel „Signaturtherapie" in Thoms Handbuch der praktischen und wissenschaftlichen Pharmazie eine eingehende Darstellung der in Betracht kommenden Arzneimittel und der ihrer Anwendung zugrunde liegenden Übereinstimmungen gegeben. „Am wirksamsten bekämpft und schließlich überwunden wurde die Signatura erst durch die chemische Untersuchung der Heilpflanzen und die pharmakologische Prüfung der Auszüge, die ergaben, daß die Heilwirkung unabhängig von Form und Farbe der Heilpflanzen ist und mit der Struktur nichts zu tun hat." (T s c h i r c h.)

Von wesentlicher Bedeutung für den europäischen und damit auch den deutschen Arzneimittelschatz war die Entwicklung Amerikas. Sie verursachte ein erhebliches Anschwellen der Zahl der schon bisher in Deutschland verwendeten überseeischen Drogen, von denen insbesondere der Rhabarber, die Costuswurzel, das Aloeholz, Zimt, Kampfer, Pfeffer, Ingwer, Calmus, Galgant, Kardamomen, Gewürznelken, Muskatnüsse und die verschiedenen Sorten des Sandelholzes eine Rolle spielten. Nun kamen hinzu der Tabak (bereits auf der Messe in Frankfurt a. M. im Jahre 1582 als Wundkraut verkauft), der Kakao, das Guajakholz (1517 von dem kaiserlichen Leibarzt Leopold Poll sowie in einer berühmt gewordenen Schrift von Ulrich von Hutten beschrieben), das Capsicum, die Coca, die Vanille, das Sassafrasholz, die Ipecacuanhawurzel, die Sarsaparille, die Sabadillsamen, die Jalape, die Chinarinde, der Peru-, Tolu- und Copaivabalsam und anderes mehr. Carl H a r t w i c h hat in einer 1892 erschienenen Schrift „Die Bedeutung der Entdeckung von Amerika für die Drogenkunde",[1] der auch die obigen Angaben entstammen, die dritte Ausgabe des Arzneibuchs für das Deutsche Reich nebst dem gleichzeitigen Ergänzungsbuch hinsichtlich der Herkunft der in ihnen enthaltenen Drogen untersucht und dabei festgestellt, daß auf 233 Drogen der alten Welt 47, darunter zum Teil sehr wichtige, amerikanische Drogen kamen. Die Chinarinde sah im Jahre 1930 auf eine wechselvolle dreihundertjährige Geschichte innerhalb des Arzneischatzes der Europäer zurück.

Die Entwicklung der Arzneiformen bis zum Ende des 18. Jahrhunderts hat Ludwig W i n k l e r in einem 1931 auf der Hauptversammlung der Gesellschaft für Geschichte der Pharmazie in Wien gehaltenen Vortrag geschildert.[2] Er stellt fest, daß die latwergenartigen, aus mehreren gepulverten Drogen mit Wein und Honig

---

[1] Verlag von Julius Springer, Berlin.
[2] Die Vorträge der Hauptversammlung in Wien 1931. Verlag von Arthur Nemayer, Mittenwald.

hergestellten Medikamente, die Antidota, später Confectiones und Electuaria genannt, sowie Arzneiöle, Salben, Cerate, Pflaster, Pillen, Trochisci, Suppositoria, Nasalia, Collyria, Fruchtsäfte, Honigtränke, Umschläge und Räucherungen aus dem griechischen in den arabischen Arzneischatz übergehen und aus diesem, vermehrt durch Julep (ausgepreßte, infundierte oder destillierte Kräuter mit der doppelten Menge Zucker), Looch bzw. Lohoch (weiche, marmeladenartige Latwergen), Roob (nach dem Auspressen eingedickter Fruchtsaft), Diacitonium Quitten-Käse und Latwerge, im 18. Jahrhundert Panis cydoniorum), Condita (ausländische Früchte und Wurzeln, anfangs mit Honig, später mit Zucker gekocht), Conserva (wohlriechende Blüten mit Zucker versetzt), in den deutschen Arzneimittelschatz gelangen. „Viele Drogen", sagt W i n k l e r , „wurden mit Öl ausgezogen, von einigen der ,Succus' ausgepreßt. Etliche wässerige Destillate aus Vegetabilien und empyreumatische Öle aus Hölzern und Stinkstein treten (im späten Mittelalter) zum ersten Mal als Arznei auf."

In den mittelalterlichen europäischen Vorschriftenbüchern stieg die Zahl der Sirupe und „Conserva" auf das Doppelte. An Stelle des Honigs in den Arzneimischungen trat mehr und mehr der Zucker. Neu eingeführt wurden die „Miva" (zuckerhaltige Säfte in Honigkonsistenz unter Zusatz von Gewürzen), „Confecta" (mit Zucker überzogene aromatische Samen, Wurzeln, Schalen), die „Pulpa" (mit Zucker eingekochtes Fruchtmark), die „Tragea" (mit Zucker vermischte Gewürzpulver), die „Morsulae" und „Rotulae" (tafel- oder plätzchenförmige, mit Gewürzen vermengte Zuckerwaren). In den offiziellen Arzneibüchern des 17. Jahrhunderts tauchen nach W i n k l e r als neu auf:

„Essentia (die heutigen Tinkturen), Elixiere (Essenzen mit verschiedenen Zusätzen), Extractum (simplex und compositum), Tinctura (damals weingeistige Drogenauszüge von roter Farbe), Spiritus (simpl., comp. und chymicus), Magisterium (Niederschläge aus in Säure gelösten Drogen des Tier-, Pflanzen und Mineralreichs mittels Kalium carbonat oder Alaun), Sal (vegetabile und essentiale), Flores (sublimati), Lapis und Crocus. Die trockenen Destillationen, insbesondere von animalischen Stoffen, wachsen bedeutend an und es werden die Produkte derselben in Spiritus volatilis, Oleum und Sal volatile eingeteilt. Außerdem sind neu aufgenommen Balsamum (simpl. und compos.), Holippae, Succus inspissatus, Bezetta und Sapones."

In den Pharmakopöen des 18. Jahrhunderts sind nach W i n k l e r als neue Arzneiformen zu verzeichnen: Sal (minerale), Sal (solubile), Flores (chimici), Liquor (chymicus), Emulsio, Jusculum, Globuli, Suffimenta (Candelae, Massa, Pastilli, Suffitus, Teda), Bacilli, Marcipanum, Pignolatum, Tabulae. Über die geschichtliche Entwicklung der Zubereitung von Drogen für die Apotheke und zwar ausschließlich an Hand offizieller Arzneibücher hat W i n k l e r in einem Vortrag vor der Deutschen Pharmazeutischen Gesellschaft im Jahre 1932 folgendes berichtet:

„Um Arzneidrogen vor dem Verderben zu schützen und aufbewahren zu können, wurden dieselben gewöhnlich getrocknet. Diese Art der Konservierung genügte, wie auch heute bei vielen Drogen. Eine Anzahl derselben jedoch wurde einer Reinigung unterzogen oder mit Konservierungsmitteln behandelt, wieder andere verlangten ein besonderes Verfahren, um deren allzu kräftige Wirkung zu mildern, oder eine eigene Zubereitung, um sie überhaupt arzneilich verwenden zu können.

Schon D i o s k u r i d e s und G a l e n geben hierzu Anleitungen. Ein eigenes Buch darüber (Liber Servitoris) schrieb der Araber A b u l Q u a s i s. Die Dispensatorien und Pharmakopöen haben diese Vorschriften größtenteils übernommen und durch neue vermehrt.

Drogen aus dem Mineralreich wurden mit Wasser, Eselmilch oder Wein gewaschen, mit Essig mazeriert oder mit Aqua Tormentillae geschlämmt. Eisen, Gold und Silber wurden durch Feilen zerkleinert. Bleifolie, Blattsilber und Blattgold wurden mit Wasser gepulvert. Viele Mineralien wurden mit Aqua Plantaginis zu Pulver verrieben und hierauf zu Trochisci geformt. Die Halbedelsteine, viele Mineralien und Petrefakte wurden vor dem Pulvern geglüht. Quecksilber wurde durch Destillation gereinigt, zur Herstellung von Salben mit Speichel, Zitronensaft, später mit Fett „getötet". Kadmium wurde in Frauenmilch, mit Schwefel geschmolzener Stahl in Wasser, mit Honig geglühte Tutia in Wein „abgelassen". Zur Erzeugung des Eisenpflasters waren Hufeisennägelköpfe erforderlich.

Vegetabilische Drogen wurden mit Wasser, Rosenwasser, Essig, Esel-, Pferde-, Ziegen- oder Frauenmilch oder Dekokten gewaschen, mit Essig, saurer Milch, Öl oder Fett getränkt, mit Essig, Wein oder Quittenwein mazeriert. Myrrhe und Styrax wurden in Wein, andere Gummi in Essig gelöst, hierauf koliert und eingedickt. Öle wurden ähnlich dem Wachs gebleicht. Lärchschwamm, Koloquinten, Bernstein und Opium wurden gepulvert und mit Wasser zu Trochisci geformt. Samen und Gummisorten wurden durch Schütteln in heißen Bronzeschalen getrocknet. Die Keime der Meerzwiebel wurden mit glühendem Eisen versengt. Euphorbium und Helleborus wurden in einer Zitrone oder Quitte, Scilla mit Teig umhüllt im Ofen wie Brot gebacken. Aus Weihrauch und Pech, aus Butter und Schafwollfett erzeugte man Ruß, aus Lindenholz Kohle. Haselnüsse, Kastanien, Eicheln, Dattelkerne, Hefe, Reben- und Feigenholz wurden zu Asche verbrannt. Sehr viele Blüten und Kräuter wurden eingeäschert, die Asche mit Wasser ausgelaugt und aus der Lösung das „Sal" der verwendeten Droge gewonnen.

Besonders zahlreich waren die Zubereitungsvorschriften bei den tierischen Drogen.

Fleisch, Fett, Mark, Hirn, gebrannte Hörner und Knochen waren mit Wasser, Wolfsgurgel, Aal- und Wolfsleber, Regenwürmer, Asseln, Hühnermagenhäutel, Fuchslunge und Nachgeburt mit Wein zu waschen. Die Vesica Apri war in Wein zu mazerieren. Die Gallen für innerlichen Gebrauch wurden in Wasser gekocht, für Augenmittel in Honig aufbewahrt. Hörner und Klauen wurden ausgekocht und sowohl die Gelatine als die Substanz arzneilich verwendet. Wachs und Schafwollfett wurden gebleicht. Eine große Menge von Hörnern, Klauen, Zähnen, Knochen, Perlen, Muscheln, Priapi und Petrefakte wurden mit Rosen-, Boretsch-, Erdbeer- oder Maiblümelwasser auf einer Porphyrplatte zu feinstem Pulver verrieben und auch teilweise zu Trochisci geformt. Geröstet wurde die Seide, Schafwolle und Galläpfel. Weißgebrannt (kalziniert) wurden Hörner, Knochen, Korallen und Schneckenhäuser. Zu Kohle oder auch zu Asche wurde eine Unzahl von ganzen Tieren verbrannt, um sie in dieser Art der „Zubereitung" einnehmen zu können. Kleine Tiere, wie Asseln, Skorpione, Regenwürmer, Kröten usw. wurden getrocknet aufbewahrt. Korallen und Krebsaugen wurden mit Zitronen- oder Berberitzensaft nutriert, d. h. aufgelöst. Eselblut und Kochenillsaft wurden mit Stofflappen aufgesaugt und diese getrocknet verkauft. Vogelhirn wurde mit Eidotter, Magengerinsel mit Salz, Froschlaich mit Myrrhe, Weihrauch und Safran getrocknet. Die Blutsorten wurden an der Sonne oder im Backofen getrocknet, Vipernfleisch mit Brotschmollen und Balsam gekocht und zu Trochisci geformt. Kanthariden wurden mit Essigdämpfen getötet, im 18. Jahrhundert waren Kopf und Flügel zu entfernen. Menschenhaut wurde gegerbt und davon Gürtel angefertigt. Gelbes Wachs wurde mit Krebsscheren zu Pulver verarbeitet.

Zur Konservierung wurde getrocknete Lunge und Leber in Wermut, Raute, Hysop oder gelben Sandelholz, Wolfeingeweide in Raute, der Scincus in Lavendelblüten, Menschenfett in Lorbeer- oder Nußblätter aufbewahrt.

Bei der Gewinnung von Heilmitteln aus dem Tierreich waren noch besondere Umstände zu beobachten. Zur Herstellung der Kapaunpastillen mußte das Fleisch von Tieren genommen werden, die im Hühnerhof und nicht in Steigen gehalten wurden. Skorpione und Vipern waren vor ihrer Tötung zu reizen, damit sich ihr Gift ausscheide. Wilde Tiere, deren innere Organe arzneilich verwendet wurden, sollten aus dem Hinterhalt geschossen werden, weil nach Annahme der damaligen Zeit das Jagen und Reizen die Wirkung der Organe benachteiligte. Lebende Kröten wurden an den Hinterbeinen über eine Schüssel mit Wachs gehängt und darunter ein Feuer erhalten, bis die Kröten tot waren. Aus den gepulverten Kröten und dem Wachs mit dem darauf klebenden Geifer usw. wurde ein krötenförmiges Pestamulett hergestellt. Man hing die Einsiedlerkrebse an Fäden gereiht an die Sonne, um das abtropfende Kömanöl zu sammeln. Krebse wurden zur Herstellung einer Latwerge mit Salz und Asche gewaschen, hernach in Magermilch oder Gerstenwasser gesotten. Zur Krebssuppe wurden sie mit Kräutern und Wurzeln gekocht.

Zur Gewinnung der Sterkora waren Knaben mit Brot, Lupinen oder Rebhühnerfleisch zu ernähren, Pferde mit Hafer und Hunde mit Knochen zu füttern. Vor Entnahme des Blutes mußte der Bock mit Efeu und Steinbrechblättern oder mit Fenchel, Petersil, Bibernell und Steinhirse einen Monat lang gefüttert werden.

Auch Einsammelzeiten waren vorgeschrieben, und zwar: Hundekot im Juli nach Untergang des Hundsterns, Skorpione in den Hundstagen — in England im Zeichen des Löwen —, Kröten im Juni, Froschlaich 3 Tage vor Neumond, Ameisen, Mai- und Regenwurm im Mai, Menschenblut im Frühjahr, Bockblut in den Hundstagen, Schwalbensteine bei aufnehmendem Mond zu sammeln. Die Pestpentakuli und die Gravierung des Instruments zu ihrer Herstellung mußten zur Zeit, wenn Sonne und Mond im Zeichen des Skorpions standen, hergestellt werden.

Zu einem Pflaster für blutunterlaufene Stellen mußte das Blut eines rothaarigen Jünglings genommen werden, für ein Pflaster für Gelenkschmerzen jedoch das eines nicht rothaarigen. Das Prager Dispensatorium benötigt zu einer Salbe rote Hündlein.

Man nahm den Harn von Knaben und Jünglingen. Die Menschenhirnschale war von einem gewaltsam Getöteten zu nehmen. Der Speichel mußte in der Früh (nüchtern) entnommen werden. Die Pestamulette enthielten ein Stückchen Leinwand p r i m o virginis menstruo madefactum. Der Sterkus Leonis mußte von einer Löwin sein, die eben geworfen. Die Pharmacopoeia Londinensis 1621 nennt einen „Catus senex emasculatus". Zu gewissen Zeiten wurde auch das Geschlecht bei den menschlichen und tierischen Drogen berücksichtigt.

Bestimmte Pflaster waren mit Skorpionöl oder Lac mulieris zu malaxieren. Während in den romanischen Ländern Schwäne, Füchse, Hunde, Schlangen mit Öl ausgekocht wurden, verwendete man in den übrigen Ländern das ausgelassene Fett dieser Tiere."

Bis zum Ausgang des 18. Jahrhunderts waren die amtlichen und auch die inoffiziellen Arzneibücher fast ausschließlich von arzneikundigen Ärzten verfaßt, wobei freilich zu bemerken ist, daß der Übergang von einem der beiden Heilberufe zu dem anderen damals an der Tagesordnung war und Apotheker-Ärzte, Persönlichkeiten, die in beiden Berufen gleichzeitig oder nacheinander tätig oder doch in

beiden gut ausgebildet waren, keineswegs Ausnahmen bedeuteten. Mitunter zog man praktische Apotheker beratend und zwar für
die Namhaftmachung der gebräuchlichen und seltener verwendeten
„Composita" heran. Eine maßgebliche Beteiligung von Apothekern
ohne gleichzeitige ärztliche Qualifikation an der Abfassung der amtlichen Arzneibücher setzt erst kurz vor der Geburtsstunde des neunzehnten Jahrhunderts ein. Es ist das erste antiphlogistische, d. h. der
Anschauungswelt der modernen wissenschaftlichen Chemie im heutigen Sinne Rechnung tragende deutsche Arzneibuch, die im Jahre
1799 erschienene Pharmacopoea Borussica, an der Apotheker maßgeblich mitarbeiteten. Von da ab bis zur Gegenwart haben Vertreter
der praktischen und wissenschaftlichen Pharmazie, zuletzt — an dem
Deutschen Arzneibuch, 6. Auflage — insbesondere die hervorragenden pharmazeutischen Wissenschaftler E. S c h m i d t, J. G a d a m e r,
H. B e c k u r t s und H. T h o m s an der Gestaltung der deutschen
amtlichen Arzneibücher ständig und mitentscheidend mitgewirkt.

Das war natürlich kein Zufall. Es genügt, die Namen der dem
Apothekerstande entstammenden Männer zu nennen, die an der Gestaltung der Pharmacopoea Borussica vom Jahre 1799 mitwirkten, um
das Geheimnis zu enträtseln. Es waren Martin Heinrich K l a p r o t h,
Sigismund Friedrich H e r m b s t a e d t und Valentin R o s e der jüngere, Männer, die nicht nur Apotheker waren, sondern zugleich zu
den größten Chemikern ihrer Zeit zählten und der durch L a v o i s i e r
von den Fesseln einer irrigen Theorie (der Lehre vom „Feuerstoff",
dem „Phlogiston") befreiten Chemie in Deutschland die Wege ebneten.

Der an der Schwelle des 19. Jahrhunderts beginnende Siegeszug
der modernen wissenschaftlichen Chemie mit der Fülle seiner Möglichkeiten auf dem Gebiete der Schaffung neuer, der Nachprüfung
und Verbesserung alter Arzneistoffe, war es, der die mehr oder minder bestimmende Mitwirkung des Apothekers in seiner Eigenschaft
als pharmazeutischer Chemiker bei der Gestaltung der Arzneibücher
erforderlich machte. Es entsteht eine Gemeinschaftsarbeit zwischen
dem pharmazeutischen Chemiker, dem mit chemischen Hilfsmitteln
arbeitenden Pharmakognosten und dem die Wirkung der ihm an die
Hand gegebenen Arzneistoffe nach einer sich immer freier entwik-
kelnden Methodik, der „Pharmakologie", prüfenden Ärzte, die außerordentliche Erfolge zeitigt. Auch jetzt geht die wissenschaftlich-medi-
zinische Theorie mit der Entwicklung des Arzneimittelschatzes parallel.
Aber das Verhältnis scheint sich mitunter gewandelt zu haben. Während bisher die medizinische Theorie den Vorrang hatte, scheint er
jetzt mehr und mehr auf die chemische bzw. chemisch-biologische
Vorstellungswelt übergegangen zu sein, deren arzneilichen Neuschöpfungen die medizinische Theorie nachfolgt und in deren Erläuterung
sie eine wesentliche Aufgabe sieht. Die deutsche „chemische Physiologie", die sich nach S u d h o f f[1]) vor allem an die Namen Johannes

---

[1]) Geschichte der Medizin im Überblick.

M ü l l e r (1801—1858), des Entdeckers der tierischen Zelle Theodor Schwann (1810—1882), Emil du B o i s - R e y m o n d (1818 bis 1896), Ernst Wilhelm v. B r ü c k e (1819—1892), W. P f l ü g e r (1829 bis 1910), Hermann v. H e l m h o l t z (1821—1894), Ernst Heinrich W e b e r (1785—1878) und Karl L u d w i g (1816—1895) knüpft, ist der augenfällige Beweis für die Neufundierung der Medizin auf dem Boden der Chemie. Er wird noch verstärkt durch den Hinweis S u d - h o f f s[1]) auf die Arbeiten Leopold G m e l i n s (1788—1853), Hermann F e h l i n g s (1871—1885) und Felix H o p p e - S e y l e r s (1825 bis 1895). Hermann F e h l i n g , der Vater der nach ihm benannten „Fehlingschen Lösung" zur Zuckerbestimmung im Harn, war überhaupt nicht Mediziner, sondern ein aus der Pharmazie hervorgegangener Chemiker, und G m e l i n wie H o p p e - S e y l e r waren sowohl Ärzte als auch Chemiker, ja das Schwergewicht ihrer wissenschaftlichen Leistung lag zweifellos auf dem Gebiete der Chemie. An die Stelle der früher häufigen Personalunion Arzt-Apotheker war die Verbindung Arzt-Chemiker getreten. So ist es nur folgerichtig, daß der scharfsinnige Begründer der Wiener pharmakognostisch-dynamischen Schule, Richard W a s i c k y , selbst Apotheker und Arzt, von denjenigen seiner Schüler, die sich der akademischen Lehrtätigkeit zuwenden wollen, gleichfalls die Doppeleigenschaft als Arzt und Apotheker verlangt. Die Arbeiten W a s i c k y s wie die seiner Schüler, unter denen besonders der Saponinforscher Ludwig K o f l e r hervorzuheben ist, beweisen die Fruchtbarkeit dieser Synthese. Daß auch die Virchowsche Zellularpathologie, die systematische Auflösung des ganzen Organismus in seine Zelleinheiten mit dem Ziele, die Struktur der Zelle in Zusammenhang mit ihren Funktionen zu bringen, an den Zellenveränderungen die Krankheiten festzustellen und damit zugleich die Wirkung der Arzneimittel zielbewußt nach der Art und dem Grade der durch sie veranlaßten Zellbeeinflussung zu verwenden, nur im Rahmen dieser chemischen Richtung der Medizin denkbar war, bedarf keiner näheren Begründung.

Es ist eine Unzahl von Erzeugnissen mehr oder minder bleibenden Werts, die dem Arzneischatz aus der chemischen Arbeit zuwuchsen. Aus dem eigentlichen Arbeitsgebiet des Apothekers, der Pflanzen- und Drogenanalyse, strömte eine immer größer werdende Zahl von „Pflanzenbasen" von „Alkaloiden" in den Heilmittelschatz. Es ist das Verdienst des Apothekers S e r t ü r n e r , durch die ihm 1803/4 als jungem, kaum einundzwanzigjährigem Gehilfen geglückte Isolierung und die gleichzeitige, wenn auch erst 1816 eindeutig bekanntgewordene richtige Feststellung der chemischen Natur des gefundenen Körpers, der Welt nicht nur das in der Medizin des folgenden Jahrhunderts und darüber hinaus unentbehrlich gewordene Morphium geschenkt, sondern zugleich den Grundstein zu der so fruchtbar gewordenen Alkaloidforschung gelegt zu haben. Nun folgten die Her-

---

[1]) Geschichte der Medizin im Überblick.

stellung von Chinin und Cinchonin und der Strychnosalkaloide durch die französischen Apotheker P e l l e t i e r und C a v e n t o u (1817 ff), des Narcotin (1817) und Codein (1832) durch R o b i q u e t, des Santonin durch Apotheker K a h l e r (1830), des Atropin, Hyoscyamin (beide bereits unrein 1827 dargestellt durch den Apotheker B r a n ₋ d e s) durch die Apotheker G e i g e r und H e s s e (1831), des Coniin (1831) durch G e i g e r (unrein hergestellt durch den Apotheker G i e ₋ s e c k e), des Akonitin und Colchicin (1833) durch G e i g e r und H e s s e, des Papaverin durch den Apotheker M e r c k (1848) usw. Bemerkt sei, daß es ein Apotheker, der Besitzer der Universitäts-Apotheke in Göttingen, E. J a h n s, war, dem in seinem Apotheken-laboratorium um das Jahr 1890 die zweite Synthese von Alkaloiden und zwar von Arekanußalkaloiden geglückt ist — die erste, die von Coniin, rührt bekanntlich von dem Chemiker L a d e n b u r g her —, nachdem er vorher gleichfalls mit den bescheidenen Hilfsmitteln des Apothekenlaboratoriums die Konstitution der Alkaloide der Arekanuß ermittelt hatte.

Eine Sondererwähnung verdient die Entdeckung des Kokains, das in reinem Zustande 1860 von N i e m a n n hergestellt und vor allem chemisch eindeutig festgestellt wurde. Bereits fünf Jahre vorher, 1855, hat ein Apotheker, Dr. F. G a e d c k e, diesen Stoff in Händen gehabt und darüber in einem Aufsatz „Über das Erythroxylin, darge-stellt aus den Blättern des in Südamerika kultivierten Strauches Ery-throxylon Coca Lam." (Archiv der Pharmazie 1855, zweite Reihe, 82. Band, Seite 141 ff) berichtet.

G a e d c k e hat bei seinen Arbeiten, die er im Laboratorium des damals als Analytiker bekannten Apothekers Dr. S o n n e n s c h e i n in Berlin ausführte, sehr geringe Mengen „kleine nadelförmige Kry-stalle" erhalten, die zweifellos Kokain vorstellten. Eine genaue Be-stimmung war ihm wegen des geringen Ausgangsmaterials nicht möglich. Er glaubte damals eine Identität des von ihm „Erythroxylin" benannten Stoffes mit Thein annehmen zu können und behielt sich vor, „falls es im Laufe der Zeit gelingen sollte, Cocablätter zu erhal-ten, diesen Körper in so großer Menge darzustellen, um nach einem genauen Studium seiner Eigenschaften und seiner Zusammensetzung der Öffentlichkeit genauere Resultate übergeben zu können".

Der Herstellung dieser wichtigen Pflanzenbasen folgte später in weitgehendem Umfange ihre synthetische Fabrikation oder ihr Ersatz durch synthetische Produkte.

Die Entdeckung der Gewinnung des Anilins aus dem Steinkohlen-teer durch den ehemaligen Apotheker R u n g e im Jahre 1834 — die Anilinentdeckung im Indigo durch U n v e r d o r b e n im Jahre 1826 hatte nur theoretische Bedeutung — ist für den Arzneimittelschatz von außerordentlicher Tragweite geworden. Leiten sich doch vom Anilin, um nur Bekanntestes zu nennen, das Antifebrin, das Antipyrin und seine Abkömmlinge und schließlich das Salvarsan ab. Der 1828 von W ö h l e r synthetisch hergestellte Harnstoff ist später zum Ausgangspunkt der großen Reihe von Schlafmitteln geworden, deren Kern in der Verbindung verschiedener Barbitursäuren mit Harnstoff liegt und deren typischer Vertreter das Veronal ist.

Die Erkenntnisse der Bakteriologie, die, aufgebaut auf den Forschungen Pasteurs, sich in ihrer modernen und praktisch wirksam werdenden Form für Deutschland und von da aus für die Welt an die Namen Robert Koch und Behring knüpften, gaben zugleich mit der Entdeckung der Krankheitserreger die Wege zu ihrer Bekämpfung. Die Geburtsstunde der Serumtherapie, an erster Stelle des Diphtherieserums, dann der Dysenterie, der Ruhr-, Tetanus-, Meningokokken-, Pyomelitis- usw.-Sera, der Tuberculin- und sonstigen Impfstoffe auf der einen, der chemotherapeutischen Mittel, an ihrer Spitze das Ehrlichsche Salvarsan war gekommen. Ein Jahrhundert zuvor hatte die von dem englischen Arzt Edward Jenner (1749 bis 1823) empfohlene Kuhpockenlymphe als Impfmittel zur Erzeugung harmloser künstlicher, gegen die ersten Pocken immunisierenden Blattern im wesentlichen durch das Verdienst der deutschen Ärzte Hufeland und Stromeyer ihren Einzug in den Arzneimittelschatz gehalten.

Es sind biologische oder, wenn man will, dynamische Vorstellungen, in deren Bezirk die Hormon- und Vitamintherapie steht. Wie sehr auch hier die oben erwähnte Arbeitsgemeinschaft zwischen Arzt und Chemiker wirksam wird, ist von Hörlein in einer „Medizin und Chemie" betitelten Abhandlung[1]) mit vielen Beispielen belegt. Bei den Hormonpräparaten sind vor allem das Adrenalin (synthetisch hergestellt durch den aus dem Apothekerstande hervorgegangenen Industriechemiker Friedrich Stolz), das Insulin, das Thyroxin und die Sexualhormone zu nennen.

Die physikalische Licht- und Bestrahlungs-Therapie fällt, da sie unmittelbares Rüstzeug in der Hand des Arztes ist, nicht in den Bereich dieser Darstellung. Somit hat auch das von Mme Curie in Gemeinschaft mit ihrem Gatten in der Pechblende entdeckte und aus ihr gewonnene Radium nur insoweit eine Erwähnung zu finden, als Heilmittel mit mehr oder minder hohem Gehalt an Radiumemanation im Handel sind und die Höhe des Gehalts an Radiumemanation für den therapeutischen Wert vieler Heilwässer von Bedeutung ist.

Die Entwicklung des Arzneischatzes in den Arzneibüchern ist in dem Kapitel „Arzneibücher, Dispensatorien, Antidotarien" zur Darstellung gelangt. Soweit die homöopathische und biochemische Therapie in Betracht kommt, sind in dem Kapitel „Homöopathie, Biochemie und Volksheilmittel" die hauptsächlichsten Grundzüge aufgezeichnet worden.

---

[1]) Abhandlungen aus den Medizinisch-chemischen Forschungsstätten der I. G. Farbenindustrie AG.

2. Arzneibücher, Dispensatorien, Antidotarien.

I.

Die Entstehung von Arzneibüchern oder, wie sie früher vielfach genannt wurden, von Antidotarien, Dispensatorien und Pharmakopöen reicht ins graue Altertum zurück. Hat es doch bereits in alt-ägyptischer Zeit Sammlungen von Vorschriften zur Herstellung von Arzneien gegeben, die uns u. a. in dem im Jahre 1600 v. Ch. entstandenen Papyros „Ebers"[1]) sowie in dem um 1350 v. Ch. geschriebenen sogenannten „Berliner medizinischen Papyros Brugsch major" überliefert worden sind. Vielfach waren die alten Arzneibücher im wesentlichen eine Zusammenstellung von Heilmethoden, bei denen abergläubische Vorstellungen eine große Rolle spielten. Den grund-sätzlichen Charakter von Rezeptsammlungen nebst Beschreibung der hierfür verwendeten Arzneimittel (Simplicia) und schließlich auch Vorschriften über die Aufbewahrung von Arzneimitteln, deren Güte und Zusammensetzung haben sie erst in langsamer und allmählicher Entwicklung erhalten. Unseren heutigen Arzneibüchern ähnelt schon das Werk des römischen Arztes Scribonius Largus, der um 45 n. Ch. lebte und damals seine „Compositiones medica-mentorum" geschrieben hat. Dieses „Dispensatorium" wurde im Jahre 1528 zum ersten Male gedruckt und dann 1655 von Johann Rhodius mit Erläuterungen versehen erneut veröffentlicht. Scri-bonius verwendete 242 pflanzliche, 36 mineralische und 27 tie-rische Arzneimittel.

Während des 6.—10. Jahrhunderts entstand, wie Sigerist in seinem Werke „Studien und Texte zur frühmittelalter-lichen Rezeptliteratur"[2]) mitteilt, eine große Anzahl von Rezeptsammlungen (Antidotarien), die uns über die damals verwendeten Heilmittel Aufschluß geben. Soweit sie auf unsere Zeit gekommen und bekannt geworden sind, haben sie im tabellarischen Teil dieser Arbeit Erwähnung gefunden. Sie sind in lateinischer Sprache geschrieben und nach Antidota im eigentlichen Sinne, Emplastra, Katartika, Un-guenta, Kataplasmata, Epithemata und Olea geordnet. Ist bei diesen Rezeptsammlungen der Einfluß bestimmter Ärzte oder ärztlicher Schu-len nicht mit Sicherheit nachweisbar, so lassen die späteren Dispen-satorien des Mittelalters ihre Quellen zweifelsfrei erkennen. Ihnen allen liegen die ihrerseits wieder auf den Hippokratischen Schriften, den Werken des Galen, Dioskurides, Plinius und Avicenna aufgebauten Bücher der berühmten Ärzte des 11.—12. Jahrhunderts zugrunde. Hierher gehören das Antidotarium magnum und das Anti-dotarium parvum des Praepositus Nicolaus (um 1100), das Antidotarium medicamentorum, die Practica medi-cinarum particularium sowie das Werk: De medicinis

---

[1]) Arch. d. Pharm. 1877. XI. 82.
[2]) Verlag von Johann Ambrosius Barth, Leipzig.

l a x a t i v i s des „jüngeren", nach S u d h o f f „pseudonymen" M e -
s u e (13. Jahrhundert), ferner das L i b e r d e m e d i c a m e n t i s
s i m p l i c i b u s oder d e t e m p e r a m e n t i s s i m p l i c i u m des
S e r a p i s (11. Jahrhundert) und die S y n o n y m a m e d i c i n a s e u
c l a v i s s a n a t i o n i s des S i m o n J a n u e n s i s.

Die amtliche Forderung eines bestimmten, für die Herstellung der
Arzneimittel in den Apotheken verbindlichen Arzneibuchs findet sich
zum ersten Male in den Statuta sive Leges Municipales Arelatis,
entstanden zwischen 1162 und 1202. Ähnliches wird in der Medizinalordnung des Kaisers F r i e d r i c h II. bestimmt. Leider sind das
darin erwähnte Arzneibuch und die „Constitutiones" des Kaisers,
nach denen sich die sizilianischen Apotheker zu richten hatten, nicht
bekannt. Von den vor 1400 auf deutschem Boden entstandenen
deutschgeschriebenen Arzneibüchern sind auf die Gegenwart gekommen: Das Arzneibuch des A r n o l d u s D o n e l d e y aus B r e m e n
vom Jahre 1382 (Preuß. Staatsarchiv Hannover) und das sogenannte
G o t h a e r A r z n e i b u c h (Thüring. Staatsarchiv Gotha), das die in
niederdeutscher Sprache 1325 geschriebenen „Practica" des Meisters
B a r t h o l o m ä u s enthält. Genaue Beschreibungen finden sich an
verschiedenen Stellen in der Literatur, so bei R e g e l[1]) und P f e i f -
f e r.[2]) T s c h i r c h erwähnt in seinem Handbuch der Pharmakognosie
noch eine „M i t t e l d e u t s c h e W i e n e r H a n d s c h r i f t", die auf
den M a c e r F l o r i d u s (11. Jahrhundert) zurückgeht und aus dem
13. Jahrhundert stammt, das „Deutsche Arzneibuch aus dem 12. Jahrhundert in Z ü r i c h", die „T e g e r n s e e r H a n d s c h r i f t", die
„A b e n s b e r g e r H a n d s c h r i f t" aus dem Kloster A b e n s b e r g,
die beide in München aufbewahrt werden, die Handschrift aus dem
Kloster I n d e r s d o r f zu M ü n c h e n, die Codices Germanicae 345
und 722 zu M ü n c h e n und das „K ö n i g s b e r g e r P f l a n z e n -
g l o s s a r".

Das „Arzneibuch" des Arztes O r t o l f, das „von allen gepraszten
der menschen" handelt, ist zum ersten Male 1477 in N ü r n b e r g
und dann 1479 und 1488 in A u g s b u r g und 1585 und 1591 in
M a i n z erschienen. O r t o l f hat seinem Arzneibuch das „Buch
der Natur" des K u n r o t v. M e g e n b e r g zugrunde gelegt, der
im Jahre 1372 gestorben war.

Von großer Bedeutung für die Pharmazie des späteren Mittelalters war das erstmalig im Jahre 1488 in Druck erschienene „C o m -
p e n d i u m a r o m a t i c o r u m" des Arztes S a l a d i n v o n A s c o l o
(A s c o l a n u s), das nicht nur eine Art Betriebsordnung für den Apotheker, sondern auch Vorschriften enthält, die es als ein Arzneibuch
in unserem Sinne erscheinen lassen. Es besteht aus acht Abschnitten,
von denen besonders der letzte interessant ist, da er bereits ein

---

[1]) R e g e l, K., Das mittelniederdeutsche Gothaer Arzneibuch und seine
Pflanzennamen, 1872/1873.
[2]) P f e i f f e r, Fr., Zwei deutsche Arzneibücher aus dem 12. und 13.
Jahrhundert, mit Wörterbuch, Wien 1863.

Verzeichnis „de omnibus rebus in qualibet aromatoria vel apotheca", also eine Series medicaminum, enthält. Dieses Verzeichnis führt auf: 16 Fette, 7 Gallenarten, 4 Stercora, 59 Electuaria, 46 Aquae, 36 Pillen, 24 Trochisci, 27 Olea, 6 Conservae de zuccaro, 12 de melle usw.

In das 15. Jahrhundert fallen auch die ersten, auf unsere Zeit gekommenen Zusammenstellungen der in deutschen Apotheken geführten Arzneimittel. Es sind dies die sogenannte „Frankfurter Liste", die aus dem Jahre 1450 stammen dürfte, und das „Nördlinger Register" vom Jahre 1480. Ihnen schließen sich die sogenannten „Braunschweiger Apothekerregister" aus der Zeit 1521—1658 an.

Daß schon in den mittelalterlichen Apotheken die Praxis mit der Wissenschaft Hand in Hand gegangen ist, beweisen nicht nur erhalten gebliebene bildliche Wiedergaben von Apotheken jener Zeit, auf denen die wissenschaftliche Betätigung des Apothekers durch ein aufgeschlagenes Buch gekennzeichnet ist, sondern ganz besonders die einschlägigen Vorschriften der ältesten deutschen Apothekerordnungen.[1] Diese enthalten fast durchweg mehr oder weniger eingehende Bestimmungen über die Art der Bücher, die in den damaligen Apotheken vorhanden sein und nach denen die Apotheker ihre Composita herstellen mußten. So wurde den Baseler Apothekern mit der Baseler Apothekerordnung aus der Zeit von 1423—26 zur Pflicht gemacht, die damals allgemein gebräuchlichen Werke des N i c o l a u s, sein Antidotarium magnum und Antidotarium parvum, und die Bücher des M e s u e, sein Antidotarium medicamentorum compositorum, seine Practica medicinarum particularium und sein Buch De medicinis laxativis, und anderer Gelehrten ihren Arbeiten zugrunde zu legen. Zu ihnen dürften wohl auch die von H ä f l i g e r[2] erwähnten, in der Baseler Universitätsbibliothek noch vorhandenen Schriften gehört haben: „Liber secretorum de virtutibus herbarum, Straßburgerdruck 1498, De animalibus; Compilatio de proprietatibus rerum naturalium de Plantis, Metallis, Lapidibus, Animalibus omnis generis ect. 1420; De vegetabilibus et plantis; De virtutibus aquae vitae; Summa naturalium, Collecta ad currandos omnis generis morbos opererum (!) naturalium: De aquis medicinalibus."

Außer den Schriften des M e s u e und N i c o l a u s waren, wie aus den späteren Baseler Apothekerordnungen hervorgeht, noch folgende Werke für die Baseler Apotheken offiziell: „Das buch des konigs A v i c e n n e[3] und S e r a p i o n i s,[4] des S y m o n i s J a n u e n s i s,[5] das Buch, genannt „Circa instans",[6] desgleichen die Werke

---

[1] A d l u n g, Die ältesten deutschen Apothekerordnungen.

[2] H ä f l i g e r, Prof., Die Fachbücherei der mittelalterlichen Apotheken Basels (Pharmaceutica acta Helvetiae 1927, S. 140).

[3] A v i c e n n a schrieb Canon medicinae.

[4] S e r a p i o n schrieb Liber de medicamentis simplicibus et de temperamentis simplicium.

[5] S y m o n schrieb de Synonyma medicina s. clavis sanationis.

[6] M a t t h e u s P l a t e a r i u s schrieb ein Buch beginnend „circa instans".

des D i o s k u r i d e s und M a c e r,[1]) ferner das Buch des S a l a d i -
n u s d e A s c u l o.[2])

Derartige ausführliche Bestimmungen über die Büchereien der
Apotheken finden sich in anderen mittelalterlichen Apothekerordnungen
nicht. Man begnügte sich meist mit einem Hinweis auf die Werke des
N i c o l a u s und des M e s u e. Die Heidelberger Apothekerordnung
vom Jahre 1471 machte eine Ausnahme. Sie schrieb außer den Werken
der vorhergenannten Gelehrten noch die Antidotarien des A v i c e n n a
und des Ä r n a l d u s d e V i l l a n o v a vor. Später begnügte man
sich damit, wie z. B. in der Ulmer Apothekerordnung vom Jahre 1491
auf die bewährten „Maister der Arzney" zu verweisen. Ähnlich verfuhr man auch noch bis zur Mitte des 16. Jahrhunderts.

Alle bis jetzt erwähnten Arzneibücher waren rein privater Natur
und besaßen auch da, wo sie vorrätig gehalten werden mußten, nicht
Gesetzeskraft. Das erste amtlich eingeführte Arzneibuch, das „R e -
c e t t a r i o F i o r e n t i n o", erschien 1498 in italienischer Sprache in
Florenz, erlebte mehrere Auflagen und wurde im Jahre 1561 unter dem
Titel „A n t i d o t a r i u m s i v e d e e x a c t a c o m p o n e n d o r u m
m i s c e n d o r u m q u e m e d i c a m e n t o r u m r a t i o n e l i b r i
t r e s, Antwerpen 1561" ins Lateinische übersetzt. Seine Erwähnung
an dieser Stelle beruht auf der Tatsache, daß es den ersten deutschen
amtlichen Arzneibüchern als Vorbild gedient hat.

Den deutschen Städten, insbesondere den freien Reichsstädten,
gebührt das Verdienst, zuerst in Deutschland für die Apotheken
a m t l i c h e Vorschriften über die Güte, Zusammensetzung und das
Vorrätighalten von Arzneimitteln erlassen zu haben. Erst wesentlich
später haben sich die Landesherren und Regierungen der deutschen
Länder diesem Vorbild angeschlossen.

Allen voran ging die freie Reichsstadt N ü r n b e r g. Auf ihre
Veranlassung verfaßte der aus Thüringen stammende Arzt V a l e r i u s
C o r d u s eine Vorschriftensammlung, die im Jahre 1546, kurz nach
dem im Jahre 1544 erfolgten Tode des Autors, als „P h a r m a c o r u m
c o n f i c i e n d o r u m r a t i o V u l g o v o c a n t d i s p e n s a t o r i u m"
von der Stadt Nürnberg herausgegeben worden ist. Von dieser ersten
Ausgabe ist nach W i n k l e r heute nur noch ein Exemplar vorhanden.
Es befindet sich mit einem vermutlich 1547 angefertigten Nachdruck
in der Stadtbibliothek zu N ü r n b e r g. Ein weiteres Exemplar des
Zweitdrucks wurde von Dr. K. P e t e r s in der Universitätsbibliothek
B r e s l a u festgestellt.[3]) Dieser ersten Ausgabe, die von der Gesellschaft für Geschichte der Pharmazie im Jahre 1934 mit einer Einführung von Ludwig W i n k l e r im Faksimiledruck neu herausgegeben
wurde, sind zahlreiche weitere in N ü r n b e r g, P a r i s, T ü b i n -

---

[1]) M a c e r de virtutibus herbarum.
[2]) S a l a d i n i d e A s c u l o, Serenitatis Tarenti physici principalis
compendium aromatariorum.
[3]) Pharm. Ztg. 1929 Nr. 56.

g e n , L y o n und V e n e d i g gefolgt. Die letzte (4.) offizielle Nürnberger Ausgabe stammt aus dem Jahre 1666.

Nach einer von W i n k l e r in der erwähnten Einführung gegebenen Aufstellung enthält die im Jahre 1546 erschienene Erstauflage
des Valerius Cordus 417 Vorschriften zu galenischen Arzneimischungen in insgesamt 45 Zubereitungsformen. In der zweiten offiziellen
Nürnberger Ausgabe vom Jahre 1592 sind die Zubereitungsformen
auf 50, ist die Zahl der „Composita" auf 641 im Hauptteil und weitere
155 mit einer weiteren Zubereitungsform in dem neu angefügten
„Appendix" gestiegen. Die dritte Ausgabe (1598 und 1612) weist bei
gleichgebliebenen Zubereitungsformen 650 Präparate im Hauptteil
und 167 im Appendix auf. In der 4. Ausgabe (1666) steigt bei ver-
minderter Menge der galenischen Composita (547) die Zahl der Zubereitungsformen auf 65. Dazu sind 44 „Chymica" getreten.

Der im Jahre 1551 in L y o n herausgegebenen Ausgabe ist ein
von S y l v i u s , einem Pariser Arzt, verfaßter „Appendix pro instruc-
tione pharmacopolarum utilissima" beigegeben. Interessant ist die
später von P e t r u s C o u d e n b e r g i u s e t M a t t h i a s L o b e l i u s
herausgegebene Auflage. Ihr ist ein reichhaltiges Verzeichnis von
„Succedanea quid pro quo vocant" angefügt, in dem u. a. empfohlen
wird, beim Fehlen der Originalstoffe für bittere Mandel Wermut, für
Ingwer Bertramwurzeln, für Judenkirschen schwarzen Nachtschatten,
für Koloquinten Rizinussamen, für Styrax Bibergeil, für Lorbeeröl Teer
zu nehmen. Es ist bekannt, daß die Verwendung von Ersatzmitteln
im 15. und 16. Jahrhundert sehr verbreitet war und zu Betrügereien
Veranlassung gegeben hat. So sahen sich manche Städte genötigt,
mit strengen Maßnahmen einzugreifen.

In den späteren Ausgaben des „Dispensatorium hoc est Pharmacorum conficiendorum ratio authore Valerio Cordo" wurde die Zahl
der pflanzlichen Mittel, insbesondere der ausländischen Drogen wie
Tabak, Sassafras, Sarsaparille und Guajakholz, sowie der chemischen
Mittel außerordentlich vermehrt; der um die Wende des 16. und 17.
Jahrhunderts geltenden Auffassung entsprechend fanden auch Auswurfstoffe, Menschenfett, Striemen aus Menschenhaut, mit Vitriol
destillierter Knabenharn als Spiritus antiepilepticus, Spiritus calvariae
humanae und Oleum ossium humanorum Aufnahme. Angeschlossen
sei noch eine Äußerung F l ü c k i g e r s über dieses wichtige Denkmal
pharmazeutischer Vergangenheit. F l ü c k i g e r sagt:

„Trotz mancher Mängel bezeichnet das Dispensatorium des Valerius
Cordus einen großen Fortschritt in der Pharmazie, indem eine übersichliche,
einigermaßen zweckmäßige Auswahl von Magistralformeln der früheren
Regellosigkeit ein Ende macht. Zum erstenmal auf deutschem Boden wurde
dadurch bestimmt, wie der Apotheker zu arbeiten habe, und der Arzt
konnte sich darauf verlassen. Aber ein anderes ist zu bedenken. Gerade
durch die umfangreiche und für jene Zeiten auch wohl verständige Benutzung der griechischen, durch die Araber und Salernitaner überlieferten und
vermehrten Medizin hat C o r d u s zu der Unselbständigkeit der zunächst
folgenden Zeiten beigetragen; sein Dispensatorium erfreute sich eines so
großen Ansehens, daß es sehr in den Vordergrund trat und weitere Fort-

schritte erst allmählich aufkommen ließ. Es ist denkbar, daß der Einfluß der griechischen und arabischen Medizin oder Pharmazie früher überwunden worden wäre, hätte sie nicht in dem Dispensatorium Cordi noch eine so brauchbare Stütze erhalten."

Bis zur Mitte des 16. Jahrhunderts kannte man für die damals gebräuchlichen Arzneibücher nur die Bezeichnung Dispensatorium oder Antidotarium. Der Name „Pharmacopoea" findet sich erstmalig bei der im Jahre 1560 in Antwerpen erschienenen „Pharmacopoea in compendium redacta apud viduam Martii Nutii in Antwerpen". Sie wurde von dem Danziger Stadtarzt, späteren Königsberger Professor Johann Bretschneider-Placotomus verfaßt und enthielt bereits Bestimmungen über die „Kunst des Einsammelns, Bereitens, Auswählens, Zusammensetzens und Mischens von Arzneimitteln". Diese Pharmakopöe sowie die von dem Arzt Anutius Foësius verfaßte und im Jahre 1561 in Basel erschienene „Pharmacopoea Mediomatrica" genossen zu jener Zeit besonders in Westdeutschland eine große Verbreitung. Immerhin stehen sie an Bedeutung hinter dem Dispensatorium des Valerius Cordus und der wenige Jahre später erschienenen Pharmacopoea Augustana, die Weltruf erlangten, weit zurück.

Die Pharmacopoea Augustana wurde auf Befehl des Rates der Stadt Augsburg von dem Arzt Adolf Occo verfaßt und erschien 1564 unter dem Namen „Enchiridion sive ut vulgo vocant dispensatorium pro Reipubl. Augsburgensis Pharmacopoeis". Wie das Nürnberger Dispensatorium diente das Enchiridion als Gesetzbuch und enthielt auch eine Series medicaminum („ea, quae Asterisco signantur, semper in promptu parata esse debent"). In späteren Auflagen führt die „Augustana", wie sie vielfach kurz bezeichnet wurde, den Titel: „Pharmacopoeia seu medicamentarium pro Republica Augustana". Ähnlich wie bei dem Dispensatorium des Cordus, dem die „Augustana" auch in ihrem Inhalt sehr ähnelt, ist die Zahl der verschiedenen Auflagen der Augustana sehr groß gewesen. Die meisten erschienen in Nürnberg, einige in Augsburg, andere in Rotterdam und Dordrecht. Interessant ist, daß bei einem großen Teil der Simplicia eine griechische Übersetzung beigegeben ist. Eine Beschreibung der einzelnen Simplicia ist jedoch nicht angeschlossen. Dafür sind „Annotationes in medicamenta tam Simplicia quam Composita" beigegeben, in denen sich das Medicamentarium über die Anwendung der einzelnen Mittel ausspricht.

In den aus dem 17. Jahrhundert stammenden Privilegien und deren Bestätigungen sowie in Apothekerordnungen und Instruktionen wird die Pharmacopoea Augustana vielfach als das maßgebende Arzneibuch genannt, nach dem sich der Apotheker zu richten hatte. Daneben erfreute sich aber auch ein Werk großer Beliebtheit, das wir heute als Kommentar zur Augustana bezeichnen würden. Es ist das im Jahre 1652 zum ersten Male erschienene Buch des Medicin. Doct. Johann Z w e l f f e r: A n i m a d v e r s i o n e s i n P h a r m a c o p o e a m A u g u s t a n a m et a n n e x a m e j u s m a n t i s s a m, s i v e P h a r - m a c o p o e i a A u g u s t a n a reformata, in qua vera et a c c u r a t i s s i m a m e t h o d o m e d i c a m e n t o r u m s i m p l i c i u m et c o m p o s i t o r u m p r a e p a r a t i o n e s tam dextere tra - duntur, ac insuper antiquorum errores deteguntur, ut inde servatis et exaltatis simplicium medicami - num facultatibus, instrumenta multo aptiora medico evidant, quibus cito, tuto et jucunde affectus huma - num corpus infestantes propulsare queant. Opera et studio Joannis Zwelfferi. Vindeb. 1652. Auch die Anim- adversiones haben in landesherrlichen Verlautbarungen Aufnahme gefunden. Zwelffers kritische Bemerkungen riefen aber auch Gegner auf den Plan, und es erschienen eine „R e s t i t u t i o D i s p e n s a - torii Augustani contra Zwelfferum" (1670) und im An- schluß daran zwei Gegenschriften.

Während des 16. Jahrhunderts sind noch zwei weitere erwäh- nenswerte Arzneibücher erschienen: Das „A n t i d o t a r i u m g e n e - rale nunc primum laboriose congestum, methodice digestum, von Johann Jacob Wecker Basil, 1553", das zum zweiten Male im Jahre 1576 herausgegeben wurde, und das „D i s p e n s a t o r i u m u s u a l e p r o p h a r m a c o p o e i s i n c l y - t a e R e i p u b l i c a e C o l o n i e n s i s" (1565), das im Duodezformat 400 Seiten umfaßt

Das W e c k e r sche Antidotarium ist eine Sammlung von Vor- schriften der damals gangbaren Composita, erläutert die Arbeiten der Rezeptur und des Laboratoriums und illustriert diese. S c h e - l e n z nennt es ein wahres „Apothekerbuch". Es hat eine außer- ordentliche Verbreitung gefunden. Während die bisher besproche- nen Arzneibücher des 16. Jahrhunderts Exkremente und dergleichen kaum kennen, enthält das W e c k e r sche Buch bereits ein Kapitel „de excrementis utilibus, de excrementis inutilibus primae, secundae, tertiae coctionis". Das Dispensatorium Coloniense ist nicht nur ein Vorschriftenbuch, sondern zugleich ein Lehrbuch. Es widmet nicht weniger als 144 Seiten einer Beschreibung der einfachen Arzneimittel und ihren Verfälschungen.

Bis tief in das 17. Jahrhundert hinein hatten, wie bereits erwähnt, das Dispensatorium des Valerius Cordus und die Pharmacopoea Au- gustana mit ihren verschiedenen Auflagen die Arzneibuchliteratur be- herrscht. Allmählich erschienen auch in anderen Städten von Stadt- ärzten oder besonderen Kollegien zusammengestellte Pharmakopöen. Hier wären zu nennen das F r a n k f u r t e r „A n t i d o t a r i u m R o - manum seu de modo componendi medicamenta, quae in usu sunt" erschienen 1624, das D i s p e n s a t o r i u m c h y m i - cum Francofurtense vom Jahre 1626, die P h a r m a c o p o e a Veneta seu de vera pharmacia conficiendi et prae - parandi methodo vom Jahre 1617, gültig für H a n n o v e r, ferner eine Anzahl außerdeutsche, aber auch in verschiedenen Teilen Deutschlands mehr oder minder offiziell eingeführte Pharmakopöen wie die L o n d o n e r P h a r m a c o p o e a der Jahre 1618, 1650, 1659, 1680 und 1682, P h a r m a c o p o e a B r ü x e l l e n s i s vom Jahre 1641, P h a r m a c o p o e a H a g a n a der Jahre 1652 und 1659, die P h a r - m a c o p o e a t e o v a r d i n i e n s i s g a l e n o - c h y m i c a der Jahre 1687 und 1698, die P h a r m a c i a A n t v e r p i e n s i s G a l e n o - C h y m i c a m e d i c i s j u r a t i s e t c o l l e g i i m e d i c i o f f i c i a l i - b u s n o b i l i s s i m i s a c a m p l i s s i m i s M a g i s t r a t u s j u s s u e d i t a 1660, 1661 und 1665, das D i s p e n s a t o r i u m H a f n i - e n s e (Dänemark) vom Jahre 1658, P h a r m a c o p o e a H e l v e t i - c o r u m vom Jahre 1677 und die schwedische P h a r m a c o p o e a H o l m i e n s i s G a l e n o p h y s i c a vom Jahre 1686. In den noch erhaltenen Bücherverzeichnissen der Apotheken des 17. und 18. Jahrhunderts findet sich fast regelmäßig neben den bereits erwähnten Zwellfferschen „Animadversiones” die in zahlreichen Auflagen, zum ersten Male im Jahre 1641 in Ulm, erschienene P h a r m a c o p o e a m e d i c o - p h y s i c a des im Jahre 1600 zu S a l z u f l e n geborenen Arztes Johann Christian S c h r ö d e r. Er war Stadtarzt in Frankfurt a. M. und starb 1664. Sein Werk erschien zuerst in lateinischer Sprache, später wurde es z. B. 1747 als „Dr. J o h a n n S c h r ö d e r s P h a r - m a c o p o e a u n i v e r s a l i s, d. h. A l l g e m e i n e r m e d i c i - n i s c h - c h y m i s c h e r A r z n e y - S c h a t z” in deutscher Sprache herausgegeben. Nach Schröders Tode beteiligten sich an der Herausgabe H o f f m a n n, H o r s t, W i t z e l, K o s c h w i t z und Johann Ulrich M ü l l e r. Das Werk besteht aus fünf Büchern: Liber I „De Isagoge”, Liber II „De Officina”, Liber III „De Macrocosmologia seu mineralogia”, Liber IV „De Phytologia” und Liber V „De Zoologia” überschrieben. Von diesen Büchern dürften wohl die Bücher I und II mit eingehender Schilderung des damaligen Arzneischatzes und Wiedergabe zahlreicher Vorschriften für die verschiedensten Arzneiformen für die Pharmazie die wertvollsten gewesen sein und den Anlaß gegeben haben, daß die Schrödersche Pharmacopoea sich einstmals als Apothekerhilfsbuch einer so großen Beliebtheit erfreute.

Eine besondere Erwähnung verdient das im Jahre 1678 in F r a n k f u r t und L e i p z i g in deutscher Sprache erschienene „W e y m a r i s c h e A r t z n e y - B u c h”. Um ein Bild von der Art dieser „Arzneibücher” zu bekommen, sei die Inhaltsangabe des Weymarischen Arzneibuches wiedergegeben:

„Im ersten Buche werden beschrieben allerley köstliche Gewässer / Aqua Vitae / Gulden- und Krafftwasser: It. Stück, so den Leib purgiren. Im anderen Buche. Die Kranckheiten / so den gantzen Leib einnehmen / als Febres / Pestilentz / Vergifftung / und das Abnehmen. Im dritten Buch. Die Kranckheiten / so sich an gewissen Örtern des Leibes erzeigen / vom Haupt an biß zu den Füssen. Im vierdten Buch. Beulen / offne Schäden / und was zur Wundartzney gehörig / Item / von Harn / Puls / Aderlassen und Fontenellen. Im fünfften Buch. / so dem weiblichen Geschlecht allein legen / und etliche Zufälle der Kinder. Im sechsten Buch. Stücke zur Apothecken gehörig / als von eingemachten Gezeuge / künstliche öle / und etliche wohlriechende Sachen."

Das Weymarische Arzneibuch ist in erster Linie für den Arzt geschrieben, enthält aber auch zahlreiche, für den damaligen Apotheker bestimmte, teilweise recht eigenartig anmutende Vorschriften. Das Ganze gibt jedenfalls ein interessantes Bild von den damals gebräuchlichen Arzneiformen und Behandlungsmethoden.

Im 16. und insbesondere im 17. Jahrhundert hatte sich der Arzneischatz durch eigenartige Mittel wie tierische Auswurfstoffe, Se- und Exkrete vermehrt. Sie fanden in großer Menge in den Arzneibüchern, mehr noch in den Taxen Aufnahme. Ja es entstanden sogar besondere Bücher, die über das, was damals in Apotheken an derartigen Mitteln geführt wurde, Zeugnis ablegen. Hierher gehören neben dem bereits angeführten Weckerschen Antidotarium die 1644 in Nürnberg erschienene „Pharmacopoea nova, in qua reposita sunt stercora et urinae" von J. D. R u l a n d und die bereits in dem Kapitel „Die Entwicklung des Arzneimittelschatzes" erwähnte P a u l l i n i s „Heylsame Dreckapotheke".

Die auch in Deutschland viel benützte Londoner Pharmakopöe vom Jahre 1618 enthielt allein 200 tierische Drogen. Nachdem diese allmählich in üblen Ruf gekommen waren, haben manche von ihnen in der Organtherapie der Gegenwart ihre Auferstehung gefeiert. Ja selbst die Therapie der menschlichen Ausscheidungen hat in der Hormontherapie eine gewisse Rechtfertigung gefunden.

II.

Kurz ehe das 17. Jahrhundert zu Ende ging, begann in der Geschichte der deutschen Arzneibuchliteratur eine neue Epoche. Bis dahin waren, wie aus vorstehendem ersichtlich ist, amtliche Arzneibücher oder dergleichen nur von den Städten, insbesondere den freien Reichsstädten herausgegeben worden. Von jetzt ab traten die städtischen Dispensatorien in den Hintergrund. Dafür erschienen Landespharmakopöen. Das erste derartige Arzneibuch war das im Jahre 1698 erschienene „D i s p e n s a t o r i u m B r a n d e n b u r g i c u m s e u n o r m a j u x t a q u a m i n p r o v i n c i i s M a r c h i o n a t u s B r a n - d e n b u r g i c i , m e d i c a m e n t a o f f i c i n i s f a m i l i a r i a d i s - p e n s a n d a a c p r a e p a r a n d a s u n t". Es zeichnete sich äußerlich durch einen vornehm wirkenden Einband und ein schön ausgeführtes Titelbild aus. Außer einer Einführung und einigen heute unwichtigen Bestimmungen in lateinischer Sprache enthält es das vom G r o ß e n K u r f ü r s t e n erlassene Medizinaledikt vom Jahre 1685, den Apothekereid, das eigentliche Dispensatorium und als Anhang eine „Taxa seu pretium omnium in officinis marchiae usualium medicamentorum".

Das Dispensatorium ist ohne jegliche Einteilung alphabetisch angeordnet und enthält rund 1000 Mittel, von denen die meisten (906) Composita sind. Es enthält also in der Hauptsache Vorschriften zur Darstellung von Galenicis. Unter diesen nimmt der als Allheilmittel

gegen allerlei innere Krankheiten schon im Altertum geschätzte Theriak, den C o r d u s mit einer aus 65 Bestandteilen bestehenden Vorschrift übernommen hatte, noch eine wichtige Stellung ein. Er findet
sich darin in verschiedenen Vorschriften, von denen die des „Theriaca Andromachi" sogar aus 71 Bestandteilen besteht.

Inzwischen war das Königreich Preußen entstanden. In seiner
Eigenschaft als Kurfürst von Brandenburg und Preußischer König
befahl der König F r i e d r i c h I. am 14. Mai 1714 den Neudruck des
bisherigen Brandenburgischen Dispensatorium als „D i s p e n s a t o -
r i u m R e g i u m e t E l e c t o r a l e B o r u s s o - B r a n d e n b u r g i -
c u m", dem im Jahre 1731 eine dritte Auflage folgte. Diese dritte
Auflage unterscheidet sich nur unwesentlich von der zweiten, enthält
aber keine Taxe. Von größerer Bedeutung ist die im Jahre 1744 erschienene vierte Auflage: „D i s p e n s a t o r i u m R e g. e t E l e c t o r.
B o r u s s o - B r a n d e n b u r g i c u m j u x t a q u o d i n S i l e s i a
m e d i c a m e n t a o f f i c i n i s f a m i l i a r i a p r a e p a r a n d a e t
d i s p e n s a n d a d e n u o e d i t u m W r a t i s l a v i a e, 1 7 4 4". Sie
bringt im Anschluß an die in alphabetischer Reihenfolge aufgeführten
Simplicia und Composita ein Verzeichnis der Arzneimittel (Designatio
medicamentorum), die in den Apotheken größerer Städte, und ein
solches von Mitteln, die in den Apotheken kleinerer Städte vorhanden
sein müssen. Das neue Dispensatorium galt nicht nur für die preußischen Provinzen, sondern, wie bereits aus dem Titel hervorgeht, auch
für das neu hinzugekommene Herzogtum Schlesien.

Das im Jahre 1758 herausgegebene D i s p e n s a t o r i u m R e g.
e t E l e c t o r a l e B o r u s s o - B r a n d e n b u r g i c u m i s t i n E r f u r t,
der ehemaligen Hochburg pharmazeutischer Wissenschaft, gedruckt
worden. Das letzte Dispensatorium erschien im Jahre 1781. Es enthält
im ganzen rund 1000 Mittel. Die Zahl der Simplicia ist ganz gewaltig
gewachsen. Statt der 70 Simplicia des Dispensatorium vom Jahre 1698
werden in dem des Jahres 1781 550 aufgeführt, dagegen ist die Zahl
der Composita von 906 auf 515 gesunken. Die Simplicia befinden sich
in der Gruppe „Materia medica", die Composita in der Gruppe „Praeparata et Composita". Auch dieser Ausgabe ist eine „Designatio" der
für die Apotheken großer und kleiner Städte vorgeschriebenen Arzneimittel angeschlossen.

Landespharmakopöen erschienen im Laufe des 18. Jahrhunderts
noch in folgenden deutschen Ländern: Württemberg, Pfalz, Hannover,
Braunschweig, Lippe, Fürstentum Fulda, Hochstift Münster, Würz-
burg-Bamberg und Hessen, dagegen städtische Dispensatorien nur
noch in Bremen, Hamburg, Regensburg und Straßburg. Daneben sind
wegen ihrer Verwendung in Deutschland noch zu nennen die Arzneibücher von London, Edinburg, Dänemark und Schweiz.

Neben der brandenburgisch-preußischen Pharmakopöe erfreute
sich während des 18. Jahrhunderts die Württembergische Pharmakopöe besonderer Beliebtheit. Das geht schon daraus hervor, daß sie
nicht nur in Württemberg, sondern auch in verschiedenen anderen

Ländern galt. Die erste Ausgabe der Pharmacopoea Wirtembergica ist im Jahre 1741 erschienen. Der Titel der sechs Ausgaben der „Pharmacopoea Wirtembergica, in duas partes divisa, quarum prior materiam medicam, historiophysico, medice descriptam, posterior composita et praeparata, modum praeparandi et encheireses exhibet" gibt Einteilung und Inhalt an. In der ersten Ausgabe sind 1952 Mittel enthalten, von denen auf Simplicia 869, auf Composita 1083 entfallen. Danach gehört die Württembergische Pharmakopöe zu den umfangreichsten Arzneibüchern und übertrifft sogar die ältesten Ausgaben des Nürnberger Dispensatoriums und der Augustana. Ein wesentlicher Vorzug der württembergischen Pharmakopöen besteht darin, daß auch den einfachen Rohstoffen gute Beschreibungen gewidmet sind. Die letzte vom Jahre 1798 stammende Ausgabe zeichnet sich noch durch eine auffallend große Zahl (107) aus dem Tierreich entnommener Arzneimittel aus.

In der benachbarten Pfalz war auf Befehl des Kurfürsten Carl Theodor vom pfälzischen Consilium medicum ein „Dispensatorium Medico-pharmaceuticum" verfaßt und im Jahre 1764 herausgegeben worden, nach dessen Vorschriften sich alle pfälzischen Apotheker streng zu richten hatten.

Das unter dem Namen „Pharmacopoea Palatina" in der Literatur mehrfach erwähnte Arzneibuch bringt die darin aufgeführten Arzneimittel in alphabetischer Anordnung in 59 Abschnitten, ohne dabei einen Unterschied zwischen Simplicia und Composita zu machen. Unter den 800 Mitteln befinden sich nur 142 Simplicia, dagegen 664 Composita.

Über die für das Kurfürstentum Hannover im Jahre 1706 herausgegebene „Pharmacopoea Hannoverana seu catalogus medicamentorum in officina pharmaceutica civitatis Hannoveranae", die etwa 100 Jahre Gültigkeit hatte, sowie über das für Braunschweig-Wolfenbüttel im Jahre 1777 erschienene Dispensatorium pharmaceuticum Brunsvicense ist nicht viel zu sagen. Nach Schelenz ist letzteres unter Zugrundelegung eines Manuskript gebliebenen Dispensatoriums des hannoverschen gelehrten Apothekers Andreae aufgestellt und hat den Wust altüberkommener, kraftloser, aus einer Menge sich widersprechender Bestandteile zusammengesetzter Arzneien ausgemerzt.

Das von dem Arzte Johann Christian Friedrich Scherf für Lippe ausgearbeitete und in den Jahren 1792 und 1794 erschienene Dispensatorium Lippiacum genio moderno accomodatum enthält als Einleitung einen Auszug aus der am 23. Februar 1789 veröffentlichten Medizinalordnung für Lippe, und zwar die Bestimmungen über Apotheken und Arzneihandel. Das Dispensatorium besteht aus zwei Teilen. Der erste Teil enthält Medicamenta et Pharmaceutica mineralischen, vegetabilischen und tierischen Ursprungs mit ausführlicher Beschreibung der einzelnen Mittel, der zweite Präparate und Zusammensetzungen, die sich durch genaue Vorschriften auszeichnen. Im Jahre 1799 hat der gleiche Verfasser den ersten Teil des lippeschen Dispensatoriums und im Jahre 1801 den zweiten Teil „aus dem Urtext verdeutscht, verbessert und vermehrt" herausgegeben. Bemerkenswert ist, daß diesmal die Kennzeichen für Verunreinigungen und Verfälschungen der Arzneimittel beigefügt sind. Dieses neue lippesche Dispensatorium hatte bis zum Jahre 1829 in L i p p e Gültigkeit.

Auch das für das Fürstentum F u l d a im Jahre 1787 in erster und 1791 in zweiter Auflage erschienene „D i s p e n s a t o r i u m F u l d e n s e t r i p a r t i t u m, t a m p a t r i a e u s i b u s q u a m s a e - c u l i m o d e r n i g e n i o a c c o m o d a t u m" wurde von einem Arzt, Franz Anton S c h l e r e t h, verfaßt. Es besteht aus drei Teilen: 1. Materia medica, 2. Praeparata et Composita, 3. Formulae medicamentorum compositorum ex tempore parabilium.

Im Anschluß an die im Jahre 1739 erlassene Medizinalordnung für das Hochstift M ü n s t e r erschien auf Veranlassung des Kurfürsten C l e m e n s A u g u s t das D i s p e n s a t o r i u m M o n a s t e - r i e n s e nebst einem Wörterbuch „Nucleus chymico-pharmaceuticus". In den Hochstiften B a m b e r g und W ü r z b u r g galten die in Würzburg erschienene P h a r m a c o p o e a H e r b i s p o l i t a n a 1 7 7 8 und die P h a r m a c o p o e a H e r b i s p o l i t a n a i n u s u m p a - t r i a e c o n g e s t a a p r a e s. F. H. M. W i l h e l m, q u a m . . . p r o p u g n a b i t M. J. W i l h e l m v o m J a h r e 1 7 8 2. Die letztere besteht aus zwei Teilen. Im ersten Teil ist die Materia pharmaceutica aus dem Mineral-, Pflanzen- und Tierreich, im zweiten sind Medicamentorum praeparationes aufgeführt. Bei den Grundstoffen sind hin und wieder genaue Beschreibungen angeschlossen. Im Verein mit dem K a s s e l e r Apotheker M ö n c h, den pharmazeutischen Medizinalassessoren W i l d, G ä r t n e r und dem Dr. med. H e r ä u s hatte der Arzt P h i l i p p J a c o b P i d e r i t in K a s s e l zum ersten Male in den Jahren 1779 bis 1780 eine P h a r m a c o p o e a r a t i o - n a l i s herausgegeben, die in mehreren Ausgaben, zum letzten Male im Jahre 1797, erschien, und deren zweite Ausgabe vom Jahre 1782 in H e s s e n amtliche Geltung hatte.

Von den städtischen Dispensatorien des 18. Jahrhunderts verdient an erster Stelle das im Jahre 1727 auf Befehl des Rates der Stadt R e - g e n s b u r g vom Regensburger Medizinalkollegium herausgegebene „D i s p e n s a t o r i u m p h a r m a c e u t i c u m R a t i s b o n e n s e" genannt zu werden, das in alphabetischer Reihenfolge angeordnet ist und bei dem größten Teil der Vorschriften angibt, welchem Arzneibuche sie entnommen sind. Angeschlossen ist eine „Tax- oder Preiss-Ordnung aller Artzneyen, so in den Apotecken Regenspurg zu finden seynd". Eine neue Auflage erschien im Jahre 1737. Im Jahre 1722 erschien auf Befehl des S t r a ß b u r g e r Rates die „P h a r m a c o - p o e i a A r g e n t o r a t e n s i s i n c l y t i M a g i s t r a t u s J u s s u r e v i s a e t a d h o d i e r n u m u s u m m e d i c u m a c c o m o d a t a a Collegio medico", der in den Jahren 1725, 1729, 1757 und 1777 neue Ausgaben folgten. Die Stadt Hamburg besaß im siebzehnten Jahrhundert kein amtliches Arzneibuch. Dort hatte lange Jahre die im Jahre 1628 verfaßte „Specification der chymischen und galenischen Medicamente, die in den ApothekenHamburgs praeparirt werden" Gültigkeit. An ihre Stelle trat im Jahre 1716 die erste Hamburgische Pharmakopöe. Sie war von dem Apotheker Johann Kalde verfaßt worden, hatte aber keine amtliche Gültigkeit. Neben diesem Dispensatorium fanden in Hamburg die schleswig-holsteinsche und die preußische Pharmakopöe Anwendung. Von den Bremer Physicis Gerhard Meier, Arnold Wienholt und Johannes Heinecken wurde im Jahre 1792 eine „Pharmacopoea in usum officinarum Reipublicae Bremensis" herausgegeben, die im Abschnitt I lediglich die Namen der in Bremen gebräuchlichen Drogen und im Abschnitt II die der Praeparata und Composita aufführt, also eigentlich nur ein Catalogus Medicamentorum ist. Erwähnenswert ist, daß ein Teil der im Abschnitt II angeführten Mittel mit einem Stern, ein anderer mit zwei Sternen versehen ist. Die ersteren brauchten von dem Apotheker nicht selbst hergestellt, die anderen nicht von ihm vorrätig gehalten zu werden. Zu der gleichen Art von Arzneibüchern gehören der für die Apotheken von Lübeck im Jahre 1705 aufgestellte „Lubicensium officinarum catalogus medicamentorum", der ungefähr 3200 Mittel namentlich aufführt, ferner der „Catalogus renovatus omnium medicamentorum", in besonders großem Format im Jahre 1741 erschienen, und der „Catalogus medicamentorum in officinis Lubicensibus" vom Jahre 1770, sowie die in Quedlinburg im Jahre 1665 veröffentlichte „Quedlinburgica officina pharmaceutica", neu herausgegeben im Jahre 1701 als „Officina Pharmaceutica Quedlinburgica".

In den zu Dänemark gehörenden deutschen Herzogtümern Schleswig-Holstein galt die Pharmacopoea Danica, Regia autoritate a Collegio medico Hauniensi conscripta, die 1772 zum ersten Male erschien und im Jahre 1786 in zweiter Ausgabe in Frankfurt und Leipzig gedruckt worden war. Nach dieser von Schelenz als „musterhaft und lange hochgeehrt" bezeichneten Pharmakopöe ist das von J. E. T. Schlegel, einem Langensalzaer Arzt, 1776 in Gotha herausgegebene „Apothekerbuch" ausgearbeitet worden.

Die im 17. Jahrhundert angebahnte Entwicklung schritt weiter. Gegen Ende des 18. Jahrhunderts gab es in Deutschland keine von Städten herausgegebene Arzneibücher mehr. An Stelle der städtischen Arzneibücher waren die der Landesregierungen getreten. Die Buntscheckigkeit der amtlichen Grundlagen des deutschen Arzneiverkehrs war damit gemindert, nicht beseitigt worden. Die Arzneibücher der verschiedenen deutschen und außerdeutschen Länder gaben vielfach für Mittel der gleichen Bezeichnung stark voneinander abweichende Vorschriften, sodaß Unzuträglichkeiten, ja sogar Gesundheitsschädigungen unausbleiblich waren. Der Versuch lag nahe, diesem Übelstand durch Schaffung einer „Universalpharmakopöe" abzuhelfen. So schrieben der Frankfurter Arzt Johann Daniel Horstius bereits im Jahre 1651 ein Dispensatorium medico-chymicum universale seu Pharmacopoea Galeno chymica catholica Francofurt und 1697 der französische Apotheker Nicolaus Lémery eine auch in Deutschland vielbenützte Pharmacopée universelle, die in mehreren Auflagen erschienen ist. Aus der gleichen Zeit stammt das von dem Arzt Johann Helferich Jüngken im Jahre 1697 herausgegebene Corpus pharmaceutico-chymico-medicum universale seu concordantia pharmaceuticorum compositorum. Während des 18. Jahrhunderts erschien vom Professor der Medizin zu Wittemberg, Daniel Wilhelm Triller, ein Dispensatorium universale pharmaceuticum Francofurt. 1767 und von Christian Friedrich Reuß das Dispensatorium universale Argentor. 1786.

Im 19. Jahrhundert entstand die Pharmacopoea universalis oder übersichtliche Zusammenstellung der Pharmakopöen von ... Weimar 1828—1830, 1832, 1838 bis 1840 und 1845—1846, zu deren Herstellung nach Falck 34 Arzneibücher, darunter auch eine Reihe ausländischer, verwendet worden sind. In den Jahren 1836—1845 gaben Geiger und nach seinem Tode Mohr in Heidelberg eine Pharmacopoea universalis heraus. Die Universalpharmakopöe von Hirsch erschien zum ersten Male in den Jahren 1887—1890, zum zweiten Male sogar noch im Jahre 1902, als durch ein internationales Abkommen die zwischen den deutschen und ausländischen Arzneibüchern bestehenden großen Unterschiede ausgeglichen worden waren.

Für die Entwicklung des deutschen Arzneibuchwesens zu Beginn des 19. Jahrhunderts war aber eine andere Tatsache von ausschlaggebender Bedeutung. Bis dahin waren die Arzneibücher in der Hauptsache lediglich Vorschriftensammlungen. Wenn auch einzelne Arzneibücher bereits Wert auf eine Beschreibung der in ihnen aufgeführten Arzneimittel legten, so kann ihnen doch eine wissenschaftliche Bedeutung nicht zugesprochen werden. Dies wurde anders, als gegen Ende des 18. Jahrhunderts eine Reihe wissenschaftlich hervorragender Apotheker wie die beiden Rose, Klaproth, Westrumb, Göttling, Hermbstaedt, Bucholz, Trommsdorff, Döbereiner, Sertürner, Wackenroder und viele andere durch ihre hervorragenden Arbeiten auf dem Gebiete der pharmazeutischen Chemie die wissenschaftliche Pharmazie zu Ehren gebracht hatten. Was sie auf diesem Gebiet geleistet haben, findet seinen Niederschlag in den meisten Arzneibüchern des 19. Jahrhunderts und ist die Grundlage für die Arzneibücher der Gegenwart.

Bevor auf die einzelnen Arzneibücher des 19. Jahrhunderts eingegangen werden soll, müssen noch zwei Arten von Arzneibüchern kurz besprochen werden, die zu Beginn des 19. Jahrhunderts in einzelnen Städten bzw. Ländern noch bestanden, allmählich aber ganz verschwanden. Es sind die P h a r m a c o p o e a e p a u p e r u m und die P h a r m a c o p o e a e c a s t r e n s e s.

Die im 16. Jahrhundert entstandenen Armenarzneibücher wie der in zahlreichen Auflagen erschienene T h e s a u r u s p a u p e r u m oder H a u s a p o t h e k g u t e r g e b r ä u c h l i c h e r A r z n e y Straßburg 1512, 1529, 1532, Erffurt 1529, Erffurdt und Leipzig 1543, Frankfurt 1576, 1587, 1594, 1598, Leipzig 1591 und Erfurt 1619 sowie die A p o t h e k f ü r d e n g e m e y n e m a n , d e r d i e E r t z t e z u e r - s u c h , a n g u t n i c h t V e r m ö g e n s , o d d e r s o n s t y n d e r n o t t a l l e w e g e n i c h t e r r e y c h e n k a n , Wittenberg 1529, Erffurt 1529 waren anscheinend lediglich für das Volk bestimmt und sollten ihm die Möglichkeit zur selbständigen Arzneibeschaffung ohne Inanspruchnahme eines Arztes geben. Die späteren Armenpharmakopöen waren dagegen Anleitungen für die Armenpraxis des Stadtarztes wie z. B. Johann P r e v o t s M e d i c i n a p a u p e r u m Hannover 1666, P h a r m a c o p o e a P a u p e r u m i n u s u m n o s o c o m i i R e g i i E d i n b u r g e n s i s Edinburg 1752 und 1763, P h a r m a c o - p o e a P a u p e r u m i n u s u m i n s t i t u t i c l i n i c i H a m b u r - g e n s i s Hamburg 1781, 1785 und 1804, die von C. C. N o l t e 1800 herausgegebene A r m e n a p o t h e k e z u m G e b r a u c h d e s K ö n i g l . A r m e n i n s t i t u t s d e r S t a d t H a n n o v e r , die P h a r m a c o - p o e a P a u p e r u m O l d e n b u r g e n s i s 1789, und schließlich H u - f e l a n d s A r m e n p h a r m a k o p ö e vom Jahre 1809.

Die Länder Preußen, Österreich und Bayern gingen Ende des 18. Jahrhunderts dazu über, für ihre Armeen besondere Heerespharmakopöen einzuführen. Die erste preußische P h a r m a c o p o e a c a s t r e n s i s B o r u s s i c a erschien in Berlin im Jahre 1790. Es folgte im Jahre 1791 die zweite, 1805 die dritte, von H e r m b s t a e d t und G ö r k e verfaßte Ausgabe. Von dieser Auflage erschienen noch zwei Ausgaben vor den Freiheitskriegen und zwar die eine im Jahre 1807 in Regensburg, die andere im Jahre 1813 in Warschau. Es trat nun eine längere Pause ein. Erst im Jahre 1828 wurde eine neue P h a r m a c o p o e a m i l i t a r i s B o r u s s i c a herausgegeben, der 1841 die zweite, 1847 die dritte, 1868 die vierte und letzte Ausgabe folgten. Die älteste aller Heerespharmakopöen ist die im Jahre 1754 in Paris erschienene P h a r m a c o p o e a m i l i t a r i s i n B a v a r i a e n o s o c o m i i s u s i t a t a . Autor J. A. v o n W o l t e r . Im gleichen Jahre erschien eine von F. J. S c h a u e r zu München angefertigte Übersetzung der Wolterschen P h a r m a c o p o e a m i l i t a r i s : „Nach denen Grundlehren wohl eingerichtete Apotheke zum nützlichen Gebrauch für die Soldaten Spitäler". Sie wurde 1759 erneut in L e i p - z i g und F r a n k f u r t herausgegeben. Den Unannehmlichkeiten, die sich beim Nachschlagen der verschiedenen während der Freiheitskriege in den vereinigten Heeren geltenden Pharmakopöen ergaben, suchte man nach S c h e l e n z durch die Schaffung einer „V e r e i - n i g t e n F e l d p h a r m a k o p ö e m i t b e i g e f ü g t e n T a b e l l e n o d e r P h a r m a c o p o e i a c a s t r e n s i s c o n j u n c t a, F r a n k - f u r t a. M. 1 8 1 5" zu begegnen.

Von zweifellos größerer Bedeutung waren die während des 19. Jahrhunderts erschienenen Landespharmakopöen. Derartige Arz- neibücher sind erschienen in B a y e r n, S a c h s e n, H e s s e n, H a n n o v e r, S c h l e s w i g - H o l s t e i n, O l d e n b u r g, W ü r t - t e m b e r g, H a m b u r g, B a d e n und P r e u ß e n.

In den heute zu B a y e r n gehörenden Städten N ü r n b e r g, A u g s b u r g, R e g e n s b u r g, W ü r z b u r g und B a m b e r g hatten bis zum Beginn des 19. Jahrhunderts, wie bereits berichtet, eigene Arzneibücher Gültigkeit gehabt. Zum Teil wurden sie auch in den benachbarten Gebieten noch lange Zeit verwendet. Dieser Ungleich- mäßigkeit hatte der bayerische Staat durch die Herausgabe der im Jahre 1822 erschienenen „P h a r m a c o p o e a B a v a r i c a j u s s u r e g i s e d i t a" ein Ende gemacht. Die erste bayerische Pharmakopöe besteht aus zwei Teilen: Im Teil I werden 151 Mittel aus dem Tierreich, Pflanzenreich und Mineralreich behandelt, im Teil II 327 pharmazeutische Zubereitungen und 60 Reagenzien. Die Aufnahme der eben erst bekanntgewordenen Reagenzien in die bayerische Phar- makopöe dürfte wohl ein Verdienst der beiden Apotheker gewesen sein, die an der Herstellung der Pharmakopöe beteiligt waren, des Hof- und Leibapothekers B r e n t a n o und des Oberapothekers der bayerischen Armee Dr. P e t t e n k o f e r. Die im Jahre 1856 erschie- nene zweite Ausgabe ist in wörterbuchmäßiger Anordnung aufgestellt worden, ebenso die letzte Ausgabe vom Jahre 1859, die bis zum Jahre 1872 Gültigkeit hatte.

Die dritte Ausgabe der „P h a r m a c o p o e a r a t i o n a l i s" von P i d e r i t wurde den sächsischen Apothekern, wie aus dem Titel die- ses Arzneibuches hervorgeht, „vigore Celsissimi pharmacopolis Sa- xonicis loco Dispensatorii" vorgeschrieben. Sie erschien im Jahre 1806. Im Anschluß an das Erscheinen dieser Pharmakopöe kam ein von Dr. Carl Friedrich B u r d a c h erläutertes „D i s p e n s a t o r i u m f ü r d i e c h u r s ä c h s i s c h e n L a n d e" heraus, das „deutsch bearbeitet und vornemlich für den Gebrauch der sächsischen Ärzte, Wundärzte und Apotheker" bestimmt war. Im Jahre darauf erschien für die nun- mehr Königlich Sächsischen Lande ein Nachtrag. Die erste amtliche „P h a r m a c o p o e a S a x o n i c a, j u s s u R e g i o e t a u c t o r i t a t e p u b l i c a e d i t a erschien aber erst im Jahre 1820 zu D r e s d e n. Sie erhielt im Jahre 1830 eine „Ergänzung", „S u p p l e m e n t a a d p a r t e m s e c u n d a m P h a r m a c o p o e a e S a x o n i c a e", und erschien in neuer Ausgabe im Jahre 1837 als P h a r m a c o p o e a S a x o n i c a, j u s s u r e g i s e t a u c t. p u b l. d e n u o e d i t a r e - c o g n i t a e t e m e n d a t a". Die sächsiche Pharmakopöe des Jahres 1837 ist nicht wieder aufgelegt worden. Sie enthält im Teil I die

Comparanda, im Teil II Praeparanda und im Teil III verschiedene Listen, darunter auch ein Verzeichnis der Maximaldosen, eine Lösungstabelle und eine Synonymenliste. Die Gesamtzahl der darin aufgeführten Mittel beträgt 945, von denen auf Teil I 428 und auf Teil II 525 entfallen.

Das im Jahre 1806 in Marburg erschienene Dispensatorium electorale Hassiacum, dem im Jahre 1807 eine von Dr. C. Friedrich Elias aus dem Lateinischen übersetzte und von P. J. Piderit mit Zusätzen versehene Ausgabe folgte, galt nicht nur in den hessischen Ländern, sondern auch in Schaumburg-Lippe und wurde im Jahre 1808 in der deutschen Übersetzung im Königreich Westfalen eingeführt. Die hessische Pharmakopöe besteht aus vier Teilen: 1. Simplicia (245), 2. Praeparata et Composita (312), 3. auf jedesmalige Verordnung zu bereitende Mittel (22), 4. Tierarzneimittel (68). Sie enthält also im ganzen 579 Arzneimittel. Das hessische Dispensatorium des Jahres 1806 wurde im Jahre 1827 durch ein neues ersetzt. Wie die bayerische Pharmakopöe enthält auch sie ein Reagenzienverzeichnis. Die letzte Ausgabe ist im Jahre 1860 erschienen. Im Gegensatz zu den ersten Ausgaben ist diese alphabetisch angeordnet. Sie zeichnet sich durch eine besondere Beilage mit einem Verzeichnis von Gegengiften aus. Neben der hessischen Pharmakopöe hat auch die Pharmacopoea Borussica Ed. VI in Hessen Verwendung gefunden.

In Hannover erschien im Jahre 1819 als Ersatz für die vor 100 Jahren herausgegebene Pharmakopöe und die in den letzten Jahren dort hauptsächlich verwendeten fremden Dispensatorien (Württembergische Pharmakopöe, Holländisches Dispensatorium und andere) die Pharmacopoea Hannoverana. Sie zeichnet sich dadurch aus, daß in ihr zum ersten Male ein Reagenzienverzeichnis nebst einigen Prüfungsbestimmungen, das „Verzeichnis der gegenwirkenden Stoffe, so zur Prüfung der rohen und zubereiteten Arzneimittel nötig ist" erscheint. Durch diese erstmalige Aufnahme eines Reagenzienverzeichnisses in ein amtliches deutsches Arzneibuch hat nicht nur der Aufstieg der wissenschaftlichen Pharmazie einen Niederschlag gefunden, mit ihr ist zugleich der erste offizielle Schritt auf dem Weg der Entwicklung der deutschen Apotheke zur verantwortlichen Arzneimittelkontrollstelle getan worden. Im Jahre 1833 erschien die zweite Ausgabe der hannoverschen Pharmakopöe. Sie wurde im Jahre 1852 durch einen von L. A. W. Stromeyer verfaßten Nachtrag: „Pharmacopoea medicaminum quae in Pharmacopoea Hannoverana non sunt recepta" ergänzt und im Jahre 1861 durch die dritte und letzte, „Pharmakopöe für das Königreich Hannover", ersetzt. Dieses Arzneibuch ist bereits in deutscher Sprache verfaßt worden, ist in wörterbuchförmiger Anordnung geschrieben und enthält erstmalig Aequivalentgewichtstabellen.

Die dänische Pharmakopöe des Jahres 1786 wurde durch die „Pharmacopoea Danica Regia autoritate a collegio

sanitatis Regio medico-chirurgico Hafniensi conscripta" vom Jahre 1805 abgelöst, die auch in den deutschen Herzogtümern Schleswig-Holstein galt. Im Jahre 1831 trat an ihre
Stelle die von Pfaff auf Veranlassung des Sanitätskollegiums von
Schleswig-Holstein zusammengestellte „Pharmacopoea Slesvico-Holsatia". Der erste Teil enthält Simplicia und Präparate,
die von dem Apotheker nicht mehr selbst hergestellt zu werden brauchen. Im zweiten Teil sind Vorschriften für die übrigen Präparate und
im dritten zahlreiche Reagenzien aufgeführt. Die schleswig-holsteinsche Pharmakopöe hat sich einer gewissen Beliebtheit erfreut und
ist auch in den benachbarten Gebieten, z. B. in Hamburg gern verwendet worden. Sie ist erst 1866 außer Kraft getreten.

Nach der Vorrede der im Jahre 1801 in Oldenburg gedruckten
„Pharmacopoea Oldenburgica" sind dort ursprünglich das
Dispensatorium des Valerius Cordus und die Augustana, in späteren
Jahren das Dispensatorium Brandenburgicum, die Pharmacopoea Wirtembergica und seit 1772 die Pharmacopoea Danica verwendet worden.
Die oldenburgische Pharmakopöe besteht aus zwei Teilen: 1. Materia pharmaceutica, 2. Praeparata et Composita. Der zweite Teil ist in
der Hauptsache der Pharmacopoea Borussica vom Jahre 1799 und
zum Teil der Pharmacopoea Bremensis vom Jahre 1792 entnommen
worden.

Das im Jahre 1845 in Stuttgart erschienene Arzneibuch:
„Pharmacopoea Wirtembergica nova pars altera
praeparata et composita complectens" ist bereits nach
zwei Jahren durch die Pharmakopöe für das Königreich
Württemberg ersetzt worden, die in deutscher Sprache verfaßt
ist und dadurch eine besondere Stellung unter den damals fast ausschließlich in lateinischer Sprache geschriebenen Arzneibüchern ein-
genommen hat. Die Pharmakopöe vom Jahre 1847 enthält im Gegensatz zu der Pharmacopoea Wirtembergica vom Jahre 1741 nur noch
rund 1000 Arzneimittel, jedoch neben einem Reagenzienverzeichnis
(46) eine Übersicht der höchsten Einzelgaben und erstmalig eine
solche der Gesamtausgaben für 24 Stunden. Außerdem sind eine Liste
der abgeschlossenen (Gifte) und der getrennt von den übrigen Arzneimitteln aufzubewahrenden Mittel (Separanda) und verschiedene vergleichende Übersichten der spezifischen Gewichte einzelner Arzneistoffe
angeschlossen. Die württembergische Pharmakopöe hat bis zum Erscheinen der Pharmacopoea Germanica Gültigkeit gehabt.

Im gleichen Jahre, in dem für Hamburg eine Medizinalordnung
erlassen worden war, also im Jahre 1818, erschien auch der von
Eimbcke verfaßte Apparatus medicaminum, der an Stelle
der verschiedenen bis dahin verwendeten Pharmakopöen in Hamburg zur Einführung kam. Im Jahre 1820 wurde eine neue Auflage
herausgegeben, die bis zum Erscheinen der in der Hauptsache vom
Apotheker Oberdorffer verfaßten Hamburgischen Pharmakopöe,
dem Codex medicamentarius Hamburgensis vom Jahre

1835, amtliche Gültigkeit hatte. Dieser Codex, der auch in L ü b e c k
zur Einführung gelangt ist, lehnt sich an den Apparatus medicaminum
von E i m b c k e an. Er enthält bereits ein Verzeichnis der Maximaldosen und ist in zweiter Auflage im Jahre 1845 und in dritter im
Jahre 1852 erschienen. Im Jahre 1868 führte der Senat in H a m b u r g
die preußische Pharmakopöe (Pharmacopoea Borussica Ed. VII) ein
und ergänzte sie durch ein Supplementum für die in H a m b u r g
gebräuchlichen und in dem preußischen Arzneibuch nicht aufgeführten
Medikamente.

Durch Verordnung des Badischen Ministeriums des Innern vom
29. Mai 1841 wurde in B a d e n an Stelle der bis dahin im Großherzogtum vorgeschriebenen preußischen und hamburgischen Armenpharmakopöe die P h a r m a c o p o e a B a d e n s i s amtlich eingeführt.
Sie enthält 822 Arzneimittel, von denen 345 auf die Gruppe „Materiae
crudae” und 477 auf die Gruppe „Praeparata pharmaceutica” einschließlich „Praeparata mercabilia” entfallen.

Im Jahre 1797 wurde vom König von Preußen eine Kommission
ernannt, die den Auftrag erhielt, ein neues Dispensatorium auszuar-
beiten. Im Jahre 1799 wurde dann die erste „P h a r m a c o p o e a
B o r u s s i c a” der Öffentlichkeit übergeben. Sie weicht äußerlich wie
inhaltlich stark vom alten Dispensatorium ab. Mit ihr, die erstmalig
mit der Phlogistontheorie bricht und mit der neuen chemischen An-
schauungsweise auch die neue Nomenklatur einführt, beginnt ein
neues Zeitalter der deutschen wissenschaftlichen Pharmazie, das auch
heute noch nicht zu Ende gegangen ist. In der Vorrede erklären die
Autoren, unter denen sich die großen Chemiker und Apotheker Obermedizinalrat K l a p r o t h, Generalstabs-Apotheker H e r m b s t a e d t
und der Assessor der Pharmazie R o s e befanden, daß die im Jahre
1781 veranstaltete letzte Ausgabe des Dispensatoriums unter den
einfachen wie unter den zusammengesetzten Arzneimitteln mehrere
nicht nur dem jetzigen Zeitalter wenig angemessene, sondern auch
ganz überflüssige enthalte. Rund 300 Mittel sind in Wegfall gekommen.
Die Zahl der in der Pharmacopoea Borussica aufgeführten Präparate
beträgt nur noch 705, von denen 321 auf den ersten Teil „Materia
pharmaceutica” und 384 auf den zweiten Teil „Praeparata et Composita” entfallen. Rund 200 Mittel haben neue, z. T. noch heute geltende
Namen erhalten. So ist z. B. an Stelle der bis dahin gebräuchlichen
Bezeichnung „Roob” der Name „Succus inspissatus”, für „Aethyops
martialis” „Ferrum oxydulatum nigrum”, für „Cristalli Tartari” „Tartarus depuratus” getreten. Auch die dem letzten Dispensatorium noch
angeschlossene Designatio medicamentorum ist in Wegfall gekommen.
Die erste preußische Pharmakopöe enthält nur noch eine „Selectus
medicaminum, quae in officinis minorum oppidorum legitime prosta-
bunt” mit 478 Mitteln.

Für die Entwicklung der deutschen Pharmakopöen des 19. Jahrhunderts war diese Pharmacopoea Borussica vom Jahre 1799 von
grundlegender Bedeutung. Die im Laufe der Jahre herausgegebenen

späteren Ausgaben dienten als Muster für die anderen deutschen Pharmakopöen. Die zweite (1804) und dritte (1813) Ausgabe enthalten der ersten gegenüber nur geringfügige Abweichungen. Von der dritten Ausgabe ist besonders zu erwähnen, daß bei opiumhaltigen Mitteln der Gehalt an Opium in einer bestimmten Menge des Mittels angegeben ist. So heißt es z. B. bei Tinctura Opii simpl: „Nota: Drachma grana decem Opii continent." In der dritten Ausgabe fehlt die Selectus medicaminum.

Bei der im Jahre 1827 erschienenen Pharmacopoea Borussica ed. IV hat die Einteilung insofern eine Änderung erfahren, als die im ersten Teil aufgeführten Arzneimittel in allen Apotheken vorrätig gehalten werden müssen, während die im zweiten Teil genannten Mittel nicht vorhanden zu sein brauchen. In diesem zweiten Teil tauchen u. a. erstmalig auf Morphium, und zwar mit einer Bereitungsvorschrift, Chinin, gleichfalls mit Bereitungsvorschrift, Jodum und Kalium jodatum, Oleum camphoratum und Oleum Jecoris Aselli. Es wird bestimmt, daß die unter den ersten Teil fallenden zusammengesetzten und zubereiteten Arzneimittel vom Apotheker in seinem eigenen Laboratorium bereitet werden müssen und nicht anderwärts gekauft werden dürfen. Andererseits ist zum ersten Mal gestattet worden, die im ersten Abschnitt des Teiles I als einfache Mittel aufgeführten Präparate wie die übrigen dort genannten einfachen Mittel, die von chemischen Fabriken als echt zu haben sind, von den Apothekern aber nicht ohne Gefahr und Unbequemlichkeit bereitet werden können, zu kaufen. Dem Apotheker verbleibt aber die Verantwortung und die Verbindlichkeit der genauesten Prüfung.

Die 4. Ausgabe der Preußischen Pharmakopöe gibt erstmalig das spezifische Gewicht verschiedener Mittel an und bringt bei starkwirkenden Arzneimitteln eine Art Maximaldosis. So heißt es z. B. bei Argentum nitricum: „Gabe: zu einem Viertel-Gran", oder bei Liquor Hydrargyri nitrici oxydulati: „Gabe: Zu fünf Tropfen". Die Editio quarta enthält auch die Bestimmung, daß der Apotheker nur dann diese Gabe überschreiten darf, wenn der Arzt das Zeichen (!) hinzugefügt hat. Alle Arzneimittel, welche unter die Gifte gerechnet zu werden pflegen, haben jetzt die Bemerkung erhalten, daß sie „vorsichtig" aufbewahrt werden müssen. Zum erstenmal erscheint ein kleines Reagenzienverzeichnis.

Im Jahre 1829 ist die Pharmacopoea Borussica ed. IV durch einen Nachtrag: Appendix ad Pharmacopoeam Borussicam editionis quartae ergänzt worden, der mancherlei Neuerungen enthält. Außer einer Tabelle mit den größten Einzelgaben für den innerlichen Gebrauch ist ein Verzeichnis derjenigen Arzneimittel angeschlossen, die zum innerlichen Gebrauch nur dann abgegeben werden dürfen, wenn der Arzt das Ausrufungszeichen hinzugefügt hat. Als vierte Tabelle ist eine Liste der spezifischen Gewichte von 30 Arzneimitteln und als fünfte Tabelle ein Verzeichnis der vorsichtig bzw. getrennt von den anderen Arzneimitteln aufzubewahrenden Mittel beigefügt.

Die im gleichen Jahre herausgegebene Pharmacopoea Borussica ed. V bringt neu die Anführung des Strychnin. Chininum und Chininum sulfuricum sind jetzt in Teil I, also in die Reihe derjenigen Arzneimittel aufgenommen, die vorrätig gehalten werden müssen. Die neue Pharmakopöe enthält bei gleicher Einteilung wie ihre Vorgängerin im ganzen 690 Arzneimittel, von denen 135 einfache und 555 zusammengesetzte sind, und außerdem 38 Reagenzien.

Auch die Pharmacopoea Borussica ed. VI vom Jahre 1846 enthält keine wesentlichen Neuerungen. Selbst die Zahl der darin aufgeführten Mittel ist fast die gleiche. Hinzugekommen sind insbesondere Chininum hydrochloricum, Kreosotum und Extractum Filicis. Die Einteilung in Mittel, bei denen ein Zwang zum Vorrätighalten besteht, und solche, bei denen das nicht der Fall ist, hat einer gegliederten alphabetischen Anordnung Platz gemacht.

Anders verhält es sich mit der letzten Ausgabe des preußischen Arzneibuchs, der Pharmacopoea Borussica ed. VII, die im Jahre 1862 erschienen ist. In ihr werden zwar nur noch rund 520 Mittel aufgeführt, dafür ist aber die Zahl derjenigen Arzneimittel, die aus chemischen Fabriken bezogen werden dürfen, bedeutend vermehrt worden. In seiner vergleichenden Übersicht zwischen der sechsten und siebenten Ausgabe der preußischen Pharmakopöe macht Hirsch folgende beachtenswerte Bemerkung:

„Die neue Pharmakopöe gestattet, in billiger Berücksichtigung, daß der Apotheker bei den beschränkten Hilfsmitteln seines Laboratoriums nicht imstande ist, eine große Reihe von Präparaten mit gleichen Vorteilen als der Fabrikant herzustellen, und wohl auch bestimmt durch die bedauerliche Erfahrung, daß die pharmazeutischen Laboratorien im allgemeinen sich immer weniger mit der Darstellung der schwierigen chemischen Präparate beschäftigen, den Ankauf aller derjenigen chemischen und pharmazeutischen Präparate, welche der Apotheker selbst zweckmäßig anzufertigen verhindert ist, und zwar nach Belieben aus anderen Apotheken, aus chemischen Fabriken oder aus Drogenhandlungen, indem natürlich der Apotheker für die vorschriftsmäßige Beschaffenheit und Reinheit unbedingt verantwortlich bleibt.''

Die siebente Ausgabe der preußischen Pharmakopöe zeichnet sich noch dadurch aus, daß jetzt außer den Einzelgaben auch die Gaben innerhalb 24 Stunden sowohl in den damaligen Medizinalgewichten wie in Grammgewichten angegeben sind. An wichtigen neuen Arzneimitteln führt sie erstmalig auf Chloroform, Glyzerin, Atropin, Coffein und Santonin. Vom Jahre 1863 ab hat die siebente Ausgabe der preußischen Pharmokopöe auch in den Ländern Anhalt, Bremen Lippe, Braunschweig, Baden, Oldenburg und den thüringischen Ländern gegolten, später sind Hamburg und die an Preußen abgetretenen Gebiete nachgefolgt. Nur die Länder Bayern, Hannover und Württemberg haben ihre Landespharmakopöe beibehalten.

Dadurch, daß die preußische Pharmakopöe in den meisten deutschen Ländern bereits galt, waren die Vorbedingungen für die Schaffung einer deutschen Einheitspharmakopöe gegeben. Der Wunsch, ein derartiges Werk wirklich zustande zu bringen, erfüllte die Männer, die sich vom 1. bis 3. September 1861 zu einer Versammlung des „Allgemeinen deutschen Apothekervereins" in Koburg zusammengefunden hatten. Dort beschloß man, einen aus deutschen und österreichischen Apothekern zusammengesetzten Ausschuß zu wählen und mit den Vorarbeiten für die Schaffung eines für alle deutschen Länder maßgebenden allgemeinen Arzneibuches zu beauftragen. Die aus neun Apothekern von wissenschaftlichem und praktischem Rufe (B e r g - Berlin, D a n c k w o r t t - Magdeburg, H i l d e b r a n d - Hannover, M i r u s - Jena, P e t t e n k o f e r - München, R i e c k h e r - Marbach, W o l f r u m - Augsburg sowie aus Österreich D a u b r a v a und v o n W ü r t h) bestehende Kommission unterzog sich der gestellten Aufgabe und brachte im Jahre 1865 in lateinischer Sprache eine P h a r - m a c o p o e a G e r m a n i a e heraus, die den Regierungen zur Einführung übergeben wurde. Dieses pharmazeutisch wertvolle, ausschließlich von Apothekern verfaßte Buch ist amtlich nur in Sachsen verwendet worden, hat sich großer Beliebtheit erfreut und im Jahre 1867 noch eine zweite Auflage erlebt. Hinsichtlich der aufgeführten chemischen Arzneimittel bringt es gegenüber der Pharmacopoea Borussica VII keine nennenswerten Neueinführungen.

Inzwischen war das Deutsche Reich entstanden und auf Grund der Reichsverfassung ein Teil der bisher den Ländern zustehenden gesetzlichen Maßnahmen auf dem Gebiete des Apothekenwesens auf das Reich übergegangen. Eine der ersten hierher gehörenden Amtshandlungen des Reiches war die Herausgabe eines für alle Apotheker gültigen Arzneibuchs. Durch Bundesratsbeschluß vom 1. Juni 1872 kam mit Wirkung vom 1. November 1872 die P h a r m a c o p o e a G e r m a n i c a zur Einführung und trat an Stelle der bis dahin geltenden Landespharmakopöen.

Die Pharmacopoea Germanica ist wie alle ihre Nachfolgerinnen in alphabetischer Reihenfolge angeordnet. Neu ist ein Verzeichnis der Atomgewichte der häufiger vorkommenden Elemente sowie die endgültige Einführung des Grammgewichtes an Stelle des bisher üblichen Medizinalgewichtes. Eine große Anzahl der Mittel, die in der letzten preußischen Pharmakopöe nicht mehr aufgenommen worden sind, wohl aber in den früheren Arzneibüchern vorhanden waren, sind in die Pharmacopoea Germanica übergegangen. Infolgedessen hat sich die Zahl der Arzneimittel auf rund 900 erhöht. An wichtigen Präparaten finden erstmalig Aufnahme Acidum carbolicum crudum et crystallisatum, Chloralhydrat, Codein, Extractum Secalis cornuti und Jodoform. Neu ist auch, daß für die Temperaturangaben nicht mehr das achtzigteilige, sondern das hundertteilige Thermometer maßgebend ist.

Durch Bundesratsbeschluß vom 2. Juli 1873 sind verschiedene Veränderungen der Pharmacopoea Germanica beschlossen worden, die mit dem 1. August 1873 in Kraft getreten sind. Diese Veränderungen sind geringfügiger Art und beziehen sich hauptsächlich auf die Aufbewahrung einzelner Mittel.

Die zweite Ausgabe der Pharmacopoea Germanica ist zehn Jahre später, also im Jahre 1882, herausgekommen. Gleichzeitig ist der der lateinischen Ausgabe zugrunde liegende Text veröffentlicht worden, so daß dadurch neben der lateinischen auch eine deutsche Ausgabe geschaffen worden ist. Sie entspricht im allgemeinen der ersten. Es sind jedoch 350 Mittel in Fortfall gekommen und dafür nur 48, unter ihnen Acidum salicylicum, Apomorphin, Natrium salicylicum, Pepsin und Thymol, Pilocarpin und Physostigmin, neu eingesetzt worden. Eine wichtige Änderung ist bei der Reagenzienliste zu verzeichnen, in die zum erstenmal volumetrische Lösungen Aufnahme gefunden haben. Die Anlagen sind, abgesehen von Tabelle A (Maximaldosen), die eine eingehende Bearbeitung erfahren hat, nur in einigen Punkten abgeändert worden.

Dem Einflusse des Deutschen Apotheker-Vereins war es zu danken, daß beim Reichsgesundheitsamt in Berlin eine aus Apothekern, Ärzten und Tierärzten bestehende „Ständige Kommission zur Bearbeitung des deutschen Arzneibuches" eingesetzt wurde, die später in dem dem Reichsgesundheitsamt beigegebenen Reichsgesundheitsrat aufging. Das erste Werk dieser Kommission ist unter dem Titel: „Arzneibuch für das Deutsche Reich. Dritte Ausgabe. (Pharmacopoea Germanica, editio III) im Jahre 1890 erschienen und am 1. Januar 1891 an Stelle der bis dahin geltenden ersten deutschen Pharmakopöe getreten.

Diese nur in deutscher Sprache geschriebene Ausgabe enthält eine Vorrede mit einem historischen Überblick über die Errichtung der Ständigen Kommission und deren Tätigkeit, den eigentlichen Text, in dem etwa 40 Artikel neu aufgenommen, dagegen 59 in Wegfall gekommen sind, und sieben Anlagen. Diese haben einige geringfügige Änderungen und Erweiterungen erfahren. In Fortfall gekommen sind die in der vorhergehenden Ausgabe noch vorhandene Tabelle über die Löslichkeit verschiedener Chemikalien in Wasser, Spiritus und Äther sowie das lateinische Namenregister, an dessen Stelle jetzt ein Verzeichnis der deutschen Arzneimittelnamen getreten ist, denen die lateinische Bezeichnung gegenübersteht. Eine Reihe wichtiger neuer Arzneimittel taucht erstmalig auf: Acetanilid, Agaricin, Brom und Bromsalze, Amylenhydrat, Amylnitrit, Antipyrin, Cocain, Extractum Hydrastis fluidum, Kaliumpermanganat, Liquor Aluminii acetici, Liquor ferri albuminati, Menthol, Naphtalin, Paraldehyd, Paraffinum liquidum und solidum, Phenacetin, Podophyllin, Resorcin, Salol, Sulfonal und Terpinhydrat. Zum ersten Mal werden Fluidextrakte angeführt.

Fünf Jahre später hat die dritte Ausgabe des Deutschen Arzneibuches einen Nachtrag und im gleichen Jahre einen Neudruck unter Berücksichtigung der aus dem Nachtrag vom 20. Dezember 1894 sich ergebenden Ergänzungen und Änderungen erhalten. Der Nachtrag und damit auch der Neudruck brachten an neuen wichtigen Mitteln Coffeinum natrio-benzoicum, Formaldehyd. solut., Liquor Cresoli saponatus, Sublimatpastillen und Theobroninum natrio-salicylicum.

Die im Jahre 1900 eingeführte 4. Ausgabe des Arzneibuches für das Deutsche Reich ist in ihren Grundsätzen den bisherigen Ausgaben angepaßt, weicht aber von diesen durch zahlreiche Abänderungen der Bestimmungen über die Eigenschaften der Körper und der Untersuchungsmethoden ab. Außerdem hat sich die Zahl der aufgenommenen Mittel auf 627, darunter erstmalig Adeps Lanae, Arecolin, Bromoform, Coffeino-Natrium salicyl., Methylsulfonal, Pyrazol. phenyldimethylsalicylat, Serum antidiphtericum, Tuberculin. Kochii, und die der Reagenzien auf 63 erhöht.

Zehn Jahre nach dem Erscheinen der 4. Ausgabe ist durch Bundesratsbeschluß vom 6. November 1910 mit Wirkung vom 1. Januar 1911 eine neue Ausgabe unter der Bezeichnung „Deutsches Arzneibuch V. Ausgabe” in Kraft getreten. Von grundlegender Bedeutung ist, daß es, wie es in der Vorrede heißt, „als zweckmäßig anerkannt wurde, der Neuausgabe eine etwas erweiterte Form zu geben und dem Buch damit, ohne es zum Lehrbuch zu machen, eine größere Verwendbarkeit, als sie ein bloßes Vorschriftenbuch besitzt, zu verschaffen.”

In die fünfte Ausgabe sind 77 neue Mittel, darunter Acid. acetylo-salicyl., Acid. diaethylbarbituric., Aether chloratus, Aethylmorphin, Anaesthesin, Argent. colloidale, Argent. proteinic., Diacetylmorphin, Guajacol. carbon., Hexamethylentetramin, Hydrogen. peroxydat., Lactophenetidin, Natrium acetylarsanilicum, Natrium arsanilicum, Novocain, Phenolphtalein, Pyramidon, Serum antitetanicum, Stovaine, Suprarenin, Tannalbin, Tannigen, Tannoform, Traumaticin, Tropococain, aufgenommen worden. Da 33 in Fortfall gekommen sind, beträgt die Gesamtsumme 671 Mittel. Das Reagenzienverzeichnis hat eine starke Vermehrung erfahren und ist durch ein besonderes Verzeichnis von Reagenzien und volumetrischen Lösungen für ärztliche Untersuchungen erweitert worden. Eine wichtige Neuerung ist die Aufnahme wortgeschützter Namen in die Überschrift und die Angabe der chemischen Formel und des Atom- und Molekulargewichtes bei chemischen Stoffen. Im Abschnitt „Allgemeine Bestimmungen” finden sich verschiedene für die Benutzung des Arzneibuchs erforderliche wissenschaftliche und technische Angaben und einige wichtige Prüfungsvorschriften. Die Zahl der Gehaltsbestimmungen der Extrakte, Tinkturen und einiger anderer Zubereitungen ist wesentlich vermehrt worden. Im Jahre 1917 ist von der fünften Ausgabe ein Neudruck herausgegeben worden.

Die kriegerischen Ereignisse der Jahre 1914—18 und die besonderen Umstände der Nachkriegszeit haben es mit sich gebracht, daß erst nach einer Pause von 16 Jahren eine neue Ausgabe des Arzneibuches erscheinen konnte. Nach mehrjährigen Vorbereitungen ist diese 6. Ausgabe des Deutschen Arzneibuches durch Beschluß des

R e i c h s r a t s vom 1. Juli 1926 mit Wirkung vom 1. Januar 1927 für das Gebiet des Deutschen Reiches zur Einführung gekommen. In das stattliche, über 900 Seiten zählende Arzneibuch sind 104 Mittel neu aufgenommen worden, darunter Aceton, Acid. phenylaethylbarbituricum, Acidum phenylchinolin carbonicum, Adalin, Albargin, Alypin, Bromural, Chloramin, Coffein.-Natrium benz., Colchicin, Camphora synthetica, Cotarninium, Dioxyanthrachinon, Dulcin, Emetin, Eukodal, Glandulae Thyreoideae, Lobelin, Methylium phenylchinolincarbonicum, Narcophin, Natrium diaethylbarbituric., Natr. kakodylic., Natr. phenylaethylbarbituric., Papaverin, Salvarsane, Meningokokken-, Tetanus-, Schweinerotlauf-, Geflügelcholera-Serum (Artikel-Sera), Tuberkulin A. F. (albumosefreies) Bovo-Tuberkulin Koch (Artikel-Tuberkuline), Urethan, Yohimbin. In Fortfall gekommen sind nur 45 Mittel. Die Gesamtzahl beträgt 730. Eine starke Vermehrung haben die für die Untersuchung der Arzneimittel bestimmten Reagenzien erfahren, deren Zahl sich von 165 auf 236 erhöht hat, ein Beweis dafür, daß man bei der Bearbeitung des Arzneibuches besonderen Wert auf die Durchführung der wissenschaftlich ausgebauten Untersuchungsmethoden gelegt hat. Andererseits hat aber die Arzneibuchkommission durch grundlegende Änderungen mancher Vorschriften die Apotheker zur Selbstdarstellung wichtiger pharmazeutischer Präparate angeregt.

Neu ist, daß man von der Latinisierung der Phantasienamen und wissenschaftlichen Bezeichnungen Abstand genommen und dafür nur eine deutsche Bezeichnung für die in das Arzneibuch aufgenommenen Präparate eingesetzt hat. Im Jahre 1931 erschien der erste Nachtrag zum Deutschen Arzneibuch, 6. Ausgabe, dem 1933 mit Wirkung vom 1. Januar 1934 ein zweiter Nachtrag folgte, der in Verbindung mit dem Nachtrag vom Jahre 1931 als „Erster und zweiter Nachtrag zum Deutschen Arzneibuch, 6. Ausgabe 1926” im Buchhandel erschienen ist.

III.

Bereits zu den letzten Ausgaben der Pharmacopoea Borussica waren Erläuterungen, „Kommentare” erschienen, von denen vor allem der von Friedrich M o h r herausgegebene Kommentar zur Pharmacopoea Borussica VI Beachtung fand. Die Reihe der mit dem Jahre 1872 beginnenden deutschen Arzneibücher wurde kommentiert von L. A. B u c h n e r , H a g e r , M o h r , S c h l i c k u m , H a g e r - F i s c h e r - H a r t w i c h , V u l p i u s und H o l d e r m a n n , H o l d e r m a n n , H i r s c h und S c h n e i d e r , J e h n und C r a t o , S c h n e i d e r und S ü ß und schließlich A n s e l m i n o und G i l g .

Neben den Kommentaren wurden noch besondere E r g ä n z u n g s b ü c h e r zu den amtlichen Arzneibüchern des 19. Jahrhunderts herausgegeben, so in Hessen die Ergänzungspharmakopöe von Apotheker Dr. H a r t m a n n - S c h w a r z k o p f (1842) und das badische Ergänzungsbuch von E. R i e g i l (1854). Als im Jahre 1890 die dritte Ausgabe des Deutschen Arzneibuchs erschienen war, trat auf Veranlassung des Deutschen Apotheker-Vereins eine Kommission zusammen, die den Auftrag hatte, das neue Arzneibuch einer Revision zu unterziehen. Unter Leitung von V u l p i u s schuf sie das Ergänzungsbuch zur Ed. III: „Arzneimittel, welche im Arzneibuch nicht enthalten". 1897 erschien ein zweites, völlig umgearbeitetes Ergänzungsbuch, dem 1906 das dritte, 1912 ein Nachtrag hierzu und 1916 eine vierte Neubearbeitung folgten. Die fünfte vom Deutschen Apotheker-Verein herausgegebene Ausgabe des Ergänzungsbuches erschien 1930, bearbeitet von Dr. H e r z o g, Professor Dr. Z ö r n i g, Dr. K. S c h u l z e und Dr. D i e p e n b r o c k.

3. Kräuterbücher, Kräutersammlungen und Kräutergärten.

Die „Kräuterbücher" des ausgehenden Mittelalters sind in so überwiegender Mehrzahl, in ihren hervorragenden Vertretern fast ausschließlich, auf deutschem Boden entstanden, daß man sie wohl mit Fug und Recht als eine deutsche Besonderheit betrachten kann. Zur Erläuterung des Zwecks dieser Bücher führt Hermann F i s c h e r in seinem grundlegenden Buch „Mittelalterliche Pflanzenkunde"[1]) aus der Einleitung des 1500 herausgegebenen kleinen Destillierbuchs des Hieronymus B r u n s c h w y g k folgendes aus:

„Darum ist nit zu achten allein uff die Figuren, sundern uff die geschrifft und dz erkennen durch die gesicht und nit durch die Figuren, wan die Figuren nit anders synd, dann ein Augenweid und ein Anzeigung geben ist die weder schriben noch lesen kündet."

„Wir haben hier", sagt F i s c h e r, „ein altes Zeugnis für den Zweck, dem die alten Kräuter- und Destillierbücher dienen sollten. Hier war für die Armen der Arzneischatz der Zeit niedergelegt, den auch der Analphabet heben konnte, sofern er nur einige Kräuterkenntnis hatte."

Ihrer grundsätzlichen Bedeutung wegen seien nachstehend die Bemerkungen wiedergegeben, mit denen F i s c h e r das Kapitel „Die botanischen Incunabeln des XV. Jahrhunderts" einleitet:

„Das plötzliche Aufblühen der volkstümlichen Heilkunde in der zweiten Hälfte des 15. Jahrhunderts hatte seine Ursache einerseits in dem Erstarken des Bürgertums, andererseits in der Entwicklung der Buchdruckerkunst, die die Wissenschaft von der Heilwirkung der Kräuter auch den weniger Bemittelten ins Haus bringen konnte. Gerade damals war die Kenntnis der Kräuter und ihrer Heilwirkungen im Volke noch allgemein verbreitet, wie uns auch handschriftliche Kräuterbücher und Pflanzenglossare verraten, das Vertrauen zu den allenthalben in den Städten angestellten Ärzten war aber nicht allzu groß. So griff man gerne zum Kräuterbuch, das die Pflanzen in allerdings meist schlechten Holzschnitten und ihre Heilwirkungen in volkstümlicher Sprache enthielt. Der erste Versuch eines Kräuterbuchdruckes ging von Peter Schoeffer aus, der im Jahre 1484 den Herbarius oder Aggregator practicus de simplicibus, wie ihn sein Verfasser in der Vorrede

---

[1]) Verlag der Münchener Drucke, München 1929.

nennt, zu Mainz im klein 4⁰ Format erscheinen ließ. Der Verfasser des
Herbariums ist unbekannt. Er hatte wohl auch keinen Grund sich zu nennen, da seine Tätigkeit eine rein kompilatorische war. In der Vorrede
spricht er die Absicht aus, den Armen einen Dienst zu leisten, weshalb er
nur die einheimischen oder in Gärten wachsenden Pflanzen beschrieben
habe . . . Den 300 Seiten mit Kräuterdarstellungen folgen noch 40 Seiten
mit 96 in den Apotheken käuflichen Laxiermitteln, Spezereien, Wurzeln,
Harzen, Salzen, Mineralien und tierischen Produkten, die nur kurz ohne
Beigabe von Abbildungen beschrieben sind."

Als seine Quellen gibt der Verfasser des von S c h o e f f e r in
insgesamt drei Auflagen herausgegebenen, ins Vlämische, Englische,
Französische und Italienische übersetzten „Herbarius" die „Apho-
rismen" des Arnaldus de Villanova und den Kanon des Avicenna an.
Dazu kommen die Pandekten des Matthaeus Silvaticus, das liber de
medicamentis des jüngeren Serapion, das Circa instans des Matthäus
Platearius und schließlich werden zitiert Dioskurides, Galen, Mesue
der Jüngere, Albertus Magnus, Averroes, Plinius, Macer Floridus,
Nicolaus Präpositus, Bartholomaeus Anglicus. Hinzuzufügen ist als
Quelle noch Aristoteles.

Aus diesen Autoren, insbesondere aus dem Dioskurides, dazu
noch aus Theophrast haben die Verfasser der Kräuterbücher des
15. und 16. Jahrhunderts im wesentlichen geschöpft. Zumindest haben sie ihre eigene Anschauung und Erfahrung an den Angaben
dieser Schriftsteller gemessen, und so manche irrige Gleichstellung von
Pflanzen der Antike mit in Deutschland heimischen Gewächsen verdankt ihren Ursprung dem Bestreben, auf alle Fälle die von den
klassischen Autoren beschriebenen Pflanzen in Deutschland wieder-
zufinden.

Ein Jahr nach Herausgabe des 1484 erschienenen „Herbarius"
brachte Peter S c h o e f f e r ein Kräuterbuch in deutscher Sprache,
den kleinen „Hortus Sanitatis oder der Gart der Gesundheit" heraus,
der nach F i s c h e r als „die wichtigste naturwissenschaftliche Incu-
nabel" (Frühdruck vor 1500) anzusehen ist, sehr oft nachgedruckt
wurde und schließlich in das Kräuterbuch von Rösslin bzw. Lonicer
übergegangen ist. Die Autorschaft wird vielfach dem Frankfurter
Stadtarzt Johann Wonnecke von Cube (Caub) zugeschrieben. F i s c h e r
hat den in diesem „Standardwerk der mittelalterlichen Botanik" aufgeführten Pflanzen besondere Würdigung und Erklärung zuteil werden
lassen. Die Herkunft der Illustrationen ist sehr scharfsinnig von
J. S c h u s t e r gedeutet worden.[1]) Das Werk ist vom Verlag der
Münchner Drucke im Jahre 1924 in einer Faksimile-Ausgabe neu
herausgebracht worden.

Der im Jahre 1491 bei Jakob Meydenbach in Mainz in erheblich
größerem Umfang, mit wesentlich vermehrtem Stoff und in lateinischer
Sprache erschienene „Ortus sanitatis" bedeutet nach F i s c h e r „qua-

---

[1]) S c h u s t e r, Secreta Salernitana und Gart der Gesundheit aus:
Mittelalterliche Handschriften (Degering-Festgabe), Leipzig 1926 K. W.
Hiersemann.

litativ keinen Fortschritt, sondern hinsichtlich der Bilder, die oft
Kopien von der Gegenseite nach Schoeffers Originalholzstöcken sind
(wenn auch vielleicht feiner im Schnitt, wie Klebs meint) und auch
in den Textbeigaben, die ohne viel Verständnis aus schlechten Dios-
kurides- und Avicenna-Übersetzungen herausgeschrieben sind, eher
einen Rückschritt". Die Bilder dieses Buches, das nach Klebs ein
Verlegerunternehmen mit vielen verschiedenen Mitarbeitern war, haben
lange Zeit die Bücherillustrationen beeinflußt.

Das im Jahre 1500 erschienene „liber de arte distillandi de
Simplicibus, das Buch der rechten Kunst zü distillieren die eintzige
Ding von Hiernonymo Brunschwygk" ist bereits erwähnt worden. In
diesem Buch sind nach F i s c h e r , der seine Ansicht mit einem erläuterten Auszug von 44 Pflanzen belegt, eine Reihe von Pflanzen
angeführt, „die in den bisher behandelten Kräuterbüchern noch nicht
genannt sind", sowie besonders interessante Angaben über bereits
bekannte Pflanzen enthalten.

„Von wem ist", sagt F i s c h e r , „überhaupt im deutschen Mittelalter
größeres, systematisches, auf eigener Beobachtung begründetes Wissen
über die mitteleuropäische Flora vermittelt worden als durch ihn? An Ori-
ginalität als Floristen können ihm nur Vitus Auslasser und Michael Schrick,
seine Zeitgenossen, zur Seite gestellt werden . . . Das liber de arte distillandi ist botanisch ein direkter Vorläufer der Werke der Väter der Botanik
aus dem 16. Jahrhundert."

Ein zweiter Band des „Brunschwygk", das „Liber de arte distillandi, de compositis" erschien 1507. Das Werk hat weite Verbreitung
gefunden und ist in den Kreisen der Apotheker als Lehr- und Anlei-
tungsbuch verwendet worden. Es sei bei dieser Gelegenheit darauf
hingewiesen, daß die Angabe in S c h e l e n z Geschichte der pharmazeutisch-chemischen Destilliergeräte[1]) über die Kenntnis der unter-
brochenen Kühlung durch Brunschwygk nach v. L i p p m a n n nicht
zutrifft. Diese Art der Kühlung taucht zuerst etwa um 1500 auf.

Die bekanntesten und wertvollsten Kräuterbücher verdanken wir
den bereits erwähnten „Vätern der Botanik": B r u n f e l s , B o c k und
F u c h s. Über diese drei Männer und ihr Wirken berichtet Heinrich
M a r z e l l in der Einleitung seines Buches „Unsere Heilpflanzen"[2])
unter anderem:

„Als erstes in deutscher Sprache erschien das Contrafeyt Kräuterbuch usw. (1532, der 2. Teil 1537) des Otto B r u n f e l s , der, um 1500 zu
Mainz geboren, von der Theologie zur Medizin überging und 1534 als
Stadtarzt von Bern starb. Die zum Teil sehr naturgetreuen Pflanzenabbil-
dungen stammen von dem Holzschneider Hans Weiditz von Straßburg.

Noch höher vom botanischen Standpunkt aus steht das Kräuterbuch
des Hieronymus B o c k (gräcisiert „Tragus"), dessen erste deutsche Ausgabe 1546 in Straßburg bei W. Rihel herauskam. Bock (geb. 1498 in Hei-
derbach im Zweibrückenschen, gest. 1554 zu Hornbach im Wasgau) war
von 1532 an protestantischer Pfarrer in Hornbach, übte dort auch die Heilkunde aus und war ein tüchtiger, gut beobachtender Pflanzenkenner. Später

---

[1]) Verlag von Schimmel & Co., Miltitz bei Leipzig.
[2]) J. F. Lehmanns Verlag München.

mußte er wegen konfessioneller Streitigkeiten sein Pfarramt verlassen, fand gastfreundliche Aufnahme bei dem Grafen Philipp v. Nassau und konnte später wieder nach Hornbach zurückkehren. Wohl alle Pflanzen, die er in seinem Kräuterbuch beschreibt, hat er wirklich gesehen, oft gibt er auch die Fundorte (meist im Wasgenwald) an . . . Bemerkenswert ist auch, daß aus seinem Kräuterbuch das Bestreben hervorgeht, die Pflanzen nach ihrer natürlichen Verwandtschaft anzuordnen.

Der Dritte im Bund ist der Bayer Leonhard F u c h s (geb. 1501 im Ries). Er begann seine ärztliche Tätigkeit in München, war 1526 Professor in Ingolstadt und ging als solcher 1535 nach Tübingen, wo er 1566 starb. Sein ‚New Kreuterbuch' erschien zuerst in Basel im Jahre 1543; es zeichnet sich wie das des Brunfels durch zum Teil treffliche Holzschnitte aus.''

Das Kräuterbuch von Fuchs mit den von Heinricus Füllmaurer, Albertus Meyer (pictores) und Vitus Rodolph Speckle (sculptor) „meisterhaft gezeichneten und geschnittenen" (T s c h i r c h) Bildern ist nach T s c h i r c h „ein Meisterwerk".

Von B r u n f e l s ist an dieser Stelle noch bemerkenswert, daß er ein erst 1536, also nach seinem Tode erschienenes Werk „Reformation der Apothecken" (nach T s c h i r c h ursprünglich nur ein Bericht an den Schultheys und Rat der löblichen Stadt Bern) verfaßt hat, das auch einen Abschnitt „Ein gemeyne Besetzung einer Apothecken von Simplicibus heimischen und frembden" enthält.

Über die praktische Bedeutung, die den bis in das 18. Jahrhundert hinein in zahlreichen Ausgaben verbreiteten Kräuterbüchern des Brunfels, Bock und Fuchs zukam und zum Teil noch jetzt zukommt, sagt M a r z e l l in der Einleitung zu dem bereits erwähnten Buch „Unsere Heilpflanzen":

„Diese Kräuterbücher finden sich allenthalben in großen öffentlichen Bibliotheken, vielfach trifft man sie auch im Privatbesitz an, wo die nur allzu deutlichen Gebrauchsspuren zeigen, wie häufig unsere Vorfahren bei ihnen Rat suchten. Ja noch jetzt kann man sie besonders auf dem Lande bei Kurpfuschern usw. nicht selten vorfinden, und gar manches der modernen Kräuterbüchlein, wie sie auf Jahrmärkten usw. dem biederen Landbewohner aufgeschwätzt werden, unterscheidet sich in seinem Inhalt oft nur wenig von diesen alten Folianten."

Auch der Verfasser des ersten amtlichen Dispensatoriums, Valerius C o r d u s, war ein Förderer der botanischen Wissenschaft. Er lebte von 1515 bis 1544. Wie das Dispensatorium sind auch seine botanischen Werke erst nach seinem Tode erschienen und zwar seine „Annotationes ad Dioscoridem" und „Historia Stirpium". Diese Werke wurden von Konrad G e s n e r (1516—1565), Arzt in B a s e l, nach T s c h i r c h „einer der größten Botaniker seiner Zeit, ja vielleicht der größte", gesammelt und mit eigenen Werken 1561 herausgegeben. Von seinen eigenen botanischen Werken ist zu nennen: „Catalogus Plantarum" (1542), „Tabulae de stirpium collectione" (1553) sowie sein Buch „De Hortis Germaniae" (1561).

Die größte Anzahl von Auflagen erlebte das Kräuterbuch des Stadtarztes zu F r a n k f u r t a. M., Adam L o n i c e r u s (1528 bis 1586). Sein „Botanicon Plantarum historia" erschien zum ersten Male in F r a n k f u r t a. M. im Jahre 1551. Ebenda wurde im Jahre 1557 sein „Kreutterbuch, neu zugericht" herausgegeben. Die nach seinem

Tode erschienenen Ausgaben wurden von Peter U f f e n b a c h und, als dieser gestorben war, von Balthasar E h r h a r d t bearbeitet und herausgegeben.

Ein Schüler des Hieronymus B o c k war der Autor des „New vollkommentlich Kreuterbuch", der aus B e r g z a b e r n stammende Arzt Johann Theodorus T a b e r n a e m o n t a n u s (gest. 1590), dessen Werk von Caspar B a u h i n i u s im Jahre 1613 herausgegeben wurde. In ihm werden 3000 Pflanzen behandelt.

Neben diesen deutschen Botanikern muß als Verfasser eines berühmten, auch in Deutschland viel benützten Kräuterbuches noch der Italiener Andreas M a t t h i o l u s (1501—1577) genannt werden. Sein „Commentar zum Dioscorides" erschien zuerst in italienischer, dann lateinischer Sprache und wurde in mehrere weitere Sprachen, darunter auch ins Deutsche übersetzt. Als „New deutsch Kreuterbuch" erschien es zum ersten Mal im Jahre 1563 zu P r a g. Im Jahre 1588 wurde es von Joachim C a m e r a r i u s, Arzt in N ü r n b e r g, herausgegeben.

C a m e r a r i u s (1534—1598) war außerdem der Herausgeber der botanischen Werke „Hortus medicus" und „Hortus medicus et philosophicus" und der Gründer des Nürnberger Botanischen Gartens.

Alle bisher genannten Botaniker waren Ärzte. Der erste Apotheker, der ein beachtliches botanisches Werk herausgegeben hat, war der Nürnberger Apotheker Basilius B e s l e r. Sein „Hortus Eystettensis", erschienen 1613, zeichnete sich durch besonders künstlerische und naturgetreue Abbildungen aus.

Die Reihe der alten Kräuterbücher sei mit der von dem Botaniker und Apotheker Johann Wilhelm W e i n m a n n zu R e g e n s b u r g verfaßten und in A u g s b u r g 1734—36 herausgegebenen „Phytantozoiconographia, Vorstellung der meisten . . . Blumen, Gewächse und Kräuter" geschlossen. Dieses Werk enthält bereits prächtige farbige Abbildungen.

Eine eingehendere Darstellung erfährt die Geschichte der Kräuterbücher u. a. in dem T s c h i r c h schen Handbuch der Pharmakognosie, dieser unerschöpflichen Fundgrube des drogenkundlichen Wissens. Des weiteren seien als Quellen genannt: M e y e r, Geschichte der Botanik, T r e v i r a n u s, Die Anwendung des Holzschnittes zur bildlichen Darstellung von Pflanzen, S c h r e i b e r, Die Kräuterbücher des 15. und 16. Jahrhunderts im Faksimiledruck des Hortus sanitatis, K l e b s, Herbals of the 15. century.

Kräutersammlungen (Herbarien) sind nach S c h e l e n z[1]) als Apothecae herbarum oder pigmentorum schon in alten Zeiten bekannt gewesen. Eigentliche Sammlungen getrockneter Pflanzen und Pflanzenteile kamen aber erst im 16. Jahrhundert auf, als man diesem Zweig der Naturwissenschaften wieder ein größeres Interesse entgegenbrachte.

---

[1]) S c h e l e n z, Geschichte der Pharmazie, S. 400.

Besonderen Ruf besaß das „Lebendige Kräuterbuch” oder „Lebendiger Herbarius” des Arztes Dr. Caspar R a t z e n b e r g e r , der seine Kenntnisse dem Zusammenarbeiten mit Lukas K r a n a c h s Schwiegersohn, P f r e u n d zu W i t t e n b e r g , dem botanischen Bearbeiter des Dispensatoriums des Valerius C o r d u s , verdankte. R a t z e n b e r g e r s Lebendiges Kräuterbuch, das er in der Mitte des 16. Jahrhunderts angelegt und 1592 dem Landgrafen M o r i t z v o n H e s s e n verehrt hatte, war bis 1858 verschollen. Es wurde in diesem Jahre in einer Vorratskammer der Kasseler Naturaliensammlung wieder aufgefunden.[1]

Von älteren noch erhaltenen Herbarien sind die des Hieronymus H a r d e r aus Ü b e r l i n g e n zu erwähnen, von denen eines, 1574 bis 1576 zusammengestellt, sich im Besitz des Deutschen Museums zu München, ein zweites vom Jahre 1594 in Ulm (Stadtbibliothek), ein drittes vom Jahre 1599 in Wien (Naturhistorisches Museum) und ein viertes in München im Besitz der Bayerischen Staatsbibliothek befindet. Über letzteres hat S c h i m m e l 1912 in den Berichten der Bayerischen Botanischen Gesellschaft berichtet. Das Handexemplar des Hieronymus Harder ist jetzt im Stadtarchiv in Überlingen aufgefunden. Walther Z i m m e r m a n n hat auf der Baseler Tagung der Gesellschaft für Geschichte der Pharmazie (1934) bemerkenswerte Stellen dieses Herbars besprochen und eine ausführliche Darstellung in Aussicht gestellt.

Nach B e r e n d e s hat Emanuael K ö n i g ein Herbarium vivum angelegt und R a u w o l f von seinen Reisen 1573—76 eine große Anzahl getrockneter Pflanzen mitgebracht. In B a s e l wird von Kaspar B a u h i n ein Herbarium aufbewahrt.

Die älteste auf unsere Zeit gekommene Pflanzensammlung eines deutschen Apothekers liegt in dem Herbarium des Apothekers Johann Jacob H a n aus Überlingen vor, das im Überlinger Stadtarchiv aufbewahrt wird. Dieses Herbar ist von Walther Z i m m e r m a n n mit liebevoller Sorgfalt untersucht worden. Im Archiv der Pharmazie 1923 hat er eine genaue Beschreibung, in den Berichten der naturforschenden Gesellschaft zu Freiburg i. Br., Band XXXII, 1, eine floristische Übersicht veröffentlicht.

Allmählich wurde die Anlage von Herbarien Gemeingut aller Botaniker und Apotheker. Im Anschluß hieran sei bemerkt, daß der Apotheker Carl Leopold L o h m e y e r in Neiße, später Breslau, als erster (1866—69) zur Erleichterung des Anschauungsunterrichtes zerlegbare Blütenmodelle in einer Größe angefertigt hat, die so beschaffen war, daß an ihnen einem größeren Schülerkreis der Bau der Blüten erklärt werden konnte (Schelenz).

Zur Kultur der in Deutschland bisher nicht vorhandenen Arzneipflanzen des Mittelmeergebiets wurden bereits zu K a r l s d e s G r o -

---

[1] S c h e l e n z , H., Pflanzensammlungen und Kräuterbücher, Kassel 1905.

ßen Zeiten Kräutergärten angelegt. Aus dem noch erhaltenen Bauriß des Klosters Sankt Gallen[1]) aus der Zeit von etwa 820 wissen wir, daß in der Nähe der Apotheke, des „armarium pigmentorum", ein Kräutergarten „herbularius" sich befand, in dem ganz bestimmte Arzneikräuter wie „lilium, salvia, ruta, gladiola, pulegium, fena graeca, rosas, sisimbria, cumino, lubistico, feniculum, costo, rosmarino, menta, saturegia und fasiolo" gezogen wurden. Unabhängig davon war der Küchengarten „hortus" mit 18 Beeten für 18 Küchenkräuter, auf den hier nicht näher eingegangen werden soll. Ähnliche Kräutergärten dürften wohl auch von den Mönchen anderer Klöster angelegt worden sein.

Als erste authentische Zusammenfassung der mittelalterlichen Garten- und damit auch Arzneipflanzenkultur in Deutschland ist das lange Zeit Karl dem Großen zugeschriebene berühmte Capitulare de Villis, eine Verordnung für die königlichen Landgüter, anzusehen. Jetzt muß, wie Fischer ausführt, auf Grund der Forschungen von Dopsch (Die wirtschaftliche Entwicklung der Karolingerzeit) angenommen werden, daß es sich um eine ca. 794 oder 795 von Ludwig dem Frommen für Aquitanien (Südfrankreich) erlassene Verordnung handelt. Die Frage, wie nun das Capitulare so große Bedeutung für die Geschichte des deutschen Pflanzenbaues gewinnen konnte, wird von Fischer wie folgt beantwortet:

„Es ist verlockend, den Schlüssen Dopschs, denen sich übrigens auch Beyerle in seiner Kultur der Reichenau anschließt, im einzelnen zu folgen. Durch den Abt Tatto, den Lehrer Walahfrieds, sei eine Abschrift des Capitulare aus Inden (Cornelimünster) nach der Reichenau gebracht worden. Wenn wir überlegen, daß Walahfried dieselbe gekannt haben muß, und ebenso den Klosterplan von St. Gallen, so müssen wir staunen über dieses Zusammenströmen botanischer Literatur an der für den Pflanzenbau so reich begünstigten Kulturstätte Reichenau. Gewinnt es nicht den Anschein, als ob der Hortulus des Walahfried und die Bibliothek des Tatto, von der sogar noch der Katalog erhalten ist, die wenn auch bescheidene Ausstattung einer ersten Forschungsstätte für Bodenkultur in Deutschland gewesen wären?"

Der im Jahre 825 entstandene, lateinisch geschriebene Hortulus des Walahfried, der einen Kranz von 25 Gedichten mit 444 Hexametern darstellt, ist sowohl eine poetische Schöpfung von hohen Graden wie auch eine ausgezeichnete botanische Leistung. Die Schilderungen sind von außerordentlicher, die genaue praktische Kenntnis des Verfassers verratender Anschaulichkeit.

Nicht ganz auf dem gleichen Boden wie das Capitulare und der Hortulus des Walahfried stehen die botanischen Angaben in der „Physica" der großen Äbtissin Hildegard von Bingen (1098 bis 1179), einer der bedeutendsten Frauen des Mittelalters. Auch sie kennt und beschreibt die von den Benediktinern in Deutschland heimisch gemachten Pflanzen, ja darüber hinaus auch ausländische, in Deutschland nicht gedeihende Heilpflanzen. Daneben aber nennt sie, und

---

[1]) Adlung, Alfr., Altdeutsche Rezepte in Vorträge der Hauptversammlung der Gesellschaft für Geschichte der Pharmazie 1931.

zwar mit den alten deutschen Bezeichnungen eine bedeutende Anzahl wildwachsender einheimischer Pflanzen, die sie zweifellos aus eigener Anschauung kennt. Eine rücktastende Erforschung der Heilpflanzen der alten Germanen wird sich demnach weder auf das Capitulare noch auf W a l a h f r i e d , sondern nur auf die Schriften der Hildegard von Bingen stützen können.

In späterer Zeit dienten die Kräutergärten neben der Kultur fremder Arzneipflanzen mehr dem Anschauungsunterricht und wis- senschaftlichen Zwecken. Aus ihnen haben sich später die botanischen Gärten entwickelt. Gründer der ältesten Kräutergärten waren meist Apotheker. So legte der Verwalter der H a m b u r g e r Ratsapotheke etwa 1540 einen Kräutergarten an. Auch in N ü r n b e r g entstand um die gleiche Zeit ein von dem Apotheker Jorgen Ö l l i n g e r angelegter Kräutergarten, den C a m e r a r i u s zu einem botanischen Garten aus- baute. Nach S c h e l e n z war dem Apotheker Jacob F u c h s zu W o h l a u ein „Gärtlein” für die Kräuterzucht gegeben worden. T s c h i r c h schreibt, daß im Mittelalter sogenannte Vidarien, die den Bedarf einer Stadt oder einer Apotheke zu decken hatten, häufig waren, „und noch im 15. Jahrhundert gehörten sie zu einer wohlein- gerichteten Apotheke in Italien und Deutschland”. Es sei darauf hinge- wiesen, daß T s c h i r c h in seinem Handbuch der Pharmakognosie, Band I, 1, sowohl eine „Entwicklungsgeschichte des Arzneidrogen- schatzes” wie auch eine Übersicht über „Das Arzneipflanzeninventar unserer Zeit” bringt.

Die ersten botanischen Gärten wurden im allgemeinen auf Ver- anlassung der Landesherren und Universitäten, hin und wieder auch von Städten angelegt. Der älteste derartige botanische Garten ist der von der Stadt P r a g auf Veranlassung des Kaisers K a r l s IV. im Jahre 1350 eingerichtete. Als dort die erste deutsche Universität 1347 errichtet worden war, ließ der Kaiser einen Apotheker A n g e l o aus F l o r e n z kommen und beauftragte ihn mit der Anlage und wohl auch mit der Leitung eines Apothekerkräutergartens, des späteren botanischen Gartens. A n g e l o wurde 1360 zum Hofapotheker ernannt.

1568 richtete der Landgraf W i l h e l m IV. in K a s s e l einen botanischen Garten ein. Die Universität H e i d e l b e r g erhielt einen botanischen Garten im Jahre 1577. Den dazugehörigen lateinischen Katalog schrieb 1597 der Apotheker Philipp Stephan S p r e n g e r. Zur Ausbildung der Studenten der Universität E r f u r t wurde 1634 ein botanischer Garten von der medizinischen Fakultät eingerichtet. Im gleichen Jahre erhielt die Universität K ö n i g s b e r g einen bota- nischen Garten. Der älteste botanische Garten von K i e l stammt aus dem Jahre 1669, der der Universität H a l l e aus dem Jahre 1735. Im Jahre 1656 wurde vom G r o ß e n K u r f ü r s t e n der Berliner botanische Garten gegründet, der zunächst als Mustergarten für praktische Gärt- nerei diente, später Apothekergarten und schließlich wieder botanischer Garten wurde. Heute besitzt jede Universität einen botanischen Gar- ten, in dem sich besondere Abteilungen für Arzneikräuter befinden.

Die Kräutergärten der Apotheker sind allmählich verschwunden. Umsomehr ist es zu begrüßen, daß es heute wieder Apotheker gibt, die der Kultur und dem Anbau von Arzneipflanzen ihre Aufmerksamkeit widmen und durch Anlage von Arzneikräutergärten Interesse für diesen Zweig der Botanik zu erwecken bemüht sind. Das im Jahre 1911 erstmalig erschienene Buch des Apothekers Theodor M e y e r in Colditz „Arzneipflanzenkultur und Kräuterhandel"[1]) ist im Jahre 1934 in fünfter Auflage herausgekommen. In den Jahren 1934 und 1935 gab der Apotheker Ludwig K r o e b e r „Das neuzeitliche Kräuterbuch" (2 Bände) und gemeinsam mit dem Arzte S. F l a m m ein „Rezeptbuch der Pflanzenheilkunde" heraus.[2])

4. Die Arzneitaxen.

Die „Arzneitaxe", ein amtlich festgesetztes oder doch anerkanntes Preisverzeichnis für die in den Apotheken zur Abgabe gelangenden Arzneimittel ist so alt wie das Institut der deutschen Apotheke als solches. Gab es doch schon zu der Zeit, als in Deutschland die ersten wirklichen Apotheken entstanden, also gegen Mitte des 14. Jahrhunderts, von den Landesherren und freien Reichsstätten erlassene Bestimmungen, die die Berechnung der Arzneipreise in den Apotheken regelten. In der das Apothekenwesen in Europa begründenden berühmten Medizinalordnung des Hohenstaufenkaisers Friedrich II. vom Jahre 1240 findet sich bereits eine freilich recht summarische Preisregelung. Danach hatten die Apotheker für einfache Arzneien und Präparate, die nicht länger als ein Jahr, vom Zeitpunkt des Einkaufs gerechnet, aufbewahrt zu werden pflegten, drei Tarene (1 Tar. = etwa 1.20 RM.) pro Unze, für die anderen, die über ein Jahr in der Apotheke aufbewahrt werden müssen, sechs Tarene pro Unze zu berechnen. Zweifellos war der Kaiser dabei von der Erwägung ausgegangen, daß dem den Apothekern durch die Einschränkung der Gewerbefreiheit gewährten Schutz vor Konkurrenz der Schutz der Bevölkerung vor Überteuerung gegenüberstehen sollte. Es ist dies ein Grundsatz, der von den deutschen Landesregierungen und Stadtverwaltungen des Mittelalters übernommen wurde und auch heute noch in den Ländern gilt, deren Apothekenbesitzrechte auf dem System der Privilegien und Konzessionen aufgebaut sind. Aus der primitiv-summarischen Regelung des Jahres 1240 entwickelten sich dann die immer eingehender und spezialisierter werdenden Arzneitaxen.

Die erste deutsche Arzneitaxe ist in der sogenannten „Breslauer Handschrift" aus der Zeit von 1335—1355, der Medizinalordnung des Kaisers Karl IV., enthalten. Auffallenderweise beginnt diese Ordnung sogar mit der Arzneitaxe, die bereits verhältnismäßig ausführlich ist und enthält nicht nur Preise für Simplicia, sondern auch für Composita.

---

[1]) Verlag von Julius Springer, Berlin.
[2]) Hippokrates-Verlag G.m.b.H., Stuttgart-Leipzig.

Für Sirupe, die nach dem bisherigen Verfahren nur aus Honig her=
gestellt wurden und solchen, für die der damals neuaufgekommene
Zucker verwendet wurde, waren besondere Preise ausgeworfen worden.
Die Arzneitaxe enthält auch einen Preis für Klistiere und für deren
Ausführung durch den „famulus", den Diener des Apothekers. Eine
kurzgefaßte Arzneitaxe findet sich in der „B a s e l e r Apothekerord=
nung vom Jahre 1404". Wesentlich ausführlicher ist die vom Rat der
Stadt F r a n k f u r t a. M. im Jahre 1461 im Anschluß an eine Apo=
thekerordnung erlassene Taxe. Sie sah neben Preisen für die eigentli=
chen Simplicia und Composita auch Preise für Destillate von gebratenen
Kapaunen und Hühnern mit oder ohne Zusatz von Kräutern, edlem
Holz, Gesteinen, Gold und Silber vor. Während durch die „K ö l n e r
Apothekerordnung vom Jahre 1478" die Apotheker nur aufgefordert
wurden, „um einen bescheidenen Pfennig den Leuthen zu ministriren",
enthalten die S t u t t g a r t e r Apothekerordnung vom Jahre 1482, die
U l m e r vom Jahre 1491 eine ziemlich eingehende Arzneitaxe. Es
folgte die Stadt R e g e n s b u r g mit der von einem Minoritenpater
vermutlich auf Veranlassung des Rates aufgestellten Arzneitaxe des
Jahres 1490. Die Stadt F r a n k f u r t a. M. ließ im Jahre 1500 durch
den Stadtphysikus eine Taxe aufstellen, die in drei Exemplaren hand=
schriftlich angefertigt wurde. Ein Stück erhielt der Stadtphysikus, ein
zweites der Rat — dieses befindet sich noch in den Akten — und ein
drittes der Apotheker mit der Weisung, es in seiner Apotheke aufzu=
hängen. Die neue Frankfurter Taxe enthielt übrigens keine Bestim=
mungen mehr über Destillate gebratener Kapaune und Hühner.

Die von K a r l V. auf dem Reichstag zu Augsburg erlassene
Reichspolizeiordnung vom Jahre 1548 enthielt die Bestimmung, daß
für die in den Apotheken geführten Materialien ein gebührlicher Wert
zu setzen sei, „damit ein jeder um sein Geld gute, frische und tug=
liche Materialien und Arznei bekommen und haben möge". Im An=
schluß hieran wurden von verschiedenen Städten und Landesherren
Arzneitaxen eingeführt. Bis zum Jahre 1552 gab es, soweit bis jetzt
festgestellt werden konnte, nur handschriftliche Arzneitaxen. Die erste
gedruckte Arzneitaxe erschien im Jahre 1552 in D r e s d e n.[1]) Von der
ersten Ausgabe ist allerdings kein Exemplar mehr vorhanden, dagegen
von der zweiten, die im Jahre darauf erschienen ist. Sie führt die
Bezeichnung: A p o t e c k e n T a x d e r S t a t t D r e s d e n M. D. LIII.
Nach einer Verfügung des Bürgermeisters wurde die Taxe nach Er=
scheinen „an vnserm Rathaus / auch in den Apotecken / angeschla=
gen". Die Bezeichnung der Arzneimittel ist mit wenigen Ausnahmen
lateinisch. Hin und wieder sind auch die deutschen Namen beigegeben.
Die Taxe ist in 32 Abschnitte eingeteilt, die denen der später in die
Pharmacopoea Augustana übernommenen entsprechen. Eine Beson=
derheit der Dresdner Taxe besteht darin, daß nicht jedes Arzneimittel
mit einem Preis versehen ist. Man hatte ein vereinfachtes Verfahren

---

[1]) A d l u n g, Die Dresdner Apothecker Tax v. J. 1553 (Pharm. Ztg.
1929).

eingeführt, für jede Gruppe von Arzneimitteln einen Einheitspreis eingesetzt und, soweit erforderlich, im Anschluß daran die Ausnahmen angeführt. Dies Verfahren fand später auch in anderen Taxen Anwendung.

In Kurbrandenburg geschah in der Mitte des 16. Jahrhunderts die Berechnung der Arzneien nach Arzneitaxen, die in Städten der Nachbarländer bereits eingeführt waren, z. B. nach der Dresdner. Auf Befehl des Kurfürsten J o h a n n G e o r g gab der Berliner Stadtphysikus Matthäus F l e c k (F l a c c u s) in Gemeinschaft mit dem Apotheker und Bürgermeister von B r a n d e n b u r g Lukas S c h o l l e im Jahre 1574 die erste brandenburgische Arzneitaxe heraus: A e s t i m a t i o M a t e r i a e m e d i c a e u t r i u s q u e g e n e r i s, n e c n o n a l i a - r u m r e r u m o m n i u m i n P h a r m a c o p o l i s v e n a l i u m, a d a e q u u m e t j u s t u m p r e c i u m r e v o c a t a i n g r a t i a m e t u s u m p u b l i c u m M a r c h i a e B r a n d e n b u r g i e n s i s, die übrigens bereits wesentlich umfangreicher war, als die D r e s d n e r T a x e des Jahres 1553 und die A p o t h e k e n T a x d e r S t a d t A n n e b e r g vom Jahre 1563.[1]) Von letzterer unterscheidet sie sich auch dadurch, daß fast durchweg neben der lateinischen Bezeichnung des Arzneimittels die deutsche steht, sodaß die brandenburgische Arzneitaxe allein schon dadurch von Wert ist, daß sie uns über die deutschen Namen der damals in Norddeutschland gebräuchlichen Arzneimittel Aufschluß gibt. Über diese Taxe hat G e l d e r[2]) eingehend berichtet.

Von den weiteren in der zweiten Hälfte des 16. Jahrhunderts erschienenen Arzneitaxen ist die der „Neuen Apotecker-Ordnung zu Bamberg" vom Jahre 1584 angeschlossene „Apotecken-Tax"[3]) besonders interessant. Sie enthält zum Schluß genaue Angaben über die Preisfestsetzung der damals aufgekommenen „Holz Cur (Decoctum Guaiacanum oder Indicum), Decoctiones longae, Decoctum salsae parillae und Radicis chynae". Bei Klistieren soll der Apotheker außer der verordneten Tax „vor seine müh, Kolen auch Darleihung der Instrument, nicht mehr denn 24 pfenn. rechnen, Vor die Application durch den Gesellen nicht mehr von denen sie es vermügen, als 36 Pfennig fordern, den Armen soll es vmb Gottes willen gereicht werden".

Wie lange in Brandenburg die Taxe des Jahres 1574 Gültigkeit gehabt hat, ließ sich nicht feststellen. Tatsache ist jedenfalls, daß zu Anfang des 17. Jahrhunderts verschiedene andere Taxen in der Mark Brandenburg Geltung hatten. So erschien im Jahre 1609 in F r a n k - furt a. O. eine „T a x e o d e r W i r d e r u n g a l l e r M a t e r i a - l i e n, s o i n n d e n A p o t h e k e n z u F r a n k f u r t a. d. O. v e r - k a u f f t w e r d e n."

---

[1]) Neudruck, herausgegeb. v. d. Ges. f. Geschichte d. Pharmazie 1930.

[2]) G e l d e r, H., Die älteste Brandenburgische Arzneitaxe v. J. 1574 (Pharm. Ztg. 1927 S. 548).

[3]) H o r n, v., Geschichte der Apotheken zu Bamberg (Arch. d. Pharm. 1878).

Als im Jahre 1614 der Apotheker Johann Christoph B e l i t z aus
S p a n d a u mit einem Privileg in der A l t s t a d t B r a n d e n b u r g
„begnadigt" worden war, wurde ihm gleichzeitig die Verpflichtung
auferlegt, die Wittenberger Taxe zu beachten. Diese „T a x e O d e r
W i r d e r u n g a l l e r M a t e r i a l i e n / S o i n d e r A p o t h e c k e
zu W i t t e n b e r g v e r k a u f f t w e r d e n / a u f f e i n e n b i l l i -
chen A n s c h l a g g e m a c h t / v n n d a u f s n e w v b e r s e h e n"
war in zweiter Auflage im Jahre 1611 in W i t t e n b e r g, das damals
noch zum Kurfürstentum S a c h s e n gehörte, erschienen. Sie ähnelt
der Frankfurter Taxe und enthält wie diese einen besonderen Abschnitt mit Arbeitspreisen, die bei der Dresdner Taxe vom Jahre 1553
und der brandenburgischen vom Jahre 1574 noch fehlen. Dieser Abschnitt: „Vor Kolen vnd Arbeit" soll der Besonderheit halber nachstehend wiedergegeben werden:

	Fl.	d.
Pro decoctione longi potus cum infusione	1	
decoctione peculiari unius haustus		6
Applicatio Clysterii, adulto	3	6
juniori	2	
infanti	1	9
Decoctum ligni Vom Starckwasser	1	9
Tischwasser	1	

Pro scuto stomachali mit dem Schneiderlohn 3¹/₂ g, 2 g, 1 g nach
 dem es gros

Pro emplastro Epatis mit dem Schneiderlohn	3
bregmati	2
Pro Saculo ad cramum	3

ad renes, ventrem inferiorem 2 g, 1¹/₂ g, 1 g nach dem es gros
ad aures, ad pulsus

Auff einen Gesellen vber Landt / jeden	4

Wie aus einer Bestätigung des bereits erwähnten Privilegs der
A l t s t a d t B r a n d e n b u r g im Jahre 1645 hervorgeht, haben auch
spätere Ausgaben der wittenbergischen Arzneitaxe in den brandenburgischen Landen Gültigkeit gehabt. Außerdem galten in einzelnen
Orten die Leipziger Taxe und Ordnung vom Jahre 1669.

Zweifellos hat die Wittenbergische Taxe, die in zahlreichen Ausgaben erschienen ist, verschiedenen anderen Taxen als Vorbild gedient. Andererseits ist damals eine ganze Reihe Taxen unabhängig
von einander aufgestellt worden. Eine große Ungleichmäßigkeit war
unausbleiblich. Schon zu Beginn des 18. Jahrhunderts empfand man
die Vielgestaltigkeit der Arzneitaxen — es haben im 17. Jahrhundert in
Deutschland rund 175 Arzneitaxen bestanden — als einen Übelstand.
Man suchte sich in der Weise zu helfen, daß man die bekanntesten
Taxen zu einer Art von Übersichts-Taxen vereinigte. So erschien im
Jahre 1700 in Hannover eine Taxe, die die Bezeichnung trug: „Harmonia et disharmonia taxarum, Vergleichung der österreichischen,
rheinländischen, ober- und niedersächsischen Apotheker Taxen".
1714 wurde in Frankfurt und Leipzig „Hellwigs Med. pract. in Erffurt
dreyfacher, als Thüringisch-Meißnischer und Niedersächsischer Apotheker Tax" herausgegeben. Schließlich sei noch der „Taxa pharma-

ceutica universalis oder allgemeine Apotheker Taxe bestehend in der Augsburger - Brandenburger - Braunschweiger - Frankfurther - Leipziger - Nürnberger - Prager - Ulmer - Wiener - Württemberger" gedacht, die J. Schröders Pharmacopoea universalis vom Jahre 1747 angeschlossen war.

Bei der Wichtigkeit, die die preußischen Arzneitaxen auf die Entwicklung des deutschen Taxwesens gehabt haben, erscheint es angebracht, nicht nur diese, sondern auch die Vorgänger der preußischen Taxen, beginnend mit der im ersten brandenburgischen Medizinaledikt vom Jahre 1685 angekündigten, aber erst 1693 erschienenen Arzneitaxe kurz zu besprechen.

Das Medizinaledikt des Großen Kurfürsten vom Jahre 1685 enthielt die Bestimmung, daß die für die Besichtigung der Apotheken vorgesehene Kommission verpflichtet wäre, darauf zu achten, daß die Medikamente „in gebührlichem Preise" verkauft werden. Zu diesem Zwecke sollte eine Arzneitaxe aufgestellt werden, deren „Approbation" sich der Kurfürst vorbehalten hatte. Sie erschien unter seinem Nachfolger acht Jahre später als: „Taxa seu pretium omnium in officinis Marchiae usualium medicamentorum" im Anschluß an die Brandenburgische Medizinal-Ordnung vom Jahre 1693. Die Zahl der darin aufgeführten Simplicia et Composita betrug rund 2400. Die Taxe war also wesentlich umfangreicher als die bisher in den brandenburgischen Landen verwendeten. Der Durchschnittspreis der einzelnen Mittel betrug drei Denare pro Unze. Ein Neudruck dieser Taxe erschien im Jahre 1698 im Anschluß an das Dispensatorium Brandenburgicum vom Jahre 1698.

Auch dem brandenburgischen Dispensatorium vom Jahre 1713 war eine „Taxa seu pretium omnium praeparandorum et usualium medicamentorum" angeschlossen. Sie enthielt nicht weniger als 2940 Taxpositionen. Als Maßeinheit für Vegetabilien galt das „Manipulum" (Handvoll) und „Pugillum" (Prise oder drei Finger). Auf Befehl des Königs wurde am 22. April 1715 eine „Revidirte und erneuerte Taxa aller auf den Apothecken befindlichen Medicamenten" herausgegeben.

Die Revision der Taxe des Jahres 1713 bestand in der Hauptsache darin, daß man die alphabetische Reihenfolge der Arzneimittel einführte und außerdem der Taxe ein deutsches Register anschloß. Mit Rücksicht auf die französischen Untertanen des preußischen Königs, die in der Mark Brandenburg und besonders in Berlin angesiedelten „Refugiés" waren neben den lateinischen und deutschen auch die französischen Namen der Arzneimittel eingesetzt. In der Vorrede wurde noch ausgeführt, daß in diese Taxe „wenig nützende, sonderlich unter den Compositis, zurückgelassen, und nur die, derer Gebrauch am gewöhnlichsten und gemeinsten dieser Orten erfordert wird", einverleibt seien. Die mit ◯ bezeichneten Arzneimittel brauchten nicht in allen Apotheken, zumal nicht in denen der kleineren Städte und auf dem Lande vorhanden zu sein. Zum ersten Mal wird also hier in einer Arzneitaxe ein Unterschied zwischen Apotheken größerer

Städte und denen kleinerer Städte (Landapotheken) gemacht. Es heißt dann weiter: „Da auch unter denen Simplicien einige seynd, die aus abgelegenen Landen herbeigeschafft werden müssen, und deshalb derer Preiss nach dem Lauff der Zeit und Commercien zu steigen und zu fallen pfleget, also daß denselben kein beständiger Preiss gesetzet werden kann; Als ist gut befunden, demselben zwar den beliebten couranten Preiss beyzufügen, selbige aber mit dem Zeichen des ver‑ änderlichen ♀ ∥ anzudeuten, und hiemit den Sucher in die dessfals abgefassete Ordnung, worinnen enthalten, wie mit dergleichen Spe‑ cies und deroselben Preiss-Wechsel es von Zeit zu Zeit gehalten werden solle, zu weisen".

Im Anschluß an die Preise der Medikamente enthält sie eine „Taxa der bey Bereitung der Medicamenten vorfallenden Arbeit". Unter den 16 Positionen finden sich Preise für die Anfertigung eines Cataplasma oder Umschlages, eines Klystieres, dessen Applizierung, für eine Abkochung, die Herstellung eines Magenpflasters, für das Anstoßen einer Milch oder Emulsion, ferner „Vor ein Küchlein etli‑ cher Untzen zu sieden und zu gießen, vor ein Magen-Säcklein oder Küsslein, so durchgenehet, vor eine einzelne Dosis Pillen anzustoßen und schließlich vor einen Gesellen aufs Land zu schicken".

Diese Taxe hatte bis zum Jahre 1749 bestanden. In diesem Jahre wurde die „Preußische und Churfürstliche Brandenburgische Medici‑ naltaxa" herausgegeben, über die H e l l w i g in seiner Arbeit: „Zur Geschichte der preußischen Arzneitaxen"[1]) eingehend berichtet hat. Die Taxe vom Jahre 1749 enthält auf 157 Seiten 3120 Medikamente, mit je einem Preis ohne Staffelung nach der Gewichtsmenge. Da jeder der drei Landesteile sein besonderes Münzsystem hatte, sind die Preise für die Mark Brandenburg und einen Teil der heutigen Provinzen Pommern, Sachsen und Schlesien in Silbergroschen und Pfennigen, für Ostpreußen in Gulden und Groschen und für die westfälischen Provinzen in Mariengroschen und deren Pfennigen ausgeworfen worden. An Stelle des „Manipulum" ist das „Lot" und an Stelle des „Pugillum" die „Drachme" gesetzt worden. Fast fünfzig Jahre hatte diese Taxe Gültigkeit. Nach dem an den König gerichteten Bericht des Ober-Collegium medicum zu Berlin vom Jahre 1797 scheinen sich die Apotheker im letzten Jahrzehnt des achtzehnten Jahrhunderts kaum noch nach der inzwischen überalteten Taxe ge‑ richtet zu haben. Es heißt jedenfalls in dem Bericht, „daß die alte Medizinal-Taxa bei der mit dem Laufe der Zeit entstandenen Er‑ höhung der Preise nicht beobachtet wird, auch nicht hat beibehalten werden können". In Berlin wie auch in Magdeburg hatte man sich mit einer vom vorgesetzten Medizinalkollegium genehmigten vorläu‑ figen Taxe beholfen. Auf Veranlassung des Ober-Collegium medicum wurde bald nach dem Erscheinen der neuen „Pharmacopoea Borus‑ sica" (1799) im Jahre 1800 die „Königl. Preußische Neue Arzney-

---

[1]) H e l l w i g, F., Zur Geschichte der preuß. Arzneitaxen (Apoth.- Ztg. 1908 S. 45).

Taxe" herausgegeben.[1]) Sie bestand aus zwei Teilen. In alphabetischer Reihenfolge waren im ersten Teil die in der preußischen Pharmakopöe des Jahres 1799 enthaltenen Arzneimittel und im zweiten Teil die darin nicht aufgenommenen nebst einigen Arbeitspreisen enthalten. Die Namen der Arzneimittel waren in lateinischer Sprache aufgeführt, die Preise in Groschen und Pfennigen angegeben. Für die Preise waren zwölf Spalten vorhanden, je zwei für ein Jahr. Nur die beiden ersten für 1800 waren durch vorgedruckte Preise ausgefüllt, in die übrigen bis 1805 vorgesehenen Spalten mußten die Apotheker auf Grund der in den Amtsblättern bekannt gemachten Veränderungen die für die jeweilige Zeitspanne geltenden Preise eintragen. Im Jahre 1801 wurden bereits 242 Preise geändert. Bemerkenswert ist, daß die Taxe sehr niedrige Arbeitspreise, dafür aber bereits eine „Nachttaxe" enthielt, die später wegfiel. Im Jahre 1803 erschien in Berlin eine preußische Taxe, die aber nur für die neu zu Preußen getretenen Fürstentümer Ansbach und Bayreuth bestimmt war. Sie enthielt die Preise in Gulden und Kreuzer.

Die im Jahre 1806 vom Ober-Collegium medicum et Sanitatis aufgestellte neue preußische Arzneitaxe enthielt wieder 6 Doppelspalten für die Preise bis zum Jahre 1811. Die in den früheren Taxen auf Grund der entsprechenden Bestimmung des Medizinaledikts vom Jahre 1725 für jede Taxüber- und, was wichtig ist, auch U n t e r - schreitung angedrohte Strafe in Höhe von 25 Talern war in Wegfall gekommen, wurde aber in die Arzneitaxe vom Jahre 1815 wieder aufgenommen. H e l l w i g bezeichnet die vierte preußische Taxe als ein sehr gründliches, von Sachkenntnis und Wohlwollen der Verfasser Zeugnis gebendes Werk. Es war von der neu gegründeten „Wissenschaftlichen Deputation für das Medizinalwesen" bearbeitet worden. Nach K r i s c h k e[2]) ergibt sich für ihre Grundsätze folgendes:

„Es war angenommen, daß, wenn der Umsatz = 10 war, die Ausgaben für Drogen = 4 und die Geschäftsunkosten einschließlich der Zinsen des Betriebskapitals und des Verlustes ebenfalls = 4 wären, sodaß der Gewinn des Apothekers = 2 zu rechnen wäre."

Die vierte preußische Arzneitaxe vom Jahre 1815 enthielt in nur einem Alphabet 1300 Preise. Die Zweiteilung in offizinelle und sonst noch gebräuchliche Arzneimittel war fortgefallen. Medikamente, die in der Pharmacopoea Borussica III vom Jahre 1813 keine Aufnahme gefunden hatten, waren auch in der Taxe nicht mehr enthalten. Sie wies folgenden wichtigen Passus auf:

„Bei allen auf Rezepten vorkommenden, in dieser Taxe nicht enthaltenen Arzneimitteln wird der Preis ähnlicher, in derselben enthaltenen, zur Norm genommen und das Mittel, wonach gerechnet worden, auf dem Rezept unten vermerkt."

---

[1]) J u c k e n a c k , Die preuß. Arzneitaxe vor 125 Jahren (Apoth.-Ztg. 1925 S. 1283).

[2]) K r i s c h k e , B., Geschichte des Deutschen Apotheker-Vereins von 1820—1932, Berlin 1932.

Ein weiterer bemerkenswerter Passus betraf Bestimmungen über
den neueingeführten Rabatt. Er lautete:

„Bei Lieferungen von dispensierten Arzneien für öffentliche Armen-
und Krankenanstalten muß aber, wenn der Debit im Durchschnitt monatlich
die Summe von 50 Thlrn übersteigt, ein Rabatt von 20—25 Prozent gegeben werden, wenn über den letzteren mit den Vorstehern der Armen- oder
Heil-Anstalten nicht bereits besondere Verträge, wie z. B. in Berlin, bestehen."

Bei der fünften preußischen Arzneitaxe vom Jahre 1823 fällt auf,
daß die Abrundung der Preise fast ganz ausgeschaltet ist. Da zu jener
Zeit das Duodezimalsystem galt, hätte man annehmen müssen, daß
die Pfennigwerte 3, 6 und 9 häufiger vorgekommen wären als die
unbequemeren 2, 4, 8 und 10. Tatsächlich kostete z. B. von 33
Wässern die Unze nur in je zwei Fällen 3 Pfennig, sonst 4, 9 oder
10 Pfennig. Zum ersten Mal findet sich in der Taxe vom Jahre 1823
„Chininum sulphuricum" und „Cinchonin. sulphuricum", beide noch
mit verhältnismäßig hohen Preisen. Bis zum Jahre 1831 wurden alljährlich nur Taxveränderungen bekanntgegeben. Im Jahre 1832 wurde
die sechste preußische Arzneitaxe in Kraft gesetzt, der bald darauf
im Jahre 1833 die siebente Ausgabe folgte. In den folgenden Jahren,
in denen keine Taxen erschienen, wurden die Veränderungen der
Taxpreise in den Amtsblättern veröffentlicht. In unregelmäßiger Folge
erschienen nun Neuausgaben der preußischen Arzneitaxe in den Jahren
1838, 1841, 1845, 1847, 1849 und 1853, von da ab regelmäßig jährlich. Da man in diesen Taxen nur die Preise für die Mittel auswarf,
die in der preußischen Pharmakopöe enthalten waren, enthielten diese
Taxen nur etwa 700 Mittel. Von Wichtigkeit wurde die Rabattfrage.
Rabatt durfte über 25 Prozent nach K r i s c h k e jetzt nur solchen
öffentlichen Anstalten zugebilligt werden, die unter der unmittelbaren
Kontrolle eines Arztes standen. In den Jahren 1833 und 1835 wurden
jedoch die Apotheker bereits verpflichtet, Rabatt bis höchstens 25
Prozent bei Lieferungen an Kranke, deren Kurkosten aus öffentlichen
Mitteln, z. B. von Gemeinden, bestritten wurden, sowie an ähnliche
Korporationen zu gewähren. Das Rabattgeben an Private bedurfte
einer besonderen Erlaubnis. Als die siebente Ausgabe der preußischen
Pharmakopöe die Verpflichtung des Apothekers zur Selbstanfertigung
der chemischen Präparate völlig aufhob — für einen Bruchteil war
das bereits in der vierten Ausgabe 1827 geschehen — und den Bezug
aus chemischen Fabriken gestattete, wurden die Preise für die gebräuchlichsten Arzneimittel durch die Taxe für 1863 erheblich herabgesetzt. Um den Ausfall einigermaßen zu decken, wurde die oben
erwähnte Rabattpflicht wieder aufgehoben und das Verbot des Medizinaledikts vom Jahre 1725, wonach der Apotheker weder über
n o c h   u n t e r der Apothekentaxe verkaufen durfte, wieder in Kraft
gesetzt. Die Rabattgewährung blieb nur für rohe, undispensierte
Drogen gestattet. Da die Apotheker jedoch nicht einig waren und
trotz des Verbotes immer wieder Rabatte gewährten, wurde schließlich das Rabattgeben an öffentliche Armen- und Krankenanstalten

vom Jahre 1867 ab wieder gestattet. Die Gewerbeordnung vom Jahre 1869 stellte es dem Apotheker frei, wem und wieviel Rabatt er geben wolle.

Unter den „Allgemeinen Bestimmungen" für die Arzneitaxe für das Jahr 1855 finden sich zwei wichtige Anweisungen: erstens, daß das Minimum eines Preises drei Pfennig sei, und zweitens, daß in allen Fällen, wo auf dem Rezept bestimmte, auf die Taxe Bezug habende Angaben fehlen, diese durch eine Bemerkung des Apothekers zu ergänzen sind.

In den siebziger und achtziger Jahren des 19. Jahrhunderts vermehrte sich mit dem Aufblühen der chemisch-pharmazeutischen Industrie wieder die Zahl der in die Arzneitaxen aufgenommenen Arzneimittel. So waren in der Taxe vom Jahre 1873 rund 1330 Arzneimittelpreise enthalten. In der letzten preußischen Arzneitaxe vom Jahre 1904 hatte sich die Zahl bis auf 2500 vermehrt. In der preußischen Arzneitaxe 1898 war eine Gebühr für die Herrichtung der Arznei zur Abgabe und die Abgabe als solche, die „Dispensationsgebühr", eingeführt und in der letzten preußischen Arzneitaxe (1904) der Mindestsatz auf fünf Pfennig erhöht worden.

Schon bald nach Gründung des Deutschen Reichs tauchte der Plan auf, neben dem Deutschen Arzneibuch, damals noch Pharmacopoea Germanica genannt, eine Reichsarzneitaxe in Form einer Einheitstaxe zu schaffen. Damals bestanden neben der preußischen Arzneitaxe noch die Taxordnung für das Königreich Bayern, die Arzneitaxe für das Königreich Sachsen, die Arzneitaxe für das Königreich Württemberg, die Arzneitaxe für die Apotheken des Großherzogtums Hessen, die Arzneitaxe für das Großherzogtum Mecklenburg-Schwerin und die Arzneitaxe für Elsaß-Lothringen. Die preußische Arzneitaxe war bereits in verschiedenen Bundesstaaten wie in Schwarzburg-Rudolstadt, Schaumburg-Lippe und Bremen durch eine einmalige Verordnung eingeführt worden. In den übrigen Staaten wurde sie alljährlich durch eine besondere Verordnung, teilweise mit besonderen Einschränkungen, in Kraft gesetzt.

Die Anregung zur Schaffung einer Einheitstaxe ging nicht nur vom Apothekerstande, vertreten durch den Deutschen Apotheker-Verein, sondern auch von den Krankenkassen aus, deren Interesse an der Arzneitaxe und deren Einfluß auf ihre Gestaltung ständig zunahm. In der Tat gaben die Ungleichmäßigkeiten in der Preisberechnung insbesondere auf Grund der verschiedenartigen Berechnung der Arzneimittelpreise der preußischen, bayerischen und württembergischen Taxen zu mancherlei Schwierigkeiten Anlaß. Während die preußische Apothekertaxe von dem durchschnittlichen Einkaufspreis für ein Kilogramm ausging und die Preise für den zehnten Teil der Einkaufsmenge durch Teilung mit 8 bildete, kannte die bayerische eine solche Preiserhöhung bei kleineren Mengen nicht. Die württembergische Arzneitaxe hatte wieder ein eigenes Verfahren. Bei den Berechnungen der Arzneipreise nach den süddeutschen Arzneitaxen ergaben sich somit niedrigere Preise als nach dem preußischen Verfahren. Dagegen wichen die Vergütungen für die Rezepturarbeiten in den einzelnen Taxen nur wenig voneinander ab.

Die Berechnung der Arzneispezialitäten wurde zum ersten Male in der preußischen Arzneitaxe vom Jahre 1898 geregelt. Die Taxe schrieb vor, daß bei der Abgabe fabrikmäßig hergestellter Arzneizubereitungen ein Zuschlag von 60 v. H. zu den Ankaufspreisen zu berechnen wäre. Porto und Fracht durften jedoch außerdem nicht in Anrechnung gebracht werden. Wurden fabrikmäßig hergestellte Tabletten, gefüllte Kapseln, Pillen usw. der Zahl nach im Anbruch verordnet, so war dafür außer der Dispensation und dem erforderlichen Gefäß das doppelte des Ankaufspreises zu berechnen. In ähnlicher Weise gingen Bayern und Württemberg vor. Die preußische Arzneitaxe des Jahres 1899 enthielt eine kleine Abänderung insofern, als der Zuschlag jetzt nur für Arzneizubereitungen galt, die in fertiger Aufmachung (Originalpackung) in den Handel kamen. Eine wesentliche Änderung brachte die preußische Arzneitaxe 1902, in die der Satz eingefügt wurde: „sofern nicht ein höherer Originalverkaufspreis seitens des Herstellers festgesetzt ist".

Im Jahre 1904 beschloß der Bundesrat, eine Einheitstaxe einzuführen. Die Reichsregierung (Reichsgesundheitsamt) beschaffte sich durch umfangreiche statistische Erhebungen die erforderlichen Unterlagen und legte diese den bald darauf einsetzenden Beratungen zugrunde, an denen neben Vertretern der Landesregierungen medizinische und pharmazeutische Sachverständige und Tierärzte teilnahmen. (Später sind zu den Beratungen über die in der Regel alljährlich erscheinenden Arzneitaxen noch Vertreter der Großindustrie, des Großhandels und der Krankenkassen hinzugezogen worden.) Das Ergebnis war eine auf Grund von Vereinbarungen zwischen den Bundesregierungen zustandegekommene „Deutsche Arzneitaxe". Da nach § 80 der Gewerbeordnung für das Deutsche Reich den Landesregierungen die Festsetzung der Arzneipreise überlassen war, konnte die neue Taxe nicht durch die Reichregierung erlassen werden. Der Reichskanzler gab sie am 23. Februar 1905 bekannt und überließ es den Bundesregierungen, einen Nachlaß für Arzneilieferungen an öffentliche Anstalten und Kassen und solche Vereine und Anstalten, welche der öffentlichen Armenpflege dienen, sowie für Tierarzneien vorzuschreiben. Von einzelnen Ländern wurde in den von ihnen alljährlich erlassenen, die Taxe für ihr Gebiet in Kraft setzenden Einführungsverordnungen, die zum ersten Mal mit Wirkung ab 1. April 1905 erschienen, von diesem Recht weitgehendst Gebrauch gemacht.

Die neue Arzneitaxe zerfiel in drei Abschnitte: Abschnitt I enthielt die „Grundsätze für Berechnung der Arzneimittelpreise", Abschnitt II die „Grundsätze für die Berechnung der Arzneipreise" und Abschnitt III die „Preisliste für Arzneimittel". Diese Einteilung, die im großen und ganzen heute noch besteht, war gegenüber der preußischen Arzneitaxe, die fünf Abteilungen und einen Anhang mit der

Taxe der homöopathischen Arzneimittel besaß, zweifellos eine Vereinfachung. Für die Berechnungsgrundsätze der Arzneimittel und Gefäße waren die der seitherigen preußischen Taxe, für die der Arbeitspreise die Sätze der hessischen Arzneitaxe grundlegend gewesen. Von den allgemeinen Bestimmungen wäre hervorzuheben, daß der niedrigste Preisabsatz wie in den letzten preußischen Taxen 5 Pfg. betrug und daß für Mittel der Tabelle B des Arzneibuches zum ersten Mal 10 Pfennig in Ansatz gebracht werden konnten. Die Rezepturarbeitspreise waren in 17 Unterabteilungen und zwar in Form von Pauschalpreisen in der wichtigsten Ziffer (12) der neuen Taxe untergebracht worden. Eine beachtenswerte Neuerung war die Bestimmung, daß der Preis der Arznei in allen Einzelsätzen auf dem Rezept zu vermerken sei. Eine andere bestand darin, daß bei der Verabfolgung von Arzneien während der Zeit von 10 Uhr abends bis 6 Uhr morgens eine Zusatzgebühr bis zu 50 Pfennig (Nachttaxe) erhoben werden konnte. Bisher gab es eine Nachttaxe, abgesehen von der bereits erwähnten in der preußischen Arzneitaxe zu Beginn des neunzehnten Jahrhunderts, nur in der hessischen, und lübeckischen Taxe. Schon damals galt der Grundsatz, daß die Nachttaxe für den Apotheker keine Verdienstquelle, sondern eine Schutzmaßnahme sein sollte, um ihn vor unnötiger Störung der Nachtruhe zu bewahren. Der Preisliste waren achtundzwanzig Arzneimittel mit ihren wissenschaftlichen Namen und ihrer geschützten Bezeichnung vorangestellt. In der Preisliste selbst fand sich nur ihre wissenschaftliche Bezeichnung. Kamen diese Mittel unter ihren geschützten Namen zur Abgabe, so mußte der Preis durch den Apotheker selbst berechnet werden. Seit 1907 sind die wortgeschützten Mittel in der Preisliste selbst aufgeführt. Bis zu diesem Jahre waren in den jährlich erschienenen Taxen keine grundsätzlichen Änderungen vorgenommen worden. Erst die Taxe 1907 enthielt außer der oben bereits erwähnten Änderung einige Verbesserungen hinsichtlich der Bestimmungen über die Berechnung der Arzneipreise wie auch über die Berechnung der Arzneimittelpreise. In der Taxe des Jahres 1910 wurde der allgemeine Teil in zweckmäßiger und übersichtlicher Weise umgearbeitet. Als weitere Änderung ist zu erwähnen, daß bei der Abgabe fabrikmäßig hergestellter Zubereitungen eine Dispensationsgebühr nicht berechnet werden durfte, sofern die Abgabe in unveränderter Originalpackung und ohne Zusatz einer handschriftlichen Gebrauchsanweisung erfolgte. In die Arzneitaxe des Jahres 1913 wurden 429 neue Mittel aufgenommen. Von grundsätzlicher Bedeutung war die in der Arzneitaxe für 1914 bei Ziffer 8 vorgenommene Änderung. Nach dieser Ziffer ist jetzt für die in der Preisliste mit einem Stern bezeichneten Mittel der niedrigste Preis 10 Pfennig. Darunter fallen alle starkwirkenden Mittel. Weiter war von Bedeutung, daß bei der Berechnung der Abgabe fabrikmäßig hergestellter Zubereitungen zum ersten Mal eine Staffelung der Zuschläge derart eingeführt wurde, als dem Einkaufspreis bis zu 1 Mark ein Zuschlag von 100 Prozent, dem Einkaufspreis

von mehr als 1.25 bis zu 3 Mark ein Zuschlag von 60 Prozent, dem
Einkaufspreis von mehr als 3.20 Mark ein Zuschlag von 50 Prozent
zuzurechnen war. Außerdem waren noch Zwischenstufen festgesetzt
worden. Schließlich sei noch bemerkt, daß bei den für die Berechnung
der Nachttaxe in Betracht kommenden Tages- bzw. Nachtstunden
ein Unterschied zwischen Sommer und Winter gemacht wurde.
Es kamen nun die Kriegsjahre mit dem ständigen Steigen aller
Preise, also auch der Arzneipreise. Trotzdem blieben die Grundsätze
für die Berechnung der Arzneimittelpreise dieselben. Für die Taxe des
Jahres 1918 wurde ein Teuerungszuschlag von 20 Pfennig pro Rezept,
ausschließlich der Spezialitäten und freigegebenen Mittel, genehmigt,
der aber bald nicht mehr genügte. Oktober 1919 wurde dieser Zuschlag auf 40 Pfennig erhöht. In der Arzneitaxe 1920 hatte man eine
Systemänderung bei der Berechnung der Spezialitäten vorgenommen.
Die Staffelung wurde zwar beibehalten, zwischen den einzelnen Stu-
fen wurden aber nicht Strecken mit festem Verkaufspreis, sondern
mit Zuschlag eingeschaltet.

Den durch die einsetzende Inflation veränderten Verhältnissen
wurde in der Weise Rechnung getragen, daß man die allgemeinen
Bestimmungen der Taxe vom Jahre 1922 einer grundlegenden Änderung unterwarf und durch Herausgabe von Nachträgen der Geldentwertung nachzukommen versuchte. Einige dieser grundsätzlichen Änderungen seien hier aufgeführt. Der Spezialitätenparagraph erscheint
von nun ab als Ziffer 2. Gleichzeitig sind von jetzt ab auch die
Spezialitäten im Kassenverkehr rabattpflichtig geworden. Eine Vereinfachung findet sich bei den Preisen für die Laboratoriumsarbeiten,
bei denen unter anderem die Extrakte gestrichen wurden. Sie waren
jetzt als käufliche Arzneimittel zu berechnen. Von größerer Bedeutung
ist auch die neue Ziffer 12. Nach ihr werden alle Arzneimittel in drei
Gruppen eingeteilt. Die Arzneimittel der Gruppe I sind mit einem
Punkt, die der Gruppe II ohne Vorzeichen versehen und die der
Gruppe III mit drei Punkten bezeichnet. Zu der ersten Gruppe gehören
alle diejenigen Mittel, die im sogenannten Apothekenhandverkauf
abgegeben zu werden pflegen. Werden diese Mittel für Krankenkassen
usw. in ungemischter und ungeteilter Form verordnet, so darf die
Abgabegebühr nicht in Ansatz gebracht werden. In die Gruppe III
gehören im allgemeinen die Mittel der Tabelle B sowie die nur in
kleinsten Mengen gebräuchlichen Alkaloide und narkotischen Extrakte.
Für die mit einem Punkt (Gruppe I) versehenen Mittel beträgt der
Mindestpreis 10 Pfennig, für die unbezeichneten Mittel (Gruppe II)
20 Pfennig und für die mit drei Punkten (Gruppe III) versehenen
30 Pfennig. Die Arbeitspreise wurden vollständig umgewandelt und
auf dem Prinzip einer Dreiteilung in Grundgebühr, Teilungsgebühr
und Sondergebühr aufgebaut. Die alte Dispensationsgebühr verschwand.
Die in den „Besonderen Bestimmungen” für Krankenkassen vorgesehenen Vergünstigungen wurden auch auf die Reichswehr ausgedehnt.
Umsatzsteuer, eingeführt durch das Umsatzsteuergesetz vom 24. De-

zember 1919, neue Fassung vom 30. Januar 1932, darf bei der Abgabe von Arzneien auf Kosten von reichsgesetzlichen und knappschaftlichen Krankenkassen oder Ersatzkassen nicht angerechnet werden. In der in mehreren Ausgaben erschienenen Arzneitaxe des Jahres 1923 wurde aus dem bisherigen „Einkaufspreis" zuerst „der auf normaler Grundlage" und dann „der auf normaler Marktlage beruhende Großhandelspreis".

Als die Inflation ihr Ende erreicht hatte, erhielt auch die deutsche Arzneitaxe allmählich wieder ein normales Gewand. Als beachtenswerte Neuerung der Taxe 1924 ist die Bestimmung anzusehen, daß der Apotheker jetzt unter gewissen Bedingungen berechtigt ist, die für die Zeit von 20 Uhr bis morgens 8 Uhr vorgesehene Zusatzgebühr auch an Sonn- und Feiertagen von 13 Uhr ab zu berechnen. Sie war von 50 Reichspfennig auf 1 Reichsmark erhöht worden, nachdem sich herausgestellt hatte, daß der bisherige Satz nicht mehr einen genügenden Schutz vor unnötiger Störung der Nachtruhe des Apothekers bot. Die bisherige Staffelung des Spezialitätenaufschlages fiel fort. Der Zuschlag wurde allgemein auf 75 Prozent festgesetzt. Ausgenommen wurden nur die Sera und Salvarsane, auf deren Großhandelspreise ein Zuschlag von 40 Prozent hinzuzurechnen war.

Die Umstellung der Taxpreise auf „Goldmark" erfolgte im Februar 1924, auf die nominellen Friedenssätze im Juni 1924. Im Jahre 1925 machte sich das Bestreben geltend, die Spezialitätenzuschläge, die 75 Prozent betrugen, herabzusetzen. Der Reichsrat lehnte aber einen entsprechenden Antrag ab. Die Taxe für 1925 blieb für 1926 weiter in Kraft. Sie erfuhr für das Jahr 1927 nur geringfügige Änderungen wie z. B. die Bestimmung, daß Insuline und ähnliche Präparate den Seren und Salvarsanen hinsichtlich der Berechnung des Zuschlages gleichzusetzen sind und daß für die Herstellung von Extrakten wieder Preise ausgeworfen wurden. In der Taxe des Jahres 1928 ist Absatz 4 der Ziffer 22, durch den besondere Preise für Folia Digitalis festgesetzt wurden, neu. Das Jahr 1929 brachte für die Apotheker endlich die langerstrebte Anpassung der Arbeitspreise an die gestiegenen Lebenshaltungskosten. Die Vergütungen für die Arzneiarbeitspreise wurden um durchschnittlich $33^1/_3$ Prozent heraufgesetzt, die Mindestsätze in Ziffer 22 verändert und der § 29 durch Änderung der bisherigen Fassung klarer gestaltet. Weniger erfreulich waren für den Apotheker die Änderungen in Ziffer 2. An Stelle des Spezialitätenaufschlages in Höhe von 75 Prozent trat jetzt wieder eine Staffelung in 75 und 60 Prozent. Der vierzigprozentige Zuschlag wurde jetzt auf alle Schutz- und Heilsera und Impfstoffe ausgedehnt. Außerdem wurde durch eine Fußnote bestimmt, daß nach der Bestimmung der Ziffer 2 diätetische und kosmetische Mittel, Verbandstoffe und dergl. nicht berechnet werden dürfen. Im Jahre 1930 setzte ein neuer Kampf zwischen dem Apothekerstande und den Krankenkassen ein. Letztere erstrebten Herabsetzung des Spezialitätenzuschlages und Heraufsetzung des amtlich gewährten Rabattes, der bis dahin 7 Prozent betrug. Es kam schließlich zwischen beiden Parteien zu einer Einigung in der Form, daß der bisherige Zuschlag bestehen blieb, dafür aber der Zwangsabschlag von 7 auf 10 Prozent erhöht wurde, wobei den kleineren Apotheken eine Ermäßigung zugestanden wurde. Die Durchführung blieb den Länderregierungen überlassen. Das Jahr 1931 brachte neue Unruhe. Die Arzneitaxe enthielt zwar noch keine Herabsetzung der Zuschläge. Durch die Notverordnung vom 5. Juni 1931 erhielt aber die Reichsregierung in Abänderung des § 80 der Reichsgewerbeordnung die Ermächtigung, den Spezialitätenzuschlag und den Zwangsabschlag selbständig zu bestimmen. Der Reichsrat setzte für Spezialitäten mit einem Großhandelspreis bis zu 2.50 Reichsmark einen Zuschlag von $66^2/_3$ Prozent und für solche mit höherem Großhandelspreis einen Zuschlag von 60 Prozent fest. Gleichzeitig wurde der Zwangsrabatt für die Kassen wieder von 10 auf 7 Prozent herabgesetzt und gestattet, daß für kleine Apotheken mit einem Jahresumsatz bis zu 25 000 Reichsmark der Abschlag bis auf 3 Prozent verringert werden darf. Die am 1. Februar 1932 in Kraft getretene Arzneitaxe des Jahres 1932 stand unter dem Zeichen der allgemeinen Preissenkung, die sich in der Taxe in erster Linie in der Herabsetzung des Zuschlags bei Spezialitäten mit einem Großhandelspreis bis zu 2.50 Reichsmark auswirkte. Neu sind eine Fußnote mit dem Hinweis darauf, daß der Zuschlag von vierundsechzig Prozent einem Rohverdienst von 39 Prozent entspricht, und die Umänderung der Ziffer 5, nach der die Aufrundung von Bruchpfennigen auf ganze Pfennige, und zwar wie bisher bei den Einzelansätzen beibehalten wurde. Dagegen kam die bisherige Ab- und Aufrundung der Endsumme in Fortfall. Für die Apotheker bedeutete die Herabsetzung des Spezialitätenzuschlages, verbunden mit anderen wirtschaftlichen Benachteiligungen eine schwere Schädigung, die zu einer Notlage der deutschen Apotheke insbesondere der kleinen Apotheken führte. Zur Behebung dieser Notlage entschloß sich die Reichsregierung dazu, die Einnahmen der Apotheker zu erhöhen. Zu diesem Zweck wurde in die Arzneitaxe 1933 die Bestimmung aufgenommen, daß der Aufschlag für Spezialitäten mit einem Einkaufspreis bis zu einer Reichsmark von vierundsechzig auf siebzig Prozent erhöht wurde. Bei Spezialitäten mit einem Einkaufspreis von 1 bis 2.50 Reichsmark blieb der alte Aufschlag von 64 Prozent bestehen, bei Spezialitäten von 2.50 bis 7.50 Reichsmark wurde es bei dem bisherigen Aufschlag von 60 Prozent belassen, während er bei Spezialitäten mit einem Einkaufspreis über 7.50 Reichsmark auf 50 Prozent ermäßigt wurde. Es wurde ferner beschlossen, für kleine Apotheken mit einem Jahresumsatz bis zu 15 000 Reichsmark den Abschlag auf 1 Prozent herabzusetzen. Bei Apotheken mit einem Jahresumsatz über 15 000 Reichsmark, aber nicht mehr als 25 000 Reichsmark, kann im Einzelfall auf Antrag und nach Prüfung der Verhältnisse der Abschlag bis auf 3 Prozent herabgesetzt werden.

Die in der Arzneitaxe 1933 enthaltene Bestimmung, daß die Nachttaxe erst in der Zeit von 22 Uhr bis 7 Uhr morgens berechnet werden darf, stieß beim Apothekerstand auf große Ablehnung. Eine der ersten Handlungen der neuen preußischen Regierung bestand darin, hier Wandel zu schaffen. Durch Runderlaß vom 28. Februar 1933 bestimmte sie, daß die Nachttaxgebühr wie bisher wieder von 20 Uhr bis 8 Uhr morgens berechnet werden dürfe. Mit dem gleichen Erlaß stellte sie sich auf den Standpunkt, daß die von der Reichsregierung getroffenen Maßnahmen zur Behebung der Notlage der Apotheken nicht ausreichend seien. Sie bestimmte daher, daß die Ermäßigung des Krankenkassenabschlags auf ein Prozent von jetzt ab für Apotheken zu gewähren sei, die im Jahre zuvor einen Umsatz bis zu 20 000 Reichsmark gehabt haben, und für Apotheken mit einem Umsatz über 20 000 Reichsmark, aber nicht mehr als 30 000 Reichsmark der Abschlag auf drei Prozent herabgesetzt werden könne.

Dem preußischen Beispiel schlossen sich nach und nach alle übrigen Landesregierungen an.

Neben den a m t l i c h e n Arzneitaxen hat es nicht nur in neuerer Zeit, sondern auch schon in früheren Zeiten p r i v a t e Taxen gegeben, die besonderen Zwecken dienten und teils von einzelnen Apothekern, teils von einer Apotheker-Gemeinschaft aufgestellt worden waren. Hierher gehören die zahlreich vorhandenen „Catalogi medicamentorum" vergangener Zeit, die zunächst wohl nur eine Art von Inventarverzeichnissen waren, in die in besonderen Rubriken die Preise der in der Apotheke vorhandenen Mittel eingetragen wurden. Da diese Preise fast stets auf amtlichen oder amtlich anerkannten Abmachungen beruhten, kann man diese „Catalogi", die übrigens in den meisten Fällen im Druck erschienen waren, noch als amtliche Taxen bezeichnen. Daneben wurden bereits zu Beginn des 19. Jahrhunderts nichtamtliche „H a n d v e r k a u f s t a x e n" geschaffen, die ursprünglich nur für den Betrieb in einer Apotheke bestimmt waren, später aber, wie zum Beispiel in Magdeburg von allen Apothekern der Stadt geführt wurden.[1]) In Magdeburg bestand eine derartige Taxe bereits im Jahre 1814. Im Jahre 1865 wurde sie durch Dr. G. H a r t m a n n einer „General-Revision" unterzogen und 1868 zum ersten Mal im Druck herausgegeben. 1869 erschien die zweite Auflage. Ihr schlossen sich zahlreiche Ausgaben an, bis die „Hartmannsche Handverkaufstaxe" im Jahre 1923 mit der vom Deutschen Apotheker-Verein herausgegebenen „Ergänzungstaxe" verbunden wurde.

Weitere Handverkaufstaxen wurden verfaßt von Dr. B e d a l l (München), M. F r o e l i c h (Berlin), S a u t e r m e i s t e r (Rottweil), dem Leipziger Apotheker-Verein und 1909 im Auftrag der sächsischen pharmazeutischen Kreisvereine und später 1917 des Deutschen Apotheker-Vereins von C. S c h n a b e l (Kötzschenbroda).[2]]

---

[1]) H a r t m a n n, Die Apothekerkonferenz 1798—1898.
[2]) S c h n a b e l, C., Die Entwicklung des Arzneitaxwesens im Deutschen Reich (Handbuch der Pharmazie v. Thoms 1924).

Da die amtlichen Arzneitaxen den Bedürfnissen der Praxis, vor allem hinsichtlich der Zahl und Wahl der aufgeführten Arzneimittel, nicht immer genügten, wurden von verschiedenen Stellen unter Berücksichtigung der amtlichen Grundsätze besondere „Ergänzungstaxen" aufgestellt. Die wichtigsten derartigen Taxen waren die Ergänzungstaxen zur preußischen Arzneitaxe, zunächst — seit 1859 — herausgegeben von Schacht und Laux, später von Laux und Kobligk, die badische Ergänzungstaxe, herausgegeben von Apotheker Stein (Durlach) und die von Dr. Bedall (München) verfaßte Ergänzungstaxe. Die erstere wurde im Jahre 1903 durch die vom Deutschen Apotheker-Verein herausgegebene Taxe ersetzt. Ihr Erscheinen wurde im Jahre 1919 eingestellt, als sie durch die damals erfolgte Erweiterung der Deutschen Arzneitaxe überflüssig geworden zu sein schien. 1922 erschien sie in neuer Form und enthielt von nun ab in allen Neuauflagen neben den Preisen der in der amtlichen Taxe nicht aufgeführten Drogen, Chemikalien und anderen Gegenstände für die Praxis wertvolle Tabellen.

Der Vollständigkeit halber sei noch die vom Deutschen Apotheker-Verein herausgegebene Spezialitätentaxe erwähnt, deren 16. Auflage im Jahre 1935 erschienen ist. Ihr ist eine Reihe ähnlicher Preisverzeichnisse für pharmazeutische Spezialitäten, u. a. die zu Beginn des 20. Jahrhunderts vom Verein der Apotheker Münchens in mehreren Auflagen herausgegebene und die des Apothekers Dr. Wildt (Eupen) vorangegangen.

5. Homöopathie, Biochemie und Volksheilmittel.

Sektenbildungen, Eigenbrödler mit irgendeiner sie beherrschenden Zentralidee, die sie zum Mittelpunkt eigenartiger Heilanschauungen und -Methoden machten, hat es in der Medizin stets gegeben und sie haben immer eine mehr oder minder große Zahl von Anhängern gewonnen. Sie wurden entweder mit den tatsächlichen Erkenntnissen, die sie brachten oder zu bringen schienen, nach einer gewissen Inkubationszeit von der offiziellen Medizin wieder aufgesaugt oder sie verschwanden ohne eine wesentliche Spur zu hinterlassen. Daß bei der Homöopathie bisher weder das eine noch das andere der Fall war, liegt daran, daß einerseits die unleugbaren Erfolge, die sie aufzuweisen hatte, ihre Anhängerschaft ständig vermehrte und erneuerte, während andererseits die den Widerspruch des naturwissenschaftlich gebildeten „Schul"-Mediziners hervorrufende Übersteigerung der Dosenkleinheit, die sogenannten „Hochpotenzen", und des weiteren die Tatsache, daß die Homöopathie in weitem Umfang zur Laienheilkunde geworden war, ihre Anerkennung und Übernahme durch die zünftige Medizin sehr erschwerten.

Das Jahr 1796 ist nach Haehl als das Geburtsjahr der Homöopathie anzusehen. In ihm brachte Hufelands Journal eine Abhandlung

Hahnemanns „Versuch über ein neues Prinzip zur Auffindung der Heilkräfte der Arzneisubstanzen" zum Abdruck, die zum ersten Male eine klare Formulierung des Hahnemannschen Ähnlichkeitsgesetzes, des „Similia similibus" und die Ablehnung der Bekämpfung von Krankheiten durch „Entgegengesetztes", des „Contraria contrariis", sowie in Verbindung damit die Forderung der Arzneimittelprüfung am gesunden Menschen enthielt. Der grundlegende Unterschied zwischen H a h n e m a n n und seinen verschiedenen ärztlichen Vorläufern mit gleichgerichteten Gedankengängen[1]) besteht darin, daß H a h n e m a n n auf diesen Erkenntnissen ein die bisherigen Behandlungsmethoden ausschließendes System aufbaute, während seine Vorgänger sie nicht gegen, sondern neben die übliche Therapie setzten. Die von H a h n e m a n n geschaffene Bezeichnung „Homöopathie" ist aus „homoios" = ähnlich und „pathos" = Krankheit zusammengesetzt. Dementsprechend bildete H a h n e m a n n die Bezeichnung für die Therapie des „Contraria contrariis" aus den Worten „alloion" = andersartig und „pathos" = Krankheit, die er in „Allöopathie", später „Allopathie" zusammenzog. Die Bezeichnung „Allopathie" ist demnach nicht eine der Medizin vor H a h n e m a n n und jenseits der Hahnemannschen Dogmatik gemäß ihrer tatsächlichen Wesensart zukommende Benennung, sondern eine von dem Schöpfer der Homöopathie zu Abgrenzungszwekken geprägte Wortbildung. Im Jahre 1797 schließlich erklärte sich H a h n e m a n n in einem gleichfalls in Hufelands Journal veröffentlichten Artikel mit der Überschrift „Sind die Hindernisse der Gewißheit und der Einfachheit der praktischen Heilkunde unübersteiglich?" grundsätzlich gegen die Arzneigemische und stellte die These auf, daß jeweilig nur ein einziges ungemischtes Arzneimittel angewendet werden dürfe.

Als das grundlegende Werk der Homöopathie oder besser noch der Homöotherapie ist das im Jahre 1810 bei Arnold in Dresden erschienene „Organon der rationellen Heilkunde" anzusehen, von dem 1819, 1824, 1829, 1833 bei dem gleichen Verlag weitere Auflagen und schließlich im Verlag von Dr. Willmar Schwabe, Leipzig, 1921 die sechste — diese nach einem Manuskript aus dem Nachlaß Hahnemanns — erschienen sind. Eine im Jahre 1865 von dem homöopathischen Arzt Dr. L u t z e in Köthen herausgegebene „sechste" Auflage gilt, da sie willkürliche Änderungen Lutzes vor allem in der Richtung der Verwendung von Doppelmitteln enthält, als apokryph. In dem „Organon" finden sich eingehendere Angaben über die Größe der homöopathischen Arzneigaben und ihre Potenzierung (§§ 237—253 der Erstausgabe).

Die für die Öffentlichkeit augenfälligste Sonderheit der Homöopathie, die zur Anwendung gelangenden kleinen sogenannten „infinitesimalen" Arzneigaben sind von H a h n e m a n n, nachdem er

---

[1]) T i s c h n e r , Rudolf, Geschichte der Homöopathie, Teil I, Verlag Dr. Willmar Schwabe, Leipzig.

bereits in seinem „Apotheker-Lexikon" bei verschiedenen starkwirkenden Mitteln minimale Gaben empfohlen hatte, im Jahre 1799 und
zwar nach H a e h l „plötzlich und ohne besondere Erklärung" eingeführt worden. Die ersten ausführlichen Angaben über sein Verdün-
nungsverfahren machte er 1801. Im Alter kam H a h n e m a n n vorübergehend zu Höchstpotenzen, ja sogar zum Riechenlassen an den
verordneten Arzneimitteln, ein Standpunkt, zu dem er durch seine
Idee der „Dynamisation" der Kraftsteigerung (Vergeistigung) durch
weitestgehende Verdünnung oder Verteilung gelangte. Der Gegensatz
zwischen den Normal- und den „Hoch"-Potenzlern spielt heute noch
innerhalb der Homöopathie eine wesentliche Rolle. Bemerkt zu werden verdient, daß H a h n e m a n n stets nur von Verreibungen mit der
Hand spricht und auch noch bei der letzten Ausgabe des Organon an
der manuellen Herstellung festgehalten hat.

Die homöopathische Arzneibereitung hat eine zusammenfassende
und systematische Darstellung in den homöopathischen Pharmakopöen gefunden. Die von G r u n e r , B u c h n e r , C a s p a r i , M a r g -
g r a f , D e v e n t e r , H a g e n und H a r t m a n n verfaßten Bücher
haben eine allgemeine Anerkennung nicht erringen können. Immerhin
hat die Grunersche Pharmakopöe, die erstmalig im Jahre 1831 erschien, bis 1878 fünf Auflagen erlebt und ist in Braunschweig und
Württemberg offiziell eingeführt worden. Weitgehende Bedeutung
erlangte die im Jahre 1872 von dem ungemein rührigen Apotheker
Dr. Willmar S c h w a b e in Leipzig herausgegebene „Pharmacopoea
homöopathica polyglotta", die, in die meisten Kultursprachen übersetzt, in immer neuen Auflagen erschienen ist, und die Grundlage der
homöopathischen Arzneianfertigung aller Länder gebildet hat. Im
Jahre 1901 erschien neben der fünften Auflage der „polyglotta"
zugleich die deutsche Ausgabe des Schwabeschen Deutschen homö-
pathischen Arzneibuchs, die von dem Sohn seines Schöpfers im Jahre
1924 in neuer Bearbeitung herausgegeben wurde. Im Jahre 1934
erschien im Verlage von Dr. Willmar Schwabe eine zweite abgeänderte Auflage unter der Bezeichnung: H o m ö o p a t h i s c h e s A r z -
n e i b u c h , das mit Wirkung ab 1.Oktober 1934 in jeder deutschen Apotheke vorhanden sein muß. Eine den Arzneimittelteil tabellarisch ord-
nende zweite deutsche Ausgabe der „polyglotta" erschien im Jahre 1929.
Der Deutsche Apotheker-Verein gab im Jahre 1901 ein „Deutsches
homöopathisches Arzneibuch" heraus, das jedoch eine offizielle Anerkennung nicht gefunden hat. Zu erwähnen ist noch die von der Firma
Dr. Madaus & Co.-Radebeul im Jahre 1931 herausgegebene „Abgekürzte homöopathische Pharmakopöe". In den letzten Jahren sind
auch verschiedene Arzneimittellehren usw. erschienen, die nach Art
der pharmakologischen Lehrbücher der wissenschaftlichen allopathischen Medizin zur Unterrichtung des Arztes dienen sollen. Hier verdienen vor allem die Arbeiten von Karl S t a u f f e r „Klinische homöopathische Arzneimittellehre" (1926) und „Symptomen-Verzeichnis
nebst vergleichenden Zusätzen zur homöopathischen Arzneimittel-

lehre" (1930), beide erschienen im Verlag von Johannes Sonntag, Regensburg Erwähnung.

Die drei Grundsätze, auf denen sich die Homöopathie aufbaut, sind:

1. Die Ähnlichkeitslehre, die in dem Satz „Similia similibus curentur" zum Ausdruck gebrachte These, daß als Heilmittel nur solche Stoffe in Betracht kommen, deren Anwendung beim gesunden Menschen Erscheinungen hervorruft, die den jeweilig in Betracht kommenden Krankheitssymptomen ähnlich sind.

2. Die sich hieraus ergebende Prüfung der Wirkung und vor allem der Wirkungsrichtung beim Gesunden.

3. Die von den Homöopathen selber nicht als verpflichtendes Gesetz, sondern als „Grundsatz"[1]) aufgefaßte Verabfolgung kleiner Gaben. Ein Grundsatz, der durch das sogenannte Arndt-Schulzsche „biologische Grundgesetz", aufgestellt von den Greifswalder Gelehrten Rudolf A r n d t (Psychiater) und Hugo S c h u l z (Pharmakologe), fast 100 Jahre nach der ersten Formulierung der homöopathischen Lehre durch ihren Begründer, den Arzt Dr. Samuel H a h n e m a n n, eine starke theoretische Stütze erfuhr. Dieses Grundgesetz lautet: „Kleine Reize fachen die Lebenstätigkeit an, mittelstarke fördern sie, starke hemmen sie und stärkste heben sie auf." Einen weiteren Beweis für die Möglichkeit der Wirkung auch sehr kleiner Dosen brachten die Feststellungen der modernen Kolloidchemie.

Als vierter, freilich mehr eine Arbeitsregel vorstellender Grundsatz ließe sich noch die von H a h n e m a n n mit größter Entschiedenheit verfochtene Anwendung nur je einer wirksamen Substanz, also die strikte Ablehnung der für die allopathische Therapie charakteristischen Arzneikombinationen ansehen.

Es ist klar, daß ein auf diesen Grundsätzen aufgebautes Heilsystem in hohem Maße die Anteilnahme der Laienwelt finden mußte. Der Ähnlichkeitsregel und den kleinen Dosen haftete etwas Mystisches, das Gemüt des Laien Bestechendes an, und die Arzneiprüfung am Gesunden schien an medizinische Vorkenntnisse nicht oder doch nicht absolut gebunden. Dazu entstanden bald Zusammenstellungen der Ergebnisse derartiger Arzneiprüfungen, in denen der Selbstbehandler oder der kurierende Laie nur die an sich oder dem zu behandelnden Kranken beobachteten Symptome aufzusuchen brauchte, um über das zu verwendende Heilmittel orientiert zu sein. Die Zahl derartiger Veröffentlichungen, die sich zum Teil zu vollständigen Kurierbüchern auswuchsen, nahm einen außerordentlichen Umfang an. Ihre Verbreitung erhellt u. a. daraus, daß z. B. die im Verlag von Willmar Schwabe erschienene „Kleine homöopathische Arzneimittellehre oder kurzgefaßte Beschreibung der gebräuchlichsten homöopathischen Arzneimittel für Nichtärzte" von A. v. F e l l e n b e r g - Z i e g l e r, das

---

[1]) T i s c h n e r, Geschichte der Homöopathie, I. Teil, Verlag Dr. Willmar Schwabe, Leipzig.

für Laien bestimmte Buch eines Laien 10 Auflagen erlebte. Der „Homöopathische Hausarzt" von H e r i n g - H a e h l , Verlag Fr. Fromann, Stuttgart, dessen erste Auflage im Jahre 1835 herauskam, erschien 1928 in 30. Auflage. Er trägt folgenden bezeichnenden Widmungsvermerk: „Den homöopathischen Laienvereinen im Deutschen Reich, unserer großen Sache größte Hoffnung aus vollem Herzen gewidmet". Welche Bedeutung diese Beteiligung der Laienwelt an der neuen Heilmethode für die Pharmazie gewann, wird später dargelegt werden. Die Stellung der offiziellen Medizin der Gegenwart dürfte sich mehr und mehr in der Richtung entwickeln, die H o n i g - m a n n[1]) wie folgt gekennzeichnet hat:

„Als Sekte muß die Homöopathie untergehen! Dafür soll die Homöotherapie als neuer oder erneuter Bestandteil unserer ärztlichen Betätigung auferstehen und durch ihre Einfügung in unsere Heilbestrebungen die Gesamtmedizin bereichern."

Eine gleichartige Stellungnahme des berühmten Chirurgen August B i e r hatte eine lebhafte Diskussion in Ärztekreisen zur Folge. Dieses Bestreben der Ärzte, die „Homöotherapie" in den Rahmen der offiziellen Medizin einzubeziehen, hat seine Parallele in dem Bestreben der Apotheker, die Bereitung und Abgabe der homöopathischen Arzneimittel derselben medizinalpolizeilichen Regelung zuzuführen wie sie für die allopathischen Heilmittel besteht, d. h. das z. Zt. in einzelnen deutschen Ländern, insbesondere in Preußen bestehende Dispensierrecht der homöopathischen Ärzte zu beseitigen.

Die Notwendigkeit der Selbstbereitung und Selbstabgabe der homöopathischen Arzneien durch die ärztlichen Vertreter der Homöopathie war eine von H a h n e m a n n mit Leidenschaft verfochtene These. Es war selbstverständlich, daß er hier mit den Apothekern in Konflikte geriet. Die nachstehende Schilderung der Lehre Hahnemanns und seines Verhältnisses zu den Apothekern stützt sich größtenteils auf die ausgezeichnete Hahnemann-Biographie von Richard H a e h l.[2])

Samuel Hahnemann war nicht nur Arzt, sondern zugleich ein ausgezeichneter Chemiker, der auch auf pharmazeutischem Gebiet gut Bescheid wußte. Im Jahre 1787 gab er eine mit zahlreichen eigenen Erweiterungen versehene Übersetzung des von dem Brüsseler Apotheker B. van der Sande verfaßten Buches „Die Kennzeichen der Güte und Verfälschung der Arzneimittel" heraus und sein in 4 Teilen erschienenes, insgesamt 1281 Seiten umfassendes großes „Apotheker-Lexikon"[3]) fand bei der zünftigen Kritik größte Anerkennung. Den ersten Band dieses Lexikons begrüßte T r o m m s d o r f f im Journal der Pharmacie im Jahre 1794 geradezu enthusiatisch. Er rühmte seine „höchste Deutlichkeit", Bestimmtheit und Vollständigkeit, stellte fest, daß es „äußerst viel Neues und Wichtiges" enthalte und ein „vor-

---

[1]) Homöopathie und Medizin, Medizinische Klinik 1925 Nr. 33 und 34.
[2]) S. Hahnemann, sein Leben und Schaffen, Verlag von Dr. Willmar Schwabe, Leipzig.
[3]) Verlag von Crusius, Leipzig 1793—1799.

treffliches Werk" sei, „das sich jeder Apotheker anschaffen sollte". Er wünschte H a h n e m a n n „von Herzen" alles Gute „zur Vollendung dieser wichtigen Schrift, wodurch er sich so verdient um die Pharmacie macht".

Aber gerade diese Vielseitigkeit Hahnemanns war es, die sein Leben zu einem einzigen großen Kampf werden ließ. Er war auf vielen Gebieten sachverständig und seine starke Aktivität drängte ihn nicht zur Reformation, sondern zum Umsturz. So traute er lediglich sich selber und witterte überall Unkenntnis, Rückständigkeit und Mißgunst. Nur so ist auch die Tatsache seiner Polemik gegenüber der Schulmedizin seiner Zeit, das eigensinnige Beharren auf der Selbstdispensation der Arzneimittel durch die homöopathischen Ärzte, d. h. durch sich selber und die von ihm Legitimierten zu verstehen.

Mit Henriette K ü c h l e r , der Tochter des ehemaligen und Stieftochter des späteren Besitzers der Mohrenapotheke in Dessau verheiratet (1782) stand er zum Apothekerstand in enger verwandtschaftlicher Beziehung und im Laboratorium seines Stief-Schwiegervaters, des Apothekers H ä s e l e r , hatte er seine ersten chemischen Versuche gemacht. Aber bei der merkwürdigen Veranlagung Hahnemanns waren für ihn vielleicht gerade diese Tatsachen ein besonderer Anlaß zum Mißtrauen, zur Verallgemeinerung einzelner, auf diese Weise zu seiner Kenntnis gelangten Fälle. Bereits in der schon erwähnten Bearbeitung des van der Sandeschen Buches beklagte H a h n e - m a n n die Unzuverlässigkeit der pharmazeutischen Präparate und forderte Selbstherstellung überall da, wo Verunreinigungen nicht leicht entdeckt werden können. Dieses Mißtrauen, der Verdacht, das Fehlen eines genauen Nachweises etwaiger Fälschungen und Substi-tutionen m ü s s e zu Unregelmäßigkeiten führen, ist bestimmend für das ganze spätere Verhalten Hahnemanns.

Der erste beachtlichere Vorstoß der Apotheker gegen die Selbstabgabe homöopathischer Arzneimittel durch H a h n e m a n n und seine Schüler erfolgte durch eine am 16. Dezember 1819 beim Rat der Stadt Leipzig eingereichte Beschwerde der Leipziger Apotheker. Die von H a e h l in Band II, Seite 119—123 seiner Hahnemann-Biographie abgedruckte Verteidigungsschrift Hahnemanns vom 14. Februar 1820 betont vor allem zwei Gesichtspunkte: Einmal, daß die Privilegien der Apotheker sich nur auf die „Dispensation und Verfertigung komponirter Arzneiformeln", nicht aber auf die Verabfolgung von Simplicia erstrecke und die homöopathischen Arzneimittel, die jeweilig nur ein einziges wirksames Agens in einem unwirksamen Menstruum enthielten, als „Simplicia" anzusehen seien — ein Gedanke, der später mehrfach die Rechtsprechung beschäftigt hat — und des weiteren die Unmöglichkeit einer Nachprüfung der homöopathischen Arzneien auf ihren Gehalt an wirksamen Stoffen.

„Diese Unmöglichkeit für den homöopathischen Arzt, Controle über eine solche Verrichtung des Apothekers zu führen, macht es dem Ärzte der neuen Schule unmöglich, sich bei dieser Heilart eines Gehülfen, sei er auch wer er sei, zu bedienen. Er kann sich hier bloß auf sich selbst verlassen nur er kann wissen, was er selbst gethan hat.''

Schließlich vertritt H a h n e m a n n die Ansicht, daß der Apotheker durch die Selbstherstellung und -Abgabe der homöopathischen Mittel seitens der homöopathischen Ärzte auch finanziell nicht geschädigt würde. Die Beträge, die dem Apotheker hier zufließen könnten, seien angesichts des geringen Materialwertes zu niedrig, als daß sie ins Gewicht fielen und der homöopathische Arzt könne „die unnennbar kleine Gabe der einfachen Arznei, die keine Chemie im Vehikel entdeckt, dem Kranken nie anrechnen''.

Diese letzte, außerordentlich bestechend klingende Bekundung finanzieller Uneigennützigkeit und Rücksicht auf den Geldbeutel des Patienten, die auch in der Nachschrift zu einem Hahnemannschen „offenen Sendschreiben an das hohe Ministerium der geistlichen, Unterrichts- und Medicinalanstalten in Berlin'' vom Jahre 1832 wiederkehrt, findet eine bezeichnende Illustration in der Tatsache der außerordentlichen Genauigkeit, mit der H a h n e m a n n auf den Eingang seiner Honorare bedacht war, und der von ihm zu diesem Zweck getroffenen und seinen ärztlichen Gesinnungsgenossen empfohlenen Maßnahmen. In einem von H a e h l in Band II, Seite 153 seiner Biographie abgedruckten Brief an Dr. E h r h a r d t in Merseburg schreibt H a h n e m a n n am 24. August 1829 u. a. folgendes:

„Sie müssen sich auch, wenn der Kranke zu Ihnen ins Haus kommt, jedesmal gleich Ihr Honorar für Bemühung auszahlen lassen, es mögen nun von Armen 6, 8 Groschen, von Reichen Thaler sein. Ist das eingerichtet und man weiß es nicht anders, so hat er das Geld schon immer bei sich, und wenn er dann nicht wieder kommen will, so bleibe er weg. Hat ers dennoch nicht bei sich, so bescheiden Sie ihn in 1, 2 Stunden wieder, daß er sichs abhole und den Lohn Ihrer Mühe mitbringe. Geld macht Muth und sei es nur wenig; wenn ichs nur im Säckel habe, was mir gebührte, so arbeite ich doch nicht umsonst, nicht auf Gnade hin, zaghaft, ob er mich bezahlen werde oder nicht . . . Auch der Reiche muß jede Verordnung gleich oder monatweise bezahlen. Sonst kann er hingehen, wohin er will.''

In einem Brief an Dr. R u m m e l vom 19. Mai 1831 empfiehlt H a h n e m a n n, „die chronischen Kranken auf ein monatliches (am besten vorauszubezahlendes) Honorar zu setzen und von dem kleineren Manne doch bei jeder Berathung (u n d M i t t h e i l u n g d e r A r z n e i) einige Bezahlung (und wären es auch nur einige Groschen) sich jedesmal geben zu lassen''.

Derselbe Gedanke wird in einem Brief an Dr. A e g i d i vom 11. Dezember 1831 wie folgt dargelegt:

„Um nun dieß einzuführen, muß man bei den Geringsten und Ärmsten den Anfang machen, die stets in der Apotheke baar zu zahlen genötigt sind. Diesen fällt es garnicht auf, wenn man sich seine (Verordnung) — Arznei nennen sies — sogleich alle mal bezahlen läßt — auf eine Woche gegeben 8 g, 6 g und ist er ganz arm 4 g (gute Groschen)''.

Eine von ihm im Jahre 1832 an einen Pariser Arzt gelieferte homöopathische Hausapotheke berechnet H a h n e m a n n mit „100 Franken in Wechsel''.

Der Leipziger Streit um das Dispensierrecht fiel zu Ungunsten Hahnemanns aus. Der Rat der Stadt verurteilte ihn am 15. März 1820 zur Unterlassung jeglicher Selbstdispensation und die sächsische Regierung bestätigte diese Entscheidung durch königliches Reskript vom 30. November 1820 insofern, als sie H a h n e m a n n lediglich die für alle Ärzte vorgesehene Selbstabgabe auf dem Lande bei großer Entfernung von der nächsten Apotheke und in Notfällen zubilligte. Neben den Zwistigkeiten mit seinen ärztlichen Kollegen war es nach eigenen Bekundungen Hahnemanns die Beschränkung des Rechts zur Selbstabgabe von Arzneimitteln, die ihn im Jahre 1821 dazu veranlaßte, Leipzig zu verlassen und nach Köthen überzusiedeln, wo ihm durch den Herzog Ferdinand von Anhalt-Köthen dieses Recht in vollem Umfange zugebilligt worden war. Es ist nicht uninteressant, daß es mit der politische Gegensatz dieses Kleinstaatfürsten zu Preußen war, der ihn zur Gewährung des Dispensierrechts an Hahnemann geneigt machte. Preußen hatte den homöopathischen Ärzten das Dispensierrecht verweigert. Das war Anlaß genug für den fürstlichen Frondeur, es für sein Ländchen zuzulassen. Diese Erlaubnis wurde später auch auf die ärztlichen Gehilfen Hahnemanns und, in Ablehnung eines gegenteiligen Gesuchs der Apotheker des Landes, von dem Nachfolger des Herzogs Ferdinand, dem Herzog Heinrich von Anhalt-Köthen nach dem Fortzug Hahnemanns von Köthen nach Paris im Jahre 1835 auf Dr. L e h m a n n übertragen, der die Praxis Hahnemanns fortführte.

Seinen ärztlichen Anhängern in Orten mit Dispensierverbot empfahl H a h n e m a n n , die selbstangefertigten Arzneimittel in einem besonderen, von ihnen unter Verschluß gehaltenen Kästchen dem Apotheker zur Aufbewahrung zu übergeben und in des Apothekers Beisein jeweilig für die Einzelabgabe herzurichten, auch den „mäßigen Preis selbst drauf notiren", ihn aber dem Apotheker zu überlassen. (Brief an Dr. W i s l i c e n u s vom 25. Dezember 1823.) Der später in Geistesstörung verfallene und verschollene Sohn Hahnemanns, Dr. Friedrich H a h n e m a n n , gleich dem Vater homöopathischer Arzt, hatte das Verbot des Selbstdispensierens für sich dadurch ausgeschaltet, daß er in Wolkenstein im Erzgebirge, wo er praktizierte, zugleich die Apotheke erwarb.

Die Dispensierbefugnisse der homöopathischen Ärzte sind in den einzelnen deutschen Ländern verschieden geregelt. Das s ä c h s i s c h e „Reskript" vom 30. November 1820 ist bereits erwähnt worden. Durch Verordnung vom 8. Januar 1825 wurde nach B e r e n d e s das Selbstdispensieren der homöopathischen Ärzte verboten, ein Verbot, das am 26. Februar und 13. Oktober 1830, am 23. September 1848 und zuletzt am 29. Mai 1856 erneuert wurde. Den homöopathischen Ärzten in W ü r t t e m b e r g wurde durch Ministerialverfügung vom 1. Juli 1866 das Dispensierrecht zugestanden, jedoch durch Erlaß vom 25. Juli 1883 mit der Einschränkung, daß es erlischt, wenn an dem Wohnort des homöopathischen Arztes oder dessen nächster Umgebung ein Apotheker eine wohleingerichtete rein homöopathische Apotheke hält.

Ähnlich war die Entwicklung in H e s s e n. Hier wurde den homöopathischen Ärzten unter dem 5. Dezember 1833 das Dispensierrecht (unentgeltliche Abgabe) zugestanden und unter dem 12. November 1860 bestätigt. Durch Ministerialerlaß vom 6. Dezember 1902 wurde es dann in gleicher Weise beschränkt wie in Sachsen. Die im Jahre 1841 für Berlin nachgesuchte Genehmigung zur Errichtung einer rein homöopathischen Apotheke wurde durch Ministerialentscheid vom 27. Juni 1841 abgelehnt.

Die 1883 für Württemberg und 1902 für Hessen getroffene Regelung, das Recht der homöopathischen Ärzte zum Selbstdispensieren davon abhängig zu machen, ob sich eine rein homöopathische Apotheke in der Nähe befindet oder nicht, ist nicht ohne Vorgänger. Im Jahre 1846 wurde die Beschwerde der Zerbster Apotheker über das Selbstdispensieren eines homöopathischen Arztes von der Regierung in Anhalt-Dessau mit dem Hinweis darauf abgewiesen, daß in Zerbst keine Apotheke zur Zubereitung oder zum Verkauf homöopathischer Arzneien eingerichtet wäre und man den Wünschen des Publikums nach homöopathischer Arzneiversorgung Rechnung tragen müsse.[1]) Die daraufhin von den beiden Apothekern gemeinsam eingerichtete, durch einen Verwalter geleitete Apotheke wurde von der Regierung genehmigt. Freilich ging sie nach kaum zwei Jahren infolge der persönlichen Unzulänglichkeit des Verwalters ein. Die Besitzer der beiden Zerbster Apotheken erreichten aber, daß ihnen die Errichtung homöopathischer Dispensieranstalten innerhalb ihrer Betriebe gestattet wurde. Zur Bedingung gemacht wurden passende selbständige Räume, der Bezug aller Arzneipräparate aus der homöopathischen Apotheke in Dessau und der Nachweis der erforderlichen Kenntnisse durch den Leiter der homöopathischen Rezeptur.

In B a y e r n gestattete die Ministerialentschließung vom 5. Juni 1854 über homöopathische Heilverfahren homöopathische Haus- und Handapotheken für den Fall, daß die homöopathischen Ärzte mehr als zwei Stunden von einer homöopathischen Apotheke entfernt wohnen. Das Dispensieren homöopathischer Arzneien durch Ärzte wird endgültig durch die Verordnung vom 29. Dezember 1900 geregelt.

In B a d e n ist auf Grund der Verordnung vom 11. Dezember 1883 das Dispensieren und die Abgabe von Arzneien den homöopathischen Ärzten untersagt.

T h ü r i n g e n kennt homöopathische Apotheken und homöopathische Hausapotheken.

In B r a u n s c h w e i g erfolgt die Abgabe homöopathischer Arzneimittel ausschließlich in homöopathischen Apotheken und homöopathischen Dispensieranstalten. Eingehende Vorschriften über die Einrichtung und den Betrieb homöopathischer Apotheken

---

[1]) S p e c h t , Die Rats- und Stadt-Apotheke in Zerbst, Auslieferung Friedrich Gast, Buchhandlung in Zerbst.

und Dispensieranstalten wurden am 11. Juni 1896 erlassen. In
Braunschweig ist eine Apotheke vorhanden, die nur homöopathische Arzneien abgibt.

In A n h a l t war Ärzten durch Verordnung vom 6. August 1884 die
Führung einer Reise- oder Taschenapotheke gestattet worden.
Die zur Führung einer homöopathischen Apotheke berechtigten
Ärzte sind verpflichtet, die zu Arzneiverordnungen oder -Ver-
reibungen erforderlichen Urpräparate und Urtinkturen aus einer
inländischen Apotheke zu entnehmen.

In L ü b e c k und W a l d e c k bestehen für den Bezug der homöopathischen Mittel durch homöopathische Apotheken und ärztliche
homöopathische Hausapotheken besondere Bestimmungen.

In L i p p e ist homöopathischen Ärzten das Selbstdispensieren nur
auf Grund einer besonderen Prüfung und behördlicher Genehmigung gestattet.

In S c h a u m b u r g - L i p p e ist die Einrichtung und der Betrieb von
homöopathischen Apotheken und ärztlichen homöopathischen
Hausapotheken durch die Apothekenbetriebsordnung vom 20. Mai
1902 geregelt.

In O l d e n b u r g ist homöopathischen Ärzten das Dispensieren homöopathischer Arzneien nicht gestattet.

In B r e m e n kann Ärzten die Genehmigung zur Selbstdispension
erteilt werden. Es kann ihnen die Aufstellung von homöopathischen Arzneischränken gestattet werden. Die Arzneimittel sind
aus einer für die Herstellung homöopathischer Arzneien anerkannt gut eingerichteten Apotheke des Deutschen Reiches zu
entnehmen.

H a m b u r g kennt keine Bestimmungen über das Selbstdispensieren
homöopathischer Arzneien durch Ärzte.

In P r e u ß e n waren die Anträge homöopathischer Ärzte auf Genehmigung der Selbstdispensation bis zum Jahre 1843 abgewiesen
worden. Ministerialerlasse vom 20. Juli 1831, 31. März 1832 und
9. März 1833 hatten diese Selbstdispensation mit eingehender Begründung verboten. Der Erlaß vom 31. März 1832, der H a h n e -
m a n n zu seinem bereits erwähnten „Sendschreiben an das hohe
Ministerium der geistlichen, Unterrichts- und Medicinalanstalten in
Berlin" veranlaßte, verbot „das Selbstpräparieren von Medikamenten,
um solche nachher aus den Apotheken verkaufen zu lassen, sowie
das Selbstverdünnen und Umformen aus den Apotheken verschrie-
bener Arzneien" und sagt im übrigen folgendes:

„Dabei steht es den homöopathischen Ärzten frei, bei der Bereitung
der Arzneien, wenn sie Bedenken tragen sollten, dieselbe dem Apotheker
allein zu überlassen, selbst gegenwärtig zu sein, dieselbe unter ihren Augen
vollziehen zu lassen und auf Anwendung der nötigen Vorsicht acht zu
haben."

In dem Ministerialerlaß vom 9. März 1833 wird ausdrücklich
betont, daß ein Dispensierrecht der homöopathischen Ärzte „mit den

in bezug hierauf gegenwärtig bestehenden gesetzlichen Bestimmungen durchaus unverträglich" sein würde, und festgestellt, daß die Apotheker gehalten sind, „sich der Bereitung der homöopathischen Rezepte nach den ihnen speziell dazu zu erteilenden Vorschriften unter möglichster Vermeidung einer jeden Verzögerung mit derselben Bereitwilligkeit, Pünktlichkeit und Gewissenhaftigkeit zu unterziehen, welche ihnen ihr Beruf in dieser Beziehung überhaupt zur unerläßlichen Pflicht macht".

Eine an den Minister Eichhorn gerichtete Kabinettsorder des Königs Friedrich Wilhelm IV. vom 21. Januar 1841[1]) änderte die Sachlage. In dieser Order gab der König seinen Willen kund, den homöopathischen Ärzten das Dispensierrecht zuzubilligen, und forderte „Vorschläge wegen einer hierbei anzuordnenden geeigneten Kontrolle".

Diese Kabinettsorder war demnach der Anlaß zu der am 20. Juni 1843 erfolgten Herausgabe des „Reglements über die Befugnis der approbierten Medizinalpersonen zum Selbstdispensieren der nach homöopathischen Grundsätzen bereiteten Arzneimittel". Dieses Reglement wurde durch Kabinettsorder vom 11. Juli 1843 genehmigt und in der Preußischen Gesetzsammlung veröffentlicht. Es hat hierdurch Gesetzeskraft erhalten und ist von der Reichsgewerbeordnung und sonstigen später erlassenen Reichs- und Landesgesetzen unberührt geblieben.[1])

Die Besonderheiten dieses „Reglements" liegen vor allem in der Genehmigungspflicht der Selbstdispensation, der Einführung einer obligatorischen, als Voraussetzung für die Genehmigung dienenden Prüfung bezügiich der zur Bereitung homöopathischer Arzneimittel erforderlichen Kenntnisse und Fertigkeiten, in dem Zwang „z u b e - r e i t e t e homöopathische Arzneien zum Behufe des Selbstdispensierens nur aus inländischen Apotheken zu beziehen", und in dem Verbot, „unter dem Vorwande homöopathischer Behandlung nach den Grundsätzen der sogenannten allopathischen Methode bereitete Arzneimittel selbst zu dispensieren". Die „Instruktion" für diese Prüfung ist unter dem 23. September 1844 erlassen worden. Eine sie ergänzende „Erläuterungsbestimmung" des Königs vom 4. Juni 1844 wird von O p i t z in seinem bereits erwähnten Buche mitgeteilt. Die dieser Instruktion beigegebene amtliche Zusammenstellung der für die Prüfung erforderlichen Mittel und Chemikalien ist mehrfach, zuletzt durch Ministerialerlaß vom 16. November 1931, geändert worden. Durch diesen Erlaß hat auch das durch allgemeinen Erlaß vom 28. Februar 1846 festgesetzte „Verzeichnis der wichtigsten Arzneistoffe, die von homöopathischen Ärzten gebraucht werden und von denen, die selbst dispensieren wollen, in der ersten Verdünnung vorrätig zu halten sind", seine mit Wirkung ab 1. Januar 1932 geltende Fassung bekommen.[2])

---

[1]) O p i t z , Kurt, Homöopathische Prüfung der Ärzte und ihre Hausapotheken, 1932, Verlag Dr. Willmar Schwabe, Leipzig.
[2]) Pharm. Ztg. 1931 Nr. 97.

Natürlich haben die preußischen Apotheker immer wieder den Versuch gemacht, die Aufhebung des Selbstdispensierrechts der homöopathischen Ärzte zu erreichen. Ein vom Preußischen Wohlfahrtsministerium im Herbst 1922 vorgeschlagener Gesetzentwurf über das Dispensierrecht homöopathischer Ärzte und das Halten ärztlicher Hausapotheken, der den homöopathischen Ärzten nur das Halten einer Hausapotheke nach den für alle Ärzte geltenden Grundsätzen zubilligen und somit die eigentliche „Selbstdispensation" beseitigen wollte, wurde Anfang 1924 wieder zurückgezogen.[1]) Er ist jedoch durch eine vom Preußischen Ministerium unter dem 5. Januar 1934 verfügte Änderung des § 50 Absatz 2, der die homöopathischen Ärzte gleich den ärztlichen Inhabern allopathischer Hausapotheken den Bezug sämtlicher Arzneien, „soweit sie nicht dort selbst zubereitet werden dürfen", und sämtliche Arzneimittel aus einer der nächstgelegenen 10 öffentlichen Apotheken verpflichtet, zur Tat geworden. Eine wesentliche Mitschuld an dem Scheitern der früheren Versuche dieser Art trug der Umstand, daß die homöopathischen Ärzte stets eine Anzahl von Fällen unsachgemäßer Herstellung homöopathischer Verordnungen in Apotheken nachweisen konnten, die teils auf Unkenntnis der in der Homöopathie in Betracht kommenden Herstellungsmethoden, teils auf einer durch unzulässige abschätzige Stellungnahme der Homöopathie gegenüber bedingten Fahrlässigkeit beruhte. Beides, Unkenntnis und Fahrlässigkeit auf dem Gebiete der Homöopathie, dürfte in den Apotheken in Zukunft kaum noch zu befürchten sein. Die bereits erwähnte Einführung eines Homöopathischen Arzneibuchs, d. h. die mit dem 1. Oktober 1934 für das ganze Deutsche Reich in Kraft getretene zwingende Vorschrift, daß „in jeder Voll- und Zweig-Apotheke und in jeder behördlich genehmigten ärztlichen homöopathischen Hausapotheke" ein ganz bestimmtes Homöopathisches Arzneibuch vorhanden sein muß, hat der homöopathischen Arzneizubereitung in Deutschland endlich eine sichere und einheitliche Grundlage gegeben. Wie sehr damit einem Bedürfnis entsprochen wurde, bewies die außerordentliche Anteilnahme, die den nach der Verbindlichkeitserklärung des Homöopathischen Arzneibuchs allenthalben in Aufsätzen, Vorträgen und Fortbildungskursen erfolgenden Erläuterungen der homöopathischen Theorie und Praxis seitens des gesamten berufstätigen Apothekerstandes entgegengebracht wurde. Der pharmazeutische Nachwuchs hat nach der am 1. April 1935 in Kraft getretenen Prüfungsordnung für Apotheker vom 8. Dezember 1934 bei der Meldung zur pharmazeutischen Prüfung (Hauptprüfung) die Teilnahme „an einer mit Übungen verbundenen Vorlesung über Homöopathie für Pharmazeuten" nachzuweisen. In diesem Zusammenhange ist die Tatsache zu vermerken, daß schon vorher hier und da an den deutschen Hochschulen Vorlesungen über die homöopathische Arzneiherstellung gehalten wurden. Als erster

---

[1]) Pharm. Ztg. 1924 Nr. 25.

deutscher pharmazeutischer Hochschullehrer hat Professor S a b a - l i t s c h k a an der Berliner Universität mehrere Semester hinterein- ander über „die Methoden des homöopathischen Arzneibuchs" ge- lesen.

In einzelnen deutschen Ländern, so in S a c h s e n , B r a u n - s c h w e i g und W ü r t t e m b e r g bestehen reine homöopathische Apotheken. In den großen Städten haben die Apotheker allenthalben homöopathische Sonderabteilungen errichtet, während sich im übrigen bisher vielfach das System der Führung von Depots großindustrieller Herstellungsstätten homöopathischer Arzneimittel durchgesetzt hatte.

Jedenfalls hat das von H a h n e m a n n mit so großer Entschie- denheit verfochtene Prinzip der Selbstherstellung der homöopathi- schen Arzneien durch die ärztlichen Homöopathen — er sagte ein- mal, daß der beste Weg zur Vernichtung der Homöopathie die Beseitigung der Selbstdispensation der homöopathischen Ärzte wäre — der Entwicklung nicht standgehalten. Schon H a h n e m a n n selber hat sein starres Dogma einigen bevorzugten Apothekern gegenüber durchbrochen. Von dem Apotheker L a p p e in Neu-Dietendorf, nach H a e h l dem ersten Apotheker, der sich eingehender mit der Herstel- lung homöopathischer Arzneimittel beschäftigte, bezog H a h n e m a n n regelmäßig homöopathische Tinkturen. In einem von H a e h l in seiner Hahnemann-Biographie, Band II, Seite 216/17, abgedruckten Briefe vom 22. Oktober 1829 teilt H a h n e m a n n dem „lieben Herrn Apo- theker Lappe" die Vorschrift zur Herstellung von Causticum mit und bittet ihn um Angabe aller etwaigen Beobachtungen. „Auch was Sie sonst für chemische Zeichen dran wahr genommen." Zugleich teilt er mit, daß er „die Pulververreibung des Antipsoncum's mit vielem Dank empfangen habe". L a p p e lieferte auch homöopathische Haus- apotheken. Auch mit den Apothekern O t t o in Rötha bei Leipzig und M ü l l e r in Schöningen bei Braunschweig trat H a h n e m a n n in Verbindung, machte ihnen Angaben über die Herstellung bestimmter Arzneistoffe und empfahl sie den homöopathischen Ärzten als beson- ders vertrauenswürdig zum Bezug homöopathischer Mittel. (H a e h l.)

Immerhin blieben diese Verbindungen H a h n e m a n n s zu Apo- thekern Ausnahmen von unwesentlicher Bedeutung und so ist es fast ein Treppenwitz der Heilmittelgeschichte, daß der außerordentliche Aufschwung, den die nach dem Tode des Meisters etwas stagnierende Homöopathie im letzten Drittel des 19. Jahrhunderts zu nehmen begann, einem — Apotheker zuzuschreiben ist. Es war der Apotheker Dr. Willmar S c h w a b e , der die überall verstreuten Herstellungs- vorschriften Hahnemanns mit größtmöglicher Vollständigkeit sammelte und in der bereits erwähnten Pharmacopoea homöopathica polyglotta bekannt gab. Die von ihm in einem eigens dazu gegründeten Verlag her- ausgegebenen Schriften und die in seiner 1866 in Leipzig errichteten „homöopathischen Zentraloffizin" betriebene Großfabrikation gaben der Homöopathie eine neue wissenschaftliche und technische Unterbauung und schafften ihr eine bisher nicht erreichte Wirkung in die Weite.

Im Jahre 1926 bestanden im Inlande nicht weniger als 2500 Depots Schwabescher Präparate. Die sonstigen homöopathischen Zentralapotheken, von denen die Professor M a u c h s c h e in Göppingen-Württemberg die bekannteste sein dürfte, haben eine ähnliche Ausdehnung nicht erreichen können. Nach dem Weltkrieg hat die Firma M a d a u s , Radebeul, sich in außerordentlich raschem Aufstieg eine beherrschende Stellung auf dem Gebiete der Fabrikation homöopathischer Arzneimittel zu verschaffen gewußt. So dürfte die Selbstdispensation der homöopathischen Ärzte zur Zeit vielfach weniger eine Selbstherstellung als eine Selbstabgabe fabrikmäßig hergestellter Erzeugnisse sein, und es ergibt sich das Kuriosum, daß bei einer Heilmethode, deren Schöpfer der Selbstherstellung der Arzneien durch die Ärzte ein so entscheidendes Gewicht beilegte, eine weitgehende Industrialisierung die Eigenherstellung der Ärzte wie der Apotheker ganz in den Hintergrund gedrängt hat. Dieses Aufblühen einer Industrie homöopathischer Arzneimittel hat seinen Hauptgrund in der bereits erwähnten Entwicklung der Homöopathie zur Laientherapie, eine Entwicklung, die sich in noch stärkerem Maße bei einer der Homöopathie nahestehenden Richtung, der sogenannten „Biochemie" nach Dr. S c h ü ß l e r bemerkbar machte.

Was die Biochemie und die Homöopathie miteinander verbindet, ist die von dem oldenburgischen Heilkundigen und späteren Arzte S c h ü ß l e r aus seiner ursprünglichen Betätigung als Homöopath übernommene Anwendung kleiner Dosen, „Potenzen", die Verwendung nur eines wirksamen Stoffes und die verhältnismäßige Einfachheit der Heillehre- und Therapie. Was sie trennt, ist die Tatsache, daß die Homöopathie eine auf bestimmten theoretischen Grundsätzen aufgebaute, konsequent durchdachte Heilmethode ist, während die Biochemie auf dem spontanen und auch später kaum ausgebauten oder wissenschaftlich unterbauten Einfall ihres Schöpfers beruht, die von M o l e s c h o t t in seinem „Kreislauf des Lebens" geforderte „Würdigung des Verhältnisses der anorganischen Stoffe zu den einzelnen Teilen des Körpers" zur Grundlage eines Heilsystems zu machen. Die V i r c h o w sche Zellularpathologie, die Zurückführung aller Lebensvorgänge auf das Wesen und die Tätigkeit der Zelle, gab S c h ü ß l e r eine weitere Unterlage für sein System. Die „feuerbeständigen Gewebsbildner" M o l e s c h o t t s , die „anorganischen Salze" auf der einen und ihre verschiedenartige Rückwirkung auf die Zelle auf der anderen Seite, das sind die Basen der „Biochemie" genannten, die Homöopathie an Einfachheit der Anwendung und mithin im Anreiz zur laienhaften Verwendung noch weit übertreffenden Heilmethode. Der von S c h ü ß l e r aufgestellte Leitsatz seiner Therapie lautet:

„Die im Blute und in den Geweben vertretenen anorganischen Stoffe genügen zur Heilung aller Krankheiten, die überhaupt heilbar sind."

Im März 1873 ließ S c h ü ß l e r in der Allgemeinen Homöopathichen Zeitung, 86. Band, Seite 91, unter der Überschrift „Eine abgekürzte homöopathische Therapie" die erste Abhandlung über sein neues Heilsystem erscheinen.[1] Sie war recht dürftig und bestand im wesentlichen in der Aufzählung nachstehender, von ihm gebrauchter Salze oder nach seiner Normenklatur „physiologischer Funktionsmittel" nebst den für jedes Salz seiner Meinung nach in Betracht kommenden Indikationen.

„1. Magnesia phosphorica, 2. Ferrum phosphoricum, 3. Kali sulfuricum, 4. Kali phosphoricum, 5. Natrum phosphoricum, 6. Natrum sulfuricum, 7. Natrum muriaticum, 8. Kalium chloratum, 9. Calcarea phosphorica, 10. Calcarea sulfurica, 11. Silicea, 12. Fluoris Calcium."

S c h ü ß l e r empfahl die Anwendung „nicht unter der 6. Verreibung". „Calcarea sulfurica" hat S c h ü ß l e r später aus der Liste seiner „Funktionsmittel" wieder ausgeschaltet, sodaß sie nunmehr nur noch aus 11 Salzen besteht. Dem erwähnten Aufsatz ließ S c h ü ß l e r Anfang April 1874 eine sechzehn Seiten starke Broschüre mit dem Titel „Eine abgekürzte Therapie, gegründet auf Physiologie und Zellularpathologie" folgen. Diese Schrift lag nach P l a t z im Jahre 1921 in 45. Auflage vor. Über die Persönlichkeit S c h ü ß l e r s unterrichten das erwähnte Buch von P l a t z, ein „Gedenkbuch zu seinem 100. Geburtstag" und, weniger gedenkbuchhaft, aber dem Werdegang Schüßlers eingehend nachspürend, ein in der Zeitschrift „Der Gesundheitslehrer" 1931, Seite 9—16, erschienener Aufsatz von Dr. S c h m e d e n - Oldenburg. Eine ausführliche Darstellung der biochemischen Heilmethode bietet das jetzt in zweiter Auflage vorliegende „Handbuch und Leitfaden der Biochemie" von Dr. Paul F e i c h t i n g e r senior.[2]

Gleich H a h n e m a n n hatte auch S c h ü ß l e r seine Arzneien selbst abgegeben, wenn auch, und hier zeigt sich ein prinzipieller Gegensatz, nicht selbst hergestellt. Im Gegenteil stand er in enger geschäftlicher Beziehung zu dem Apotheker M a r g g r a f in Leipzig, dem Inhaber der gleichnamigen Leipziger homöopathischen Offizin, der ihm nach P l a t z häufig mit Ratschlägen zur Hand ging.

Zu Lebzeiten von S c h ü ß l e r hatte die oldenburgische Regierung die Selbstabgabe seiner „Funktionsmittel" durch ihn stillschweigend geduldet. Nach seinem Tode ging sie gegen seine ärztlichen Nachfolger, die auf eine gleiche Duldung gehofft hatten, vor. Bei der Analogie in der Bereitungsweise der homöopathischen und biochemischen Mittel ist die Behandlung, die dem Verkehr mit diesen Präparaten in der Gesetzgebung und Rechtsprechung zuteil geworden ist, die gleiche. Sie sind, soweit nicht nach dem bisher Ausgeführten ein diesbezügliches ärztliches Dispensierrecht besteht, dem freien Verkehr außerhalb der Apotheken entzogen. Versuche der homöopathischen und biochemischen Laienbewegung und der in ihr tätigen oder ihr nahestehenden „Berater" und Heilbeflissenen, das in § 367, Absatz 3

---

[1] P l a t z, Hugo, Dr. Schüßler und seine biochemische Heilmethode, Verlag von Dr. Willmar Schwabe, Leipzig.
[2] Verlag Dr. Willmar Schwabe, Leipzig.

des Strafgesetzbuches für das Deutsche Reich ausgesprochene Verbot
des Überlassens von Arzneien „an andere" ohne polizeiliche Erlaubnis
dadurch zu umgehen, daß die Abgabe der homöopathischen oder
biochemischen Mittel innerhalb von allenthalben gebildeten und in
Dachorganisationen, sogenannten „Bünden" zusammengefaßten Vereinen vorgenommen wurde, fanden in der Rechtsprechung eine
widersprechende Beurteilung.[1]) Immerhin überwogen insbesondere in
neuerer Zeit die Entscheidungen, die auch die Arzneiabgabe innerhalb
von Personengemeinschaften wie Vereinen usw. als „Überlassen an
andere" und somit als unzulässig erklärten. Auch die Verwaltungsbehörden (Preußischer Ministerialerlaß vom 31. Januar 1902, Sächsischer Ministerialerlaß vom 6. April 1883) hatten sich wiederholt in
gleichem Sinne ausgesprochen. Da schuf ein Urteil des Kammergerichts vom 23. Mai 1924, in dem die Abgabe nichtfreigegebener
Arzneien durch Krankenkassen an deren Mitglieder, sofern sie auf
Grund ärztlicher Verordnung erfolgt, als eine nicht gegen § 367, 3
des Strafgesetzbuches verstoßende Handlung bezeichnet wurde, eine
Entscheidung, die natürlich auch von allen sonstigen Personengemeinschaften, Vereinen usw. hätte ausgewertet werden können, er-
neute Unsicherheit. Jetzt griff die Reichsregierung ein und bestimmte
in einer Verfügung vom 27. März 1925 eine Ergänzung der Verordnung über den Verkehr mit Arzneimitteln vom 22. Oktober 1901,
wonach nichtfreigegebene „Zubereitungen und Stoffe . . . auch von
Krankenkassen, Genossenschaften, Vereinen oder ähnlichen Perso-
nengesamtheiten an ihre Mitglieder nicht verabfolgt werden dürfen".
Später suchten die im Biobund zusammengefaßten biochemischen
Vereine die Selbstabgabe dadurch zu retten, daß sie bestimmte Mine-
ralquellen, deren Hauptbestandteil je einem der Schüßlerschen „Funktionsmittel" entspricht, zur Trockne dampfen und Spuren der betreffenden Salzrückstände mit Milchzucker zu sogenannten Biopastillen
verarbeiten, die sie als freigegebene „Mineralsalzpastillen" bezeichnen.
Gegen die Abgabe dieser Pastillen außerhalb der Apotheken ist
rechtlich nichts einzuwenden. Da jedoch diese Pastillen selbstverständlich stets Salzgemische vorstellen, so haben sie mit der Schüßlerschen
Lehre, die auf dem Prinzip der Verabfolgung nur je eines einzelnen
homöopathisch potenzierten Salzes beruhte, kaum etwas gemein.

Eine Mineralsalztherapie stellen auch die „Nährsalzpräparate"
der Firma Henselwerke, Cannstatt, Julius Hensel, dar. Ihr geistiger
Vater, der im Jahre 1903 gestorbene Apotheker Julius H e n s e l, der
als Sechsundvierzigjähriger das Studium der Medizin aufnahm, vertrat
die Ansicht, daß „Blutentmischung", verursacht durch die Verarmung
des Kulturbodens an mineralischen, als Nährsalze für Pflanze und Tier
in Frage kommenden Stoffen, die einheitliche Grundursache der meisten Krankheiten sei. Er empfahl den Lungenkranken Kalk- und
Kieselsäure, den Blutarmen Eisensalze und Kalk, den Hautleidenden

---

[1]) Pharm. Ztg. 1924 Nr. 11.

Schwefel und Kieselsäure zu geben und zur allgemeinen Blutverbesserung für eine regelmäßige Zuführung der erwähnten Stoffe sowie von Magnesium, Natrium, Kalium, Mangan, Fluor und Jod zu sorgen. Die Analogie zur biochemischen Therapie liegt nahe. Nur lassen die Nährsalzpräparate keine Anlehnung an homöopathische Gedankengänge und Arzneibereitungsvorschriften erkennen und sind durchgängig Salzgemische. In seiner 1882 erstmalig erschienenen, im wesentlichen für Ärzte bestimmten „Makrobiotik"[1]) hat H e n s e l einen Leitfaden zur Anwendung seiner Theorie in der Heilpraxis geschrieben. Als sein Hauptwerk ist die 1885 erschienene Arbeit „Das Leben, seine Grundlagen und die Mittel zu seiner Erhaltung"[2]) anzusehen. Den Henselschen Präparaten stehen die des Dr. L a h m a n n, des Gründers des bekannten Sanatoriums „Weißer Hirsch" bei Dresden, nahe.

Auch in der Homöopathie ist man in Verletzung des Hahnemannschen Grundsatzes der jeweiligen Verwendung nur einer einzigen wirksamen Substanz teilweise zur Herstellung gemischter Präparate und kombinierter Spezialitäten übergegangen. Es entstand der eigentümliche Begriff der „Komplex-Homöopathie" oder der „dynamischen Oligoplexe".[3])

Die der Homöopathie ideelich nahestehende „Isopathie" wird von Richard H a e h l in seiner Hahnemann-Biographie (Band II, Seite 302) wie folgt gekennzeichnet:

„Die Isopathie ist eine Heilweise, bei der Krankheiten mit dem eigenen Krankheitsprodukt in hochverdünnter Form behandelt werden, also Tuberkulose mit Tuberculin, Syphilis mit Syphilin, Milzbrand mit Anthracin usw. Statt Ähnliches mit Ähnlichem (Similia similibus) wird also Gleiches mit Gleichem (Aequalia aequalibus) behandelt. Der Vater dieser Isopathie war der Leipziger Tierarzt M. L u x. Nur wenige homöopathische Ärzte, darunter Constantin H e r i n g - Philadelphia und G r o ß - Jüterbogk, haben praktischen Gebrauch von ihr gemacht, Hahnemann selbst hat sie entschieden abgelehnt."

Die am 14. Oktober 1832 an Hahnemann gerichtete Bitte des Tierarztes L u x, ihm das erste Heft seiner Veröffentlichungen über homöopathische Heilungen von Tierkrankheiten dedizieren zu dürfen, ist von H a h n e m a n n nicht beantwortet worden. Die Zusammenhänge zwischen der Isopathie, die man auch als Immunotherapie bezeichnet und der Serologie, die freilich, da sie die Toxine durch im Tierkörper gebildete Antitoxine bekämpft, schon der Allopathie angehört, liegen auf der Hand.

Eine weitere Spielart der Homöopathie oder doch eine durch Heranziehung des Ähnlichkeitsprinzips und Anwendung von kleinen Dosen eine Beziehung zu den Lehren Hahnemanns anstrebende Therapie ist die um die Mitte des 19. Jahrhunderts durch den Grafen

---

[1]) Borggold-Verlag, Leipzig.
[2]) Norli-Verlag, Christiana (1885), zweite Auflage, erschienen in Philadelphia (1890), Auslieferung K. S. Köhler, Leipzig.
[3]) M a d a u s, Taschen-Rezeptierbuch der Dynamischen Oligoplexe und Präparate.

Cesare M a t t e i aus Bologna erfundene und verbreitete „Elektro-Homöopathie".

Die Zusammensetzung der in Anlage B der Vorschriften über den Verkehr mit Geheimmitteln aufgeführten „elektro-homöopathischen" Präparate, deren Abgabe mithin in Deutschland nur gegen ärztliche Verschreibung erfolgen darf, ist niemals mit der erforderlichen Eindeutigkeit bekanntgegeben worden. Sie sind Spezialmittel, deren Erzeugung Fabrikgeheimnis der vom Grafen M a t t e i begründeten italienischen Herstellungsstätte oder, soweit es sich um die deutschen homöopathischen „Elektro-Komplex"-Mittel handelt, der Iso-Werk AG. in Regensburg ist. Die Bezeichnung „Elektro-Homöopathie" erläutert Graf Cesare M a t t e i in einem ungemein charakteristischen Vorwort zu dem jetzt in achter, von Dr. med. Eduard B u s s m a n n neubearbeiteter Auflage vorliegenden Büchlein „Die Elektro-Homöopathie"[1]) wie folgt:

„Ich wollte mit diesem Worte sagen, daß diese Heilmittel eine Art von Elektrizität seien, insofern sie nämlich, dem Gesetz der Ähnlichkeit gehorchend, eine Kraft und eine Schnelligkeit der Wirkung besitzen, daß es sowohl erlaubt sein mag, sie mit der Elektrizität zu vergleichen."

Die theoretischen Grundlagen der „Wissenschaft" M a t t e i s gipfeln in nachstehenden Sätzen:

„Der menschliche Organismus besteht aus zwei elementaren Flüssigkeiten, der Lymphe und dem Blute. Von dem Zustande dieser beiden Bestandteile hängen Gesundheit und Krankheit ab."

Gegen die aus „der Alteration der Lymphe" stammenden Krankheiten helfen die „Antiscrofolosi", gegen diejenigen, die sich, von einer „Alteration des Blutes" herleiten, die „Antiangioitici". Später hat M a t t e i die Wirkung der Antiscrofolosi mehr auf „gewisse Unreinigkeiten" des Fleisches (Skrofulose) beschränkt und für den Fall, daß „diese Verderbtheit die weißen Gefäße ergreift" und „Störungen der Lymphe" herbeiführt, Heilmittel unter dem Namen „Cesare" zusammengestellt. Daneben gibt es die „Pettorali" als Bronchienmittel, die „Febrifugi" als Fieber-, Leber- und Milzmittel, die „Vermifugi" als Wurmmittel und die „Venturoli" als Mittel, „welches die Syphilis unter allen ihren Erscheinungen heilt und sie vielleicht verhütet". Insgesamt wies die Elektro-Homöopathie 1926 38 Heilmittel auf, von denen die 32 Körnermittel vorwiegend zum innerlichen, die 6 flüssigen im wesentlichen zum äußerlichen Gebrauch bestimmt sind. Die flüssigen Mittel werden als rote, gelbe, blaue, grüne, weiße Elektrizität und als „Aqua per la pelle" als Hautwasser, das in der Hauptsache kosmetischen Zwecken dient, bezeichnet.

Über „die Elektro-Komplex-Homöopathie" der Iso-Werk AG. in Regensburg unterrichtet die kurze, unter obigem Titel im Verlage des genannten Werkes erschienene Schrift von Th. K r a u ß und das „Rezeptierbuch der Elektro-Komplex-Homöopathie" von C. E. G. L u x.[2])

---

[1]) Verlag Roll & Haas, Würzburg.
[2]) Verlag von C. E. Georg Lux, Regensburg.

Eine gleichfalls die Wunderkraft der Elektrizität heranziehende Heil- oder richtiger Heilmittellehre ist die „S e p d e l e n o p a t h i e” des im Jahre 1931 verstorbenen Apothekers Alexander M ü l l e r aus Bad Kreuznach. Sie beruht nach Angabe ihres Erfinders und seines ärztlichen Mitarbeiters Dr. M a r d n e r auf biologisch-astrologischer Grundlage und hat die Auffassung zur Voraussetzung, daß die Zellen des menschlichen Körpers „sich genau wie die des Weltalls in permanenten Schwingungen ihrer Protonen und Elektronen befinden ... Reguliert man also mit Hilfe von in ihrer Tätigkeit nach ganz bestimmter Richtung eingestellten Elektrolyten die Vorgänge des Sonnengeflechtes, so wird man durchweg in die Lage versetzt, alle Nervensysteme sowie alle mit ihnen in Verbindung stehenden Drüsen und Zellen zu beherrschen”.[1]

Müller sieht in dem „Sonnengeflecht”, dem Plexus solaris, den „Ausgangspunkt aller Nerven” und somit den Ansatzpunkt jeder Therapie, weil es „durch die Peripherie der Haut mit den kosmischen Schwingungen direkt in Verbindung steht”. Über die Zusammensetzung der dreizehn „Elektrolyten”, die er in drei verschiedenen Stärken darstellt und die „sämtlich die gleichen Bestandteile enthalten, die lediglich in der Struktur ihrer Kristallisation voneinander abweichen und deren prozentuales Verhältnis in den einzelnen Elektrolyten sich verschiebt”, sagt M ü l l e r folgendes:

„‚Sepdelen’ besteht aus citronensauren, weinsauren, phosphor- und schwefelsauren Salzen, die in verschiedener Kristallisation miteinander vermengt und durch minutiöse Arbeit einander angepaßt sind .... Sie enthalten Feinheiten in der Darstellung und Bearbeitung, wie sie die Arzneibücher der ganzen Welt bis heute nicht kannten; es entstand eine gewisse Harmonie aller Salze, die befähigt war, sich harmonisch in die Funktion des Nervensystems einzuschalten.”

Der erwähnten „Verordnungslehre” ist ein alphabetisches Register aller erdenklichen Krankheiten angefügt, aus dem „man sofort ermitteln kann, welches Präparat bei dieser oder jener Krankheit anzuwenden ist”. Es scheint demnach in der Natur der „kosmischen” Heilsysteme zu liegen, höchste Gedankengänge mit größter Primitivität des Heilgebrauchs zu verbinden.

Von den sogenannten „anthroposophischen Heilmitteln”, deren Erwähnung an dieser Stelle der Tatsache ihrer jenseits der geläufigen medizinischen Anschauungen liegenden Grundlagen entspricht, sagt Wilhelm S p i e ß in einer in der Pharmazeutischen Zeitung 1922 Nr. 96 veröffentlichten Erklärung u. a. folgendes:

„Die Heilmittel des Klinisch-therapeutischen Instituts (in Stuttgart oder Schwäbisch Gmünd) sind die Ergebnisse ernster medizinisch-wissenschaftlicher Forschung, zu der Dr. Rudolf S t e i n e r in einer Reihe von Vorträgen die Anregungen gab. An der Hand einer neuartigen Einteilung des menschlichen Organismus in das Sinnesnerven- und Stoffwechselsystem, zwischen denen das Zirkulationssystem als rhythmisierender Ausgleich steht,

---

[1] M ü l l e r , Alexander, Verordnungslehre für das biologische Heilverfahren Sepdelenopathie, Verlag Dr. Steffens & Co., Hamburg 1.

bemüht man sich hier, die bei vielen Erkrankungen eigenartigen Störungen dieser Systeme, dieses Rhythmus, ferner Störungen prozessualer chemisch-physikalischer Vorgänge zu erkennen und die eigentliche Krankheit als eine sich darauf aufbauende Zweigerscheinung zu betrachten. Das ganz wesentliche ist, daß die auf der Grundlage dieser Forschungsmethode gewonnenen Heilmittel nicht einer wahllosen Empirie entstammen, sondern sich aus den pathologischen Prozessen heraus streng rationell ergeben. Das Studium solcher Symptomkomplexe gelingt nur, wenn man den Menschen in Verbindung bringt mit dem gesamten Kosmos."

Von der mehr oder minder weitgehenden Mystik der letztgenannten Heilmittelsysteme zu der eigentlichen „Volksmedizin" ist nur ein Schritt. Wie D i e p g e n in seinem auf dem 49. Ärztetag in Kolberg am 26. Juni 1930 gehaltenen Vortrage „Volksmedizin und wissenschaftliche Heilkunde in Vergangenheit und Gegenwart"[1]) zutreffend andeutete, weisen das Gedankengut und der Heilmittelschatz der „Volksmedizin" im wesentlichen aus jedem Systemzusammenhang gelöste Reste mehr oder minder alter und überwundener schulwissenschaftlicher Vorstellungen und therapeutischer Maßnahmen auf. So ist, wenn auch entstellt und korrumpiert und vielfach eingebettet in ein Gewirr von Aberglauben, manches erhalten geblieben, was einer späteren erneuten Aufnahme durch die Wissenschaft für würdig befunden wurde. Jedenfalls trifft es zu, wenn D i e p g e n in seinem bereits erwähnten Aufsatze sagt:

„Wenn wir überblicken, was heute als Volksmedizin betrieben wird, so wüßte ich nichts, weder in den theoretischen Überlegungen, noch in den praktischen Maßnahmen, was nicht einmal in der Schulmedizin Geltung gehabt hat . . . Jedenfalls steht das, was die moderne Fachmedizin der Volksheilkunde entlehnt hat, in keinem Verhältnis zu dem, was die moderne Volksheilkunde der Wissenschaft entnahm."

Sucht man nach einer praktischen Bestätigung dieser Feststellung, so ist sie u. a. in dem Buche von Heinrich M a r z e l l „Unsere Heilpflanzen, ihre Geschichte und ihre Stellung in der Volkskunde"[2]) und der „Badischen Volksheilkunde" von Walther Z i m m e r m a n n[3]) gegeben. Die vielen „obsoleten" Mittel der Apotheke sind somit zugleich die bevorzugten Heilbehelfe der Volksmedizin.

---

[1]) Deutsches Ärzteblatt 1930 Nr. 25.
[2]) J. F. Lehmanns Verlag München.
[3]) Verlag C. F. Müller, Karlsruhe i. B.

Dritter Teil

Die pharmazeutische Technik.

1. Pharmazeutische Arbeitsgeräte und -vorgänge.

I.

Welche Arbeitsgeräte in den ältesten deutschen Apotheken, also in denen des 13. bis 15. Jahrhunderts, verwendet wurden und welche pharmazeutischen Arbeitsvorgänge in oder mit ihnen getätigt wurden, kann mit Sicherheit nicht angegeben werden, da hierüber jegliche Aufzeichnungen fehlen und auch keinerlei Abbildungen und dergleichen vorhanden sind. Soweit es sich bei diesen Apotheken um wirkliche Apotheken handelte, dürften wohl in Deutschland die Arbeitsgeräte Verwendung gefunden haben, die im benachbarten französischen Gebiete und vor allem in Italien benutzt wurden. Eine aus einer französischen Handschrift aus dem 12. Jahrhundert stammende Miniatur[1]) gibt hierüber Aufschluß. Sie zeigt einen Apothekerarzt bei seiner pharmazeutischen Tätigkeit, beim Zerkleinern von Drogen und der Herstellung von Arzneien mittels einer Waage.

Über die Ausstattung der deutschen Apotheken des 16. und 17. Jahrhunderts, über die in ihnen verwendeten Arbeitsgeräte und die damals üblichen pharmazeutischen Arbeitsvorgänge wissen wir schon besser Bescheid. Aus dieser Zeit sind nicht nur Beschreibungen, teilweise sogar in Buchform, sondern auch interessante Bilder (Holzschnitte) auf die Gegenwart gekommen wie z. B. die im 15. Jahrhundert (1470) gedruckte „Ars memorativa", der Hortus Sanitatis mit seinen Holzschnitten, gleichfalls aus den letzten Jahren des 15. Jahrhunderts, und „Das neue Buch der rechten Kunst zu destillieren" von Hieronymus B r u n s c h w y g k, gedruckt im Jahre 1505. Im allgemeinen hat sich das in den Offizinen heute noch verwendete Arbeitsgerät seit dem Mittelalter wenig verändert. Man denke nur an den Mörser, der wohl äußerlich dem Stil der Zeit angepaßt wurde, hinsichtlich Grundform und Material jedoch nur geringe Veränderungen erfahren hat. Es gab schon frühzeitig neben steinernen Mörsern (Achat, Granit, Sandstein, Marmor und Serpentin) teilweise sehr schön ausgeführte, manchmal mit Jahreszahlen und Familienwappen geschmückte Mörser aus Bronze, ferner Mörser aus Eisen, Elfenbein, Fayence, Holz, Mes-

---

[1]) A d l u n g , Dr., Die ältesten Apothekerordnungen, 1931. (Gesellschaft für Geschichte der Pharmazie).

sing und schließlich seit der Mitte des 18. Jahrhunderts auch aus Porzellan.

Die aus ältester Zeit schon bekannte zweiarmige Waage ist wohl verfeinert worden, die Form und das benutzte Material sind sich im allgemeinen aber gleich geblieben. Über Waagen und Gewichte siehe Näheres im Abschnitt: „Waagen, Gewichte, Meßgeräte". Pillen sind wohl ursprünglich nur mit der Hand angefertigt worden. Jedenfalls kam der Vorläufer der heutigen Pillenmaschine, der Pillenkamm, erst zu Beginn des 18. Jahrhunderts auf. Mit Hilfe des Pillenkammes wurde die Pillenmasse, nachdem sie geknetet und in Strangform gebracht worden war, in einzelne Stäbchen zerschnitten, die dann ausgerollt wurden. Die einzelnen Pillen wurden dann in besonderen Büchsen, den „Pillenversilberern" für die Pharmacia elegans zurecht gemacht.

Die Pillenmaschine in der heutigen Form war bereits in der zweiten Hälfte des 18. Jahrhunderts bekannt, fand aber erst im Laufe des 19. Jahrhunderts allgemeine Verwendung.

Zur Tätigkeit des Apothekers gehörte bis ins 18. Jahrhundert das Setzen eines Klistiers, wofür selbst in den Arzneitaxen des 18. Jahrhunderts noch besondere Preise ausgeworfen waren. Die Klistierspritze muß daher für diese Zeit noch als pharmazeutisches Arbeitsgerät angesprochen werden.

Über die zur Abgabe der Arzneien in den Apotheken verwendeten Gefäße und dergleichen schreibt H ä f l i g e r ausführlich in seiner „Pharmazeutischen Altertumskunde". Seinen Ausführungen sei folgendes entnommen:

„Manche Medikamente wurden früher in Gefäße gegeben, welche der Käufer selbst mitbrachte, gewisse andere wurden in Tierblase, Pergament, Leder, später in Wachspapier eingewickelt. Aromatica, Bezoarsteine und überhaupt Objekte aus der Steintherapie und dem Amulettwesen, alle zu den Umhängemedikamenten zu zählenden Arzneimittel wurden in Beutel, Säckchen aus Stoff oder Leder oder in Metall eingeschlossen. Die Angaben über Anwendung und Einnahme des Medikamentes vermittels angebundenen Pergament-, Leder-, Holz- oder Papierstreifen lassen sich bis in das sechzehnte Jahrhundert zurückverfolgen. Die sogenannten Rezeptfahnen und Papiertekturen werden nach B e r g e r am Anfang des 17. Jahrhunderts erwähnt. Eine besondere Form der Abgabegefäße bilden die Einnahmebecher. Sie blieben im Besitz der Apotheke und wurden nur ausgeliehen. Spanschachteln kannte man nachgewiesenermaßen schon um die Wende des 15. Jahrhunderts. Die Pappschachteln, welche an ihre Stelle traten, kamen zu Anfang des 19. Jahrhunderts auf. Sie wurden wie Düten um ihre Einführungszeit herum vielfach im Haushalt des Apothekers hergestellt oder vollendet."

Schneidelade, Wiegemesser, Stoßmesser, Wurzelschneiden sind in W e c k e r s Antidotarium generale abgebildet.

Es bleibt noch ein Arbeitsgerät zu erwähnen, das auch heute noch in verschiedenster Form verwendet wird. Es ist der sogenannte Rezeptiertisch. Ursprünglich war es ein einfacher Tisch, später war er mit allerlei Zierat ausgestattet. Nach den in Preußen und verschiedenen anderen deutschen Ländern heute geltenden Vorschriften muß er vom

Handverkaufstisch getrennt und gegen das Publikum abgesperrt sein; in Bayern genügt es, wenn er geräumig und zweckmäßig ausgestattet ist.

Wie die Offizinen der alten Apotheken waren auch die Laboratorien ursprünglich sehr einfach ausgestattet. Jedenfalls läßt darauf ein in Brunschwygks Buche über die Destillierkunst befindlicher, von P e t e r s[1]) wiedergegebener Holzschnitt schließen. Er stellt ein Laboratorium des 15. Jahrhunderts dar, in dem der Apothekergeselle unter Aufsicht des Meisters auf offenem Feuer in einer dreifüßigen Pfanne ein Präparat herstellt. Außer einigen an der Wand hängenden ähnlichen Pfannen sowie einigen Löffeln und einer in einer Nische stehenden Flasche enthält das Laboratorium kein weiteres Gerät. Als zu Beginn des 16. Jahrhunderts die Lehren des großen P a r a c e l s u s in der Medizin Eingang gefunden hatten und infolgedessen jetzt in den Apothekenlaboratorien neben Tinkturen, Extrakten, Pflastern und ähnlichen Mitteln „chymische" Präparate hergestellt werden mußten, und als in manchen pharmazeutischen Laboratorien sogar nach dem Stein der Weisen geforscht wurde, — man denke nur an die Zornsche Apotheke in Berlin, in der B ö t t g e r, der Goldsucher und — mit T s c h i r n h a u s — Erfinder des Porzellans, gelernt hatte — da reichten die bisher verwendeten einfachen Laboratoriumsgeräte nicht mehr aus. Erfreulicherweise ist uns überliefert worden, was zu jener Zeit in den Apotheken und Apothekenlaboratorien als Arbeitsgerät vorhanden war. Johann Joachim B e c k e r s Werk: Tripus hermeticus vom Jahre 1680 enthält ein „Schema instrumentorum laboratorio portali inservientium", in dem 64 einzelne Teile verzeichnet sind. Auch der Straßburger Pharmazieprofessor Reinbold S p i e l m a n n hat in seinen „Institutiones Chemiae praelectionibus academicis accomodatae, Argentorati 1766" über Instrumenta Chymica berichtet. Sehr ausführliche Angaben finden sich in Dr. Johann S c h r ö d e r s „Pharmacopoea universalis" aus dem Jahre 1746. Sie zeigt, daß sich das Apothekenlaboratorium in der Mitte des achtzehnten Jahrhunderts inhaltlich und hinsichtlich der in ihm vorgenommenen Arbeiten wenig von dem des siebzehnten Jahrhunderts unterscheidet. Da in dem Schröderschen Buche auch die damals üblichen Arbeitsvorgänge angegeben, teilweise sogar beschrieben worden sind, soll auf dieses Werk besonders verwiesen werden. Von dem darin angegebenen „Apothekenwerkzeuge", das gleichfalls aus vierundsechzig verschiedenen Teilen bestand, sollen hier die wichtigsten angeführt werden: Der damalige Apotheker brauchte Rührpistille zur Verfertigung von Morsellen, Pflastern und dergleichen, gläserne Glocken zur Bereitung von Spiritus sulfuris, Circuliergefäße, eine Art Rückflußkühler, Löffel, Seihetücher, Retorten aus waldenburgischer Erde oder Glas, Siebe, Schmelztiegel, Goldschmiedetiegel, die man „zu laboribus chimicis" benötigte, aus guter Tiegelerde mit einem Zusatz von Bolus, Silberglätte, gebrannten Kieselsteinen und Speisesalz hergestellt, Kol-

---

[1]) P e t e r s, Aus pharm. Vergangenheit, 1886. S. 22.

ben zu Vorlagen oder Rezipienten, Eisen zum Gläserschneiden, Filter aus Löschpapier, Einguß zum Gießen von Metallen, Tiegel oder Pfannen, stählerne Mühlen, um Metalle zu zerkleinern, Hammer, Spitzbeutel aus Leinen und Wolle, Mörser, Hafen, Gläser mit unten rundem Bauch zum Rektifizieren von Spiritus vini, Pistille, Reibesteine, um Edelsteine unter Zusatz von Wasser zu verreiben, Pressen zur Ölbereitung, Gießpickel zur Herstellung eines Regulum und um Metall zu läutern, Vorlagen, Kühlfaß, gefüllt mit kaltem Wasser, durch das ein oder zwei zinnerne oder bleierne Rohre gehen, Rührstecken, Beutel, Scheidetrichter von Glas, um Öl von Wasser zu trennen, Haarsieb, Spatel, Tabulierbrett aus Kupfer, auf denen man die Küchlein (Manus Christi) ausgoß, Schmelztiegelzangen, die S c h r ö d e r Tenacula nennt, Trichter, Kohlenzangen und Destillierblasen. Im Kapitel XIV. spricht er über die Bereitung der Arzneien und nennt und erklärt die verschiedenen Methoden, von denen hier auch nur die wichtigsten aufgeführt werden sollen: Unter „Calcinieren" versteht er das Ausglühen und Verbrennen zu Asche sowohl von Kräutern wie von Hörnern und Tiergebein und von Mineralien. Decocta und Säfte bedurften der „Clarification". Dies geschah mittels Eiweiß, Digestion oder durch Filtrieren. Unter „Coagulare" verstand er eigentümlicherweise „was durch Ausdämpfen dick gemacht wird". Die Ausdrücke „Condire" und „Conficere" unterschied er in der Weise, daß im ersteren Falle Arzneimittel mit flüssigem Zucker oder Honig behandelt wurden, unter Conficere verstand er „hart mit Zukker überziehen". Eine vielgebräuchliche Arbeitsmethode war das „Dephlegmieren". Man verstand darunter das Abziehen des bei der Destillation oder Sublimation übergehenden Produktes vom „Phlegma". Bevor man einen Körper der Destillation unterwarf, wurde er, um ihn zu lösen oder zu erweichen, „digeriert". Man ging dabei in der Weise vor, daß man den Körper in einen Glaskolben brachte, den Kolben in eine mit ungelöschtem Kalk versehene Grube stellte und dann mit Pferdemist bedeckte. Zur Erzielung erhöhter Temperatur begoß man diesen mit lauwarmem Wasser. Man digerierte auch dadurch, daß man den Kolben in Ameisenhaufen, Brot, Backöfen, Asche und sogar in den Bauch eines Pferdes brachte. Nach Beendigung der Digestion wurde destilliert. Die älteste Form der Destillierapparate war der „Alembik", ein mit einem Ausflußrohr versehener einfacher Deckel. Er wurde auf einen Kessel oder Topf gesetzt und mit diesem verkittet. Das Destillat wurde im sogenannten Receptaculum aufgefangen. Die in den pharmazeutischen Laboratorien des 16. Jahrhunderts verwendeten Destillierapparate waren schon besser ausgestattet. Da sie in der Hauptsache zur Destillation leichtflüchtiger Stoffe benötigt wurden, mußten Kühlvorrichtungen angebracht werden. Man benutzte hierzu das oben erwähnte Kühlfaß und verbesserte es dadurch, daß man das Rohr in Schlangenform brachte. Die ältesten Destillierapparate bestanden ganz aus Metall. Aber schon Albertus M a g n u s (1193—1280) warnte vor der Verwendung aus Metall bestehender Destillierapparate, da die dabei gewonnenen Destillate leicht durch Metall verunreinigt würden. Eine hierauf bezügliche Bestimmung wurde zum ersten Male etwa um 1472 in die Apothekengesetzgebung aufgenommen. Nach der Konstanzer Apothekerordnung „söllend sy die wasser nit in kupfer, sunder in ply, glass oder erden brennen". Die Nürnberger Apothekerordnung vom Jahre 1555 verbot überhaupt das Brennen in „Metallischen geschirren oder gefessen, Als in Zihn, Kupfer oder Messing", weil es den Menschen im Leib sehr schädlich sei. Dieses Verbot konnte allerdings nicht aufrecht erhalten werden. Es wurde in der erneuerten Nürnberger Apothekerordnung vom Jahre 1592 wieder aufgehoben. Nach der Ulmer Ordnung vom Jahre 1564 durften gebrannte Wässer nur in gläsernen oder glasierten Destillierzeugen hergestellt werden.

Zu den wichtigsten Arbeitsgeräten des pharmazeutischen Laboratoriums vergangener Zeiten gehörten die „Feuerherde" und „Brennöfen". Sie sind wie die Destillationsapparate von B r u n s c h w y g k in seinem mehrfach erwähnten Werke abgebildet und beschrieben worden. Ein Ofen der einfachsten Einrichtung war der gemeine „Brennofen". Er war aus Backsteinen oder glasierten Kacheln aufgebaut. Sollte die Destillation aus einem feuerfesten, metallenen Destillierkessel geschehen, so wurde dieser unmittelbar auf eine oben gelassene Öffnung des Ofens über das freie Feuer gesetzt. Bei der Verwendung von gläsernen, irdenen oder bleiernen Destillationsapparaten wurde die Öffnung mit einer Eisen- oder Steinplatte bedeckt und die Platte mit einer Aschenschicht bestreut, auf die dann das Destillationsgefäß gestellt wurde. Sollte eine „Destillatio per balneum" vorgenommen werden, dann wurde eine sogenannte „Kapelle" verwendet, die mit Wasser gefüllt war. In diese setzte man den Destillationskolben. Um gleichzeitig mehrere Destillationen vornehmen zu können, bediente man sich der „Destillationsherde". Als Feuerungsmaterial werden von B r u n s c h w y g k Lohekuchen, Holz und Holzkohlen genannt. Seit der Mitte des 16. Jahrhunderts heizte man schon mit Steinkohle. Mit stärkstem Feuer mußten nach S c h r ö d e r die „mineralien, als Salpeter, das Salz, Vitriol, Alaun etc. auch Teile der Tiere, das Hirsch-Bock- und Menschen-Geblüt durch eine ‚Retorte' destilliert werden. Denn deren flüchtiges Salz hafte in dem dicken stinkenden Oel so hart, daß man es auch mit dem stärksten Feuer heraustreiben muß". Von den in den alten Apothekerlaboratorien vorgenommenen Arbeitsmethoden sind noch zu nennen: „Das Extrahieren", d. h. „durch Behuf eines Liquoris den vornehmsten Teil eines Dinges herausziehen", und das „Fermentieren". Als Beispiel wird hierzu von S c h r ö d e r das „Abgähren" der Krebsaugen mit Zitronensaft, Essig und dergleichen angeführt. Hierher gehört ferner das „Präcipitieren". S c h r ö d e r verstand hierunter „was in einem Liquore aufgelöst und wieder zu Boden geschlagen wird". Für das „Abpressen" bediente man sich im pharmazeutischen Laboratorium ursprünglich recht einfacher Apparate. Sie erfuhren später manche Vervollkomm-

nungen. Hölzerne und eiserne Pressen kannte man schon im sech-
zehnten Jahrhundert. Die hydraulische Presse wurde erst 1816 in die
Apothekenlaboratorien eingeführt. Nach H ä f l i g e r wurde die Holz-
schraube jetzt durch die Metallschraube ohne Ende ersetzt. Die un-
vorteilhaften Plattenpressen mußten den Spindelpressen und Differentialhebelpressen Platz machen.

Das von Karl Gottfried H a g e n herausgegebene „Lehrbuch der
Apothekerkunst, Königsberg 1786" enthält einen Kupferstich, der das
Innere des Laboratoriums der Hofapotheke zu Königsberg wiedergibt.
Der gewölbte Arbeitsraum enthält verschiedene Feuerherde, Destillationsapparate und zeigt, wie ein Apothekerlaboratorium gegen Ende
des 18. Jahrhunderts beschaffen war. Im Lehrbuch selbst bespricht
H a g e n die bereits erwähnten „Pharmazeutischen Instrumente" und
in einem besonderen Abschnitt die „Pharmazeutischen Operationen",
die er in mechanische und chemische einteilt. Es ist interessant, daß
zu jener Zeit zu letzteren noch gehörte: Die Auflösung, Extraktion,
Infusion, Digestion, Mazeration und das Kochen.

II.

Als um die Wende des 18. Jahrhunderts Männer wie B e r z e -
l i u s, S c h e e l e, L i e b i g, K l a p r o t h und H e r m b s t a e d t der
Chemie einschließlich der pharmazeutischen Chemie neue Wege wiesen,
da veränderte sich auch das Bild des pharmazeutischen Laboratoriums.
Die veralteten Geräte verschwanden; an ihre Stelle traten zum Teil von
den großen Chemikern selbst konstruierte Geräte und Instrumente,
denen hierbei der Umstand zu Hilfe kam, daß sich die im Anfang des
17. Jahrhunderts aufgekommene thüringische Glasindustrie in den
Dienst der Wissenschaft gestellt hatte. Die von den Chemikern angefertigten neuen Apparate und Geräte wurden von den Glasfirmen, zu
denen in erster Linie die Firma G r e i n e r gehörte, übernommen,
verbessert im Großen hergestellt und in den Handel gebracht. Die
Glasindustrie nahm dadurch einen gewaltigen Aufschwung auf dem
Gebiete des Apparatenbaues. Unter den Chemikern war auf dem Gebiete
der Selbstherstellung von chemischen Geräten B e r z e l i u s bahnbrechend. Zu den von ihm selbst verfertigten Apparaten gab er eine
gedrängte Darstellung heraus, die unter der Bezeichnung: „Die Kunst
der Glasbläserei vor dem Lötrohr" in deutscher Übersetzung 1803 in
Jena erschien. S c h e l e n z[1]) schreibt hierüber:

„Von den allem Anscheine nach zuerst von ihm geschaffenen
Apparaten seien vor allem Reagenzgläser genannt. Er führt sie als
Röhren auf, „die Aufmerksamkeit verdienen, weil sie für Erkennungs-
proben, zu Auflösungen, Fällungen, Kochungen usw. sich sehr wohl
eignen, da sie sich mit geringen Mengen anstellen lassen". 1828 werden sie schon als „Reagier- oder Probiergläser" angeboten. B e r z e -

---

[1]) S c h e l e n z, H., Zur Geschichte der Entwicklung der chemischen
Geräte, D i e r g a r t, Beiträge aus der Geschichte der Chemie.

l i u s beschreibt auch schon ein Reagenzglasgestell, das Urbild unseres jetzigen. Von ihm wurde die kleine noch jetzt gebrauchte Spirituslampe eingeführt und als Ersatz der immer noch in erster Reihe verwandten Windöfen die nach ihm benannte Lampe. Sie verschwand erst nach Einführung des Gases in den sechziger Jahren des vorigen Jahrhunderts allmählich aus den Apothekenlaboratorien. Er stellte auch etwa in Art eines W gestaltete Röhren her, um mit kleinsten Mengen von Flüssigkeiten Destillationsversuche machen zu können. Bei ihm sehen wir auch die erste Spritzflasche, einen Kolben mit kurzem, ausgezogenem Röhrchen im durchbohrten Stopfen. Für das Arbeiten mit heißem Wasser hatte er einen Halter aus Draht konstruiert. Für das „Aussüßen von Niederschlägen" erdachte B e r z e l i u s einen Trichter mit übergestülptem Wassergefäß, das sich von selbst entleerte, wenn das Wasser im Trichter sich senkte und Luft eintreten ließ. Er gibt auch den ersten Scheidetrichter, jedoch noch ohne trennenden Hahn an, ferner einen Heber mit seitlicher Öffnung. Er soll auch die alten Stechheber als Pipetten eingeführt haben."

Der Thüringer Heinrich G e i ß l e r , 1814 geboren, konstruierte bzw. verbesserte nach S c h e l e n z die Quecksilberluftpumpe, die Geißlerschen Röhren, den Kohlensäurebestimmungsapparat und andere Apparate, die zum Teil auch in pharmazeutischen Laboratorien Eingang fanden.

Die von Friedrich M o h r gebaute und von W e s t p h a l vervollkommnete Waage zur Bestimmung des spezifischen Gewichtes fehlt seit Mitte des vorigen Jahrhunderts in keinem Apothekenlaboratorium. M o h r verdankt die Pharmazie auch den Korkbohrer. Im Anfang des 19. Jahrhunderts wurde von der Firma B e i n d o r f f in F r a n k f u r t a. M. nach den Angaben des Heidelberger Pharmazeuten G e i g e r der Dampfapparat gebaut, der mit einigen später angebrachten Verbesserungen eine Zierde der Apothekenlaboratorien wurde. Es soll nicht unerwähnt bleiben, daß der Greifswalder Professor W e i g e l bereits im Jahre 1771 einen Röhrenkühler mit laufendem Wasser herstellte, der zuerst aus Blech, später aus Glas bestand. Ein Rückflußkühler wurde zum ersten Male im Jahre 1836 von Karl Friedrich M o h r erwähnt. Er führte auch mit seinem Lehrbuch der „Chemischanalytischen Titriermethode" die von dem Erfinder der Maßanalyse, Gay-Lussac, konstruierten Maßkolben, Mischzylinder, Büretten und Pipetten in den deutschen Laboratorien ein. Vergrößerungsgläser wurden als Hilfsmittel in der Apotheke zum ersten Male in der Pharmacopoea Bavarica von 1822 erwähnt, sind aber bereits von D e s c a r t e s 1637 beschrieben worden. Sie wurden in der Pharmacopoea Wirtembergica 1847 genannt. Das Mikroskop fand in der Apotheke jedoch erst wesentlich später (1865) allgemeine Verwendung.

Seit der Mitte des 18. Jahrhunderts wurde zur Herstellung der Apothekenstandgefäße und ähnlicher Einrichtungsstücke auch Porzellan verwendet. Bald fertigte man auch Abdampfschalen und Reibemörser aus Porzellan an und verdrängte dadurch nach und nach die in den pharmazeutischen Laboratorien bis dahin verwendeten Gerät-schaften aus Töpferton.

Zu Beginn des 19. Jahrhunderts begann man Laboratoriumsgerät aus Platin herzustellen. Wegen des hohen Preises gehörte ihre Verwendung aber noch zu den Seltenheiten. G o e t h e ist es zu verdanken, daß das Döbereinersche Pharmazie-Laboratorium zu J e n a nicht nur mit wertvollen Glasapparaten, sondern auch mit Platinschalen ausgestattet wurde. Als etliche Jahre später vom Apotheker H e r ä u s zu H a n a u eine Platinschmelze angelegt worden war, gewann das Platingerät in der Chemie immer mehr an Bedeutung, der Platintiegel war bald darauf in jeder Apotheke anzutreffen. Heute gehört er zum amtlich vorgeschriebenen Inventar einer Apotheke.

Das Trocknen fester Stoffe, insbesondere von Kräutern, geschah in der alten Apotheke nur auf dem in jedem Apothekerhause besonders gepflegten Kräuterboden. Als in neuerer Zeit auch diese ehemals rein pharmazeutische Tätigkeit immer mehr in die Hände von Großfirmen überging, da verschwanden vielfach die Trockenböden. Man begnügte sich jetzt mit Trockenschränken, die man mit dem Dampfapparat in der Weise verband, daß man die abziehenden Feuerungsgase in Röhren durch den Trockenschrank hindurchleitete.

Seit 1836 muß in den preußischen Apotheken ein kleiner Dampfdestillationsapparat vorhanden sein, in dem eine Vorrichtung zur Einstellung von den zur Herstellung von Dekokten und Infusen benötigten Büchsen vorhanden ist. Daneben ist für die Offizin ein sogenannter Handdampfkocher mit dem nötigen Gerät vorgesehen.

<h2 style="text-align:center">III.</h2>

Die sich immer verfeinernde Ausgestaltung auch der Apparateindustrie und die Bedürfnisse der Großherstellung schufen viele neue Hilfsmittel für die Arzneimittelproduktion bzw. -Bearbeitung, von denen, besonders nach der Bereitstellung billiger Motorkraft, auch der Kleinbetrieb der Apotheker profitierte. An dieser Stelle kann nur knapp das wesentlichste angeführt werden.

Bereits auf der in Jena abgehaltenen Naturforscherversammlung des Jahres 1836 sprach der Direktor des Apothekervereins im nördlichen Teutschland, Dr. R. B r a n d e s , „über die Vorteile der Deplacirungsmethode bei Bereitung der offiziellen Extrakte".[1] Allmählich gewann dieses „Deplazierungsverfahren" — Entfernung der gesättigten Extraktlösung durch frisches Lösungsmittel — immer mehr Anhänger. Man benutzte hierzu eine nach dem Grafen R e a l benannte Presse, die Friedrich M o h r in dem „Lehrbuch der pharmazeutischen Technik" eingehend beschreibt. Dem Grafen R e a l schwebte „die Idee vor, durch starken Wasserdruck tiefer in die Pflanzenfaser einzudringen und dadurch eine vollkommnere Ausziehung zu bewirken."

---

[1] U r d a n g , 100 Jahre Abteilung Pharmazie der deutschen Naturforscherversammlung, Pharm. Ztg. 1930 Nr. 78.

Auch die Romershausensche Luftpumpe wurde als Hilfsmittel vielfach herangezogen. Wenn auch die Realsche Presse bald wieder aus dem pharmazeutischen Laboratorium verschwand, so ist sie doch als Vorläufer der später eingeführten Perkolatoren zu bewerten. Der Gedanke, in offenen Gefäßen, also ohne Druck zu arbeiten und zwar in der noch heute üblichen Art der Überschichtung der Droge mit der stets etwas darüberstehenden Extraktionsflüssigkeit unter kontinuierlichem Nachfließen frischer Extraktionsflüssigkeit im Verhältnis zum Abtropfen des Extrakts, stammt von dem französischen Apotheker B o u l l a y. J. H e r z o g sagt in seiner Arbeit „Perkolatoren":[1] „Die Wichtigkeit dieses neuen Prinzips erkennt man durch die Erwägung, daß bei dem Abpressen nach der Mazeration oder Digestion ein nicht unbedeutender Anteil der Extraktlösung in der Droge zurückbleibt, während bei der Verdrängung die Droge völlig erschöpft werden kann und dann nur Lösungsmittel zurückhält." Die Perkolationsmethode wird in der Hauptsache zur Herstellung der Fluidextrakte benutzt und wurde offiziell zum ersten Male in der amerikanischen Pharmakopöe vom Jahre 1840 aufgeführt. Neuerdings wird sie auch zur Darstellung von Tinkturen in Großem verwendet. Eine Abwandlung der Verdrängungsmethode liegt in dem von B r e d d i n erfundenen Diakolationsverfahren vor. Sollen Drogen zum Ansetzen von T i n k t u r e n oder zur Herstellung von E x t r a k t e n zerkleinert werden, so bedient man sich im Kleinbetrieb der in den Apothekenbetriebsordnungen vorgesehenen Einrichtungsgegenstände der Stoßkammer wie des Wiege-, Schneide- oder Stampfmessers mit Brett und Kasten. Im pharmazeutischen Großbetrieb verwendet man sogenannte Schrotmaschinen, von denen sich nach E. N a d l e r[2] E x c e l s i o r -, S c h l a g k r e u z - und S c h l a g n a s e n m ü h l e n besonders eignen. Die ersteren sind je nach Bedarf mit Handbetrieb oder Motor eingerichtet, die anderen nur für Motorenbetrieb.

Der zur Herstellung von Pulvern vorgeschriebene Metallmörser der Stoßkammer mußte im Großbetrieb den K u g e l m ü h l e n Platz machen, die aus Stahltrommeln bestehen, in denen sich Kugeln aus Metall oder Porzellan befinden, die bei der Drehung der Trommel in die Höhe gerissen werden und dann auf die in der Trommel befindliche Substanz fallen und diese dadurch zerkleinern. Das Produkt wird in S i e b m a s c h i n e n von den groben Bestandteilen getrennt. N a d l e r erwähnt noch die in der Industrie verwendeten P o c h w e r k e zum Zerstampfen der verschiedensten Materialien wie Erze, Drogen und Chemikalien.

Zur Herstellung von größeren Mengen S a l b e n bedient man sich an Stelle der Reibeschalen oder Salbenmörser bzw. der gläsernen oder porzellanenen Platten, auf denen die Salben mit Hilfe dünner

---

[1] T h o m s, H., Handbuch der Pharmazie 1924 S. 461.
[2] N a d l e r, E., Schneide- und Zerkleinerungsmaschinen, Pulverisierungseinrichtungen ebenda S. 325.

Spatel verrieben und gemischt werden, verschiedener S a l b e n r e i b‚
und - m i s c h m a s c h i n e n mit pendelnder Pistillbewegung. Für die
Bereitung von Salben mit Metalloxyden wird die Verwendung der
den Farbenmühlen nachgebildeten S a l b e n m ü h l e n empfohlen.[1]
Bei ihnen wird ein starker Druck auf das zu verreibende Pulver ausgeübt und dadurch feinste Verreibung erreicht. Sie eignen sich ganz
besonders zum Töten des Quecksilbers bei der Herstellung der Queck-
silbersalbe.

Bis in die Neuzeit wurden Salben in den Apotheken in einfachen
Spanschachteln, Blechschachteln oder Töpfen aus Ton und Porzellan
abgegeben. Hierzu trat später die Tube als Abgabegefäß. Zur Füllung
von Tuben hatte man sich ursprünglich der sogenannten K o n d i -
t o r s p r i t z e bedient. Aus ihr entwickelten sich gar bald besondere
T u b e n f ü l l a p p a r a t e verschiedenster Konstruktion für Kleinbetrieb und für Massenfabrikation.

Seit längerer Zeit hatte in der Apotheke ein kleiner, aus Buchs-
baum hergestellter Apparat zur Herstellung von S u p p o s i t o r i e n
aus Kakaoöl Verwendung gefunden. Dazu kamen bald Gußformen aus.
Metall. B u d d e[2] schreibt in seiner Arbeit über Komprimiermaschinen,
daß für den Großbetrieb Maschinen hergestellt worden sind, die 30
Suppositorien und mehr auf einmal erzeugen. Bei ihnen wird die
Kakaobutter mit den Zusätzen durch kleine fast haarförmige Kanäle
in die eigentliche Form gepreßt. Für Groß- und Kleinbetrieb empfiehlt
er die gutwirkende Englersche Maschine, die als Universalmaschine
Patent Endermann bezeichnet wird.

Eine große Rolle spielen heute die durch Pressen trockner Pulver
hergestellten Tabletten. Zum ersten Male wurden komprimierte Arzneistoffe in England hergestellt und zwar auf Grund eines dem ehemaligen Uhrmacher und späteren bekannten Maler William B r o c k e -
d o n im Jahre 1844 erteilten Patents. Die ersten in den Handel gelangenden Vertreter dieser neuen Arzneiform waren „Brockedons Patent
Pills: Compressed Pure Bicarbonate of Potass”, also Natriumbikarbo-
nattabletten. Nach S c h e l e n z[3] sprach Professor J. R o s e n t h a l zu
E r l a n g e n im Jahre 1872 über die fabrikmäßige Darstellung von
komprimierten Pastillen — im Jahre 1874 veröffentlichte er eine
Schrift „Eine Kompressionspresse für voluminöse Arzneimittel” —
und veranlaßte dadurch verschiedene Firmen zur Konstruktion von
Maschinen für den Hand- und Massenbetrieb. Durch seine Ausführungen hatte sich R o s e n t h a l in scharfen Gegensatz zu den Vertretern der Pharmazie gesetzt. Die Apotheker erreichten es, daß die
Herstellung von komprimierten Tabletten in größerem Maßstabe zunächst unterblieb. Auf die Dauer konnte eine derartige Neuerung
jedoch nicht unterdrückt werden. In den neunziger Jahren des vorigen

---

[1] B o h l m a n n, R. in Thoms Handbuch der Pharmazie 1924 S. 553.
[2] Desgl. S. 549.
[3] S c h e l e n z, H., Geschichte der Pharmazie.

Jahrhunderts fand die Tablette auch in Deutschland weite Verbreitung und wurde auch bei der preußischen Heeresverwaltung eingeführt. Die Industrie bemächtigte sich dieser bequemen Arzneiform und heute werden fast alle festen Arzneistoffe in Tablettenform in den Handel gebracht. Man benutzt zu ihrer Herstellung im Großen verschiedene Systeme von Komprimiermaschinen, von denen Budde[1] mehrere beschreibt. Mit einem sogenannten Doppelpresser können an einem Tage über 200 000 Tabletten hergestellt werden.

Auch für die Großherstellung von Pillen sind besondere Apparate erfunden. In Knetmaschinen, die H. Lechler ausführlich beschreibt,[2] wird die zu formende Mischung zu einer gleichmäßigen Masse verarbeitet. Die entstandene Pillenmasse wird dann in Pillenstrangpressen gebracht. Die dabei erhaltenen Stränge werden in Rotationsmaschinen ausgerollt. Es gibt Rotationspillenmaschinen mit einer Tagesleistung bis 300 000 Pillen und Pillenapparate (Patent Endemann), die zur gleichzeitigen Herstellung der Pillenstränge und der fertigen Pillen dienen. R. Bohlmann erwähnt in einer Abhandlung über „Pillen und Pillenmaschinen"[3] außerdem Apparate, die zum schnellen Abzählen der Pillen bestimmt sind. Derselbe Verfasser hat an gleicher Stelle auch über „Pflastermaschinen" geschrieben.[4] Um größere Pflastermengen in Stangenform darstellen zu können, bedient man sich der Pflasterknetmaschinen, die nach Art der Pillenknetmaschinen konstruiert sind und vielfach mit einer Vorrichtung zum Erwärmen der Preßplatte und des unteren Teiles des Preßzylinders versehen sind. Das Ausstreichen geschieht im Kleinbetrieb noch nach dem alten Verfahren durch Ausgießen der Pflastermasse und Ausstreichen mittels eines erwärmten Spatels. Im Fabrikbetrieb bedient man sich dazu der Pflasterstreichmaschinen. Es gibt solche mit verschiebbarer Breite und solche, die nur für eine bestimmte Breite zu brauchen sind. Soll das gestrichene Pflaster in Bandform gebracht werden, so verwendet man hierzu besondere Pflasterschneidemaschinen. Soll es durchlocht oder durchbrochen werden, so geschieht dies mittels Pflasterperforiermaschinen, von denen auch verschiedene Konstruktionen im Handel sind. Schließlich seien noch die Senfpflaster, Englische Pflaster und Kataplasma erwähnt, die heute nur noch fabrikmäßig hergestellt werden.

Eine Arzneiform, die wie die Tablette in den letzten Jahrzehnten immer mehr an Bedeutung gewonnen hat, ist die Ampulle. Man versteht darunter kleine Fläschchen verschiedenster Form, in denen eine keimfreigemachte Arzneilösung in bestimmter Dosis gebrauchsfertig eingeschlossen ist. Über den Ursprung der „Ampulle" sagt Runne in seiner vortrefflichen Arbeit „Die Entwicklung der praktischen Phar-

---

[1] Thoms, H., Handbuch der Pharmazie 1924 S.
[2] Desgl. S. 538.
[3] Desgl. S. 573.
[4] Desgl. S. 564.

mazie in den letzten 400 Jahren",[1]) in der auch über eine Reihe sonstiger pharmazeutischer Zubereitungsformen und ihre Entwicklung
berichtet wird, folgendes:

„Wir verdanken die Form der Ampulle dem Apotheker L i m o u s i n
in Paris und dem Apotheker F r i e d l ä n d e r in Berlin, die 1886 unabhängig voneinander die Injektionsflüssigkeiten in kleine bauchige Gefäße
füllten, die sie gegen das Hineinfallen von Keimen aus der Luft durch
Zuschmelzen schützten. Der von L i m o u s i n gewählte Name „Ampoule"
leitet sich aus dem Lateinischen von Ampla bulla ab, d. i. bauchiges Gefäß, und ist nun sprachliches Allgemeingut geworden."

Fast zu gleicher Zeit wurden auch von zwei Berliner Apotheken,
der Simons-Apotheke und Dr.-Kades-Oranienapotheke gebrauchsfer-
tige Lösungen in Ampullen in den Handel gebracht. Es sei an dieser
Stelle gesagt, daß die Ampullen der Firma Kade bald darauf in großen
Mengen nach den deutschen Kolonien geliefert wurden und sich in
den Tropen gut bewährt haben. Seitdem man, was anfangs kaum
geschah, auf die Zusammensetzung der verwendeten Glassorten größeren Wert legt, sind die eingeschlossenen Arzneilösungen fast un-
begrenzt haltbar. Während des Krieges hat sich die Ampulle gleich
der Tablette als eine unentbehrliche Arzneiform erwiesen.

Nach C. S t i c h :[2]) „Abfüllvorrichtungen für Ampullen" sprechen
für die Selbstherstellung von Ampullen in den Apotheken beachtenswerte Gründe, von denen besonders der ins Gewicht fällt, daß bei der
Selbstherstellung jede vom Arzte gewünschte Medikation schnell
ausgeführt werden kann, was bei dem Bezug der Ampullen von
auswärts nicht möglich ist. Sogar der wirtschaftliche Nutzen ist bei
der Selbstherstellung wesentlich höher als bei der Abgabe fertig
bezogener Ampullen. S t i c h teilt die Vorgänge bei der Herstellung
von gebrauchsfertigen Ampullen, auf die hier nicht näher eingegangen
werden kann, folgendermaßen ein: „Prüfung der Ampullen auf die
Beschaffenheit ihres Glases, Reinigung und Sterilisation der leeren
Ampullen, ihre Füllung, Zuschmelzen der Capillaren, Prüfung auf
dichten Verschluß, Sterilisation der gefüllten Ampullen, Prüfung ihres
Inhaltes auf Keimfreiheit, Einfeilen einer Bruchstelle an den Capillaren
und Verpackung der Ampullen". Daß sich die Großtechnik auch dieses
Zweiges der pharmazeutischen Arbeiten bemächtigte, liegt auf der
Hand; ebenso selbstverständlich ist es, daß von ihr der größte Teil
der vorher erwähnten Einzelarbeiten maschinell bzw. durch geeignete
Apparate erledigt wird. Gerade für die Ampullenfabrikation gibt es
eine Anzahl guter Apparate, die auch im Kleinbetrieb eine zuverlässige, schnelle und rentable Herstellung ermöglichen.

IV.

Bis zum Erlaß der Apothekenbetriebsordnungen gab es im allgemeinen keine Bestimmung, durch die genau angegeben wurde, welche

---

[1]) Archiv der Pharmazie 1931, Heft 4 und 5.
[2]) T h o m s , H., Handbuch der Pharmazie 1924 S. 590.

pharmazeutischen Arbeitsgeräte in den Apotheken vorhanden sein mußten. Man überließ es den Apothekern, dafür Sorge zu tragen, daß die zur Herstellung der Arzneien benötigten Hilfsmittel vorhanden waren. Auf Grund der bei den amtlichen Besichtigungen gemachten Beobachtungen kam man aber zu der Überzeugung, daß es nötig sei, hierüber Vorschriften zu erlassen. Wir finden daher in den Betriebsordnungen genaue Angaben über die Art und Anzahl der in den Offizinen, im Laboratorium und sogar in den Nebenräumen unterzubringenden Geräte. Die aufeinanderfolgenden Ausgaben des Deutschen Arzneibuches stellten an die wissenschaftliche Tätigkeit des Apothekers immer höhere Anforderungen. Neue Arbeitsmethoden kamen auf. Diese konnten aber nur dann durchgeführt werden, wenn dem Apotheker das entsprechende Arbeitsgerät zur Verfügung stand. Durch besondere Verordnungen wurde dieses festgestellt und den Apothekern zur Anschaffung vorgeschrieben. Für Preußen wurde z. B. im Anschluß an die Einführung des Deutschen Arzneibuches, 6. Ausgabe, am 21. Dezember 1926 durch Änderung der in Betracht kommenden Abschnitte der Apothekenbetriebsordnung eine Anzahl neuer Geräte zur Einführung gebracht. Unter diesen sind besonders zu nennen Azetylierungskölbchen, verschiedene Arten von Scheidetrichtern, Siedekolben, Glaskühler, Platindraht, Siedethermometer, Schmelzpunktbestimmungseinrichtung, desgleichen zur Bestimmung des Siedepunktes, Exsikkator und Lupe. Entsprechende Bestimmungen wurden auch in den anderen deutschen Ländern erlassen, sodaß auf diesem Gebiet eine vorbildliche Einheitlichkeit besteht. Erwähnt sei noch, daß bei der Herstellung von Extrakten nach dem Deutschen Arzneibuch, 6. Ausgabe, das Abdunsten im luftverdünnten Raum vorgeschrieben ist, sodaß die Vornahme dieser Arbeit im Apothekenlaboratorium das Vorhandensein einer Vacuumapparatur voraussetzt, wie sie u. a. im Kommentar zum DAB. 6,[1]) Band 1, Seite 545 ff. beschrieben ist.

2. Apothekergewichte, Waagen und Meßgeräte.

Ausdrücke wie „Eine Hand voll" oder „Was man mit drei Fingern fassen kann", sind heute noch gang und gebe, wenn es sich darum handelt, Kräuter und ähnliche Arzneimittel nach dem Augenmaß abzugeben. Es dürfte die älteste Form für das Abwägen von Arzneimitteln sein. Man findet sie tatsächlich in alten Mönchs-Handschriften wie zum Beispiel in dem aus dem 8. oder 9. Jahrhundert stammenden sogenannten Würzburger Rezept.[2]) Daneben aber auch das Gewicht der Drachme, die als Gewichtseinheit jahrhundertelang

---

[1]) A n s e l m i n o - G i l g , Berlin 1928, Verlag von Julius Springer, Berlin.

[2]) A d l u n g , Dr. A., Altdeutsche Rezepte (Vorträge der Hauptversammlung in Wien 1931).

gebräuchlich war und sich nach Winkler[1]) von dem griechischen Worte δραχμή ableitet. In der Pharmacopoea Wirtembergica vom Jahre 1771 wird die Menge von Kräutern und Blüten, die man mit einer Hand nehmen kann, als „Manipulum", die mit drei Fingern erfaßbare Menge als „Pugilla" bezeichnet. Doch wird empfohlen, für ein Manipulum drei Drachmen, für ein Pugillum eine Drachme zu nehmen.

Beim Abwägen von starkwirkenden Arzneimitteln und wertvollen Metallen (Gold, Silber und Kupfer) wird man das ursprüngliche Verfahren des Augenmaßes wohl bald aufgegeben haben und zu einem bestimmten Gewichtssystem übergegangen sein, das sich in den verschiedenen Ländern verschieden entwickelte, aber zunächst in gleicher Weise bei Arzneimitteln und anderen Gegenständen verwendet wurde. Über die Gewichtssysteme der Alten, also die der Babylonier, Ägypter, Perser, Phönizier, Griechen und anderer, hat Winkler[1]) in seiner lesenswerten Arbeit eingehend berichtet. Nur soweit sie für die Entstehung des einst in Deutschland verwendeten Apothekergewichtes und des heute geltenden Gewichtssystemes von Bedeutung waren, soll ihrer an dieser Stelle gedacht werden.

Da sich die mittelalterliche Pharmazie auf die Werke der Antike und der Araber stützt, muß zunächst einmal festgestellt werden, welcher Gewichtssysteme sich diese und ihre bedeutendsten ärztlichen Vertreter bedient haben. Als erster ist Dioskurides zu nennen, der in der Mitte des ersten Jahrhunderts in Kilikien lebte. Nach Berendes[2]) läßt sich nicht mit Bestimmtheit sagen, welches Gewichtssystem Dioskurides gebraucht hat. Man nimmt an, daß er sich des zu seiner Zeit geltenden römischen Systems bedient habe. Dieses geht vom Pfund (Libra) = 327,45 g aus, das in 12 Unzen (Uncia) zu je 27,29 g eingeteilt wurde, die Unze bestand aus 8 Drachmen (Drachma) zu je 3,41 g, die sich aus 3 Scripulum (Gramma) zu je 1,14 g zusammensetzt. Ein Scripulum enthielt 2 Obolus zu je 0,57 g.

Bei Galenos (geb. 130, gest. 210 n. Chr.) ist die Verwendung des römischen Gewichtssystems erwiesen. Das gleiche gilt von Plinius dem Älteren (geb. 23, gest. 79 n. Chr.) Bei Celsus (geb. um 35 v. Chr.) entsprachen ein Pfund 12 Unzen, eine Unze 7 Denaren zu je 3,982 g.

Neben den römischen medizinisch-pharmazeutischen Schriftstellern gewannen die arabischen Ärzte großen Einfluß auf die mittelalterliche Medizin. Mit ihren weitverbreiteten Schriften beherrschten sie lange Zeit das medizinisch-pharmazeutische Denken der Ärzte und Apotheker des Mittelalters. In ihren Schriften bedienten diese sich eines vom römischen etwas abweichenden Gewichtssystemes.

---

[1]) Winkler, Dr. L. Mr., Das Apothekergewicht (Pharm. Monatshefte 1924 Nr. 6).
[2]) Berendes, Dr. J., Das Apothekenwesen 1907, S. 46.

Sie kannten auch das Pfund (Roth). Es entsprach 320,76 g und bestand aus 12 Unzen zu je 26,73 g. Die arabische Unze hatte 10 Dirhem, dieses wieder 6 Danik, ein Danik 3 Kirat und das Kirat 4 Habbat. Das Habbat hieß auch Gran und entsprach einem Gerstenkorn = 0,06 g.

Nicolaus „P r a e p o s i t u s" (um 1100), einer der hervorragendsten Vertreter der berühmten Schule von S a l e r n o , der ersten europäischen Universität, berichtet in seinem Antidotarium in interessanter Weise über die damals verwendeten Gewichte und über die Festlegung des Gewichtes. Er schreibt:

„Auf sinnreiche Art, nach scharfsinniger Forschung und mit größtem Fleiß wurden zum Nutzen aller, welche die Arzneikunst lernen wollen, durch abgezählte Getreidekörner folgende Gewichte hergestellt, mit denen alle Arzneien vom Scrupel bis zum Pfund (von 12 Unzen) gewogen werden können. Angefangen wird mit dem Scrupel; dieser ist das Gewicht von 20 Körnern. 3 Scrupel bestehen aus 60 Körnern und sind gleichviel wie eine Drachme. 90 Körner machen $1^1/_2$ Drachmen oder 1 Exagium gleich 1 Solidus. 6 der letzteren oder 9 Drachmen bilden eine Unze. 108 Drachmen ergeben ein Pfund. $^1/_4$ Pfund sind 1620 Körner."

S a l a d i n v o n A s c o l o , A s c u l a n u s , der in der Mitte des fünfzehnten Jahrhunderts lebte, hat in seinem berühmten Compendium aromatariorum auch über Gewichte geschrieben. Er ergänzt die Ausführungen des N i k o l a u s durch die Belehrung, mittlere, trockene Weizenkörner zu nehmen und die Gewichte danach aus Blei, Zinn, Kupfer oder anderen Metallen zu verfertigen. Die Verwendung von Getreidekörnern als Grundlage des Medizinalgewichtes erklärt S a l a d i n mit der Notwendigkeit, den Ärzten und Aromatariis eine bequeme Möglichkeit der Nachprüfung der Gewichte zu geben, damit sie nicht durch zuweilen vorkommende unrichtige Gewichte getäuscht werden. Man benützte für den gleichen Zweck auch andere Körner und Früchte wie zum Beispiel Traubenkerne und Pfefferkörner. Über die Verwendung von Pfefferkörnern als Grundgewicht gibt ein von D e u s s e n[1]) erwähnter Bericht der Leipziger Revisionskommission vom Jahre 1607 interessanten Aufschluß. Er schreibt:

„Einen Normalgewichtsatz, wenn man diesen Ausdruck gebrauchen darf, scheint der Rat besessen zu haben. Das Zutrauen auf die Genauigkeit der Gewichte muß aber kein großes gewesen sein. Denn die Revisoren machten den Vorschlag, zum Justieren 20 ausgelesene und ‚volkomliche' weiße Pfefferkörner zu verwenden; sie wären hierzu besser geeignet, als die schwarzen, welche ‚schwinden und einkriechen'. Ebenso unzweckmäßig wären Gerstenkörner. Nähme man die weißen Pfefferkörner, so würde es leicht zu erreichen sein, daß künftighin gleichmäßige Gewichte in den Apotheken angetroffen würden."

Es ist Tatsache, daß die schwarzen Körner im Gewicht sehr schwanken, dagegen die weißen weniger, von denen 20 schöne, ausgelesene Stücke im Mittel 1,3 g wiegen. Der Revisionsbericht besagt,

---

[1]) D e u s s e n , Dr., Das Leipziger Apothekenwesen im 16. und 17. Jahrhundert (1555—1635) in Pharmazeut. Post.

daß, wenn man des Scrupels (1 Scrupel = 20 Körnergewicht) gewiß
wäre, alle anderen Gewichte danach reguliert werden könnten.

Wir wissen, daß im Mittelalter in einer großen Anzahl von Städten
ein besonderes Handelsgewicht bestand, dessen Verwendung im
pharmazeutischen Betrieb, wo es auf eine gleichmäßige Durchführung
der in den medizinisch-pharmazeutischen Werken niedergelegten Vorschriften sehr ankam, naturgemäß zu Schwierigkeiten führen mußte.
Diese konnten nur durch Schaffung eines gleichmäßigen Apothekergewichtes vermieden werden. Die alte Reichsstadt N ü r n b e r g , die
durch ihre Handelsbeziehungen mit V e n e d i g , dem größten damaligen Arzneimittelmarkt von Europa, zum Zentrum für den Arzneimittelhandel von Deutschland geworden war, ging bahnbrechend voran.
Sie schuf im Jahre 1555 ein eigenes Apothekergewicht indem sie aus
Silber eine Unze herstellen ließ, die als Normalgewicht vom Rat in
Aufbewahrung genommen wurde. Diese Unze wog 29,8 g. Die nachstehende Tabelle[1]) gibt die einzelnen Gewichte des Systems an, wie
es viele Jahre bestanden hat, bis es im Jahre 1761 in Österreich, im
Jahre 1816 in Preußen durch eigene Apothekergewichte verdrängt
wurde und in Bayern eine Abrundung erfuhr. Kleine Unterschiede
bestanden bei folgenden Gewichten: Das badische Pfund betrug
357,78 g, das hamburgische und hessische 357,66 g, das hessen-
darmstädtische 357,83 g und das württembergische 357,65 g.

Pfd.	Unze	Lot	Drachme (Quintl)	Scrup.	Obolus	Gr. Nürnberg	Österr.	Gramm: Bayern	Preußen
1 =	12 =	(24) =	96 =	288 =	576 =	5760 = 357.66	= 420	= 360	= 350.723
	1 =	(2) =	8 =	24 =	48 =	480 = 29.8	= 35	= 30	= 29.8
		1 =	3 =	6 =	60 =	3.72	= 4.37	= 3.75	= 3.65
			1 =	2 =	20 =	1.24	= 1.46	= 1.25	= 1.22
				1 =	10 =	0.62	= 0.73	= 0.625	= 0.61
					1 =	0.062	= 0.073	= 0.0625	= 0.061

W i n k l e r berichtet in der bereits erwähnten Arbeit, daß sich
bald in Nürnberg ein unternehmender Geist fand, der diese vorgeschriebenen Nürnberger Apothekergewichte anfertigte und in geeigneten und kunstvoll gearbeiteten Kästchen in den Handel brachte. Sie
bildeten lange eine gesuchte Nürnberger Handelsware.

Das Nürnberger Apothekergewicht bestand aus Messing oder
Glockenspeiß; es wurde auch aus Blei oder Kupfer hergestellt. Die
einzelnen Gewichte waren mit dem Nürnberger Wappen versehen und
hatten teils die Form von Pyramidenstumpfen (Pfund- und Unzen-
Gewichte), teils waren sie rechteckige Messingbleche (Grangewichte),
teils flachgedrückte Messingringchen (Obolosgewichte). Die gebräuchlichen Zeichen waren für das Pfund ℔, für die Unze ℥, Drachme ℨ,
Scrupel ℈ und für den Obolos (:.

Einige Jahre bevor man in N ü r n b e r g den neuen Gewichtssatz
aufgestellt hatte, war dort das Dispensatorium des Valerius C o r d u s
(1546) erschienen, in dem auch eine Gewichtstabelle angegeben ist,

---

[1]) Aus Illustrierter Apotheker-Kalender 1927.

die aber noch das zu jener Zeit am meisten verwendete venetianische Gewichtssystem enthält, nach dem das Pfund noch 301,23 g betrug.

Als im Jahre 1872 in Deutschland das auf die Schwere eines Kubikzentimeters bzw. Kubikdezimeters destillierten Wassers aufgebaute Dezimalgewicht eingeführt und auch in die Pharmacopoea Germanica 1872 an Stelle des Nürnberger Systems aufgenommen war, verschwand allmählich das alte System gänzlich aus der Apotheke.

Hand in Hand mit der Entstehung der Gewichte ging naturgemäß die der Waagen und Meßgeräte. An den verschiedensten Stellen des römischen Reiches vorgenommene Ausgrabungen haben bewiesen, daß man zur Römerzeit ein- und zweiarmige Waagen kannte, die sich von den heute verwendeten kaum unterscheiden. Die alten Schnellwaagen, auch Besemer Waagen genannt, besaßen einen einzigen graduierten Waagebalken, der mit einem verschiebbaren Laufgewicht versehen war. Eine solche Waage befindet sich z. B. in der Antikenabteilung des Berliner Alten Museums. Ob sie einst als Apothekerwaage Verwendung gefunden hat, wird bezweifelt. Sie kam wohl mehr zur Wägung von Goldschmiedearbeiten in Betracht. Anders verhält es sich mit den vielfach in Verbindung mit anderen Apothekengeräten gefundenen zweiarmigen Waagen,[1]) die sicher als Apothekerwaagen verwendet worden sind und deren Waageschalen aus Kupfer oder Messing bestanden. Derartige Waagen findet man fast auf allen Abbildungen mittelalterlicher und neuzeitlicher Apotheken, während Standwaagen (Rezeptier- und Tarierwaagen) noch fehlen. Sie dürften wohl erst später aufgekommen sein. Im Germanischen Nationalmuseum zu N ü r n b e r g wird z. B. eine aus dem 17. Jahrhundert stammende Standwaage aufbewahrt, die zu den ältesten derartigen Waagen gehört. Die erste Abbildung einer Waage im Glaskasten findet sich nach H ä f l i g e r[2]) auf einem Kupferstich des Theatrum Chemicum Britannicum von Elie Ashmole, London 1652. Durch L a v o i s i e r (1743—1794) erhielt die Waage ihre heutige Bedeutung für die Chemie. R o l l e t brachte an den Stehwaagen 1827 eine Arretierung an. Zu welcher Vervollkommnung die heutigen Rezepturwaagen und vor allen Dingen die Analysenwaagen gekommen sind, braucht hier nicht näher ausgeführt zu werden.

Aus den an Hohlmaßen des 17. Jahrhunderts angebrachten Bezeichnungen[3]) ersehen wir, daß im Mittelalter das Hohlmaß der Römer gebräuchlich war. Die Römer nannten ein etwa drei Liter Wasser fassendes Gefäß Congius, ein Sextarius enthielt $^1/_6$ Congius = $^1/_2$ Liter, ein Hemina = $^1/_4$ Liter, ein Cyathus = $1^1/_2$ Unzen, ein Acetabulum = $1^1/_2$ Cyathi, ein Cochlear etwa 30 g. T h u r n e y s s e r verwendete bereits Ende des 16. Jahrhunderts eine in 24 Teile geteilte „Mensur", die $^1/_2$ Pfund (8 Unzen, 16 Lot) reines Wasser auf-

---

[1]) S c h m i d t, Dr., Die Kölner Apotheken, Bild II.
[2]) H ä f l i g e r, Dr., Pharm. Altertumskunde S. 101.
[3]) H ä f l i g e r, Dr., Pharm. Altertumskunde S. 108.

nehmen konnte.[1]) Nach T h ö l d e n , Haligraphia, Bononiae 1612 verwendete man damals bereits zur Prüfung der Stärke von Salzsolen Senkspindeln. Er schreibt: „Die wird wegen der Schwere unten mit Bley begossen, darnach abgetheilet nach den gradibus Pfunden und Lothen." Die ältesten Senkspindeln bestanden aus Holz oder Messing. Im 18. Jahrhundert wurden sie bereits aus Glas angefertigt.[1])

Als das Dezimalsystem mit Wirkung vom 1. Januar 1872 zur gesetzlichen Einführung gekommen war, übernahm das Reich die Beaufsichtigung des Maß- und Gewichtswesens. Ganz besonderen Wert legte es auf einwandfreie Maße und Gewichte in den Apotheken und erließ verschiedene Bekanntmachungen, von denen zu erwähnen sind: Die Bekanntmachung betreffend ausschließliche Verwendung von Präzisionsgewichten in den Offizinen vom 17. Juni 1875 und die Bekanntmachung betreffend die in den Apotheken zulässigen Waagen und die Maß- und Gewichtsordnung vom 30. Mai 1908. Durch letztere wurde bestimmt, daß nur geeichte Maße, Gewichte und Waagen in den Apotheken angewendet werden dürfen. Nähere Bestimmungen enthält die Eichordnung für das Deutsche Reich vom 8. November 1911. Schließlich sei noch die Bekanntmachung des Reichskanzlers betreffend Verkehrsfehlergrenzen der Meßgeräte vom 18. Dezember 1911 nebst Abänderungen erwähnt.

---

[1]) S c h e l e n z , Geschichte der Pharmazie, S. 480, und Zur Geschichte der Volumgewichtsermittelung. Chem. Ztg. 1915.

Vierter Teil

Pharmazeutische Kulturgeschichte.

1. Apothekenbauten und Apothekeninventar.

I.

Die deutschen Apotheken des 13. und 14. Jahrhunderts waren keinesfalls beachtliche Denkmäler der Architektur ihrer Zeit. Vielfach in Hausanbauten und budenartigen Gelassen an den Marktplätzen untergebracht, zeigten sie weder eine besonders schöne noch eine charakteristische Form. Mit dem 15. Jahrhundert setzte ein Wandel ein. Die Abbildungen aus jener Zeit u. a. im Ortus Sanitatis von 1486 und dem Destillierbuch des Hieronymus B r u n s c h w y g k zeigen geschlossene Räume mit Einrichtungen im Stile der Gotik. Wirklich bemerkenswerte Apothekenbauten und -einrichtungen finden wir in Deutschland erst in der Zeit der Renaissance. Von da ab mehrt sich die Zahl schöner Apothekeninnenräume und -außenfronten. Barock und Rokoko, Empire und Biedermeier haben in den deutschen Apotheken beachtliche Spuren hinterlassen und in der Neuzeit beginnt sich in Apothekenbauten und -einrichtungen ein Stil pharmazeutisch abgewandelter Sachlichkeit herauszubilden, der zweifellos seine Reize und seine Eigenart besitzt.

Es wäre unangemessen, über Kunst in der Pharmazie zu schreiben, ohne dabei gleich zu Beginn auf das verdienstvolle Schaffen von Dr. Fritz F e r c h l hinzuweisen, der in seinem seit 1926 mit einer einzigen Unterbrechung — 1931 — erschienenen Illustrierten Apothekerkalender,[1] in der Monographie „Die Apotheke von der Gotik bis zum Biedermeier",[1] in seiner Arbeit über „Die Sammlung Jo Mayer-Wiesbaden",[2] in dem Sonderheft „Von bayerischen Apotheken und Apothekern" in der Zeitschrift „Das Bayerland",[3] in seinen an verschiedenen Stellen erschienenen Arbeiten über die bildliche Behandlung des Motivs „Christus als Apotheker" und in seiner Zeitschrift „Zur Geschichte der Deutschen Apotheke"[4] eine außerordentliche Fülle von Bildmaterial zusammengetragen und erläutert hat. Dieses

---

[1] Verlag von Arthur Nemayer, Mittenwald.
[2] Pharm. Ztg. 1930 Nr. 2, 14, 20, 32 und 50, Verlag von Julius Springer, Berlin, Sonderdruck, herausgegeben von der Gesellschaft für Geschichte der Pharmazie.
[3] Bayerland-Verlag, München.
[4] Beiblatt der Deutschen Apotheker-Zeitung.

Material ist auch den nachstehenden Darlegungen vielfach zugrunde gelegt.

Als der schönste deutsche Apothekenbau dürfte die Ratsapotheke in Lemgo anzusehen sein, deren herrlicher, mit den Köpfen von zehn berühmten Ärzten des Altertums geschmückter Renaissanceerker zu den wertvollsten Bauwerken gehört, die aus dem 16. Jahrhundert in Deutschland erhalten geblieben sind. Eine Erwähnung verdienen u. a. die Barockfront des Hauses der Stadtapotheke in Landeshut in Schlesien, der eigenartige Giebelbau der Kugelapotheke zu Nürnberg und von modernen Apothekenbauten die dem Berliner Regierungsbaumeister L a t t é ihre Gestalt verdankende Apotheke am Zoo in Berlin, eine pharmazeutische Schmuckvitrine von hoher Eigenart, und die von demselben Architekten geschaffene neue Fassade der Apotheke zur Goldenen Kugel in Frankfurt a. O. Maßgeblich für die beiden zuletzt genannten modernen Apotheken war das Bestreben, den Blick von der Straße aus durch die ganze Offizin gehen und somit die Innenwirkung zugleich zur Außenpropaganda werden zu lassen.

Noch größer als die Zahl der beachtlichen Apothekenbauten aus Vergangenheit und Gegenwart ist die der schönen und charakteristischen, im Bilde oder in der Wirklichkeit vorhandenen Apothekeninnenräume. Kupferstiche im Germanischen Museum in Nürnberg zeigen eine Apotheke im Renaissancestil aus der Zeit um 1600 und die Barockeinrichtungen der Hofapotheke zu Rastatt um 1700 sowie der berühmten Officina Pharmaceutica Dietericiana, quae est Norimbergae, ad Insigne stellae Aureae" um 1710. Ein Teil der Einrichtung der Nürnberger Sternapotheke, insbesondere ein wundervoller Barock-Arzneischrank, befindet sich gleichfalls im Germanischen Museum. Ein preußisch gedämpftes Barock weisen die im Hohenzollernmuseum in Berlin befindlichen Abbildungen der Offizin der Berliner königlichen Hofapotheke zu Beginn des 18. Jahrhunderts auf. In reinem Rokoko ist die 1772 eingerichtete Materialkammer der Hofapotheke zu Bamberg gehalten. Eine Apotheke der Frühempire findet sich auf einer im Germanischen Museum befindlichen Handzeichnung von Christof M e i x n e r. Das Museum für Hamburgische Geschichte beherbergt die schöne Louis-XVI.-Einrichtung der alten Hamburger Pelikanapotheke. Aus der Gegenwart ist als Musterbeispiel zu nennen die Apotheke zum Greif in Stettin mit ihrer bewußten Mischung moderner Zweckbestimmtheit und traditionserfüllter pharmazeutischer Vergangenheit.

II.

Von den Gerätschaften der Apotheken haben vielfach eine künstlerische Bedeutung gewonnen die Waagenhalter auf den mitunter gleichfalls Schmuckstücke vorstellenden Rezepturtischen, die Gefäße und die Mörser. Unter den Waagenhaltern, zumeist Erzeugnisse heimischer Schmiedekunst, finden sich Einzelstücke von hoher Vollendung, insbesondere aus der Zeit des Barock und des Rokoko. Als einer der schönsten gilt das heute noch in der Apotheke des Juliusspitals in Würzburg im Gebrauch befindliche schmiedeeiserne Meisterwerk. Eine Aufzählung gibt F e r c h l im Illustrierten Apotheker-Kalender 1932, 40. Woche. Weit verbreiteter als der künstlerische Waagenhalter war das schöne Apothekengefäß.

In den auf unsere Zeit gekommenen Abbildungen von Apothekeninnenräumen aus dem 13.—15. Jahrhundert entspricht die Schmucklosigkeit der Apothekengefäße der Einfachheit der Gesamteinrichtung. Im 15. Jahrhundert begannen sich die Apotheken mehr und mehr zum Versammlungsort der durch Stellung und Besitz hervorragenden Bürger zu entwickeln. Dem entsprach das wachsende Bedürfnis der Apotheker nach dekorativer Ausstattung ihrer Offizinen und damit war den Fayencen der Weg in die Apotheken geebnet. Die Werke der aufblühenden Fayencekunst hielten zunächst in die Apotheken Italiens, vor allem in die Offizinen der Klöster und Spitäler und in die fürstlichen Hausapotheken ihren Einzug. Im 16. und 17. Jahrhundert schmückten sich auch die großen Apotheken und die fürstlichen Offizinen in Deutschland mit italienischen, später mit holländischen (Delfter) und schweizerischen und nach dem Aufblühen einer deutschen Majolikaindustrie mit deutschen Fayencen.

Die Technik der Majoliken oder Fayencen ist von den Arabern nach Europa verpflanzt worden. Sie kam von den spanischen Mauren nach Italien und so geht die Bezeichnung der ersten und gebräuchlichsten vasenartigen Fayence-Standgefäße, der sogenannten „Albarellen”, auf den Orient zurück. Das Wort „Albarello” heißt übersetzt „Bäumchen”, und die Übernahme dieser Benennung für Fayencegefäße einer ganz bestimmten Vasenform erklärt sich daraus, daß diese Form den aus abgeschnittenen Bambusstücken, also aus „Bäumchen” hergestellten Holzgefäßen nachgebildet ist, in denen im frühen Mittelalter die orientalischen Spezereien in das Abendland versandt wurden. Die Vermehrung und wachsende Vielfältigkeit des Arzneischatzes schuf die Nachfrage nach Gefäßformen, die von der Albarelloform abwichen, und so stellte sich die Technik allmählich auch auf die Fabrikation von Kannen und Flaschen, von bauchigen Gefäßen mit und ohne Doppelhenkel, mit und ohne Ausguß ein. Eine beträchtliche Zahl italienischer Gefäße aus Faenza, Siena, Urbino, Castel Durante und Venedig ist über die Alpen nach Deutschland gekommen. Gefäße schweizer Herstellung — hier kam in der Hauptsache die Manufaktur in Winterthur in Betracht — fanden sich seltener in deutschen Apotheken. Das gleiche gilt für Delfter Fayencen. Am meisten waren natürlich vom Ende des 17. Jahrhunderts an die deutschen Fayencen vertreten. Allmählich hatte sich in Deutschland eine blühende, bis tief in den Osten des Reiches hineinreichende Fayenceindustrie mit einer geradezu erstaunlichen Fülle von Manufakturen entwickelt, die neben Fayence zum Haus-, Tafel- und Schmuckgebrauch auch Apothekerfayencen herstellten. In den Apotheken Süd- und Mitteldeutschlands waren vor allem Erzeugnisse der Manufakturen in Ansbach, Bayreuth, Bernburg, Cassel, Durlach,

Fulda, Hanau, Nürnberg, Offenbach, Rudolstadt und Zerbst vertreten.
Die Mark Brandenburg wurde insbesondere von der Fayencefabrik
Lüdike in Rheinsberg und Wolbeer in Berlin versorgt. Die Gefäße der
zu Beginn des 18. Jahrhunderts neu eingerichteten Hofapotheke in
Berlin, die mit preußischblauer Schrift innerhalb eines von der Kö-
nigskrone abgeschlossenen ornamentativen Rahmens die Initialen
Friedrich Wilhelms I. tragen, stammen von der letztgenannten Fabrik.
In den großen deutschen Sammlungen pharmazeutischer Antiquitäten,
dem Germanischen Museum, dem Deutschen Museum in München,
dem Luitpold-Museum in Würzburg, dem Schloß-Museum in Berlin,
den Privatsammlungen B ö h m e - Bernau, H e i n r i c i - Halle, Nikolaus J o c h n e r - Berlin, Alfred M i c h a e l i s - Berlin — die große
Sammlung Jo M a y e r - Wiesbaden ist leider 1932 nach Amerika
verkauft worden — finden sich viele italienische, schweizer, delfter
und deutsche Fayencen, die früher in deutschen Apotheken gestanden
haben. Eine ausgewählte Kollektion deutscher Fayencen weist die
T e m m l e r sche Sammlung in Berlin auf. H ä f l i g e r hat in seiner
„Pharmazeutischen Altertumskunde"[1] ein umfangreiches Verzeichnis
der Literatur über Keramik sowie der diesbezüglichen Sammlungen
und Ausstellungen zum Abdruck gebracht. Die Porzellangefäße des
zu Ende gehenden 18. Jahrhunderts, besonders die aus den Manufakturen von Fürstenberg und Nymphenburg stammenden, zeigen
noch manches künstlerisch beachtliche Gefäß. Dann geht die Entwicklung mehr und mehr zu dem schlichtweißen Gefäß mit schwarzer oder
roter Aufschrift über.

     Im 17. und 18. Jahrhundert erlebten die seit jeher in den Apo-
theken vertretenen Glasgefäße eine sie zu Schmuckobjekten machende
Behandlung. Die Emailmalerei auf Hohlglas schuf vielfach farben-
freudige Objekte, denen jedoch eine besondere künstlerische Bedeutung nur in wenigen Ausnahmefällen zukam. Am bekanntesten sind
die schön bemalten Gläser aus der Reise-Apotheke des Königs August
des Starken von Sachsen und Polen und der königlich sächsischen
Hofapotheke zu Pillnitz.

     Eine vielfache Ausgestaltung hat das typische Apothekengerät,
der Mörser, erhalten. Nicht nur, daß er aus den verschiedensten
Materialien, aus Marmor, Serpentin, Achat, aus Hartholz, aus Stein-
gut, aus Elfenbein, Porzellan und den verschiedensten Metallen und
Metallegierungen, vor allem aus Eisen, Messing und Bronze, hergestellt wurde, der künstlerische Formwille seiner Verfertiger, seine
häufige Verwendung als Schmuckstück der Apotheke hat gerade beim
Mörser einen im Verhältnis zu der doch durch den Verwendungszweck gegebenen Grundform erstaunlichen Formenreichtum gezeitigt.
Weiße Marmormörser mit farbigen Einlagen dürften nur selten zu
praktischer Verwendung gelangt sein. Das gleiche gilt von dem um
1560 verfertigten, eine Zierde des Berliner Schloßmuseums bildenden

---

[1] Buchdruckerei zur alten Universität, Zürich.

Bronzemörser aus der Werkstatt Wenzel J a m n i t z e r s in Nürnberg mit allegorischen Figuren nach Peter F l ö t n e r, um die sich nach dem lebenden Modell abgegossene Pflanzen und Eidechsen herumranken. Aber die meisten Mörser galten doch, auch wenn sie zum Zwecke dekorativer Verwendung im Vordergrund der Offizin, mit künstlerischem, je nach der Zeit ihrer Herstellung verschiedenen Schmuck versehen waren, zugleich der praktischen Arbeit. Von der Frühgotik bis zur Renaissance sind alle Stilarten vertreten. Neben die schlichten, nur durch aufsteigende glatte oder gerifte Rippen gegliederten Mörser der Frühgotik treten die daneben sparsam mit Ornamenten geschmückten Zeugen der Spätgotik auf, um dann durch die reiche Formenpracht der Renaissance ersetzt zu werden. Die Mörser des 16. und 17. Jahrhunderts zeigen reichen Ornamentschmuck, Wappen, Besitzer- und Herstellerzeichen und allegorische Figuren, haben vielfach Löwen- und Delphinenhenkel. Es gab berühmte Geschlechter von Glocken- und Mörsergießern, so die aus Augsburg stammenden E n n d o r f e r in Innsbruck und die Z w e l f e r in Bozen.

2. Der Apotheker als Objekt und Subjekt der Kunst.

Es ist selbstverständlich, daß diejenige Kunstart, in der Apotheke und Apotheker besonders häufig Gegenstand der Gestaltung geworden, und in der zugleich Apotheker ihrerseits vielfach als Gestalter aufgetreten sind, die Kunst des Wortes, die Literatur ist. Erst in weitem Abstande folgt die Malerei. Die Plastik kommt nur in einigen Grabdenkmälern von Apothekern zur Geltung, so in denen der „Margareta appotekerin" in Ulm (†1383), des Apothekers Nikolaus H o f m a i r in Augsburg († 1427), des Apothekers Johann Z e h e n d e r in Berlin aus dem Anfang des 16. Jahrhunderts und des Apothekers Michael A s c h e n b r e n n e r in Berlin aus dem Anfang des 17. Jahrhunderts (die beiden letztgenannten in der Berliner Nikolaikirche), sowie in vereinzelten Bronze-Epitaphen. Aus der Pharmazie stammende Bildhauer von Bedeutung sind nicht bekannt geworden. Auch die Geltung und Anerkennung der aus dem Apothekerstande hervorgegangenen Musiker ist auf einen kleinen Kreis beschränkt geblieben.

I.

Der Apotheker als Schriftsteller wie als Gegenstand der dichterischen Gestaltung ist in den Büchern „Der Apotheker im Spiegel der Literatur" und „Der Apotheker als Subjekt und Objekt der Literatur"[1]) an Hand umfangreichen Materials eingehend behandelt worden.

In dem an zweiter Stelle erwähnten Buche werden folgende, der Pharmazie entstammende Schriftsteller mit umfangreicher Produktion aufgezählt und kritisch beleuchtet: Ludwig B e c h s t e i n, Alexander

---

[1]) Beide von Georg U r d a n g, Verlag von Julius Springer, Berlin.

Bielau, Karl Deutsch, Theodor Fontane, Franz Genthe, Karl Kraatz, Georg Loerke, Julius Lohmeyer, Theodor Heinrich Mayer, Kaspar Ludwig Merkl, Erich Mühsam, Julius Stinde, Georg Trakl, Karl Tröthandl, Emil Uellenberg, Heinz Welten, Heinrich Zeise und der in Deutschland am besten verstandene und am meisten gelesene und gespielte Norweger Henrik Ibsen. Dazu kommen der Koburger Apotheker, Verleger und Buchdrucker Cyriakus Schnaus (1512—1572), der „poeta laureatus" Joh. Leonh. Stöberlein, Apothekenbesitzer in Nürnberg (1636—1698), über den Gelder Näheres berichtet,[1]) der im Jahre 1828 zu Berlin verstorbene Apothekenbesitzer Flittner[2]), der Kunsthistoriker und Goethefreund Carl Ludwig Fernow[2]), der Belletrist, Politiker und Philosoph Albert Dulk[2]), der Hannoversche Heimatdichter Albert Trautmann[2]), Walther Zimmermann[3]), Fritz Bouchholtz[4]), Lorenz Wingerter und Ernst Mutschler[5]). Kürzere Zeit gehörten dem Apothekerstande an Julius W. Braun, Bernhard Filtica, Gustav Kirstein, Gustav Sack, Franz Schneller, Hermann Sudermann, Paul Wantzen und Heinrich Zerkaulen. Von Schriftstellern pharmazeutischer Herkunft mit geringerer Produktion sind zu erwähnen: Wilhelm Brenzinger, W. Decker, Oskar Drescher, Curt Ehrlich, Adolf Göschel, Adolf Harmsen, Emil Jacobsen, Karl Klingner, Clemens Lehmann, Max v. Pettenkofer, Willy Peyer, Johannes Richter, Eugen Rudeck, Wilhelm Scheermesser und der Maler-Dichter Carl Spitzweg. Nicht uninteressant ist, daß von den erwähnten Apotheker-Schriftstellern mit umfangreicher Produktion nicht weniger als acht zugleich Apothekersöhne sind. Es sind dies Albert Dulk, Theodor Fontane, Franz Genthe, Julius Lohmeyer, Theodor Heinrich Mayer, Erich Mühsam, Albert Trautmann und Heinrich Zeise. In Apothekerhäusern haben ferner das Licht der Welt erblickt der Dichter der Jobsiade Kortum, der Phantasusdichter Arno Holz, der Epiker Hans Schliepmann, der Lyriker, Dramatiker und dramatisch-lyrische Romanzier Klabund (Henschke), der „Rosendoktor" Ludwig Finkh, der Dramaturg Paul Schlenther, die elsässische Dichterin Marie Hart, die kurze Zeit im väterlichen Berufe tätig gewesenen Julius W. Braun und Paul Wantzen und schließlich die Schriftsteller F. M. Feldhaus, H. Gerhard, E. H. Hagen, C. Jünger und A. Stolz.

In dem Buche „Der Apotheker als Subjekt und Objekt der Literatur" ist der Frage nachgegangen worden, ob und inwieweit die Betätigung als Apotheker auf das dichterische Schaffen der aus

---

¹) Pharm. Ztg. 1927 Nr. 4.
²) Urdang, Georg, Der Apotheker als Subjekt und Objekt der Literatur. Pharm. Ztg. 1928 Nr. 102.
³) Pharm. Ztg. 1929 Nr. 103, 1930 Nr. 103/104.
⁴) Pharm. Ztg. 1931 Nr. 102/103.
⁵) Verlag der Standesgemeinschaft Deutscher Apotheker.

der deutschen Pharmazie hervorgegangenen Schriftsteller von Einfluß
gewesen ist. Das Ergebnis war, daß zwar ein unmittelbarer „Einfluß”
des Berufes auf die Dichtung nicht vorhanden ist, daß aber ein wesentlicher Bestandteil der seelischen Grundstimmung der deutschen Pharmazie, das starke Verwurzeltsein in der und mit der Heimat in
beachtlichem Umfange auch bei den meisten Apotheker-Dichtern
nachweisbar ist.

Die Behandlung, die der Apotheker als Objekt der Literatur
erfährt, ist deshalb von besonderem allgemeinen Interesse, weil sie
vielfach weniger dem Apotheker als solchem gilt als dem städtischen
Mittelstand, als dessen typischer Vertreter er hingestellt, kritisiert,
bespöttelt oder gar gegeißelt wird. Nur selten sind eigentliche Be-
rufsprobleme des Apothekers oder sich aus seinem Berufe ergebende
seelische Sonderheiten zum Gegenstand dichterischer Betrachtung
gemacht worden. Wo die Dichtung tatsächlich tieferliegende Wesens-
momente des Apothekers in den Bereich ihrer Darstellung zog, da
war es hauptsächlich die eigentümliche Lagerung seines Berufs zwischen Wissenschaftler und Gewerbetreibendem, die ihr zum Gegenstand ernster oder scherzhafter Behandlung wurde. Die Komik wie
die Tragik des Apothekers in der Literatur wurzeln in der Hauptsache
in seiner Zwischenstellung zwischen der Nötigung zum Handel und
dem Drang nach der Wissenschaft.

Von den für die dichterische Spiegelung des deutschen Apothekers wichtigsten literarischen Schöpfungen seien genannt „Die Geschichte des Philanders v. Sittewald” von M o s c h e r o s c h , das
gleichfalls im Deutschland des siebzehnten Jahrhunderts entstandene
Werk G r i m m e l s h a u s e n s „Das wunderbarlich Vogelnest der
Springinsfeldischen Leirerin”, aus dem achtzehnten Jahrhundert die
Opera buffa „Der Apotheker” des Altmeisters H a y d n und fast an
der Wende des neunzehnten Jahrhunderts das G o e t h e sche Epos
„Herrmann und Dorothea”. Aus der Fülle der hier in Betracht kom-
menden Dichtungen des neunzehnten und zwanzigsten Jahrhunderts
sind besonders erwähnenswert die schönen novellistischen Skizzen
„Der Lehrling zum König Salomo” und „Der Gehilfe zum König
Salomo”, in denen der Märchendichter B e c h s t e i n das Bild der
pharmazeutischen Tätigkeit seiner Jugendjahre schildert, die 1843
erschienenen „Tagebuchblätter eines unglücklichen Apothekers” von
Georg S c h i r g e s , die Lebensbeichte eines Wanderkomödianten
„Der philosophierende Vagabund” von Ernst C l e f e l d , die auto-
biographischen Werke und „Effi Briest” von F o n t a n e , „Die Hunds-
komödie” und „Der Globusapotheker” von Heinz W e l t e n , das
„Bilderbuch meiner Jugend” von Hermann S u d e r m a n n , die
Romane „Der nackte Mann” von Emil S t r a u ß , „Barbara Iselin”
von Franz S c h n e l l e r , „Die letzten Tage eines Königs” (Die
Favoritin) von Bruno F r a n k , die Komödie „Der Hahnenkampf” von
Heinrich L a u t e n s a c k , die Hauschronik „Von seligen Herzen” von
Hans S c h l i e p m a n n und schließlich „Der Untertan” von Heinrich
M a n n .

II.

Der Malerei hat die Pharmazie nur einen einzigen Künstler von Bedeutung geschenkt, den Münchener Carl S p i t z w e g , der auch eine Anzahl von Versen, freilich ohne hohen dichterischen Wert, geschrieben hat. Aber in diesem einen Manne hat alles Verschnörkelte und Barocke und zugleich alles humorig Menschliche, ironisch Lächelnde und verständnisvoll Resignierte, das in der seelischen Struktur des typischen Apothekers vorhanden ist, seinen schöpferischen Einzug in die Kunst gehalten. „Der arme Poet" von S p i t z - w e g , sein „Schreiber" und „Der ewige Hochzeiter", „Der Hypochonder", „Der Alchimist", „Der Sterndeuter" und nicht zuletzt „Der verliebte Provisor" stellen Höchstleistungen der Genremalerei dar. Es sind Erfüllungen der hohen Kunst, in der malerischen Darstellung einer Episode alle Höhen und Tiefen einer menschlichen Gesamtsituation wiederzugeben, hinter dem Idyll die Tragik der unerfüllten Sehnsüchte ahnen zu lassen. Das Buch „Carl Spitzweg" von U h d e - B e r n a y s[1]) gibt einen guten Überblick über das Schaffen des Meisters.

Das bereits erwähnte Spitzwegische Bild „Der verliebte Provisor" ist nicht nur die Schöpfung eines ehemaligen Apothekers, sondern zugleich eines der schönsten, einem pharmazeutischen Motiv gewidmeten deutschen Bilder überhaupt. Im allgemeinen sind die bildlichen Darstellungen von Apothekenhäusern und Offizinen, in der Hauptsache als Einzelblätter, Titelblätter amtlicher und nichtamtlicher Arzneibücher, Kalender- und Buchillustrationen erschienene Kupferstiche oder Zeichnungen, sachliche Wiedergaben wirklich vorhandener Objekte oder einer nach Ansicht des Künstlers typischen Apotheke der in Betracht kommenden Zeit. Bei den ohne wirkliches Vorbild geschaffenen Bildern liegt die malerische Erfindung vielfach in dem Beiwerk, dem Ausblick durch offene Türen auf Gärten und Gassen, den Gestalten der Apotheker und ihrer Kunden, mitunter auch der anscheinend als zum Apothekeninventar gehörig betrachteten Hunde und Meerkatzen. Die in Holland und vor allem in Frankreich häufigen, die Apotheke und ihre Insassen als Mittel der Satire verwendenden Spottbilder und Karikaturen sind in Deutschland äußerst selten. So bilden die deutschen Spottbilder dieser Art in der Sammlung Alfred M i c h a e l i s - Berlin nur einen kleinen Teil des umfangreichen Bestandes. Dagegen hat Deutschland eine ganze Anzahl malerischer Behandlungen eines Motivs aufzuweisen, das, in seinen seelischen Beweggründen wie in der frommen Primitivität des künstlerischen Ausdruckes bodenständig deutsch, in den romanischen Ländern ein Gegenstück nicht aufzuweisen hat, des Motivs „Christus als Apotheker". Nach F e r c h l , der „dieser seltsamen Blüte der Theologica mystica und Pharmacia religiosa"[2]) seine besondere Aufmerksamkeit zuwendet, sind bis jetzt gegen fünfzig derartiger, aus dem 17. und

---

[1]) Delphin-Verlag, München.
[2]) Illustrierter Apotheker-Kalender 1932, 10. Woche.

18. Jahrhundert entstandener Bilder „meistens Ölgemälde, drei Kupferstiche, ein Glasgemälde, eine Federzeichnung und ein Gobelin"[1])
bekannt.

Portraits von deutschen Apothekern sind in verhältnismäßig
großer Zahl und zum Teil in künstlerisch bedeutsamer Ausführung
bekannt geworden. Hermann G e l d e r , der wohl die größte Sammlung von Stichen mit den Porträts deutscher Apotheker und zugleich
von Apotheker-Ex-libris besitzt, hat in mehreren Veröffentlichungen
in der Pharmazeutischen Zeitung[2]) Aufstellungen der von ihm erworbenen oder ihm bekanntgewordenen Stiche, Holzschnitte, Zeichnungen und Gemälde zum Abdruck gebracht, die einen Überblick über
die Fülle des hier vorhandenen, vom Ausgang des 15. Jahrhunderts
bis in die Gegenwart reichenden Materials geben. Als das älteste
deutsche Apothekerbildnis dürfte das von dem Dürerschüler Michael
W o l g e m u t im Jahre 1496 gemalte, jetzt im Germanischen Museum
in Nürnberg hängende Brustbild des Nürnberger Apothekers Hans
Perckmeister (Berckmeister) zu gelten haben, das zugleich eines der
schönsten Portraits jener Zeit überhaupt ist. Eine ausgezeichnete
farbige Wiedergabe dieses Bildes findet sich in der 1928 von der
Wissenschaftlichen Verlagsgesellschaft in Stuttgart herausgegebenen
F e r c h l schen Bearbeitung der Peterschen Geschichte der „Apotheke
zum Mohren in Nürnberg", die daneben eine Anzahl weiterer Portraits Nürnberger Apothekenbesitzer und auch ein weniger künstlerisch als kulturhistorisch bedeutsames Bild eines Nürnberger „Apothekergesellen" aus dem Beginn des 17. Jahrhunderts enthält. In Nr. 4
der von F e r c h l begründeten und geschriebenen Zeitschrift „Zur
Geschichte der deutschen Apotheke" (1933) veröffentlicht er weitere
klassische Apothekerbildnisse aus dem 16. Jahrhundert, so ein Porträt
des Apothekers Wollhard-Memmingen von Bernhard Strigel. Vereinzelt sind auch Medaillen und Plaketten zu Ehren von deutschen
Apothekern geprägt worden. Bekannt sind eine Denkmünze mit dem
Bildnis des bereits erwähnten Cyriakus S c h n a u s , von dem auch
eine vortreffliche Radierung erhalten ist, Medaillen auf T r o m m s -
d o r f f , H a g e n - B u c h o l z , S e r t ü r n e r , den Deutsch-Schwei-
zer F l ü c k i g e r , Plaketten von Ernst S c h m i d t , Hermann S c h e -
l e n z , Hermann T h o m s und Heinrich B e c k u r t s . Die schöne zu
Ehren von S c h e e l e geprägte, die stolze Inschrift „Naturae sacra
orgia movit" tragende Medaille kann, da die Geburtsstadt Scheeles,
Stralsund, damals zu Schweden gehörte und die Arbeit Scheeles auf
schwedischem Boden geleistet wurde, nicht für Deutschland in Anspruch genommen werden. Den „Exlibris deutscher Apotheker" hat
Walther Z i m m e r m a n n ein e von der Wissenschaftlichen Verlagsgesellschaft in Stuttgart herausgegebene Arbeit gewidmet.

---

[1]) Illustrierter Apothekerkalender 1932, 10. Woche.
[2]) Apothekerbildnisse, Pharm. Ztg. 1926 Nr. 74, 1927 Nr. 37, 1928 Nr. 18,
1929 Nr. 28, 1931 Nr. 25.

III.

Eine Erwähnung verdienen noch die Wahrzeichen der Apotheken
und die oft künstlerisch ausgestatteten Lehr- und Gehilfenbriefe. Eine
von der Gesellschaft für Geschichte der Pharmazie herausgegebene
Arbeit von Dr. Fritz F e r c h l „Apotheker-Lehr- und Gehilfenbriefe"[1])
gibt eine durch schöne, zum Teil farbige Wiedergaben illustrierte
Übersicht über die auf die Gegenwart gekommenen „Briefe", beginnend mit einem im Staatsarchiv Breslau aufbewahrten, 1585 in Prag
in lateinischer Sprache von „Nicolaus Rhedi, Florentinus, in aula Cae-
sareae Majestatis pharmacopoeus" ausgestellten Servierzeugnis für
den Breslauer Apothekergehilfen Bartholomeus Schilling bis zu dem
1836 von dem Hofapotheker Scherlemmer in Potsdam unterfertigten
Gehilfenzeugnis des Apothekergehilfen Joh. Friedr. Ferd. Böhme aus
Bernau. Weitere derartige „Briefe" sind in den verschiedenen Illustrierten Apotheker-Kalendern abgebildet. Es ist kennzeichnend für den
deutschen Hang zum Individualismus, daß sich ein allgemeines, die
Apotheke als solches eindeutig charakterisierendes Wahrzeichen bis
in die Gegenwart hinein nicht hat durchsetzen können. Die großen
Flaschen mit gefärbten blauen, roten und lila Flüssigkeiten, die seit
Beginn des 18. Jahrhunderts als typisches Apotheken-Wahrzeichen
die Fenster der englischen und französischen Apotheken schmückten,
haben in deutschen Apotheken nur gelegentlich in Städten mit star-
kem Fremdenverkehr als Anziehungsmittel für durchreisende Eng-
länder und Franzosen Verwendung gefunden. Die deutschen Apotheker wählten die Kennzeichen ihrer Betriebe individuell nach den
alten Namen der Häuser, in denen ihre Offizinen lagen, nach Wap-
pentieren, nach Heiligen und Motiven der christlichen Religionsge-
schichte, nach Göttern und Göttinnen aus der römischen und griechischen Mythologie, nach bedeutenden Männern, kurz in einem ihnen
sinnvoll erscheinenden Zusammenhang mit ihrer persönlichen Ge-
fühlszone, der Geschichte ihres Hauses, ihrer engeren oder weiteren
Heimat oder der Pharmazie. Am zahlreichsten sind die Wappentiere
vertreten. Über und neben den vielen Adler-, Löwen-, Bären-,
Hirsch-, Pelikan-, Strauß-, Pfauen-, Einhorn- usw.-Apotheken prangt
in Stein gehauen oder aus Holz geschnitzt eine mehr oder minder
kunstvolle plastische Darstellung des betreffenden Tieres. Die Apotheken, die sich unter den Schutz von Heiligen gestellt — Apotheken
zum heiligen Hubertus, Johannes, Georg, Martin, zur heiligen Anna
und Elisabeth usw. — und ihr Haus mit den entsprechenden Plastiken
geschmückt haben, sind seltener, während „Engelapotheken" mit den
diesbezüglichen Emblemen eine ziemlich häufige Erscheinung sind.
Eine sehr beliebte Schutzpatronin ist die Mutter Gottes, die Jungfrau
Maria. Hier gibt es sehr schöne Apotheken-Wahrzeichen aus der Zeit
des Barock, die auch in der Kunstgeschichte eine Rolle spielen.
Künstlerische Bedeutung haben auch vielfach die als Wahrzeichen der

---

[1]) Verlag von Arthur Nemayer, Mittenwald.

vielen deutschen Mohrenapotheken dienenden Plastiken, deren Namen nach R o s e n t h a l[1]) auf den heiligen Mauritius zurückgehen
soll. In manchen Fällen lag der Grund dieser Namenswahl aber fraglos
in dem Bestreben, auf diese Weise den Einfluß des Orients auf die
Pharmazie, das Vorhandensein vieler exotischer Drogen zu kennzeichnen. Die beiden Mohren, die in der Dresdener Mohrenapotheke
den hervorragendsten Schmuck der Offizin bilden, sind von Ernst
R i e t s c h e l modelliert. Sonne, Stern, Kreuz und Krone haben ihren
Namen und ihre Symbolkraft vielfach der Apotheke leihen müssen,
während die Kugel, das Sinnbild der geschlossenen Einheit, des
gewölbten Kosmos, nur sehr vereinzelt auftaucht. Das dürfte seinen
Grund mit in der Schwierigkeit haben, gerade dieses Emblem im
Sinne eines Wahrzeichens auffällig und kennzeichnend zu gestalten.
Diese Schwierigkeit ist in zwei Fällen, einem Jahrhunderte zurück-
liegenden und einem neuzeitlichen, ganz entgegengesetzt und doch
gleich vorzüglich gelöst worden. Bei der Kugelapotheke zu Nürnberg
krönt die goldene Kugel eine die Ecke, an der die Apotheke liegt,
betonende, sich nach oben verjüngende, mehrfach gekropfte Rund-
säule, bei der Apotheke zur goldenen Kugel in Frankfurt a. O. läßt
der Architekt, Regierungsbaumeister L a t t é , das Emblem wie einen
großen Tropfen von einem langen und schmalen, in der Mitte der
Hausfront angebrachten, beiderseits die Anschrift „Apotheke" tragenden weißen Glasschilde herunterhängen. In neuester Zeit hat die
„Verunda" in Ründeroth auf Grund eines Preisausschreibens den
Versuch gemacht, eine durch drei Löffel geteilte Arzneiflasche zum
allgemeinen Apothekensymbol zu machen. Erstaunlich ist, daß soweit
bekannt, keine deutsche Apotheke die Schutzpatrone der Ärzte und
Apotheker, Cosmas und Damian, zum Apothekenwahrzeichen gemacht hat.

IV.

Die Musikliebe und die Musikfreudigkeit in den Kreisen der deutschen Pharmazie dürfte sich auf der Durchschnittshöhe dessen halten,
was innerhalb der bürgerlichen Schicht, zu der die Apotheker gehören,
gemeinhin als gegeben angesehen wird. Die Tatsache, daß es möglich
war, die Oper „Der Apotheker" von Haydn 1929 in Hamburg und
1930 in Berlin mit zum größten Teil dem Apothekerstande angehörenden Sängern und Instrumentalmusikern aufzuführen, daß sich
am 30. Oktober 1931 ein „Berliner Apotheker-Orchester" konsti-
tuierte und, von einem Apotheker-Dirigenten geleitet, in mehreren
Konzerten beachtliche Proben seines Könnens ablegte, ist jedenfalls
ein gültiger Beweis für das Vorhandensein musikbegabter Dilettanten
innerhalb der deutschen Pharmazie. Und doch, während die Literatur
eine ganze Anzahl schöpferischer Kräfte mittleren und höheren Ran-
ges aufzuweisen hat, die das Pistill mit der Feder vertauscht haben,

---

[1]) Apothekennamen, Pharm. Ztg. 1930 Nr. 8.

ist nicht ein einziger deutscher Apotheker bekannt geworden, dessen musikalisch-schöpferische Begabung stark genug gewesen wäre, um ihn in die Musikgeschichte eingehen zu lassen. Die in die Öffentlichkeit gedrungenen Kompositionen von Apothekern dürften ein gutes dilettantisches Mittelmaß nur in Ausnahmefällen überschreiten. Als solche seien genannt die Arbeiten der Apotheker Heinz H ö h n e - Berlin, dessen Kompositionen auf einem im Jahre 1930 in Berlin veranstalteten Konzert großen Beifall ernteten, Max B ö t t g e r - Görlitz, der u. a. eine Oper „Loki" komponiert hat, aus der Teile neben sonstigen von ihm stammenden Musikstücken auf der Görlitzer Hauptversammlung des Deutschen Apotheker-Vereins zu Gehör gebracht worden sind, und G a u s e - Sorau.

Auch als dilettantische Kunstübung steht die Musik bei den Apothekern weit hinter den sehr häufigen Ausflügen in das Gebiet der Literatur zurück. Während der „dichtende" Apotheker in den belletristischen Erzeugnissen, in denen ein Pharmazeut auftritt, so vielfach erscheint, daß er früher fast zu einer stehenden Figur einer gewissen Kategorie von Unterhaltungsliteratur geworden war, findet der „musikalische" oder doch zur Musik in irgendeinem Verhältnis stehende Apotheker in der Literatur verhältnismäßig selten Erwähnung. In den über 200 in den U r d a n g schen Büchern über den Apotheker in der Literatur[1]) und den diesbezüglichen, in den Jahren 1926 bis 1934 in der Pharmazeutischen Zeitung erschienenen Aufsätzen besprochenen belletristischen Arbeiten, in denen Apotheker eine Rolle spielen, ist nur in vier Fällen von „musikalischen" Pharmazeuten die Rede: in der Erzählung „Künstler und Apotheker" von Hermann Falkenhagen, der Paul Kellerschen Novelle „Vom Musikleben in Altenroda", dem Lustspiel „Die erste Geige" von Gustav Wied und Jens Petersen und dem Gedicht von Hugo Salus „Musik in der Kleinstadt". Zum Gegenstand musikalischer Behandlung sind Apotheke und Apotheker außer in der Haydnschen Oper „Der Apotheker" in der im Jahre 1772 entstandenen Oper „Die Apotheke" von Christian Gottlob Neefe (Text von Engel) und dem früher häufiger aufgeführten, aus dem Jahre 1786 stammenden Singspiel „Der Apotheker und Doktor" des Ditter von Dittersdorf gemacht worden. Als ausübende Musiker, deren Lebenslaufbahn in der Apotheke ihren Anfang nahm, nennt S c h e l e n z den berühmten langjährigen Organisten des Leipziger Gewandhauses und Lehrer am Leipziger Konservatorium Paul H o m e y e r , den gefeierten früheren Baritonisten der Dresdener Hofoper S c h e i d e m a n t e l , einen Tenoristen L e - d e r e r und einen Dr. S t i e g l e r -Brünn. Daneben wäre anzuführen der lange Zeit am Breslauer Stadttheater wirkende Tenorist S i e w e r t .

Es dürfte nicht ohne allgemeines Interesse sein, daß es der Initiative von pharmazeutischer Seite vorbehalten blieb, nicht nur mit

---

[1]) Der Apotheker im Spiegel der Literatur (1921); Der Apotheker als Subjekt und Objekt der Literatur (1926). Beide im Verlage von Julius Springer, Berlin.

den erwähnten Aufführungen der Haydnschen Oper „Der Apotheker"
diesem Werke des Meisters zu neuem Leben zu verhelfen, sondern
auch das Manuskript der Oper für die Allgemeinheit zu retten und
ihr zugänglich zu machen. Auf Anregung von Professor Dr. Edward
K r e m e r s, Ordinarius für pharmazeutische Chemie an der Universität Wisconsin, Madison, USA., der sich seinen Doktorhut dereinst
bei Wallach in Göttingen erwarb, hat Dr. H e g e r - Wien in der
fürstlich Esterhazyschen Bibliothek — Haydn war zur Zeit der Kom-
position der Oper „Der Apotheker" Kapellmeister des damaligen
Fürsten Esterhazy — Nachforschungen angestellt und das Manuskript gefunden. Es sind zwei photographische Nachbildungen angefertigt worden, von denen die eine im Besitze der Wiener Nationalbibliothek ist, während die andere durch die Freigebigkeit des ersten
Vorsitzenden der Gesellschaft für Geschichte der Pharmazie, Dr.
W i n k l e r, der Berliner pharmaziegeschichtlichen Bibliothek einverleibt werden konnte.

3. Der Apotheker als Bürger.

Der Apotheker als Bürger — diese Zusammenstellung bedeutet
fast einen Pleonasmus. War der deutsche Apotheker doch von jeher
der „Bürger" katexochen, das Musterbeispiel des in die staatlich überwachte Organisation der allgemeinen Wohlfahrt eingespannten und
ihr, durch eine Vielzahl von Vorschriften eingeengt, auf eigenes Risiko
dienenden Untertans. Halb Wissenschaftler und halb Kaufmann muß
er diese beiden Komponenten seiner Existenz sorgfältig miteinander
ausbalanzieren. Wollte man die Gründe seines unzweifelhaften bürgerlichen Ansehens satirisch kennzeichnen, so könnte man sagen,
daß sie in der Achtung der Kaufleute vor dem Wissenschaftler und
in dem Respekt des Wissenschaftlers vor dem vermuteten oder vorhandenen Wohlstand des Kaufmanns liegen. Dazu kommt freilich
noch ein anderes Moment, das jenseits aller Satire steht, die Tatsache,
daß die Gewißheit der Kenntnisse des Apothekers, seiner Sorgfalt
und Zuverlässigkeit ein Erfordernis der Seelenruhe seiner Mitbürger
ist und ihm die Achtung sichert, die der Mensch, wenn auch vielfach
widerwillig, alledem entgegenbringt, von dem er sich in bestimmten
Lagen seines Lebens abhängig weiß.

I.

Daß die bürgerliche Stellung des deutschen Apothekers schon
in der ersten Zeit seines nachweisbaren Auftretens eine gute war,
erhellt daraus, daß er vielfach zu den „Geschlechtern" oder „Patri-
zIern" zählte. Bereits 1264 wird in Konstanz von einem den Geschlechtern angehörenden Apotheker „Magister" Wernerus berichtet
und in Augsburg wurden in der Zeit zwischen 1283 und 1319 Apotheker erwähnt, die gleichfalls zweifellos den Geschlechtern ange-

hörten. In Frankfurt a. M. waren die Apotheker nach D i e t z „Frankfurter Handelsgeschichte" in die Bücher der Patrizier eingetragen, so 1402 der Apotheker M a t h i a s und sein Bruder M i c h e l, Besitzer der Apotheke zum Engel, 1424 Apotheker C o n t z e in der alten Apotheke, der bei seinem Tode nicht weniger als 6500 Pfund Heller hinterließ, 1483 Mathäus M e t l i n g e r, der als „beeidigter Apotheker" aufgeführt ist. Für Köln berichtet Alfred S c h m i d t[1]), daß seit 1348 Apotheker unter den Amtleuten, seit 1350 unter den Ratsherren aufgeführt werden und sich in letzterem Amt bis zum Ende der reichsstädtischen Verfassung ständig finden. Im 18. Jahrhundert üben sie häufig die Funktion der Bürgerhauptleute aus. Das 1702 gemalte Bildnis des Apothekers D r a c h, „Ratsherr und Bannerherr der Malerzunft" befindet sich im Standesamt Köln-Mitte. Im Kölner „Verzeichnis der vornehmsten Bürger" von 1568 sind die Apotheker A m b r o s i u s, Hans W i l h e l m, G. v. L a n g e b e r g und F. S t a p e d i u s aufgeführt. Die Liste der zum Doktoralessen 1640 einzuladenden Gäste enthält nach demselben Autor die Apotheker „im Engel, im Esel, in der Klocke und im Schwan". In Heidelberg bekleideten die Inhaber der Einhornapotheke, die F e t t i c h, N e u e r und M ä n n e r, über 100 Jahre lang, von 1569 bis 1687 die höchste städtische Ehrenstelle, das Amt des Bürgermeisters.[2]) Auch die Apothekerfamilie H e n n i n g in Coswig in Anhalt, die von 1728—1844 die dortige Apotheke besaß, stellte länger als hundert Jahre die Bürgermeister der Stadt. Der im Jahre 1605 gestorbene Berliner Apothekenbesitzer Michael A s c h e n b r e n n e r war zugleich „brandenburgischer Münzmeister und des Heil. Röm. Reichs oberster Münzwardein, kurfürstlicher geheimbder Diener",[3]) der Apothekenbesitzer Johann M e r c k e l in Annaberg im Erzgebirge wurde 1641 Ratsherr, 1645 und weitere viermal Stadtrichter und 1656 und später noch zehnmal regierender Bürgermeister. Alle diese Ämter sind auch von seinem Sohne und Erben im Apothekenbesitz, dem Apotheker und Arzt Johann Mathaeus M e r c k e l, bekleidet worden.[4]) In seiner Arbeit über „Münchens älteste Apotheke, Geschichte der Schützenapotheke von den Anfängen bis zur Jetztzeit"[5]) berichtet F e r c h l über das Apothekergeschlecht der P i r s c h i n g e r, das durch Einheirat 1597 in den Besitz dieser ältesten Münchener Apotheke gelangte und es zu hohen Ehren, im Jahre 1746 zur Erhebung in den Adelsstand brachte, die 1766 vom Kaiser Franz Josef bestätigt wurde. Den persönlichen Adel erhielt in der Mitte des 19. Jahrhunderts ein an

---

[1]) Die Kölner Apotheken, herausgegeben von der Gesellschaft für Geschichte der Pharmazie.

[2]) D o n a t, Walter, Die Geschichte der Heidelberger Apotheken, G. Kösters akademische Buchhandlung, Heidelberg.

[3]) G e l d e r, Hermann, Zur Geschichte der privilegierten Apotheken Berlins, Verlag von Julius Springer, Berlin.

[4]) H a r m s z u m S p r e c k e l - B r e t s c h n e i d e r, Beiträge zur Geschichte der Annaberger Löwenapotheke, Muschtesche Druckerei, Annaberg.

[5]) Wissenschaftliche Verlagsgesellschaft m. b. H., Stuttgart.

derer Münchener Apotheker, der drei Jahrzehnte als Vorsitzender des
Rates der Stadt München tätige Besitzer der Storchenapotheke, Dr.
Ignaz Z a u b z e r.

Welche lokale deutsche Apothekengeschichte man auch zur Hand
nehmen mag, überall findet man die ortsansässigen Apotheker in
städtischen Ehrenstellungen, die in manchen Apothekerdynastien, so
bei der seit dem 16. Jahrhundert im Besitze der Einhornapotheke in
Nördlingen befindlichen Familie F r i c k h i n g e r, durch Generationen
in fast erblicher Folge vom Vater auf den Sohn übergegangen sind.
Die Seßhaftigkeit des Apothekers ließ ihn natürlich im Bewußtsein der
Bevölkerung einen ganz besonderen Platz einnehmen. Der Arzt, der
Geistliche, der Richter wechselten oder waren doch selten in mehreren,
den gleichen Beruf ausübenden Generationen hintereinander ortsan-
sässig. Beim Apotheker war das häufig der Fall. Es gibt heute noch
eine ganze Anzahl deutscher Apothekerfamilien, die jahrhundertelang
in dem ererbten Besitz wirken. Die älteste dieser Dynastien, die auf
eine fast vierhundert Jahre umfassende pharmazeutische Genera-
tionenfolge in der gleichen Apotheke zurückblicken kann, die Familie
F r i c k h i n g e r, ist bereits erwähnt. Ihr steht als deutschösterreichi-
sches Gegenstück die Familie W i n k l e r ebenbürtig zur Seite, die am
3. Oktober 1928 die dreihundertfünfzigste Wiederkehr des Tages
feiern konnte, an dem die Stadtapotheke zu Innsbruck in den Wink-
lerschen Familienbesitz überging. Die Engelapotheke in Darmstadt
war im Jahre 1919 zweihundertfünzig Jahre im Besitze der Familie
M e r c k und der Apothekenbesitzer Kurt H i e p e in Wetzlar konnte
am 22. Oktober 1926 die hundertfünfundsiebzigste Wiederkehr des
Tages begehen, an dem sein Ahnherr Johann Karl H i e p e den Besitz
der Hauptapotheke in Wetzlar antrat.[1]) Nicht weniger alte Apothekerfamilien, so die Mylius[2]), beginnend mit Polycarpus M y l i u s -
Regensburg (1587—1649), und die Aschoff[3]), beginnend mit Christoph
Bernhard A s c h o f f - Bielefeld (1674—1753), haben in mehreren
Zweigen und an verschiedenen Orten bis in die Gegenwart hinein die
Apothekerkunst ausgeübt. Georg Edmund D a n n, Hermann G e l d e r
und Alfred A d l u n g haben in einer Reihe von Aufsätzen über
solche alte Apothekerfamilien berichtet.[4]) Die berühmte Nürnberger
Apothekerfamilie B e s l e r - E n g e l l a n d, beginnend mit Basilius
B e s l e r (1561—1629), aus der Pharmazie ausscheidend mit Michael
Christ. E n g e l l a n d, der den Familienbesitz 1734 verkaufte, schildert
F e r c h l in Wort und Bild in „Die Apotheke zum Mohren in Nürn-

---

[1]) Pharm. Ztg. 1928 Nr. 84.

[2]) M y l i u s - D a n n, Pharm. Ztg. 1926 Nr. 28.

[3]) A d l u n g, Pharm. Ztg. 1930 Nr. 16.

[4]) Pharm. Ztg. 1926 Nr. 27, 28, 41, 74; 1927 Nr. 19, 72; 1928 Nr. 53, 93,
96, 99; 1929 Nr. 36; 1930 Nr. 16, 31; 1831 Nr. 4. Siehe auch die Arbeit von
G e l d e r „Der Apotheker in der familiengeschichtlichen Literatur", Apoth.-
Ztg. 1926 Nr. 28.

berg".[1]) Bei allen diesen Familien ist die Honoratiorenstellung und die damit verknüpfte Verschwägerung mit dem übrigen städtischen Patriziat eine Selbstverständlichkeit. Es erscheint demgegenüber auf den ersten Blick merkwürdig, daß die Apotheker in Hofstellungen bis ins 18. Jahrhundert hinein anscheinend eine subalterne Stellung einnahmen. Wie Paul R a m d o h r in seiner „Geschichte der Darmstädter Apotheke"[2]) mitteilt, ist in den Darmstädter Besoldungsfestsetzungen um 1600 der Hofapotheker beim „Hofbalbierer", der „Hofwäscherin" und den „Bettschwingerinnen" einrangiert. Nach S c h e l e n z rangierte der Hofapotheker in Berlin 1707 vor dem Leibschneider, 1717 unter den Hofbediensteten, 1721 unter den Kammerlakaien und Bedienten. Aber das Rätsel löst sich, wenn man weiß, daß dieser Berliner „Hofbedienstete" und „Kammerlakai" der berühmte Caspar N e u m a n n, seit 1721 Mitglied der Preußischen Akademie der Wissenschaften, seit 1723 Professor der Chemie an dem neuerrichteten Collegium medicum war, daß der anscheinend so wenig geachtete Darmstädter Hofapotheker J. Z o e s c h mit einer Tochter des früheren Bürgermeisters vermählt war und daß der Landgraf Pate seines Erstgeborenen war. Die Einstufung entpuppt sich als eine ausschließlich finanzielle, die mit den Nebenverdiensten der Stelleninhaber rechnete — der Darmstädter Hofapotheker war zugleich Besitzer der öffentlichen Stadtapotheke —, und als soziale Bewertung kaum angesehen werden kann.

II.

Betrachtet man die vielen Apothekerbildnisse, die Epitaphe und Grabsteine, liest man die Nachrufe und Leichenpredigten des 16. bis 19. Jahrhunderts, so muß die Überzeugung Platz greifen, daß der Apothekerstand nicht nur stets ein bürgerlich geachteter war, sondern sich auch durchgängig breiter Wohlhabenheit erfreute. Dieser Eindruck wird bestätigt, wenn man die auf unsere Zeit gekommenen Nachlaßinventare, die Nachrichten über die von einzelnen Apothekern vererbten Vermögen liest. Im fünften Bande seiner „Frankfurter Handelsgeschichte" macht D i e t z über die Wirtschaftslage der Apotheker in Frankfurt a. M. bis zum 18. Jahrhundert nachstehende Angaben:

„Jahrhundertelang haben sich die gewinnbringenden Apotheken im Besitze der männlichen oder weiblichen Nachkommenschaft ihrer Gründer erhalten. Verkäufe kamen erst am Ende des 18. Jahrhunderts vor; sie waren Goldgruben und ihre Eigentümer reiche Leute . . .

Die Schwanen-Apotheke war von 1634—1815 im Besitze der Familie S a l t z w e d e l... Das Vermögen des 1724 verstorbenen Nikolaus S a l t z w e d e l belief sich auf 230 000 fl., darunter 59 500 fl. Außenstände.

Die Kopfapotheke war von 1584—1719 im Besitze der Familie Johannes M ü l l e r im Mannesstamm, von da bis 1806 im Besitze der Familie des Schwiegersohns des letzten M ü l l e r, Kaspar Konrad R ü h l e, der den Titel eines „Kaiserlich privilegierten Hofapothekers" erhielt und 1769 unter

---

[1]) P e t e r s - F e r c h l, Wissenschaftliche Verlagsgesellschaft, Stuttgart.

[2]) L. C. Wittichsche Hofbuchdruckerei, Darmstadt.

Hinterlassung eines Vermögens von 245 970 fl. starb. (Stammvater der R ü h l e v. L i l i e n s t e r n.)

Die Hirschapotheke war von 1671 bis etwa 1770 im Besitze der Familie H e n r i c i, die durch Einheirat des Johann Rudolf H e n r i c i zu der Apotheke gekommen war und somit das Geschlecht der Martin M ü l l e r - H o l t z a p f e l, das seit Anfang des 17. Jahrhunderts die Apotheke inne hatte, fortsetzte. Johann Bernhard H e n r i c i hinterließ 1760 ein Vermögen von 148 924 fl."

Es sind, wenn man den Kaufwert des Geldes berücksichtigt, sehr beträchtliche Hinterlassenschaften, um die es sich hier handelt. Die Breite der Lebensführung eines derartigen Apothekerhaushaltes erhellt u. a. aus dem Inventar des Nachlasses der Tochter Magdalena des Besitzers der Polnischen Apotheke in Berlin, E d e b o l d, Witwe der Apotheker W e r n e b e r g und S c h e n k zu Anfang des 18. Jahrhunderts, das sich im Besitze der Familie S c h a c h t - Berlin befindet und einen großen Reichtum an Kleidung, Schmuck und Hausrat aufweist. Im Dresdener Anzeiger vom 25. Dezember 1923 war eine aus der Mitte des 18. Jahrhunderts stammende Inventaraufstellung des Heidelberger Apothekers T r e v i r a n veröffentlicht, die ihn im schuldenfreien Besitz der Apotheke, eines Gartens mit Sommerhaus, eines wohlgefüllten Silberschranks und eines Weinkellers im Werte von nicht weniger als 1706 fl. zeigt. Der Wäscheschrank wies u. a. 1100 Ellen unzerschnittenes Tuch, 55 Tischtücher mit 178 Servietten und 45 Paar Bettücher auf.

Nach G e l d e r[1]) war 1354 ein Apotheker D i e t r i c h (T h e o - d o r i c u s) unter den sieben angesehenen Berliner Bürgern, die dem Markgrafen Ludwig dem Römer 1011 Mark Silber liehen. Nach S c h m i d t[2]) lieh Ludolph apothecarius der Stadt Köln 1309 500 Mark, war der Apotheker S t o l l e einer der vier Bürger, denen die Stadt 1384 für geliehene 4000 Gulden die Einnahmen aus mehreren „Accisen" verpfändete. Von großem Immobilienbesitz in Händen von Apothekern wird in den verschiedenen Jahrhunderten bis zum Weltkrieg mehrfach berichtet. Da ist es kein Wunder, wenn wir mehrfach Apotheker im Besitze des für erfolgreiche Gewerbetreibende geschaffenen Titels eines Kommerzienrats finden. Erwähnt sei der Zeitgenosse und Antipode Goethes Kommerzienrat W i l h e l m i in Jena und der Begründer einer blühenden ostpreußischen Industrie Kommerzienrat W ä c h t e r in Tilsit († 1855).

Natürlich stehen diesem glänzenden Bilde auch weniger erfreuliche Tatsachen gegenüber. Nach dem Dreißigjährigen Krieg sowie zu Beginn des 18. und des 19. Jahrhunderts waren im deutschen Apothekerstande allenthalben schwere Umsatz- und Gewinnrückgänge zu verzeichnen. In diesen Zeitläuften gaben mehrfach Apotheker ihre Betriebe auf, gerieten in Konkurs oder überließen ihre Apotheken ihren durch größeres Privatvermögen zum Durchhalten befähigteren

---

[1]) Zur Geschichte der privilegierten Apotheken Berlins, Verlag Julius Springer, Berlin.
[2]) Die Kölner Apotheken, Gesellschaft für Geschichte der Pharmazie.

Kollegen, die sie aufkauften, um sie eingehen zu lassen. Seit dem
Jahre 1930 erlebten viele deutsche Apotheker eine ähnliche Krise,
die sich nur deshalb nicht in vollem Umfange auswirkte, weil die
Gläubiger der Apotheker die Guthaben weitgehend stunden, um sie
nicht bei einem Konkurse ganz einzubüßen. Die kleineren und kleinsten Landapotheken haben stets ein mehr oder minder beschränktes
Dasein geführt und waren und sind zur Erhaltung ihrer Existenz —
siehe das Kapitel „Das Arbeitsgebiet des Apothekers" — häufig
genug auf Nebengeschäfte angewiesen. In den meisten Fällen nicht
in der Lage, sich eine fachliche Hilfskraft zu halten, führten sie ein
an das Apothekenhaus gebundenes Dasein, für das im letzten Drittel
des 19. Jahrhunderts das Wort „Kettenhunddasein" geprägt wurde.
Die im Jahre 1898 plötzlich in Erscheinung tretende Landapothekerbewegung, deren Führer N i t h a c k und Z u m b r o i c h vom Deutschen Apothekerverein in Vereinsämter berufen und so aus der
Oppositionsrolle herausgelöst wurden, war im wesentlichen eine
Reaktion gegen diese Gebundenheit. Durch die nach dem Weltkrieg
behördlich vorgesehene Möglichkeit eines Apothekenschlusses an
Sonn- und Feiertagen und während der Mittagszeit sowie durch die
Einführung einer Schutztaxe für nächtliche und sonn- und feiertägliche
Inanspruchnahme ist dieses „Kettenhunddasein" gemildert worden.

<h2 style="text-align:center">III.</h2>

Es ist bemerkenswert, daß auch die Besitzer dieser kleinen und
kleinsten Apotheken allenthalben kommunale Ehrenämter bekleiden,
daß somit die Achtung, deren sich die Apotheker bei ihren Mitbür-
gern zu erfreuen haben, nicht lediglich auf der Tatsache des Besitzes
beruht. Daß auch die Eingesessenheit wohl ein wichtiges, aber nicht
das ausschlaggebende Moment dieser Achtung ist, erhellt daraus, daß
auch Inhaber unverkäuflicher Personalkonzessionen, die ja erst in
vorgerücktem Alter zur Selbständigkeit gelangen und ihre Apotheken nicht vererben können, häufig genug in die in Betracht kommenden
Ehrenstellungen gewählt werden. So ist es doch wohl die Ausübung
gerade dieses auf Vertrauen, Gewissenhaftigkeit und Kenntnis gegründeten Berufs, die dem Apotheker, der die erwähnten Erfordernisse tatsächlich erfüllt, nach wie vor eine besondere Stellung innerhalb seiner Mitbürger gewährleistet. Hier stehen die Pharmazeuten
des 19. und 20. Jahrhunderts ihren bereits erwähnten Fachgenossen
in nichts nach. In der zweiten Hälfte des 19. Jahrhunderts ehrte die
Haupt- und Residenzstadt des Deutschen Reiches, Berlin, den Apotheker Karl Arnold M a r g g r a f f mit der höchsten Auszeichnung,
die sie zu vergeben hat. Sie ernannte ihn zu ihrem Ehrenbürger.
Nicht weniger als fünf Apotheker, B ä r w a l d, Dr. H. E. K o b -
l a n k, J. A. H. A p p e l i u s, A. S e l b e r g und Dr. K ü h l m a n n
waren Stadtälteste der Stadt Berlin. Bis in die neueste Zeit hinein
findet sich bei Todesanzeigen älterer Apotheker immer wieder die

Bemerkung, daß sie Ehrenbürger oder gar Stadtälteste der Gemeinwesen waren, in denen sie lebten.

Bei dieser Sachlage ist es erklärlich, daß auch die Provinziallandtage, die Landesparlamente und der Reichstag mehrfach Apotheker aufwiesen. Reichstagsabgeordnete waren u. a. die Apotheker Otto H e r m e s (Freisinnige Volkspartei), Georg B u r c k h a r d t (christlich-soziale Partei), W i t t e und S i e b e r t (Freisinnige Volkspartei), Alfred A g s t e r (Soz.-Dem.), Georg S p a r r e r (Deutsche Staatspartei). Von Mitgliedern der verschiedenen Landesparlamente seien genannt der langjährige freisinnige Präsident der badischen zweiten Kammer im letzten Drittel des 19. Jahrhunderts Apotheker K i r s n e r, dem seine Landsleute in Donaueschingen ein Denkmal gesetzt haben, die ehemaligen bayerischen Landtagsabgeordneten V o g l und D u s c h l und der dem hessischen Landtag angehörende Apotheker D o n a t.

Es ist für die bürgerliche Stellung des Apothekers kennzeichnend, daß sich an der Erhebung von 1848, deren innerer Anlaß die Unzufriedenheit des gebildeten Bürgers mit der bevorrechtigten Stellung des Adels und des Militärs war, eine verhältnismäßig große Zahl von Apothekern beteiligte. Unter den nach Mißglücken der revolutionären Bewegung steckbrieflich Verfolgten befanden sich allein in Baden neben dreißig Ärzten zwanzig Apotheker. Den im Anschluß an die Ereignisse des „tollen Jahres" nach den Vereinigten Staaten von Nordamerika ausgewanderten deutschen Apothekern verdankt der im Jahre 1851 gegründete und heute noch bestehende New-Yorker Deutsche Apothekerverein, der die amerikanische Pharmazie wesentlich und nachhaltig befruchtet hat, seine Entstehung. Die bekannten deutschen Siedlungen in Brasilien sind in der Hauptsache gleichfalls auf einen im Anschluß an 1848 ausgewanderten deutschen Apotheker, den Dr. B l u m e n a u, zurückzuführen.

Die Popularität der Apotheker beruhte und beruht zum guten Teil auch darauf, daß sie volkstümliche Wissenschaft trieben und dem Schau- und Bildungsbedürfnis der Bevölkerung unmittelbare Befriedigung boten. Die vielbewunderten „Naturalienkabinetts" des 17. und 18. Jahrhunderts waren vielfach von Apothekern angelegt und unterhalten. Die Sammlungen des bekannten Leipziger Apothekers J. H. L i n c k (1674—1734), des um dieselbe Zeit lebenden Magdeburger Ratsapothekers O h l o f f und vor allem das Raritätenkabinett des Königsberger Apothekers Caspar P a n z e r waren weithin berühmt. Nach V a l e n t i n[1]) war P a n z e r mit dem Dichter Simon D a c h befreundet, der zum Dank für die unentgeltliche Hergabe von Arzneien bei einer schweren Krankheit die Hochzeit der Tochter Panzers durch ein Brautlied verherrlichte, dessen Einleitung wie folgt lautete:

---

[1]) Die Entwicklung des ostpreußischen Apothekenwesens, Verlag des Deutschen Apotheker-Vereins, Berlin.

„Oh, wie wohl hab' ich genossen Eurer schönen Offizin!
Herr, aus ihr ist Kraft geflossen über meinen Leib und Sinn,
Als die Ärzte mir zu leben schlechte Hoffnung wollten geben.
Das, wodurch ich bin genesen, hat mir Eure Kunst gewährt,
Die so gütig doch gewesen, daß sie nichts dafür begehrt,
Ohn' daß ich, sofern ich wollte, dieses Brautlied schreiben sollte."

Daß der Apothekerstand an heimatkundlichen Bestrebungen in
ganz besonders hohem Maße beteiligt ist, dürfte sich aus seiner
naturwissenschaftlichen Bildung und aus seiner Ortsgebundenheit
unschwer erklären. Eine ganze Reihe von deutschen Heimatmuseen
verdankt Apothekern ihre Entstehung und Förderung. Nach einer im
Jahre 1934 aufgestellten Statistik sind nicht weniger als 64 p. c. der
deutschen Heimatmuseen von Apothekern begründet worden oder wurden von ihnen verwaltet. Das bekannteste ist der von dem Apotheker
Ludwig L e i n e r in Konstanz gegründete „Rosgarten". Ihre natur-
wissenschaftlich-praktische Betätigung ließ die Apotheker auch mehrfach zu Vorkämpfern der Technik werden. 1786 beleuchtete der
Professor der Pharmazie P i c k e l mit Gas, das er durch Verkohlen
von Knochen gewann, das Laboratorium der Würzburger Julius-
spital-Apotheke. 1811 errichtete der Apotheker und spätere Chemie-
professor Wilhelm August L a m p a d i u s zu Halsbrücke bei Freiburg
die erste Gasanstalt auf dem Kontinent, 1817 beleuchtete der Schwein-
furter Stadtapotheker Georg Friedrich D e g n e r seine Apotheke mit
aus Steinkohlen gewonnenem Gas und 1854 entwickelte der Apotheker
L a m p r e c h t in Bamberg Gas aus Liasschiefer.[1]) Wie sehr die
Bürgerschaft Leistungen dieser Art anerkannte, beweist die Tatsache,
daß die Stadt Schweinfurt eine Straße nach D e g n e r benannte. Für
den Zusammenhang zwischen bürgerlicher Stellung und wissenschaftlicher Betätigung der deutschen Apotheker, und zwar der
durchschnittlichen Apotheker, nicht einzelner aus der Pharmazie
hervorgegangener Gelehrter, gibt es zudem einen Kronzeugen von
größter Autorität: Johann Wolfgang v. G o e t h e. Bei einem Besuche
in Falkenau im Jahre 1822 hat G o e t h e dem Bruder des Bergmei-
sters L ö ß l, einem Pharmazeuten, folgende, für die deutschen Apotheker sehr schmeichelhafte Auskunft gegeben:

„Bei uns im Weimarischen, wie überhaupt in Deutschland, nimmt der
Apotheker eine sehr geachtete Stellung in der Gesellschaft ein. Den Naturwissenschaften, insbesondere der Chemie, verdankt auch die Pharmazie ihre
gegenwärtige Bedeutung als Kunst und Wissenschaft. Unsere Apotheker
schätzen und pflegen die Wissenschaft und sind bestrebt, diese der praktischen Pharmazie dienstbar zu machen."[2])

IV.

Diese von den Apothekern mit Stolz gepflegte Auffassung der
Pharmazie als „Kunst und Wissenschaft" war es auch, die den Einzug

---

[1]) F r i e d l, P., Apotheker als Pioniere der Technik, Deutsche Berg-
werks-Ztg. vom 18. Sept. 1932.
[2]) Pharm. Ztg. 1932 Nr. 25.

der Frau in den Apothekerberuf — genau so wie bei den Ärzten —
bis an das Ende des 19. Jahrhunderts hinausgeschoben hat. (Siehe
auch das Kapitel „Das Apothekenpersonal".) Erst durch eine Bekanntmachung des Reichskanzlers vom 24. April 1899 wurde den
Frauen das Studium der Pharmazie ermöglicht, und es ist außerordentlich bezeichnend für die Einstellung der offiziellen Standesver-
treter der Frauenfrage gegenüber, daß noch im Jahre 1906 zwei
Damen, die um die Aufnahme in die Deutsche Pharmazeutische Gesellschaft nachsuchten, die Zurückziehung der Anmeldungen nahege-
legt wurde. Bei den in der Literatur mitunter erwähnten „Apothekerinnen" aus früheren Zeiten, so der Margarete von Ulm, deren aus
dem Jahre 1383 stammendes Grabdenkmal noch erhalten ist, dürfte
es sich um Apothekersgattinnen oder, wie bei den „Apothekerinnen"
in der Darmstädter Hofapotheke um die Wende des 17. Jahrhunderts,
um weibliche Hilfskräfte gehandelt haben.

Lediglich von zwei Frauen um die Wende des 16. Jahrhunderts
läßt sich nach den Angaben in der Literatur sagen, daß sie tatsächlich
und zwar in der gleichen Amtsstellung selbständige pharmazeutische
Funktionen ausgeübt haben und demnach als „Apothekerinnen" an-
zusprechen sind. Es handelt sich einmal nach K a r u n[1]) um die nach
dem Tode ihres ersten Mannes, des früheren Nürnberger Predigers
und späteren Königsberger Professors Osiander, mit dem Theologen
Ruckher verheiratete Helena Ruckher, geborene Magenbuch, die nach
dem Tode ihres zweiten Mannes im Alter von 59 Jahren durch Verpflichtung vom 24. Mai 1585 als „Hofapothekerin" in den württembergischen Hofdienst eintrat und bis 1597 ihr Amt ausübte, und des
weiteren nach Anna B l o s[2]) um die am 23. Oktober 1550 als Tochter
des Vogtes zu Herrenberg Valentin Moser geborene, mit dem Sohne
des Tübinger Kanzlers, dem Pfarrer Johannes Andreae verehelichte
Maria Andreae, die nach dem Tode ihres Mannes im Jahre 1606 auf
den Posten einer württembergischen „Hofapothekerin" berufen wurde
und ihn bis 1614 erst in Stuttgart, dann bei der verwitweten Herzogin Sybille in Leonberg ausübte.

Die Zulassung der Juden zur Pharmazie war die Folge der
Judenemanzipation in Deutschland zu Beginn des 19. Jahrhunderts.
Bis dahin war ihnen das Apothekergewerbe ebenso verschlossen wie,
von gelegentlichen Ausnahmefällen abgesehen, alle anderen, dem
Zunft- und Innungszwang unterliegenden oder auf Privilegien beruhenden Gewerbe. Trotzdem gab es das ganze Mittelalter hindurch
nicht nur berühmte Judenärzte, sondern auch eine Anzahl jüdischer
Arzneimittelhändler, die freilich keine anerkannten, sondern lediglich
sogenannte „Winkelapotheken" inne hatten. Ein von P e t e r s[3]) be-
richteter Fall aus dem 17. Jahrhundert, in dem einem Juden L ö w

---

[1]) Südd. Apoth.-Ztg. 1934 Nr. 72.
[2]) Pharm. Ztg. 1927 Nr. 83.
[3]) Aus pharmazeutischer Vorzeit, Band I, Verlag von Julius Springer,
Berlin.

in Fürth bei Nürnberg nach erfolgtem Nachweis der Examina und sonstigen gesetzlichen Erfordernisse der offizielle Betrieb einer bereits von seinem Vater um 1630 gegründeten Apotheke trotz schärfster Anfeindung seitens der christlichen Apotheker und trotz ablehnender, die Ausübung des Apothekergewerbes durch einen Juden für unstatthaft erklärender Gutachten der medizinischen Fakultäten der Universitäten Jena und Leipzig sowie des Augsburger Collegii medici von dem hier in Betracht kommenden höchsten Gericht, dem Domkapitel zu Bamberg im Jahre 1677 gestattet wurde, dürfte kaum ein Gegenstück gehabt haben. Das Domkapitel hatte festgestellt, daß die Juden in den Reichstagsabschieden ausdrücklich „für Cives imperii" anerkannt und somit befugt seien, ein Handwerk zu erlernen und zu betreiben. In der Praxis aber waren, wie B u c h n e r noch in seinem Repertorium vom Jahre 1845, also lange nach der Emanzipation der deutschen Juden, feststellt, abgesehen von Bayern und Baden, Juden in Deutschland „nach altem Herkommen" von der Pharmazie ausgeschlossen. In Einzelfällen müssen sie jedoch bereits im ersten Drittel des 19. Jahrhunderts den Widerstand der Behörden und des Apothekerstandes überwunden haben. Jedenfalls wird in einem an das preußische Staatsministerium gerichteten Schreiben des Ministers v. Altenstein vom 9. November 1821 darauf hingewiesen, „daß Juden zum Kauf von Apotheken nur zugelassen werden sollten, wenn mindestens zwei Apotheken am Orte vorhanden seien, um dem Mißtrauen der Bevölkerung und der Behörde zu begegnen".[1]) Damit war, wenn auch mit Einschränkung die Möglichkeit des Besitzes einer preußischen Apotheke durch einen Juden offiziell anerkannt. Die Annahme von S c h e l e n z, daß der erste Fall der Übernahme einer preußischen Apotheke durch einen Juden vermutlich erst im Jahre 1861 eingetreten sei, dürfte demnach irrig sein. Eine Ministerialverfügung des Herrn v. B e t h m a n n - H o l l w e g vom 5. Februar 1861, in der festgestellt wird,

„daß nach den bestehenden Gesetzen, insbesondere nach § 11 des Edikts vom 11. März 1812, §§ 1 und 4 des Gesetzes vom 23. Juli 1847 denjenigen Juden, welche die formelle Qualifikation erworben haben, der selbständige Betrieb resp. die Verwaltung einer Apotheke nicht versagt werden darf",[2])

wird hier und da noch bestehenden Widerständen lokaler Instanzen und der Beseitigung der oben erwähnten A l t e n s t e i n schen Einschränkung gegolten haben. Im Jahre 1892 wurde nach S c h e l e n z zum ersten Male einem jüdischen Apotheker, Karl N e u s t a d t, eine Apothekenkonzession und zwar in Berlin verliehen.

Die mit dem Umsturz des Jahres 1933 einsetzende nationalsozialistische Gesetzgebung hat eine Ausschaltung der Juden aus dem deutschen Apothekenwesen eingeleitet. Die Bestimmungen des Bay-

---

[1]) P i s t o r, Grundzüge einer Geschichte der Preußischen Medizinalverwaltung bis Ende 1907, Verlag von Friedr. Viewegs & Sohn, Braunschweig.

[2]) H o r n, Das Preußische Medizinalwesen, Supplement zur 1. Auflage, Verlag von August Hirschwald, Berlin.

erischen Apothekengesetzes vom 12. September 1933 und der Voll-
zugsverordnung vom 7. Dezember 1933, wonach z. Zt. im Besitze
von Apotheken befindliche Juden bzw. „Nichtarier" (Personen, unter
deren Vorfahren sich mütterlicher- oder väterlicherseits bis ins dritte
Geschlecht hinauf eine Person jüdischer Abkunft befindet) gezwungen
wären, binnen drei Jahren ihre Apotheken an einen arischen Apotheker zu veräußern, sind bisher auf Bayern beschränkt geblieben.
Dagegen ist durch den allenthalben in Deutschland verlangten Ariernachweis bei der Zulassung zu den Prüfungen, den Gesuchen um die
Approbationserteilung und bei den Bewerbungen um Konzessionen
(auch beim eventuellen Erwerb verkäuflicher Konzessionen) zweifellos ein allmähliches Verschwinden der Juden und Judenabkömmlinge aus der deutschen Pharmazie in die Wege geleitet.

V.

Schließlich mag noch festgestellt werden, daß Sprößlinge deutscher Apothekerfamilien als Beamte, Offiziere und Diplomaten hohe
und höchste Stellungen erreicht haben. Genannt seien hier nur der
Kabinettschef der letzten Hohenzollernkaiser, v. L u c a n u s , Sohn eines Halberstädter Apothekenbesitzers, der preußische Handelsminister
B r e f e l d , Sohn eines Apothekenbesitzers in Telgte und der General
v. W i l d , Abkömmling der rühmlich bekannten Kasseler Apothekerfamilie W i l d . Ja eine Apothekertochter, des Dessauer Apothekenbesitzers F ö h s e Anne-Liese, wurde sogar regierende deutsche Für-
stin. Der Prinz Leopold von Anhalt-Dessau, der später unter dem
Namen „der alte Dessauer" einer der berühmtesten Generäle Friedrichs des Großen von Preußen wurde, heiratete das schöne Bürger-
mädchen trotz aller Widerstände im Jahre 1698 und setzte im Jahre
1701 ihre Erhebung in den Reichsfürstenstand und damit ihre Eben-
bürtigkeit und die Erbfolge ihrer Nachkommen durch. Diese roman-
tische Ehe ist vielfach dichterisch behandelt worden, so von H e r s c h
in dem Schauspiel „Anna-Liese", von N i e m a n n in dem Volksstück
„Wie die Alten sungen . . ." und von L i s s a u e r in dem Schauspiel
„Gewalt". Neuerdings hat sich auch der Film des dankbaren Stoffes
bemächtigt. Als Sonderbarkeit mag noch erwähnt werden, daß ein
ehemaliger Berliner Apothekenbesitzer O e t z e l , der im Jahre 1810
als Freiwilliger in das Brandenburgische Ulanenregiment eintrat und
in den Freiheitskriegen infolge besonderer Tapferkeit und Befähigung
so rasch Karriere machte, daß er 1815 bereits Generalstabsoffizier
war, es in der königlich preußischen Armee zum Generalmajor brachte
und in den preußischen Adelsstand erhoben wurde.[1]

---

[1] D a n n , Georg Eduard, Apotheker und General, Pharm. Ztg. 1928
Nr. 14.

Fünfter Teil

Pharmazeutisch-Biographisches.

1. Praktiker, Politiker und Historiker der Pharmazie.

Acoluth, Karl Gottlieb Immanuel, * 12. Februar 1776 Zittau, † 8. Mai 1827 Bautzen, Apotheker und Arzt in Bautzen. Verfaßte „Bereitungsart des Kupferammoniaks".

Andreae, Johann Gerhard, Reinhard, * 17. Dezember 1724 Hannover, † 1. Mai 1793 ebenda, Hofapotheker in Hannover. Schrieb: „Alchemistische Briefe", Hannover 1767.

Aschoff, Ernst Friedrich, * 10. April 1792 Bielefeld, † 23. Mai 1863 Herford, trat 1807 bei seinem Vater, Ludwig Philipp Aschoff zu Bielefeld, in die Lehre, bezog 1810 die Universität Göttingen, 1814 die zu Berlin, bestand 1815 in Berlin die Prüfung als Apotheker I. Kl., übernahm 1823 die Neustädter Apotheke zu Herford, gehörte seit 1821 dem Direktorium des „Apotheker-Vereins im nördlichen Teutschland" an, wurde Mitglied zahlreicher wissenschaftlicher Vereine, 1828 Dr. phil. der Universität Marburg und 1857 Ehrenpräsident des Deutschen Apotheker-Vereins. Von seinen wissenschaftlichen Arbeiten sind u. a. zu nennen: „Anweisung zur Prüfung der Arzneimittel auf ihre Güte, Ächtheit und Verfälschung" und ein „Verzeichnis der gebräuchlichsten chemischen Reagentien". Außerdem veröffentlichte er im Archiv der Pharmazie verschiedene biographische Schilderungen berühmter Naturforscher.

Aschoff, Ludwig Philipp, * 25. November 1758 Weeze, † 13. Juni 1827 zu Bielefeld, 1775—1780 Lehrling in der Apotheke seines Onkels, des Apothekers Heinrich Adolf Aschoff zu Bielefeld, 1785 Vorstand des Laboratoriums der Waisenhaus-Apotheke zu Halle, von 1791 an Besitzer der Apotheke in Bielefeld, in der er gelernt hatte. Aschoff gehörte zum Direktorium des „Apotheker-Vereins im nördlichen Teutschland", war Ehrenmitglied verschiedener Vereine und Medizinalassessor beim Collegium medicum zu Bielefeld. Er stellte Jod und Brom in der Mutterlauge der Saline zu Rehme fest und gab eine Anweisung zur Prüfung der Arzneimittel auf ihre Güte, Echtheit und Verfälschung heraus.

Becker, Johann Philipp, * 7. Februar 1711 Borcken bei Fritzlar, † 1799 Magdeburg, Apotheker und Medizinalassessor sowie Ratmann. Entdeckte Salpetersäure in animalischen Ausleerungen (1783), schrieb „Chemische Untersuchungen der Pflanzen und deren Salze".

B e d a l l, Carl (Vater), * 20. Jan. 1827 E s c h e n b a c h , † 24. September 1895 M ü n c h e n , begann dort seine Apothekerlaufbahn, studierte in M ü n c h e n , übernahm die S e e h o l z e r sche Apotheke, promovierte über das von ihm in den Kosoblüten entdeckte Koussin, schuf eine Ergänzungstaxe und war Mitglied des Obermedizinalausschusses und der Prüfungskommission. 1890 übergab er die Leitung der Apotheke dem gleichnamigen Sohne.

B e d a l l, Carl (Sohn), * 28. Juni 1858 M ü n c h e n , † 11. Mai 1930 ebenda, studierte in München und bestand dort 1880 seine Staatsprüfung. Er arbeitete weiter bei B a y e r und promovierte 1882 zum Dr. phil. 1890 übernahm er die Leitung der väterlichen Apotheke, die 1895 in seinen Besitz überging. B e d a l l schrieb außer vielen fachpolitischen Arbeiten verschiedene Artikel für die Realenzyklopädie der gesamten Pharmazie, ferner eine „Sammlung der wichtigsten Verordnungen über Apothekenbetrieb und -Verkehr mit Arzneimitteln und Giften".

B e i l s c h m i d t, Karl Traugott, * 19. Oktober 1793 L a n g e n - ö l s in Schlesien, † 6. Mai 1848 H e r r n s t a d t , Apotheker in O h - l a u. Verfaßte „Pflanzengeographie nach A. von H u m b o l d t s Werken", Breslau 1831.

B e i n e r t, Carl Christian, * 15. Januar 1783 W o i t s d o r f , † 20. Dezember 1868 C h a r l o t t e n b r u n n , bei T r o m m s d o r f f ausgebildet, 1822 Apotheker erster Klasse, seit 1823 Apothekenbesitzer zu C h a r l o t t e n b r u n n , schrieb 1850 eine preisgekrönte Arbeit „Über die Beschaffenheit und die Verhältnisse der fossilen Flora in den verschiedenen Steinkohlenablagerungen eines und desselben Reviers" und eine Jubelschrift der Vaterländischen Gesellschaft „Über die Kieselgeschiebe im Waldenburger Steinkohlengebirge".

B e i s s e n h i r t z, Friedrich Wilhelm, * 19. Januar 1779 B l o m - b e r g , † 28. Juni 1831 M i n d e n , bestand 1805 das lippische Examen, siedelte nach B i e l e f e l d über und erhielt 1812 die Konzession zur Errichtung einer Apotheke in M i n d e n . Er gründete mit Rudolf B r a n d e s , D u M ê n i l und W i t t i n g 1820 den „Apotheker-Verein des nördlichen Teutschlands", aus dem sich später der Deutsche Apothekerverein entwickelte. B e i s s e n h i r t z war ein hervorragender wissenschaftlicher und praktischer Apotheker, schrieb wertvolle chemisch-pharmazeutische Arbeiten und wurde Medizinalassessor bei der Regierung zu M i n d e n .

B e l l i n g r o d t, Friedrich, * 17. März 1830 D a d e n , † 9. März 1904 K ö l n , war von 1860—1894 Besitzer der väterlichen Apotheke in O b e r h a u s e n , siedelte nach K ö l n über, wo er sich pharmaziegeschichtlichen Studien, insbesondere der Geschichte des Apothekenwesens zu K ö l n , widmete. Neben geschichtlichen Aufsätzen schrieb er auch fachwissenschaftliche Arbeiten z. B. „Über Perkolatoren",

„Über Quecksilbergewinnung als Nebenprodukt beim Hüttenprozeß"
und „Über die Wirkung von Digitalis".

B e r e n d e s , Julius, * 23. März 1837 P a d e r b o r n , † 6. Juli
1914 G o s l a r , studierte nach abgelegter Reifeprüfung in I n n s -
b r u c k Philosophie, Kunst- und Sprachwissenschaften, lernte dann
in B e l e c k e in Westfalen bei seinem Bruder Pharmazie, studierte in
B o n n Pharmazie, wo er promovierte und 1864 das Staatsexamen
bestand, erwarb gemeinsam mit seinem Bruder die Apotheke zu
A h a u s , die er später allein übernahm, aber 1877 aufgab, siedelte
nach H a m e l n über, wo er eine kurz vorher konzessionierte Apotheke gekauft hatte. Widriger Umstände wegen veräußerte er die
Apotheke und pachtete eine Apotheke zu G o s l a r bis diese verkauft
wurde, gab 1887 die pharmazeutische Praxis auf und widmete sich
nunmehr ausschließlich seinen schriftstellerischen Neigungen. Er betätigte sich sehr verdienstvoll auf historischem Gebiet. Seine Haupt-
werke sind: „Das Apothekenwesen, seine Entstehung und geschichtliche Entwicklung bis zum XX. Jahrhundert", „Die Pharmazie bei den
alten Kulturvölkern", „Die Physika der heiligen Hildegard von Bingen" und die vortrefflichen Übersetzungen der Arzneimittellehre des
Dioskurides und der „Sieben Bücher" des Paulos v. Aegina. B e r e n -
d e s erhielt am Abend seines Lebens den preußischen Professortitel.

B e r n e g a u , Ludwig, * 30. Sept. 1860, † 18. Oktober 1920
B e r l i n , zuerst Apotheker an der Tierarzneischule, dann Korpsstabsapotheker beim X. Armeekorps, besuchte mehrmals K a m e r u n und
T o g o , widmete sich dort der Landeskultur, insbesondere der Erforschung der Kolanuß. Während seiner Zugehörigkeit zur Armee
erwarb er sich große Verdienste durch seine Arbeiten über die Verwendung des Eigelbs bei der Heeresverwaltung, zeigte die Herstellung des Feldzwiebacks (Eierzwiebacks), der nach seinen Angaben
mit Eigelb hergestellt wurde, 1903 erhielt er eine Apothekenkonzession in B e r l i n - H a l e n s e e .

B e s l e r , Basilius, * 1561, Sohn des Predigers Michael B e s l e r
zu N ü r n b e r g , † 1629 ebenda, Besitzer der Apotheke zum Ma-
rienbild auf dem Neumarkt in N ü r n b e r g , Gründer einer naturhistorischen Sammlung, legte einen botanischen Garten an, Herausgeber des botanischen Werkes „Hortus Eystettensis".

B e u r e r , Johann Ambrosius, * 2. März 1716 N ü r n b e r g ,
† 27. Juni 1754 ebenda, Spitalapotheker zu N ü r n b e r g , Mitglied
der Leopoldinischen Akademie, schrieb „Examen chemicum picis etc."

B i e c h e l e , Max, * 11. September 1839 E i c h s t ä d t , † 14.
Oktober 1922 ebenda, seit 1869 Apothekenbesitzer in seiner Ge-
burtsstadt, schrieb zahlreiche für die Praxis des Apothekers wertvolle
Arbeiten. Hierher gehören seine „Stöchiometrie", „Die chemischen
Gleichungen", „Gesetzliche Bestimmungen für Bayern" sowie die
„Anleitung zur Erkennung und Prüfung aller im Arzneibuch aufge-
nommenen Arzneimittel".

B i l t z , Friedrich Heinrich, * 1790, † 27. April 1835 E r f u r t , seit 1816 Besitzer der Grünen Apotheke zu E r f u r t , arbeitete über den Schleim verschiedener Vegetabilien, über Alcornocorinde, über Hirschbrunst u. dergl. und veröffentlichte „Beiträge zur Phytochemie" und „Die chemische Untersuchung des bei Erfurt gebauten Opiums".

B i l t z , Ernst, * 1822 E r f u r t , † 10. Januar 1903 ebenda. Zweiter Sohn des Friedrich Heinrich B i l t z , des Besitzers der Grünen Apotheke zu E r f u r t , studierte in Berlin und übernahm 1847 die väterliche Apotheke. Seine Arbeit: „Kritische und praktische Notizen zur Pharmacopoea Germanica" begründete seinen wissenschaftlichen Ruf. Er arbeitete über Magnesium-, Natrium-, Zinksalze sowie über die Zersetzlichkeit des Chloroforms. Er wurde 1888 Ehrenmitglied des Deutschen Apotheker-Vereins und Ehrendoktor der philosophischen Fakultät der Universität M a r b u r g .

B l e y , Ludwig Franz, * 22. August 1801 B e r n b u r g , † 13. Mai 1868 ebenda, Dr. phil., Apotheker zu B e r n b u r g , Medizinalrat und Oberdirektor des „Apotheker-Vereins im nördlichen Teutschland", schrieb „Über die Zuckerbereitung aus Runkelrüben", 1851 „Reform der pharmazeutischen Verhältnisse in Deutschland", gab das Archiv der Pharmazie mit W a c k e n r o d e r und nach dessen Tode von 1854 ab selbständig heraus.

B r a n d e s , Rudolph, * 18. Oktober 1795 S a l z u f l e n , † 3. Dezember 1842 ebenda, bezog 1815 die Universität H a l l e , promovierte 1817 zu J e n a zum Dr. phil., machte 1818 das Lippische Staatsexamen und übernahm die väterliche Apotheke zu S a l z u f l e n . Mit D u M ê n i l , B e i s s e n h i r t z und W i t t i n g ist er der Gründer des „Apotheker-Vereins im nördlichen Teutschland" und war bis zu seinem Tode erster Oberdirektor des Vereins. Von der Universität M a r b u r g wurde er zum Dr. phil. honoris causa ernannt, erhielt 1832 den Titel Medizinalrat und wurde vielfach ausgezeichnet. Er hat sich auf allen Gebieten der praktischen und wissenschaftlichen Pharmazie, als Meteorologe usw. mit Erfolg betätigt. 1821 ab erschien unter seiner Leitung „Das Archiv des Apothekervereins" und von 1827—1838 eine „Pharmazeutische Zeitung". Mit G o e t h e stand B r a n d e s in ständigem wissenschaftlichen, Fragen der Meteorologie behandelnden Verkehr.

B r a u n , Carl, * 19. Juni 1869 M e l s u n g e n , † 3. April 1929 M e l s u n g e n , Sohn des Melsunger Apothekenbesitzers Bernhard B r a u n , seit 1900 Inhaber der väterlichen Rosen-Apotheke in Melsungen, baute die bereits von seinem Vater betriebene Fabrikation galenischer Erzeugnisse weitgehend aus und legte 1910 den Grund zu der vorbildlichen Katgut-Herstellung, die das Braunsche Unternehmen weltbekannt gemacht hat.

B r u n n e n g r ä b e r , Christian, * 19. Mai 1832 S c h w e r i n , † 19. Februar 1893 R o s t o c k , studierte in B e r l i n und R o s t o c k , promovierte in R o s t o c k zum Dr. phil., kaufte 1859 eine Apotheke in R o s t o c k (Universitäts-Apotheke), die er durch Anlage einer

Drogenhandlung und Fabrik pharmazeutischer Präparate erweiterte, wurde 1869 Mitglied des Direktoriums des Norddeutschen Apotheker-Vereins und 1880 Vorsitzender.

B u c h o l z , Christian Friedrich, * 19. September 1770 E i s l e - b e n , † 9. Juni 1818 E r f u r t , schrieb bereits als Apothekergehilfe eine Arbeit über die Kristallisation des Baryum aceticum, übernahm 1794 die väterliche Apotheke (Römerapotheke) zu E r f u r t und wurde bald darauf Professor an der Universität E r f u r t . Auf seine und T r o m m s d o r f f s Anregung wurde die „Bucholz-Gehlen-Stiftung" „zur Unterstützung ausgedienter, würdiger, hilfloser Apothekergehilfen" geschaffen. 1808 wurde B u c h o l z Dr. pharm. h. c. der Universität R i n t e l n , 1809 Dr. phil. h. c. der Universität E r f u r t und Assessor des Medizinalkollegiums zu E r f u r t , 1813 o. Professor der Chemie. Er gehörte zu den Erfurter Bürgern, die als Geiseln auf dem Petersberg vom französischen Kommandanten eingekerkert waren. Die schlechte Behandlung hatte seine Gesundheit untergraben. Er erblindete und starb nach langem schweren Leiden. Er gab einen „Katechismus der Apothekerkunst" heraus, „Theorie und Praxis der pharmazeutisch-chemischen Arbeiten", „Taschenbuch für Ärzte und Apotheker", „Grundriß der Pharmazie", redigierte eine Zeitlang den „Almanach für Scheidekünstler".

B u c h o l z , Wilhelm Heinrich Sebastian, * 23. September 1734 B e r n b u r g , † 16. Dezember 1798 W e i m a r , Apothekenbesitzer, praktischer Arzt zu W e i m a r , Hofmedikus, Physikus und Bergrat, Freund und naturwissenschaftlicher Berater G o e t h e s . Von seinen Veröffentlichungen sind besonders zu nennen: „Dissertatio de saponibus quibusdam mineralibus" (1763), „Über Entfärbung vegetabilischer und salziger Flüssigkeiten durch Kohle" (1790).

B ü c h n e r , Johann August Wilhelm, * 13. Juni 1790 P e g a u , † 23. September 1849 M a i n z , 1815 Leiter der K ü s t e r schen Apotheke zu G r o ß - U m s t a d t bei Dieburg, erwarb 1818 die Löwenapotheke zu M a i n z , war Lehrer der Chemie an der Realschule zu M a i n z , hessischer Medizinalassessor, 1825 Ehrenmitglied des „Apotheker-Vereins im nördlichen Teutschland" und veröffentlichte 1828 eine Arbeit „Über die Wirkung der tierischen Kohle als Reinigungs- und Entfärbungsmittel verschiedener Flüssigkeiten".

C a s s e l m a n n , Arthur, * 23. September 1828 F e l s b e r g , † 10. November 1872 P e t e r s b u r g , studierte in G ö t t i n g e n und M a r b u r g , promovierte zum Dr. phil., pachtete eine Apotheke in H o m b u r g und verzog 1860 nach P e t e r s b u r g , wo er die „Pharmazeutische Zeitung für Rußland" herausgab.

C a t e l , Johann August Friedrich, * 26. August 1783 H a l b e r - s t a d t , † 26. Dezember 1830 N i e n s t e d t bei Quedlinburg, Apotheker zu B e r n b u r g , Schüler von K l a p r o t h , arbeitete über Essigäther, Stärkesirup und Stärkezucker.

C h r i s t i a n i , Conrad, * 9. August 1732 K i e l , † 22. Dezember 1795 ebenda, Apotheker in seiner Geburtsstadt, schrieb über

Bereitung versüßten Essiggeistes und Äthers sowie über kaustischen Salmiakgeist.

D a n c k w o r t t, Wilhelm, * 7. Februar 1822 M a g d e b u r g, † 10. Januar 1892 ebenda, studierte 1847 und 1848 in H a l l e, kaufte 1852 die Sonnenapotheke zu M a g d e b u r g und schrieb u. a. eine Broschüre „Über Taxvorschläge nach neuen Prinzipien", die anfangs bekämpft, später aber anerkannt wurde. Er wurde 1868 Oberdirektor des Norddeutschen Apotheker-Vereins.

D i e t e r i c h, Eugen, * 6. Oktober 1840 W a l t e r s h a u s e n, † 15. April 1904 H e l f e n b e r g bei Dresden, studierte 1863 in M ü n c h e n und ging nach bestandenem pharmazeutischen Staats-Examen in die Technik über, gründete 1872 die „Chemische Fabrik in H e l f e n b e r g" und leitete sie bis zur Umwandlung in eine Ak-tiengesellschaft (1900). Er beschäftigte sich mit Untersuchungen nach eigenen Methoden und Alkaloidbestimmungen der Drogen und schrieb das 1885 erschienene „Pharmazeutische Manuale".

D ö r f f u r t, August Ferdinand Ludwig, * 12. August 1767 B e r l i n, † 27. Juni 1825 W i t t e n b e r g, Dr. phil., Apotheker und Senator zu W i t t e n b e r g, war schriftstellerisch tätig. Er gab her-aus: „Neues deutsches Arzneibuch nach der letzten Ausgabe der preußischen Pharmakopöe bearbeitet".

D u l k, Friedrich Albert, Sohn des Apothekers Friedrich Philipp D u l k, * 17. Juni 1819 K ö n i g s b e r g, † 29. Okt. 1884 S t u t t-g a r t, bestand 1839 das pharmazeutische Staatsexamen, promo-vierte in B r e s l a u 1846 mit einer Dissertation: „De resinis, praeser-tim de resina dammara", wollte sich in K ö n i g s b e r g habilitieren, wurde aber wegen seiner revolutionären Umtriebe abgelehnt. Belle-tristischer, politischer und philosophischer Schriftsteller.

E b e r m a i e r, Heinrich Christoph, Stammvater des Ebermaier-schen Apothekergeschlechtes, * 13. Mai 1735 G o s l a r, † 4. August 1803 M e l l e, Apothekenbesitzer ebenda, übersetzte: „A. J. Retzius, Anfangsgründe der Apothekerkunst".

E i m b k e, Georg, * 17. Dezember 1771 H a m b u r g, † 20. April 1843 E p p e n d o r f bei Hamburg, Dr. phil. et med. und Apotheker, Dozent an der Universität K i e l, Oberinspektor der Saline T r a-v e n s a l z e, 1806 Apotheker zu H a m b u r g, 1818 Mitglied des Gesundheitsrats, verfaßte den „Apparatus medicaminum".

E l s n e r, Franz Carl Leonhard, * 6. November 1802 N e u s t a d t in Oberschlesien, † 29. November 1874 B e r l i n, Apotheker, von 1834—1852 Lehrer der Chemie am Gewerbeinstitut zu B e r l i n, wurde dann Betriebsinspektor und später Arkanist bei der Königl. Porzellanfabrik. Von ihm stammen zahlreiche Veröffentlichungen rein technischer Art; daneben behandelte er aber auch eine ganze Anzahl chemische Untersuchungen. Herausgeber eines Leitfadens für die qua-litative chemische Analyse.

E l s n e r, Fritz, * 24. Juni 1842 W o l g a s t, † 13. September 1921 L e i p z i g, lernte in S t e t t i n, studierte in G r e i f s w a l d,

wo er 1866 auch das pharmazeutische Staatsexamen bestand, war
1866 und 1870/71 Feldapotheker, promovierte 1871, war Besitzer
der Apotheke in S c h ö n e f e l d bei Leipzig, richtete ein analytisches
Laboratorium ein, das er nach dem Verkauf seiner Apotheke nach
L e i p z i g verlegte, wurde Mitglied des Landesmedizinalkollegiums,
erhielt 1896 die Approbation als Nahrungsmittelchemiker, schrieb:
„Praxis des Nahrungsmittelchemikers" und „Leitfaden zur Vorbereitung auf die Gehilfenprüfung".

F i c i n u s, David Franz Andreas, * 24. August 1748 G u b e n,
† 17. Februar 1834 D r e s d e n, Apotheker zu D r e s d e n, schrieb
pharmazeutische Aufsätze.

F i e k, Emil, * 1840 K u n n e r s d o r f bei Hirschberg, † 21.
Juni 1897 H i r s c h b e r g, war Apotheker, widmete sich der Botanik
und schrieb eine „Flora von Schlesien" (1881).

F r i c k h i n g e r, Albert, * 16. Januar 1818 N ö r d l i n g e n,
† 20. März 1907 ebenda, legte 1837 das pharmazeutische Staatsexamen ab und übernahm als Besitzer 1841 die väterliche Apotheke,
die er bis 1875 inne hatte. F r i c k h i n g e r war politisch tätig, gehörte
1869—1899 der bayerischen Abgeordnetenkammer an, betätigte sich
aber auch fachwissenschaftlich. Er gab 1844 einen „Katechismus der
Stöchiometrie" heraus und war Mitarbeiter an G e h l e n s „Repertorium der Pharmazie" und S c h l i c k u m s „Apotheker-Kalender".

F r i t s c h e, von Karl Julius, * 29. Oktober 1808 N e u s t a d t
(Sachsen), † 1871 St. P e t e r s b u r g, Apotheker, Dr. phil., Inhaber der Flückiger-Medaille, russischer Staatsrat, Mitglied der Akademie der Wissenschaften in St. P e t e r s b u r g, Vorstand der
Dr. Struveschen Petersburger Anstalt für künstliche Mineralwässer
seit 1834, Verfasser zahlreicher botanischer (über Pollen usw.),
pharmazeutischer (über das Amylum, über die Schwefelblumen usw.),
chemischer (über Anilin, Indigo usw.) und mineralogischer (Vanadin)
Arbeiten.

F r o e l i c h, Max, * 10. Dezember 1851 G r a u d e n z, † 2. April
1928 B e r l i n, studierte in K ö n i g s b e r g, war von 1877—1908
Besitzer der Apotheke zum gekrönten Adler zu B e r l i n. Er war seit
1890 Vorstandsmitglied des Deutschen Apotheker-Vereins und wurde
1892 als Vorsitzender Nachfolger B r u n n e n g r ä b e r s, 1899 wurde
er pharmazeutischer Assistent in der Medizinalabteilung des Ministeriums der geistl., Unterrichts- und Medizinalangelegenheiten zu
B e r l i n, 1901 Medizinalrat, 1908 Geheimer Medizinalrat. F r o e -
l i c h wurde 1887 Mitglied der Technischen Kommission für pharm.
Angelegenheiten, 1892 Mitglied der Prüfungskommission für die
Staatsprüfung zu B e r l i n, 1896 Mitglied des Apothekerrates, 1901
Mitglied des Reichsgesundheitsrates, 1917 stellvertretender Vorsitzender der Kommission für die pharm. Prüfung, 1918 ständiger Hilfsarbeiter bei der Königl. wissenschaftlichen Deputation für das Medizinalwesen. Er trat 1919 in den Ruhestand.

F r o m m e , Georg, * 1860, † 1. Februar 1925 B l a n k e n b u r g a. H., Apotheker, Dr. phil., Leiter des wissenschaftlichen Untersuchungs-Laboratoriums der Firma Caesar & Loretz, Halle.

F u c h s , Georg Friedrich Christian, * 19. August 1760 J e n a , † 22. August 1813 B ü r g e l , war vorübergehend Besitzer der Apotheke zu B ü r g e l bei J e n a , später Professor der Medizin zu J e n a . Er arbeitete über die Geschichte des Borax, Zinks, Braunsteins und schrieb ein „Repertorium der chemischen Literatur von 494 v. Chr. bis 1806", erschienen zu Jena 1806—1812.

F u c k e l , Leopold, * 3. Febr. 1821 R e i c h e l s h e i m , † 6. März 1876 W i e n , Apotheker in Ö s t r i c h (Rheingau). Mykologe.

G a e r t n e r , Gottfried, * 29. Oktober 1754 H a n a u , † 27. Dezember 1825 H a n a u , 7 Jahre Provisor in der S p i e l m a n n schen Apotheke zu S t r a ß b u r g , promovierte, hielt in H a n a u als Privatmann wissenschaftliche Vorlesungen, war Mitbegründer und Direktor der „Wetterauschen Gesellschaft für die gesamte Naturkunde", veröffentlichte seine Untersuchungen des Wilhelmsbader Wassers und des Schwalheimer Sauerwassers.

G a e r t n e r , Karl Ludwig, * 7. Januar 1785 H a n a u , † 3. Oktober 1829 ebenda, Neffe des Gottfried G a e r t n e r , wie dieser Apotheker und Direktor der Wetterauschen Gesellschaft für die gesamte Naturkunde, veröffentlichte Arbeiten über die Prüfung des Sublimats auf Arsenikgehalt, Entdeckung des Arseniks in gerichtlicher Hinsicht und anderes.

G e i s e l e r , Theodor, * 9. Sept. 1796 K ö n i g s b e r g NM., † 6. Juli 1885 K ö n i g s b e r g NM., Apotheker ebenda, promov. in G i e ß e n , war Direktor des Nordd. Apotheker-Vereins und arbeitete über Bittermandelwasser, Jodkalium und Phosphorsäure usw. Er war Mitglied vieler wissenschaftlicher Gesellschaften.

G e s n e r , Johann Albrecht, * 17. Sept. 1694, R o t h , † 10. Juni 1760 S t u t t g a r t , Apotheker, Arzt in G u n z e n h a u s e n , Leibarzt in S t u t t g a r t , Mitverfasser der Pharmacopoea Würtembergica 1741.

G m e l i n , Johann Georg, * 1674, † 1728 T ü b i n g e n , Stammvater der berühmten Apotheker- und Chemikerfamilie G m e l i n , tüchtiger Chemiker.

G m e l i n , Johann Conrad, Sohn des Johann Georg G m e l i n , * 2. September 1702 T ü b i n g e n , † 19. Juni 1759 ebenda, Botaniker und Chemiker.

G r a b o w s k y , Heinrich Emmanuel, * 11. Juli 1792 L e o b s c h ü t z , † 1. Oktober 1842 B r e s l a u , Apotheker in O p p e l n , verfaßte „Flora von Oberschlesien", Breslau 1843.

G r a e g e r , Nikolaus, * 11. September 1806 W e i d e n h a u s e n in Hessen, † 1. November 1873 M ü h l h a u s e n , Apotheker und Stadtrat in M ü h l h a u s e n in Thüringen, errichtete dort eine pharmazeutische Fabrik, arbeitete „Über die fabrikmäßige Darstellung der Weinsäure und deren Entfärbung", 1848, und lehrte eine Methode der Morphinbestimmung in Opium.

Grischow, Karl Christoph, * 17. Februar 1793 Stavenha-
gen, † 17. Dezember 1860 ebenda, Apotheker ebenda, Dr. phil.,
machte physikalisch-chemische Untersuchungen über die „Atmung
der Gewächse und deren Einfluß auf die gemeine Luft", 1819.

Guldinus, Paul, aus Ostpreußen, gab um 1640 „Onomasticon Latino-Germanico-Polonicum rerum ad artem pharmaceuticam
pertinentium" heraus.

Gruner, Johann Ludwig Wilhelm, * 20. März 1771 Halle,
† 7. Juli 1849 Hannover, seit 1803 Besitzer der Hofapotheke zu
Hannover, wurde Ober-Bergkommissar, später Medizinalrat. Er
beschäftigte sich mit der Untersuchung von Alkaloiden und der
Ausführung von Mineralanalysen und machte Versuche mit der Vol-
tasäule.

Hagen, Heinrich, * 4. Oktober 1709 Schippenbeil in
Ostpreußen, † 12. Okt. 1772 Königsberg i. Pr., Apotheker und
Ratsherr zu Schippenbeil, seit 1741 Hofapotheker und Beisitzer
des Collegium medicum zu Königsberg.

Hagen, Johann Heinrich, Sohn des Heinrich Hagen, * 20.
Dezember 1738 Schippenbeil, † 30. November 1775 Königs-
berg, Apotheker in Königsberg i. Pr., seit 1768 Assessor am
Collegium medicum, arbeitete über ostpreußischen Torf.

Hager, Hans Hermann Julius, * 3. Jan. 1816 Düben, † 25. Januar 1897 Neu-Ruppin. Er bestand in Berlin sein Staatsexamen
ohne studiert zu haben mit der Note „Sehr gut", war Besitzer der
Apotheke zu Fraustadt von 1842 bis 1859, siedelte 1859 nach
Berlin über, widmete sich dort seinen wissenschaftlichen Arbeiten.
Er verzog 1881 nach Frankfurt a. O. und schließlich 1896 nach
Neu-Ruppin, wo er seine Tage beschloß. Hager hat zahlreiche
fachwissenschaftliche Werke herausgegeben, von denen verschiedene
heute noch geschätzt und in den Apotheken verwendet werden. Seine
wertvollsten Arbeiten sind: „Technik der pharmazeutischen Rezeptur",
„Manuale pharmaceuticum", „Handbuch der Untersuchung, Prüfung
und Wertbestimmung aller Handelswaren", „Kommentar zu den
Pharmacopoeen Norddeutschlands", „Kommentar zum deutschen Arzneibuche", „Das Mikroskop und seine Anwendung". Er gab den
ersten Pharmazeutischen Kalender (1860) heraus und war Gründer
der „Pharmazeutischen Zentralhalle" (1859).

Hampe, Ernst, * 5. Juli 1795 Fürstenberg a. W., † 1880
Helmstedt, Apotheker, Professor zu Blankenburg. Verf.
Prodromus florae Hercynicae, Halae 1836, Flora Hercynica, Halae
1873.

Hänle, Georg Friedrich, * 6. Jan. 1763 Lahr, † 23. Juni 1824
Karlsruhe, Dr. phil., Apotheker zu Lahr 1784—1815, Medizinalrat in Karlsruhe, gab ein „Lehrbuch der Apothekerkunst"
heraus, schrieb chemisch-technische Abhandlungen und stellte 1818
einen „Entwurf zu einer allgemeinen und beständigen Apothekertaxe" auf.

H a p p e, Andreas Friedrich, * 1733 A s c h e r s l e b e n, † 1802 B e r l i n, Apotheker und Maler in B e r l i n, verfaßte eine „Botanica pharmaceutica ⸱xhibens plantas officinales", Berlin 1785.

H a r t m a n n, Emil Friedrich Gustav, * 29. Oktober 1835 zu M a g d e b u r g als Sohn des Magdeburger Hofapothekers H a r t - mann, † 30. Nov. 1917 ebenda, bestand 1861 das Staatsexamen in B r e s l a u, promov. zum Dr. phil., war von 1862—1897 Besitzer der väterl. Apotheke, wurde Mitglied des Medizinalkollegiums der Prov. Sachsen, Geh. Med.-Rat, und gehörte seit 1896 dem Apothekerrate an. Von seinen Veröffentlichungen ist zu nennen: „Reform oder Um- sturtz des Concessionssystems im Apothekenwesen 1873", „Verän- derungen des Apotheken-Ordnungsentwurfes vom Jahre 1869" 1874 und vor allen Dingen seine zum ersten Male 1866 erschienene „Handverkaufstaxe".

H e l v i g, Nicolaus Ulrich, * 6. November 1738 S t r a l s u n d, † 13. April 1811 ebenda, Apotheker zu S t r a l s u n d, veröffentlichte wissenschaftliche Abhandlungen in Crells Annalen 1786.

H e m p e l, Johann Gottfried, * 2. Okt. 1752 B e r l i n c h e n in der Neumark, † 1818, Dr. med., Besitzer der Apotheke zum schwarzen Adler zu B e r l i n, später der Löwen-Apotheke, schrieb pharmazeu- tisch-chemische Abhandlungen.

H e m p e l, K. W., * 1819, † 4. Februar 1898 G i e ß e n, Apo- theker in G i e ß e n, Dr. phil. Fand die Methode des Titrierens der Oxalsäure mit Chamaeleonlösung.

H e r a e u s, Carl Wilhelm, * 6. März 1827 H a n a u, † 14. Sep- tember 1904 ebenda, 7. Glied der Familie H e r a e u s im Besitze der Einhorn-Apotheke zu H a n a u, Apothekeninhaber 1851—1888, gründete am 1. April 1851 die später weltberühmt gewordene che- mische Fabrik bzw. Platinschmelze W. C. Heraeus in H a n a u. Er ist damit der Schöpfer der deutschen Platinindustrie geworden.

H e r m a n n, Karl Samuel Leberecht, * 20. Januar 1765 K ö n i - g e r o d e, † 1. September 1846 S c h ö n e b e c k, war bis 1797 Apotheker zu G r o ß - S a l z e, wurde dann Administrator der kgl. chemischen Fabrik in S c h ö n e b e c k, die er 1793 begründet hatte. Entdecker des Cadmiums, stellte Brom aus den Sodamutterlaugen her, arbeitete über künstliches Ultramarin und berichtete über die Berei- tung des Chinins und Cinchonins.

H e r z o g, Ludwig Theodor, * 17. Februar 1812 B r a u n - s c h w e i g, † 21. März 1888 ebenda, bezog 1829 die Universität B e r l i n, setzte 1832 seine Studien in G ö t t i n g e n fort, machte 1834 sein Staatsexamen und übernahm im Anschluß daran die väterliche Apotheke zunächst als Administrator, von 1836 ab auf eigene Rechnung, 1839 erhielt er von der philosophischen Fakultät der Universität J e n a das Doktordiplom. Neben seiner praktischen und regen Vereinstätigkeit beschäftigte er sich mit gerichtlich-chemi- schen Untersuchungen und führte wertvolle wissenschaftliche Arbeiten aus. Er schrieb: „Über Teein, Darstellung und Eigenschaften desselben", über Jodkalium, Zersetzbarkeit und Prüfung der Jodtinktur, über Cyanjod und Jodcyan. Von ihm stammt eine „Kritik des Mohrschen Kommentars zur preußischen Pharmakopöe Ed. VI".

H i r s c h , Heinrich Gustav Bruno, * 13. April 1826 G ö r l i t z , † 3. Dez. 1903 D r e s d e n , bestand 1849 sein Staatsexamen in B e r l i n , war 1856—1874 Besitzer der Apotheke zu G r ü n b e r g , verzog nach G i e ß e n , wo er zum Dr. phil. promovierte, erhielt bald darauf eine Apothekenkonzession in F r a n k f u r t , die er nach 6 Jahren krankheitshalber verkaufen mußte. Er zog nunmehr nach B e r l i n , später nach D r e s d e n . H i r s c h war literarisch sehr tätig. Besonders erwähnenswert sind folgende Werke: „Vergleichende Übersichten zwischen der 5. und 6. Auflage der Preußischen Pharmakopöe" 1847, desgleichen der 6. und 7. Auflage 1863, die „Pharmacopoea Germanica verglichen mit der Pharmacopoea Borussica" 1873, „Vergleichende Übersicht zwischen der 1. und 2. Ausgabe der Pharmacopoea Germanica" 1883, ferner seine „Universalpharmakopöe" 1884/90, 1902 und sein „Kommentar zum Arzneibuch für das Deutsche Reich" mit Dr. S c h n e i d e r sowie „Verschiedenheiten gleichnamiger offizieller Arzneimittel" 1895.

H o f f m a n n , Karl August, * 24. Februar 1760 C h e m n i t z , † 15. März 1833 W e i m a r . Seine pharmazeutische Ausbildung genoß er 1771—1776 bei Christian Friedrich B u c h o l z zu E r f u r t , 1786 kam er zu dessen Vetter, Sebastian B u c h o l z , in W e i m a r . 1798 übernahm er die Hofapotheke zu W e i m a r , wurde später Professor. Von seinen Arbeiten sind zu nennen: „Tabelle über einige 40 Mineralwässer" 1789, „Taschenbuch für Ärzte, Physiker usw." 1793, „Systematische Übersicht der Resultate von 242 chemischen Untersuchungen von Mineralwässern usw." 1815.

H o l d e r m a n n , Eugen, * 29. März 1852 H e i d e l b e r g , † 27. Januar 1906 K a r l s r u h e , bestand 1875 die pharmazeutische Staatsprüfung in H e i d e l b e r g , wo er auch zum Dr. phil. promovierte. Er wurde Assistent an der neugeschaffenen klinischen Apotheke in H e i d e l b e r g und erhielt 1878 die Konzession einer eigenen Apotheke in S e e l b a c h , später in K a r l s r u h e . Von seinen fachwissenschaftlichen Veröffentlichungen verdient der in Gemeinschaft mit V u l p i u s herausgegebene S c h l i c k u m sche Kommentar besonders genannt zu werden.

H o l t z , Julius Friedrich, * 2. September 1836 P r e n z l a u , † 8. Juni 1911 C h a r l o t t e n b u r g , bestand 1859 das pharmazeutische Staatsexamen zu B e r l i n , studierte weiter in P a r i s und war von 1861—1871 Apothekenbesitzer in P o t s d a m . Bei der 1871 erfolgten Umwandlung der S c h e r i n g schen Fabrik in die „Chemische Fabrik a. A. vormals E. Schering" wurde H o l t z Mitleiter, 1881 Präsident des von ihm und M a r t i u s gegründeten „Vereins zur Wahrung der Interessen der chemischen Industrie Deutschlands" und 1885 Vorsitzender der „Berufsgenossenschaft der chemischen Industrie". Er war Mitglied des Reichsgesundheitsrats, Ehrendoktor

der Universität G r e i f s w a l d , Kommerzienrat und Inhaber einer
Reihe weiterer Auszeichnungen.

I l s e m a n n , Johann Christoph, * 7. April 1727 C l a u s t h a l ,
† 13. Oktober 1822 ebenda, Apotheker zu C l a u s t h a l , Bergkommissar, arbeitete über Ihlefelder Braunstein, Eisenproben, Flußspath,
Quarz und die Bereitung sympathetischer, glänzender Tinte.

J a h n s , F., * 27. Februar 1844 H a n n o v e r , † 17. April 1897,
Apotheker, Besitzer der Universitäts-Apotheke in G ö t t i n g e n ,
Entdecker des Arecolins.

J o n a s , L. E., * 1702, Apotheker in E i l e n b u r g . Schrieb ein
Lehrbuch der Chemie und über das Apothekergewerbe.

J u n g c l a u s e n , Caesar, Albrecht, * 5. Dezember 1855 H a m -
b u r g , † 5. Juli 1916 ebenda, promovierte nach vorzüglich bestandenem Staatsexamen 1883 in S t r a ß b u r g , übernahm 1884 die
Verwaltung der väterlichen Apotheke bei dem Strohhause in H a m -
b u r g , war seit 1888 Besitzer, wurde 1896 Assessor der Pharmazie
im Medizinalkollegium und Professor. J u n g c l a u s e n war Lehrer
an der pharmazeutischen Lehranstalt zu H a m b u r g , Mitarbeiter an
der Realenzyklopädie der Pharmazie und veröffentlichte eine Reihe
wissenschaftlicher Artikel, u. a. „Eine neue Methode der Bestimmung
der Jodzahl der Fette", „Kritische Besprechung der maßanalytischen
Bestimmung der Alkaloide des Deutschen Arzneibuches IV" und
„Normallaugen und Indikatoren in der Acidimetrie".

K e r n e r , Georg, * 9. April 1835 B e s i g h e i m , † 9. Februar
1890 F r a n k f u r t a. M., lernte in der Apotheke seines Vaters, arbeitete nach Beendigung seiner Gehilfenzeit in B a s e l , S a n k t G a l l e n
und G e n f und war von 1855 ab unter F r e s e n i u s in W i e s b a -
d e n tätig, promovierte 1857 in G ö t t i n g e n zum Dr. phil. und trat
1857 als Chemiker in die Chininfabrik von E. Z i m m e r in F r a n k -
f u r t a. M. ein, in der er 30 Jahre, zuletzt als Direktor wirkte. 1862
veröffentlichte er eine Arbeit „Über die Prüfung des käuflichen
schwefelsauren Chinins auf fremde Chinaalkaloide". Zahlreiche Arbeiten über Chinaalkaloide, insbesondere über Chinin, folgten.

K i n d t , Georg Christian, * 24. August 1793 L ü b e c k , † 1. März
1869 B r e m e n , mit zwei Brüdern Besitzer der Sonnenapotheke zu
B r e m e n , Handels- und Gerichtschemiker, führte Charta nitrata in
Deutschland ein, fertigte in B r e m e n die ersten Daguerreotypien,
veröffentlichte 1835 die Chininprobe auf Cinchonin.

K i n d t , Heinrich Hugo, * 16. August 1775 E u t i n , † 3. Januar 1837 ebenda, Apotheker und Kannonikus zu E u t i n , schrieb:
„Beobachtung einer künstlichen Erzeugung des Kamphers" (1803).

K i r s n e r , Ludwig, * 11. November 1811 D o n a u e s c h i n -
g e n , † 6. September 1876 ebenda. Seit 1850 Besitzer der bereits seit
Generationen im Familienbesitz befindlichen Hofapotheke in D o -
n a u e s c h i n g e n , Führer der damaligen nationalliberalen Partei in
Baden, Reichstagsabgeordneter sowie Landtagsabgeordneter und als
solcher Präsident der II. Badischen Kammer. „Die dankbare Vater-

stadt" errichtete ihm im Jahre 1879 ein Denkmal, dessen Inschrift ihn als „feinsinnig und gerecht, staatsmännisch maßvoll und vorsorgend, selbstloser Pflichterfüllung Vorbild" bezeichnet. Auch der Sohn Kirsners, Ludwig K i r s n e r der Jüngere, Besitzer der Hofapotheke in D o n a u e s c h i n g e n von 1876—1890 war badischer nationalliberaler Landtagsabgeordneter.

K o c h, Friedrich Ludwig, * 12. Juli 1786 M e s s e l bei Darmstadt, † 17. August 1865 O p p e n h e i m, Apotheker in O p p e n - h e i m, fabrizierte als erster in seiner Apotheke 1824 Chinin.

K o s c h w i t z, Georg Daniel, * 1679 K o n i t z, † 1729 H a l l e, Besitzer der Engelapotheke zu H a l l e und Professor der Botanik und Anatomie und als solcher Vorsteher des botanischen Gartens zu H a l l e.

K u n k e l, Johann, * 1630 H u s u m, † 20. März 1703 D r e i - B i g h u f e n, wurde Apotheker, dann 1659 Kammerdiener, Chymist und Aufseher der Hof- und Leibapotheke der Herzöge von Lauenburg, später beim Kurfürsten J o h a n n G e o r g II von Sachsen Aufseher des Laboratoriums zu D r e s d e n, hielt einige chemische Vorlesungen zu W i t t e n b e r g, kam 1679 in gleicher Stellung zum Kurfürsten F r i e d r i c h W i l h e l m nach B e r l i n und wurde nach dessen Tode 1688 nach S t o c k h o l m berufen. Der König von Schweden ernannte ihn zum Bergrat und verlieh ihm den Adel mit dem Namenszusatz v o n L ö w e n s t j e r n. Er ist Erfinder des Lötrohrs, bestimmte die Bestandteile des Messings, verwendete zum ersten Male Gold zum Färben des Glases (Rubinglas), stellte zuerst Salpeteräther dar und verbesserte die von B r a n d erfundene Gewinnung von Phosphor aus Urin.

K ü t z i n g, Friedrich Traugott, * 8. Dezember 1807 R i t t e b u r g bei Artern, † 9. September 1893 N o r d h a u s e n, wurde Apotheker, sattelte um und wurde Professor an der Realschule zu N o r d h a u - s e n, wo er ein „Compendium der Naturgeschichte", 1837, „Grund- züge der philosophischen Botanik" und „Mikroskopische Untersu- chungen über die Hefe und Essigmutter" schrieb.

L a u x, Friedrich Wilhelm, * 12. Dezember 1812 Z a s s e n d o r f, † 26. Oktober 1887 B e r l i n, erhielt 1855 die Konzession der Kö- nigstädtischen Apotheke, war 1861—1874 Mitglied der Technischen Kommission für pharmazeutische Angelegenheiten und seit 1872 Medizinalassessor beim Medizinalkollegium der Provinz Brandenburg.

L e u b e, Gustav, * 10. April 1836 U l m, † 5. Dezember 1913 ebenda, lernte bei seinem Vater, Dr. Gustav L e u b e, zu U l m, bestand 1859 sein Staatsexamen in T ü b i n g e n, promovierte 1861 in J e n a, übernahm in U l m den Unterricht an der Fortbildungsschule, den sein Vater bereits 30 Jahre erteilt hatte, und führte für die von seinem Vater 1838 gegründete Zementfabrik, die er 1881 übernahm, alle wissenschaftlichen Untersuchungen aus. Durch die Aufstellung von Normen für die Prüfung von Portlandzement hat er viel zur Hebung der deutschen Portlandzementfabriken beigetragen.

Leverkus, Carl Alfred, * 5. November 1804 Wermelskirchen, † 1. Februar 1889 Leverkusen, bestand 1829 in
Berlin das pharmazeutische Staatsexamen 1. Klasse und promovierte 1830 in Gießen zum Dr. phil. Begründer der deutschen
fabrikmäßigen Herstellung von Ultramarin und Alizarin. Das am
4. November 1834 in Wermelskirchen begründete Unternehmen wurde 1862 auf eine Sand-Heidefläche am Rhein verlegt, der
Carl Leverkus den Namen „Leverkusen” gab. Aus dieser An-
siedelung ist durch den rapiden Aufschwung der jetzt zur I. G. Farbenindustrie gehörenden Alizarinfabrik die weltbekannte Stadt Leverkusen geworden. Die „Vereinigten Ultramarinfabriken AG.” werden auch jetzt noch von Nachkommen im Mannesstamme des als
Geh. Kommerzienrat gestorbenen Gründers geleitet.

Linck, Johann Heinrich, * 17. Dezember 1674 Leipzig,
† 29. Oktober 1734 ebenda, Apotheker zu Leipzig, Mitglied der
Leopoldinischen Akademie, schrieb unter anderem „Commentatio de
cobalto”, Sohn des Apothekers Heinrich Linck, des Begründers
des bekannten, von seinen Nachkommen fortgeführten Linckschen
Naturalienkabinetts.

Linck, Johann Heinrich, * 25. Nov. 1734 Leipzig, † 23. Mai
1807 bei Mücheln, Apotheker in Leipzig, Mitglied der Leopoldinischen Akademie, schrieb über Wirkungen und Eigenschaften verschiedener Arzneimittel.

Linck, Johann Wilhelm, Sohn des Johann Heinrich Linck II,
* 25. Dezember 1760 Leipzig, † 25. Dezember 1805 ebenda,
Dr. med., schrieb 1800 Grundsätze der Pharmazie nebst Geschichte
und Literatur derselben.

Lucas, Christian Friedrich Ernst, * 18. März 1754 Mansfeld, † 17. April 1826 Erfurt, 1784—1817 Besitzer der Mohren-
Apotheke zu Erfurt, schrieb pharmazeutisch-chemische Aufsätze.

Marggraf, Andreas Sigismund, Sohn des Henning Christ.
Marggraf, Apothekers und Assessors am Medizinalkolleg zu
Berlin, * 3. März 1709 ebenda, † 7. August 1782 ebenda, lernte
bei Caspar Neumann in der Hofapotheke die Apothekerkunst, war
beim Apotheker Johann Jacob Spielmann in Straßburg tätig,
studierte 1733 in Halle, dann in Freiberg, wurde 1735 Assistent seines Vaters, 1754 Leiter des Königl. Laboratoriums und 1760
Direktor der physikalisch-chemischen Klasse.

Marggraf, der in Jöchers Gelehrten-Lexikon (1813) als
„zweiter Vater oder Erneuerer der Scheidekunst” bezeichnet wird,
ist durch seine Entdeckung des Zuckers in einheimischen Pflanzen,
insbesondere in der Rübe Beta vulgaris L, weltberühmt geworden.
Er stellte zum ersten Male aus Phosphor, für dessen Herstellung aus
Harn er eine verbesserte Methode angab, durch Verbrennen Phosphorsäure dar und machte die ersten quantitativen Wasseruntersu-
chungen.

M a r t i u s , Ernst Wilhelm, * 10. September 1756 W e i s s e n -
s t a d t , † 12. Dezember 1849 E r l a n g e n , Hof- und Universitäts-
apotheker in E r l a n g e n , Dr. phil h. c. (Erlangen), Dr. med. et
pharm. h. c. (Bonn) und Professor an der Erlanger Universität. Er
schrieb: „Etwas über die Weine und ihre Verfälschung", 1789,
„Mineralogische Wanderungen durch einen Teil von Franken und
Thüringen usw.", „Erinnerungen aus meinem neunzigjährigen Leben,
Leipzig 1847".

M a s c h k e , Otto, * 1824, † 16. Januar 1900 B r e s l a u ,
Apothekenbesitzer und Medizinalassessor ebenda, Erfinder der Färbung der Bakterien, Ehrendoktor der Universität B r e s l a u .

M a y e n b u r g , Ottomar Heinsius von, * 5. Dezember 1865
S c h ö n h e i d e im Erzgebirge, † 24. Juli 1932 F e l s e n e c k bei
Pötschach am Wörther See, Apotheker, Promotion in L e i p z i g 1901,
von 1907—1925 Pächter der städtischen Löwen-Apotheke in D r e s -
d e n , gründete 1907 die Leo-Werke G.m.b.H. in D r e s d e n , die in
raschem Aufstiege zu einem Weltunternehmen mit über 1000 Arbeitern und Angestellten emporwuchsen und mit der großzügigen
Propaganda für ihre „Chlorodont-Zahnpasta" die tägliche Zahnpflege
in Deutschland populär machen halfen.

M e i ß n e r , Karl Friedrich Wilhelm, * 2. Januar 1792 H a l l e ,
† 30. April 1853 ebenda, wurde bei B u c h o l z in E r f u r t als Apotheker ausgebildet, promovierte in H a l l e zum Dr. phil., übernahm
1820 die väterliche Apotheke zu H a l l e , führte sie bis 1840. Er
gab den „Almanach für Scheidekünstler und Apotheker" heraus,
Jahrgang 1816 mit Ch. F. B u c h o l z , dann das „Berliner Jahrbuch der Pharmazie", Jahrgang 1826 mit G. H. S t o l t z e , Jahrgang
1827—1829 allein, entdeckte Sabadillin 1819 und arbeitete über
Kupfergehalt in Pflanzenaschen, Chinarinden und Opium.

M e l i c h , Georg (16. Jahrhundert), * A u g s b u r g , † V e n e -
d i g , Besitzer der Straußenapotheke zu A u g s b u r g , erster deutscher Apotheker, der sich als fachwissenschaftlicher Schriftsteller
betätigte.

D u M ê n i l , August Peter Julius, * 4. November 1777 C e l l e ,
† 28. Juli 1853 W u n s t o r f bei Hannover, Dr. phil. (Rostock), kaufte
1809 die Apotheke zu W u n s t o r f , wurde 1812 Direktor der Pul-
verfabriken und Salpeterplantagen im Aller- und Okerdepartement,
mußte dieses Amt aber nach der Vertreibung der Franzosen bereits
im Jahre darauf wieder aufgeben, gründete mit Rudolf B r a n d e s ,
Friedrich Wilhelm B e i s s e n h i r t z und W i t t i n g 1820 den „Apothekerverein im nördlichen Teutschland", wurde 1824 hannover-
scher Bergkommissar und am 1. Oktober 1842 Geheimer Oberberg-
kommissar. D u M ê n i l schrieb u. a. einen zweibändigen „Leitfaden
zur chemischen Untersuchung der Naturkörper usw.", ein „Handbuch
der Reagentien- und Zerlegungslehre usw.", zahlreiche pharmazeutische und chemische Aufsätze und in vier Bänden „Gedanken über
mancherlei Gegenstände der Welt- und Menschenkunde".

M e r c k , Heinrich Emanuel, * 15. September 1794 D a r m -
s t a d t , † 14. Februar 1855 ebenda, Sohn des Kammer- und Medi-
zinalassessors Johann Anton M e r c k , seit 1816 Apotheker zu
D a r m s t a d t , Begründer der Fabrik E. Merck, Darmstadt, wurde
1835 Medizinalrat, 1853 Obermedizinalrat, Mitglied des Medizinalkollegiums, veröffentlichte u. a. 1832 Arbeit „Über Opiumgehalt der
reifen Mohnköpfe", 1834 „Über die Bereitung des Codeins".

M e r c k , Georg Franz, * 20. Januar 1825 D a r m s t a d t , † 18.
März 1873 ebenda, Apotheker, Dr. phil., Entdecker des Papaverins,
Leiter der chemischen Fabrik E. Merck, D a r m s t a d t .

M e r c k , Louis, * 9. November 1854 D a r m s t a d t , † 15. September 1915 ebenda, Apotheker, Dr. phil. et Dr. med. und Dr. ing.,
Leiter der chemischen Fabrik E. M e r c k Darmstadt.

M e u r e r , Friedrich, * 1792, † 1866 D r e s d e n , studierte nach
Abschluß seiner pharmazeutischen Ausbildung Medizin und promovierte 1826 zum Dr. med., seit 1830 Verwalter der Marienapotheke
zu D r e s d e n , bewirkte den 1840 erfolgten Anschluß der sächsischen Apotheker an den Norddeutschen Apotheker-Verein. Nach ihm
ist die Meurer-Stiftung benannt.

M e y e r , Johann Friedrich, Apotheker in O s n a b r ü c k , * 24.
Oktober 1705 O s n a b r ü c k , † 2. November 1765 ebenda, schrieb
über chemische Versuche mit ungelöschtem Kalk. „Alchemystische
Briefe" (1767), „Verbesserter Begriff von der Entstehung des Glases
und Bergkristalls" usw.

M e y e r , Johann Karl, * 1733 S t e t t i n , † 20. Februar 1811
ebenda, Hofapotheker zu S t e t t i n , Korrespondent der Akademie
und Mitglied der Gesellschaft naturforschender Freunde B e r l i n ,
erforschte Kieselerde, Flußspatsäure und Eisen, gab bereits 1783 eine
Anleitung zur künstlichen Bereitung des Selterwassers heraus.

M i r u s , Anton Wilhelm Friedrich Ehrenfried Richard, * 1822
B e r k a , † 28. Januar 1886 J e n a , wurde 1851 Besitzer der Hof-
Apotheke zu J e n a , promovierte zum Dr. phil., veröffentlichte eine
große Anzahl wertvoller Arbeiten über die Untersuchung chemischer
Präparate.

M o h r , Carl Friedrich, * 4. November 1806 K o b l e n z ,
† 28. September 1879 B o n n , Dr. phil., Erfinder der Mohrschen
Waage und einer Anzahl weiterer praktischer chemischer Arbeits-
behelfe, übernahm 1840 die väterliche Apotheke in B o n n , wurde
Medizinalassessor, später Medizinalrat und habilitierte sich 1864 in
B o n n , wurde aber trotz hervorragender wissenschaftlicher Betätigung und der Herausgabe wertvoller Werke nicht o. Professor. Besonders zu erwähnen sind sein „Lehrbuch der pharmazeutischen Technik", die Fortsetzung der von Geiger begonnenen „Pharmacopoea
universalis", der „Kommentar zur preußischen Pharmakopöe" nebst
Übersetzung des Textes, 1847, das „Taschenbuch der chemischen
Rezeptierkunst", sein „Lehrbuch der chemisch analytischen Titriermethode", die „Verbesserung der Waagen", seine „Geschichte der

Erde" und eine „Allgemeine Theorie der Bewegung und der Kraft als Grundlage der Physik und Chemie".

M o n h e i m, Johann Peter Joseph, * 23. Mai 1786 A a c h e n, † 1. Dezember 1855 ebenda, Apotheker und Medizinalassessor zu A a c h e n, machte Untersuchungen der Aachener Thermalwässer.

M ü l l e r, Johannes, * 16. April 1806 M a i n z, † M a i n z, war Apotheker, schrieb botanische und chemische Arbeiten, so „Die Gifte, ihre Wirkung auf den Organismus", 1840, „Der Tabak in geschichtlicher, botanischer, chemischer, medizinischer und diätetischer Hinsicht", 1842, und ferner die Arbeit: „Die Pharmazie am Mittel- und Niederrhein", Düsseldorf 1845.

M u s c u l u s, Friedrich Alphons, * 16. Juli 1829 S u l z unterm Walde, † 26. Mai 1888 S t r a ß b u r g, lernte bei seinem Vater, Apothekenbesitzer zu S u l z, studierte in P a r i s und wurde französischer Militärapotheker, 1872 Oberapotheker am Zivilhospital zu S t r a ß - b u r g. Er schrieb physiologische, phytochemische und metereologische Aufsätze und entdeckte im gärenden Harn als erster ein lösliches Ferment, das ähnlich wie Speichel wirkt.

M y l i u s, Ernst. * 15. März 1846 S o l d i n, † 17. Januar 1929 B o n n, bestand 1870 sein Staatsexamen, war 1871—74 Assistent bei H o f m a n n, 1876—1885 Betriebsführer in der Badischen Anilinfabrik, wurde 1885 Apothekenbesitzer in F r e i b e r g in Sachsen, Inhaber eines analytischen Laboratoriums, dann Direktor der Gasanstalt, später Apothekenbesitzer in L e i p z i g, verzog 1908 nach P o t s d a m. Er trat für die kaufmännische Ausbildung der Apotheker ein und schrieb: „Kleiner Ratgeber für Apothekenkäufe", „Der Apotheker als Geschäftsmann" und bearbeitete den praktischen Teil der „Schule der Pharmazie".

O b e r d ö r f f e r, Johann Heinrich Christian, * 1786 H a m - b u r g, † Spätsommer 1851 ebenda, Apothekenbesitzer zu H a m - b u r g, erhielt von der Universität K i e l den Ehrendoktor und wurde als Verfasser des Codex medicamentorum hamburgensis 1835 im Jahre 1845 Mitglied des Gesundheitsrats und Lehrer an der Hamburger Pharmazieschule.

O b e r d ö r f f e r, Adolf, * 21. Oktober 1821 H a m b u r g, † 17. August 1887 ebenda, aus alter Hamburger Apothekerfamilie, übernahm 1848 die Apotheke seines Vaters, wurde 1853 Lehrer an der Hamburger „Pharmazeutischen Lehranstalt", 1856 Handelschemiker, 1858 Mitglied der Examinations- und Revisionskommission und 1872 Medizinalassessor im Gesundheitsrat der Stadt H a m b u r g. Er schrieb u. a. über die Darstellung des Cubebenextrakts, des Extractum Cinae, ferner über die Darstellung des Jodeisens und Chloroforms sowie über Kreosot.

P e t e r s, Hermann, * 14. Dezember 1847 N e u h a u s a. Elbe, † 9. Mai 1920 H a n n o v e r, bestand 1873 in L e i p z i g das pharmazeutische Staatsexamen, erwarb 1880 die Mohren-Apotheke zu N ü r n b e r g und widmete sich nunmehr seinen historischen Studien.

Er gründete mit dem Leiter des Germanischen Museums die historisch-pharmazeutische Sammlung des Museums und erwarb sich dadurch auf dem Gebiete der Geschichte der Pharmazie unvergängliche Verdienste, nicht minder aber auch durch seine zahlreichen wertvollen und interessanten pharmaziehistorischen Werke und Aufsätze, vor allen Dingen durch sein Werk: „Aus pharmazeutischer Vorzeit" und das Buch: „Der Arzt und die Heilkunde in deutscher Vergangenheit".

P e t t e n k o f e r, Franz Xaver, * 3. Dezember 1783 P o b e n - h a u s e n, † 12. März 1850 M ü n c h e n, Apotheker, promovierte 1809 zum Dr. phil., war von 1811 bis 1815 Feldapotheker bei den bayerischen Truppen in Rußland und Frankreich und nach den Kriegen Militäroberapotheker zu M ü n c h e n, wurde 1823 königl. Leib- und Hofapotheker zu M ü n c h e n und 1822 Medizinalassessor, arbeitete über die Zersetzung des Calomels durch salzsaure Naturalsalze (1817) und machte chemische Versuche mit Mutterkorn und mit Morphin.

P u s c h, Theodor, * 14. September 1833 P l e ß, † 3. März 1910 D e s s a u, kaufte 1863 die Einhorn-Apotheke zu D e s s a u, richtete daneben eine chemische Fabrik ein, wurde 1870 Assessor und Mitglied des Medizinalkollegiums zu D e s s a u, 1878 Medizinalrat, von 1878—1890 Vorstandsmitglied des Deutschen Apotheker-Vereins. Er veröffentlichte zahlreiche Arbeiten über pharmazeutische Präparate und die Untersuchung von Drogen.

R a a b, Christian Wilhelm Julius, * 11. Juni 1788 K i r c h l e u ß bei Kulmbach, † 14. Dezember 1835 B a y r e u t h, war Apotheker zu C r e u s s e n in Franken (1819—1827), dann zu B a y r e u t h, arbeitete über Goldschwefel, Kermes und Jalappenharz.

R e i m a n n, Karl Ludwig, * 1. Januar 1804 B u t t s t ä d t bei Weimar, † 15. April 1872 P f o r z h e i m, Apotheker, von 1826 bis 1829 Assistent von G e i g e r in H e i d e l b e r g, seit 1830 Besitzer chemischer Fabriken zu P f o r z h e i m und L u d w i g s h a f e n, entdeckte das Nikotin und stellte fabrikmäßig zum ersten Male Traubensäure her.

R e m l e r, Johann Christian Wilhelm, * 21. April 1759 O b e r - b ö s a bei W e i s s e n s e e, war seit 1801 Apotheker zu N a u m - b u r g a. S., Mitglied der Akademie der Wissenschaften zu E r f u r t, arbeitete über Tamarindensäure, Zerlegung von Kochsalz durch Bleiglätte, Spießglanztinktur und über Pflanzensäuren.

R i e c k h e r, Theodor, * 1819 S t u t t g a r t, † 17. Januar 1888 M a r b a c h, Apotheker ebenda, Leiter des süddeutschen Apotheker-Vereins. Von ihm stammt die 1843 erschienene „Tabelle über physikalische Eigenschaften organischer Verbindungen".

R i e d e l, Johann Daniel, * 5. Oktober 1786 R e h n a, † 11. Februar 1843 B e r l i n, übernahm 1814 die Schweizer Apotheke in B e r l i n, Gründer der Fabrik J. D. Riedel, Berlin, Erstdarsteller des Chinins aus Rinden im großen.

R i e d e l , Johann Daniel, * 8. Juli 1816 B e r l i n , † 21. März 1886 ebenda, bestand 1840 zu B e r l i n das pharmazeutische Staatsexamen und übernahm 1843 die väterliche (Schweizer) Apotheke. Er legte den Grund zu der Weltgeltung der väterlichen, von ihm aus dem Apothekenlaboratorium in besondere Fabrikräume verlegten Fabrik J. D. Riedel.

R i t t e r , Johann Wilhelm, * 16. Dezember 1776 S a m i t z , † 23. Januar 1810, widmete sich dem Apothekerberufe (1791—1795), studierte und dozierte als einer der berühmtesten Physiker seiner Zeit in J e n a , lebte in G o t h a und W e i m a r und wurde 1804 als Mitglied der bayerischen Akademie nach M ü n c h e n berufen.

R o s e , Adolph, * 1. November 1811 W i s m a r , Apotheker, Dr. phil., von 1841—1856 Chemiker in der H e r r m a n n schen Fabrik zu S c h ö n e b e c k , dann Leiter der chemischen Fabrik zu S c h ö n i n g e n in Braunschweig, schrieb über Verbindungen des Schwefelsäurehydrats mit Stickstoffoxydgas und über Antimonoxyd.

R o s e , Valentin, der Ältere, * 16. August 1736 N e u R u p p i n , † 28. April 1771 B e r l i n , übernahm 1756 die Apotheke zum Weißen Schwan zu B e r l i n und war Assessor am Ober-Collegium medicum. Von seinen chemischen Arbeiten ist besonders eine leicht schmelzbare Lötlegierung (Rosesches Metall) bekannt geworden.

R o s e , Valentin der Jüngere, * 31. Oktober 1762 B e r l i n , † 10. August 1807 B e r l i n , Sohn des Valentin R o s e des älteren, wurde von K l a p r o t h erzogen, übernahm 1785 die Verwaltung der väterlichen Apotheke, wurde 1790 Besitzer, 1797 zweiter Assessor der Pharmacie im Ober-Collegium medicum und war Mitarbeiter bei der Aufstellung der ersten preußischen Pharmakopöe. Er war einer der bekanntesten Chemiker seiner Zeit, gab die Darstellung des Natrium bicarbonicum durch Einleiten von Kohlensäure in Sodalösung an und gab mit G e h l e n Band I—IV der „Neuen Berliner Jahrbücher der Pharmazie” heraus.

R ü d e , Georg Wilhelm, * 30. Juni 1765 K a s s e l , † 6. Juli 1830 ebenda, Apotheker zu Kassel und Assessor am dortigen Medizinalkollegium, bekannter chemischer Schriftsteller.

S a l z e r , Karl Friedrich, * 24. Dezember 1775 W e i n s b e r g , Apotheker zu D u r l a c h , später badischer Staatschemiker und Mitglied der Bergwerkskommission zu K a r l s r u h e , arbeitete über die Bereitung des Indigos aus Waid und über die Bleizuckerfabrikation.

S a l z e r , Theodor, * 27. Februar 1833 W o r m s , † 29. Januar 1900 ebenda, war zunächst Architekt, später Apotheker, bestand 1857 sein Staatsexamen in H e i d e l b e r g und war von 1857—1891 Besitzer der väterlichen Apotheke zu W o r m s . Entdecker der Unterphosphorsäure, beschrieb die acetodiphosphorige Säure und trug viel zur Klärung des Chemismus der Trichloressigsäure bei. Seine Arbeiten über galenische Präparate und über Drogen sind größtenteils in der Pharmazeutischen Zeitung veröffentlicht worden.

S a n d o w , Ernst, * 1. Oktober 1846 in einem Dorfe Vorpommerns, † 12. November 1904, pharmazeutisches Staatsexamen 1871 in B e r l i n , Promotion 1872 in J e n a , kurze Tätigkeit als Chemiker in der Mineralwasserfabrik von Struve & Soltmann, dann in Düngerfabriken, 1877 Kauf der Sandmeyerschen Apotheke in H a m b u r g (mit Hilfe von ihm ausgegebener Anteilobligationen von je 500 Mark). 1880 begann S a n d o w auf Anregung von Professor Q u i n c k e Kiel auf Grund von Quellenanalysen die Herstellung künstlicher Mineralwassersalze, womit er der Begründer einer besonderen, von ihm immer weiter und feiner ausgebauten Industrie wurde.

S c h a c h t , Julius Edmund, * 18. April 1804 M a g d e b u r g , † 21. Juni 1871 B e r l i n , trat 1818 als Lehrling in die Sonnenapotheke zu M a g d e b u r g ein, bestand 1831 in B e r l i n das Staatsexamen mit Note I und kaufte 1833 die „Polnische Apotheke" zu B e r l i n , wurde 1844 Mitglied der Kommission zur Bearbeitung einer neuen Ausgabe der Preußischen Pharmakopöe und später Mitglied der Pharmazeutischen Ober-Examinations-Kommission in B e r l i n , 1857 Assessor im Medizinalkollegium der Provinz Brandenburg, 1861 Medizinalrat und später Ehrendoktor der medizinischen Fakultät der Universität G r e i f s w a l d . Von seinen wissenschaftlichen Arbeiten ist besonders zu nennen: „Praeparata chemica et pharmaca composita in Pharmacopoeae Bor. editionem sextam non recepta 1847".

S c h a c h t , Karl, Sohn von Julius Edmund, * 8. April 1836 B e r l i n , † 6. November 1905 ebenda, trat 1854 in die väterliche Apotheke als Lehrling ein, bestand 1861 die pharmazeutische Staatsprüfung in B e r l i n , promovierte 1862 ebenda, wurde Oktober 1862 Assistent bei Professor C a r i u s in H e i d e l b e r g und war Besitzer der väterlichen Apotheke bis 1904. S c h a c h t führte wie sein Vater den Titel Medizinalrat, gehörte zahlreichen Kommissionen als Mitglied an, u. a. der Arzneibuchkommission, dem Reichsgesundheitsrat und war Vorsitzender bzw. Vorstandsmitglied des Deutschen Apotheker-Vereins. S c h a c h t hat sich eifrig fachpolitisch betätigt, daneben hat er aber auch wissenschaftliche Arbeiten herausgegeben. Er schrieb über die Feststellung der Reinheit und das Verhalten bei der Aufbewahrung von Perubalsam und Chloroform und über die Bestimmung des Morphins im Opium.

S c h a r l a u , Gustav Wilhelm, * 29. April 1809 P a s e w a l k , † 24. April 1861 S t e t t i n , Apotheker, später Arzt und ließ sich als solcher in S t e t t i n nieder. Er schrieb ein „Lehrbuch der Pharmazie und ihrer Hilfswissenschaften" 1837 und außerdem eine Arbeit „Bestimmungen des Gehalts der Chinarinde an Chinin und Cinchonin", 1832.

S c h e e l e , Karl Wilhelm, berühmtester Apotheker-Chemiker seiner Zeit, * 9. Dezember 1742 S t r a l s u n d , † 21. Mai 1786 K ö p i n g , trat 1759 in die Apotheke zu G o t h e n b u r g als Lehrling ein. Nach dem Tode seines Lehrchefs ging S c h e e l e nach M a l m ö zu P. M. K j e l l s t r ö m . Dort vollendete er seine erste wissenschaftliche Arbeit: „Die Bereitung der Globuli martiales" und führte seine Arbeiten über das Sal acetosella zu Ende, die zur Auffindung der Oxalsäure führten. Von 1768—1770 war S c h e e l e in der Apotheke zum Raben in S t o c k h o l m tätig und trat 1770 als Laboratorius in die Apotheke zum Wappen von Uppland in U p p s a l a ein. Trotzdem S c h e e l e noch nicht approbierter Apotheker war, wurde er 1775 auf Vorschlag des Professors P. J. B e r g i u s zum Mitglied der schwedischen Akademie der Wissenschaften gewählt. Im gleichen Jahre übernahm er die Leitung der Apotheke zu K ö p i n g. 1776 wurde er Besitzer der Apotheke, machte aber erst im darauffolgenden Jahre seine Apothekerprüfung, von der er bis dahin dispensiert war. In K ö p i n g entstand der größte Teil seiner zahlreichen Abhandlungen, von denen besonders zu erwähnen sind: Entdeckung der Arseniksäure, des Arsenwasserstoffgases, der Harnsäure, der Molybdänsäure, des Scheeleschen Grüns, der Milchsäure, der Milchzuckersäure, der Wolframsäure, der Blausäure, des Ölsüßes (Glyzerin), der Zitronensäure, der Oxalsäure, der Äpfelsäure, der Galläpfelsäure und der Weinsteinsäure.

S c h e l e n z, Hermann, * 9. April 1848 K e m p e n, † 28. September 1922 K a s s e l, war Apothekerlehrling in F r e i b u r g in Schlesien und K a r l s r u h e in Oberschlesien, studierte 1870 in G r e i f s w a l d und bestand ebenda 1873 sein pharmazeutisches Staatsexamen, übernahm kurze Zeit darauf die Leitung einer R e n d s - b u r g e r Apotheke, war Besitzer von 1875—1893, siedelte 1895 nach K a s s e l über und widmete sich seinen schriftstellerischen und pharmaziegeschichtlichen Neigungen. Sein Haupt- und Lebenswerk ist seine 1904 erschienene grundlegende „Geschichte der Pharmazie". Daneben schrieb er noch mehrere weitere Bücher und zahlreiche Artikel fachhistorischen Inhaltes. 1920 wurde er Ehrendoktor der Universität F r e i b u r g, 1921 Ehrenmitglied der Deutschen Pharmazeutischen Gesellschaft. Außerdem war er u. a. Ehrenmitglied der American Pharmaceutical Association.

S c h e r i n g, Ernst Friedrich Christian, * 31. Mai 1824 P r e n z - l a u, † 27. Dezember 1889 B e r l i n, bestand nach einsemestrigem Studium 1850 das Staatsexamen zu B e r l i n und kaufte 1851 die Grüne Apotheke zu B e r l i n, begann bald darauf mit der Darstellung von pharmazeutischen Präparaten im großen und wurde dadurch zum Gründer der weltberühmten chemischen Fabrik (vormals Schering). Er war Mitbegründer der Deutschen chemischen Gesellschaft.

S c h i l l e r, Johann Michael, * 27. Mai 1763 W i n d s h e i m, † 20. April 1825, Apotheker zu R o t h e n b u r g o. d. T., errichtete 1823 in R o t h e n b u r g ein pharmazeutisches Lehrinstitut, veröffentlichte eine Reihe von Aufsätzen pharmazeutischen und chemischen Inhalts.

S c h l i c k u m, Oskar, * 5. April 1838 W i n n i n g e n a. M., † 4. April 1889 ebenda. Während seiner Apothekerassistentenzeit schrieb er bereits kleine chemische Hilfsbücher und ein botanisches Wörterbuch. Ohne Universitätsstudium bestand er in B o n n sein

Examen mit „Sehr gut". Er übernahm 1866 die väterliche Apotheke und widmete sich der Ausbildung von Lehrlingen. Seine Erfahrungen legte er in dem zum beliebtesten Unterrichtsbuche für Apothekerpraktikanten gewordenen Buche „Die wissenschaftliche Ausbildung der Apothekerlehrlinge" nieder. Außerdem gab er ein „Lateinischdeutsches pharmazeutisches Wörterbuch" sowie eine „Exkursionsflora für Deutschland" heraus.

S c h m e i s s e r , Johann Gottlieb, * 1767 A n d r e a s b e r g , † 1837 H a m b u r g , Besitzer der Löwenapotheke zu Altona (1801 bis 1822), arbeitete nach Studienreisen in England am agronomischen Laboratorium des Barons v o n V o g h t in F l o t t b e k , promovierte in H e l m s t e d t und richtete nunmehr eine Lehranstalt mit Laboratorium in H a m b u r g ein. Schmeisser war Adjunkt des Schleswig-Holsteinschen Sanitätskollegs.

S c h m i d t , David Peter Herrmann, * 21. August 1770 P a r c h i m , † 15. April 1856 S o n d e r b u r g , promovierte 1836 zu E r l a n g e n zum Dr. phil., war zuerst Besitzer der Apotheke zu G a r d i n g (1795—1797), dann bis 1828 der Apotheke zu S o n d e r b u r g , veröffentlichte zahlreiche pharmazeutische Aufsätze und gab 1835 ein von ihm als „Versuch" bezeichnetes „Historisches Taschenbuch über die Entstehung der Apotheken, sowohl im allgemeinen, als insonderheit der in dem Königreich Dänemark und den Herzogtümern Schleswig-Holstein-Lauenburg" heraus, das nach D a n n sowohl der Geschichte der Pharmazie von S c h e l e n z als auch der von D a m - S c h a e f f e r herausgegebenen Geschichte der dänischen Apotheken Stoff und manche Anregung geliefert hat und eine sehr beachtliche Arbeit ist.

S c h n e i d e r , Bernhard Alfred, * 17. Juli 1856 D r e s d e n , † 24. Oktober 1919 D r e s d e n , wurde nach Abschluß seines pharmazeutischen Ausbildungsgangs und mehrjähriger industrieller Tätigkeit bei Gehe & Co. in D r e s d e n Korpsstabsapotheker. 1901 erhielt er eine Konzession zur Errichtung einer Apotheke in D r e s d e n . S c h n e i d e r verfaßte mit seinem Schwiegervater, H i r s c h , den „Kommentar zum Deutschen Arzneibuch III", 1891, 1895, und mit S ü ß den „Kommentar zum Arzneibuch IV", 1900, ferner einen „Grundriß der pharmazeutischen Maßanalyse", 1894.

S c h r a d e r , Johann Christian Karl, * 27. September 1762 zu W e r b e n , † 25. April 1826 B e r l i n , war seit 1796 Besitzer der Apotheke vor dem Königstor zu B e r l i n , Assessor am Ober-Collegium medicum, Gründer einer Chemisch-pharmazeutischen Pensions- und Bildungsanstalt. Er veröffentlichte Arbeiten über Blausäure in Vegetabilien, über Zuckerbereitung, Untersuchung des Schierlings, des Kohls und der Morchel.

S c h r a d e r , Johann Christoph, * 2. April 1683 M a g d e b u r g , † 30. Juni 1744 B e r l i n , trat bei Z o r n in B e r l i n in die Lehre ein, ging 1703 nach H a m b u r g , blieb dort 12 Jahre und ging zu Z o r n zurück, dessen Enkelin er heiratete. Er übernahm die Molkenmarkt-Apotheke zu B e r l i n , war Assessor am Ober-Collegium medicum zu B e r l i n .

S c h u l t z , Friedrich Wilhelm, * 3. Januar 1804 Z w e i b r ü k - k e n , † 1876, Apotheker, Botaniker. Schrieb: Flora der Pfalz, 1846.

S c h w a b e , Willmar, * 15. Juni 1839 A u e r b a c h i. Vogtland, † 8. Januar 1917 L e i p z i g , Sohn des Apothekenbesitzers Karl Robert S c h w a b e , des späteren Mitbegründers der Firma Gehe & Co. in D r e s d e n , 1861 pharmazeutisches Staatsexamen in L e i p - z i g , 1863 Promotion ebenda. Zunächst als Verwalter der homöopa- thischen Zentral-Apotheke Täschner & Co. tätig, gründete S c h w a b e am 1. Januar 1866 die „Homöopathische Zentraloffizin Dr. Willmar Schwabe in Leipzig", der er einen Verlag homöopathischer Zeit- schriften und Bücher angliederte und die für die Ausbreitung und Förderung der homöopathischen Lehre und Praxis von entscheidender Bedeutung geworden ist. S c h w a b e , der neben vielen anderen Ehrungen den Titel „Geheimer Hofrat" erhielt, gab im Jahre 1872 eine Pharmacopoea homoeopathica polyglotta (deutsch, englisch, fran- zösisch) sowie eine deutsche Ausgabe im Jahre 1890 heraus, deren zweite, abgeänderte, 1934 erschienene Auflage amtlich zum offi- ziellen Homöopathischen Arzneibuch erklärt wurde und seit dem 1. Oktober 1934 in allen deutschen Apotheken vorhanden sein muß.

S e r t ü r n e r , Friedrich Wilhelm Adam, * 19. Juni 1783 N e u - h a u s bei Paderborn, † 20. Februar 1841 H a m e l n , Sohn des Ingenieurs und Landmessers Josephus Simon S e r t ü r n e r . Er war von 1799—1806 beim Hofapotheker F. A. C r a m e r zu P a d e r b o r n tätig. Von der französischen Regierung erhielt er die Erlaubnis zur Errichtung einer zweiten Apotheke in E i n b e c k , deren Anerken- nung nach Wiederherstellung der hannoverschen Regierung versagt wurde. 1820 kaufte er die Rats-Apotheke zu H a m e l n . S e r t ü n e r hatte bereits 1803/04 das „Principium somniferum", den schlafma- chenden Stoff des Opiums, entdeckt und damit die Grundlage für die moderne Alkaloidchemie geschaffen. (Erste Veröffentlichung 1805.) Er wurde 1817 auswärtiges Mitglied der unter G o e t h e s Leitung stehenden „Societät für die gesamte Mineralogie zu J e n a ", einen Monat später Dr. phil. der Jenaer Universität, erhielt 1831 vom Institut de France zu P a r i s als Bestätigung seiner grundlegenden Feststellung des Alkaloidcharakters des Morphins einen Preis von 2000 Franken. S e r t ü r n e r veröffentlichte u. a. noch „Entdeckungen und Berichtigungen im Gebiete der Physik und Chemie", 1820—1822, „Die neuesten Entdeckungen in der Physik, Heilkunde und Chemie", 1826—1829, und „Über die wirksamen Stoffe verschiedener Arznei- mittel des Tier- und Pflanzenreichs", 1811.

S i m o n , Johann Eduard, * 18. September 1789 B e r l i n , † 19. Juni 1856 B e r l i n , Besitzer der Apotheke Spandauer-, Ecke Probststraße (Simonsche Apotheke), arbeitete über Kreosot, Braun- kohlenteer, Sabadillin, Einwirkung des Emulsins verschiedener Samen auf Amygdalin, ferner über Senf- und Löffelkrautöl.

S o m m e r h o f f, Johann Christoph, * 3. Januar 1644, Apotheker zum Engel in N e u - H a n a u, schrieb „Lexicon pharmaceuticochymicum", N ü r n b e r g 1701.

S o n d e r, Otto Wilhelm, * 13. Juli 1812 O l d e s l o e, † 21. November 1881 H a m b u r g, lernte bei B i e b e r in H a m b u r g, studierte in B e r l i n und K i e l, bestand in B e r l i n das preußische und in K i e l das für Schleswig-Holstein gültige Staatsexamen, machte Studienreisen in den Alpen und Mittelmeerländern, kaufte die E i m b - c k e s c h e Apotheke zu H a m b u r g, wurde Mitglied des Gesundheitsrats und erhielt 1846 von der Universität K ö n i g s b e r g den Dr. phil. h. c. Er schrieb zahlreiche botanische Abhandlungen, insbesondere eine „Flora Hamburgensis".

S t a b e r o h, Johann Heinrich Ludwig, * 10. August 1785 B e r l i n, † 23. April 1858 zu B e r l i n, um 1808 Verwalter der Apotheke Spandauer-, Ecke Probststraße, später Besitzer der Löwen-Apotheke in B e r l i n, Geheimer Medizinalrat. Er war Mitarbeiter an der dritten und vierten Ausgabe der Pharmacopoea Borussica.

S t a d e l, Eberhard Friedrich, * G i n g e n, † 30. November 1755 U l m, war Apotheker zu U l m, beschäftigte sich mit Mineralogie, veröffentlichte ein Mineralsystem.

S t a n g e, Karl Heinrich, * 3. Dezember 1796 N a u m b u r g, † 30. März P e g a u, Apotheker, arbeitete über die Bildung von Benzoesäure aus dem Öl der bitteren Mandeln und den Kirschlorbeerblättern (1823 und 1824).

S t r u v e, Friedrich Adolph August, * 9. Mai 1781 N e u s t a d t bei Stolpen, † 29. September 1840 B e r l i n, wurde Apotheker, studierte in H a l l e und L e i p z i g Medizin, übernahm 1803 die Apotheke zu N e u s t a d t und war gleichzeitig dort als praktischer Arzt tätig, gab 1805 Praxis und Apotheke zu N e u s t a d t auf und verzog nach D r e s d e n, wo er die Apotheke seines Schwiegervaters, die Salomonisapotheke, übernahm, gründete 1820 die erste Anstalt zur Herstellung künstlicher Mineralwässer zu D r e s d e n, dann eine zweite in L e i p z i g und 1823 in B e r l i n, denen bald weitere Anstalten in anderen Städten folgten, veröffentlichte eine Arbeit: „Über die Nachbildung der natürlichen Heilquellen", Dresden 1824 und 1826.

S u e r s s e n, Johann Friedrich Hermann, * 9. Juli 1771 K i e l, † 24. Juni 1845, war Apotheker bis 1797 in B e r l i n, von da bis 1827 zu K i e l, erhielt 1840 die Kopenhagener Ehrendoktorwürde, schrieb über Gewinnung der Benzoesäure und die Zerlegung des Weinsteins durch gebrannten Kalk.

T a c h e n (ius), Otto, * um 1600 H e r f o r d in Westfalen als Sohn eines Müllers, lernte in L e m g o Pharmazie, konditionierte in K i e l, D a n z i g (1640) und K ö n i g s b e r g (1641) und ging 1644 nach P a d u a, studierte dort Medizin, wurde Dr. med., lebte in V e n e d i g, wo er von 1650 bis 1660 praktizierte. Von seinen chemischen Werken ist zu nennen: „Hippocrates chimicus", Venedig

1666, Braunschweig 1668, Leiden 1671, Paris 1674. Er erklärt darin, daß Salze in Säuren und Alkali zu trennen und aus ihnen wieder darzustellen seien.

T i e l e b e i n , Christian Friedrich, * 1753 R u h s t e d t , † 2. März 1786 S c h w e r i n , erst Provisor, dann Besitzer einer Apotheke zu S c h w e r i n , arbeitete über kristallisierte Öle aus den Petersiliensamen, Herstellung des Bleikalks und anderes.

T r a u t w e i n , Jakob Bernhard, * 11. März 1793 S c h i l t a c h in Baden, † 10. Juni 1855 ebenda, Apotheker zu N ü r n b e r g , schrieb über die „Bereitung des Quecksilbersublimats" (1819), über die „Darstellung von reinem Silber, reinem Höllenstein und reinem kohlensaurem Natron" (1819) und über „Pharmazeuten und technische Beobachtung" (1821).

T r o m m s d o r f f , Christian Wilhelm Hermann, * 24. September 1811 E r f u r t , † 3. Juli 1884 ebenda, Apothekenbesitzer in E r f u r t von 1837 bis 1873, gründete ebenda eine chemische Fabrik, die später (1907) nach A a c h e n verlegt wurde. T r o m m s d o r f f arbeitete über Santonin, die Bereitung des Amygdalins, Daturin und Stramonin und über den kristallinischen Bestandteil der Enzianwurzel.

U l e x , Georg Ludwig, * 8. Oktober 1811 N e u h a u s in Hannover, † 25. März 1883 H a m b u r g , von 1838—1873 Besitzer der Apotheke auf dem Stubbenhuk in H a m b u r g , gleichzeitig Lehrer der Chemie und Physik an der Hamburger pharmazeutischen Lehranstalt, seit 1856 Handelschemiker, erhielt 1871 von der Universität R o s t o c k den Doktortitel, Gründer des Hamburger Apotheker-Vereins, entdeckte das Struvit, ferner Atakamit und Boronatrocalcit.

V o g t , Emil, * 16. Mai 1848 B u t z b a c h , † 25. Mai 1930 ebenda, promovierte 1870 zu J e n a zum Dr. phil. und übernahm die väterliche Apotheke zu B u t z b a c h , erhielt 1895 die Approbation als Nahrungsmittelchemiker, wurde Dr. med. h. c. und 1896 Medizinalrat, war lange Jahre Vorstandsmitglied des Deutschen Apotheker-Vereins und Mitglied des Reichsgesundheitsrats.

V u l p i u s , Gustav, * 6. Juni 1839 B o x b e r g , † 5. August 1917 H e i d e l b e r g , war Besitzer der väterlichen Apotheke in B o x b e r g von 1866—1872, wurde 1876 Verwalter der Universitätsapotheke zu H e i d e l b e r g und arbeitete über den Nachweis von Quecksilber im Harn, Prüfung von Ferrum reductum und anderes.

W e n z e l , Karl Friedrich, * 1740 D r e s d e n , † 26. Februar 1793 F r e i b e r g in Sachsen, sollte Buchbinder werden, floh nach Holland, lernte dort Pharmazie und Chirurgie, kam nach Deutschland zurück, studierte in L e i p z i g Chemie, wurde 1780 Chemiker bei der kurfürstlichen sächsischen Schmelzadministration, 1785 Oberhüttenassessor in F r e i b e r g und 1786 Chemiker der Porzellanfabrik zu M e i ß e n . Von seinen Arbeiten sind zu nennen: „Lehre von der Verwandtschaft der Körper", 1777, „Einleitung zur höheren Chemie", 1774, und „Chemische Untersuchung des Flußspathes", 1783.

W e i n m a n n , Johann Wilhelm, † 13. August 1741 R e g e n s -
b u r g , Apotheker zu R e g e n s b u r g , großer Botaniker, gab mit
Bartholomäus S e u t e r , Johann Elias R i e d i n g e r und Johann Jacob
H a i d die „Phytantozoiconographia, Vorstellung der meisten . . .
Blumen, Gewächse und Kräuter", Augsburg 1734—1736, mit farbigen
Abbildungen in Kupferdruck heraus.

W e s t r u m b , Johann Friedrich, * 2. Dezember 1751 N ö r t e n ,
† 31. Dezember 1819 H a m e l n , seit 1796 Besitzer der Apotheke zu
H a m e l n , Bergkommissär. Von seinen Veröffentlichungen sind besonders zu erwähnen: „Kleine physikalisch-chemische Abhandlungen",
sechs Bände, „Handbuch der Apothekerkunst", 1795—1798, sowie
„Kleine Schriften physikalisch-chemischen und technischen Inhalts".

W i e g l e b , Johann Christian, * 21. Dezember 1732 L a n g e n -
s a l z a , † 16. Januar 1800 ebenda, Apotheker in L a n g e n s a l z a ,
errichtete dort ein chemisches Ausbildungs-Institut. Zu seinen Schülern gehörten H e r m b s t a e d t und Friedrich v o n H a r d e n b e r g ,
als Dichter N o v a l i s genannt, der sich hier die Vorkenntnisse für
den geplanten Eintritt in die sächsische Salinenverwaltung verschaffen wollte. W i e g l e b schuf verschiedene wertvolle wissenschaftliche Werke, darunter „Handbuch der allgemeinen Chemie", ferner
mit Johann Christian Traugott S c h l e g e l „Deutsches Apothekerbuch", selbständig „Geschichte des Wachstums und der Erfindungen
in der Chemie in der ältesten, mittleren und neueren Zeit" und
schließlich „Revision der Grundlehren der chemischen Verwandtschaft". W i e g l e b blieb bis zu seinem Lebensende Anhänger der
Phlogistontheorie.. Er bekleidete das Amt eines Oberkämmerers seiner
Vaterstadt und war Mitglied der Kaiserlichen Akademie der Naturforscher wie der kurmainzischen Akademie nützlicher Wissenschaften.

W i e g m a n n , A. J. Fr., * etwa 1771, † 12. März 1853
B r a u n s c h w e i g , Dr. phil., Apotheker zu B r a u n s c h w e i g ,
arbeitete über anorganische Bestandteile der Pflanzen, ferner über
die Entstehung, die Bildung und das Wesen des Torfs.

W i l d , Johann Rudolf, der Ältere, * 1784, † 1849 K a s s e l ,
Besitzer der Sonnen-Apotheke zu K a s s e l , Obermedizinalassessor,
bearbeitete mit P i d e r i t die hessische Pharmakopöe vom Jahre 1827.

W i l d , Rudolf, * 10. Januar 1813 K a s s e l , † 1868 ebenda,
übernahm 1849 die väterliche Apotheke zu K a s s e l und schrieb „Eine
Beschreibung, Bereitung und Prüfung der Arzneimittel", 1841.

W i l m s , Friedrich Wilhelm, * 7. Mai 1811 S c h w e r t e ,
† 11. April 1880 M ü n s t e r , wurde 1826 in H a m m Apotheker,
studierte in B e r l i n , bestand dort 1837 sein Staatsexamen und
blieb als Provisor ebenda bis 1842, übernahm 1846 die Heroldsche
Apotheke zu M ü n s t e r und erhielt 1847 die Aufsicht über den
königlichen botanischen Garten, später von der Universität B o n n die
Doktorwürde ehrenhalber. Er schrieb: „Vergleichende Übersicht der
Pharmacopoea Borussica V und VI", 1847, „Vorschläge für die septima" und eine „Denkschrift über den Zustand der Pharmazie".

W i m m e l , Theodor, * 1823 H a m b u r g , † 5. April 1894 H a m b u r g , übernahm 1850 die Apotheke Speersart in H a m b u r g , war Dr. phil., Handelschemiker und Lehrer an der pharmazeutischen Lehranstalt, wurde 1871 pharmazeutischer Assistent im Medizinalkollegium und 1888 Medizinal-Assessor. Er gehörte der Pharmakopöe-Kommission an und veröffentlichte verschiedene pharmako-chemische Arbeiten.

W i n c k l e r , Ferdinand Ludwig, * 28. November 1801 H e r i n g e n bei Nordhausen, † 6. September 1868 D a r m s t a d t , Dr. phil., Hofapotheker in Z w i n g e n b e r g , später in D a r m s t a d t , Obermedizinalrat, gab 1831—1833 ein „Lehrbuch der pharmazeutischen Chemie und Pharmacognosie" heraus, arbeitete über Chinarinden, gewann Cinchonidin aus der Maracaibochinarinde und entdeckte die Fumarsäure und Mandelsäure.

W i t t e , Friedrich, * 19. Februar 1829 R o s t o c k als Sohn des Besitzers der dortigen Hirsch-Apotheke, † 31. Juli 1893 ebenda, trat 1845 in die Apotheke S c h a c h t s in B e r l i n in die Lehre ein, studierte in B e r l i n und R o s t o c k , promovierte und machte 1853 sein Staatsexamen. Er übernahm nunmehr die ererbte väterliche Apotheke, die er bis 1862 führte. Von da ab widmete er sich seinem 1856 gegründeten Engros-Drogengeschäft und seiner Fabrik, in der er Thein, Benzoesäure und Benzoate, Pepsin und Peptone sowie Oleum Crotonis herstellte.

W i t t i n g , Ernst, * 1795 H ö x t e r , † 8. März 1861 ebenda, seit 1818 Besitzer der väterlichen Apotheke zu H ö x t e r , Mitbegründer des „Apotheker-Vereins im nördlichen Teutschland", Dr. phil., veröffentlichte Grundzüge der Chemie mit besonderer Berücksichtigung der Pharmazie, 1833.

Z e i s e , Heinrich, * 26. Dezember 1793 K e l l i n g h u s e n , † 1863 A l t o n a , Apothekenbesitzer zu A l t o n a von 1818 bis 1844, errichtete eine Anstalt zur Destillation ätherischer Öle, veröffentlichte u. a. „Praktische Anleitung zur vorteilhaften und sicheren Benutzung der Wasserdämpfe zur Zimmerheizung", 1831, und „Wasserdämpfe von einfacher und mehrfacher Spannung auf pharmazeutische und technische Arbeit" usw., 1831.

Z i e r , Konradin Friedrich Eduard, * 24. Mai 1793 Z e r b s t , Sohn des Apothekers Konrad Heinrich Z i e r in Z e r b s t , promovierte 1818 in H e i d e l b e r g zum Dr. phil., leitete die väterliche Rats- und Stadtapotheke von 1821—1839, davon als Besitzer von 1834—1839. Von seinen Veröffentlichungen sind insbesondere zu nennen: „Beiträge zur Geschichte der Verbreitung und Vervollkommnung der Rübenzuckerfabrikation in Deutschland", „Über Essiggradierung, verbesserte Methode der Schnellessigfabrikation" und „Versuche über vorteilhafte Wirkung der Stärke auf Verbesserung des sauren Mostes".

Z i u r e k , Otto Oskar Albert, * 19. Juni 1821 G l e i w i t z , † 11. Mai 1886 B e r l i n , bestand 1846 sein Staatsexamen in B e r -

lin. Z i u r e k beschäftigte sich mit pharmazeutischen Reformvor-
schlägen und veröffentlichte 1849 die Broschüre „Der Staat und die
Apotheken", der bald andere folgten wie „Preußische Apothekenverfassung und deren zu erwartende Reform 1850", ferner die Denk-
schriften: „Apotheken-Konzessionen, deren Geldwert und dessen
Verwendung" sowie „Reform des Apothekenwesens". 1855 erschien
seine „Sammlung der Gesetze und Verordnungen, welche im preußischen Staate für den Verkehr mit Arzneien und Giften in Geltung
begriffen sind". Diese Sammlung hat bis heute ihren Wert noch nicht
verloren. Eine Zeit lang redigierte er das „Archiv der deutschen
Medizinalgesetzgebung", 1858 errichtete er das erste Berliner chemische Privatinstitut, wurde vom Gericht zum chemischen Sachverständigen ernannt, promovierte 1858 in G ö t t i n g e n zum Dr. phil.,
erhielt etliche Jahre später (1863) die Konzession zur Errichtung einer
Apotheke in der Schönhauser Allee, die er 1866 wieder verkaufte,
um eine Fabrik chemischer Präparate zu gründen.

Z i z, Johann, Baptist, * 8. Oktober 1779 M a i n z, † 1. Dezember 1829 ebenda, ursprünglich Apotheker, wurde Dr. phil., 1819
Lehrer der Naturwissenschaften am Gymnasium zu M a i n z, seit
1824 großherzoglicher Medizinalrat, veröffentlichte „Pharmazeutische
Notizen" und 1807 eine Arbeit „Über ein Verfahren, Weine auf Verfälschung mit Branntwein zu prüfen".

Z w e l f f e r, Johann, * 1618 in der Pfalz, † 1668 W i e n, war
16 Jahre Apotheker, studierte dann Medizin in P a d u a und ließ sich
als Arzt in W i e n nieder. Er gewann zum ersten Male Crocus martis
(Eisenoxyd) durch Glühen von Eisennitrat mit Salpeter und lehrte
Kalomel von Sublimat zu befreien.

2. Apotheker als Hochschullehrer.

A r n o l d, Carl, * 12. März 1853 U f f e n h e i m in Bayern,
† 24. Juni 1929 H a n n o v e r, lernte in der väterlichen Hof-Apotheke
in A n s b a c h, bestand in W ü r z b u r g das pharmazeutische Staatsexamen und promovierte 1878 in H e i d e l b e r g zum Dr. phil. Er
war Assistent bei B u n s e n in H e i d e l b e r g, später am chemischen
Institut der Kreisrealschule in W ü r z b u r g und trat am 1. Mai 1880
in den Lehrkörper der Tierärztlichen Hochschule in H a n n o v e r ein,
dem er 41 Jahre, zuerst als Repetitor für Chemie und Physik, dann
als Dozent für Chemie, Pharmazie und Pharmakognosie, o. Professor
und Vorstand der Apotheke der Hochschule angehörte. Von seinen
vielen Veröffentlichungen sind folgende Werke besonders erwähnenswert: Das einzig in seiner Art dastehende, bei seinem Tode in 16.
Auflage vorliegende, nach seinem Ableben von Professor R o s e n -
m u n d herausgegebene „Repetitorium der Chemie", ein „Abriß der
physikalischen Chemie", eine in 6 Auflagen erschienene „Anleitung
zur qualitativen chemischen Analyse", die „Pharmakognosie, phar-

mazeutische Präparate und Rezeptkunde", eine Arbeit „Pharmazie und Arzneiverordnungslehre" und eine gemeinsam mit Professor T e r e y herausgegebene „Arzneimittellehre und Toxikologie". A r n o l d war Dr. med. h. c., Dr. med. vet. h. c., Geh. Regierungsrat und Inhaber zahlreicher Ehrungen und Auszeichnungen.

A r t u s , Willibald, * 7. Juli 1809 J e n a , † 8. Februar 1880 ebenda, wurde in W e i m a r Apotheker, studierte von 1830—1832 in J e n a zunächst Medizin, dann Naturwissenschaften, insbesondere Chemie und arbeitete unter D ö b e r e i n e r , wurde Dr. phil., habilitierte sich in J e n a und wurde 1840 a. o. Professor bei der philosophischen Fakultät. Er gab 1840 ein „Handbuch der Pharmazie" heraus und später ein „Examinatorium über pharmazeutische Chemie und über pharmazeutische Warenkunde". 1843 gründete er eine „Allgemeine pharmaceutische Zeitschrift oder das Neueste und Wissenswürdigste aus dem Gebiete der Pharmacie und praktischen Chemie", die ab 1861 noch einige Jahre unter dem Titel „Allgemeine Zeitschrift für Pharmacie, Pharmakologie und Toxikologie" erschien.

A u t e n r i e t h , Wilhelm, * 1. April 1863 L a n g e n s t e i n - b a c h , † 25. Januar 1926 F r e i b u r g i. Br., bestand 1886 das pharmazeutische Staatsexamen in F r e i b u r g , promovierte 1888 in E r l a n g e n , habilitierte sich 1895/96 in F r e i b u r g für pharmazeutische und medizinische Chemie und wurde 1900 a. o. Professor.

Er schrieb „Qualitative chem. Analyse", 2. Auflage 1907, „Quantitative chemische Analyse", 2. Auflage 1908, ferner „Die Auffindung der Gifte und starkwirkenden Arzneimittel" und war Mitarbeiter an der Realenzyklopädie der gesamten Pharmazie.

B a u m a n n , Eugen, * 12. September 1846 C a n n s t a d t , † 3. November 1896 F r e i b u r g , Apothekersohn, besuchte das Polytechnikum zu S t u t t g a r t , lernte nebenher Pharmazie, ging 1870 nach T ü b i n g e n , um dort das Zeugnis als Apotheker zu erwerben, wurde 1872 Dr. phil., 1876 Privatdozent, ging 1877 nach B e r l i n und wurde dort bei d u B o i s - R e y m o n d Abteilungsleiter, habilitierte sich in B e r l i n in der medizinischen Fakultät und wurde 1882 a. o. Professor. 1883 wurde er als o. Professor für medizinische Chemie und Mitdirektor des chemischen Laboratoriums nach F r e i - b u r g berufen. B a u m a n n führte Sulfonal und Trional in den Arzneischatz ein und stellte das Vorhandensein von Jod in der Schild- und Thymusdrüse fest.

B e c k m a n n , Ernst Otto, * 4. Juli 1853 S o l i n g e n , † 12. Juli 1923 B e r l i n , bestand 1876 zu L e i p z i g das pharmazeutische Staatsexamen, promovierte ebenda 1878, war 1879—1882 Assistent am chemisch-pharmazeutischen Laboratorium der technischen Hochschule zu B r a u n s c h w e i g , habilitierte sich 1882 ebenda für Chemie und Pharmazie, wurde 1854 Assistent an den beiden chemischen Laboratorien der Universität L e i p z i g , 1885 Privatdozent und 1890 a. o. Professor, war von 1891 bis 1892 a. o. Professor und Direktor des Physikalisch-chemischen Instituts der

Universität G i e ß e n , wurde 1892 ordentlicher Professor und Direktor des Laboratoriums für angewandte Chemie sowie der Untersuchungsanstalt für Nahrungs- und Genußmittel der Universität E r l a n g e n , 1897 o. Professor am Laboratorium für angewandte Chemie der Universität L e i p z i g und 1912 Direktor des Kaiser-Wilhelm-Instituts für Chemie in Berlin-Dahlem, wo er bis 1921 tätig war. Die Arbeiten, die Beckmanns Namen in der wissenschaftlichen Welt berühmt gemacht haben, lagen auf physikalisch-chemischem Gebiete. Mit dem von ihm konstruierten und ständig verbesserten Apparat zur Bestimmung der Gefrierpunktserniedrigung und der Siedepunktserhöhung hat er sich, wie O s w a l d feststellt, ein ähnliches Verdienst erworben, wie seinerzeit L i e b i g durch die Ausarbeitung des handlichen Verfahrens der organischen Elementaranalyse.

B e c k u r t s , Heinrich August, * 23. August 1855 B r a u n - s c h w e i g , † 15. September 1929 B a r g t e h e i d e , bestand 1875 in B r a u n s c h w e i g das Staatsexamen als Apotheker, promovierte 1876 in J e n a , wurde 1877 Assistent am chem.-techn. Laboratorium der Hochschule zu B r a u n s c h w e i g , habilitierte sich dort 1880 für pharmazeutische Chemie, wurde 1881 Professor, 1889 Medizinalrat und Mitglied des Landesmedizinalkollegiums, wo er die chemischen und pharmazeutischen Angelegenheiten des Landes zu bearbeiten hatte, 1900 Mitglied des Reichsgesundheitsrats und 1902 Geheimer Medizinalrat. Er war mehrere Male Rektor der Hochschule und trat am 1. April 1925 in den Ruhestand. Der Ausbau des pharmazeutischen Studiums ist zum großen Teile ihm zu verdanken, die Erweiterung des pharmazeutischen Instituts an der Hochschule zu B r a u n - s c h w e i g ist sein Werk.

B e h n k e , Gustav Adolph, * 14. September 1805 A n k l a m , † 20. April 1863 B e r l i n , bestand 1831 das pharmazeutische Staatsexamen, erhielt 1837 in J a r m e n eine Konzession, verkaufte die Apotheke 1849, promovierte zum Dr. phil., gründete mit C a r - s t e n und P e t r i ein pharmazeutisches Institut, unterrichtete die Bethanien-Schwestern, wurde 1861 Professor und schrieb unter anderem im Jahre 1851 „Das Staatsexamen der Apotheker und ihre Ausbildung".

B e r g , Otto Carl, * 15. Aug. 1815 S t e t t i n , † 10. Nov. 1866 B e r l i n , bestand 1839 die pharmazeut. Staatsprüfung in B e r l i n und widmete sich dann dem Studium der Botanik, promovierte 1848 und habilitierte sich 1849 in Botanik und Pharmakognosie zu B e r l i n . 1856 wurde er Professor und Mitglied der Oberexaminationskommission. 1845 erschien zum ersten Male seine „Pharmazeutische Botanik", die bis 1886 fünf Auflagen erlebte. Von Bedeutung sind ferner seine Werke: „Pharmazeutische Warenkunde", sein „Anatomischer Atlas", „Charakteristik der offizinellen Pflanzen", gemeinsam mit C. S c h m i d t „Atlas der offizinellen Pflanzen".

B ö d e c k e r, Karl Heinrich Detleff, * 20. September 1815
H a n n o v e r, † 22. Februar 1896 G ö t t i n g e n, erhielt 1844 die
hannoversche Approbation zum selbständigen Betrieb einer Apotheke, promovierte 1848 in G ö t t i n g e n und siedelte 1849 nach
B o n n über, wo er sich im Jahre darauf habilitierte. 1854 erhielt er
einen Ruf nach G ö t t i n g e n, wurde dort Professor in der philosophischen Fakultät und Leiter des Physiologischen Laboratoriums, in
dem vorzugsweise junge Pharmazeuten arbeiteten. Daneben las er
ein Kolleg über Pharmazie. B ö d e c k e r legte 1886 sein Lehramt
nieder. Er arbeitete über das von ihm entdeckte Idryl und das Idralin,
über Berberin in der Colombowurzel, unter anderem auch über die
Fette des Eiters und ihren Phosphorgehalt.

B r a n d t, Andreas Wilhelm Heinrich, * 31. März 1879 S a e k -
k e n h e i m, Baden, † 4. August 1929 F r a n k f u r t a. M., Apotheker, Dr. phil., Professor der Pharmakognosie in F r a n k f u r t a. M.
1920. Schrieb mit G i l g ein Lehrbuch der Pharmakognosie, 1922.

B r e f e l d, Oskar, * 19. September 1839 T e l g t e bei Münster,
† 7. Januar 1925 B e r l i n, bestand 1863 das pharmazeutische
Staatsexamen, setzte in H e i d e l b e r g seine Studien fort und promovierte bei B u n s e n in Chemie, widmete sich unter H o f m e i s t e r
botanisch-mykologischen Studien, arbeitete im botanischen Institut
zu H a l l e, habilitierte sich 1873 in B e r l i n als Dozent der Botanik.
1878 Dozent an der Forstakademie zu E b e r s w a l d e, 1882 an der
Universität M ü n s t e r. Dort wurde er Professor der Botanik und
Direktor des botanischen Gartens. 1898 wurde er Nachfolger von
Ferdinand C o h n an der Breslauer Universität. Ein Augenleiden veranlaßte ihn, 1907 seinen Abschied zu nehmen. Er führte die Kultur-
methoden in der Pilzforschung ein. Seine Untersuchungen auf myko-
logischem Gebiete sind in seinem fünfzehn Bände starken Werke
„Botanische Untersuchungen aus dem Gesamtgebiete der Mykologie”
niedergelegt.

B u c h n e r, Johann Andreas, * 6. April 1783 M ü n c h e n,
† 6. Juni 1852 ebenda, begann in M ü n c h e n die pharmazeutische
Laufbahn, wurde in E r f u r t unter T r o m m s d o r f f ausgebildet,
übernahm nach bestandenem Examen 1809 die Stelle eines Hofapothekers in M ü n c h e n, studierte dort Medizin, wurde Dr. phil. et
med., 1818 Professor der Pharmazie und Arzneimittellehre an der
Universität L a n d s h u t, 1819 Professor an der Universität M ü n -
c h e n und wirkte dort als Vorstand des pharmazeutischen Instituts
bis an sein Lebensende. Er war Mitglied des Medizinalkollegiums
und der Akademie der Wissenschaften zu M ü n c h e n. Aus seiner
Feder stammen u. a.: „Würdigung der Pharmazie”, 1818, „Über die
Trennung der Pharmazie von der Heilkunst”, 1819, „Vollständiger
Inbegriff der Pharmazie” (7 Bände), 1821—1827, „Repertorium der
Pharmazie” (110 Bände), 1815—1851.

B u c h n e r, Ludwig Andreas, * 23. Juli 1813 M ü n c h e n,
† 23. Oktober 1897 M ü n c h e n, Sohn des Johann Andreas B u c h -

n e r des älteren, machte nach zweisemestrigem Studium in M ü n -
c h e n das Staatsexamen als Apotheker, promovierte 1839 in M ü n -
c h e n, habilitierte sich 1842 ebenda, wurde 1847 a. o. und 1852
o. Professor der Pharmazie in M ü n c h e n und zog sich 1892 vom
Amt zurück. Er war Mitherausgeber des Repertorium der Pharmazie,
das er bis zum Tode seines Vaters mit diesem und dann selbständig
herausgegeben hat.

B ü c h n e r, Philipp Theodor, * 25. März 1821 M a i n z,
† 18. Februar 1890 D a r m s t a d t, lernte bei seinem Vater, dem
Medizinalassessor Apotheker Johann August B ü c h n e r zu M a i n z,
machte in G i e ß e n sein pharmazeutisches Staatsexamen, promovierte 1844 und wurde 1845 Lehrer der Chemie an der Realschule zu
M a i n z, 1855 Lehrer der Chemie an der höheren Gewerbeschule
und Realschule zu D a r m s t a d t. Daneben war er Lehrer der Experimentalchemie an der hessischen Kriegsschule, wurde 1863 a. o. und
1869 o. Professor der Chemie an der technischen Hochschule. Er
arbeitete über Gummigutt, Maleinsäure, Gallussäure und Gerbsäure.
Sein „Lehrbuch der anorganischen Chemie" erschien 1872. Es brachte
als Neuerung neben der atomistischen Formel auch die typische Mole-
kularformel.

B u f f, Heinrich Ludwig, * 23. August 1829 S i e g e n, † 2. Dezember 1872 P r a g, Apotheker, studierte 1851 in G i e ß e n und
M ü n c h e n, war von 1859—1861 Besitzer einer Stearinfabrik in
O s n a b r ü c k, bezog dann das Polytechnikum H a n n o v e r, promovierte 1863 zu G ö t t i n g e n, habilitierte sich ebenda im gleichen
Jahre und wurde 1867 Assistent am Gewerbemuseum zu B e r l i n
und 1869 Professor der Chemie am Polytechnikum zu P r a g. Von
ihm stammt „Ein Blick auf die Geschichte der Chemie" und „Kurzes
Lehrbuch der anorganischen Chemie".

C a r i u s, L u d w i g, * 24. August 1829 B o r b i s am Harz,
† 24. April 1875 M a r b u r g, Apotheker, studierte 1850—1852 in
G ö t t i n g e n, war dann 6 Jahre Assistent bei B u n s e n in H e i -
d e l b e r g, habilitierte sich ebenda und wurde dort auch 1861 a. o.
Professor, 1861 an der Universität M a r b u r g o. Professor. Von
seinen zahlreichen Veröffentlichungen seien erwähnt: „Beitrag zur
Theorie der mehrbasigen Säuren, besonders deren Sulfoderivate" und
„Elementaranalyse von organischen Verbindungen".

D e g e n e r, Paul, * 25. Oktober 1851 B r a u n s c h w e i g,
† 1901, Apotheker, Dr. phil., Nahrungsmittelchemiker, 1880 Vorstand
des Laboratoriums des Vereins für Zuckerindustrie des Deutschen
Reiches, 1884 Privatdozent an der Universität B e r l i n, seit 1889 an
der Technischen Hochschule zu B r a u n s c h w e i g.

D i e r b a c h, Johann Heinrich, * 23. März 1788 H e i d e l b e r g,
† 9. Mai 1845 ebenda, Apotheker, Dr. med., Professor der Medizin,
lehrte Botanik und Pharmakologie in H e i d e l b e r g, Herausgeber
der Jahresberichte über die Fortschritte der Pharmazie und Pharma-

kologie, 1841, Handbuch der med. pharmaz. Botanik, Heidelberg
1819, zahlreiche Bücher zur Geschichte der Drogen. /.

D i e t e r i c h, Karl, * 30. Juli 1869 H e l f e n b e r g, † 14. März
1920 D r e s d e n, Sohn des Begründers der Helfenberger Chemischen
Fabrik, Hofrats Eugen D i e t e r i c h, wurde Apotheker, studierte in
G e n f, M ü n c h e n und B e r n, promovierte unter T s c h i r c h,
wurde wissenschaftlicher und technischer Direktor in der väterlichen
Fabrik, habilitierte sich 1909 für Pharmakochemie an der Tierärzt-
lichen Hochschule zu D r e s d e n und erhielt den Professortitel.
D i e t e r i c h veröffentlichte einen Teil seiner Arbeiten in den von
ihm herausgegebenen „Helfenberger Annalen", andere in H a g e r s.
„Handbuch der pharmazeutischen Praxis".

D ö b e r e i n e r, Johann Wolfgang, * 13. Dezember 1780 H o f,
† 24. März 1849 J e n a, begann mit 15 Jahren seine pharmazeu-
tische Laufbahn zu M ü n c h b e r g und wurde ohne eigentlichen ord-
nungsgemäßen Studiengang als stellungsloser Apotheker vom Herzog
K a r l A u g u s t von Weimar 1810 auf Anraten G e h l e n s mit dem
Lehrauftrag für Chemie und Technologie zum a. o. Professor der
Philosophie an die Universität J e n a berufen. Erst daraufhin promovierte ihn die Universität zum Dr. phil. Bald darauf erhielt er den
Titel: Professor der Chemie, Pharmazie und Technologie. Bei der
Einrichtung des Laboratoriums erfreute er sich der Unterstützung
G o e t h e s. D ö b e r e i n e r s regelmäßige Vorlesungen waren: Allgemeine Chemie, zugleich mit Stöchiometrie, Pharmazie und Technologie. Später traten hinzu: Pneumatische Chemie, Chemie der
organischen Körper, Agrikulturchemie, Phytochemie, Gärungschemie.
1821 kündigte er als erster ein Praktikum an. Er wurde Bergrat, dann
Hofrat und schließlich Geheimer Hofrat. Von seinen zahlreichen
wissenschaftlichen Arbeiten seien nur folgende genannt: „Lehrbuch
der allgemeinen Chemie", 1811, „Zwölf Elemente der pharmazeutischen Chemie", erste Auflage 1815, „Anfangsgründe der Chemie und
Stöchiometrie", 3. Auflage 1826. Besonders erwähnenswert sind
seine Platinuntersuchungen, die zu der Erfindung der Zündmaschine,
des „Döbereinischen Feuerzeugs", führten, und seine als Vorläufer
des periodischen Systems anzusehende „Triadenlehre".

D r a g e n d o r f f, Johann Georg Noel, * 20. April 1836 R o s t o c k,
† 7. April 1898 ebenda, bestand 1858 in R o s t o c k das pharmazeutische
Staatsexamen, promovierte 1861 und wurde Assistent bei S c h u l z e
im Universitätslaboratorium zu R o s t o c k, 1862 wurde er Redakteur der neugegründeten pharmazeutischen Zeitschrift für Rußland
und Leiter eines chemischen Laboratoriums zu P e t e r s b u r g,
1864 o. Professor der Pharmazie und Direktor des pharmazeutischen
Instituts zu D o r p a t. Als solcher war er von 1883—1887 Prorektor.
1872 wurde er Ehrendoktor der Universität M ü n c h e n. Nach der
Russifizierung der Universität D o r p a t gab er 1894 seine Stellung
auf und zog nach R o s t o c k, wo er bis zu seinem Tode lebte. Er
schrieb: „Qualitative und quantitative Analyse von Pflanzen und

Pflanzenteilen", 1882, „Die Heilpflanzen der verschiedenen Völker und Zeiten", 1898, und „Die gerichtlich-chemische Ermittlung von Giften in Nahrungsmitteln, Speiseresten, Körperteilen pp".

D u f l o s , Adolf Ferdinand, * 2. Februar 1802 A r t e n a i bei Orleans, † 9. Oktober 1889 A n n a b e r g , kam 1813 mit seinem Oheim, einem französischen Militärarzt, nach Deutschland, wurde in T o r g a u erzogen und kam nach Absolvierung der pharmazeutischen Lehr- und Wanderjahre 1829 als Hilfslehrer an das pharmazeutische Institut des Professors S c h w e i g g e r - S e i d e l zu H a l l e , wo er gleichzeitig studierte. 1833 gründete er in B r e s l a u eine kleine chemische Fabrik und wurde Lehrer der Chemie am Friedrichs-Gymnasium. 1841 wurde er Dr. phil. hon. causa der Universität B r e s l a u , habilitierte sich 1843, wurde 1843 Verwalter der Universitätsapotheke und 1846 a. o. Professor der Pharmazie, richtete 1859 in den Räumen der aufgelösten Universitätsapotheke ein pharmazeutisches Institut ein, das er bis 1866 leitete. Er mußte es im diesem Jahre wegen eines Augenleidens aufgeben und siedelte nach A n n a b e r g über, wo er bis zu seinem Tode verblieb. Aus seiner Feder stammen: „Handbuch der pharmazeutisch-chemischen Praxis", Breslau 1835 und 1839, „Theorie und Praxis der pharmazeutischen Experimentalchemie", 1841, „Handbuch der angewandten pharmazeutischen und technisch-chemischen Analyse", 1871, „Chemisches Apothekerbuch", „Theorie und Praxis der im pharmazeutischen Laboratorium vorkommenden pharmazeutischen pp Arbeiten" und viele andere Veröffentlichungen.

D u l k , Friedrich Philipp, * 23. November 1788 S t a l l u p ö n e n , † 14. Dezember 1852 K ö n i g s b e r g , studierte zuerst Jura, wurde aber 1804 Lehrling bei seinem Bruder, der in K ö n i g s b e r g Apotheker war, bestand 1812 zu B e r l i n das Examen als Apotheker 1. Kl., übernahm 1815 die Apotheke seines Bruders, promovierte und habilitierte sich 1825 an der Universität K ö n i g s b e r g als Dozent für pharmazeutische Chemie, wurde 1833 o. Professor und führte daneben seine Apotheke bis 1849 weiter. D u l k übersetzte und erläuterte die vierte Auflage der Pharmacopoea Borussica, 1827—1829, und kommentierte alle späteren einschließlich der sechsten Auflage. Er verfaßte ein „Handbuch der Chemie".

E n g e l b a c h , Theophil, * 4. September 1823 M a i n z , † 1. April 1872 B o n n , widmete sich der Pharmazie, ging später nach P a r i s , machte dort die französische Maturitätsprüfung, bestand auch die pharmazeutischen Prüfungen und hörte naturwissenschaftliche Vorlesungen. Da er als Fremder das französische Diplom nicht erwerben konnte, ging er 1852 nach G i e ß e n , wo er im gleichen Jahre promovierte und im Anschluß daran 16 Jahre am Universitätslaboratorium als Unterrichtsassistent wirkte, wurde 1857 Dozent und 1862 a. o. Professor der Universität, folgte 1869 einem Rufe nach B o n n , wo er jedoch bald darauf einem Lungenleiden erlag. Den Schwerpunkt seiner Tätigkeit bildete in G i e ß e n sein Unterricht im

Laboratorium. Er schrieb aber auch einige Arbeiten, so „Untersu-chungen über die Destillationsprodukte bituminöser Schiefer", ferner über den „Nachweis von Baryt und Strontian".

E r d m a n n, Otto Linné, * 11. April 1804 D r e s d e n, † 9. Oktober 1869 L e i p z i g, wurde Apotheker, Dr. phil., habilitierte sich 1825 in L e i p z i g, wurde 1827 a. o., 1830 o. Professor der Chemie an der Universität L e i p z i g. Er schrieb ein „Lehrbuch der Chemie" (1851), „Grundriß der Warenkunde" (1833), gab bis zu seinem Tode das „Journal für praktische Chemie" heraus und arbeitete unter anderem über Benzoesäure im Pferdeharn, Umwandlung der Zimtsäure in Hippursäure im tierischen Organismus und über das Atomgewicht verschiedener Elemente.

F e h l i n g, Hermann von, * 9. Juni 1812 L ü b e c k, † 1. Juli 1885 S t u t t g a r t, lernte Pharmazie, studierte in H e i d e l b e r g 1835—1837, dann unter L i e b i g in G i e ß e n, wurde Dr. phil., 1849 Professor an der Technischen Hochschule zu S t u t t g a r t, dann Vizepräsident der deutschen Chemischen Gesellschaft und trat 1882 in den Ruhestand. Entdecker der nach ihm benannten quantitativen Bestimmung von Zucker und Stärkemehl durch Kupfervitriol (1850), Redakteur des von L i e b i g gegründeten „Handwörterbuch der reinen und angewandten Chemie", zweite Auflage 1856.

F i c i n u s, Heinrich David August, * 18. September 1782 D r e s d e n, † 16. Februar 1837 (1857) ebenda, Sohn des David Andreas Franz F i c i n u s, studierte zuerst Medizin, wurde Dr. med., dann Apotheker in D r e s d e n sowie Professor der Physik und Chemie an der medizinisch-chirurgischen Akademie daselbst, schrieb eine Arbeit „Über die Anfangsgründe der Naturlehre (Physik und Chemie)", 1815, und arbeitete über zahlreiche Mineralien.

F i e d l e r, Karl Wilhelm, * 4. Dezember 1758 M a l c h i n, Apotheker und seit 1797 Lehrer am Forstinstitut zu W a l d a u bei Kassel und seit 1804 Lehrer der Chemie und Bergbaukunst an der kurfürstlichen Anstalt für Bergwerksalumnen zu K a s s e l. Er gab ein allgemeines pharmazeutisches, chymisches und mineralogisches Wörterbuch, 1787—1790, und ein Handbuch der Metallurgie, 1797, heraus.

F i s c h e r, Bernhard, * 27. Februar 1856 H u l t s c h i n, † 27. Oktober 1905 B r e s l a u, machte in B o n n sein pharmazeutisches Staatsexamen, wurde Assistent am dortigen chemischen Laboratorium, promovierte 1883 in F r e i b u r g i. Br. und wurde Assistent und Dozent am pharmakologischen Institut zu B e r l i n, kam 1888 in gleicher Eigenschaft an das chemische Institut von A. W. H o f - m a n n, wurde 1890 als Nachfolger des Professors G s c h e i d l e n Direktor des Chemischen Untersuchungsamtes in B r e s l a u und 1901 Professor. Von seinen Arbeiten sind zu erwähnen: „Lehrbuch der Chemie für Pharmazeuten", „Lehrbuch der Chemie für Mediziner" und sein Buch „Über neuere Arzneimittel". Mit H a r t w i c h gab er 1892 den „Hagerschen Kommentar zum Deutschen Arzneibuch" und die Neuausgabe des „Hagerschen Handbuchs der pharmazeutischen Praxis" heraus.

Fittica, Bernhard, * 10. März 1850 Amsterdam, † 23. April 1912 Marburg, war zunächst Apotheker, studierte in Leipzig, wurde 1875 Assistent am Chemischen Institut des Polytechnikums zu Stuttgart, habilitierte sich 1876 in Marburg in Chemie, wurde 1884 a. o. Professor und war bekannt durch seine Arbeiten über Umwandlung von Elementen.

Fleck, Wilhelm Hugo, * 29. März 1828 Döbeln, † 9. April 1894 Dresden, Apotheker, promovierte zum Dr. phil. 1852, wurde 1857 Lehrer der Physik und Chemie an der medizinisch-chirurgischen Akademie, 1862 Lehrer, und 1864 Professor der Chemie am Polytechnikum in Dresden und 1871 Vorstand der Zentralstelle für Gesundheitspflege in Dresden. Er verbesserte das Verfahren der Phosphorfabrikation, arbeitete die Fabrikation chemischer Produkte aus tierischen Abfällen aus und gab „Die Chemie im Dienste der öffentlichen Gesundheitspflege" heraus, 1882.

Fresenius, Carl Remigius, * 28. Dezember 1818 Frankfurt a. M., † 10. Juni 1897 Wiesbaden, widmete sich 1836 der Pharmazie, studierte in Bonn und Gießen, wurde dort Assistent von Liebig und habilitierte sich in Gießen, gab 1845 seine Tätigkeit dort auf und übernahm die Stelle eines Professors der Chemie, Physik, Technologie am Naussauischen Landwirtschaftlichen Institut zu Wiesbaden, 1848 richtete er in Wiesbaden ein eigenes chemisches Laboratorium ein, das er 1862 mit einem pharmazeutischen und 1868 mit einer agrikultur-chemischen, besonders önologischen Station verband, 1881 übergab er die Leitung seiner Anstalt seinem Sohne Heinrich. Von seinen Werken seien erwähnt: „Anleitung zur qualitativen chemischen Analyse", die wie seine „Anleitung zur quantitativen chemischen Analyse" in verschiedene Sprachen übersetzt wurde. 1883—1892 war Fresenius Herausgeber der „Zeitschrift für analytische Chemie".

Flückiger, Friedrich August, * 15. Mai 1828 Langenthal (Schweiz), † 11. Dezember 1894 Bern, war ursprünglich Kaufmann, besuchte eine Zeit lang die Handelsschule in Berlin, entschloß sich, Chemie zu studieren, ging 1846 nach Bern, studierte dort zwei Semester und wandte sich nunmehr der Pharmazie zu, war in Solothurn bis 1849 Apothekerlehrling, studierte in Heidelberg, promovierte ebenda 1852. Seine Studienzeit beendete er in Paris, kaufte 1853 die Apotheke zu Burgdorf bei Bern, gab diese aber nach einigen Jahren wieder auf und übernahm 1860 die Verwaltung der Staatsapotheke zu Bern, habilitierte sich 1861 an der Universität Bern, wurde 1870 a. o. Professor der Pharmakognosie und Präsident des Schweizer Apotheker-Vereins, übernahm 1873 das Ordinariat für Pharmakognosie und Pharmazie an der neugegründeten Universität Straßburg, wurde Direktor des pharmazeutischen Instituts und trat 1892 von seinem Amte zurück, in dem er zum Wohle des Apothekerstandes vorbildlich mit unermüdlichem Fleiße gewirkt hatte. Zu seiner Ehrung wurde die „Flückiger-Stiftung" geschaffen, durch deren Verleihung Gelehrten die Möglichkeit gegeben werden sollte, pharmakognostische Arbeiten durchzuführen. Verdienten Pharmakognosten wird die „Flückiger-Medaille" verliehen.

Von Flückigers Werken sind in erster Linie zu nennen: „Lehrbuch der Pharmakognosie des Pflanzenreichs", 1867, ferner „Pharmazeutische Chemie", 1879, „Grundriß der Pharmakognosie", 1884, außerdem schrieb er u. a. „Beiträge zur älteren Geschichte der Pharmazie in Bern", 1873, „Dokumente zur Geschichte der Pharmazie", 1876, und „Die Frankfurter Liste", 1873.

Gadamer, Johannes Georg, * 1. April 1867 Waldenburg, † 15. April 1928 Marburg, bestand 1893 in Marburg das pharmazeutische Staatsexamen, wurde Assistent bei E. Schmidt, promovierte 1895, habilitierte sich 1897 an der Universität Marburg und wurde 1902 o. Professor und Direktor des pharmazeutischen Instituts an der Universität Breslau. 1919 wurde er als Schmidts Nachfolger Direktor des pharmazeutisch-chemischen Instituts zu Marburg. Er war Geheimer Regierungsrat, Mitglied des Reichsgesundheitsrats und beteiligte sich in hervorragender Weise an der Bearbeitung des Deutschen Arzneibuchs VI.

Gadamer schrieb ein „Lehrbuch der chemischen Toxikologie", 1909, stellte nach Schmidts Tode die 6. Auflage von Schmidts „Ausführlichem Lehrbuch der pharmazeutischen Chemie" fertig, gab mit Schmidt die 9. Auflage der „Anleitung zur qualitativen Analyse" heraus, war Herausgeber des „Archivs der Pharmazie" und veröffentlichte darin zahlreiche Arbeiten, darunter eine große Anzahl aus seinem Forschungsgebiet über Senföle und Cruciferenalkaloide.

Gaebel, Gustav Otto, * 11. März 1877 Dobreczien, † 2. Februar 1912 Breslau, Apotheker, Dr. phil., Nahrungsmittelchemiker, Privatdozent für pharm. Chemie in Breslau 1910.

Gehlen, Adolph Ferdinand, * 15. September 1775 Bütow, † 15. Juli 1815 München, Sohn des Apothekers zu Bütow, studierte in Königsberg und Berlin, promovierte 1806 in Halle, wurde Chemiker an dem dort von Reil gegründeten Institut und 1807 nach München berufen. Mit Bucholz und Trommsdorff gründete er eine Unterstützungskasse für alte Apothekergehilfen. Mit Rose gab er das „Neue Berliner Jahrbuch der Pharmazie" 1805—1808 heraus. Er gründete das „Repertorium der Pharmazie", das nach seinem Tode von Buchner fortgesetzt wurde, und veröffentlichte zahlreiche wertvolle Arbeiten. Er starb infolge Einatmens von Arsenwasserstoff, über dessen Bereitungsarten er arbeitete.

Geiger, Philipp Lorenz, * 29. August 1785 Freinsheim in Bayern, † 20. Januar 1836 Heidelberg. Nach glänzend bestandenem Examen rigorosum übernahm er 1808 die Verwaltung der Sachseschen Apotheke in Karlsruhe, bildete sich wissenschaftlich weiter, erwarb 1814 die Apotheke des Universitätsapothekers und Professors der Pharmazie, M a i , zu H e i d e l b e r g , promovierte 1817 zum Dr. phil., wurde 1818 Privatdozent an der Universität H e i d e l b e r g und 1824 a. o. Professor für Pharmazie. Nach dem Tode des Medizinalrats Dr. H ä n l e war er Redakteur des „Magazins für Pharmazie", später „Annalen der Pharmazie". 1824 erschien sein „Handbuch der Pharmazie". Besonders zu nennen sind noch seine Arbeiten über die Darstellung von Cyankalium, Cyaneisenkalium und die ihm allein und in Gemeinschaft mit H e s s e geglückte Entdeckung wichtiger Alkaloide, des Atropin, Colchicin, Hyoscin und Daturin.

G e i n i t z , Hans Bruno, * 16. Oktober 1814 A l t e n b u r g , † 28. Januar 1900 D r e s d e n , trat als Lehrling in die S t ö r sche Apotheke zu A l t e n b u r g ein, studierte 1834 in B e r l i n , Dr. phil., 1839 Hilfslehrer in D r e s d e n , 1850 Professor der Mineralogie und Geologie an der polytechnischen Schule, Inspektor des Mineralienkabinetts, Gründer und Direktor des mineralogischen Museums in D r e s d e n und Geheimer Hofrat. Er schrieb eine große Anzahl mineralogischer Arbeiten und war Mitredakteur des „Neuen Jahrbuchs für Mineralogie, Geologie und Palaeontologie".

G e i ß l e r , Ewald Albert, * 20. April 1848 S t e i n i g t w o l m s d o r f , † 15. Oktober 1898 D r e s d e n , bestand in L e i p z i g 1872 das pharmazeutische Staatsexamen, war zwei Jahre Assistent bei R e i c h a r d t in J e n a , richtete 1876 in D r e s d e n ein öffentliches chemisches Laboratorium ein, übernahm 1879 die von H a g e r gegründete „Pharmazeutische Zentralhalle" und wurde 1886 zum Professor der Chemie und Warenkunde an der tierärztlichen Hochschule zu D r e s d e n ernannt und mit der Leitung der Dispensieranstalt an der Hochschule betraut. 1882—1888 gab er mit M ö l l e r den Pharmazeutischen Kalender heraus. Er schrieb „Grundriß der pharmazeutischen Maßanalyse", „Verzeichnis volkstümlicher Namen von Arzneimitteln" und war Mitarbeiter an der Realenzyklopädie der gesamten Pharmazie.

G ö b e l , Karl Christoph Traugott Friedemann, * 21. Februar 1794 N i e d e r r o s l a bei Apolda, † 27. Mai 1851 D o r p a t , wurde nach Beendigung seiner Apothekerlehrzeit in J e n a Famulus von D ö b e r e i n e r , bestand 1818 sein pharmazeutisches Examen, übernahm die Univ.-Apotheke zu J e n a , promovierte 1819, habilitierte sich im gleichen Jahre für Pharmazie, wurde bald darauf Revisor sämtlicher Apotheken des Großherzogtums Sachsen-Weimar und 1825 a. o. Professor. 1828 folgte er einem Rufe als Ordinarius für Chemie und Pharmazie nach D o r p a t und wurde 1837 Kollegienrat und 1838 Staatsrat. Von seinen zahlreichen Arbeiten sind zu nennen: „Pharmazeutische Warenkunde mit Abbildungen" (1822), „Über die wissenschaftliche Ausbildung junger Pharmazeuten und über eine pharmazeutische Lehranstalt in Jena" (1823).

G ö p p e r t , Heinrich Robert, * 25. Juli 1800 S p r o t t a u ,
† 18. Mai 1884 B r e s l a u , lernte Pharmazie bei seinem Vater in
S p r o t t a u , studierte später Medizin, promovierte 1825 und habilitierte sich nach kurzer ärztlicher Praxis 1827 in B r e s l a u für Botanik und Medizin. Er wurde Konservator des Botanischen Gartens,
1831 a. o. und 1839 o. Professor der Medizin und Botanik sowie
Direktor des Botanischen Gartens, gründete 1843 das pharmazeutische
Institut der Universität B r e s l a u , dessen Leitung D u f l o s übernahm. Mit besonderer Vorliebe hat er sich mit dem Studium der
vorweltlichen Botanik beschäftigt und unter anderem über den Zustand fossiler Pflanzen und den Versteinerungsprozeß und über die
Entstehung der Steinkohlen Abhandlungen geschrieben.

G ö t t l i n g , Johann Friedrich August, * 5. Januar 1755 D e -
r e n b u r g , † 1. September 1809 J e n a , kam 1769 zu W i e g l e b
in L a n g e n s a l z a in die Lehre, 1774 als Gehilfe in die Hofapotheke
von B u c h o l z zu W e i m a r . Dort lernte ihn G o e t h e kennen, der
dafür sorgte, daß er sich auf Kosten des Herzogs K a r l A u g u s t im
Ausland weiter ausbilden konnte. G ö t t l i n g ging nach G ö t t i n g e n
zu G m e l i n , machte eine Reise nach Holland und England, kehrte
1788 nach W e i m a r zurück und siedelte, nachdem ihm die philosophische Fakultät der Universität J e n a das Doktordiplom verliehen
hatte, nach J e n a über, wurde dort sofort a. o. Professor mit dem
Lehrauftrag für Chemie einschließlich Pharmazie und Technologie.
Er beteiligte sich eifrig an dem Kampf gegen die veraltete Phlogistontheorie, wurde 1798 o. Honorarprofessor und nach 10 Jahren Ordinarius. Er schrieb: „Einleitung in die pharmazeutische Chemie", 1778,
gab 1780—1803 „Almanach oder Taschenbuch für Scheidekünstler
und Apotheker" heraus, später von B u c h o l z und T r o m m s d o r f f
fortgesetzt, „Handbuch der theoretischen und praktischen Chemie",
1798—1800, „Die Syrup- und Zuckerbereitung aus Runkelrüben",
1808, und anderes. Er stellte sogenannte „Probierkabinette oder
Sammlungen von gegenwirkenden Mitteln" zusammen.

G r e n , Friedrich Albert Karl, * 1. Mai 1760 B a m b e r g ,
† 26. November 1798 H a l l e , war von 1776—1782 als Lehrling in
der Apotheke zu B e r n b u r g und dann als Gehilfe in der Tromms-
dorffschen Apotheke zu E r f u r t tätig, studierte in H e l m s t e d t und
H a l l e , wurde Dr. med., 1787 a. o. und 1788 o. Professor der
Chemie und Medizin zu H a l l e . Für die Pharmazie waren seine
Arbeiten pharmakognostischer Art von Bedeutung, so „Grundriß der
Pharmacologie", 1790, „Handbuch der Pharmacologie" usw., 1791
bis 1792. Von ihm stammt auch eine im Jahre 1799 herausgegebene
„Geschichte der Naturwissenschaften".

G r o t e , Carl, * 15. Oktober 1838 B r a u n s c h w e i g , † 4. April
1889 B r a u n s c h w e i g , lernte von 1854—1857 bei K u b e in
H o l z m i n d e n , studierte in B r a u n s c h w e i g und T ü b i n g e n ,
promovierte in G ö t t i n g e n zum Dr. phil., übernahm 1872 die väterliche Apotheke in B r a u n s c h w e i g und erhielt gleichzeitig einen

Lehrauftrag für Pharmakognosie an der Technischen Hochschule, den er bis 1888 inne hatte.

Gutzeit, Heinrich Wilhelm Theodor, * 13. Februar 1845 Neugarm Biel (Oldenburg), † 16. November 1888 Jena, bestand 1872 in Jena sein pharmazeutisches Staatsexamen, war 1872/73 Lehrer am chemisch-pharmazeutischen Privatinstitut des Professors Ludwig zu Jena, nach Ludwigs Tod kurze Zeit am Untersuchungsamt von G. Gilbert in Hamburg und wurde dann Assistent bei Professor Geuther in Jena, dem Leiter des Jenaer Universitätslaboratoriums. 1874 promovierte er und 1875 habilitierte er sich für Chemie und Pharmazie, 1879 wurde er a. o. Professor und hielt Vorlesungen über pharmazeutische Chemie, analytische Chemie und Stöchiometrie. Von ihm stammt die zum ersten Male in die Pharmacopoea Germanica Ed. II aufgenommene Gutzeitsche Reaktion zur Prüfung auf Arsen. Er ist der Entdecker des Heraclins.

Hagen, Karl Gottfried, * 24. Dezember 1749 Königsberg, † 2. März 1829 ebenda, Sohn des Hofapothekers Heinrich Hagen, übernahm 1772 die väterliche Apotheke, wurde 1779 a. o., 1788 o. Professor der Medizin und 1807 Professor der Chemie, Physik und Naturgeschichte bei der philosophischen Fakultät der Universität Königsberg. Von seinen Arbeiten sind zu nennen: „Grundriß der Experimentalchemie", 1786, „Grundriß der Experimentalpharmazie" und vor allem das „Lehrbuch der Apothekerkunst", das in acht Auflagen erschienen ist. Hagen, der als Freund Kants einen nicht zu unterschätzenden Einfluß auf die naturwissenschaftlichen Anschauungen des großen Königsberger Philosophen ausgeübt hat, ist als einer der Väter der wissenschaftlich-praktischen Pharmazie anzusehen.

Hansen, Adolph, * 10. Mai 1851 Altona, † 26. Juni 1920 Gießen, bestand 1875 in Bonn das pharmazeutische Staatsexamen, wurde Assistent im chemischen Institut, später im botanischen Institut, promovierte 1877 mit einer chemischen Arbeit, ging zwei Semester nach Basel, war dann zwei Semester Assistent am botanischen Institut der Universität Erlangen, habilitierte sich in Würzburg 1887, wurde 1891 Nachfolger des Professors Hermann Hoffmann zu Gießen und Leiter des 1906 dort errichteten botanischen Institutes.

Hanstein, Heinrich, * 3. April 1825 Darmstadt, † 26. August 1871 Wiesbaden, Apotheker und Botaniker, war 1847 bis 1863 Besitzer der Hofapotheke zu Zwingenburg, wurde 1867 provisorischer Direktor des botanischen Gartens zu Darmstadt und Lehrer für Botanik und Zoologie an der Technischen Hochschule zu Darmstadt.

Hartwich, Karl, * 26. März 1851 Tangermünde, † 26. Februar 1917 Zürich, war Besitzer der väterlichen Apotheke in Tangermünde von 1879—1891, studierte in Braunschweig und Bern, wo er 1892 promovierte. Als Nachfolger Schärs

wurde er als Professor der Pharmakognosie, pharmazeutischen Chemie und Toxikologie nach Z ü r i c h berufen. Von seinen Arbeiten
seien genannt: „Die Bedeutung der Entdeckung Amerikas für die
Drogenkunde", 1892, „Die neuen Arzneidrogen aus dem Pflanzenreich", 1897, und vor allen Dingen sein „Kommentar zum Arzneibuch
für das Deutsche Reich". In Gemeinschaft mit B. F i s c h e r gab er
eine Neuauflage von H a g e r s „Handbuch der pharmazeutischen
Praxis" heraus.

H a r z , Karl Otto, * 28. November 1842, † 4. Dezember 1906
M ü n c h e n , Apotheker, Dr. phil., Priv.-Dozent für Botanik an der
Technischen Hochschule in M ü n c h e n , 1873 o. Professor der Botanik an der Tierarzneischule in M ü n c h e n , schrieb ein „Vollständiges Wörterbuch" zur Pharmacopoea Germanica 1872.

H a u p t , Friedrich Gottlieb, * 2. März 1696 B e r l i n , † 1742
K ö n i g s b e r g , Apotheker und Professor der Chemie ebenda. Schrieb
über Seignettesalz, Sal urinae usw.

H a u s k n e c h t , Carl, * 30. November 1838 B e n n u n g e n ,
† 3. Juli 1903 W e i m a r , bestand in B r e s l a u 1864 die Staatsprüfung als Apotheker. Nach Beendigung seines Studiums machte er
verschiedene Forschungsreisen nach Persien und Rußland, brachte
viel Pflanzenmaterial mit und ließ sich in W e i m a r nieder, wo er in
den Mitteilungen des „Thüringer Apotheker-Vereins" das Ergebnis
seiner Forschungen niederlegte. Er schrieb eine „Monographie der
Epilobien".

H e n k e l , J. B., * 1825, † 2. März 1871 T ü b i n g e n , Apotheker, Professor der Pharmazie in T ü b i n g e n . Schrieb unter anderem
„Grundriß der Pharmakognosie des Pflanzen- und Tierreiches", 1859.

H e r b e r g e r , Johann Eduard, * 31. Juli 1809 K e m p t e n ,
† 14. März 1855 W ü r z b u r g , war Assistent bei B u c h n e r in
M ü n c h e n , promovierte 1831 zum Dr. phil., war von 1832—1847
Apotheker in B e r g z a b e r n und K a i s e r s l a u t e r n , gleichzeitig
Lehrer und Leiter der Gewerbeschule, wurde 1848 Professor der
Technologie an der Gewerbeschule in W ü r z b u r g , gründete 1837
die Pharmazeutische Gesellschaft in Rheinbayern und gab mit
W i n c k l e r 1838 das „Jahrbuch für praktische Pharmazie und ver-
wandte Fächer" heraus.

H e r m b s t a e d t , Sigismund Friedrich, * 14. April 1760 E r -
f u r t , † 22. Oktober 1833 B e r l i n , betrieb unter T r o m m s d o r f f
eifrig chemische Studien, wurde Repetent der chemischen Vorlesungen des Apothekers W i e g l e b zu L a n g e n s a l z a , übernahm
1784 als Nachfolger K l a p r o t h s für kurze Zeit die Leitung der
Roseschen Apotheke zu B e r l i n , ging nach seinem Ausscheiden aus
der Apotheke auf Reisen, hielt nach seiner Rückkehr nach B e r l i n
Privatvorlesungen über Chemie, Physik, Technologie und Pharmazie
und wurde 1790 Verwalter der Hofapotheke. Ein Jahr später erhielt
er den Titel eines „wirklichen Königlichen Hofapothekers". Als solcher gehörte er zum Ober-Collegium medicum. 1794 wurde er Ober-

sanitätsrat und 1797 Assessor des Manufaktur- und Commerzcollegiums sowie der General-Salz-Administration. Am 19. Januar 1798 wurde er, nachdem er zuvor sein Amt als Hofapotheker niedergelegt hatte, zum Generalstabsapotheker ernannt; 1804 wurde er Geheimer Kriegsrat, 1810 Geheimer Medizinalrat und o. Mitglied der wissenschaftlichen Deputation des Medizinalwesens, Beisitzer der technischen Deputation im Ministerium des Innern für Handel und Gewerbe und nach Gründung der Universität B e r l i n zunächst a. o. Professor und bereits 1811 o. Professor. Daneben lehrte er seit 1818 an dem Bergwerkseleveninstitut und später an der Kriegsschule zu Berlin. Mit K l a p r o t h und R o s e gehörte er der Pharmakopöe-Kommission an. Seinen Übersetzungen der Schriften L a v o s i e r s und S c h e e l e s und seinem Eintreten für die neuen chemischen Theorien ist die rasche Verbreitung der neuen Lehren in Deutschland zu verdanken. Von seinen zahlreichen und vielseitigen Arbeiten seien erwähnt: „Bibliothek der neusten physikalisch-chemischen, metallurgischen und pharmazeutischen Literatur", 1787—1795, „Chemische Grundsätze der Kunst Bier zu brauen", 1820, und „Elemente der theoretischen und praktischen Chemie für Militärpersonen", 1823.

H e r o l d, Ferdinand, * 1784 M ü n s t e r, † 1860 ebenda, Apotheker, Dr. phil., Besitzer der Löwen-Apotheke in M ü n s t e r, Professor der Pharmazie in M ü n s t e r 1809—1818, 1818—1855 Pharm. Assessor am Medizinalkollegium.

H i l g e r, Albert, * 2. Mai 1839 H o m b u r g, Rheinpfalz, † 18. Mai 1905 P o s s e n h o f e n am Starnbergersee, studierte 1860 bis 1862 in K a r l s r u h e und W ü r z b u r g, wo er das pharmazeutische Staatsexamen bestand, promovierte 1862 in H e i d e l b e r g, war hierauf Assistent in W ü r z b u r g, wurde 1867 Lehrer der Naturwissenschaften an der Handelsschule und der Zoologie und Botanik am Realgymnasium, eröffnete 1868 ein privates agrikulturchemisches Laboratorium, habilitierte sich 1869 für Chemie, wurde 1871 Leiter des chemischen Laboratoriums mit Lehrauftrag für anorganische und organische Chemie an der Universität W ü r z b u r g, 1872 a. o. Professor der Pharmazie und angewandten Chemie in E r l a n g e n und 1876 Ordinarius. In gleicher Eigenschaft wurde er 1892 nach M ü n c h e n berufen, wurde 1897 Mitglied des bayerischen Obermedizinalausschusses, 1889 bayerischer Hofrat und später Obermedizinalrat. Er errichtete 1896 in München das Pharmazeutische Institut, schrieb eine „Abhandlung zu praktischen Übungen im Laboratorium", 1864, „Über die Verbindungen des Jods mit Pflanzenalkaloiden", 1869, mit A. H u s e m a n n ein „Handbuch der Arzneimittellehre", 1883 und gab verschiedene Zeitschriften heraus, z. B. „Zeitschrift für Untersuchung der Nahrungs- und Genußmittel" und „Vierteljahresschrift über die Fortschritte auf dem Gebiete der Chemie der Nahrungs- und Genußmittel, der Gebrauchsgegenstände sowie der hierher gehörenden Industriezweige".

Hirzel, Christoph Heinrich, * 23. März 1828 Zürich, † 10. November 1908 Leipzig, Apotheker, Dr. phil., wurde 1852 Dozent der Chemie und Pharmazie, 1865 a. o. Professor an der Universität Leipzig und war bis 1856 gleichzeitig Lehrer an der Teichmannschen Lehranstalt, später Lehrer der Chemie, Physik und Technologie an der Handelslehranstalt und schließlich Fabrikbesitzer in Leipzig. Seit 1850 Redakteur der Zeitschrift für Pharmazie, herausgegeben vom Deutschen Pharmazeuten-Verein. Er schrieb einen „Führer in die organische Chemie", desgleichen einen „Führer in die anorganische Chemie" und „Grundzüge der Chemie".

Hoppe, David Heinrich, * 15. Dezember 1760 Vilsen, † 1. August 1846 Regensburg, Apotheker, gründete in Regensburg mit Martius und Stallknecht die „Botanische Gesellschaft" und ließ dort sein „Botanisches Taschenbuch für die Anfänger dieser Wissenschaft und die Lehrlinge der Apothekerkunst" erstmalig erscheinen. Bis 1811 waren 22 Bände erschienen. 1792 studierte er Naturwissenschaften und Medizin zu Erlangen, promovierte 1795 zum Dr. med. und ließ sich in Regensburg als praktischer Arzt nieder, wurde Apothekenvisitator und gehörte der Prüfungskommission für Apotheker an. 1810 wurde er in den bayerischen Staatsdienst übernommen und 1815 unter Verleihung des Hofratstitels pensioniert. Am Regensburger Lyceum St. Paul war ihm der Lehrstuhl für Botanik übertragen worden. Er erhielt im Anschluß daran den Titel Professor.

Husemann, August, * 5. September 1833 Stolzenau, † 17. Juli 1877 Thusis, Schweiz, studierte von 1858—1860 Pharmazie und Chemie zu Göttingen, promovierte 1860 ebenda zum Dr. phil., war Assistent am physiologisch-chemischen Laboratorium, wurde 1862 Privatdozent der Chemie in Göttingen, wurde 1865 Professor der Chemie und Physik an der Kantonschule zu Chur, gab diese Stelle aber seiner Krankheit wegen 1875 auf und starb in der Schweiz. Außer den mit seinem Vetter, Theodor Husemann (siehe diesen), herausgegebenen Werken schrieb er einen „Grundriß der reinen Chemie", 1868, und gemeinsam mit Wiggers vier „Jahresberichte über die Fortschritte der Pharmakognosie, Pharmazie und Toxikologie" (1868—1874). Beachtlich ist weiterhin eine Arbeit „Zur Erkennung des Morphins und Narcotins", 1865.

Husemann, Theodor, * 13. Januar 1833 Detmold, † 13. Februar 1901 Göttingen, Apotheker, verwaltete nach bestandenem Staatsexamen 10 Jahre die Apotheke seiner Vaterstadt und studierte in Göttingen Medizin. Dort promovierte er 1854 zum Dr. med., bestand 1855 das medizinische Staatsexamen und widmete sich dem Studium der Naturwissenschaften und Sprachen. 1865 habilitierte er sich in Göttingen für Pharmakologie und Toxikologie, wurde 1872 a. o. Professor der Pharmakologie und gab mit seinem Vetter, August Husemann, 1862 ein „Handbuch der Pflanzenstoffe" und 1867 ein „Handbuch der Toxikologie" heraus. 1883 erschien sein

„Handbuch der gesamten Arzneimittellehre". Außerdem sind von ihm verschiedene historische Arbeiten veröffentlicht worden, so „Die kölnischen Pharmakopöen und ihre Verfasser", „Die ältesten Auflagen der Augsburger Pharmakopöen" und „Raymund Minderer und die Augsburger Pharmakopöen von 1613—1629". H u s e m a n n war auch Mitarbeiter am Handbuch für gerichtliche Medizin.

J a c o b s e n, Oscar Georg Friedrich, * 25. Juni 1840 A h r e n s - b u r g in Holstein, † 24. August 1889 R o s t o c k, studierte nach Ablauf der pharmazeutischen Lehr- und Wanderjahre in K i e l, wurde 1865 Assistent am dortigen chemischen Laboratorium, promovierte ebenda 1868 und habilitierte sich 1871. 1873 nahm er einen Ruf als o. Professor der Chemie und Pharmazie an der Universität R o s t o c k an. Er schrieb u. a. ein „Lehrbuch der organischen Chemie" mit V. M e y e r 1893 und 1902 und redigierte die Ergänzungsbände zum „Handbuch der organischen Chemie" von F. B e i l s t e i n und seit 1898 die „Berichte der deutschen chemischen Gesellschaft".

J o e l Franz, * Anfang des 16. Jahrhunderts als Sohn eines Schmiedes aus S o l o s c h in der Gegend von Ödenburg in Ungarn, † 1579 G r e i f s w a l d, war Apotheker in N e u s t a d t bei Wien, studierte in L e i p z i g und W i t t e n b e r g, war Arzt in B e r l i n, dann Hofapotheker in G ü s t r o w und Arzt in S t r a l s u n d, von wo er am 13. November 1559 als Professor nach G r e i f s w a l d berufen wurde. Lange nach seinem Tode wurden sechs Bände seiner „Opera medica" herausgegeben. Im dritten Teile des fünften Bandes berichtet J o e l „De venenis ex metallorum et mineralium familia".

J u c h, Carl Wilhelm, * 30. November 1772 M ü h l h a u s e n, † 9. März 1821 A u g s b u r g, hatte bei J. C. W i e g a n d in T e n n s t e d t gelernt und war 1793 Schüler in Trommsdorffs Institut zu E r f u r t, studierte in B e r l i n und W ü r z b u r g Medizin, war seit 1801 Dozent der Chemie und Medizin zu A l t d o r f, wurde 1805 Professor an der Universität M ü n c h e n, 1808 Professor am Polytechnischen Institut zu A u g s b u r g. Er verfaßte ein „Handbuch der Pharmazie", 1809, ein „Handbuch der pharmazeutischen Botanik", 1804, und ist als erster Übersetzer und Kommentator der Pharmacopoea Borussica bekannt geworden.

K a ß n e r, Georg Max Julius, * 4. Februar 1858 L ü b e n, † 30. März 1929 M ü n s t e r, wurde 1881 approbierter Apotheker in der Schweiz und 1882 in Deutschland, war 1884—1891 Assistent am pharmazeutischen Institut der Universität B r e s l a u, wurde 1891 a. o. Professor für pharmazeutische Chemie an der Akademie M ü n s t e r und erhielt 1916 den Titel Geheimer Regierungsrat.

K a s t n e r, Karl Wilhelm Gottlob, * 31. Oktober 1783 G r e i f e n b e r g in Pommern, † 18. Juli 1857 E r l a n g e n, lernte Pharmazie in S w i n e m ü n d e, promovierte 1805 in J e n a, war 1805 bis 1812 Professor der Chemie an der Universität H e i d e l b e r g, 1812—1818 desgleichen in H a l l e, 1818—1821 Professor der Chemie und Physik in B o n n und von 1821—1857 in E r l a n g e n. Von seinen Werken sind zu nennen: „Grundriß der Chemie", 1807, „Grundriß der Experimentalphysik", 1. Auflage, 1809/10, „Handbuch der Meteorologie", 1821—1825, „Anleitung zur neueren Chemie", 1814, und „Deutsches Jahrbuch der Pharmazie", 1815—1820.

Klaproth, Martin Heinrich, * 1. Dezember 1743 Wernigerode, † 1. Januar 1817 Berlin. Er besuchte zu Wernigerode die Bürgerschule und trat mit 16 Jahren in die Ratsapotheke zu Quedlinburg als Lehrling ein. Dort blieb er sieben Jahre und konditionierte darauf von 1766—1768 in Hannover und Danzig. 1771 ging er nach Berlin und übernahm nach dem Tode Valentin Roses des Älteren die Administration der Apotheke zum Weißen Schwan, gab 1779 die Verwaltung der Apotheke auf und erwarb 1780 die heutige Simonsche Apotheke, die er bis 1800 besaß. Seit 1782 gehörte er dem Ober-Collegium medicum an, wurde 1782 Dozent am Collegium medico-chirurgicum und an der Artillerieschule zu Berlin, erhielt den Titel Professor und übernahm nach Gründung der Berliner Universität 1817 an ihr einen o. Lehrstuhl für Chemie. Mitten im besten Schaffen erlitt er 1814 einen Schlaganfall, an dessen Folgen er zwei Jahre später starb. Klaproths Bedeutung als einer der größten Chemiker aller Zeiten war schon zu seinen Lebzeiten unbestritten. Er war Mitglied der Akademie der Künste und der Akademie der Wissenschaften, seit 1788 auch Mitglied der Pariser Akademie. Er war Entdecker des Urans, der Zirkonerde und des Cers, das er Ochroit nannte, und hatte wesentlichen Anteil an der wissenschaftlichen Gestaltung der 1799 erschienenen ersten Preußischen Pharmakopöe (Pharmacopoea Borussica).

Knapp, Friedrich Ludwig, * 22. Februar 1814 Michelstadt, † 4. Juni 1904 Braunschweig, Apotheker, studierte nach bestandenem Staatsexamen unter Liebig in Gießen, dann weiter in Paris, habilitierte sich in Gießen, wurde 1841 a. o. und 1847 o. Professor, 1854 Professor der technischen Chemie an der Universität München sowie Beamter an der Porzellanfabrik in Nymphenburg, 1863—1889 Professor der technischen Chemie am Polytechnikum Braunschweig. Er gab ein „Lehrbuch der chemischen Technologie", 1847, heraus, ferner „Technologische Wandtafeln", 1859, und schrieb über die „Natur und Wesen der Gerberei und des Leders", 1858.

Kraußer, Georg, * 2. Februar 1849 Büdingen, † 28. April 1903 Darmstadt, bestand in Gießen 1872 das pharmazeutische Staatsexamen, war 1874—1878 Lehrer und Assistent der Chemie an der Gewerbeschule in Barmen, 1876—1881 Direktor der Anilinfabrik C. Jaeger ebenda, 1881—1895 Besitzer der väterlichen Apotheke in Büdingen und wurde 1895 als Nachfolger Uloths Vortragender Rat für pharmazeutische Angelegenheiten im hessischen Ministerium mit dem Titel Obermedizinalrat. Er lehrte an der Technischen Hochschule zu Darmstadt Pharmakognosie und pharmazeutische Gesetzeskunde.

K r a u t , Karl Johann, * 29. September 1829 L ü n e b u r g ,
† 13. Januar 1912 H a n n o v e r , lernte bei K i n d t in L ü b e c k ,
studierte 1851—1854 in P a r i s und G ö t t i n g e n , promovierte in
G ö t t i n g e n und wurde 1850 Assistent am Laboratorium der landwirtschaftlichen Schule zu C e l l e , 1857 ebenda Lehrer, 1860 Professor, schrieb mit G m e l i n ein „Handbuch der anorganischen Chemie".

L a m p a d i u s , Wilhelm August, * 18. August 1772 H e h l e n ,
† 13. April 1844 F r e i b e r g , 1785—1791 Pharmazeut in G ö t t i n -
g e n , machte große Reisen durch Rußland, wurde 1794 a. o. und
1795 o. Professor der Chemie und Hüttenkunde an der Bergakademie
F r e i b e r g , wo er einen systematischen praktisch-experimentellen
Chemieunterricht erteilte. Nach S c h e l e n z gelang ihm 1796 zufällig
bei der Destillation von Schwefelkies und Kohle die Darstellung des
Schwefelalkohols. Er legte in H a l s b r ü g g e bei F r e i b e r g als
erster auf dem Kontinent eine Gasanstalt an.

L a v e s , Ernst, * 2. August 1863 H i l d e s h e i m , † 1. Oktober
1927 H a n n o v e r , bestand 1888 in F r e i b u r g seine Staatsprüfung, promovierte 1891 in W ü r z b u r g , war 4 Jahre Assistent an
den Universitäten F r e i b u r g und S t r a ß b u r g , wurde 1894 Vorstand der Apotheke am Krankenhaus zu H a n n o v e r , 1902 Privatdozent für Nahrungsmittelchemie und physiologische Chemie an der
Technischen Hochschule und erhielt später den Professortitel. Er
arbeitete über Eisen-Eiweißverbindungen und ist Begründer einer
nach ihm benannten chemisch-pharmazeutischen Fabrik in Hannover.

L e n z , Wilhelm Georg Leberecht, * 31. August 1852 C u l m -
s e e , † 2. Dezember 1916 B e r l i n , bestand 1875 zu L e i p z i g das
pharmazeutische Staatsexamen, promovierte 1876 zu F r e i b u r g ,
war bis 1877 Lehrassistent und Dozent am chemischen Institut von
F r e s e n i u s in W i e s b a d e n , trat zur Militärverwaltung über und
war 1877—1885 Korpsstabsapotheker des VI. Armeekorps und von
1885—1886 Oberstabsapotheker im Preußischen Kriegsministerium,
1888—1897 Apothekenbesitzer in W i e s b a d e n . Von 1901—1903
war L e n z Assistent bei B e c k m a n n in L e i p z i g , 1904 kommissarischer Hilfsarbeiter im Kaiserlichen Gesundheitsamt, dann Assistent, später Leiter der nahrungsmittelchemischen und kolonialche-
mischen Abteilung des pharmazeutischen Instituts zu Berlin und
habilitierte sich 1909 als Dozent der Chemie.

L i e b l e i n , Franz Kaspar, * 15. September 1744 K a r l s t a d t
a. M., † 28. April 1810 F u l d a , Hofapotheker ebenda, Dr. med.,
Professor der Botanik und Chemie in F u l d a . Verf. der „Animadversiones chemico-pharmaceuticae, Fuldae".

L i n d e s , August Wilhelm, * 22. Februar 1800 H a n n o v e r ,
† 23. März 1862 B e r l i n , genoß seine pharmazeutische Ausbildung
bei H e r m b s t a e d t , promovierte zum Dr. phil., war Besitzer eines
pharmazeutischen Instituts zu B e r l i n und von 1827—1853 Lehrer
an der Königl. Realschule zu B e r l i n , erhielt den Titel Professor,

gab von 1833—1840 das „Berliner Jahrbuch der Pharmazie" heraus
sowie „Vollständiges Wörterbuch zur Pharmacopoea Borussica, 6. Ausgabe" und arbeitete über die „Auffindung des Arseniks bei gerichtlich-chemischen Untersuchungen" (1846).

Lohmeyer, Carl Leopold, * 3. August 1799 Mohrungen,
† 3. August 1874 Breslau, erhielt 1830 eine Konzession in
Neisse, siedelte 1865 nach Breslau über, beschäftigte sich
eingehend mit Botanik und stellte während der Zeit von 1866—1869
nach eigener Methode etwa 400 zerlegbare Blütenmodelle für Lehr-
zwecke her.

Löwig, Carl Jacob, * 17. März 1803 Kreuznach, † 27.
März 1890 Berlin, studierte 1825—1828 zu Heidelberg Chemie, war Gmelins Assistent, verwaltete bis 1833 die seinen Verwandten gehörende Apotheke zu Kreuznach, promovierte ohne
Examen und habilitierte sich in Heidelberg, wurde 1833 Professor der Chemie an der Universität und Industrieschule zu Zürich,
1853 als Bunsens Nachfolger o. Professor der Chemie an der Universität Breslau. Löwig arbeitete über Brom und seine chemischen Verhältnisse und gab ein „Lehrbuch der Chemie", 1832, heraus,
ferner ein „Repertorium für organische Chemie", 1841—1843, „Chemie der organischen Verbindungen", 1839.

Ludwig, Johann Friedrich Hermann, * 12. August 1819 Greu-
ßen i. Thür., † 7. Januar 1873 Jena, wurde 1845 Assistent im
Wackenroderschen chemisch-pharmazeutischen Institut, bestand 1846
in Sondershausen seine pharmazeutische Staatsprüfung, wurde
1847 Lehrer an dem landwirtschaftlichen Institut zu Jena und las
über Einleitung in die Chemie, Agrikulturchemie und landwirtschaft-
lich-technische Chemie, habilitierte sich 1852 an der Universität
Jena, übernahm nach Wackenroders Tod 1854 die Leitung des
chemisch-pharmazeutischen Instituts, wurde 1854 a. o. Professor an
der Universität Jena, später a. o. Mitglied der Medizinalkommission
für chemische und pharmazeutische Angelegenheiten, insbesondere
für pharmazeutische Prüfungen. Von ihm stammt eine Übersetzung
der „Histoire des apothécaires" von A. Phillippe's, die er 1855
als „Geschichte der Apotheker bei den wichtigsten Völkern der Erde
seit den ältesten Zeiten bis auf unsere Tage" in Jena erscheinen
ließ. Er war Mitarbeiter an der Zeitschrift für deutsche Landwirte
und am Archiv der Pharmazie, das er von 1863—1867 mit Medizinalrat Bley und von da bis zu seinem Tode allein leitete. Er schrieb
zahlreiche Arbeiten und in Buchform „Grundzüge der analytischen
Chemie anorganischer Substanzen usw., Jena 1851".

Mannheim, Emil, * 24. Dezember 1870 Neuwied, † 11. Juli
1924 Bonn, bestand 1898 das pharmazeutische Staatsexamen, promovierte 1900, wurde Unterrichtsassistent bei Professor Anschütz
an der pharm. Abteilung des chemischen Instituts Bonn, erhielt
1901 den Ausweis als Nahrungsmittelchemiker, habilitierte sich 1906
für pharmazeutische Chemie, erhielt 1913 den Professortitel und

1921 einen Lehrauftrag für Wasseranalyse, Harnanalyse und Sterilisation von Arzneimitteln. Gleichzeitig wurde er nichtbeamteter a. o.
Professor in B o n n.

M a r c k v o n d e r, Wilhelm, * 15. Februar 1814 H a m m,
† 20. November 1900 ebenda, interessierte sich für die fossile Flora
seiner engeren Heimat und widmete sich als Besitzer der Apotheke
zu L ü d e n s c h e i d und später zu H a m m der Erforschung der
westfälischen Kreideformation. In Gemeinschaft mit Professor H o
f i u s zu M ü n s t e r veröffentlichte er zahlreiche Schriften und Zeichnungen aus dem Gebiete der Palaeontographie. Die Universitäten
B o n n und M ü n s t e r ehrten ihn durch Verleihung des Doktortitels.

M a r q u a r t, Ludwig Clamor, * 29. März 1804 O s n a b r ü c k,
† 9. Mai 1881 B o n n, lernte in O s n a b r ü c k, bestand in K o b
l e n z das pharmazeutische Staatsexamen, ohne studiert zu haben,
promovierte 1835 zu H e i d e l b e r g zum Dr. phil., war einige Jahre
Apothekenverwalter, gründete zu B o n n 1839 eine pharmazeutische
Lehranstalt, habilitierte sich 1844 für Pharmazie und richtete 1846
eine chemische Fabrik ein, hielt an der landwirtschaftlichen Akademie zu P o p p e l s d o r f Vorträge über Botanik und wurde 1843
Mitbegründer und später Vizepräsident des Naturhistorischen Vereins der Rheinlande und Westfalen. 1842 gab er sein „Lehrbuch der
theoretischen und praktischen Pharmazie" heraus.

M a r s s o n, Theodor Friedrich, * 8. November 1816 W o l
g a s t, † 5. Februar 1892 G r e i f s w a l d, Dr. phil., Apothekenbesitzer in W o l g a s t, verzog später nach G r e i f s w a l d, um sich
seinen Studien zu widmen, die sich in der Hauptsache auf botanischem Gebiete bewegten. Er schrieb eine „Flora von Neu-Vorpommern und der Insel Rügen".

M a r t i u s, Theodor Wilhelm Christian, * 1. Juli 1796 zu
E r l a n g e n, † 15. September 1863 ebenda, Sohn des Ernst Wilhelm
M a r t i u s, studierte in E r l a n g e n Pharmazie, promovierte und
habilitierte sich 1824 für Pharmazie und Pharmakognosie, erhielt
1838 den Professortitel und wurde 1848 a. o. Professor. Er war
Besitzer der väterlichen Apotheke von 1824—1842. Von ihm stammt
„Das Neuste auf dem Gebiet der Pharmakognosie", 1830, „Grundriß
der Pharmakognosie des Pflanzenreichs", 1832, und „Lehrbuch der
pharmazeutischen Zoologie", 1838.

M a t t h e s, Hermann, * 30. Juni 1869 E i s e n a c h, † 10. März
1931 K ö n i g s b e r g, bestand in J e n a 1894 das pharmazeutische
Staatsexamen, erhielt 1896 den Ausweis als Nahrungsmittelchemiker,
promovierte 1897 in J e n a und habilitierte sich 1899 an der Universität J e n a, wurde Abteilungsvorstand des dortigen chemischen
Laboratoriums, erhielt 1902 den Professortitel mit einem Lehrauftrag
für Pharmazie und Nahrungsmittelchemie und wurde Vorstand des Instituts für Pharmazie und Nahrungsmittelchemie und des neugegründeten
Nahrungsmitteluntersuchungsamtes. 1918 wurde er als Ordinarius
nach S t r a ß b u r g berufen, bald darauf von den Franzosen ver

trieben und wurde 1920 in K ö n i g s b e r g Ordinarius für pharmazeutische Chemie und Direktor des pharmazeutischen Laboratoriums.
Von seinen Arbeiten sind seine „Bestimmungen wäßriger Lösungen
mit dem Zeißschen Eintauchrefraktometer" besonders erwähnenswert.

M a y, Wilhelm, * Mitte des 18. Jahrhunderts in H e i d e l b e r g,
† ebenda, Apotheker, Gründer der Universitätsapotheke H e i d e l -
b e r g und ihr Besitzer von 1789—1814, Professor extraord. chemiae
pharmaceuticae, hielt Vorlesungen in seiner Apotheke für studierende
Mediziner und Pharmazeuten.

M e t t e n h e i m e r, Johann Friedrich Wilhelm, * 15. Juli 1802
F r a n k f u r t a. M., † 18. Februar 1864 G i e ß e n, studierte 1824
bis 1826 Pharmazie, wurde 1827 Dr. phil., 1829 Privatdozent und
1849 a. o. Professor für Pharmakologie an der Universität G i e ß e n.
Er veröffentlichte unter anderem „Über falsche Ratanhiawurzel".

M e y e r, Arthur, * 17. März 1850 L a n g e n s a l z a, † 30. August 1922 M a r b u r g, bestand in S t r a ß b u r g 1880 das pharmazeutische Staatsexamen, wurde Assistent bei F l ü c k i g e r, promovierte 1882, habilitierte sich 1885 in G ö t t i n g e n für Botanik,
wurde 1886 Professor der pharmazeutischen Chemie und Pharmakognosie an der Akademie M ü n s t e r, 1891 o. Professor der
Botanik und Pharmakognosie und Direktor des botanischen Gartens
der Universität M a r b u r g. Seit 1879 veröffentlichte er zahlreiche
Arbeiten im Archiv der Pharmazie. Von besonderer Bedeutung sind
sein Handbuch „Wissenschaftliche Drogenkunde für Apotheker",
1891, und sein 1901 erschienenes Werk „Die Grundlagen und die
Methoden für die mikroskopische Untersuchung von Pflanzenpulvern".

M ö n c h, Conrad, * 15. August 1744 K a s s e l, † 6. Januar
1805 M a r b u r g, Sohn des Besitzers der Einhorn-Apotheke zu
K a s s e l, hörte in S t r a ß b u r g Vorlesungen bei S p i e l m a n n,
übernahm 1772 die väterliche Apotheke, wurde 1781 Medizinalassessor und im gleichen Jahre Dr. med. und Professor der Botanik am
Collegium Carolinum in K a s s e l und 1785 o. Professor der Botanik
in M a r b u r g, wurde 1793 Ehrenmitglied der Naturforschenden
Gesellschaft J e n a, später Aufseher des neugegründeten chemischen
Laboratoriums und bald darauf Hofrat. Er schrieb: „Einleitung in die
Pflanzenkunde", 1798, und war Mitarbeiter der von P i d e r i t t 1782
herausgegebenen „Pharmacopoea rationalis".

M ü l l e r, Ferdinand von, * 30. Juni 1825 R o s t o c k, † 10. Okt.
1896 M e l b o u r n e (Australien), trat 1840 als Lehrling in H u s u m
in den Apothekerberuf ein, widmete sich der Botanik und studierte
von 1846 bis 1847 in K i e l, wo er auch promovierte, ging krankheitshalber nach Australien und wurde dort zum größten Botaniker
Australiens und einem der bedeutendsten Pflanzenforscher seiner Zeit.
Er veranlaßte die Anpflanzung von Eukalypten in den Mittelmeerländern, Südafrika, den Vereinigten Staaten und vielen anderen Ländern und hat seine Forschungsergebnisse in etwa 40 Bänden in
englischer, deutscher und lateinischer Sprache herausgegeben. Von

1857—1873 war er Direktor des botanischen Gartens in Melbourne. 1871 erhielt er vom König von Württemberg den erblichen Adel.

Müller, genannt von Halle, Karl, * 16. Dezember 1818 Allstedt, † 9. Februar 1899 Halle, wurde Apotheker, studierte mit besonderem Interesse Botanik, redigierte später die Zeitschrift „Natur” und gab heraus: „Deutschlands Moose”, „Das Buch der Pflanzenwelt” und „Der Pflanzenstaat”.

Nees von Esenbeck, Theodor Friedrich Ludwig, * 26. Juli 1787 auf Schloß Reichenbach bei Erbach, † 12. Dezember 1837 Hyères in Frankreich, trat 1805 in die Hofapotheke des Dr. Martius in Erlangen als Lehrling ein, blieb dort bis 1811, erhielt 1817 den Posten eines Inspektors des Botanischen Gartens in Leyden, wurde 1818 von der Universität Erlangen ehrenhalber promoviert, wurde auf Veranlassung seines in Bonn als Professor der Botanik tätigen Bruders 1819 als Inspektor des Botanischen Gartens und Repetent der Botanik dorthin berufen, habilitierte sich 1819 und hielt Vorlesungen über pharmazeutische Botanik und „operative” Pharmazie, wurde 1822 a. o. Professor der Pharmazie und Direktor des pharmazeutischen Laboratoriums, 1827 o. Professor, erhielt die medizinische Doktorwürde honoris causa und wurde 1833 zweiter und 1835 erster Direktor des Bonner Botanischen Gartens. Von seinen Arbeiten seien erwähnt: „Herbarium pharmaceuticum” (mit Weihe, Wolter und Funke), 1830/31, „Handbuch der medizinisch-pharmazeutischen Botanik”, 1830/32, „Über die künstliche Färbung der roten Weine und die Mittel, diese zu entdecken”, 1826. „Geigers pharmazeutische Botanik” wurde von ihm mit Dierbach neu bearbeitet 1839.

Neubauer, Karl Theodor Ludwig, * 26. Oktober 1830 Lüchow, † 2. Juni 1879 Wiesbaden, Apotheker, promovierte, war Assistent bei Fresenius in Wiesbaden, seit 1868 Professor und Vorstand der agrikulturchemischen Station. Von Bedeutung war seine „Anleitung zur Analyse des Harns”, Preisschrift der Hagen-Bucholz-Stiftung.

Neumann, Kaspar, * 11. Juli 1683 Züllichau, † 20. Okt. 1737 Berlin, kam 1704 nach Berlin zu Schmedicke, dann in die Hofapotheke, wurde 1719 Hofapotheker, 1723 Professor der Chemie am Collegium medicum, 1726 Mitglied der Sozietät der Wissenschaften und 1727 Dr. med. von Halle. Nach Gelder stellte er die Hofapotheke zum Großbetrieb um. Er schrieb eine große Anzahl wissenschaftlicher Arbeiten. Man nannte ihn wohl mit Recht den ersten wissenschaftlich durchgebildeten Apotheker in Deutschland.

Oesterle, Otto Adolf, * 16. Juni 1866 Bern, † 31. Mai 1932 ebenda, bestand 1891 das pharmazeutische Staatsexamen, promovierte 1891 und habilitierte sich 1898 in Pharmakognosie zu Bern, wurde 1907 a. o. Professor für Pharmakochemie und gerichtliche Chemie, 1913 Nachfolger Schärs in Straßburg, später wissenschaftlicher Leiter der Firma D. A. Wander AG. Bern. Er veröf-

fentlichte mit T s c h i r c h „Anatomischen Atlas der Pharmakognosie", ferner allein „Grundriß der Pharmakognosie" und „Nahrungs-
mittelkunde".

O t t o , Friedrich Julius, * 8. Januar 1809 G r o ß e n h a i n ,
† 21. Januar 1871 B r a u n s c h w e i g , wurde 1823 Apotheker, studierte 1828 in J e n a , 1830 Chemiker und Bibliothekar der Nathu-
siusschen Gewerbeanstalt in A l t h a l d e n s l e b e n , erhielt 1832
einen Ruf nach B r a u n s c h w e i g , wo er zunächst zur Bearbeitung
chemischer und pharmazeutischer Angelegenheiten dem Obersanitätskollegium überwiesen wurde, 1835 wurde er a. o. Professor für
angewandte Chemie am Collegium Carolinum zu B r a u n s c h w e i g ,
1842 o. Professor und 1846 Medizinalrat. Die Universität J e n a ernannte ihn 1832 zum Dr. phil. h. c. Er war in B r a u n s c h w e i g
Dozent für Chemie, Pharmazie und Pharmakognosie. Außerdem vertrat er technische Chemie und landwirtschaftliche Gewerbelehre. Er
gab ein „Lehrbuch der Essigfabrikation", 1840, heraus, schrieb 1856
eine „Anleitung zur Ausmittelung der Gifte und zur Erkennung der
Blutflecken bei gerichtlich-chemischen Untersuchungen" und veröffentlichte Arbeiten über Solanin und die Phosphorsäure und ihre
Salze.

P a r t h e i l , Alfred, * 1. Mai 1861 Z e r b s t , † 23. April 1909
K ö n i g s b e r g , lernte in O e y n h a u s e n , studierte in K ö n i g s -
b e r g , bestand dort das pharmazeutische Staatsexamen, promovierte 1890 in M a r b u r g und habilitierte sich dortselbst 1892. Von
1895—1903 war er a. o. Professor und Direktor des pharmazeutischen Laboratoriums in B o n n , von 1903—1909 war er Direktor
des pharmazeutisch-chemischen Laboratoriums in K ö n i g s b e r g . Im
Jahre 1901—1903 erschien sein „Kurzgefaßtes Lehrbuch der Chemie
für Mediziner und Pharmazeuten".

P a u l , Theodor, * 13. Februar 1862 L o r e n z k i r c h bei
Strehla, † 30. September 1930 M ü n c h e n , bestand 1889 in L e i p -
z i g die pharmazeutische Staatsprüfung, promovierte 1891, studierte
dann Medizin, wurde Assistent am zweiten chemischen Universitätslaboratorium in L e i p z i g und habilitierte sich 1894. 1895 erhielt
er den Ausweis als Nahrungsmittelchemiker, bestand 1898 das medizinische Staatsexamen, wurde a. o. Professor der analytischen und
pharmazeutischen Chemie in T ü b i n g e n , 1902 Direktor im Reichsgesundheitsamt und Geheimer Regierungsrat, 1905 ging er als Nachfolger H i l g e r s als o. Professor für pharmazeutische und angewandte Chemie nach M ü n c h e n . Er gründete 1918 die Deutsche
Forschungsanstalt für Lebensmittelchemie in M ü n c h e n und wurde
deren Direktor. 1912 wurde er Ehrenmitglied des Deutschen Apotheker-Vereins und erhielt 1928 das Diplom eines Dr. ing. h. c. Von
seinen Arbeiten seien hier nur erwähnt: „Allgemeines über die Chemie der Mineralwässer", 1907, „Die chemischen Untersuchungsmethoden des Deutschen Arzneibuches", „Zweck und Ziele der

Pharmazeutischen Gesellschaft an den deutschen Hochschulen", 1899, und „Beziehungen der pharmazeutischen Chemie zur Bakteriologie".

P e t t e n k o f e r , Max Joseph, * 3. Dezember 1818 L i c h t e n - h e i m , † 10. Februar 1901 M ü n c h e n , Neffe des Franz Xaver P e t t e n k o f e r , trat bei diesem als Apothekerlehrling ein, studierte in M ü n c h e n zunächst Pharmazie, dann auch Medizin und promovierte nach bestandenem pharmazeutischen Staatsexamen zum Dr. med., studierte unter L i e b i g in G i e ß e n Chemie, wandte sich wieder nach M ü n c h e n , wurde 1847 a. o. und 1853 o. Professor der medizinischen Chemie an der Universität M ü n c h e n , 1855 Ordinarius und war daneben Vorstand der Königlichen Hof- und Leibapotheke, die vordem sein Oheim geleitet hatte. Mit Auszeichnungen und Anerkennungen aller Art überhäuft, von seinem Landesherrn in den Adelsstand versetzt, ist er der anerkannte Vater der modernen Hygiene und seine Verdienste liegen nicht so sehr auf pharmazeutischem wie auf medizinisch-chemischem Gebiete.

P i e p e n b r i n g , Georg Heinrich, * 5. Januar 1763 H o r s t e n , † 6. Januar 1806 R i n t e l n , lernte Pharmazie von 1777—1783 in einer Apotheke zu R i n t e l n , studierte eineinhalb Jahre an der Universität M a r b u r g , erhielt 1792 von der Universität E r f u r t anläßlich der vierhundertjährigen Jubelfeier ehrenhalber den Grad eines Dr. med., übernahm 1793 die Verwaltung der Apotheke zu Bad M e i n b e r g , wurde 1803 Verwalter der Apotheke zu K a r l s h a - f e n , 1805 a. o. Professor der Pharmazie und Chemie an der Universität R i n t e l n . P i e p e n b r i n g war ein sehr fruchtbarer Schriftsteller, schrieb „Deutschlands allgemeines Dispensatorium, nach den neuesten Entdeckungen und Erfahrungen in der Pharmacologie und Pharmacie", Erfurt 1801, 1802 und 1803, „Auserlesene Bereitungsweisen pharmazeutisch-chemischer Arzneimittel", 1789 und 1790, „Grundbegriff pharmazeutischer Operationen nebst den allgemeinen Regeln und Kunstgriffen usw. für die Lehrlinge in der Pharmazie", herausgegeben Erfurt 1799.

P o g g e n d o r f f , Johann Christian, * 29. Dezember 1796 H a m b u r g , † 24. Januar 1877 B e r l i n , war von 1812—1820 Apotheker, studierte Chemie und Physik, wurde 1834 Dr. phil. zu B e r l i n und 1844 Dr. med. zu K ö n i g s b e r g , war seit 1834 Professor der Physik und Chemie in B e r l i n , gab „Annalen der Physik und Chemie" (160 Bände) sowie ein ständig ergänztes „Biographisch-literarisches Handwörterbuch" heraus und erfand den elektrischen Multiplikator.

P o l e c k , Theodor, * 10. Nov. 1821 N e i s s e , † 1. Juni 1906 B r e s l a u , bestand 1847 in B e r l i n sein pharm. Staatsexamen, promovierte in H a l l e , übernahm die väterliche Apotheke und erteilte nebenher an der Realschule zu N e i s s e chemischen Unterricht. 1867 wurde P o l e c k als Nachfolger von D u f l o s an die Universität B r e s l a u berufen und gleichzeitig o. Professor der Pharmazie. 1879 wurde er Ordinarius und später Geheimer Regierungsrat. Von seinen

Veröffentlichungen seien erwähnt: „Chemische Untersuchung der wachsähnlichen Bestandteile der Balanophera elongata", 1848, „Die chemische Natur der Minengase", 1867, und „Über naturwissenschaftliche Sachverständige". Von ihm wurden die Kronenquelle zu Salzbrunn, der Oberbrunnen zu Flinsberg, die Thermen von Warmbrunn und die Wilhelmsquelle zu Obersalzbrunn analysiert. ·

Polstorff, Karl, * 4. März 1846 Kirchdorf am Deister, † 3. Juni 1911 Göttingen, wurde 1861 Apotheker, bestand 1872 in Göttingen sein pharmazeutisches Staatsexamen und wurde Assistent im Wöhlerschen Laboratorium. Während dieser Zeit promovierte er, war vorübergehend bis 1876 in Clausthal im analytischen Laboratorium der Bergakademie tätig, wurde dann Abteilungsleiter und 1883 a. o. Professor in Göttingen. Verfasser der „Anleitungen zur qualitativen, quantitativen und gerichtlich-chemischen Analyse", arbeitete über Morphin und Conessin, über Betain und Cholin und über die Trennung des Quecksilbers von Arsen und Kupfer.

Probst, Johann Maximilian Alexander, * 12. März 1812 Sikkingen, † 15. Februar 1842 Heidelberg, bestand bereits nach eineinhalbjähriger Lehrzeit das Gehilfenexamen, ging 1832 nach Heidelberg, wo er schon nach einem Semester das Staatsexamen mit Note I bestand, promovierte ebenda, habilitierte sich nach Geigers Tode und wurde 1840 a. o. Professor der Pharmazie an der Universität Heidelberg. Probst war Bearbeiter der Pharmacopoea Badensis. Er schrieb „Chemische Untersuchungen von Chelidonium majus und Glaucium luteum".

Rammelsberg, Karl Friedrich, * 1. April 1813 Berlin, † 29. Dezember 1899 Berlin, studierte nach vierjähriger pharmazeutischer Lehrzeit in Berlin, promovierte ebenda 1837, war von 1841—1846 Privatdozent, dann a. o. Professor der anorganischen Chemie an der Universität Berlin, 1874 o. Professor am Gewerbeinstitut, seit 1883 Direktor des Universitätslaboratoriums für anorganische Chemie. Er war Mitglied der Akademie der Wissenschaften. Von seinen zahlreichen Veröffentlichungen sind besonders zu erwähnen: „Handbuch der Mineralchemie", 1860, „Leitfaden für die qualitative chemische Analyse usw.", 1847, „Grundriß der unorganischen Chemie", 1867, und „Grundriß der Chemie", 1881.

Ratzel, Friedrich, * 30. August 1844, † 9. August 1904, studierte nach Abschluß seiner pharmazeutischen Lehr- und Wanderjahre Naturwissenschaften, promovierte 1868 in Heidelberg, gelangte als Reiseberichterstatter der Kölnischen Zeitung zur Beschäftigung mit der Geographie und wurde der Vater eines durch ihn begründeten Sonderzweiges dieser Wissenschaft, der Geopolitik. 1875 habilitierte er sich in München, 1886 wurde er o. Professor in Leipzig.

Ratzeburg, Julius Theodor Christian, * 16. Februar 1801
Berlin, † 24. Oktober 1871 ebenda, Apotheker, Dr. med., habilitierte sich in Berlin 1828 und war Professor der Naturwissenschaften an der Forstakademie in Neustadt-Eberswalde 1830.

Reichardt, Eduard, * 19. Oktober 1827 Camburg in Thü-
ringen, † 27. Oktober 1891 Jena, widmete sich der Pharmazie in
Altenburg und studierte seit 1850 in Jena unter Wackenro-
der, dessen Assistent er bald wurde. Er übernahm verschiedene
Vorlesungen am landwirtschaftlichen Institut der Universität Jena,
promovierte 1856 und habilitierte sich im Jahre darauf, wurde 1862
Professor für technische und pharmazeutische Chemie, war seit 1855
Mitherausgeber des Archivs der Pharmazie und nach Ludwigs
Tod (1875) selbständiger Leiter. Große Verdienste erwarb er sich in
dem zu jener Zeit entbrannten Kampfe gegen Geheimmittel- und
Nahrungsmittelfabrikanten und war als forensischer Chemiker mit
Erfolg tätig. Er schrieb unter anderem: „Theorie der Wärme", 1857,
„Ackerbauchemie", 1861, „Grundlage zur Beurteilung des Trink-
wassers", 1869, sowie „Wasser als Nahrungsmittel für Tier und
Pflanze", 1875.

Rose, Heinrich, * 6. August 1795 Berlin, † 27. Januar 1864
ebenda, lernte in Danzig Pharmazie, war Freiheitskämpfer, stu-
stierte nach der Rückkehr aus Frankreich in Berlin, arbeitete unter
Klaproth, war eine Zeit lang in Mitau als Apotheker tätig, ging
1818 zu Berzelius nach Stockholm, wurde 1822 Dozent,
1823 a. o. und 1835 o. Professor der Chemie an der Universität
Berlin und 1832 Mitglied der Akademie der Wissenschaften zu
Berlin. Von seinen zahlreichen Arbeiten seien erwähnt sein „Handbuch der analytischen Chemie", 1829, ferner „Über Medizinalwesen
und den Zustand der Pharmazie in England" sowie „Über das sichere
Erkennen von Blut und Blutflecken bei gerichtlichen Untersuchungen".

Roth, Justus Ludwig, * 15. September 1818 Hamburg,
† 1. April 1892 Berlin, Dr. phil., Apotheker zu Hamburg von
1844—1848, siedelte nach Berlin über, wurde Privatdozent und
1861 a. o. Professor der Geologie an der Universität Berlin. Er
veröffentlichte zahlreiche geologische Arbeiten.

Rousseau, Georg Ludwig Claudius, * 24. September 1724
Königshofen, † 24. Januar 1794 Ingolstadt, war Apotheker
zu Ingolstadt, wurde 1760 Demonstrator, 1773 a. o. Professor
der Chemie und Naturwissenschaften, 1776 o. Professor an der Universität Ingolstadt. Er lehrte und demonstrierte, das Experiment
in den Vordergrund des Unterrichts stellend, in seinem Apothekenlaboratorium. Er schrieb chemisch-mineralogische Abhandlungen, darunter auch eine Arbeit über Donnersteine.

Runge, Friedlieb Ferdinand, * 8. Februar 1794 Billwärder
bei Hamburg, † 25. März 1867 Oranienburg, wurde Apotheker
in Lübeck (Ratsapotheke), 1819 Dr. med. in Jena, 1822 Dr. phil.
in Berlin, Privatdozent an der Universität ebenda, dann nach

längerem Aufenthalt in P a r i s a. o. Professor der Technologie zu B r e s l a u , trat später in den Dienst der preußischen Seehandlung in B e r l i n und O r a n i e n b u r g. R u n g e , zweifellos einer der vielseitigsten fruchtbarsten und originellsten Chemiker in dieser an bedeutenden deutschen Chemikern so reichen Zeit, schrieb u. a. 1820 bis 1821 „Neueste phytochemische Entdeckungen zur Begründung einer wissenschaftlichen Phytochemie", „Produkte der Steinkohlendestillation" (1834), „Einleitung in die technische Chemie für Jedermann" (1836), „Farbenchemie" (drei Bände — 1842—1850). Seine Unsterblichkeit in der Geschichte der Naturwissenschaften und Technik verdankt R u n g e seiner Entdeckung des Anilins, von ihm „Kyanol" bezeichnet, des Phenols und der Rosolsäure aus Steinkohlenteer. Außerdem ist ihm die Isolierung des Coffeins aus der Kaffeebohne und die Feststellung der mydriatischen Wirkung des „Giftwirkenden" (Atropin) in den Fol. Hyoscyami usw. zu verdanken.

S c h a e r , Eduard, * 7. Dezember 1842 zu B e r n , † 2. Oktober 1913 E r l e n b a c h bei Zürich, wurde 1861 zu B a s e l Apotheker, studierte in B e r n und bestand 1867 die Staatsprüfung. Nunmehr verwaltete er 2 Jahre die Apotheke zu L a n g e n t h a l , schrieb dort „Der tätige Sauerstoff und seine physiologische Bedeutung" und „Das Wasserstoffsuperoxyd und seine Beziehungen zu den Fermenten" und übernahm 1871 eine Apotheke in Z ü r i c h. Er habilitierte sich 1872 beim dortigen Polytechnikum, wurde 1874 Titularprofessor und nach Aufgabe seiner Apotheke 1881 o. Professor der Pharmazie und Vorsteher der pharmazeutischen Abteilung des Polytechnikums. 1892 wurde er F l ü c k i g e r s Nachfolger an der Universität S t r a ß b u r g. Die Universität Z ü r i c h ehrte ihn durch Verleihung des Dr. med. h. c. S c h a e r schrieb „Pharmacopoea helvet. supplementum", 1876, „Die ältesten Heilmittel aus dem Orient", 1877, „Geschichte der Gifte", 1883, und veröffentlichte in verschiedenen Zeitschriften zahlreiche wissenschaftliche Abhandlungen.

S c h a u b , Johann, * 8. Januar 1770 A l l e n d o r f a. d. Werra, † 2. November 1819, wurde Pharmazeut, studierte im Anschluß an seine pharmazeutische Lehrzeit Medizin, wurde praktischer Arzt in A l l e n d o r f , dann in K a s e l , wo er ein chemisches Institut errichtete, wurde 1799 Professor der Chemie und später Oberbergrat. Er gab 1802/3 mit P i e p e n b r i n g „Archiv für Pharmazie und ärztliche Naturwissenschaften" heraus.

S c h m i d t , Ernst Albert, * 13. Juli 1845 H a l l e a. S., † 5. Juli 1921 M a r b u r g , machte 1870 in H a l l e sein pharm. Staatsexamen, promovierte 1871, wurde 1873 Assistent bei H e i n t z in H a l l e , habilitierte sich dort 1874, wurde 1878 a. o. Professor, 1884 o. Professor der pharm. Chemie in M a r b u r g , wo er auf dem Gebiete der pharm. Chemie und Nahrungsmittelchemie Hervorragendes leistete und schulbildend wirkte. Sein allbekanntes und allgemein geschätztes „Lehrbuch der pharmazeutischen Chemie" hat zahlreiche Auflagen erlebt. Sein besonderes Arbeitsgebiet war die Erforschung der Alkaloide.

Schmidt, Ottmar, * 8. Mai 1835 Heimbach, † 28. November 1903 Stuttgart, bestand im Jahre 1868 sein pharmazeutisches Staatsexamen zu Stuttgart, promovierte in Göttingen, übernahm 1861 eine Apotheke zu Forchheim, wurde nach elfjährigem Besitz 1873 an der Tierarzneischule Stuttgart Professor und Vorstand der pharmazeutischen Dispensieranstalt und war Lehrer von pharmazeutischen Fächern am Stuttgarter Polytechnikum.

Schneider, Robert, * 20. März 1825 Aschersleben, † 3. April 1900 Berlin, Apotheker, Dr. phil., wurde 1853 Lehrer an der Artillerie- und Ingenieurschule zu Berlin und war gleichzeitig Privatdozent der Chemie an der Universität Berlin, wurde 1860 a. o. Professor und 1872 Professor an der Kriegsakademie. Von seinen Arbeiten sind besonders erwähnenswert seine „Untersuchungen des Wolframminerals” und seine Veröffentlichungen über Wismut und seine Salze sowie über Antimon und Antimonverbindungen.

Schnitzlein, Adalbert, * 15. April 1814 Ansbach, † 24. Oktober 1868 Erlangen, bestand 1835 in München das pharmazeutische Staatsexamen, promovierte 1836 zu Erlangen, kaufte 1843 eine Apotheke zu Erlangen und habilitierte sich dort 1845 für Botanik. 1850 wurde er a. o. Professor und später mit der Leitung des Botanischen Gartens betraut. Seine Apotheke hatte er inzwischen verkauft. Er schrieb u. a. eine „Flora von Bayern nebst den angrenzenden Gegenden”, 1847, und eine „Enzyklopädie der Naturwissenschaften als Hilfslehre der Pharmazie”, 1846.

Scholtz, Max, * 7. September 1861 Breslau, † 31. März 1919 Greifswald, studierte nach dem Abiturientenexamen zunächst zwei Jahre Naturwissenschaften, bestand in Breslau 1890 das pharmazeutische Staatsexamen und promovierte 1891, war einige Zeit als praktischer Apotheker tätig, ging dann nach Marburg zu E. Schmidt, war 1892—1893 Assistent am chemischen Untersuchungsamt Breslau, arbeitete im Wintersemester 1893/94 im technologischen Institut der Universität Berlin, kehrte nach Breslau zurück und wurde Assistent bei Ladenburg im chemischen Institut. 1895 habilitierte er sich für Chemie, wurde 1902 Professor und 1903 a. o. Professor in Greifswald, wo er bis zu seinem plötzlichen Tode wirkte. Von seinen Arbeiten sind zu nennen: „Die Terpene”, 1896, und „Der künstliche Aufbau der Alkaloide”, 1897. Außerdem schrieb er ein „Lehrbuch der pharmazeutischen Chemie”, von dem Band I 1910 und Band II 1912 erschien.

Schödler, Friedrich, * 25. Februar 1813 Dieburg, † 27. April 1884 Mainz, wurde Apotheker, studierte in Gießen, promovierte dort 1835, Assistent bei Liebig, dann von 1841 ab Lehrer am Gymnasium zu Worms, später Direktor der Realschule zu Mainz, schrieb über die „Darstellung des Natriums im Laboratorium zu Gießen” und ein Buch „Die Chemie der Gegenwart”, 1854.

Schultz, Karl Heinrich, gen. Schultzenstein, * 8. Juli 1798 Alt-Ruppin, † 23. März 1871 Berlin, Militärapotheker

1815, Dr. phil. und Dr. med., habilitierte sich für Physiologie, med. Botanik und Naturgeschichte 1822, 1825 a. o. Professor, 1833 o. Professor der Medizin in B e r l i n. Schrieb: „Natürliches System des Pflanzenreichs", Berlin 1832.

S c h u l z e, Heinrich, * 4. Dezember 1874 M a g d e b u r g, † 28. November 1926 H a l l e, bestand 1898 in E r l a n g e n das pharm. Staatsexamen und promovierte ebenda 1901, wurde bei P a a l Assistent am pharmazeutischen Institut, war vorübergehend in der Industrie tätig und habilitierte sich 1906 in M a r b u r g mit der Arbeit „Zur Kenntnis des Aconitins", wurde 1907 a. o. Professor in H a l l e, 1921 o. Professor der Pharmazie.

S c h u l z e, Max, * 24. November 1841 N e u h a l d e n s l e b e n, † 28. Mai 1915 J e n a, Apotheker, Professor, Orchideenforscher, verfaßte: Die Orchideen Deutschlands usw., 1892.

S c h u m a n n, Gotthelf Daniel, * 17. Juni 1788 E ß l i n g e n, wurde Apotheker, war 1820 Teilhaber einer chemischen Fabrik in B ö b l i n g e n, 1824 Apotheker in M ö h r i n g e n und 1828 in P l i e - n i n g e n. Er war gleichzeitig Lehrer der Chemie und Botanik an der landwirtschaftlichen Akademie zu H o h e n h e i m in Württemberg, wurde 1840 Professor an dieser Anstalt, wohnte seit 1843 in E ß - l i n g e n, gab „Chemisches Laboratorium für Realschulen usw.", 1849 und 1857, heraus und arbeitete über „Zuckerarten und Catechu, seine Kennzeichen und Verfälschungen".

S c h w a n e r t, Hugo, * 17. Dezember 1828 B r a u n s c h w e i g, † 17. Oktober 1902 G r e i f s w a l d, bestand in G ö t t i n g e n das pharmazeutische Staatsexamen, promovierte 1857, siedelte mit L i m - p r i c h t 1859 nach G r e i f s w a l d über, wurde dessen Assistent und habilitierte sich 1860 für Chemie und Pharmazie. 1863 wurde er a. o. Professor, 1875 Ordinarius für Chemie und Pharmazie und Direktor des chemischen Instituts der Universität G r e i f s w a l d. Er gab ein „Hilfsbuch zur Ausführung chemischer Arbeiten", 1866, heraus, ferner ein „Lehrbuch der pharmazeutischen Chemie", 1879—1883. Besonders erwähneswert sind noch seine Arbeiten über Leucin und seine Zersetzung, über den „Nachweis von Alkaloiden in Leichen" sowie über Hippursäure, Schleimsäure und ätherische Öle.

S c h w e i g g e r - S e i d e l, Franz Wilhelm, * 16. Oktober 1795 W e i ß e n f e l s, † 5. Juni 1838 H a l l e, Apotheker, Dr. med., 1826 Privatdozent in H a l l e, 1827 Professor extraordinarius ebenda, gründete das Pharmazeutische Institut Halle.

S o n n e n s c h e i n, Franz Leopold, * 13. Juli 1817 K ö l n, † 26. Februar 1879 B e r l i n, studierte in B e r l i n, hielt gleichzeitig in seinem kleinen Laboratorium einen pharmazeutischen Vorberei- tungskursus ab, promovierte 1851 und habilitierte sich 1852 als Dozent der Chemie in B e r l i n. In seinem Laboratorium wurde von G a e d c k e das Kokain entdeckt. Von ihm stammt die Verwendung der Phosphormolybdänsäure als Reagens auf Alkaloide. Er wurde 1869 a. o. Professor, gab 1852 eine „Anleitung zur chemischen Analyse für Anfänger" und 1870 sein „Handbuch der gerichtlichen und analytischen Chemie" heraus.

S p i e l m a n n , Jacob Reinbold, Sohn des Straßburger Apothekers Johann Jacob S p i e l m a n n , * 31. März 1722 S t r a ß b u r g , † 9. Sept. 1783 ebenda, Apotheker, studierte Medizin und Chemie, war Besitzer der väterlichen Apotheke, wurde a. o. Professor der Medizin 1755, der Dichtkunst 1756 und Ordinarius der Medizin 1759, lehrte Chemie, Botanik, Materia medica und schrieb unter anderem „Institutiones Chymiae" und 1783 „Pharmacopoea generalis".

S p i r g a t i s , Johann Julius Hermann, * 28. November 1822 K ö n i g s b e r g , † 3. November 1899 ebenda, Apotheker, promovierte 1849 in J e n a , habilitierte sich 1855 an der Universität K ö n i g s b e r g für pharmazeutische Chemie, wurde 1861 a. o. und 1868 o. Professor, gab 1896 sein Amt auf und verzog nach G ö r l i t z , kehrte aber 1899 nach K ö n i g s b e r g zurück, schrieb über die Konstitution des Scammoniumharzes, über fossiles Harz und gab 1860 eine „Anleitung zu qualitativen chemischen Untersuchungen" heraus.

S t a e d e l e r , Georg Andreas, * 25. März 1821 H a n n o v e r , † 11. Januar 1871 ebenda, Apotheker, Dr. phil., war von 1849—1851 Privatdozent und bald darauf a. o. Professor der Chemie an der Universität G ö t t i n g e n , verließ 1853 G ö t t i n g e n , wurde 1855 Professor der Chemie am Polytechnikum in Z ü r i c h , dankte aus gesundheitlichen Rücksichten 1870 ab und verzog nach H a n n o v e r , wo er bald darauf starb. Besonders erwähnenswert sind seine Abhandlungen über die „Bildung von Chloral aus Stärke", ferner „Zusammensetzung des Milchzuckers und Verhalten gegen Cu O". Sein „Leitfaden zur qualitativen anorganischen Analyse" erlebte zahlreiche Auflagen.

S t e i n , Heinrich Wilhelm, * 9. Dezember 1811 K i r n b a c h , † 6. Dezember 1889 D r e s d e n , Apotheker, studierte in G i e ß e n bei L i e b i g , war dessen „Amanuensis" (Famulus), wurde Vorsteher der Struveschen Mineralwasseranstalt in L e i p z i g , später in D r e s d e n , seit 1850 Professor der technischen und praktischen Chemie an der polytechnischen Schule in D r e s d e n und seit 1852 Lehrer der Physik und Chemie an der chirurgisch-medizinischen Akademie ebenda, wurde Regierungsrat und 1879 pensioniert. Von seinen Arbeiten sind zu nennen „Die Organisation des chemischen Unterrichts", 1857, „Anleitung zur qualitativen Analyse", 1859, „Über den Jodgehalt im Lebertran, Arsenik in Pflanzen".

S t e i n b e r g , Karl, * 4. April 1812 C ö t h e n , † Dezember 1852 H a l l e , Apotheker, Dr. phil., Professor der Chemie und Pharmazie an der Universität H a l l e , schrieb ein Supplement zu W ö h l e r s Grundriß der Chemie, 1846.

S t ö c k h a r d t , Julius Adolph, * 4. Januar 1809 R ö h r s d o r f bei Meißen, † 1. Juni 1886 T h a r a n d t , Apotheker, bis 1847 Professor der technischen Chemie an der Gewerbeschule zu C h e m -

n i t z , dann Professor der Agrikulturchemie an der Forst- und Landwirtschaft zu T h a r a n d t , schrieb eine „Schule der Chemie", 1843.

S t o l t z e , Georg Heinrich, * 31. Juli 1784 H a n n o v e r , † 23. Juli 1826 H a l l e , Apotheker, promovierte in H a l l e 1816, war Administrator der Waisenhausapotheke, wurde 1816 Privatdozent, 1824 a. o. Professor der Pharmazie, lehrte die Darstellung der reinen Essigsäure und ihrer Salze aus rohem Holzessig und gab von 1821 bis 1826 die „Berliner Jahrbücher der Pharmazie" zunächst selbständig, später mit K. F. W. M e i ß n e r heraus.

S ü ß , Paul Theodor, * 6. Februar 1859 B u c h h o l z , † 21. Nov. 1929 D r e s d e n , bestand 1882 in L e i p z i g die pharm. Staatsprüfung, war kurze Zeit Apothekenbesitzer, promovierte 1892 in E r l a n g e n , trat 1896 in die Leitung der „Pharmazeutischen Zentralhalle" ein. 1899 wurde er Assistent am hygienischen Institut zu D r e s d e n , später Leiter der Abteilung für Nahrungsmittelkontrolle an der Technischen Hochschule zu D r e s d e n und Professor.

T h o m s , Hermann, * 20. März 1859 N e u s t r e l i t z , † 29. November 1931 B e r l i n , studierte in J e n a und W ü r z b u r g , bestand in J e n a die pharmazeutische Staatsprüfung und promovierte 1886 in E r l a n g e n , war 1886—1889 Verwalter der Hofapotheke zu W e i m a r und leitete im Anschluß daran ein Jahr lang die J. D. Riedelsche Fabrik in B e r l i n , war dann eine kurze Zeit Redakteur der Apotheker-Zeitung, habilitierte sich 1895 in B e r l i n für pharmazeutische, gerichtliche und Nahrungsmittelchemie, wurde 1900 a. o. und 1920 o. Professor und Leiter des nach seinen Plänen erbauten pharmazeutischen Instituts der Universität B e r l i n . 1927 wurde er emeritiert. T h o m s war Dr. med. h. c., Geh. Regierungsrat und Inhaber einer ganzen Reihe von Auszeichnungen. Von den Werken, die er verfaßt oder herausgegeben hat, sind besonders zu nennen die „Realenzyklopädie der Pharmazie", vierzehn Bände, die „Grundzüge der pharmazeutischen und medizinischen Chemie", die mit G i l g herausgegebenen „Grundzüge der Nahrungsmittelchemie", die „Schule der Pharmazie, Chemischer Teil" und das „Handbuch der praktischen und wissenschaftlichen Pharmazie". Mit der von ihm gegründeten und zu außerordentlicher Blüte gebrachten Deutschen Pharmazeutischen Gesellschaft hat T h o m s , eine der repräsentativsten Gestalten, die es innerhalb der deutschen Pharmazie je gegeben hat, eine verpflichtende Basis für die wissenschaftliche Fortbildung des deutschen Apothekers geschaffen.

T i e m a n n , Ferdinand, * 10. Juni 1848 R ü b e l a n d (Harz), † 14. November 1899 M e r a n , Apotheker, studierte 1865—1869 in B r a u n s c h w e i g , dann in B e r l i n , promovierte 1870 zu G ö t t i n g e n , wurde 1871 Assistent in B e r l i n , 1878 Privatdozent und 1882 a. o. Professor an der Universität B e r l i n , entdeckte mit seinem Schüler K r ü g e r die künstliche Darstellung des Jonons und gab mit K u b e l 1866 „Anleitung zur Untersuchung des Wassers" heraus.

T o l l e n s , Bernhard, * 30. Juli 1841 H a m b u r g , † 1. Januar 1918 G ö t t i n g e n , Apotheker, studierte 1862—1864 zu G ö t t i n - g e n unter W ö h l e r , promovierte ebenda 1864, wurde Assistent in H e i d e l b e r g , hielt sich studienhalber in P a r i s und C o i m b r a auf, kam 1870 nach G ö t t i n g e n zurück und wurde 1873 a. o. Professor für Agrikulturchemie und Direktor des Agrikulturchemischen Instituts der Universität G ö t t i n g e n , später Geheimer Regierungs- rat. Sein Sondergebiet war die Kohlehydratchemie. Für Pentosen war er erster Fachmann des In- und Auslandes.

T r o m m s d o r f f , Johann Bartholomaeus, * 8. Mai 1770 E r - f u r t , † 8. März 1837 ebenda, Sohn des Apothekers, Arztes und Professors der Medizin Dr. Wilhelm Bernhard T r o m m s d o r f f , übernahm 1789 zunächst pachtweise, dann als Besitzer die väterliche Apotheke, errichtete 1795 in Verbindung mit der Apotheke eine „chemisch - physikalisch - pharmazeutische Pensionsanstalt" zur Aus- bildung von Pharmazeuten, wurde 1792 Mitglied, 1818 Vizedirektor und 1823 Direktor der Akademie gemeinnütziger Wissenschaften zu E r f u r t , 1795 Professor der Chemie und Physik an der Universität E r f u r t , 1807—1811 Mitglied des Medizinalkollegiums, war bis 1811 Königl. Braukommissarius und wurde 1811 Ordinarius der Chemie und Physik und Schwarzburg - Rudolstädtischer Hofrat. T r o m m s d o r f f s wissenschaftliche Leistungen sind von der ganzen wissenschaftlichen Welt anerkannt worden und zahlreich sind die ihm zuteil gewordenen Ehrungen. 1834 wurde anläßlich seines fünf- zigjährigen Apothekerjubiläums eine goldene Jubelmedaille auf ihn geprägt. T r o m m s d o r f f gründete 1794 die erste pharmazeutische Zeitschrift Deutschlands, die bis 1817 den Titel „Journal der Phar- macie", dann bis 1834 den Namen „Neues Journal der Pharmacie" führte. Zahlreich sind seine wissenschaftlichen Veröffentlichungen und besonderer Beliebtheit erfreuten sich seine Lehrbücher wie „Kurzes Handbuch der Apothekerkunst", 1790, „Systematisches Handbuch der Pharmazie", erste Ausg. 1792, „Lehrbuch der pharmazeutischen Experimental-Chemie", erste Ausg. 1796, „Handbuch der pharma- zeutischen Warenkunde", erste Ausg. 1799, „Chemische Rezeptier- kunst oder Taschenbuch für praktische Ärzte, welche beim Verordnen der Arzneien Fehler in pharmazeutischer Hinsicht vermeiden wollen", 1797, „Die Apothekerschule", 1803, „Neue Pharmakopoe", Erfurt 1808, und schließlich „Historisches Taschenbuch für Ärzte, Chemiker und Apotheker", Erfurt 1803, 1804, 1805.

T r o m m s d o r f f , Wilhelm Bernhard, * 1738 E r f u r t , † 6. Mai 1782 ebenda, seit 1768 Besitzer der Schwan-Apotheke zu E r f u r t , Dr. med., war zugleich Arzt und Leibarzt des mainzischen Statt- halters D a l b e r g , ferner Professor ordinarius an der med. Fakultät der Universität E r f u r t . Schrieb u. a. „De oleis vegetabilium essen- tialibus eorumque partibus constitutivis 1765".

T u n m a n n , Paul Otto, * 13. August 1867 P o s e n , † 11. September 1919 I n n s b r u c k , studierte in L e i p z i g und B e r n

Pharmazie und in Erlangen Geologie, war kurze Zeit Besitzer der Apotheke in Schöneck im Vogtland, habilitierte sich in Berlin am pharmazeutischen Institut und erhielt den Professortitel. Er schrieb „Pflanzenmikrochemie", 1913, war Mitarbeiter am „Handbuch der allgemeinen Pflanzenanatomie" und am „Anatomischen Atlas von Tschirch-Oesterle". Er gründete mit Mitlacher die „Pharmakognostische Rundschau".

Uloth, Wilhelm, * 13. März 1833 Marburg, † 23. Januar 1895 Darmstadt, bestand 1858 in Marburg die pharmazeutische Staatsprüfung, promovierte dort 1859, richtete 1860 in Nauheim eine chemische Fabrik ein, pachtete 1868 die Nauheimer Apotheke, erwarb 1875 die Sturmfelssche Apotheke in Friedberg in Hessen, wurde 1878 Lehrer der Naturwissenschaften an der Ackerbauschule in Friedberg und 1880 am Lehrerseminar zu Bensheim, 1881 Vortragender Rat für pharmazeutische Angelegenheiten im Hessischen Ministerium, Abteilung Gesundheitspflege, mit dem Titel Obermedizinalrat und erhielt 1884 einen Lehrauftrag für Pharmakognosie an der Technischen Hochschule zu Darmstadt. Er wurde später Professor und war dort bis 1889 Leiter des Chemischen Untersuchungsamtes.

Uslar von, Julius Wilhelm Louis, * 3. Juni 1828 Laubenthal, † 13. April 1894 Göttingen, wurde nach bestandenem pharmazeutischen Staatsexamen zunächst Assistent in Marburg, war dann in gleicher Eigenschaft bei Wöhler in Göttingen tätig, promovierte und habilitierte sich ebenda 1857 und wurde a. o. Professor an der Universität Göttingen, der er bis 1876 angehörte.

Varrentrapp, Franz * 29. August 1815 Frankfurt a. M., † 1. März 1877 Braunschweig, Apotheker, promovierte 1840 in Gießen, wurde Lehrer der Chemie und Physik an der Gewerbeschule zu Braunschweig, war seit 1844 Lehrer und seit 1847 Professor der Chemie an der Medizinalschule, seit 1868 Teilhaber in der Viewegschen Buchhandlung. Mit Will veröffentlichte er seine neue Methode zur Bestimmung des Stickstoffs in organischen Verbindungen.

Volk, Richard, * 4. September 1850 Friedberg, † 9. April 1911 Quedlinburg, bestand in Göttingen das pharmazeutische Staatsexamen, war von 1874—1896 Besitzer der Stadtapotheke zu Ratzeburg, trat in den Dienst des Naturhistorischen Museums zu Hamburg und übernahm 1899 die Leitung der Station für biologische Erforschung des Elbstroms. Die Ergebnisse seiner Forschungen hat er in verschiedenen Schriften niedergelegt.

Wackenroder, Heinrich Wilhelm Ferdinand, * 8. März 1798 Burgdorf in Hannover, † 4. September 1854 Jena, Apotheker, wurde Assistent an Stromeyers chemischem Laboratorium in Göttingen und erhielt 1826 für seine Arbeit: „Commentatio de anthelminticis" als Preis der Akademie die Goldene Medaille. Mit dieser Arbeit habilitierte er sich 1828 an der Universität Götting e n , erhielt nach G ö b e l s Weggang aus J e n a einen Ruf als a. o. Professor nach J e n a , gründete dort 1828 ein pharmazeutisches Institut, wurde 1836 weimarscher Hofrat, 1853 Geheimer Hofrat. 1838 wurde er o. Honorarprofessor und erhielt 1849 die Senatsstelle als o. Professor der Chemie. Die medizinische Fakultät der Universität ernannte ihn 1853 zum Dr. med. h. c. Seine wissenschaftlichen Arbeiten sind außerordentlich zahlreich. Er gab teils mit B r a n d e s , teils mit B l e y das „Archiv der Pharmazie" heraus. Von ihm stammen die in Thüringen viel verwendeten „Protokollnetze (Schemata für Apothekenrevisionen)", sowie die „Chemischen Tabellen zur Analyse unorganischer Verbindungen" und eine „Anleitung zur qualitativen chemischen Analyse". Er entdeckte Corydalin und Carotin.

W a g n e r , Johann Rudolph, * 13. Februar 1823 L e i p z i g , † 4. Oktober 1880 W ü r z b u r g , Apotheker, Dr. phil., wurde 1850 Privatdozent der technischen Chemie an der Universität zu L e i p z i g , 1857 a. o. und 1858 o. Professor der Agrikulturchemie und Technologie an der Universität W ü r z b u r g . Er schrieb eine „Geschichte der Chemie", 1853, ein „Handbuch der chemischen Technologie" und eine Abhandlung über „Atomgewichte der Elemente", 1870.

W a l z , Georg Friedrich, * 1811 S c h w a b e n , † 29. März 1862 B e r g h e i m , promovierte 1839 zu H e i d e l b e r g , war Besitzer einer Apotheke in S p e y e r , richtete dort ein pharmazeutisches Institut ein, verlegte dieses 1853 nach H e i d e l b e r g und wurde dort o. Professor der pharmazeutischen Chemie. Er war Direktor des Süddeutschen Apothekervereins, arbeitete über die chemische Untersuchung verschiedener Pflanzen und gab von 1853 gemeinsam mit W i n c k l e r das „Neue Jahrbuch für praktische Pharmazie und verwandte Fächer, eine Zeitschrift des allgemeinen Deutschen Apotheker-Vereins, Abteilung Süddeutschland" heraus.

W a n g e r i n , Carl Albert, * 19. Juni 1873 B e r l i n , † 19. Oktober 1903 H a l l e , studierte nach Ablegung der pharmazeutischen Staatsprüfung Chemie, wurde 1901 Assistent am chemischen Institut der Universität H a l l e . Er beschäftigte sich besonders mit der Chemie der Alkaloide und veröffentlichte unter anderem eine Identitätsreaktion des Apomorphins.

W e l l e r , Heinrich, * 22. September 1853 D a r m s t a d t , † 25. März 1923 ebenda, machte in H e i d e l b e r g das pharmazeutische Staatsexamen, ging nach G i e ß e n und später nach H e i d e l b e r g und F r e i b u r g , promovierte und wurde 1881 Assistent an der Freiburger Universität, war eine Zeit lang im chemischen Laboratorium der Hochschule D a r m s t a d t und der Universität E r l a n g e n tätig, wurde Chemiker in den Chininfabriken von Z i m m e r in F r a n k f u r t a. M. und war von 1883—1886 Assistent an der landwirtschaftlichen Versuchsstation zu D a r m s t a d t . Er gründete 1886 ein eigenes chemisches und bakteriologisches Laboratorium, das 1888 mit dem chemischen Untersuchungsamt vereinigt wurde. 1888

wurde er U l o t h s Nachfolger, erhielt 1895 den Ausweis als Nahrungsmittelchemiker und 1902 den Charakter als Professor. Wissenschaftlich hat er sich besonders in der Wein- und Milchchemie
betätigt.

W e n d e r o t h , Georg Wilhelm Franz, * 17. Jan. 1774 M a r -
b u r g , † 5. Juni 1861 ebenda, von 1789—1796 Apotheker, studierte
von 1796 ab in M a r b u r g Medizin und Naturwissenschaften, wurde
1801 zum Dr. med. promoviert, war von 1803—1806 Privatdozent
für Pharmakologie und Botanik, wurde 1806 o. Professor der Medizin
an der Universität R i n t e l n und las als Nachfolger P i e p e n b r i n g s
außerdem noch Physik, Botanik und Chemie. Die Universität R i n -
t e l n verlieh ihm als Letztem den Dr. phil. Nach ihrer 1810 erfolgten
Auflösung siedelte W e n d e r o t h nach M a r b u r g über und war
dort Professor der Botanik und Direktor des Botanischen Gartens.
W e n d e r o t h schrieb neben einer Reihe botanischer Veröffentlichungen 1805 eine Arbeit „Über Apotheker und Apothekerwesen; nebst
Vorschlägen zu höchst nötiger Reform und Verbesserung der Pharmazie und der damit zusammenhängenden Anstalten im Staate".

W i g g e r s , Heinrich Ludwig August, * 12. Juni 1803 A l t e n -
h a g e n , † 23. Februar 1880 G ö t t i n g e n , bestand sein Staats-
examen in G ö t t i n g e n , wurde dann von S t r o m e y e r als Assistent mit dem Titel „Präparateur" angestellt, promovierte 1835 und
habilitierte sich im gleichen Jahre, lehrte Pharmakologie, später
Pharmakognosie, und von 1846 ab Pharmazie, wurde 1848 a. o.
Professor und übernahm 1850 die vordem von S t r o m e y e r und
W ö h l e r innegehabte Stelle eines Generalinspekteurs sämtlicher
Apotheken des Königreichs Hannover. 1860 wurde ihm das gleiche
Amt von der Schaumburg-Lippischen Regierung für die Bückeburgi-
schen Apotheken übertragen. Er wurde 1864 Medizinalrat. 1870
ehrten ihn die hannoverschen Apotheker durch Überreichung eines
Fonds von 800 Talern zur Schaffung eines Stipendiums, das als
„Wiggers-Stiftung" zur Verteilung an in G ö t t i n g e n studierende
Pharmazeuten aus der Provinz Hannover bestimmt war. Sein wissen-
schaftlicher Ruf wurde durch eine Arbeit über die Untersuchungen
des Mutterkorns begründet. 1840 gab er zum ersten Male seinen
„Grundriß der Pharmakognosie" heraus.

W i l h e l m y , Ludwig Ferdinand, * 25. Dezember 1812 S t a r -
g a r d , † 18. Februar 1864 B e r l i n , bis 1843 Apothekenbesitzer
zu S t a r g a r d , Dr. phil., war von 1846—1854 Privatdozent an der
Universität H e i d e l b e r g , dann Privatmann zu B e r l i n , schrieb
über „Versuche einer mathematisch-physikalischen Wärmetheorie",
Heidelberg 1851.

W i l l d e n o w , Karl Ludwig, * 22. August 1765 B e r l i n ,
† 10. Juli 1812 ebenda, war der Sohn des Besitzers der Apotheke
unter den Linden, Karl W i l l d e n o w , lernte bei seinem Vater,
wurde von K l a p r o t h unterrichtet, bezog 1785 die Universität
H a l l e , arbeitete in W i e g l e b s Institut in L a n g e n s a l z a , wurde

1789 Dr. med., studierte weiter Chemie, Botanik und Pharmakognosie und war 1790 bis 1798 Besitzer der väterlichen Apotheke. Von T h u n b e r g wurde nach ihm eine Pflanze Willdenovia genannt. 1794 wurde W i l l d e n o w Mitglied der Akademie der Wissenschaften, 1798 Professor der Naturwissenschaften am Collegium medico-chirurgicum, 1801 Lehrer der Botanik beim Forstdepartement und der Pepiniere, ferner Direktor des Botanischen Gartens, 1810 Mitglied der wissenschaftlichen Deputation im Ministerium des Innern und o. Professor der Botanik an der neuerrichteten Universität B e r l i n. Von seinen Arbeiten seien herausgegriffen: „Grundriß der Kräuterkunde, zu Vorlesungen entworfen", „Anleitung zum Selbststudium der Botanik", Berlin 1804.

W i l l, Heinrich, * 8. Dezember 1812 W e i n h e i m, † 15. Oktober 1890 G i e ß e n, Apotheker, suchte 1834 die Universität H e i - d e l b e r g auf, wurde 1836 G m e l i n s Assistent, ging 1837 nach G i e ß e n zu L i e b i g, wurde dessen Assistent, habilitierte sich dort 1844 und wurde 1845 bereits a. o. Professor, 1853 nach L i e b i g s Fortgang o. Professor der Chemie und Direktor des chemischen Laboratoriums der hessischen Landesuniversität G i e ß e n und trat 1882 in den Ruhestand. Mit V a r r e n t r a p p arbeitete er die Will-Varrentrappsche Methode zur Bestimmung des Stickstoffs in organischen Verbindungen aus. Von ihm stammen auch „Neue Verfahrungsweisen zur Prüfung der Pottasche und Soda, der Aschen, der Säuren usw.", 1843. Er schrieb „Anleitung zur qualitativen chemischen Analyse", 1846, und gab 1857—1868 mit K o p p die „Jahresberichte über die Fortschritte der Chemie" heraus.

W i n k e l b l e c h, Karl Georg, * 11. April 1810 E n s h e i m (Rheinhessen), † 10. Januar 1865 K a s s e l, lernte in der Apotheke zu W ö r r s t a d t bei T o s e t t i 1826—1829, studierte im Anschluß daran sechs Semester in M a r b u r g, wurde 1832 Assistent bei L i e b i g in G i e ß e n, dann bei W u r z e r in M a r b u r g, promovierte und habilitierte sich 1835, wurde 1838 a. o. Professor in M a r b u r g und 1839 gegen seinen Willen als Professor an die höhere Gewerbeschule in K a s s e l versetzt, wo er sich neben wissenschaftlicher Betätigung mit Politik beschäftigte. Von ihm stammen u. a. Arbeiten über Liebigs Theorie der Pflanzenernährung und ein großes volkswirtschaftliches Werk: „Organisation der Arbeit oder System der Weltwirtschaft", 1848—1850.

W i t t s t e i n, Georg Christoph, * 15. Januar 1810 H a n n.- M ü n d e n, † 2. Juni 1886 M ü n c h e n, bestand in H a n n o v e r das pharmazeutische Staatsexamen, promovierte in M ü n c h e n, war 15 Jahre Assistent am pharmazeutischen Institut zu M ü n c h e n, daneben auch Vorsteher der chemischen Fabrik B u c h n e r s, wurde 1851 Lehrer der Chemie, Technologie und Naturgeschichte an der Kreis-Landwirtschafts- und Gewerbeschule zu A n s b a c h und richtete 1853 in M ü n c h e n ein eigenes chemisch-technisches Laboratorium ein, das er bis 1879 leitete. Er schrieb „Anleitung zur Dar-

stellung und Prüfung chemischer und pharmazeutischer Präparate",
1845, „Vollständiges etymologisch-chemisches Handwörterbuch mit
Berücksichtigung der Geschichte und Literatur der Chemie", 1846 bis
1847", „Anleitung zu qualitativ-chemischen analytischen Untersuchungen", „Grundriß der Chemie", 1852, und die „Nahrungs- und
Genußmittellehre", 1878.

Z i n c k e , Ernst Carl Theodor, * 19. Mai 1843 Ü l z e n ,
† 17. März 1928 M a r b u r g , Apotheker, promovierte in G ö t t i n -
g e n 1869, wurde 1873 a. o. Professor an der Universität B o n n ,
1875 o. Professor der Chemie an der Universität M a r b u r g und
Direktor des chemischen Instituts.

3. Auf außerpharmazeutischen Gebieten bekanntgewordene Apotheker (Nicht-Hochschullehrer).

B e c h s t e i n , Ludwig, * 24. November 1801 W e i m a r ,
† 14. Mai 1860 M e i n i n g e n , lernte in der Hofapotheke A r n -
s t a d t , blieb dort als Gehilfe, konditionierte in M e i n i n g e n und
S a l z u n g e n , studierte mit Unterstützung des Herzogs von Meiningen Philosophie, Geschichte und Literatur in L e i p z i g und M ü n -
c h e n , wurde 1831 Kabinetts-Bibliothekar, dann Bibliothekar an der
Herzoglichen Bibliothek zu M e i n i n g e n . Bechstein ist einer der
bekanntesten deutschen Märchendichter, Herausgeber des „Deutschen
Märchenbuchs" und des „Sonettenkranzes" sowie mehrerer Sammlungen deutscher Sagen. Seine pharmazeutische Tätigkeit hat in den
autobiographischen Novellen „Der Lehrling zum König Salomo",
„Der Gehülfe zum König Salomo" und „Maravi" ihren Niederschlag
gefunden.

B e y e r , Eduard Leopold, * 10. März 1825 A u g u s t u s b u r g
im Erzgebirge, † 2. Januar 1907 in C h e m n i t z , begann im Laboratorium der von ihm 1856 erworbenen Löwen-Apotheke in C h e m -
n i t z mit der Fabrikation von Tinten. Er war der erste, der mit seiner
veilchenblauschwarzen Kopiertinte eine deutsche tadellose Blauholz-
tinte herstellte, und hat zugleich die Tintenindustrie auf die Bahn des
fabrikatorischen Großbetriebes gebracht. B e y e r starb als Ritter
hoher Orden und Kommerzienrat.

B i e l a u , Alexander, * 28. Januar 1867 P r e n z l a u , † 22. Juli
1926, pharmazeutisches Staatsexamen 1899, freier Schriftsteller,
Verfasser zahlreicher Gedichte und mehrerer, vielfach aufgeführter
Komödien.

B ö t t g e r (Böttiger), Johann Friedrich, * 4. Februar 1682
S c h l e i t z , † 13. März 1719 D r e s d e n , kam mit 12 Jahren zu
Z o r n in B e r l i n in die Lehre, beschäftigte sich schon dort mit
alchemistischen Arbeiten und kam in den Ruf eines Goldmachers. Da
ihn König F r i e d r i c h I. von Preußen für sich als Goldmacher gewinnen wollte, floh er aus Sorge für seine Freiheit nach W i t t e n -

berg und kam von da nach D r e s d e n , wo ihn aber König A u -
g u s t II. von Sachsen (Polen) ergreifen und auf dem Königstein festsetzen ließ. Dort richtete man für ihn ein Laboratorium ein, in dem er
zwar nicht Gold, dafür aber 1704 in Verbindung mit T s c h i r n h a u s
das wertvolle braune und 1709 das weiße Porzellan erfand. Bis zu
seinem Tode war er der Leiter der nach M e i ß e n verlegten Porzellanfabrik.

B ö t t g e r , Hermann Julius, * 28. Februar 1843 S t r e l n o ,
† 2. Nov. 1917 B e r l i n , trat nach beendeter praktischer pharm.
Ausbildung und der Promotion in Nationalökonomie (Göttingen) 1869
in die Redaktion der Pharmazeutischen Zeitung in B e r l i n ein, die
er vom 1. Januar 1886 als Mitbesitzer und Schwiegersohn des Gründers geleitet hat. B ö t t g e r war ein hervorragender Journalist und
eine Autorität auf dem Gebiete des deutschen Apothekerrechts. Er
hat der pharmazeutischen Rechtsmaterie verschiedene Werke gewidmet, vor allem die „Apothekengesetzgebung des Deutschen Reichs",
später „Die preußischen Apothekengesetze", deren letzte Auflagen
von seinem Mitarbeiter und Nachfolger, Ernst U r b a n , verfaßt
wurden. Bemerkenswert ist des weiteren seine „Geschichte der Apothekenreformbewegung in Deutschland von 1862—1882".

C h o u l a n t , Ludwig, * 12. November 1791 D r e s d e n , † 18.
Juli 1861 ebenda, wurde Apotheker, studierte später Medizin, war
Dr. med., Geheimer Medizinalrat und Direktor der medizinisch-chirurgischen Akademie zu D r e s d e n , arbeitete über die kristallisier-
baren Bestandteile des Opiums und die Darstellung von kohlensaurem Morphin. Für die Geschichte der Medizin und der Pharmazie
sind seine geschichtlichen Arbeiten, besonders sein „Handbuch der
Bücherkunde für die ältere Medizin" von besonderer Bedeutung.

D i n g l e r , Johann Gottfried, * 2. Januar 1778 Z w e i b r ü k -
k e n , † 19. Mai 1855 A u g s b u r g , 1799—1803 Besitzer einer
Apotheke in A u g s b u r g , mit der er in Konkurs geriet, begründete
1806 in Augsburg eine Fabrik chemischer Produkte, in der er hauptsächlich Farben und Chemikalien für die Herstellung bedruckter
Stoffe herstellte. D i n g l e r wurde durch seine vielfachen Erfindungen einer der hervorragendsten Förderer der Zeugdruckindustrie. Sein
Hauptverdienst ist die Herausgabe des 1826 von ihm begründeten
Polytechnischen Journals, der ersten deutschen, das ganze Gebiet der
Technik umfassenden Zeitschrift. D i n g l e r hat eine Reihe von Werken über Fragen seines Arbeitsgebietes geschrieben und erhielt bereits 1806 von der philosophischen Fakultät in G i e ß e n die Doktorwürde „in philosophia, chemia praesertium ac physica".

F e r n o w , Karl Ludwig, * 19. November 1763 B l u m e n h a -
g e n bei Pasewalk, † 4. Dezember 1808 W e i m a r , war von 1777
bis 1788 Apotheker zu A n k l a m und in L ü b e c k , lebte zehn Jahre
als Maler und Kunstschriftsteller in R o m , wurde 1803 Professor für
Kunstgeschichte in J e n a , 1804 Bibliothekar in W e i m a r , war ein
Freund G o e t h e s und bekanntes Mitglied des Goethekreises.

Fontane, Theodor, * 30. Dezember 1819 Neuruppin,
† 20. September 1898 Berlin, Sohn des Besitzers der Löwenapotheke in Neuruppin, bestand 1847 das pharmazeutische Staatsexamen und wurde bereits 1849 freier Schriftsteller. Besonders berühmt geworden als Dichter der Mark Brandenburg, ihrer Landschaft
und ihres Adels sowie durch seine vortrefflichen Balladen wurde er
Gegenstand vieler Ehrungen. Die Universität Berlin ernannte ihn
zum Ehrendoktor und sein Denkmal in der Reichshauptstadt bezeugt
die ihm gezollte Verehrung. Seine Apothekerzeit hat der Dichter in
seinen autobiographischen Schriften eingehend geschildert.

Frank, Adolf, * 20. Januar 1834 Kloetze (Altmark), † 30.
Mai 1916, Apotheker, Dr. phil., Titularprofessor, Geh. Regierungsrat,
legte 1861 in Staßfurt eine Kalisalzfabrik an und wurde so zum
Begründer der deutschen Kaliindustrie. 1882 erfand er die Wasser-
reinigung durch Kieselgur, die sogenannten Berkefeldfilter. Gemeinsam mit Caro entdeckte er die Möglichkeit, freien Stickstoff an
Kalziumkarbid zu binden (Kalkstickstoff) und wurde so der Mitbegründer der Kalkstickstoffindustrie. Seine Studien über Emaille und
Glaspasten legten den Grund zur Mosaikfabrikation. Die Bromgewin-
nung aus der Staßfurter Mutterlauge und die darauf beruhende Großindustrie geht ebenso auf Frank zurück wie die Karbid- und
Azetylenindustrie.

Genthe, Franz, * 1859 Bismarck in der Mark, † 22. Januar
1924 Berlin, von 1890—1895 Besitzer der väterlichen Apotheke
in Bismarck, dann freier Schriftsteller, insbesondere auf jagd-
geschichtlichem Gebiete und dem der Reisebeschreibung tätig, und
Redakteur am Berliner Lokalanzeiger.

Helm, Otto, * 21. Februar 1826 Danzig, † 22. März 1902
ebenda, war von 1855—1874 Besitzer der Polnischen Apotheke zu
Danzig, später lange chemischer Sachverständiger und Gutachter
in gerichtlichen, vornehmlich wissenschaftlichen Angelegenheiten. Er
schuf sich auf dem Gebiete der Bernsteinforschung einen wissenschaftlichen Ruf. Die Universität Königsberg verlieh ihm die
Ehrendoktorwürde.

Hermes, Otto, * 10. September 1838 Meyenburg, † 19.
März 1910 Berlin, bestand 1862 das pharmazeutische Staats-
examen in Berlin, promovierte 1865, wurde 1871 Direktor des
Aquarium zu Berlin, Stadtverordneter von Berlin, Mitglied der
freisinnigen Partei des Reichstags, trat 1901 für die Hebung der
Militärpharmazie ein.

Holfert, Johannes, † 26. Mai 1902 Altenberg bei Dresden, pharmazeutisches Staatsexamen Leipzig, Promotion Berlin, von 1892—1895 Redakteur an der Pharmazeutischen Zeitung,
dann Besitzer der Apotheke in Altenberg bei Dresden. Mitbegründer der Deutschen Pharmazeutischen Gesellschaft, Verfasser des
botanischen Teils und gemeinsam mit H. Thoms der „Warenkunde",

der „Schule der Pharmazie" sowie einer Sammlung volkstümlicher Arzneimittel.

H o m e y e r , Paul, * 1853 O s t e r o d e (Harz), † 27. Juli 1908 L e i p z i g , widmete sich nach bestandenem pharmazeutischen Staatsexamen der Musik, wurde Organist am Gewandhaus und Lehrer am Konservatorium in L e i p z i g und galt als einer der größten Meister der Orgelkunst.

J a c o b s e n , Emil, * 3. Juli 1836 D a n z i g , † 11. Februar 1911 B e r l i n , pharmazeutisches Staatsexamen 1860 in B e r l i n , Promotion 1862 in B r e s l a u , kämpfte gemeinsam mit H a g e r in den „Industrieblättern" gegen die Geheimmittel, gab von 1862—1903 ein „Chemisch-technisches Repertorium" heraus, war von 1878—1895 Leiter der Zeitschrift „Die Chemische Industrie", entdeckte das Chinolingelb und das Thiol, war in der chemischen Großindustrie u. a. als Mitglied des Aufsichtsrats der Firma Schering tätig. Daneben war er eine der bekanntesten Persönlichkeiten des gesellschaftlichen Berlin seiner Zeit und Verfasser einer Anzahl satirischer Dichtungen, die, zum Teil auf pharmazeutisch-chemischer Grundlage entstanden, einen großen Freundeskreis fanden.

K l e i n , Julius, * 20. Januar 1830 O b e r h o f e n , † 24. Oktober 1897 S t r a ß b u r g , besuchte die Militärmedizinschule in P a r i s , war von 1857—1890 Besitzer der Gewebslaubenapotheke zu S t r a ß - b u r g und nach 1890 erster Bürgermeister von S t r a ß b u r g . Sein Eintreten für das Deutschtum wurde durch eine Reihe hoher Ordensauszeichnungen und die Ernennung zum Staatsrat gewürdigt.

K l i n g n e r , Carl, * 1858 P o t s d a m , † 4. August 1923 B a d E l s t e r , kgl. sächsischer Kammerrat, langjähriger Besitzer der Apotheke in B a d E l s t e r , Verfasser einer Anzahl von Dichtungen, unter denen insbesondere ein Festspiel „Herrmann und Dorothea" häufig in E l s t e r zur Aufführung gelangte.

K r a e m e r , Gustav Wilhelm, * 1. Juli 1842 H a l b e r s t a d t , † 9. Februar 1915 B e r l i n , studierte 1865—1867 Pharmazie in B e r l i n , Schüler von A. W. H o f m a n n , arbeitete über Bildung von Petroleum aus Seeschlick, Vorstand der Berufsgenossenschaft der chemischen Industrie.

K r a u s e , Ernst Ludwig, * 22. November 1839 Z i e l e n z i g , † 24. August 1903 B e r l i n , trieb nach abgelegtem pharmazeutischen Staatsexamen kultur- und naturwissenschaftliche Studien. Das Ergebnis seiner Studien legte er unter dem Schriftstellernamen Carus S t e r n e in verschiedenen, viel gelesenen populärwissenschaftlichen Werken nieder wie „Werden und Vergehen", „Ch. Darwin und sein Verhältnis zu Deutschland", „Natur und Kunst".

K r a u s e , Georg, * 21. Juni 1849 K ö t h e n , † 9. März 1927 ebenda, Apotheker, Dr. phil., Titularprofessor, Gründer (1876) und bis zu seinem Tode Leiter der Chemiker-Zeitung. Schrieb über Untersuchungen von Opiumalkaloiden, über Reinheit von Gummiutensilien usw.

K u g e l a n n , Johann Gottlieb, * 1753 K ö n i g s b e r g i. Pr.,
† 1815 O s t e r o d e i. Ostpr., von 1788—1815 Besitzer der Adler-
Apotheke in O s t e r o d e. K u g e l a n n war der erste, der systematisch die Flora und Fauna seiner Heimat erforschte. Das Hagensche
Werk „Flora Prussica" verdankt ihm wertvolle Beiträge. Seine Aufzeichnungen über die ostpreußischen Insektenarten führen nicht weniger als 1357 verschiedene Arten an, von denen viele von ihm
erstmalig bestimmt sind.

L e i n e r , Ludwig, * 22. Februar 1830 K o n s t a n z , † 2. April
1901 K o n s t a n z , 1852 pharmazeutisches Staatsexamen in M ü n -
c h e n , von 1853—1893 Besitzer der väterlichen Hofapotheke zum
Malhaus in K o n s t a n z , Begründer und Leiter des Rosgartenmu-
seums in K o n s t a n z , das er mit außerordentlicher Kenntnis und
Hingabe zu einem der wertvollsten deutschen Heimatmuseen gemacht hat. L e i n e r , der als der hervorragendste Vertreter der vielen
um die Lokalgeschichte und Prähistorik verdienten deutschen Apotheker anzusehen ist, hat gemeinsam mit J. B. J a c k und E. S t i -
z e n b e r g e r ein Werk „Kryptogamen Badens" herausgegeben,
führte längere Zeit gemeinsam mit Professor R e i c h a r d t die Redaktion des Archivs für Pharmazie und wurde 1872 Mitglied des
Direktoriums des Deutschen Apotheker-Vereins. Er war badischer
Hofrat und Inhaber einer großen Zahl von Auszeichnungen.

L e u b e , Gustav, * 23. Mai 1808 U l m , † 15. Nov. 1881 U l m ,
Besitzer der Kronenapotheke in U l m , Dr. phil., Lehrer an der Gewerbeschule, Ehrendoktor der Universität T ü b i n g e n , Verfasser zahlreicher geognostischer Arbeiten und mit der 1838 durch ihn auf
Grund seiner Versuche erfolgten Errichtung eines Stampfwerkes in
Ehrenstein der Vater der von ihm wissenschaftlich und praktisch
fundierten deutschen Zementindustrie.

L o h m e y e r , Julius, * 6. Oktober 1834 N e i s s e , † 24. Mai
1903 C h a r l o t t e n b u r g , Apothekerssohn, Besitzer der Hofapotheke in E l b i n g , später von 1867—1873 Redakteur beim „Kladde-
radatsch" in B e r l i n , Begründer der Zeitschrift „Deutsche Jugend"
und Verfasser zahlreicher Schriften pädagogischer, belletristischer
und geschichtlicher Natur, die überwiegend zur Stärkung des deutschen Nationalgefühls bestimmt waren.

L o s e , Ludwig, * 28. November 1811 M a r t f e l d , Hannover,
† 6. November 1879 K r e f e l d , studierte in B e r l i n 1836—1839
Pharmazie, seit 1843 Direktor einer Seidenaustrocknungsanstalt,
beschäftigte sich mit meteorologischen Beobachtungen, die er in
Schriften des meteorologischen Instituts und an anderen Stellen veröffentlichte.

M a r g g r a f f , Karl Arnold, * 17. Mai 1834 B e r l i n , † 5. Juni
1915 B e r l i n , von 1866—1887 Besitzer der väterlichen „Roten
Apotheke" in B e r l i n . Von 1866—1912 im städtischen Kommunal-
dienst tätig, war M a r g g r a f f wohl der bedeutendste Vertreter der

außerordentlich großen Zahl kommunalpolitisch wirkender Apotheker. Ihm verdankt die Stadt B e r l i n den größten Teil ihres Land- und Waldbesitzes und die Durchführung der Kanalisation. Seine Verdienste wurden durch hohe Ordensauszeichnungen, den Titel „Geheimer Regierungsrat" und die Ehrenbürgerschaft der deutschen Reichshauptstadt anerkannt.

M a u b a c h , Hugo, * 1865, † 8. Januar 1911 H a n n o v e r , Apothekenbesitzer in H a n n o v e r - H e r r e n h a u s e n von 1910 bis 1911, erfolgreich tätig für eine Neuordnung des Militärapothekenwesens, Verfasser lyrischer Gedichte und eines Buches „Das Charakterbild des Apothekers in der Literatur", das auf der Materialsammlung des leitenden Redakteurs der Pharmazeutischen Zeitung, Julius B ö t t g e r , aufgebaut ist.

M y l i u s , Franz, * 27. Mai 1854 S o l d i n i. d. Neumark, † 6. März 1931, Sohn des Apothekers Carl M y l i u s in S o l d i n , pharmazeutisches Staatsexamen 1879 in B e r l i n , 1881 Privat-Assistent von A. W. v. H o f m a n n in B e r l i n , 1885 Habilitation in F r e i b u r g i. Br., 1887 Ernennung zum Leiter des chemischen Laboratoriums an der neugegründeten Physikalisch-Technischen Reichsanstalt in B e r l i n , eine Stellung, die er, inzwischen Professor und Geheimer Regierungsrat geworden, bis zum Jahre 1923 bekleidete.

M ü l l e r , Hermann, * 15. März 1828 R a u d t e n , † 15. August 1896 B e r l i n , lernte Pharmazie in W i n z i g , studierte 1852—1853, gründete 1856 in B u n z l a u die Pharmazeutische Zeitung, die er bis 1887 erfolgreich leitete.

O e t z e l (O'Ethel, O'Etzel), Franz August von, * 19. Juli 1783 B r e m e n , † 26. Dezember 1850 B e r l i n , Sohn eines Tabakfabrikanten in B r e m e n , späteren Packhofinspektors in P o t s d a m , lernte bis 1803 Pharmazie, studierte in B e r l i n , dann in P a r i s Bergfach und Chemie, zog mineralogisch forschend 1805 durch Italien, kehrte über Frankreich, Holland nach Deutschland zurück, wo er die Universität W i t t e n b e r g bezog und Dr. der Philosophie wurde. Er war dann eine Zeitlang im Farbenlaboratorium der Königl. Porzellanmanufaktur in B e r l i n tätig, wurde wieder Pharmazeut, bestand die Staatsprüfung „vorzüglich", war zwei Jahre Besitzer der Apotheke zum gekrönten Adler zu B e r l i n , wurde 1810 Soldat und bereits 1812 Secondeleutnant, nahm während der Freiheitskriege an zahlreichen Gefechten mit besonderer Tapferkeit teil und wurde 1815 Generalstabsoffizier, später Platzmajor von P a r i s. Nach dem Kriege mit trigonometrischen Messungen beschäftigt, erhielt er 1820 den Lehrstuhl für Terrainlehre und Geographie an der Kriegsschule zu B e r l i n , wurde 1831 Generalquartiermeister zu P o s e n , 1846 in den preußischen Adelsstand erhoben und 1847 zum Generalmajor ernannt. Im Jahre darauf nahm er seinen Abschied. O e t z e l hat sich auch schriftstellerisch betätigt.

R e i ß , Rudolf, * 28. Februar 1862 M a n n h e i m , † 27. September 1930, 1884 pharmazeutisches Staatsexamen in H e i d e l - b e r g , 1889 Promotion in B e r l i n , 1889—1895 Besitzer der Marien-Apotheke in A u g s b u r g , 1902 Gründung der Fabrik „Dr. Rudolf Reiß Rheumasan- und Lenicetfabrik in Berlin". Besonders bekannt geworden ist die Firma durch ihr Rheumatismusmittel Rheumasan, der später vielfach nachgeahmten erfolgreichen Lösung des Problems einer bequemen Salicyl-Seifen-Therapie.

R u ß , Karl, * 14. Januar 1833 B a l d e n b u r g , † 29. September 1899 B e r l i n , wurde Apotheker, studierte in B e r l i n , approbiert 1862, Dr. phil., trat gegen das Geheimmittelunwesen auf, schrieb deutsche Heimatbilder und gab ornithologische Werke heraus.

S c h e i b l e r , Karl Bernhard Wilhelm, * 16. Februar 1827 G e m e r a t bei Aachen, † 2. April 1899 B e r l i n , Apotheker, Dr. phil., Leiter des Laboratoriums der deutschen Zuckerindustrie. Erfinder eines Strontianitverfahrens, Entdecker der Arabinose, des Betaïns usw.

S c h n a u ß , Cyriakus, * 8. August 1512 R o d a in Altenburg, † 1572 K o b u r g , bis zu seinem Tode Besitzer der 1542 von ihm gegründeten Apotheke zum goldenen Strauß in K o b u r g , bekannt geworden durch die von ihm neben seiner Apothekerpraxis betriebene Druckerei, die er ganz in den Dienst der lutherischen Sache gestellt und mit der er auch eine Reihe eigener Gedichte und Kampfschriften zur Veröffentlichung gebracht hat. Sein Bild, eine sehr schöne Radierung aus dem Jahre 1565, befindet sich im Germanischen Museum in N ü r n b e r g . Außerdem ist im Jahre 1563 eine Münze mit seinem Abbild geprägt worden.

S c h w a b e , Samuel Heinrich, * 25. Oktober 1789 D e s s a u , † 4. November 1875 ebenda, Apothekenbesitzer und Hofrat zu D e s s a u , entdeckte am 17. Dezember 1827 auf seiner Privatsternwarte die Exzentrizität des Saturnringes und später, daß der Ring mit dem Äquator der Saturnkugel nicht parallel liegt. Machte 1835 Beobachtungen über die physikalische Beschaffenheit des H a l l e y schen Kometen und berichtete seit 1826 regelmäßig über die Sonnenflecken und anderes in S c h u m a c h e r s astronomischen Nachrichten.

S c h w a r t z , Ernst, * 3. März 1883 B r e s l a u , † 19. Januar 1932 B e r l i n , wurde nach bestandenem pharmazeutischen Staatsexamen Kunstmaler, Inhaber der goldenen Medaille der Münchener Kunstausstellung, Professor, Vorkämpfer der nationalsozialistischen Bewegung und Opfer eines kommunistischen Überfalls.

S p i t z w e g , Carl, * 5. Februar 1808 M ü n c h e n , † 23. September 1885 ebenda, wurde nach Absolvierung des Gymnasiums Lehrling bei P e t t e n k o f e r in M ü n c h e n , konditionierte in S t r a u b i n g , studierte 1830 in M ü n c h e n und bestand dort sein pharmazeutisches Staatsexamen, um sich dann völlig der Malerei zuzuwenden. Seine Bilder, gekennzeichnet durch eine ungemein reizvolle bürgerlich-skurrile Romantik, nehmen in der Geschichte der deutschen Malerei einen besonderen Platz ein.

S p r u n g , Adolph Richard Friedrich, * 5. Juni 1848 K l e i n o w , † 16. Januar 1909 P o t s d a m , war Apotheker, sattelte um und wurde Assistent an der deutschen Seewarte zu H a m b u r g , 1886 Abteilungsvorsteher am meteorologischen Institut zu B e r l i n , 1892 Vorsteher des meteorologisch - magnetischen Observatoriums zu P o t s d a m. Er konstruierte 1879 den ersten Barographen.

S t i n d e , Julius, * 28. August 1841 K i r c h   N ü c h e l , † 5. August 1905 O l s b e r g , lernte Pharmazie in L ü b e c k , studierte in G i e ß e n , wurde Fabrikchemiker und schließlich freier Schriftsteller. Berühmt geworden ist er durch seine Bücher über „die Familie Buchholz", ausgezeichnet gesehene und geschilderte Skizzen aus dem Leben des Berliner Bürgertums. Daneben hat er eine Fülle naturwissenschaftlich-populärer Arbeiten geschrieben.

S t ö b e r l e i n , Johann Leonhard, Besitzer der väterlichen Apotheke zur goldenen Kanne in N ü r n b e r g von 1661—1669, von der Blumengesellschaft bzw. dem Pegnitzschäferorden in N ü r n b e r g mit dem poetischen Lorbeerkranz gekrönt.

W ä c h t e r , Johann, * 1786 K ö n i g s b e r g i. Pr., † 1855 T i l s i t i. Ostpr., von 1812—1855 Besitzer der Grünen Apotheke in T i l s i t i. Ostpr., Schöpfer großer industrieller Anlagen, der ersten ostpreußischen Zuckerfabrik, mehrerer Dampfölmühlen, einer ausgedehnten Essig- und Schlemmkreide-Fabrikation, von Färbereien usw. Beachtlich ist der soziale Geist, in dem Wächter seine umfangreichen Unternehmungen, die ihn zu einem der bedeutendsten Industriellen des deutschen Ostens jener Zeit machten, betrieb. Der Staat erkannte das Wirken Wächters durch die Verleihung des Kommerzienratstitels an.

W e l t e n , Heinz (Martin Philippsohn), * 2. Februar 1876 D r e s d e n , † 16. Juni 1933 B e r l i n. Nach pharmazeutischem Staatsexamen und Promotion in K ö n i g s b e r g i. Pr. freier Schriftsteller. Verfasser einer großen Zahl naturwissenschaftlicher und belletristischer Werke. In mehreren seiner epischen Arbeiten, vor allem in dem vortrefflichen humoristischen Roman „Der Globus-Apotheker" hat W e l t e n Apotheker zu Objekten der dichterischen Darstellung gemacht.

Z e i s e , Heinrich, * 19. April 1822 A l t o n a , † 20. Januar 1914, lernte Pharmazie in L a n d s b e r g a. d. Warte, bestand 1844 sein Examen in K o p e n h a g e n und trat dann in die von seinem Vater errichtete Fabrik ein, die er 1875 verkaufte. Er hat mehrere Gedichtsammlungen herausgegeben, die sich großer Beliebtheit erfreuten.

Die deutsche Pharmazie
im Wandel der Zeit.

Ist in den vorangegangenen Kapiteln aufgezeigt worden, wie die Entwicklung der deutschen Pharmazie auf den einzelnen Teilgebieten gewerblicher und wissenschaftlicher Natur vor sich gegangen ist, so soll in diesem Schlußabschnitt in knapper Zusammenfassung ein Querschnitt durch die Gesamtentwicklung gegeben werden: Eine Darstellung der Geschichte der deutschen Pharmazie, die durch Auslese und Beschränkung, vor allem aber durch die Befolgung der weisen Schriftstellerregel des pars pro toto, dem Leser in denkbar kürzester Zeit einen hinreichend orientierenden Überblick gewährt.

I.

Mitten in der rastlosen Erweiterung und Erneuerung des Stadtbildes der großen, mittleren und kleinen Gemeinwesen, die wir in dem letzten Jahrhundert deutschen Aufschwungs vor dem Weltkriege erleben durften, blieben die meisten der alten Apotheken zum Bären, Löwen, Mohren, Einhorn und König Salomo kaum verändert stehen in ihrer sich wandelnden Umgebung, und ihre steinernen oder hölzernen Namensträger schauen heute wie einstmals von ihren Postamenten neben oder über der Apothekentür in die so anders gewordene Welt.

Kein Wunder, daß die Bürger mit dem Begriffe der Apotheke die Vorstellung von etwas Altüberkommenem verbinden, dessen Ursprung sich — unfeststellbar — in sagenhafter Vorzeit verliert und dessen zünftige „Monopolstellung" im Zeitalter der Gewerbefreiheit kaum noch auf Billigung rechnen darf.

Und doch ist der Apothekerstand, unter weltgeschichtlichem Aspekt betrachtet, ein Benjamin unter den Ständen und Berufen. Zwar kann man nach Alfred S c h m i d t mit großer Wahrscheinlichkeit annehmen, daß es bereits in Byzanz Arzneiabgabestätten gab, in denen nicht nur die Arzneimittelherstellung auf Grund ärztlicher Rezepte erfolgte, sondern die auch einer behördlichen Kontrolle unterlagen und somit die wesentlichsten Erfordernisse des Begriffs „Apotheke" erfüllten. Aber im eigentlichen Europa ist die Betrauung einer bestimmten Gruppe von Personen mit der durch Verordnungen streng geregelten Arzneiversorgung der Bevölkerung, die mit der

Konstituierung der Apothekerkunst als eines selbständigen Gewerbes gleichbedeutend war, noch kein volles Jahrtausend alt. Sie ist die Tat eines seiner Zeit weit vorausgeeilten Souveräns, der die sanitären Pflichten des Staates gegenüber seinen Bürgern erkannte und ihnen nach Möglichkeit Rechnung zu tragen suchte. So ist die vor rund 700 Jahren, anno domini 1240, durch den feingebildeten Hohenstaufen Friedrich II. erfolgte Trennung der bis dahin von denselben Personen ausgeübten Berufe der Pharmazie und Medizin — der eine analoge lokale Regelung seitens der südfranzösischen Stadt Arles in der Zeit zwischen 1162—1202 vorangegangen war — ein erster Schritt in eine neue, noch lange nicht zu Ende gegangene Zeit.

Und wie es ein Deutscher war, der für den europäischen Kulturkreis die Einrichtung der Apotheke schuf, so ist es die deutsche Pharmazie oder richtiger die Pharmazie des hoch- und niederdeutschen Sprachgebietes gewesen, die im Laufe der Jahrhunderte der Arzneikunde die bedeutendsten Vertreter geschenkt, ihren Charakter als hygienische Anstalt, als Pflanz- und Pflegestätte der angewandten Arzneiwissenschaften am treuesten gewahrt und am reinsten erhalten hat.

Es ist bezeichnend für die Weisheit des großen Hohenstaufen, daß die für Sizilien und Unteritalien ergangene Verordnung, mit der er die selbständige Apotheke in Europa ins Leben rief, bereits alle die Grundsätze vorsah, die heute noch die Basis des deutschen Apothekenwesens bilden: die behördliche Überwachung der Apotheken, die Beschränkung der Zahl der Apotheken und ihre staatliche Genehmigungspflicht, das Verbot einer Gemeinschaft zwischen Arzt und Apotheker, das Verbot des Haltens einer Apotheke durch einen Arzt, ein offizielles Arzneibuch (forma curiae oder constitutio) und eine verbindliche, wenn auch sehr summarische Arzneitaxe. Freilich haben sich diese Grundsätze erst sehr allmählich in deutschen Landen Geltung und vor allem dauernde Beachtung zu verschaffen vermocht. Besonders die Personalunion zwischen Arzt und Apotheker hat bis ins 16. Jahrhundert hinein recht häufig und auch später noch, ja bis zu Beginn des 19. Jahrhunderts, oft genug und immer wieder bestanden.

An welchem Orte die älteste deutsche Apotheke zu suchen ist, dürfte wohl nie mit Sicherheit entschieden werden. Die Schwierigkeit liegt darin, daß in der ersten Hälfte des Mittelalters der Name „Apotheke" für Niederlagen von Spezereien, Kräutern usw., also für Kramläden aller Art gebräuchlich war, und erst vom 13. Jahrhundert an als Bezeichnung für eigentliche Arzneimittelhandlungen Verwendung fand. Die Angaben der Bürgerlisten des 12. und 13. Jahrhunderts über eine „apotheca" oder einen „apothecarius" lassen mithin einen zweifelsfreien Rückschluß auf schon damals bestehende Apotheken im heutigen Sinne keinesfalls zu.

In Köln sind nach S c h m i d t im 13. Jahrhundert bereits sieben Apotheken nachweisbar. In Basel ist nach H ä f l i g e r der erste selbständige außerklösterliche Apotheker um das Jahr 1250 nachweisbar, und anno 1268 wurde in Straßburg im Haus „zum güldinen Hirtsen" die spätere Hirsch-Apotheke angelegt, in deren Räumen ein halbes Jahrtausend später, im Wintersemester 1770/71, der junge Goethe durch eifrigen Besuch der Vorlesungen des damaligen Besitzers der Apotheke, Jakob Reinbold S p i e l m a n n , der zugleich Professor der „Dichtkunst", der Chemie, Botanik und materia medica an der Universität Straßburg war, seine „wunderlichen Vor- oder vielmehr Überkenntnisse" in der Chemie (Brief Goethes an Fräulein von Klettenberg) abzurunden bemüht war.

Jedenfalls wird man sich die Entstehung dieser ersten deutschen Apotheken, wie die der Apotheken überhaupt, so zu denken haben, daß sich allmählich aus Gemischtwarenhandlungen, die auch Kräuter, Drogen, Arzneimittel führten, Betriebe entwickelten, in denen der Handel mit den genannten Erzeugnissen der Natur und handwerklichen Kunst überwog und denen schließlich diese „Kunst", die Fähigkeit zur Arzneiherstellung, das Gepräge gab. So ist das „Privileg", die Bestallung eines Apothekers für seine Person oder für ein bestimmtes Haus mit einem von dem Landesherrn oder der Stadtgemeinde ausgestellten „Privilegium" keineswegs die unumgängliche Rechtsgrundlage der alten Apotheken gewesen. Jedenfalls stößt man bei geschichtlichen Nachforschungen auf diesem Gebiete immer wieder auf die Tatsache, daß für eine Apotheke erst viele Jahre nach ihrer Gründung ein Privileg nachgesucht wurde — weniger weil Landesherr oder Stadtgemeinde eine solche Rechtsgrundlage für die Apotheke für erforderlich hielten, als weil der Apothekeninhaber in diesem Dokument einen Schutz vor Konkurrenz und ein möglichstes Höchstmaß von Rechten zugesichert zu erhalten wünschte. Das Gegeninteresse der Behörden bestand darin, durch diese „Privilegierung" die Apotheke lebensfähig und damit der Bürgerschaft eine zuverlässige Arzneiversorgung zu erhalten, mitunter auch in dem für die Privilegierung erhobenen Geldbetrage. Andererseits war das Privilegium, das häufig zum Privilegium exclusivum, zum Recht des Ausschlusses der Errichtung anderer Apotheken im Geltungsbereiche dieses Exklusivprivilegs, erweitert wurde, ein behördliches Lockmittel, um einen Apotheker zur Niederlassung in einem bisher apothekenlosen Gemeinwesen zu veranlassen. Das älteste bekannte und noch erhaltene Apothekenprivileg stammt vom 1. April 1303 und ist dem „lieben Walter dem Jüngeren" von den Markgrafen von Brandenburg und der Lausitz, Otto, Konrad und Johann, für die Stadt Prenzlau verliehen worden.

Neben diesen Privatapotheken gab es bereits frühzeitig Apotheken, die im Besitze der Städte und der Landesherren waren. Vielfach beriefen Stadt oder Landesherr zum Zwecke der besseren Arzneiversorgung ihrer Herrschaftsgebiete Apotheker, die dann mit städtischen oder landesherrlichen Mitteln eine Rats- oder Hofapotheke einrichteten und gegen festes Gehalt verwalteten oder — dies ge-

schah besonders dann, wenn die Verwaltung keinen besonderen
Ertrag oder gar ein Defizit brachte — als Pächter auf eigene Rechnung führten. Ein besonderes charakteristisches Beispiel für derartige
Stadtapotheken bietet die Geschichte der Apotheken Bremens, bei
denen Verwaltung und Pacht wechselten und die Stadt jahrhundertelang ihr Eigentumsrecht trotz längst gestatteter privater Geschäftsführung und mehrfachem Besitzwechsel theoretisch aufrecht erhielt
(Urdang, „Die Apothekenbetriebsrechte in der freien Hansestadt
Bremen", Pharmazeutische Zeitung 1927 Nr. 72). Die völlige Verstaatlichung des gesamten Apothekenwesens wurde im Jahre 1753
nach Ankauf der dort bestehenden elf Apotheken in Braunschweig
durchgeführt. Das Experiment mißglückte sowohl in materieller
Beziehung wie in bezug auf Dienstleistung und -ausübung durch die
beamteten Apotheker. So entschloß man sich, die „Staatsapotheke"
wieder in Privatbesitz übergehen zu lassen. Wie die alten Stadt- bzw.
„Rats"-Apotheken sind auch fast alle früher in landes- oder standes-
herrlichem Besitz befindlichen „Hof"-Apotheken — bei manchen war
diese Bezeichnung von vornherein nur ein fürstlicher Gnadenakt
gegenüber dem Inhaber eines privaten Betriebes — nach und nach in
Privatbesitz übergegangen. Eine Ausnahme machen die sächsische
Hof-Apotheke in Dresden, die erst im Jahre 1913 gegründete thüringische Staats-Apotheke in Gotha, die württembergische Hof-Apotheke
in Stuttgart, die frühere bayerische Kgl. Hof- und Leib-Apotheke,
jetzige Residenz-Apotheke in München und die preußische Hof-,
jetzige Universitäts-Apotheke in Berlin, die noch im Besitze der in
Betracht kommenden Länder sind. Die drei erstgenannten sind verpachtet, die bayerische Residenz- und die preußische Universitäts-
Apotheke werden von beamteten Apothekern geleitet. Alle fünf
werden als öffentliche Apotheken betrieben. Die zu der markgräfli-
chen Domäne des Prinzen Max von Baden gehörige Hofapotheke
in Salem in Baden ist auch heute noch standesherrliches Privat-
eigentum. Sie wird im Pachtverhältnis geführt.

Die früher vielfach bestehenden Ordens- und Klosterapotheken
sind im 19. Jahrhundert allmählich zur Aufhebung gelangt. Sie bildeten, da sie sich nicht auf die Versorgung der Ordensmitglieder oder
Klosterinsassen beschränkten, sondern in fast allen Fällen ihren Wirkungskreis weit darüber hinaus ausdehnten, ja sich vielfach sogar zu
öffentlichen Apotheken auswuchsen, eine schwere Gefahr für die
Privatapotheken. Besonders in München hatte sich zwischen ihnen
und den Inhabern der privaten Apothekenbetriebe ein heftiger Kampf
entsponnen. Erhalten haben sich von den vielen Stift- und Stiftungs-
Apotheken die Stadt- und Hospitalapotheke und die Apotheke des
Barmherzigen Brüder-Konvents in Breslau sowie die von Napoleon I.
als charitative Anstalt gegründete Hospital- und Wohlfahrtsapotheke
in Köln. Die beiden ersteren werden auf Rechnung der genannten
Körperschaften als öffentliche Apotheken betrieben, die letztere beschränkt ihre Tätigkeit auf die Versorgung der städtischen Kranken-

und Wohlfahrtsanstalten und die der Stadtarmen. Apothekenbetriebe besonderen Rechts bilden die Krankenhausapotheken, die Nachfahren der alten Spitalapotheken. Sie sind lediglich für die Versorgung der Krankenhausinsassen konzessioniert.

Im 19. Jahrhundert, in Preußen mit dem Erlaß des Gewerbeedikts vom 2. November 1810, wurde von der Vergebung neuer Privilegien Abstand genommen. An ihre Stelle trat die persönliche, aber mit „Präsentationsrecht" ausgestattete und mithin in der Praxis veräußerliche und vererbliche Apothekenkonzession. Ende des 19. Jahrhunderts, für Preußen ab 30. Juni 1894, gelangte in Deutschland allenthalben für Apothekenneuanlagen die unveräußerliche Personalkonzession zur Einführung. Daneben besteht das System der verpachteten Kommunalapotheken (Baden und Hessen).

II.

Die Apothekerordnungen, in denen die Pflichten und Rechte der Apotheker festgelegt waren, und deren älteste jenseits der Alpen wiederum, wie schon den ersten, mit Sicherheit als Arzneikundigen feststellbaren deutschen Apotheker, die Stadt Basel aufzuweisen vermag (1271—1322), waren nur in größeren Gemeinwesen mit mehreren Apotheken als öffentliche Bekanntmachungen ergangen. Bei Belehnungen einzelner Apotheker mit den bereits erwähnten „Privilegien", bei der Verpachtung oder Verwaltungsübertragung der vielfach bestehenden Ratsapotheken, waren die „Ordnungen" ein fester Bestandteil der Privilegurkunden bzw. der Pacht- oder Dienstverträge. Sie enthielten nicht nur Bestimmungen über das Recht zur Apothekenführung, die Gewährleistung guter Arzneien, die Pflicht zur Einhaltung der Arzneitaxe und vielfach auch über das Verhältnis der Apotheker zu den Ärzten, sie umrissen zugleich die den Apothekern eingeräumten Vorrechte, ihr Monopol des Branntweinbrennens und der Konfektbereitung, den ihnen gewährten Schutz gegen die illegale Konkurrenz der „Materialisten" und schließlich ihre Befreiung von „gemeiner bürgerlicher Beschwerung, als Fron, Wach und Auslouffen" (Privileg des Fürsten Reuß für den Apotheker H a g e r in Schleiz vom Jahre 1595). Der Kampf gegen die „Materialisten", gegen das Bestreben des freien Handels, in die Gerechtsame des Apothekerstandes einzudringen und, ohne jede Teilnahme an den Pflichten des Berufes, ihm von seinen Rechten soviel wie möglich abzunehmen, zieht sich wie ein roter Faden durch alle Apothekerordnungen und Privilegien und durch die ganze Geschichte der Pharmazie. Immer wieder finden wir die Rechte der Apotheker behördlich festgelegt. Immer wieder beweisen dringliche und mit reichlichem Material belegte Vorstellungen der Apotheker, daß diese Feststellungen nicht respektiert, daß sie von den Kaufleuten, den „Materialisten" mißachtet oder umgangen wurden.

Bemerkenswert ist eine in dem Privileg für den Apotheker Carolus L e u s c h n e r in Meißen, ausgestellt von Herzog Georg dem

Bärtigen von Sachsen im Jahre 1518, getroffene Regelung. Danach durften „Materialia oder anders was man in der Apotheken zu machen oder gewöhnlich dar Innen zu haben und zu verkaufen pfleget" von niemanden hergestellt oder ohne Leuschners Wissen und Willen verkauft werden. Dieses Monopolrecht der Apotheke auf den gesamten Materialwarenhandel der Stadt Meißen hat bis zum Jahre 1862, wenn auch in sehr modifizierter Form, bestanden. Im Jahre 1663 gestattete der damalige Apotheker vier Krämern, im Jahre 1669 sein Nachfolger zehn Geschäftsleuten den Handel mit einer Reihe genau bezeichneter Waren. Erst im Jahre 1834 wurde das Materialwarenprivileg der Apotheke, nachdem im Jahre zuvor der Kreis der handelsberechtigten Krämer auf fünfzehn erweitert war, aufgehoben und der Apotheker mit einer Summe von 900 Taler entschädigt.

Jedenfalls weisen alle Erlaubnislisten und -verordnungen für „Materialisten" bis zur Gründung des Deutschen Reiches die Tendenz auf, den eigentlichen Arzneimittelhandel tunlichst ganz den dafür vorgesehenen und eingerichteten Apotheken vorzubehalten und den „Materialisten" lediglich einen sich allmählich vergrößernden Anteil am Handel mit „Materialwaren" also mit bestimmten technischen Rohdrogen, mit Branntwein, „Konfekten" usw., zuzugestehen. Einen grundsätzlichen Wandel, einen erstmaligen Einbruch in das Arzneihandelsmonopol der deutschen Apotheken brachten die auf Grund des § 6 der Reichsgewerbeordnung erlassenen sogenannten „Kaiserlichen Verordnungen", die, beginnend mit der Verordnung vom 25. März 1872, in Umkehrung der durch § 6 RGO. vorgesehenen positiven Regelung durch Festsetzung der dem freien Verkehr zu überlassenden „Apothekerwaren" negative Listen aufstellten, in denen die den Apotheken vorbehaltenen Arzneiformen und Arzneistoffe aufgeführt sind. Mangel an Präzision der Begriffsbestimmungen und vielfache Lücken dieser Verordnungen haben neben offener Gesetzesverachtung seitens des freien Arzneimittelhandels einen Zustand geschaffen, der zum Schaden der Apotheker und des Allgemeinwohls auf dem Gebiete des Arzneiverkehrs zu fast völliger Anarchie geführt hat. Versuche zu einer Änderung dieser Verhältnisse stießen naturgemäß auf den heftigsten Widerstand des am 11. April 1873 in Leipzig gegründeten Deutschen Drogistenverbandes, dessen Tendenz mehr oder minder dahin ging, die Freiverkäuflichkeit des gesamten pharmazeutischen Handverkaufs unter tunlichster Beschränkung auf die dem Verbande angehörenden „Fachdrogisten" zu erreichen.

III.

Der enge Zusammenhang der Arzneikunde mit der Heilkunst brachte es naturgemäß mit sich, daß jeder Wechsel in den medizinischen Anschauungen seine Rückwirkung auf Art und Anwendung der zur Heilung und Verhütung von Krankheiten für geeignet erachteten Heilmittel und somit auch auf den Betrieb der Apotheken äußern mußte. Umgekehrt aber gaben die in den Apotheken geübte Forschertätigkeit, die aus der täglichen Praxis der Arzneibereitung erwachsenden Einsichten in Art und Wesen der Arzneimittel der Medizin ihrerseits eine Fülle von schwerwiegenden Anregungen.

Eines der ältesten in Deutschland gedruckten Werke pharmazeutischen Inhalts, der 1485 bei Fust und Schöffer in Mainz erschienene „Hortus sanitatis, auff teutsch Ein Garten d' gesundheit" enthält einen Holzschnitt mit den Abbildungen der nach Ansicht des Verfassers des Gesundheitsgartens bewährtesten Meister der Arzneikunst. Es sind „A v i c e n n a, G a l e n u s, P l i n i u s, D i o s k u r i d e s und S e r a - p i o n". Am Anfang und am Ende stehen je ein Araber, in der Mitte die Vertreter der klassischen Antike, zwei Griechen und ein Lateiner.

Diese Liste der für die Arzneikunde des Spätmittelalters maßgeblichen Persönlichkeiten ist für die Geschichte der wissenschaftlichen Entwicklung der Pharmazie von symbolischer Bedeutung.

Am Anfang der Gründung selbständiger europäischer Apotheken steht das Eindringen arabischer Vorstellungen über die Natur der Dinge, stehen die aus Arabien stammenden Kenntnisse der Metalle und ihrer Verbindungen, Kenntnisse chemischer Natur, die für die Entwicklung einer Wissenschaft der Arzneistoffe von erheblich stärkerer Bedeutung waren als die damals noch vorherrschenden Lehren Galens. Nach Einführung der Buchdruckerkunst trat zugleich mit der Neubelebung der Antike die an Medikamenten so mannigfache arabische Schule der Pharmakotherapie zurück, und es erfolgte eine Rückkehr zu den griechischen Forschern, zu Hippokrates, Dioskurides und vor allem zu Galen, durch die die Apotheker k u n s t eine schwere Einbuße erlitt.

Ein Umschwung, der trotz mancher vorübergehender Rückschläge von Dauer geblieben ist, trat erst wieder ein mit dem Wirken des Aureolus Philippus Bombastus oder Theophrastus Bombastus P a r a c e l s u s von Hohenheim (1493—1541), den man, wie der Apotheker und Dr. phil. h. c. der Universität Erlangen, Dr. med. et pharm. h. c. der Universität Bonn, Ernst Wilhelm M a r t i u s, in seinen „Erinnerungen aus meinem neunzigjährigen Leben" schreibt, nicht mit Unrecht den Urahnen und Hohepriester der deutschen Apotheker nennen kann. Von ihm, sagt M a r t i u s, schreibt sich eine große Umgestaltung, wie in der Medizin so auch in der Lehre von der Bereitung der Arzneimittel her. „Er zwang die ehemaligen Medikamentenverkäufer, sich mit den Prozessen der mittelalterlichen, aus arabischen Quellen stammenden Chemie bekannt zu machen, und seine Werke wie die zahlreichen Schulen der Alchemisten waren die Fundstätten, aus denen die Apotheker die Kenntnisse über das Wesen der Materie schöpften, mit der sie umgingen."

Dieser Bekämpfer der arabischen Heilkunde, der einer freilich umstrittenen Überlieferung zufolge seinen Gegensatz zum Arabismus dadurch öffentlich zum Ausdruck brachte, daß er im Jahre 1527 den Kanon des Avicenna verbrannte, der gegen die Composita, die unendlich langen Rezeptformeln der arabischen Schule mit Ernst und Spott zu Felde zog, hat dennoch einer arabischen Neuerung innerhalb der Heilkunst Europas erst durch seine Wirksamkeit zum Siege verholfen: der Chemie. Die Vorherrschaft der ursprünglich durch die Araber nach Europa gebrachten Chemie auf dem Gebiete der Arzneikunde ist das Werk des Paracelsus. Die neue Lehre Paracelsi, die Jatrochemie, basiert auf dem Satze: Aufgabe der Chemie ist es, Krankheiten zu heilen, denn der Lebensprozeß ist hauptsächlich ein chemischer. So hat Paracelsus unsere jetzige materia medica eigentlich begründet.

Es begann ein eifriges Forschen nach neuen chemischen Verbindungen und das Erproben bekannter Chemikalien auf ihre therapeutische Wirkung. Daneben ging vielfach infolge Mißverstehens der Lehren des Paracelsus und des Weiterwucherns mancher ganz im Mystisch-Dunklen befangenen Ausführungen des großen Reformators das Suchen nach dem Universalheilmittel, der Panacee, dem großen Magisterium. Trotz des falschen Ziels schuf die ständige Übung chemischer Arbeit eine Fülle von Kenntnis und Erkenntnis. Die Apotheken entwickeln sich immer mehr zu Instituten, in denen neben der Arzneiherstellung und dem Arzneiverkauf die wissenschaftlich-chemische Forschung und in späterer Zeit auch die Pharmakochemie, die chemische Untersuchung pflanzlicher Drogen und die Isolierung ihrer wirksamen Bestandteile, eine hervorragende Stätte fand.

Eine besonders eigentümliche Note erhielt der Arzneimittelbestand der Apotheken jedoch durch zwei merkwürdige Verirrungen der Heilmittellehre, die trotz aller wissenschaftlichen Fortschritte bis in das 19. Jahrhundert hinein eine Rolle spielten und auch heute noch in der Volksheilkunde ihre Bedeutung nicht verloren haben: durch die „Dreckapotheke" und durch die Lehre von den Signaturen. Dazu kam eine Fülle von „Animalia", von Drogen tierischer, z. T. auch menschlicher Herkunft.

Die „Dreckapotheke" hatte sich im 17. und 18. Jahrhundert innerhalb des Heilschatzes eine so feste Stellung erworben, daß selbst die amtlichen Arzneibücher der Zeit nicht an ihr vorübergehen konnten. So findet man z. B. in der auch in Deutschland gebrauchten Pharmacopoea Londinensis 1618, die gegen 200 tierische Drogen enthält, axungia hominis, stercus hominis, stercus equi non castrati und noch sieben andere stercora, dann urina caprae, hominis, pueri impuberis, adulti usw. Eine Liste der Dresdener Hofapotheke aus dem Jahre 1652 weist 182 Simplicia aus dem Tierreiche auf, u. a. „Moos von eines Menschen Hirnschale, gebrannte und präparierte Menschenhirnschale, gedörrte Kröten, Zickleinlippen, ungebrannte Menschen-, Wolfs-, Hasen-, Biber-, Fuchs- und Hechtzähne, Augen von einer Wölfin, Fuchsklaue, Unschlitt von einem Trampeltier" und zweiundsechzig verschiedene Fette. In W e c k e r s „Antidotarium generale et speciale" (1553 und 1576) finden sich Abschnitte „de exrementis utilibus, de excrementis inutilibus primae, secundae, tertiae coctionis".

Das Tollste aber war die „Neuvermehrte, heylsame Dreck-Apotheke" von Kristian Franz P a u l l i n i , eine 1714 erschienene Anleitung „mit Koth und Urin fast alle, ja auch die schwerste giftigste Krankheiten und bezauberte Schäden vom Haupt bis zun Füssen in- und äußerlich glücklich zu curieren".

Die Lehre von den Signaturen ist vornehmerer Herkunft. Ihr eigentlicher Begründer ist, wenn auch ihr Ursprung weit ins Altertum zurückreicht, P a r a c e l s u s. Der dieser Lehre zugrundeliegende Gedanke wurzelt in der Überzeugung ihres Schöpfers, daß die Form der vollkommenste Ausdruck der Funktion sei oder, wie P a r a c e l - s u s sich ausdrückt, „der Corpus und sein Amt ist ein Ding". So ist ihm die Form einer Droge, ihre Farbe und ihr Geschmack kennzeichnend für ihre Wirkung.

Freilich fand diese Art von Therapie bereits damals ihre Kritiker. Schon im Jahre 1622 schrieb der wackere Martinus P a n s a : „es sind viel nerrische Sachen in denen Apotheken zu finden, die nicht hineingehören, so der Hunde und anderer Tiere stinkender Mist, darüber man vielmehr ein Abschreck bekommen möchte und die anderen Artzeneyen gar verlassen". Und der Dr. C a r l meinte im Jahre 1733, daß die Apothekergehilfen lachen, wenn einer Fuchs-, Hirsch- oder Hasenlungen gegen die Schwindsucht verschreibt.

Der Leipziger Professor William M a r s h a l l hat über alle diese schnurrigen Dinge ein ebenso schnurriges Büchlein geschrieben, dem er den Titel „Neueröffnetes / wundersames Artzenei-Kästlein" gegeben hat und das im Jahre 1894 bei A. Twietmeyer in Leipzig verlegt worden ist. Immerhin lag manchen dieser Seltsamkeiten doch wohl ein Körnchen Ahnung wirklich bestehender Zusammenhänge zugrunde. Der Gebrauch tierischer Drogen feiert in der Organtherapie unserer Zeit eine wissenschaftliche Auferstehung, an die noch vor wenigen Jahrzehnten kaum jemand gedacht hat.

Aber neben den Simpliciis und Compositis, den excrementis et partibus animalibus waren für die Apotheken bis ins 19. Jahrhundert hinein zwei weitere Warengattungen bedeutsam, deren Zubereitung fast ausschließlich in den Händen der Pharmazeuten lag: die gebrannten Wässer und die Konfekte.

Die von der Churfürstin Anna von Sachsen, geborene Prinzessin von Dänemark, am 12. August 1579 gegründete, am 7. Mai 1581 von Torgau nach Dresden verlegte Hofapotheke zu Dresden, die auch heute noch zu den bedeutendsten deutschen Apotheken zählt und ein Schulbeispiel für die Entwicklung der deutschen Apotheke vom 16. Jahrhundert bis zur Gegenwart bildet, weist in dem bereits erwähnten Arzneimittelverzeichnis aus dem Anfang des 17. Jahrhunderts nicht weniger als 376 Sorten Konfekte auf. Freilich darf man bei diesen „Konfekten" nicht an die heute mit diesem Namen bezeichneten Näschereien denken. Die meisten von ihnen hatten, wenn auch Honig und der früher vielfach zu den Monopolartikeln der Apotheke gehörende Zucker einen wesentlichen und den „Konfekt"-Charakter der Zubereitung bestimmenden Bestandteil dieser Präparate bildete, eine arzneiliche Zweckbestimmung. Welche große Rolle der Zucker für die Apotheken und in ihnen spielte, zeigt E. v. L i p p m a n n in seiner sehr schönen, bei Julius Springer-Berlin erschienenen „Geschichte des Zuckers".

Für das Brennen von Wässern hatte die Churfürstin Anna von Sachsen besondere Rezepte und das nach ihrer Vorschrift bereitete „Schlagwasser" erfreute sich großer Beliebtheit weit über die sächsischen Landesgrenzen hinaus. Die Destillierapparate, in denen die verschiedenen aquae aromaticae hergestellt wurden, waren bereits im 16. Jahrhundert ein Charakteristikum der Apothekenlaboratorien.

Die fürstliche Gründerin der Hofapotheke zu Dresden verdient an dieser Stelle deshalb eine besondere Erwähnung, weil sie die hervorragendste Vertreterin der hochmögenden Gönner und Förderer der Arzneikunde jener Tage war. Die Damen des Hochadels beschäftigten sich im 16. und 17. Jahrhundert lebhaft mit der Heilkunde und den Arzneiwissenschaften, aber wohl keine von ihnen tat dies mit solchem Ernst, solchen Kenntnissen und aus so edlen Beweggründen wie die Churfürstin Anna von Sachsen, der ihre warme Fürsorge für alle Leidenden und Bedrückten bei ihrem Volke den schönen Ehrennamen „Mutter Anna" verschafft hatte. Es ist erklärlich, daß die Churfürstin den Ehrgeiz hatte, „ihre" Apotheke zu einer Musteranstalt auszubauen, und wirklich gelangte die Dresdener Hofapotheke bald zu hoher Blüte. „Der Ruhm der Offizin", führt Dr. C a r o in einer Abhandlung über die Hofapotheke zu Dresden aus, „verbreitete sich durch alle Länder". Jeder Fremde, welcher Dresden besuchte, sah sich auch die berühmte Hofapotheke an. Der Franzose Charles P a t i n sagt in seinem Ende des 18. Jahrhunderts erschienenen Reisewerk über Deutschland, „in dieser Apotheke finde man ebensoviel Mittel die Menschen gesund zu machen, wie in anderen Apotheken sie zu töten". Dieses Urteil eines Franzosen über eine deutsche Apotheke, der er nicht etwa eine heimische an die Seite stellt, sondern die er im Gegenteil weit über die „anderen" hinaushebt, also auch, wenn nicht sogar insbesondere, über die seines eigenen Landes, dürfte der beste Beweis dafür sein, daß schon damals das deutsche Apothekenwesen auf besonders hoher Stufe stand. Denn wenn es sich bei der Dresdener Hofapotheke auch fraglos um eine Spitzenleistung handelte, so setzte doch eine solche ein relativ hohes Allgemeinniveau voraus.

Die soeben geschilderte Entwicklung des Arzneimittelschatzes kam naturgemäß, wie das bereits erwähnte Beispiel der Pharmacopoea Londinensis 1618 zeigt, auch in den Arzneibüchern zum Ausdruck. Bis zur Zeit des Paracelsus, also bis zum 16. Jahrhundert und, da sich die Lehren dieses großen Meisters der Therapie erst sehr allmählich Bahn brachen, zum Teil bis ins 17. Jahrhundert hinein, bildete das Compendium aromatariorum des Saladin de Asculo das Arzneibuch der Apotheken. In ihm wurde noch eine Anzahl weiterer früherer Schriften empfohlen, die ein gewissenhafter Apotheker besitzen sollte. Es waren dies insbesondere das Antidotarium des Nicolaus, das Antidotarium Mesuë, der Servitor Serapionis, der Circa instans, die Schriften des Avicenna, der Macer Floridus, der Dioskurides und das Synonymenlexikon des Simon Januensis. Die Art der in diesen Büchern aufgeführten Drogen ist nach H ä f l i g e r ungefähr dieselbe wie sie das Altertum schon kannte. Doch tritt ein Zurückweichen der mystischen Heilmittel zugunsten der Pflanzendrogen ein. Die menschlichen Arzneistoffe, z. B. Frauenmilch, Blut, Harn, Speichel, sind noch ohne die bizarren Auswüchse, wie sie vom 16.—18. Jahrhundert vorkommen. Auswurfstoffe (stercora) führt Saladin de Asculo nur vier an. Tierorgane finden sich in größerer Anzahl. Diese Schriften bilden die Grundlage für das erste amtliche deutsche Arzneibuch, das im Jahre 1546 im Auftrage des Rats der Stadt Nürnberg gedruckte Dispensatorium des Valerius Cordus. Die Vorschriften dieses Buches enthalten fast nur Pflanzen- und Tierstoffe, dagegen nur wenige Chemikalien. Das Dispensatorium des Cordus hat eine außerordentliche Verbreitung gefunden. Bis zum Jahre 1666 sind eine ganze Reihe von Ausgaben erschienen, deren jede entsprechend den geänderten Anschauungen innerhalb der Therapie eine Verschiebung innerhalb des von ihr aufgeführten Arzneischatzes aufwies. Die letzten enthalten eine Anzahl von Chemikalien, eine reichliche Liste von Auswurfstoffen und — eine Folge der Entdeckung Amerikas — viele ausländische Drogen, z. B. Tabak, Sassafras, Sarsaparille und Guajakholz. Der berühmte, bereits im Altertum viel gebrauchte Theriak, der in dem Arzneimittelschatz der Apotheken bis in das 19. Jahrhundert hinein eine außerordentliche Rolle gespielt hat, und dessen Entstehung auf den König Mithridates von Pontus (124—64 v. Chr.) zurückgeführt wird, findet sich mit einer 65 Bestandteile aufweisenden Vorschrift bereits in der Erstauflage des „Valerius Cordus". Diese als Allheilmittel gegen alle inneren Krankheiten, vor allem aber als Antidotum benutzte Zubereitung wurde mit einem ganz besonderen Aufwand von Sorgfalt und Feierlichkeit hergestellt. Die einzelnen Bestandteile, insbesondere die Vipern bzw. die vielfach aus Venedig bezogenen Viperntrochiscen, Pillen aus gleichen Teilen getrockneten Vipernfleisches und gut gebackenen Brotes, lagen häufig monatelang zur Besichtigung aus, die eigentliche Darstellung erfolgte vielfach öffentlich, und in einer Widmungsschrift wurden das Präparat und sein Hersteller in gebundener und ungebundener Form verherrlicht. Die letzte öffentliche Darstellung des Theriak fand in Deutschland 1754 in der Kugelapotheke in Nürnberg statt. Er findet sich noch in der ersten amtlichen Pharmacopoea Germanica (1872) mit zwölf Bestandteilen, unter denen nur Opium und Scilla an die alten Ingredienzien des früheren Wundermittels erinnern.

Dem Dispensatorium des Valerius Cordus ist eine Reihe einzelner Arzneibücher der verschiedenen deutschen Länder gefolgt. Das erste „Dispensatorium Brandenburgicum" erschien 1698, die erste „Pharmacopoea Borussica" 1799. Sie war insofern ein epochales Werk, als sie, aufgebaut auf den neuesten Erkenntnissen der Chemie, die Ära der wissenschaftlich fundierten Arzneibücher im modernen Sinne einleitete. Die erste „Pharmacopoea Germaniae", eine Privatarbeit neun bekannter deutscher Apotheker, erschien im Jahre 1865. Die erste amtliche „Pharmacopoea Germanica" gelangte mit Wirkung ab 1. November 1872 zur Einführung.

Im engen Zusammenhange mit den Arzneibüchern standen die Arzneitaxen. Die Behörden legten naturgemäß nicht nur Wert auf eine gute, sondern auch auf eine preiswerte Arzneiversorgung der Bevölkerung. So finden wir schon verhältnismäßig früh amtliche Regelungen der Apothekerpreise, die zumeist einen Teil der Apothekerordnungen der in Frage stehenden Bezirke bilden, bzw. als Anhang oder doch im Zusammenhange zu ihnen erlassen worden sind. Die älteste Apothekertaxe im deutschen Sprachgebiete findet sich in den Statuten Karls IV. der Kunstärzte, Wundärzte und Apotheker aus der Mitte des 14. Jahrhunderts, die im Breslauer Staatsarchiv aufbewahrt werden. Die zweitälteste ist nach den Feststellungen H ä f l i g e r s in einer Verordnung der Stadt Basel vom Jahre 1404 enthalten. Interessant ist, daß die Baseler Apotheker damals der Safranzunft angehörten. Die bekannte Frankfurter Apothekertaxe, die man früher für die älteste amtliche Regelung der Apothekerpreise hielt, stammt erst aus dem Jahre 1461. In weitaus den meisten Fällen waren diese Taxen durch behördlich eingesetzte Kommissionen ausgearbeitet. Mitunter aber ereignete sich auch der Fall, daß ein einzelner Apotheker für einen bestimmten Bezirk eine Taxe ausarbeitete, die dann behördliche Anerkennung und Genehmigung fand. So hat der Apotheker B a c k p u s c h in Strehlen im Jahre 1717 eine Arzneitaxe herausgegeben, die zu einer Anzahl von Lobgedichten seitens seiner Kollegen, eines Apothekers Martin S c h ö p s in Breslau und des Apothekers Daniel G e r l a c h in Brieg, sowie schließlich des Leib- und Hofmedikus Dr. Gottfried K l a u n i g Anlaß gab. Eine einheitliche Arzneitaxe für das ganze Deutsche Reich besteht erst seit dem 1. April 1905.

Die amtliche Regelung des Apothekenbetriebes, die verbindlichen Arzneibücher und Taxen machten bald auch eine Überwachung in bezug auf die Einhaltung der erlassenen Vorschriften erforderlich. So bestand in Nürnberg die Einrichtung der öffentlichen Apothekenvisitationen bereits im Jahre 1442. Die Niederlassungsbedingungen waren nach P e t e r s bis zu Beginn des 16. Jahrhunderts an vielen Orten für Apotheker sehr leicht, und auch Laien konnten unter Verwaltung eines gelernten Pharmazeuten eine Apotheke besitzen. So gab es im 16. Jahrhundert in den größeren deutschen Städten vielfach mehr Apotheken als lebensfähig waren. P e t e r s („Der Arzt und die Heilkunst in der deutschen Vergangenheit") schreibt folgendes darüber:

„Die Apotheker betrieben meistens einen Handel mit Gewürzen, Schreibmaterialien und dergleichen nebenher. Hierdurch gerieten die Apotheken in einen so traurigen Zustand, daß auf dem Reichstage zu Augsburg im Jahre 1548 den deutschen Obrigkeiten aufgegeben wurde, für eine bessere Ordnung derselben zu sorgen. Um diese zu schaffen, ward z. B. im Jahre 1552 vom Nürnberger Rat die eingerissene pharmazeutische Gewerbefreiheit beseitigt und die Anlage neuer Apotheken von einer behördlichen Erlaubnis abhängig gemacht. Weiter wurden durch einen im Jahre 1548 gleichfalls in Augsburg gefaßten Reichstagsbeschluß die in manchen Städten bereits eingeführten Apothekenvisitationen für alle Lande des heiligen römischen Reiches deutscher Nation angeordnet. Die Visitationskommission bestand an den meisten Orten aus einer Anzahl von Beamten, Ärzten und dem Eichmeister. Nach den vorhandenen Revisionsprotokollen wurden nicht nur die Waren der Apotheke und deren Einrichtung geprüft, sondern es durften bei dieser Gelegenheit die Apotheker auch ihre Klagen und Wünsche vortragen."

Die Apothekenbesichtigungen wurden in den verschiedenen Orten und zu verschiedenen Zeiten sehr verschieden gehandhabt. Vielfach waren sie nur der äußere Anlaß zu solennen Schmausereien der Mitglieder der Revisionskommissionen auf Kosten des Apothekers, während sie anderseits, besonders an kleineren Orten, in denen die Apothekenrevision durch den dort praktizierenden Arzt ausgeübt wurde, häufig zu schweren Mißhelligkeiten zwischen dem nicht immer wohlwollenden Arzt und dem revidierten Apotheker führten. Eine Revision der ersten Art wird im Almanach für Scheidekünstler vom Jahre 1792 unter dem Titel „Bemerkungen über eine Apothekenrevision in einer Reichsstadt" von L i p p s t a d t, eine Besichtigung der zweiten Art in dem Roman „Andreas Marggraf oder der Komet" von Jean P a u l geschildert.

Zur Zeit werden die Revisionen im Deutschen Reich z. T. nur von staatlich dazu bestellten Apothekern, z. T. (Preußen) von beamteten Ärzten unter Mitwirkung von „pharmazeutischen Bevollmächtigten" ausgeführt.

IV.

Bereits im 16. Jahrhundert hatten die Anwärter der Pharmazie sich über eine gewisse wissenschaftliche Vorbildung auszuweisen. Eine Verordnung des Nürnberger Senats vom 7. Juni 1555 setzte für den Aspiranten bereits eine „Examination seines Verstands und der Lateinischen sprach halben" fest und bei der Übernahme einer Stellung als „Apothekergeselle" war von dem Kandidaten im 17. Jahrhundert an vielen Orten Deutschlands wieder ein Examen abzulegen. Vor Übernahme einer Apotheke zur selbständigen Führung hatten die Apotheker, wie P e t e r s durch von ihm zitierte Einträge aus dem Nürnberger Ratsbuche nachweist, schon im 16. Jahrhundert eine

Prüfung vor einer ärztlichen Kommission zu bestehen. Die wissenschaftliche Vertiefung der Apothekerbildung im 17. Jahrhundert zeigte sich auch darin, daß in ihm das akademische Studium der Pharmazeuten, das erst im 19. Jahrhundert gesetzlich gefordert wurde, in immer größerem Umfange aufzukommen begann. Hatte die Lehrzeit bis in das 19. Jahrhundert hinein 5—6 Jahre gedauert, so wurde im Jahre 1801 für Preußen festgesetzt, daß sie „nie unter 4 Jahre betragen solle". Eine bestimmte Vorbildung, und zwar die Gymnasialsekundareife, wurde erst im Jahre 1864 eingeführt. Über die Obersekundareife, eingeführt im Jahre 1870, und die im Jahre 1904 vorgeschriebene Primareife hinweg ist seit dem 1. Januar 1921 das Maturum zur Vorbedingung für den Eintritt in den deutschen Apothekerstand geworden. Die neue Prüfungsordnung für Apotheker vom 8. Dezember 1934 hat das akademische Studium auf sechs Semester heraufgesetzt.

Schon sehr frühzeitig wurde nicht nur die Chemie, sondern auch die Botanik von den Apothekern emsig studiert, und das erste größere, mit Kupferstichen gezierte botanische Prachtwerk Deutschlands, den Hortus Eystettensis, hat 1613 der Apotheker Basilius B e s e l e r auf Veranlassung des Bischofs von Eichstätt, Joh. Conrad von Gemmingen, herausgegeben. Ihrem berühmten Fachgenossen schlossen sich im Anfang des 18. Jahrhunderts die Apotheker-Botaniker L e e r s in Herborn und Joh. Wilh. W e i n m a n n in Regensburg würdig an.

„Zu den Grundlagen, auf welchen im 18. Jahrhundert Männer wie Becher, Stahl, Lavosier, Linné u. a. die hochaufstrebenden Bauten der Chemie und Botanik in neuer Schönheit errichteten, haben die Vertreter der Pharmazie im 17. Jahrhundert einen großen Teil der Bausteine zusammengetragen." (Peters.)

Es können an dieser Stelle nicht die vielen deutschen Apotheker angeführt werden, die sich vom 17. Jahrhundert an bis zur Gegenwart in den Naturwissenschaften im allgemeinen, in der Arzneikunde im besonderen um die wissenschaftliche Erkenntnis und damit zugleich um das Wohl ihrer Mitmenschen verdient gemacht haben. Nur in ganz großen Zügen soll der bedeutendsten unter ihnen gedacht werden.

Der 1683 in Züllichau geborene Hofapotheker Friedrich Wilhelms des I. von Preußen, Caspar N e u m a n n , der zugleich das Amt eines Professors der Chemie an dem neuerrichteten Collegium medicum bekleidete, war der erste wissenschaftlich durchgebildete Apotheker, der deutsche Werke schrieb. Sein Schüler, Andreas Sigismund M a r g g r a f f , geboren 1709 in Berlin, Apothekerssohn und selbst Apotheker, wird als „zweiter Vater der neueren Scheidekunst" angesprochen. Sein Hauptverdienst war die Entdeckung des Zuckers in der Zuckerrübe, die das Zuckerrohr als alleinigen Zuckerlieferanten entthronte und Deutschland in der Folge zu einem Zuckergewinnungslande größten Stiles machte. Aber daneben stellte er als erster die Phosphorsäure her und machte die ersten quantitativen Wasser-

untersuchungen. Ein Schüler Marggraffs wieder war der Apotheker
M. H. K l a p r o t h, der als der Vater der quantitativen Analyse anzusehen ist und zu den Großen der Chemie gehört. Der Apotheker
Joh. Christ. W i e g l e b, geboren 1732 zu Langensalza, machte sich
besonders durch seine Bekämpfung der Alchemie, seine Mineralanalysen und das von ihm verfaßte erste „Teutsche Apothekerbuch"
bekannt.

Der bedeutendste aller dieser Apotheker aber war der im Jahre
1742 in dem damals schwedischen Stralsund geborene Carl Wilhelm
S c h e e l e. In den bescheidenen, dürftig ausgestatteten Räumen seiner Apotheke in Köping reihte S c h e e l e eine bewundernswerte
Entdeckung an die andere. In den kurzen dreiundvierzig Lebensjah-
ren, die ihm beschieden waren, konnte dieser geniale Apotheker so
viele und so bahnbrechende Entdeckungen machen, daß mit Recht
auf einer ihm zu Ehren geprägten Medaille eingegraben werden
konnte: „Naturae sacra orgia movit".

Aus dem 18. Jahrhundert sind unter vielen anderen des weiteren
zu nennen der bereits erwähnte Besitzer der Hirsch-Apotheke in
Straßburg und Professor an der dortigen Universität, Jakob Reinbold S p i e l m a n n, der 1749 geborene Apotheker, Professor an der
Universität Königsberg i. Pr. und Freund Kants, Carl Gottfried H a -
g e n, die drei Generationen der Familie R o s e, Valentin der Ältere,
der Jüngere und Heinrich R o s e, Carl August H o f f m a n n, Siegis-
mund Friedrich H e r m b s t a e d t, Johann Chr. S c h r a d e r, August
Ferdinand Ludwig D ö r f f u r t und der Begründer der ersten wissenschaftlichen Lehranstalt für Pharmazeuten, Johann Bartholomäus
T r o m m s d o r f f, Apotheker und Professor der Chemie und Physik
an der Universität in Erfurt.

Vom 19. Jahrhundert an bis zur Gegenwart häufen sich die
hervorragenden Vertreter der Pharmazie auf allen Gebieten naturwissenschaftlicher Erkenntnis so sehr, daß sie hier auch nicht einmal
unter dem Gesichtspunkt schärfster Auslese angeführt werden können. Ihre Zahl ist außerordentlich groß. Nur ein einziger kann nicht
unerwähnt bleiben, weil seine Entdeckung Unzähligen zum Segen
und zur Erlösung geworden ist. 1803/04 stellte der Apotheker Friedrich Wilhelm Adam S e r t ü r n e r, kaum zwanzigjährig, im Laboratorium der Cramerschen Hofapotheke in Paderborn das Morphium
als das wirksame Prinzip, das „Principium somniferum" des Opiums
fest und wurde damit zugleich zum Begründer der für die moderne
Heilkunde so bedeutungsvollen Alkaloidchemie. (U r d a n g, „Drei
berühmte niedersächsische-westfälische Apotheker", Pharmazeutische
Zeitung 1928 Nr. 44.)

In dieser brodelnden Zeit am Ausgang des 18., am Anfang des
19. Jahrhunderts war es der Genius Goethes, der dem geistigen
Deutschland in allen seinen Betätigungsformen Halt und Stetigkeit
verlieh und alles, was irgend von Bedeutung war, in den Bannkreis
seiner Persönlichkeit zog. Es ist bedeutsam, daß damals die meisten

Lehrstühle der Chemie an den Universitäten mit praktischen Apothekern oder doch mit Männern besetzt waren, die der Pharmazie entstammten. Da ist es nicht verwunderlich, daß Goethe, der ja selbst praktische und theoretische Naturforschung trieb, und „in der chemischen Kenntnis" ein Mittel sah, „wahre Geisteserhebung zu gewinnen" (Bericht zu dem Plane, in Frankfurt a. M. neben dem Senckenbergischen Stiftsgarten ein Laboratorium zu errichten), mit Jüngern der Pharmazie in lebhafte Beziehung trat.

Mit dem Apotheker Wilhelm Heinrich Sebastian B u c h o l z in Weimar war Goethe durch jahrelange gemeinsame Arbeit verknüpft und er gedenkt seiner an verschiedenen Stellen der „Geschichte meines botanischen Studiums" und in der selbstbiographischen Skizze „Naturwissenschaftlicher Entwicklungsgang". An weiteren Apothekern, mit denen Goethe Beziehungen von längerer oder kürzerer Dauer aufrecht erhielt sind u. a. zu nennen Apotheker und Professor in Jena Johann Friedrich August G ö t t l i n g, den Goethe als einen „gebildeten Scheidekünstler" bezeichnet, der Apotheker und Professor D ö b e r e i n e r, die die katalytische Wirkung feinverteilten Platins entdeckte und in dem sogenannten Döbereiners Feuerzeug praktisch nutzbar machte, der Apotheker und Kommerzienrat Emanuel Chr. W i l h e l m i in Jena, der Apotheker und Professor W a k - k e n r o d e r, der Apotheker und Professor R i t t e r, der gleichfalls der Pharmazie entstammende Chemiker Friedrich Ferdinand R u n g e, der in Botanik „sehr unterrichtete" Apotheker S t e i n, die beiden Apotheker-Botaniker G ä r t n e r und schließlich der Apotheker-Meteorologe B r a n d e s. (Urdang, Goethe und die Pharmazie, Pharmazeutische Zeitung 1932 Nr. 25.)

Dieser Apotheker und Meteorologe Dr. Rudolf B r a n d e s, Apothekenbesitzer in Salzuflen, war zugleich ein Fachpolitiker, der die Fortentwicklung seines Standes mit wärmstem Idealismus und großer Tatkraft in die Wege zu leiten suchte. Er gründete den „Apothekerverein im nördlichen Teutschland", aus dem der spätere Deutsche Apothekerverein hervorgegangen ist. Zu den ersten Ehrenmitgliedern des Apothekervereins im nördlichen Teutschland aber zählte — des Herrn Geheimben Rats von Goethe Excellenz.

V.

Die persönlichen Beziehungen Goethes zu Apothekern und seine daraus erwachsene genaue Kenntnis der Apothekereigenschaften und -eigenheiten haben bekanntlich auch ihren literarischen Niederschlag gefunden. In seinem Epos „Herrmann und Dorothea", diesem Schwanengesang der Welt kleinbürgerlich-deutschen Sichselbstgenügens, in dem alle Grundzüge deutschen Wesens, die ihm eigene keusche Reinheit des Empfindens, seine Geradheit und seine Treue zu so wundervollem Ausdruck gelangen, hat Goethe auch der Gestalt des Apothekers einen ehrenvollen Platz eingeräumt. Kritisch, skeptisch, sparsam — alles echte pharmazeutische Berufseigenschaften — ist

dieser Apotheker zugleich hilfsbereit und von menschlichem Mitge-
fühl. Seine soziale Stellung aber, sein Platz unter den Honoratioren
des Städtchens ist unbestritten und festgegründet.

Die Behandlung, die der Apotheker in der Literatur erfährt, ist
deshalb von besonderem allgemeinem Interesse, weil sie häufig weniger dem Apotheker als solchem gilt, als dem typischen Vertreter des
städtischen Mittelstandes, der in seiner Person kritisiert, bespöttelt
oder gar gegeißelt werden soll. Nur selten sind eigentliche Berufs-
probleme des Apothekers oder sich aus seinem Berufe ergebende
seelische Sonderheiten zum Gegenstande dichterischer Betrachtung
gemacht worden. Wo die Dichtung tatsächlich tieferliegende We-
sensmomente des Apothekers in den Bereich ihrer Darstellung zog,
da war es hauptsächlich die eigentümliche Lagerung seines Berufs
zwischen Wissenschaftler und Gewerbetreibendem, die ihr zum Gegenstande ernster oder scherzhafter Behandlung wurde. Die Komik
wie die Tragik des Apothekers in der Literatur wurzelt in der Hauptsache in seiner Zwitterstellung zwischen Kaufmann und Gelehrtem,
zwischen Nötigung zum Handel und dem Drang nach der Wissenschaft.

Aber nicht nur als Objekt, auch als Subjekt der Literatur spielt
der Apotheker eine nicht unbeachtliche Rolle. Daß der in Deutschland
zuerst in seiner ganzen Bedeutung erkannte und gewürdigte Norweger I b s e n ursprünglich Apotheker war, dürfte ebenso bekannt
sein wie die Tatsache, daß Theodor F o n t a n e erst nach seinem
Staatsexamen als Apotheker ganz zur Literatur überging. Aber daß
neben manchen anderen auch der Märchendichter Ludwig B e c h -
s t e i n, daß Julius S t i n d e und Julius L o h m e y e r zunächst der
Pharmazie angehörten, ist bisher nicht so in die Öffentlichkeit ge-
drungen. Von Schriftstellern der Gegenwart gehörte der im Weltkriege aus dem Leben geschiedene Lyriker Georg T r a k l der Pharmazie an, ist der eigenartige Kaspar Ludwig M e r k l noch heute
praktisch als Apotheker tätig, während der begabte Wiener Erzähler
Theodor Heinrich M a y e r erst vor wenigen Jahren seine Apotheke
verkauft hat, und der hervorragende rheinische Gestalter religiöser
und geschichtlicher Stoffgebiete, insbesondere der Epoche und der
Menschen der deutschen Reformation, Emil U e l l e n b e r g, seine
Beziehung zur Apotheke nur gelockert, nicht gelöst hat.

Von Apothekerssöhnen, die sich als Dichter einen Namen gemacht haben, seien an dieser Stelle nur Arno H o l z, K l a b u n d
(Alfred Henschke) und der „Rosendoktor" Ludwig F i n k h genannt.
Die Zahl der dilettantischen Apotheker aber ist Legion. Die Gründe
für diese merkwürdige Erscheinung können an dieser Stelle nicht
näher erörtert werden. Genug, daß der Dichtung, dieser Umstand
nicht verborgen geblieben ist. In vielen der Erzählungen, in denen
Apotheker eine Rolle spielen, gehört das Versemachen fast ebenso
zu ihnen wie die ihnen beruflich auferlegte Pflicht der Arzneibereitung. (U r d a n g, „Der Apotheker im Spiegel der Literatur" und

„Der Apotheker als Subjekt und Objekt der Literatur", Verlag Julius Springer, Berlin.)

Es ist bereits darauf hingewiesen worden, daß der Apotheker in den deutschen Literaturerzeugnissen der Vergangenheit wie der Gegenwart als der typische Vertreter des mittleren Bürgertums gewertet wird und daß ihm Goethe in „Herrmann und Dorothea" einen Platz an der Honoratiorentafel als Selbstverständlichkeit zubilligt. Dem entsprach und entspricht auch seine Stellung in der Wirklichkeit. Zu allen Zeiten ist der deutsche Apotheker „Honoratiore", finden wir ihn als Ratsherrn und Senator, als Stadtverordneten und Magistratsmitglied, ja mitunter selbst als Bürgermeister. Und wieder wird uns Goethe auch für den deutschen Apotheker der Wirklichkeit zum Kronzeugen.

Bei einem Besuche in Falkenau im Jahre 1822 lernt Goethe bei dem Bergmeister L ö s s l dessen Bruder, einen Apotheker, kennen, dem er folgende für die deutschen Apotheker äußerst schmeichelhafte Auskunft gibt:

„Bei uns im Weimarischen, wie überhaupt in Deutschland, nimmt der Apotheker eine sehr geachtete Stellung in der Gesellschaft ein. Den Naturwissenschaften, insbesondere der Chemie, verdankt auch die Pharmazie ihre gegenwärtige Bedeutung als Kunst und Wissenschaft. Unsere Apotheker schützen und pflegen die Wissenschaft und sind bestrebt, diese der praktischen Pharmazie dienstbar zu machen." (Bericht des Apothekers Janotau sen., Neffen des Apothekers Lössl, in der Pharmazeutischen Post.)

Diese gute gesellschaftliche Stellung der Apotheker etwa von Ende des 16. Jahrhunderts an fand auch in der Ausstattung der Apotheken Ausdruck. Im allgemeinen zeigte das äußere und innere Bild der Apotheken bis zum 16. Jahrhundert nur selten eine besondere künstlerische Gestaltung. Der wissenschaftliche und materielle Aufschwung, den das Auftreten des großen Paracelsus und die Belebung des Drogenhandels durch die Entdeckung Amerikas den Apotheken gebracht hatte, mußte sich erst auswirken, bevor er in der Einrichtung der Apotheken seinen allgemein erkennbaren Ausdruck finden konnte. Dann aber, im 17. und besonders im 18. Jahrhundert, häufen sich die künstlerisch bedeutsamen Apothekenbauten und -einrichtungen. Die im Germanischen Museum in Nürnberg, im Deutschen Museum in München, im Juliusspital in Würzburg und an vielen anderen Stellen befindlichen herrlichen Apothekenmöbel, Standgefäße und Einrichtungsgegenstände, die Kupferstiche mit den Abbildungen der Hof-Apotheke zu Rastatt und der Stern-Apotheke zu Nürnberg, die heute noch benutzte, im Jahre 1733 von den Jesuiten hergestellte Inneneinrichtung der Apotheke zu Klattau in Deutsch-Böhmen, und eine ganze Anzahl weiterer Bilder von Apothekeneinrichtungen und -bauten, sie liefern einen Beweis für die Bedeutung der Apotheken in sozialer und volkswirtschaftlicher Beziehung und für die Kultur und die Wohlhabenheit ihrer Besitzer. Hier sei zu weiterer Orientierung auf die illustrierten Apothekerkalender von Dr. Fritz F e r c h l und seine sonstigen, der Kunst in der Apotheke gewidmeten Arbeiten verwiesen.

VI.

Mit dem Hinweis auf den Deutschen Apotheker-Verein ist bereits das Thema der pharmazeutischen Berufsverbände angeschnitten worden. Als die älteste deutsche Standesorganisation dürfte das im Jahre 1632 gegründete Nürnberger Collegium pharmaceuticum anzusehen sein. Ein eigentliches Vereinswesen aber entfaltete sich in Deutschland erst im 19. Jahrhundert. Es ist bemerkenswert, daß die erste diesbezügliche Gründung von angestellten Apothekern ausging. Am 11. Februar 1796 gründete ein in Berlin angestellter Apotheker M ö b i u s aus Sachsen die „Gesellschaft konditionierender Pharmazeuten", die 1812 zur „Pharmazeutischen Gesellschaft", einer Vorläuferin der jetzigen Deutschen Pharmazeutischen Gesellschaft, umgewandelt wurde. Im Jahre 1820 erfolgte auf Anregung der Herren Dr. B r a n d e s - Salzuflen und B e i s s e n h i r t z - Minden die Gründung eines „Pharmazeutischen Vereins für das Westfalenland", der 1821 den Namen „Apothekerverein im nördlichen Teutschland", 1850 die Bezeichnung „Allgemeiner Deutscher Apothekerverein", 1872 den Titel „Deutscher Apotheker-Verein" erhielt und schließlich 1933 in die „Standesgemeinschaft Deutscher Apotheker", später „Die Deutsche Apothekerschaft" umgewandelt wurde.

Der große pharmazeutische Angestelltenverband, der im Jahre 1933 aufgelöste Verband deutscher Apotheker, Reichsfachgruppe im Gewerkschaftsbund der Angestellten konnte auf eine so lange Vergangenheit nicht zurückblicken. Er hatte eine Reihe von Vorgängern, von denen nur der im Jahre 1884 gegründete „Deutsche Pharmazeuten-Verein", ab 1895 „Pharmazeutische Vereinigung für Deutschland", eine Bedeutung gewonnen hat. Seine Gründung erfolgte im Jahre 1904 auf Anregung des angestellten Apothekers Dr. Curt E h r l i c h. Sein erster Vorsitzender war der spätere zweite Vorsitzende des Deutschen Apotheker-Vereins, Medizinalrat S p a r r e r - Nürnberg, damals angestellter Apotheker in Nürnberg, seit 1916 Besitzer der dortigen Mohrenapotheke. Im Jahre 1922 wurde der bis dahin selbständige Verband als Reichsfachgruppe in den Gewerkschaftsbund der Angestellten eingegliedert, im Jahre 1933 ging er in dem Verband, später Berufsgemeinschaft angestellter Ärzte und Apotheker in der Deutschen Arbeitsfront auf.

Der paritätischen Gemeinschaftsarbeit der beiden genannten großen Verbände der Apothekeninhaber und der pharmazeutischen Apothekenangestellten verdanken zwei bedeutsame Einrichtungen sozialer Natur ihre Entstehung: Der Tarifvertrag deutscher Apotheker und die Zuschußkasse der Tarifvertragsgemeinschaft deutscher Apotheker. Letztere hat nach der nationalsozialistischen Revolution unter der Leitung des Apothekers S c h l i p p eine Ausgestaltung erfahren,

-die den gewandelten Anschauungen über die Verpflichtungen derartiger Kassen Rechnung trägt.

Neben diesen Verbänden sind besonders beachtlich die der Energie des damaligen jungen Chemikers der Firma J. D. Riedel und späteren Direktors des pharmazeutischen Instituts der Universität Berlin, Geheimrat Professor Dr. T h o m s , ihre Entstehung verdankende, im Jahre 1890 gegründete, gegen 5000 Mitglieder zählende Deutsche Pharmazeutische Gesellschaft und die im Jahre 1926 ins Leben gerufene Gesellschaft für Geschichte der Pharmazie. Beide dienen rein wissenschaftlichen Zwecken.

Neben diesen privaten Fachvereinigungen standen und stehen Fachorganisationen öffentlich-rechtlichen Charakters. In Bayern wurden bereits im Jahre 1825 Gewerbevereine gebildet, die nach der Apothekerordnung vom 27. Januar 1842 in Gremien verwandelt wurden und mit gewissen Selbstverwaltungs- und Amtsfunktionen betraut waren. Sie hatten nach einer Ministerialverfügung vom Jahre 1871 Mitglieder zur Teilnahme an der Erörterung pharmazeutischer Fragen in den Obermedizinalausschuß zu senden. Ähnlich entwickelten sich die Verhältnisse in den meisten anderen deutschen Ländern. So bildeten sich in Sachsen auf Grund einer Verordnung vom 29. Mai 1872 „pharmazeutische Kreisvereine" als Wahlkammern und beratende bzw. beschließende Körperschaften und in Württemberg auf Grund einer Verfügung vom 30. Dezember 1875 ein „pharmazeutischer Landesverein" mit beratenden Funktionen der Behörde gegenüber. In Preußen ist als älteste pharmazeutische Standesvertretung die „Technische Kommission für die Pharmazeutischen Angelegenheiten" anzusehen, die im Jahre 1849 aus der seit dem Jahre 1832 bestehenden „Kommission für Bearbeitung der Arzneitaxe" geschaffen wurde. Ihr folgte ergänzend der im Jahre 1896 ins Leben gerufene „Apothekerrat". Die Mitglieder beider Körperschaften wurden nicht durch das Vertrauen ihrer Fachgenossen auserwählt, sondern behördlich ernannt. Mit dem 1. Juli 1921 wurden anläßlich der Errichtung eines preußischen Landesgesundheitsrats sowohl die „Technische Kommission" wie der „Apothekerrat" aufgehoben. Über ihre Geschichte und ihre Wirksamkeit ist unter dem Titel „Morituri" in der Pharmazeutischen Zeitung 1921 Nr. 44 berichtet worden. Mit der durch Verordnung vom 2. Februar 1901 erfolgten Einrichtung der Preußischen Apothekerkammern, die durch Gesetz vom 21. April 1923 eine neue Organisation erhalten haben, waren sie jedenfalls gänzlich überflüssig geworden. Der Gedanke der aus freien Wahlen aller berufstätigen approbierten Apotheker hervorgegangenen Apothekerkammern als mit mehr oder minder größerer Disziplinargewalt ausgestatteter offizieller Standesorganisationen hat sich in Deutschland allmählich durchgesetzt. So bestehen jetzt außer in Preußen Apothekerkammern in Baden, Bayern, Braunschweig (Kammer der Ärzte und Apotheker), Hessen, Thüringen und Württemberg. Diese Kammern sind in Preußen seit 1933 als solche außer Funktion gesetzt. Ihre

Aufgaben werden provisorisch von amtlich beauftragten Persönlichkeiten erfüllt. In den zuständigen Ministerien bzw. Medizinalausschüssen der einzelnen Länder sind die Apotheker durch beamtete und nichtbeamtete Fachreferenten vertreten. In Preußen erfolgte die Schaffung einer derartigen Referentenstelle am 1. Oktober 1898. Der erste pharmazeutische Referent im damals noch die Medizinal- und damit auch die pharmazeutischen Angelegenheiten mitverwaltenden preußischen Kultusministerium war der Berliner Apothekenbesitzer und bisherige erste Vorsitzende des Deutschen Apothekervereins Max F r o e l i c h. Im nationalsozialistischen neuen Deutschland vertrat das Apothekenwesen im Preußischen Innenministerium bis zur Zusammenlegung des Reichs- und Preußischen Innenministeriums im Herbst 1934 der Mitbegründer der für den nationalsozialistischen Gedanken Pionierarbeit leistenden „Arbeitsgemeinschaft Deutscher Apotheker", Regierungsrat H. R. F i e k. Im Reichsgesundheitsamt werden die pharmazeutischen Belange in einer besonderen Abteilung bearbeitet, die von dem Oberregierungsrat A. L i n z geführt wird.

Ein so reges wissenschaftliches und Standesleben erforderte naturgemäß dringend eine lebhafte und vielseitige Publikationstätigkeit. So hat der deutsche Apothekerstand sich bereits verhältnismäßig früh eine große und angesehene Fachpresse geschaffen und zu erhalten gewußt. Als erste, nur oder doch insbesondere für Apotheker gedachte periodisch erscheinende Veröffentlichungen dürften der im Jahre 1780 zunächst von G ö t t l i n g, später von B u c h o l z, dann von B r a n d e s und schließlich von T r o m m s d o r f f herausgegebene „Almanach oder Taschenbuch für Scheidekünstler und Apotheker", und das 1793 von T r o m m s d o r f f begründete „Journal der Pharmazie" anzusehen sein. Es folgten verschiedene andere wissenschaftliche Zeitschriften von hohem Range, als deren Mitarbeiter und Herausgeber wir alle Namen wiederfinden, die in der pharmazeutischen Welt jener Tage von Klang und Bedeutung waren. Erhalten geblieben ist von ihnen das im Jahre 1822 gegründete, von B r a n - d e s, D u M ê n i l und W i t t i n g zunächst als „Archiv des Apothekervereins im nördlichen Teutschland" herausgebrachte und vom Jahre 1835 an als „Archiv der Pharmazie" erscheinende wissenschaftlich-repräsentative Organ der deutschen Pharmazie, das seit dem Jahre 1924 gemeinsam vom Deutschen Apothekerverein und der Deutschen Pharmazeutischen Gesellschaft herausgegeben wird und demgemäß von diesem Jahre ab den Titel „Archiv der Pharmazie und Berichte der Deutschen Pharmazeutischen Gesellschaft" führt.

Von den zur Zeit in Deutschland periodisch erscheinenden Zeitschriften pharmazeutisch-allgemeiner Natur ist die am 5. April 1856 erstmalig erschienene, von Hermann M u e l l e r in Bunzlau begründete Pharmazeutische Zeitung die älteste. Das gesamte Fachleben der letzten 79 Jahre hat in ihr einen Niederschlag gefunden, und sie hat in immer wachsendem Umfange den ganzen Umkreis pharmazeutischer Möglichkeiten und Notwendigkeiten, das wissenschaftliche und wirtschaftliche, das fachtechnische, fachpolitische, fachjuristische und fachhistorische Interessengebiet des Apothekers zu aktueller Wirkung und zu fördernder Darstellung gebracht. Die nächstälteste, noch bestehende pharmazeutische Zeitschrift ist die von H a g e r 1859 gegründete Pharmazeutische Centralhalle. 1861 gründete Apotheker Z w i n k in Göppingen ein „Pharmazeutisches Wochenblatt", das 1886 von K o b e r seinen derzeitigen Namen, „Süddeutsche Apotheker-Zeitung", erhielt. 1886 wurde ein seit 1870 bestehender „Pharmazeutischer Centralanzeiger" vom Deutschen Apothekerverein angekauft und als „Apotheker-Zeitung", jetzt „Deutsche Apotheker-Zeitung", zum Vereinsorgan gemacht. Im Jahre 1905 erschien erstmalig das Organ des Verbandes deutscher Apotheker, das „Zentralblatt für Pharmazie und Chemie", später „Zentralblatt für Pharmazie", das 1933 einging. Eine besondere Bedeutung gewann die am 1. Juni 1932 erstmalig erschienene, als pharmazeutisches nationalsozialistisches Kampfblatt begründete Zeitschrift „Die Deutsche Apotheke". Es ist ein beachtliches Zeichen der Zeit, daß von verschiedenen Seiten (Verunda, Ründeroth und Gissinger, Oberhausen) Zeitschriften herausgegeben werden, die der Unterrichtung des Apothekers in der Kunst der Werbung und der Werbung als solcher dienen.

VII.

Der von den Apothekern so eifrig geförderte Aufstieg der Chemie zeitigte in seinem weiteren Verlaufe eine Entwicklung, die seinen ursprünglichen Nutzen für die Pharmazie und ihre Vertreter in das Gegenteil zu verkehren drohte. Je stärker sich die Erzeugnisse pharmazeutisch-chemischen Ursprungs mehrten, desto schwieriger wurde es für die einzelne Apotheke, ihren gesamten Bedarf an Chemikalien selber herzustellen. Bald übernahmen wissenschaftlich besonders tüchtige Apotheker, die zugleich mit der erforderlichen kaufmännischen Begabung ausgestattet waren, die Versorgung ihrer Fachgenossen mit den von diesen benötigten Präparaten. Die Nachfrage wuchs, der Betrieb mußte vergrößert und in besondere Räume verlegt werden, aus dem Apothekenlaboratorium entstand die chemische Fabrik. Das ist der Weg, den, um nur die größten zu nennen, die Chemische Fabrik von E. Merck in Darmstadt, die Chemische Fabrik J. D. Riedel in Berlin-Britz und die Chemische Fabrik auf Aktien E. Schering, jetzt Schering-Kahlbaum, in Berlin gegangen sind.

Es ist selbstverständlich, daß bei dieser Entwicklung die Apotheken als Fabrikationsstätten mehr und mehr an Bedeutung verloren. Ihnen blieb, besonders nach dem Siegeszuge der synthetischen organisch-chemischen, eine größere Apparatur voraussetzenden Arzneimittel nur noch die Herstellung der einfacheren chemischen, und der auf dem Wege eines pharmazeutisch-technischen Arbeitsprozesses herzustellenden galenischen Produkte. Und selbst diese lieferte ihnen die Fabrik häufig genug billiger, als sie auf dem Wege der Selbstanfertigung bei der Geringfügigkeit der von dem einzelnen Apotheker gebrauchten Mengen sich hätten herstellen lassen. Dazu kam eine immer wachsende Überflutung des Arzneimittelmarktes mit fabrikmäßig hergestellten, abgabefertigen Arzneispezialitäten.

An dieser Wende erfolgte eine bedeutungsvolle Umstellung der deutschen Apotheke. Die Herstellung der Chemikalien, das Sammeln der pflanzlichen Drogen traten zurück gegenüber der Verpflichtung und der Fähigkeit des Apothekers zur Prüfung der gekauften Arzneimittel auf ihre Güte und Brauchbarkeit, gegenüber seiner Kenntnis des Wesens und der Verwendung der Arzneispezialitäten. Aus einer Fabrikationsstätte wurde die Apotheke zur letzten und weitgehend verantwortlichen Kontrollstation aller Arzneimittel vor ihrer Abgabe an das Publikum, und diese Tatsache gibt der Arzneiversorgung dieselbe Sicherheit, läßt die Apotheke ebenso zur unentbehrlichen Instanz werden, wie früher die Selbstherstellung aller in der Rezeptur und im Handverkauf zur Abgabe gelangenden Arzneistoffe im eigenen Laboratorium des einzelnen Apothekenbetriebes.

Diese moderne Apotheke der Arzneiabgabe und Herrichtung von zum großen Teile fertig bezogenen Chemikalien und Drogen sieht natürlich völlig anders aus als ihre Vorgängerinnen im 16., 17. und 18. Jahrhundert. Die vielen tierischen Drogen, die diesen ihr besonderes Gepräge gaben, sind verschwunden, und mit den Zeiten des Barock und des Rokoko haben auch die prunkvollen Apothekeneinrichtungen jener Tage einfacheren und doch für das heutige Auge oft nicht minder schönen Zweckformen Platz machen müssen. Was vielen Apotheken der Gegenwart aber ein ganz besonderes Gepräge gibt, ist die immer stärker werdende Bedeutung der Homöopathie für die Arzneiversorgung und damit auch für den Betrieb der Apotheken.

Die Stellung der Homöopathie innerhalb der medizinischen Wissenschaft ist auch heute noch, nach über hundertjährigem Bestehen, nicht völlig unumstritten. Trotz der wachsenden Anerkennung von ärztlicher Seite liegt ihre Ausübung immer noch zum großen Teil in den Händen von Laien, und erst ganz neuerdings nimmt die offizielle Ausbildung der Apotheker auf sie Bezug. Trotzdem ist die Homöopathie längst zu einem wichtigen Bestandteil des Arzneimittelverkehrs geworden, und die Apotheken wurden genötigt, ihr eine besondere Aufmerksamkeit zuzuwenden. Der Begründer der wissenschaftlichen homöopathischen Arzneizubereitung war ein deutscher Apotheker, der Geheime Hofrat Dr. Willmar S c h w a b e in Leipzig, dessen im Jahre 1872 in erster Auflage erschienene „Pharmacopoea homöopathica polyglotta” die Grundlage der homöopathischen Arzneianfertigung aller Länder gebildet hat. Sie ist in alle Sprachen übersetzt worden und ist in immer neuen Auflagen erschienen. Das im Schwabeschen Verlage 1934 erschienene Homöopathische Arzneibuch, zweite veränderte Auflage, ist mit Wirkung ab 1. Oktober 1934 zum offiziellen deutschen Homöopathischen Arzneibuch geworden. Die Schwabesche homöopathische Zentralapotheke in Leipzig ist die größte und maßgebendste Apotheke dieser Art auf der ganzen Erde.

Handelte es sich bei dem Übergang der Herstellung des Hauptteils der Arzneimittel aus der Apotheke in die Fabrik und bei dem Einzuge der Homöopathie in die Apotheken um Entwicklungsvorgänge, die im wesentlichen auf Fortschritten wissenschaftlicher Natur (Alkaloidchemie, Heilmittelsynthese), auf neuen Vorstellungen über Ursache, Art und Angriffspunkte therapeutischer Maßnahmen beruhen — hier muß auf die Serumtherapie und die Chemotherapie im Sinne Ehrlichs hingewiesen werden —, so war die immer steigende Flut fabrikmäßig hergestellter abgabefertiger Arzneien mehr eine Folge der immer mehr Platz greifenden Auswertung der Herstellung und des Vertriebes von Arzneimitteln unter rein kaufmännisch-industriellen Gesichtspunkten. Eine alle Register psychologischer Beeinflussungsmöglichkeit beherrschende Kunst der Werbung, zum erstenmale systematisch auf dem Gebiete des Arzneimittelmarktes in Anwendung gebracht, erzielte nicht nur bei dem Laienpublikum, sondern auch bei den Ärzten außerordentliche Erfolge. Der Grund für die erstaunlich rasche und hemmungslose Vernachlässigung der individuellen Rezeptarznei zugunsten der Arzneispezialität seitens der Mehrzahl der deutschen Ärzte lag zum Teil in einer sozialen Neuschöpfung, die in der Folgezeit die innere und äußere Struktur des deutschen Ärzte- und Apothekerstandes in ganz besonderem Maße beeinflußt hat: In der durch Gesetz vom 15. Juni 1883 geschaffenen Kranken-Zwangsversicherung für die Arbeiter gewerblicher Betriebe, die durch spätere Gesetze auf immer weitere Kreise der Bevölkerung ausgedehnt wurde und zur Zeit mit den gleichfalls von den Krankenkassen teilweise mitversorgten Familienangehörigen der Versicherten etwa die Hälfte der Bewohner des Deutschen Reiches umfassen dürfte. Diese plötzliche Vermehrung ihrer Klientel ließ vielen Ärzten eine Erleichterung in der Rezeptverordnung, wie sie die Verschreibung fertiger Präparate bot, erwünscht erscheinen. Als Wirkung ergab sich, daß die Kunst der individuellen Arzneiverordnung, die Kenntnis des für eine individuelle Therapie zur Verfügung stehenden Arzneimittelschatzes den Ärzten mehr und mehr verloren ging.

Dazu kam, daß die Krankenkassen im Laufe der Zeit immer mehr auf eine billige Arzneiverordnung hinwirkten. Die Spezialitätenfabriken kamen diesen Wünschen durch anscheinend oder wirklich wohlfeile Erzeugnisse und Packungen entgegen, und die Rezeptrevisoren der Krankenkassen sorgten dafür, daß daneben tunlichst nur Handverkaufsmittel verschrieben werden und sich die Verordnung wirklicher Rezepte, soweit sie überhaupt noch stattfindet, auf verhältnismäßig einfache und billige Rezeptformeln beschränkt. Der Betrieb der deutschen Apotheke hat sich vergrößert. Hat er sich nicht zugleich vergröbert? Er ist in die Breite gegangen. Verlor er dadurch etwa an Tiefe?

Es ist schon vorhin die Umstellung erwähnt worden, die der Wandel der Zeit dem Apotheker auferlegt hat. Will man die Dinge nur unter dem Gesichtswinkel der Wissenschaftlichkeit des Apothe-

kers ansehen, dann ließe sich die These vertreten, daß die Funktions-
verschiebung innerhalb der Tätigkeit des praktischen Apothekers die
Anforderungen an seine Ausbildung, seine Kenntnisse und seine wissenschaftliche Leistung nur erhöht hat. Der frühere Arzneimittelhersteller konnte zum großen Teile Empiriker sein, der pharmazeutische
Analytiker ist ohne gründliche wissenschaftliche Grundlagen unmöglich, und aus der Not der Spezialitätenflut ist die Tugend der Kennt-
niserweiterung des Apothekers in bezug auf die Vielfältigkeit und
Kombinationsmöglichkeit verschiedenster Arzneistoffe und ihre therapeutische Wirkung und Wertung geboren worden. Dazu kommt, daß
der Apotheker selbst vielfach zum Spezialitätenhersteller wurde, daß
eine genossenschaftliche Herstellung von Arzneispezialitäten der
Apotheken einsetzte und schließlich in der Abwehr gegen die völlige
Ausschaltung der Apotheke als Arzneimittelproduktionsstätte eine
Bewegung zur Wiederbelebung der Apothekenlaboratorien einsetzte,
die häufig um so bessere Erfolge gezeitigt hat, als die hierauf auf-
merksam gewordene Technik ihr eine sie konkurrenzfähig machende
Kleinapparatur schuf und zur Verfügung stellte.

Sodürfte die deutsche Apotheke die ihr drohende Gefahr der
Verflachung überwunden haben. Sie hat kaufmännischen Gesichtspunkten in weitem Umfange Raum gegeben. Aber sie hat trotzdem
oder vielleicht gerade deshalb die wissenschaftlichen Grundlagen des
Berufes in neuerer Zeit noch stärker betont als je zuvor. In einer
Zeit, die für jeden Berufsstand, und nicht zuletzt für den des Kaufmanns, gründlichste Kenntnis seines Betätigungsgebietes zur selbstverständlichen Voraussetzung des Erfolges gemacht hat, ist es eine
k a u f m ä n n i s c h e Notwendigkeit für den Apotheker, die in seinem
Berufe in Betracht kommenden Kenntnisse in größtmöglichem Umfange zu besitzen, zu verwenden und — wie es jeder Kaufmann tut
— propagandistisch zu verwerten.

Diese Propaganda, die ja dem Gedanken der „Wahrheit in der
Werbung" durchaus entspricht, ist zugleich das beste Kampfmittel
gegenüber den Bestrebungen des sogenannten freien Arzneimittelhandels, die Freigabe tunlichst des gesamten Apothekenhandverkaufs
zu erreichen. Mit ihrer Hilfe ist mit aller Deutlichkeit zu beweisen,
wie wenig das Schlagwort der Gewerbefreiheit auf die Arzneimittel-
versorgung Anwendung finden kann, wie sehr diese „Freiheit" gleichbedeutend wäre mit der Möglichkeit, sich ungehemmt durch Kenntnisse und Kontrollvorschriften an Leben und Gesundheit seiner
Mitbürger vergreifen zu dürfen.

Dieser Querschnitt durch die Jahrhunderte der deutschen Pharmazie brauchte angesichts der vorausgegangenen eingehenden Ein-
zelabschnitte nur in knappem Überblick anzudeuten, was die deutsche
Pharmazie und der deutsche Apotheker waren und was sie sind.
Eines aber dürfte gerade die Gedrängtheit dieser Darstellung unver-
kennbar deutlich gemacht haben: Die drei Eigenschaften, denen die
deutsche Apotheke der Vergangenheit ihren Ruf und ihre Bedeutung

verdankte, sie sind schon deshalb für immer kennzeichnend für die deutsche Pharmazie, weil sie ja die Merkmale deutscher Art, deutschen traditionsbewußten Bürgertums überhaupt sind. Sie heißen:

Gewissenhaftigkeit, Arbeitsfreudigkeit und Streben nach wissenschaftlicher Vollendung.

Tabellenteil.

1. Apotheker- und Medizinalordnungen

Wegen der in Klammern befindlichen Zahlen vergleiche das Verzeichnis der Archive und Bibliotheken.

1162—1202 Statuta sive leges Municipales Arelatis[1])
1240 Medizinalordnung des Kaisers Friedrich II.,[2])
1271—1322 Baseler Apothekereid, (48)
1335—1350 Medizinalordnung des Kaisers Karl IV., (12)
1350 N ü r n b e r g , Verordnung, (43)
1387 K o n s t a n z , Ratsbeschluß, (32)
1395 K ö l n , Medizinalordnung,[3])
1397 R e g e n s b u r g , Apothekerordnung,[1])
1404 B a s e l , Apothekerordnung nebst Taxe, (4)
1423—1426 B a s e l , Apothekerordnung, (4)
1436 Verordnung des Kaisers Sigismund (Stadtärzte),[1]]
1442 N ü r n b e r g , Ratserlaß, (43)
1460 B a s e l , Apothekerordnung (Entwurf), (4)
1457 S t u t t g a r t , Bestallung als Apotheker (Stuttg. Urk.-Buch),
1461 F r a n k f u r t , Dienstbrief als Apotheker, (18)
1461 F r a n k f u r t , Apothekerordnung nebst Taxe, (18)
1470 K o n s t a n z , Apothekerordnung, (32)
1471 H e i d e l b e r g , Apothekerordnung nebst Taxe,[4])
1478 K ö l n , Apothekerordnung, (29)
1482 S t u t t g a r t , Apothekerordnung nebst Taxe, (Stuttg. Urk.-Buch)
1491 U l m , Apothekerordnung nebst Taxe,[5])
1493 H a l l e , Bestallung als Apotheker,[6])
1500 F r a n k f u r t , Apothekerordnung, Juramentum Aromaticorum, Juramentum Medicorum, Besichtigungsordnung, Taxe, (18)
1502 W ü r z b u r g , Ordnung für Ärzte und Apotheker in deutscher und lateinischer Sprache, (54)
1505 N ü r n b e r g , Ratsverordnung v. 3. Juni 1505, (43)
1519 L ü b e c k , Ratserlaß, (34)
1529 N ü r n b e r g , Ordnung der Stadt Nürnberg mit allgemeinen Taxbestimmungen,[7])
1533 Constitutio criminalis Carolina, (Reklam-Bibliothek)

---

[1]) A d l u n g , Dr., Die ältesten deutschen Apothekerordnungen, 1931.
[2]) H u i l l a r d - B r é h o l l e s , Historia diplom. Friderici Secundi, Paris 1854.
[3]) S c h m i d t , Alfred, Die Kölner Apotheken, 1918.
[4]) D o n a t , Wilh., Die Geschichte der Heidelberger Apotheken, 1912.
[5]) R e i c h a r d t , Beitr. zur Geschichte der Apotheken unter vorzügl. Berücksichtigung der Apotheken zu Ulm, 1825.
[6]) D r e y h a u p t , v. Joh. Christ., Die Beschreibung des Saale Kreyses II, 1750.
[7]) P e t e r s , Hermann, Aus pharmaz. Vorzeit, 1886.

1535 W ü r z b u r g , Neue Medizinalordnung des Conrad v. Thüngen, (54)
1538 H a l b e r s t a d t , Apothekereid, (36)
1547 N ü r n b e r g , Erste gedruckte Nürnberger Apothekerordnung vom
16. Mai 1547,[7])
1548 Reformatio guter Polizey Artikel 33 (Reichstag zu Augsburg),[8]]
1550 W ü r z b u r g , Neue Medizinalordnung des Melchior von Zobel, (54)
1550 S a c h s e n , Ausschreiben Churfürst Moritzens und Herrn August,
Gebrüder, Hertzoge zu Sachsen vom 12. November 1550 (Landesordnung),
1551 N ü r n b e r g , Ratsbeschlüsse betreff. Verbesserung des Nürnberger
Apothekenwesens vom 8. Juli 1551, (43)
1554 J e n a , Visitation, Reformation vnd Setzung einer Tax, (51)
1554 Ü b e r l i n g e n , Apothekerordnung und Eid,[9])
1555 N ü r n b e r g , Besserung der Apotheckher Ordnung v. 7. Juni 1555,
(Nürnberger Kreisarchiv),
1555 P r e u ß e n , Apothekerordnung des Herzogs Albrecht, (30)
1558 S a a l f e l d , K o b u r g , Apothekerordnung v. 9. November 1558 (51)
1559 S t u t t g a r t , Tax, Staat und Aid der Medicorum und Apotheker in
Form eines kirchenrätlichen Erlasses, aufgenommen in die Landesordnung vom 17. August 1567, (50)
1563 P r e u ß e n , Privilegium oder Confirmation vber die Visitation vnndt
Ordnungk der Apothecken zu Königsberg vom 30. April 1563, (30)
1564 K a s s e l , M a r b u r g , Apotheker-Ordnung der Statt Cassel und
Marpurgk, Cassel 9. März 1564,[10])
1564 U l m , Apothekerordnung des Rats der Stadt Ulm,[5])
1566 W ü r t t e m b e r g , Ordnung der Medicorum und Apotheker im Fürstenthum Württemberg und Tax, (50)
1567 L i e g n i t z , Apothekertax und Ordnung aller Ertzneyen, so in der
Fürstl. Stadt Lignitz vorhanden gedr. 1568, (9, 20)
1567 S a c h s e n (Thüringen), Apotheken Reformation vom 24. Februar
1567, (51)
1568 L i e g n i t z , Apotheker-Ordnung, (20)
1574 K o b u r g , Die Fürstl. Sächsische Apothekerordnung und Taxe der
Stadt Coburg, (43, 54)
1576 W ü r t t e m b e r g , Neudruck der Apothekenordnung v. J. 1566, (50)
1577 Reichspolizeyordnung Artikel 34 Über die Apotheken,
1577 M a g d e b u r g , Apotheker Ordnung nebst Taxt und Verdienung,
(42, 43)
1578 L ü n e b u r g , Apotheken Ordnung, wie solch in der Statt Lüneburg
gehalten werden soll, (35)
1578 F r a n k f u r t a. M., Der Statt Frankfurt erneuwerte Reformation
Frankf. a. M. 1578, (39)
1580 A r n s t a d t , Die neue Ordnung der gräfl. schwarzburgischen Schloßapotheke zu Arnstadt mit dem Pflichtenverzeichnis der Apothekergesellen,[11])
1580 S a c h s e n (Thüringen), Polizey und Landesordnung der Fürsten Johann der Mittlere, Johann Wilhelm und Johann Friedrich der Jüngere
(LIX Von Ertzten und Apoteckern), (27)
1582 W o r m s , Reformatio und erneuerte Ordnung der Apothecken und
Stadtärzte in Wormbs sampt Tax aufs Jahr 1582, (9, 39, 42, 43, 54)

---

[8]) A d l u n g , Dr., Die Entwicklung des brandenb.-preuß. Apothekenwesens, 1930.
[9]) Z i m m e r m a n n , W., Aus der Geschichte der Med. Reformation
zu Überlingen (Südd. Apot.-Ztg. 1926).
[10]) S e y b o l d , Dokumente zur Geschichte der Pharmazie (Apoth.-Ztg.
1894, 1896, 1897).
[11]) A d l u n g , Dr., Das thür. Apothekenwesen (Pharm. Ztg. 1930—32).

1582 A u g s b u r g , Medizinalordnung, verbesserte,[7])
1582 F r a n k f u r t a. M., Reformatio und erneuerte Ordnung der Apotheken, Frkf. a. M. 1582, (39, 42)
1583 L i e g n i t z , Apotecken Tax vnd Ordnung aller Artzneyen der Apotecken der fürstl. Stadt Lignitz Im Jahre 1583 durch die Verordnete Visitatoren der Billigkeit nach gestellet und in Druck gebracht 1584, (42)
1583 W ü r z b u r g , Neue Medizinalordnung (Julius Echter), (54)
1584 M ü n s t e r , Apothekerordnung vom Jahre 1584,[12])
1584 B a m b e r g , Apothekerordnung, neue nebst Apothekertaxe,[13])
1585 W ü r t t e m b e r g , Neudruck der Apothekerordnung v. Jahre 1566, (50)
1586 P a s s a u , Reformation Passauische Arzt . . . Ordnung nebst Apothekentaxe, Passau 1586, (39, 54)
1586 H a m b u r g , Apothekenordnung und Tax der Stadt Hamburgk, (20)
1588 K ö l n , Apothekerordnung vom 23. Mai 1588,[3])
1589 M e m m i n g e n , Apotheker Ordnung von Memmingen,[15])
1588 U l m , Reformatio der Apothekenordnung vom Jahre 1491, (20)
1589 T h ü r i n g e n , Polizey und Landesordnung, (9)
1592 N ü r n b e r g , Gesetz, Ordnung und Tax / Von einem Raht / der Stadt Nürmberg, dem Collegio / Medico, den Apotheckern und anderen / angehörigen daselbsten gegeben Aegrotorum salus suprema lex esto Getruckt zu Nürmberg 1592 und 1593 nebst Taxe, (9, 39, 40, 42, 49)
1594 A u g s b u r g , Apothekerordnung,[12])
1595 N e u b u r g , Reformatio und Ordnung der Apotheker vom 1. September 1595, (12)
1596 H e n n e b e r g , Ordnung und Taxe von Henneberg, (38)
1597 D a n z i g , Apothekerordnung des Freistaates Danzig (Apoth.-Ztg. 1898, S. 87),
1597 A u g s b u r g , Eines Ersamen Raths der Statt Augspurg Apotheker-Ordnung, darinnen auch andere so daselbst mit Ertzneyen umbgehen Jhres Berufs erneuert und verwarnt werden. Augspurg 1597, (9, 42)
1600 H e l m s t e d t , Reformation und Ordnung Bey der Julius-Univ. und Erbaren Rats-Apotheke zu Helmstedt Auch Taxa pp Gestellet von den Professoren der Medicin. Helmstedt anno 1600, (5, 6)
1600 G ö r l i t z , Ordnung welchergestalt es mit verfertigung der Artzneyen in den Apotecken zu Görlitz soll gehalten werden. Neben anmeldung des Taxes und Werds / aller darinnen befindlichen Materialien / auch wie thewer eine jedere Artzney aus den Simplicibus und Compositis verkaufft werden soll pp, (9, 54)
1601 C e l l e – L ü n e b u r g , Apothekerordnung vom 4. März 1601, (35)
1602 S a a r b r ü c k e n , Apotheker- und Medizinalordnung,[14])
1604 L i e g n i t z , Apothekenordnung von Liegnitz. Confirmirte Apotheken-Taxa eines Ehrbaren Rathes der Stadt Liegnitz 1604, (20)
1605 M a i n z , Reformatio Vnnd ernewerte Ordnung derer Apotecken vnd was sich die Ordinariy Medici, Chyrurgii, Barbyrer / vnd andere angehörige in praxi Medica, in der Churfürstlichen Stadt Meyntz / hinfüro zu verhalten. Sampt verordnetem Tax / Wie nemblich vnnd in was werth / alle Artzneyen / sowol Simplicia als Composita durch die Apotecke hinfüro verkaufft vnd gegeben werden sollen anno 1605, (9, 20, 25)
1606 L ü b e c k , Der Kayserl. freyen undt d. Reicheß Stadt Lübeck Apotheker-Ordnung, darinnen begriffen, was sich ihre verordnete Medici,

---

[12]) B e r e n d e s , Das Apothekenwesen, 1907.
[13]) H o r n , v., Geschichte der Apotheken zu Bamberg (Arch. d. Pharm. 1875).
[14]) R u p p e r s b e r g , Arzt und Apotheker in alter Zeit (Saarbrücker Ztg. 1928).

Apotheker vnd derselben Gesellen zu verhalten mit angeheffter Taxa vnd wyrderung aller Arzeneien, welche in Apotheken verkaufft werden, (34, jedoch ohne Taxe)

1606 S c h w e i n f u r t, Apothecken gute Ordnung vnd Reformation vnd Apotheker Tax vom Rat erlassen 20. November 1606.
Apotecken Tax der Statt Schweinfurt. Auss Mängel der Exemplarien widermal auffs neue auffgeleget und mit etlichen, sowohl Einfachen als Zusammengesetzten Stücken vermehrt durch Leonhardum Bauschum Phil. et Med. D. 1607, (9, 46)

1607 F r e i b u r g (Breisgau), Reformation aller Requisiten derer Apotecken bey einer löbl. Vorder-Österreichischen Statt Freyburg im Breyssgauw, (9, 48)

1607 W i t t e n b e r g, Kurtzer Bericht / wie die Artzneyen / welche in vorstehender sterbensgefahr allhier zu Wittenberg / in der Apotheken angeordnet / Nützlich mit Gottes hülff zu gebrauchen sind. Gestellet / von dem Collegio Medico daselbst. 1607.
Beigefügt Taxa etlicher Simplicien und andere Artzneyen / in der Apotheken derer in diesem Bericht gedacht, (13)

1607 U l m, Der Apotecker Ordnung Anno 1564 aufgerichtet, vnd Anno 1607 den 8. Aprilis Renoviret,[5])

1607 K o b u r g, Der Fürstl. Herrn Johann Casimirs vnd Johann Ernsten, Gebrüdern Hertzogen zu Sachsen Renovirte vnd confirmirte Ordnung Wie es in I. I. F. F. G. G. Landen mit den Apothecken zu halten. 1607 Koburgk, (27)

1609 W o r m s, Reformatio / Und erneuerte Ordnung der Apotecken, Sampt bey verwahrtem Tax. Auffgericht im Jahre 1582 Gedruckt zu Frankfurt 1609, (9, 20, 22)

1609 A n s b a c h, Apothekerordnung und Tax zu Onoltzbach in der Apotecken 1609, (54)

1609 C ö t h e n, Apothecker Ordnung und Taxation aller Medicamente . . . so in der Apothecken zu Cöthen gehalten werden, Zerbst 1609, (9, 20)

1609 K i t z i n g e n, Apothekerordnung des Rats der Stadt Kitzingen vom Jahre 1609,

1609 P r e u ß e n, Apothekerordnung im Herzogtum Preußen, (30)

1609 O s t e r w i c k, Apotheken Ordnung und Tax der Stadt Osterwick, Gedr. Goslar 1609,[15])

1609 H e l m s t e d t, Kurtze Notwendige Ordnung und Raht, auch Verzeichnis und Taxe der Artzneyen, welche wieder die jetzo gifftige und geschwindegrassirende Pest in der Apotheke allhiero zum Besten gestellet, Helmstaedt 1609,[15])

1612 F r a n k f u r t a. M., Reformation oder ernewerte Ordtnung der Stadt Frankfurt a. M. . . . beneben dem Tax und Werth der Artzneyen, welche in den Apothecken allda zu finden. Frankfurt 1612, (20, 54)

1612 H e n n e b e r g, Der Fürstl. Graffschafft Hennebergk Anno 1612 ernewerte und confirmirte Apothecken Ordnung, zusampt dem Tax. Gedr. Schleusingen. 1612, (27)

1612 N ü r n b e r g, Leges ac statuta ampliss. senatus norimbergensis ad medicos, pharmacopaeos et alios pertin. norimbergae 1612, (42)

1614 L i e g n i t z, Der fürstl. Stad Lignitz Apoteken Ordnung und Taxa bey dero im Monat Julio 1614 gehaltenen Visitation erneuert gemehret und verbessert, 1615 vom Herzog bestätigt, (20)[16]]

1614 S p e y e r, Ordnung der Apotek, wie mit derselben in der Kaiserlich. Reichstatt Speier soll gehalten werden sampt verordnete Tax, Speier 1614, (37, 54)

---

[15])T u n m a n n, Eine Zusammenstellung alter Arzneitaxen (Pharm. Zentralh. 1907).

[16]) F l ü c k i g e r, Dokumente zur Geschichte der Pharmazie (Arch. d. Ph. 1876).

1614 **L ö w e n b e r g**, Der Stadt Lewenberg Apoteken Tax und Ordnung . . . auffgerichtet 1614 Gedr. Lignitz, (20)

1615 **H o l s t e i n , S c h a u m b u r g** und **S t e r n b e r g h**, Land- und Polizeiordnung, Abschn. LVIII „Von den Apotheken",

1616 **W e r t h e i m**, Apothekerordnung der Stadt Wertheim vom 12. Dezember 1616 (Südd. Apoth.-Ztg. 1933, S. 407),

1617 **H e s s e n - K a s s e l**, Medizinalordnung Unseres von Gottes Gnaden Moritzen Landgraffen zu Hessen, (20, 27)

1618 **B r e s l a u**, Apotecker Ordnung und Taxa der Kayserl. und Königl. Stadt Breszlaw. 1618, (27)

1618 **L ü n e b u r g**, Apothekenordnung vom 8. Januar 1618, (35) Catalogus medicamentorum omnium, tam simplicium quam compositorum in Pharmacopolio Luneburgensi Senat. vendibilium adjecto cujuscunque simplicis et compositi valore tolerabile,

1618 **M a i n z**, Reformatio . . . deren Apotecken . . . in der Churf. Statt und Ertzstifft Meyntz sampt verordneter Tax 1618, (20, 25)

1619 **T r i e r**, Apothekerordnung des Kurfürsten Lothar vom 2. Juli 1619 (Apoth.-Ztg. 1930),

1621 **B r a u n s c h w e i g , L ü n e b u r g , C e l l e**, Apothekerordnung vom 31. März 1621,[17])

1623 **A l t e n b u r g**, Reformatio Heilsame Satzung und Ordnung der fürstl. Stadt Altenburgk nebst einer Taxe und Würderung, (1)

1623 **S c h a u m b u r g**, Reformation oder Erneuerte Ordnung der Schawenburgischen Apotheken zu Stadthagen, Bückeburg und Rinteln, beneben dem Tax und Werth der Wahren und Artzneyen pp Rinteln,[10])

1624 **N ü r n b e r g**, Verneuerte Gesetz Ordnung und Tax eines . . . Rats des Heyl. Reichs Statt Nürnberg 1624 dem Collegio medico, den Apothekern und anderen angehörigen daselbsten gegeben, (9, 42)

1626 **F r a n k f u r t**, Reformation oder erneuerte Ordnung . . . der Heyl. Röm. Reichs Statt Frankfurt a. M. Beneben Tax und Werth 1626 (Valor et Taxatio pp,[15])

1626 **W ü r t t e m b e r g**, Medizinalordnung mit Apothekerordnung und Taxe (deß Hertzogthumbs Würtemberg ernewerte Apotecker-ordnung und Tax), 1626,

1626 **H e n n e b e r g**, Taxa oder Billigmäßige würderung aller materialien vndt artzneyen, so in der fürstl. Graffschafft Hennebergk. Anno 1626 renovirte, verbesserte vndt confirmirte Apothekenordnung zu findenn vndt verkauffte werden Schleusingen a. 1626, (38)

1628 **K ö l n**, Erneuerte Ordnung und Gesetz / des Heyligen Reichs Freyer Statt Coelln / die Medicos / Apotecker / Wundt Artzen / und andere angehörige treffendt. Sampt dem Werth und Tax der Artzeneyen so in den Apotecken erfindlich . . . 1628, (Apoth. Ztg. 1898),

1628 **S t e t t i n**, Reformatio pharmacopoliorum Stettinensium una cum designatione valoris sive Taxationis Medicamentorum tam simplicium quam compositorum quae in iisdem prostant. Gedr. zu Alten Stettin 1628, (20)

1629 **G ö r l i t z**, Leges de regimine pharmaceutico officinae Büttnerianae Gorlici cum ipsi pharmacopoeo, tum servientibus et discipulis tenendae nebst Taxe 1629, (20, 42)

1629 **K o b u r g**, Medicinalordnung des Herrn Johann Casimirs, Hertzogen zu Sachsen pp betr. Medici, Chirurgi Steinschneider pp (nicht Apotheker), 1629,[11])

1634 **E r f u r t**, Erweiterte Statuta facultatis medicae vom Jahre 1542,

1638 **M e m m i n g e n**, Apotheker Ordnung und Taxe der Stadt Memmingen,[15])

---

[17]) **A d l u n g**, Dr., Das Apothekenwesen im ehem. Königr. Hannover (Apoth.-Ztg. 1931).

1638 **H a m b u r g**, Revidirte und verneuerte Apothekerordnung der Stadt Hamburg nebst beygefügter Specification und Verzeichniß sowohl der Galenischen und chemischen Arzneimittel, die in den Apotheken Hamburgs präpariret werden, Hamburg 1638 (Apoth.-Verein Hamb.),

1641 **W ü r t t e m b e r g**, Deß Herzogthumbs Würtemberg Tax, 1641, (9)

1643 **H a l l e , M a g d e b u r g**, Augusti Erzbischofs von Magdeburg Apothekerordnung sampt Wahren und Arzneyen Taxe, Halle in Sachsen 1643,[15])

1643 **F r a n k f u r t**, Reformatio oder ernewerte Ordnung für die Medici und Apotheken samt Tax, Frankfurt 1643, (20, 39)

1644 **K o l b e r g**, Ordnung und Gesetze der Colbergischen Apotheken und Taxe aller Materialien und Arzneyen, 1644, (9)

1645 **E r f u r t**, Erfurter Apothekerordnung, aufgestellt vom Rat der Stadt Erfurt, (15)

1650 **W ü r t t e m b e r g**, Landesordnungen, 1650, (9)

1650 **B r e s l a u**, Apotheker Ordnung und Taxa / der Kays. u. Königl. Stadt Breszlaw auffgerichtet und publiciret, Anno 1650, (16)
Taxa Satz und Würderung / In was Werth in der Kays. und Königl. Stadt Breszlaw die Simplicia und Composita Medicamenta hinfürter in den Apothecken zu erkauffen seyn., 1650, (16)

1650 **B a u t z e n**, Ordnung und Grundtax der Apotheken Budissin 1650,[12])

1652 **N ü r n b e r g**, Verneuerte Gesetz, Ordnung und Tax dem Collegio medico, Apotheken und anderen angehörigen gegeben, 1652, (20, 39)

1652 **K o b u r g**, Medizinal- und Apothekerordnung vom Jahre 1652, (51)

1634 **U l m**, Wiederholte vnd Erneuerte Gesatz vnd Ordnung eines E. Raths der Stadt Vlm betreffend das Collegium Medicum, sampt anderen der Artzney Doctoren, wie auch Apotheker vnd Wundärtzt, Im Jahre MDCLIIII,[5])

1655 **H e n n e b e r g**, Des Fürstenthums Hennebergs revidirte Ordnung und Tax der Apotheken. Arnstadt 1655, (38)

1655 **H a l b e r s t a d t**, Apothekenordnung 1655,[8])

1656 **F r a n k f u r t**, Reformation oder Erneuerte Ordnung deß Heyl. Reichs Statt Frankfurt a. M. / die Pflege der Gesundheit betreffend. Beneben dem Tax und Werth / der Artzneyen / welche in den Apotheken zu Frankfurt anzutreffen und zu finden, (9)

1656 **U t r e c h t**, Taxa seu Pretium medicamentorum,[8])

1656 **R o t h e n b u r g** o. T., Reichsstatt Rotenburgische Apotheker- und Taxordnung, Rotenburg 1656,[15])

1657 **N o r d h a u s e n**, E. L. und Hochweisen Raths der Kays. freyen und des Reichs Statt Nordthausen Apotheken Ordnung und Taxa, 1657, (20, 52)

1657 **E ß l i n g e n**, Apothekerordnung,[16])
Consignatio omnium tam simplicium quam compositorum galenice et chymice praeparatorum medicamentorum pro tempore Joannis Schipperi prostantium Eßlingen. 1657, (17)

1658 **M a g d e b u r g - H a l l e**, Des Hochweis. Durchl. . . . Herrn Augusti Postulirten Administratoris des Primats und Ertz Stiffts Magdeburg . . . Apotheker-Ordnung und Taxa, welche in der Fürstl. Stadt Halle nöthig erachtet. 1658, (20)

1659 **W ü r z b u r g**, Tax und Ordnung der Apotecken, wie solche in dem Bistumb Würzburg . . . gehalten werden sollen, (54)

1660 **A n s b a c h**, Apothekerordnung der Markgrafschaft Ansbach (Südd. Apoth.-Ztg. 1931),

1660 **B a u t z e n**, E. E. Hochweisen Raths der Stadt Buddissin verneuerte Ordnung und Taxa der Apotheken allda, 1660, (20)

1662 **L i e g n i t z**, Neu revidirte Apotheker Ordnung und Taxa im Fürstenthumb Lignitz. 1662, (9, 20, 42)

1663 **W ü r z b u r g**, Taxa und Ordnung der Apotheken deß Hochw. Fürsten und Herrn H. Johann Philipsen deß h. Stuuls zu Mayntz Ertzbischoffen, Bischoffen zu Würtzburg . . . Wie solche in dem Bisthumb Würtzburg inskünftig gehalten werden solle. Würtzburg 1663, (39, 54)

1664 H a l b e r s t a d t , Edictum Regiminis Halberstadtensis vom 19. Oktober 1664,[17])

1665 R o t h e n b u r g o. T., Medizinalordnung,[10])

1665 B r e m e n , Erneuerte Apotheken Ordnung . . . und Taxa eines edlen ehrenvesten Hochweisen Raths der Stadt Bremen, 1665, (20, 42)

1666 M a g d e b u r g , Des Hochwürdigsten . . . Herrn Augusti, Postulirten Administratoris des Primats und Ertz Stifft Magdeburg . . . Apothekker und Taxordnung, welche in dero Fürstenthumb und Erb Landen inskünfftige gehalten werden soll . . . 1666, (9, 20)

1666 W ü r z b u r g , Apotheker Ordnung und Taxe, 1666, (20, 54)

1668 H e l m s t e d t , Helmstaedter Apothekerordnung,[12])

1669 F r a n k f u r t , Reformation oder Ernewerte Ordnung des Heyl. Reichs Stadt Franckfurt a. M. . . . betr. Apothecker . . . 1669, (20, 27, 42)

1669 F r a n k f u r t , Medizinalordnung der Stadt Frankfurt, (9)

1669 L e i p z i g , Apothekerordnung nebst Taxe, 1669, (42)

1670 S t r a ß b u r g , Der Stadt Straßburg renovirte Würtzordnung, 1670,

1671 M e i n i n g e n , Medizinal- und Apothekerordnung vom 15. Dezember 1671, (38)

1672 H a l b e r s t a d t , Eines Hochw. Dom Capituls der hohen Stiffts Kirchen und E. E. Raths zu Halberstadt ernewerte Apotecken Ordnung und Taxe, (9, 27)

1672 D ä n e m a r k (Schleswig-Holstein), Königl. Dänische Medicinal- und Apotheker Ordnung Hafniae 1672 (Medizinalordnung und Apotheker Ordnung vom 4. Dezember 1672),[15])

1673 W e i m a r , Ernewerte und verbesserte Medicinal- und Apotheker Ordnung . . . Johann Ernstes Hertzoges zu Sachsen . . . sampt beygefügter Taxa derer in der privilegirten Apotheken zu Weimar befindlichen Wahren und Artzneyen. Verordnung vom 19. November 1673, (20)

1673 F r e i b e r g (Sachsen), Der Rats Apothekerordnung und Taxe 1673,[12])

1673 S t r a l s u n d , Des E. F. Rats und der Stadt Stralsund Medicinal- und Apothekerordnung samt beigefügte Taxe, (47)

1674 H i r s c h b e r g , Apotheker Ordnung 1674 (Apoth.-Ztg. 1897),

1674 B r e s l a u , Breslaus Medizinalordnung v. Kaiser Leopold I. bestätigt, (Apoth.-Ztg. 1929, S. 1598),

1675 S t r a ß b u r g , Straßburgisches Collegium Medicum samt Ordnungen der Medicorum und Apotheker 1675,[15])

1675 W ü r t t e m b e r g , Medicinal Ordnung und Apotheker Ordnung und Taxe 1675,

1675 B r i e g . Die neu eingerichtete Apotheker Ordnung und Taxa der Stadt Brieg vom 15. Oktober 1675,

1679 S t r a ß b u r g , Der Stadt Straßburg renovirte Würtz Ordnung de anno 1679 und Ordonnance de la Ville de Strasbourg pour les épiceries, 1679,[15])

1679 N ü r n b e r g , Anderweit erneuert Gesetz und Ordnung der Apotheker 1679, (42)

1680 F r e i b e r g (Sachsen), Apotheken-Ordnung und Taxa derer in denen Apotheken der churftl. Sächs. alten freyen Berg Stadt Freybergk in Meissen befindlichen Medcamenten und Materialien, 1680, (20)

1680 F r a n k f u r t a. M., Reformation der Stadt Frankfurt a. M. die Pflege der Gesundheit betr. Frankf. u. Jena 1680, (39) nebst Valor sive taxatio medicamentorum, quae in officinis Francofurt. prostant. Franckfurt a. M. und Jena 1680, (49)

1681 M e i n i n g e n , Fürstl. Sächs. Erneuerte und verbesserte Ordnung. Nebst beygefügtem Tax, so wol ein- und ander Ihrer Mühe bey ihren Aufwart- und Verrichtungen, als auch der vornehmsten Apothecker-Waaren. Meiningen anno 1681, (9, 20, 42)

1683 T r i e r , Medicinal Ordnung des Kurfürsten Hugo von Orsbeck nebst
Gebührenordnung:
Von Belohnung der Apotheker, welcher denselben wegen angewand-
ter Unkosten und Arbeit gebüret, 1683,

1681 W ü r z b u r g , Taxa und Ordnung der Apotheken des Bistumb
Würtzburg, 1681, (9, 54)

1683 P r e u ß e n , Apothekenordnung des Herzogtums Preußen nebst Arzneitaxe, (30)

1685 B r a n d e n b u r g , Churfürstl. Brandenburgisches Medicinaledict vom
12. November 1685, (9)

1686 W ü r z b u r g , S p e i e r , Hochfürstl. Würzburgische und hochfürstl.
Speiersche Apotheken Verordnung, 1686,[12])

1686 F r a n k f u r t a. M., Reformation oder erneuerte Ordnung des Heyl.
Reichs Stadt Frankfurt a. M. beneben Tax und Werth, 1686, (20)

1686 M a g d e b u r g , Churfürstl. Brandenburgische im Herzogthum Magdeburg publicirte Prozeß Ordnung Halle 1686, (27)

1687 U l m , Gesatz (Wiederholte G.) und Ordnung der Stadt Ulm betr. das
Collegium med. samt anderen der Artzney Doctoren wie auch die
Apotheken und Wundärzte vom Jahre 1687, (39)

1687 U l m , nebst Des Heyl. Reichs Stadt Ulm erneuerter Tax 1687, (49)

1687 F r a n k f u r t , Reformatio nebst Taxe 1687, (42, 43)

1688 U l m , Neudruck der Medicinal Ordnung vom Jahre 1654, herausgegeben 1688,

1689 L e i p z i g , E. E. und Hochw. Raths der Stadt Leipzig vor die Apothecken daselbst aufgemachte und von Churf. Durchl. zu Sachsen gnäd.
cons. Ordnung und Taxa 1669 vom Bürgermeister und Rath unter-
zeichnet 1689 vom Herzog Johann Georg II. bestätigt, (20, 42)

1689 N ü r n b e r g , Ratsbeschluß betreff. Exklusivrechte der 7 Apotheken
vom 26. Oktober 1689, (20)

1692 M ü n s t e r , Artzney-Ordnung für Medici, Pharmacopoei, Chirurgi und
andere angehörige in praxi medica 20. Juni 1692, (41)

1693 B r a n d e n b u r g , Churfürstliche Brandenburgische Medicinal Ordnung und Taxe vom 30. August 1693, erschienen 1694. Taxa seu pretium omnium in officinis Marchiae usualium medicamentorum, (20)

1694 G o t h a , Fürstl. Sächs. Verordnung / Nach welcher in dem Fürstenthum Gotha die Medici, ingleichen die Apothecker und deren Provisores, Gesellen und Lehr-Jungen. nichts weniger die Laboranten /
Oculisten / Steinschneider pp . . . sich zu achten haben. Wobei zugleich die Tax Ordnung Vor die Medicos, Apothecker und Barbierer
zu befinden. Gotha 1694, (20)

1694 L e i p z i g , Apothekerordnung 1694, (20)

1696 B r a n d e n b u r g , Declaration über die vordem publicirte Medicinal
Ordnung und Taxe vom 30. Mai 1696, (9)

1696 A u g s b u r g , Medizinalerlaß vom 28. Juni 1696,

1696 S p e y e r , Kurfürstl. Arzneiordnung und Taxe 1696, (Zentralbl. f.
Pharm. 1930),

1697 R e g e n s b u r g , Erste gedruckte Apothekerordnung,

1697 H a l b e r s t a d t , Apotheken Ordnung Und Revidirte Taxa vom
17. Februar 1697, (9, 20, 39, 42)

1698 A u r i c h , Apothekenordnung, (2)

1700 N ü r n b e r g , Gesetz, Ordnung und Tax der Apotheken 5. Aufl., (42)

1701 E i s e n a c h , Fürstl. Sächsische Eisenachische revidirte und verbesserte Ordnung nebst beygefügtem moderirtem Apotheker-Tax Eisenach
1701, (27)

1703 D a n z i g , Medizinalordnung der Stadt Danzig, (9)

1704 P r e u ß e n , Königl. Preußisches und Churfürstl. Brandenburgisches
Medicinal-Edict wie auch erneuerte Apotheker Taxa 1704, (13, 40)

1705 A l t e n b u r g , Fürstl. Sächsische Landes Ordnung (Tit. V.),[11])

1706 **H a l l** (schwäb.), Erneuerte Ordnung der Medicorum, Apotheker, Wundärzte, Barbierer mit Tax, Hall 1706,

1708 **J ü l i c h - B e r g**, Jülich und bergische Medicinal Ordnung vom 25. April 1708, (9)

1710 **F r a n k f u r t** a. M., Erneuerte Ordnung, 1710, (42)

1710 **R o t e n b u r g**, Neue Medizinalordnung,[18])

1711 **H a m b u r g**, Die von Ihro Römischen Kayserl. Majestät allergnädigst confirmirte und von dero hohen Commission Publicirte Neue Apotheker Ordnung der Stadt Hamburg de dato 31. Martii 1711. Hamburg Gedruckt bei Conrad Neumann / E. E. Rats Buchdrucker,[10])

1714 **L ü b e c k**, Eines hoch Edl. hochweis. Rahts der Kayserl. Freyen und des Heyl. Röm. Reichs Stadt Lübeck Revidirte Medicinal-Ordnung, (34)

1714 **A n s b a c h**, Apothekerordnung u. Catalogus medicamentorum . . . cum erundem taxatione . . . derer Artzneyen, so in denen Apotheken des Burggrafethums Nürnberg unterhalb Geburg Onolsbach 1714, (20, 42, 43)

1714 **O l d e n b u r g , D e l m e n h o r s t**, Apotheker Ordnung für Oldenburg nebst Taxe,[12])

1715 **P r e u ß e n**, Königl. Preuß. und Churfürstl. Brandenburgisches Medicinal Edict und Ordnung wie auch erneuerte Taxe, 22. April 1715, (9, 20)

1717 **H a m e l n**, Der Stadt Hameln Apothekerordnung vom 3. May 1717 (Stadtarchiv Hameln),

1717 **H e s s e n - K a s s e l**, Ordnung des Landgrafen Ludwig von Hessen, (9)

1718 **F r a n k f u r t**, Reformation oder erneuerte Ordnung des Heyl. Reichs Stadt Frankfurt am Main die Pflege der Gesundheit betreff. . . . Neben dem Tax und Werth der Artzeneyen 1718,

1718 **G o t h a**, Fürstl. Sächs. Verordnung wie 1694, (48) Außerdem Tax Ordnung Vor die Medici, Apothecker und Barbirer. Gotha 1718, (23)

1720 **W ü r t t e m b e r g**, Des Herzogthumes Wirtemberg wiederholt und erneuerte Apotheker-Ordnung und Tax, Stuttgard 1720,[15])

1721 **B r a u n s c h w e i g , W o l f e n b ü t t e l**, Fürstl. Braunschweig. Wolfenbüttelsche Medicinal Ordnung nebst beigefügter Apotheker Taxa, Braunschweig 1721, (9, 20)

1722 **S t r a ß b u r g**, Apotheker Ordnung,[12])

1722 **K u r p f a l z**, Die kurpfälzische Apothekerordnung vom Jahre 1722 (Zentralbl. f. Pharm. 1931, S. 474),

1724 **O s n a b r ü c k**, Osnabrücker Apotheken Ordnung 1724,[17])

1725 **P r e u ß e n**, Allgemeines und neugeschärftes Medicinal-Edict und Verordnung vom 27. September 1725, (13, 42)

1725 **H e s s e n** (Gießen), Ordnung, wonach die Medici, Apotheker, Wundärzte und Hebammen sich verhalten sollen. 6. August 1725, (19)

1726 **Z i t t a u**, Ordnung und Taxa vor die Apotheke der Stadt Zittau, Zittau 1726, (9, 20)

1726 **Z e r b s t** (Anhalt), Hochf. Anhalt-Zerbstische Medicinal Ordnung und Apotheker Taxe . . . aller in denen Anhalt, Zerbst und Jeverschen Apotheken befindlichen Materialien, Zerbst 1726, (9, 20, 39)

1727 **P r e u ß e n**, Declaration der Königl. Allgemeinen Medicinal-Ordnung vom 27. September 1725, vom 22. April 1727, (9)

1727 **H e s s e n** (Darmstadt), Ordnung Uns. v. Gottes Gn. / Ernst Ludwigs / Landgrafen zu Hessen / Fürsteh zu Hersfeld pp wornach in unserem Fürstenthum und dazugehörigen Graf- und Herrschaften die Medici, Apotheker / Wund-Aerzte und Hebammen sich verhalten sollen. Darmstadt 1727, (19)

1728 **F u l d a**, Medizinalordnung und Arzneitaxe (erwähnt in der Apoth.- Ordnung v. J. 1785).

---

[18]) **T s c h i r c h** u. **T u n m a n n**, Handbuch der Pharmakognosie, 1910.

1731 A u r i c h , Apotheken Ordnung für die Hofapotheke zu Aurich, (2)
1731 H a n n o v e r , Medicinal Ordnung vom 8. Mai 1731, dazu Declaration
vom 20. August 1731,[17])
1736 H a d e l n , Medicinal Ordnung vom 10. April 1736, (44)
1738 L a u e n b u r g , Medicinal Ordnung vom 30. Mai 1738, (44)
1739 M ü n s t e r , Medicinal Ordnung nebst Apotheker Taxe, 1739, (42)
1744 S c h l e s i e n , Königl. Preuß. General-Medicinal Ordnung für das
souveräne Erb Herzogthum Schlesien und die Grafschaft Glatz vom 14.
Mai 1744.
Dazu General Tax Ordnung für Medicos, Chirurgos und Apotheker im
Erb Herzogthum Schlesien und der Grafschaft Glatz. Breslau 1744, (20)
1745 A n s b a c h , Verbesserte Brandenburgische Apotheker und Tax Ordnung des Fürstenthums Nürnberg vom 3. März 1745 Onolzbach, (9, 39)
1746 S c h l e s w i g - H o l s t e i n , Dänische Medicinal Ordnung vom Jahre
1672 in Schleswig Holstein in Kraft gesetzt,[19])
1747 S a a r b r ü c k e n , Medizinalordnung,[14])
1749 M ü n s t e r , Revidierte und erneuerte Medizinalordnung nebst Vorschriften und Gebührnisse . . . Medici, apothekarii,[20])
1750 S a c h s e n , Generale wegen Remedirung derer Gebrechen im Medi-
cinalwesen vom 29. Juli 1750 (Codex Augusteus III B. III. Abt.),
1751 P r e u ß e n , Königl. Preuß. und churfürstl. Brandenburgisches Medicinal Edict und Ordnung wie auch erneuerte Taxe vom Jahre 1751, (9)
1755 S p e y e r , Speyerer Apothekereid und Provisoreninstruktion (Südd.
Apoth.-Ztg. 1932, S. 9),
1755 W ü r t t e m b e r g , Medicinal Ordnung vom 16. Oktober 1755,
Tax und Preis der sowohl einfachen als zusammengesetzten Arzneyen,
welche in der Württembergischen Pharmakopoe beschrieben und in
denen Apotheken zu finden sind, 1755, (39, 42)
1755 S c h w a r z b u r g - R u d o l s t a d t , Instruktion vor die Apotheker,
Chirurgen, Barbirer und Bader aufgestellt 31. Juli 1755, (45)
1758 P r e u ß e n , General Medizinal Ordnung de 1746 erneuert, (49)
1758 S c h w e i n f u r t , Medicinal Ordnung des Hlg. röm. Reichs freyen
Stadt Schweinfurt, 1758, (39)
1761 A u g s b u r g , Eines hochedlen und hochweisen Raths d. heil. Röm.
Reichs Stadt Augsburg Apotheker-Ordnung erneuert 1761, (40)
1761 W ü r t t e m b e r g , Württembergische Medizinal Ordnung von 1761
(Südd. Apoth.-Ztg. 1897)
1762 H a n a u - L i c h t e n b e r g , Hanau-Lichtenbergische Apotheker Ordnung vom Jahre 1762,
1763 S a a r b r ü c k e n , Neue Medizinalordnung,[14])
1766 B a y e r n , Churfürstl. Mandat betr. Aufhebung aller Klosterapotheken
vom 6. Juni 1766,[12])
1768 H e s s e n (Kassel), Des Durchl. Fürsten Friedrich II. Landgrafen zu
Hessen, Fürsten zu Hersfeld pp Erneuerte Medicinal Ordnung Cassel
1768, (19)
1769 E s s e n , Apothekenordnung,
1773 J ü l i c h und B e r g , Bergische Medicinal Ordnung und Instruktion
vom 8. Juni 1773, (9)
1774 G l a t z , Apotheker Ordnung zu Glatz,[12])
1774 N e u w i e d , Verordnung der Grafen zu Wied für die beiden Apotheken zu Neuwied vom 2. Mai 1774, (9)
1777 M ü n s t e r , Medicinal Ordnung des Kurfürsten Maximilian Friederich,
Bonn den 14. Mai 1777,[17])
1778 H e s s e n , Hessische Medicinal Ordnung und Gesetze, welche das
Sanitätswesen betreffen. Cassel 1778, (9, 39)

---

[19]) S c h m i d t , Histor. Taschenbuch über d. Entstehung d. Apoth.,
Flensburg 1835.
[20]) H e l l w i g , Alte Taxen und Medizinalordnungen (Apoth.-Ztg. 1906).

1779 S c h w e d e n (Schwed. Pommern), Schwedische Medicinalordnung vom
7. Dezember 1779,
1780 O s n a b r ü c k , Apotheker Ordnung vom 10. November 1780, (44)
1782 H i l d e s h e i m , Medicinal Ordnung vom 13. Mai 1782, (26)
1782 B a y e r n , Kurfürstliches Mandat vom 25. Juni 1782,[12]) (gegen Kurpfuscher),
1785 F u l d a , Verordnung für die Apotheker des Fürstenthums Fulda nebst
Verzeichnis und Preise . . . welche in den Fuldaischen Stadt- und
Landapotheken zu finden sind Fulda 1786, (9, 20, 42)
1789 L i p p e - D e t m o l d , Medicinal Ordnung für Lippe Detmold vom 23.
Februar 1789, (39)
1791 R h e i n l a n d , Französisches Gesetz vom 17. März 1791,[21])
1791 N ü r n b e r g , Ratserlaß betr. Exklusivrecht für 6 Apotheken vom
31. Dezember 1791,[7])
1794 P r e u ß e n , Allgemeines Landrecht für die Preuß. Staaten vom 1. Juni
1794,[8])
1798 W ü r t t e m b e r g , Medizinalordnung vom Jahre 1798,[12])
1801 A u g s b u r g , Medizinalordnung der Stadt Augsburg, (9)
1801 P r e u ß e n , Revidierte Apothekerordnung vom 11. Oktober 1801, (9)
1803 R h e i n l a n d , Französische Gesetze vom 21. Germinal XI (11. April
1803) und 25. Thermidor XI (19. Juli 1803),[21]]
1804 B a y e r n , Kurfürstliche Entschließung vom 1. Dezember 1804,[21])
1805 S a c h s e n , Königliche Verfügung über das Apothekenwesen vom
16. November 1805,[21])
1805 S a c h s e n - W e i m a r , Apothekerordnung vom 2. Juli 1805,[11])
1806 B a d e n , Apotheken- und Apothekerordnung vom 28. Juli 1806, (42)
1808 W e s t f a l e n , Patentsteuergesetz vom 5. August 1808,
1808 A s c h a f f e n b u r g , Verordnung in Betreff der Apotheker Taxa zu
Aschaffenburg (Kopps Jahrbücher),
1809 B e r g , Bergisches Dekret vom 31. März 1809,[21])
1809 B e r g , Medicinalordnung vom 27. Oktober 1809 (Scotti),
1810 W e s t f a l e n , Patentsteuergesetz vom 12. Dezember 1810,[21])
1810 P r e u ß e n , Gewerbeedikt vom 2. November 1810,[21])
1811 P r e u ß e n , Kabinettsorder vom 24. Oktober 1811 betr. Anlage neuer
Apotheken,[21])
1814 H e s s e n (Kur-), Gesetz vom 10. Januar 1814, Wiederherstellung der
Realprivilegien,
1814 M i t t e l r h e i n , Verordnung des Generalgouverneurs vom Mittelrhein vom 14. Mai 1814,[21])
1814 N i e d e r - und M i t t e l r h e i n , Verordnung des Generalgouverneurs
vom Nieder- und Mittelrhein vom 25. November 1814,[21])
1818 H a m b u r g , Medizinalordnung vom 19. Februar 1818,[22])
1818 N a s s a u , Medizinaledikt vom 14. März 1818,[21])
1820 H a n n o v e r , Hannoversche Apothekenordnung vom 19. Dezember
1820,[21])
1820 S a c h s e n , Mandat betr. das Apothekenwesen und insbesondere die
Einführung eines allgemeinen Dispensatoriums vom 17. Oktober 1820,[21])
1825 B a y e r n , Gesetz über die Grundbestimmungen des Gewerbewesens
vom 11. September 1825,[21])
1827 P r e u ß e n , Kabinettsorder vom 9. Dezember 1827 betr. Vererblichkeit der Konzessionen,[21])
1827 H e s s e n - D a r m s t a d t , Gewerbesteuergesetz vom 16. Juni 1827,[21])
1829 S a c h s e n - G o t h a , Gesetz vom 30. März 1829 betr. Aufhebung der
Monopole,[11])

---

[21]) A d l u n g , Dr., Die Apothekerbesitzrechte in den deutschen Ländern, 1927.
[22]) J u n g c l a u s s e n , Geschichte der Hamburgischen Apotheken, 1913.

1830 M e c k l e n b u r g - S c h w e r i n , Medizinalordnung vom 18. Februar
    1830,[21])
1830 K u r h e s s e n , Kurhessische Medizinalordnung vom 10. Juli 1830,[21])
1831 H e s s e n (Landgrafschaft), Medizinalordnung vom 1. Juni 1831,[21])
1832 O l d e n b u r g , Verordnung vom 30. März 1832 betr. Collegium
    medicum,
1834 W ü r t t e m b e r g , Königliche Verordnung vom 21. Juli 1834 betr.
    Einführung der Personalkonzession,[21])
1835 S a c h s e n , Allerhöchste Verordnung vom 6. April 1835 betr. die Er-
    richtung von Apotheken,[21])
1835 H o h e n z o l l e r n - S i g m a r i n g e n , Allgemeine Apothekerordnung
    vom 9. Mai 1835,[21])
1836 W ü r t t e m b e r g , Gewerbeordnung vom 5. August 1836,[21])
1837 S a c h s e n - M e i n i n g e n , Apothekerordnung vom 9. Mai 1837,[11])
1840 L ü b e c k , Verordnung betr. Erwerbung von Apothekengerechtsamen
    vom 11. November 1840,[21])
1840 M e c k l e n b u r g - S t r e l i t z , Medizinalordnung für das Herzogtum
    Mecklenburg-Strelitz vom 6. Mai 1840,
1841 F r a n k f u r t a. M., Frankfurter Medizinalordnung vom 29. Juli 1841,[21])
1841 S c h w a r z b u r g - R u d o l s t a d t , Apothekerordnung vom 27. Ja-
    nuar 1841,[11])
1842 P r e u ß e n , Kabinettsorder vom 8. März 1842 betr. Versuch der Ein-
    führung der Personalkonzessionen,[21])
1842 B a y e r n , Apothekerordnung vom 27. Januar 1842,[12])
1843 W ü r t t e m b e r g , Verordnung betr. die Apothekenberechtigungen
    vom 4. Januar 1843,[21])
1846 P r e u ß e n , Kabinettsorder vom 5. Oktober 1846 betr. Zurückziehung
    der Anordnungen vom Jahre 1842,[21])
1848 H e s s e n - D a r m s t a d t , Gesetz vom 30. Juli 1848 betr. Aufhebung
    der Exklusivrechte,[21])
1854 H o l s t e i n , Apothekerordnung für das Herzogtum Holstein vom
    11. Februar 1854,[21])
1856 H a m b u r g , Senatsbeschluß vom 4. Juli 1856 betr. Apotheken-Kon-
    zession,[21])
1856 H e s s e n (Landgrafschaft), Landgräfl. Hess. Instruktion der Apothe-
    ker vom 12. Dezember 1856,[21])
1858 S a c h s e n - W e i m a r , Medizinalordnung vom 1. Juli 1858,[11])
1859 R e u ß ä. L., Apothekerordnung vom 15. Juni 1859,[11])
1861 H e s s e n - D a r m s t a d t , Neue Medizinalordnung v. 26. Juni 1861,[21])
1862 K o b u r g , Medizinalordnung vom 2. Januar 1862,[21])
1864 B r a u n s c h w e i g , Gewerbegesetz vom 3. August 1864,[21])
1865 B r a u n s c h w e i g , Medizinalgesetz vom 25. Oktober 1865,[21])
1867 L ü b e c k , Medizinalordnung vom 25. September 1867,
1869 N o r d d e u t s c h e r B u n d , Gewerbeordnung, jetzt Reichsgewerbe-
    ordnung,[21])
1871 B r e m e n , Medizinalordnung vom 18. September 1871,[21])
1876 H e s s e n - D a r m s t a d t , Verordnung vom 28. Dezember 1876 betr.
    Aufhebung von einem Teile der Medizinalordnung vom 26. Juni 1861,[21])
1878 B r e m e n , Medizinalordnung vom 2. August 1878,[21])
1886 P r e u ß e n , Kabinettsorder vom 7. Juli 1886, betr. 10jährige Unver-
    äußerlichkeit der Konzessionen,[21])
1887 L ü b e c k , Nachtrag zur Verordnung vom 11. November 1840, 13. Juni
    1887,[21])
1889 L ü b e c k , 2. Nachtrag zur Verordnung vom 11. November 1840, 18.
    Dezember 1889,[21])
1894 P r e u ß e n , Kabinettsorder vom 30. Juni 1894 betr. Einführung der
    Personalkonzession,[21])
1898 B a d e n , Gesetz betr. die Ausübung der Realberechtigungen vom
    11. September 1898,[21])

1899 L ü b e c k , Medizinalordnung vom 19. Juli 1899,[21])
1899 L ü b e c k , Abänderung der Verordnung vom 11. November 1840, am
     18. Dezember 1899,[21])
1900 H a m b u r g , Medizinalordnung vom 1. Juni 1900,[21])
1901 B r e m e n , Medizinalordnung vom 2. Juni 1901,[21])
1902 H a m b u r g , Medizinalordnung vom 20. Juni 1902,[21])
1902 S a c h s e n , Gesetz vom 24. Juni 1902 betr. Exklusivrechte,[21])
1903 B r a u n s c h w e i g , Medizinalgesetz vom 9. März 1903,[21])
1905 S a c h s e n - W e i m a r , Abänderung des Gesetzes vom 1. Juli 1858
     durch das Gesetz vom 8. März 1905,[12])
1906 L ü b e c k , 3. Nachtrag zur Verordnung vom 11. November 1840,
     19. Februar 1906,
1906 L ü b e c k , 4. Nachtrag zur Verordnung vom 11. November 1840,
     23. Mai 1906,
1909 W a l d e c k , Notgesetz vom 10. Juli 1909,[21])
1909 W ü r t t e m b e r g , Königl. Verordnung betr. die Apothekenberechti-
     gungen vom 5. Februar 1909,[21])
1909 L ü b e c k , 5. Nachtrag zur Verordnung vom 11. November 1840,
     13. Oktober 1909,
1913 B a y e r n , Verordnung über das Apothekenwesen vom 27. Juni 1913
     nebst zugehöriger Ministerialbekanntmachung vom 28. Juni 1913,[21])
1924 M e c k l e n b u r g - S c h w e r i n , Gesetz zur Abänderung der Medi-
     zinalordnung vom 18. Februar 1830, vom 27. Juni 1924,
1927 B r e m e n , Medizinalordnung vom 17. Dezember 1927,[21])
1931 B r a u n s c h w e i g , Medizinalordnung vom 18. Dezember 1931,
1933 B r e m e n , Medizinalordnung vom 7. Juni 1933,
1933 B a y e r n , Gesetz über das Apothekenwesen vom 16. September 1933,
1933 B a y e r n , Bekanntmachung zum Vollzug des Gesetzes über das
     Apothekenwesen vom 7. Dezember 1933,
1933 W ü r t t e m b e r g , Verordnung des Staatsministeriums über die Apo-
     thekenberechtigungen vom 13. Dezember 1933.

2. Amtliche Arzneitaxen.

1240 Taxbestimmung in der Medizinalordnung Kaiser Friedrichs II,[2])
1335—1350 Taxbestimmung in der B r e s l a u e r Handschrift, (12)
1404 B a s e l , siehe Apothekerordnung, (4)
1450 F r a n k f u r t , Frankfurter Liste, (18)
1461 F r a n k f u r t , siehe Apothekerordnung,[23])
1471 H e i d e l b e r g , siehe Apothekerordnung,[24])
1480 N ö r d l i n g e n , Register,
1482 S t u t t g a r t , siehe Apothekerordnung,[24])
1490 R e g e n s b u r g e r Arzneitaxe,[1])
1491 U l m , siehe Apothekerordnung,
1500 F r a n k f u r t , siehe Apothekerordnung,
1508 B r a u n s c h w e i g e r Register desgl. 1521, 1522, 1523, 1524, 1628,[25])
1512 Apothekertax der Stadt A u g s b u r g ,[15])
1529 N ü r n b e r g , allgemeine Taxbestimmung siehe Ordnung der Stadt
     Nürnberg,
1538 L i n d a u , Des Apothekers Tax zu Lindaw jnen von Eynem Ersamen
     Rath daselbst geben,[26])

---

[23]) F l ü c k i g e r , Die Frankfurter Liste, Halle 1873.
[24]) F l ü c k i g e r , Das Nördlinger Register (Arch. d. Pharm. 1877).
[25]) G r o t h e , Die Braunschweiger Apothekenregister (Arch. d. Pharm.
1883).
[26]) S c h e r e r , v., Literatura pharmacopoearum collecta, Leipzig-Sorau
1822.

1541 W e i m a r , E r f u r t , Z w i c k a u , Gemeinsame Taxe,[11])
1550 W ü r z b u r g , Arzneitaxe,[39])
1553 D r e s d e n , Apothecken Tax der Stadt Dresden, (14)
1554 J e n a , siehe Apothekerordnung,
1555 R o t h e n b u r g o. T., Arzneitaxe,[27])
1558 D r e s d e n , Apotecken Tax der Stadt Dresden, (20, 43)
1559 S t u t t g a r t , siehe Apothekerordnung,
1563 A n n a b e r g , Apoteken Tax der Stadt Annaberg und würderung
  aller Ertzneyen usw., (20, 43) Neudruck der Gesellschaft für Geschichte
  der Pharmazie,
1564 A u g s b u r g , Apothekertax, (22)
1564 K i t z i n g e n , Catalogus medicamentorum . . . , (54)
1566 W ü r t t e m b e r g , siehe Apothekerordnung,
1567 L i e g n i t z , siehe Apothekerordnung,
1567 T h ü r i n g e n , Apothecken Tax im Fürstenthumb Sachsen, (20)
1568 R o t h e n b u r g o. T., Arzneitaxe siehe 1555,
1571 E ß l i n g e n , Tax der Appodecken zu Eßlingen, (17)
1574 K o b u r g , siehe Apothekerordnung, (43, 54)
1574 B r a n d e n b u r g , Aestimatio Materiae medicae utriusque generis . . .
  Autore Matthaeo Flacco . . ., (9)
1577 M a g d e b u r g , siehe Apothekerordnung,
1577 R o t h e n b u r g o. T., siehe 1555,
1581 L i n d a u , Taxa der beyden Appoteggen wie die inn der Statt Lindaw
  gehalten werden, (33)
1582 W o r m s , siehe Apothekerordnung,
1582 F r a n k f u r t a. M., Catalogus oder Register aller Apothekischen Simplicien und Compositen . . ., (25, 39, 43)
1583 A r n s t a d t , Tax Tefflein der Grefl. Schwarzburgischen Apotheke zu
  Arnstadt (nicht auffindbar),[11]]
1583 L i e g n i t z , siehe Apothekerordnung,
1584 B a m b e r g , siehe Apothekerordnung,
1586 P a s s a u , siehe Arztordnung,
1586 H a m b u r g , siehe Apothekerordnung,
1592 N ü r n b e r g , siehe Apothekerordnung,
1593 W ü r z b u r g , Würzburgische Apotecker Tax, (54)
1595 R o t h e n b u r g , Taxe siehe 1555,
1596 M e m m i n g e n , Taxe der Apotheke zu Memmingen,
1596 H e n n e b e r g , siehe Apothekerordnung,
1596 U l m , Catalogus medicamentorum . . . Una cum aestimatione ac pre-
  cio eorundem,[15])
1598 B r a u n s c h w e i g , Regesten und Abrechnung der Stadt Braunschweig,[25])
1599 W i t t e n b e r g , Taxa oder Wirderung aller Materialien, so in den
  Apotheken zu Wittenberg verkauft werden . . . gedr. 1600, (52)
1599 M a g d e b u r g , Taxe für Magdeburg,
1600 H e l m s t e d t , siehe Apothekerordnung,
1600 G ö r l i t z , siehe Apothekerordnung,
1601 N e u b u r g , Pharmaceutic. tam compos. quam simpl. medicamentorum
  precium . . ., (49, 54)
1602 R o t h e n b u r g o. T., siehe 1555,
1604 L i e g n i t z , siehe Apothekerordnung,
1605 M a i n z , siehe Apothekenordnung,
1606 G e r a , Catalogus medicamentorum nobilium, (9)
1606 S c h w e i n f u r t , siehe Apothekerordnung,
1607 W i t t e n b e r g , siehe Apothekerordnung,
1608 U l m , Taxe der Stadt Ulm,[5])
1608 S c h w e i n f u r t , siehe 1606, (46)

---

[27]) W e i ß b e c k e r , Die Apotheke zu Rothenburg o. T.

1609 B r a u n s c h w e i g , Regesten und Abrechnung der Stadt Braunschweig,[25])
1609 W o r m s , siehe Apothekerordnung,
1609 A n s b a c h , siehe Apothekerordnung,
1609 C ö t h e n , siehe Apothekerordnung,
1609 F r a n k f u r t a. O., Taxa oder Wirderung aller Materialien . . . .
so in den Apotheken zu Frankf. a. O. verkauft werden, (9)
1609 O s t e r w i c k , siehe Apothekerordnung,
1609 H e l m s t e d t , Pesttaxe siehe Apothekerordnung,
1611 W i t t e n b e r g , Taxa oder Wirderung aller Materialien . . . Vorrede vom 16. Oktober 1599, (9, 49)
1612 F r a n k f u r t a. M., siehe Apothekerordnung,
1612 H e n n e b e r g , siehe Apothekerordnung,
1613 A u g s b u r g , Taxa seu pretium medicamentorum . . . (in Pharmacopoea Augustana 1613), (42)
1613 C ö t h e n , Verzeichnis und Taxe aller Gewürtz u. Specereyen . . .
Von Leipziger Michaelismarckte Anni 1613. Bis auff den negst volgen-
den Ostermarckt d. Jahr. 1614 gerichtet und in den Apotheken zu
Cöthen also zu halten verordnet,[15])
1614 L i e g n i t z , siehe Apothekenordnung,
1614 S p e y e r , siehe Apothekenordnung,
1614 L ö w e n b e r g , siehe Apothekenordnung,
1614 S c h w e i n f u r t , Valor sive Taxatio omnium Materium medicarum
tam simplicium quam composit., quae . . . venundantur . . . Gießen
1614 III. Aufl., (Brit. Mus.), (54)
1617 G e r a ~ S c h l e i t z , Taxa Oder gleichmäßiger Anschlag / der eynfa-
chen vnd zusammengesetzten Artzneyen, wie sie . . . in den beyden
Reußischen Plawenschen Apotecken / Geraw vnd Schlait geführet vnd
verkaufft werden,[28])
1617 H e s s e n ~ K a s s e l , Satz und wirderung, in was werth im Fürstenthumb Hessen die simplicia und composita . . . zu erlangen und zu
kauffen seyn. Marpurg 1617, (20, 27, 54)
1618 B r e s l a u , siehe Apothekerordnung,
1618 L ü n e b u r g , siehe Apothekerordnung,
1618 L a u g i n g e n , Taxe der Stadt Laugingen, (42)
1618 M a i n z , siehe Apothekerordnung,
1619 V e r d e n , Catalogus tam simplicium quam composit. medicament.,[17])
1621 A u g s b u r g , Taxa seu pretium medicamentorum (In Pharmac. Augustana), (22)
1623 A l t e n b u r g , siehe Apothekerordnung,
1623 S c h a u e n b u r g ~ S t a d t h a g e n , siehe Apothekerordnung,
1623 V o r p o m m e r n , Tax- und Viktualienordnung,[8])
1624 N ü r n b e r g , siehe Apothekerordnung,
1625 W i t t e n b e r g , Taxa und Würderung aller, so in den Apothecken
zu Wittenberg verkaufft werden . . . auffs newe übersehen durch das
Collegium medicum daselbst, (49)
1626 F r a n k f u r t , siehe Apothekerordnung,
1626 W ü r t t e m b e r g , siehe Apothekerordnung,
1626 H e n n e b e r g , siehe Apothekerordnung,
1627 H e s s e n , Taxa für Hessen,[15])
1627 A u g s b u r g , Catalogus simplicium medicamentorum . . . (In Pharmacopoea Augustana),[15]]
1627 K ö l n , Taxa medicamentorum compositorum et simplicium, tam pur-
gantium quam alternantium (In Pharmacopoea sev Dispensatorio Coloniense), (29)
1628 K ö l n , siehe Apothekerordnung,
1628 S t e t t i n , siehe Apothekerordnung,

---

[28]) K ü h n , G. u. H ä n s e l , R., Die Hofapotheke zu Schleiz, 1927

1628 H a m b u r g , Specificatio der chymischen und galenischen Mittel, die in den Apotheken zu Hamburg praeparirt werden,
1629 G ö r l i t z , siehe Apothekerordnung,
1630 R o t h e n b u r g , Arzneitaxe siehe 1555,
1632 W i t t e n b e r g , Verzeichnis vnd Taxa Oder Würderung Aller Artzneyen vnd anderer Materien, so . . ., Auff einen billichen Anschlag gebracht . . ., (9, 52)
1638 B r a u n s c h w e i g , Braunschweiger Rechnung 1638—1640,[25])
1638 M e m m i n g e n , siehe Apothekerordnung,
1638 H a m b u r g , siehe Apothekerordnung,
1639 U l m , Apotheker Taxordnung,
1640 A u g s b u r g , Taxa sive pretium medicamentorum, (13, 43)
1641 T ü b i n g e n , Consignatio medicamentorum, quae . . . in officina Greiffiana prostant,[15])
1641 W ü r t t e m b e r g , siehe Apothekerordnung,
1641 H a m b u r g , Specificatio wie 1628,
1643 H a l l e - M a g d e b u r g , siehe Apothekerordnung,
1643 F r a n k f u r t , siehe Apothekerordnung,
1644 B r e m e n , Taxe von Bremen, (Brit. Mus.)[23]]
1644 S c h w e i n f u r t , Valor sive Taxatio omnium materienum medicarum . . . zum vierten mahl auffgelegt, (27)
1644 S t r a ß b u r g , Specificatio und Verzeichnus aller Simplicien, . . . die in Georgii Saladini Apotheken zu befinden sind,[15])
1644 U l m , Taxe der Stadt Ulm,[15])
1644 K o l b e r g , siehe Apothekerordnung,
1646 H i l d e s h e i m , Hildesheimische Taxordnung de 1646, (26)
1646 W i t t e n b e r g , Verzeichnis und Taxa oder Wirderung aller Artzneyen . . ., (20)
1646 S t r a ß b u r g , Taxa Medicamentorum simpl. et comp. in officinis Argentinensibus prostantium . . ., (48)
1648 U l m , Des Reichs Statt Ulms ernewerte Taxe aller Artzneyen . . ., (20)
1648 N ü r n b e r g , Valor sive Taxatus medicamentorum . . . 1648, (42)
1649 G ö t t i n g e n , Verzeichnis und Taxa aller Medicamente und Materialien, welche in der Göttingischen Apotheke zu finden,[15])
1650 M a g d e b u r g , Arzneitaxe,[20])
1650 B r e s l a u , siehe Apothekerordnung,
1650 F r a n k f u r t , Kurze Pesttaxe, (18)
1650 B a u t z e n , siehe Apothekerordnung,
1651 H a l l (schwäb.), siehe Apothekerordnung,
1652 D r e s d e n , Catalog aller Galenischer und chymischer Artzneyen, die in der . . . Hofapotheke zu Dresden präparieret werden,[15])
1652 N ü r n b e r g , siehe Apothekerordnung,
1653 H a l b e r s t a d t , Halberstädtische Apothekertaxa und Verzeichnis Aller sowohl chymischen als galenischen Medicamenten . . ., (52)
1653 B a y r e u t h , J. B. Pfaffenreuters Apotheken Corpus und Tax,
1654 U l m , siehe Apothekenordnung,
1654 M e m m i n g e n , Taxe der Stadt Memmingen,[15])
1654 B r a u n s c h w e i g , Braunschweiger Rechnung 1654—1658,[25])
1655 H e n n e b e r g , siehe Apothekerordnung,
1656 F r a n k f u r t , siehe Apothekerordnung,
1656 U t r e c h t , Taxa seu Pretium medicamentorum,[15])
1656 R o t h e n b u r g , siehe Apothekerordnung,
1656 H e s s e n - K a s s e l , Erneuerter Tax und Wirderung aller Medicamente . . . in denen Apotheken des Nieder- und Ober-Fürstenthumbs Hessen Casselischen Teils, (20)
1657 N o r d h a u s e n , siehe Apothekerordnung,
1657 E ß l i n g e n , siehe Apothekerordnung,
1658 M a g d e b u r g - H a l l e , siehe Apothekerordnung,
1659 W ü r z b u r g , siehe Apothekerordnung,

1659 **R o s t o c k**, Catalogus medicamentorum omnium simpl., quam compos.
ut et chymica arte praeparatorum, quae in . . ., (9)
1659 **N ü r n b e r g**, Taxe der Stadt Nürnberg,[15])
1660 **M a g d e b u r g**, 2. Auflage der Magdeburger Taxe,[20])
1660 **U l m**, Apotheker Taxordnung,
1660 **B a u t z e n**, siehe Apothekerordnung,
1661 **O s n a b r ü c k**, Apothekentaxe,[17])
1662 **L i e g n i t z**, siehe Apothekerordnung,
1663 **H e l m s t e d t**, Helmstädtischer Apotheken Taxt und Verzeichnis aller
Medicamenten, so in . . . Universitäts und Rahts Apotheken vorhanden, (20)
1663 **W ü r z b u r g**, siehe Apothekerordnung,
1663 **R e g e n s b u r g**, Officina Wildiana seu Catalogus omnium, cum aliarum rerum, tum praecipue Medicamentorum . . . prostant . . ., (9)
1663 **N ü r n b e r g**, Designatio omnium in pharmacia Oellingeriana prostantium, (43, 54)
1664 **U l m**, Des Heil. Reichs Statt Ulm ernewerter Tax aller Artzneyen . . .,
(39, 49)
1665 **Q u e d l i n b u r g**, Quedlinburgica officina pharmaceutica, (9)
1665 **B r e m e n**, siehe Apothekerordnung, (42)
1666 **M a g d e b u r g**, siehe Apothekerordnung,
1666 **N ü r n b e r g**, Valor seu taxatio medicamentorum in officina pharmacop. Rei publ. Norimb., (43)
1666 **P a d e r b o r n**, Taxe der Stadt Paderborn,[15])
1666 **W ü r z b u r g**, siehe Apothekerordnung,
1667 **S c h l e i t z und L o b e n s t e i n**, Taxa oder Anschlag der Artzneyen
und Materialien / welche in denen Apothecken zu Schleitz und Lobenstein verkaufft werden . . .,[28])
1668 **D a n z i g**, Designatio et Valor omnium materialium et medicamentorum tam simpl. quam comp. quae in officinis Gedanensibus reperiuntur et venduntur . . .,
1669 **F r a n k f u r t**, Valor sive Taxatio medicamentorum quae in officinis
Francofurt. prostant, (9, 20)
1669 **B e r l i n**, Officina Pharmaceutica Electoralis Brandenburgica sive
Catalogus Medicamentorum tam simpl., quam composit. itemque arte
chymica praeparatorum. Quibus Serenissimi Electoris Brandenburgici
officina Coloniensis aulica instructa erat, (9)
1669 **N ü r n b e r g**, Valor seu taxatio medicamentorum omnium . . . prosstantium ad normam Dispensatorii nuper edicti renovata anno Chr.,
salutis 1669,[15])
1669 **L e i p z i g**, Taxatio pharmaceutica officinarum Lipsiensium, (9, 42)
1670 **S c h a u m b u r g**, Tax und Würderung der Apotheken der Grafschaft
Schaumburg, Rinteln, (20)
1671 **M e i n i n g e n**, siehe Medizinal- und Apothekerordnung,
1672 **H a l b e r s t a d t**, siehe Apothekerordnung,
1672 **D ä n e m a r k**, siehe Apothekerordnung,
1672 **R e g e n s b u r g**, Catalogus materiar. medicarum in offic. Jo. G. Leipoldi praeparatorum, (39)
1673 **S t r a l s u n d**, siehe Apothekerordnung,
1673 **S a c h s e n - W e i m a r**, siehe Apothekerordnung,
1673 **R o t h e n b u r g o. T.**, Catalogus cum pretio medicamentorum omnium . . ., (39)
1673 **F r e i b e r g (Sachsen)**, siehe Apothekerordnung,
1673 **V o r p o m m e r n**, Tax- und Victualien-Ordnung,[8])
1675 **W ü r t t e m b e r g**, siehe Medizinalordnung,
1675 **B r i e g**, siehe Apothekerordnung,
1677 **S t r a u b i n g**, Medicamentorum tam simpl. quam composit. simul et
materialium utriusque Pharmacopoeiae . . . edita, (40)
1680 **F r e i b e r g, Sachsen**, siehe Apothekerordnung,

1680 **F r a n k f u r t** a. M., siehe Apothekerordnung,
1681 **M e i n i n g e n**, siehe Medizinalordnung,
1681 **E i s e n a c h**, Taxatio seu valor medicamentorum, quae in officina isnacensi prostant, (20, 49)
1681 **H i n t e r p o m m e r n** und **K a m m i n**, Churfl. Brandenb. Tax- und Victualien Ordnung im Herzogthumb Hinterpommern und Fürstenthumb Camin,[8])
1681 **W ü r z b u r g**, siehe Apothekenordnung,
1682 **C e l l e**, Consignatio et taxa omnium medicamentorum tam simpl. quam compos. quae in officina Cellensi prostant, (9, 20, 42)
1682 **H a m b u r g**, Catalogus medicamentorum,[15])
1682 **H a l l e**, Taxe für Halle,[15])
1683 **T r i e r**, siehe Medizinalordnung,
1683 **D r e s d e n**, Catalogus oder Verzeichnüß sowohl aller chymischen als galenischen Artzneyen, die in der . . . Hofapotheken in Dresden . . . zu finden seyend, (20)
1683 **W i t t e n b e r g**, Apothekertaxe wie 1632,[15])
1683 **P r e u ß e n**, Herzogtum, siehe Apothekerordnung,
1684 **A u g s b u r g**, Taxa sive pretium medicamentorum . . . in officinis pharmaceuticis Augustanis usualium, (9)
1685 **L e i p z i g**, Taxe der Stadt Leipzig, (9, 27)
1685 **S t r a ß b u r g**, Catalogus et taxatio medicamentorum, quae in officinis pharm. civitatis Argentoratens. prostant, (43, 48)
1686 **F r a n k f u r t** a. M., siehe Apothekerordnung,
1687 **H o y a**, Taxa der Stadt Hoya (Extract. nach der Bremer Taxe),[10]]
1687 **F r a n k f u r t** a. M., siehe 1680, (39, 43)
1687 **U l m**, siehe Apothekerordnung,
1687 **C e l l e**, Taxa pharmaceutica officinarum Cellensium . . .,[15])
1687 **G ö t t i n g e n**, wie 1649, (48)
1688 **M a g d e b u r g - H a l l e**, Designatio et valor omnium medicamentorum . . . in Pharmacopoliis Hallensibus venalium, (27)
1688 **G i e ß e n**, Catalogus omnium medicamentorum . . . in officina pharmaceutica a Johanne Conrado Scipione jam novissime adornata . . ., (19)
1689 **L e i p z i g**, siehe Apothekerordnung,
1689 **F r a n k f u r t**, Valor sive taxatio medicamentorum . . . quae in officina Francofurtensi prostant,
1691 **M i n d e n**, Catalogus cum aliarum rerum, tum praecipue medicamentorum, quodquod Mindae in officinis prostant, (20)
1691 **C e l l e**, Arzneitaxe,[15])
1693 **H a l b e r s t a d t**, siehe Apothekerordnung,
1693 **B r a n d e n b u r g**, siehe Medizinaledikt,
1693 **L ü n e b u r g**, Specificatio et valor omnium medicamentorum . . . in officinis pharmaceuticis Luneburgensis prostant,[17])
1694 **G o t h a**, siehe Medizinalordnung,
1694 **G ö t t i n g e n**, Verzeichnis und Taxa aller Medikamente . . .,[16])
1694 **L e i p z i g**, Leipziger Apotheker Taxe, (20)
1694 **K i e l**, Ordentliches Verzeichnis aller Waren und Arzneimittel, welche auf H. Viktor Steins oder der sog. neuen Apotheke allbereit und fertig gefunden werden,[15])
1696 **B r a n d e n b u r g**, siehe Deklaration,
1696 **S p e y e r**, siehe Arzneiordnung,
1696 **E r f u r t**, Taxatio omnium medicamentorum in officinis Erfurtinis pharmaceuticis prostantium . . ., (20)
1697 **H o f**, Taxa sive pretium medicamentorum . . . in officina pharmaceutica Joh. Ad. Kretschmanni pharmacopoei Curiensis prostantium, (27)
1697 **H a l b e r s t a d t**, siehe Apothekenordnung,
1698 **B r a n d e n b u r g**, Taxa seu pretium omnium in officinis Marchiae 1698 usualium medicamentorum in Dispensatorio Brandenburgico, (9, 39, 42)

1699 F r a n k f u r t , Apothekertaxe,[15])
1699 M a g d e b u r g , Valor sive taxatio medicamentorum . . . in officinis
     Magdeburgensibus prostantium, (20)
1700 Harmonia et disharmonia taxarum, Vergleichung der österreichischen,
     rheinländischen, ober- und niedersächsischen Apothekertaxen, Hanno-
     ver 1700, (9, 20)
1700 N ü r n b e r g , siehe Apothekenordnung,
1700 H a l l (schwäb.), Taxa sive valor medicamentorum . . . in officinis
     pharmaceuticis Suevo. Hallensibus prostant, (9, 42)
1701 Q u e d l i n b u r g , Officina pharmaceutica Quedlinburg, (9)
1701 E i s e n a c h , siehe Apothekenordnung,
1702 H o f , Valor sive taxatio medicamentorum sicuti tempore visitacionis
     die 26. VIII 1698 gratiose praescripto . . ., (25)
1703 K ö l n , Eines Ehrs. Hochw. Raths . . . Stadt Cölln im Jahre 1703
     erneuerten Taxa, (13)
1704 P r e u ß e n , siehe Medicinaledict,
1704 S c h w e i n f u r t , Pharmacopoeae Liberae nuper civitatis Swinfur-
     tensis Medici omnium . . . quae ibi venalia prostant, Taxa pharma-
     ceutica . . ., (46)
1705 L ü b e c k , Johann Nolls Catalogus renov. omnium medicamentorum
     in Officinis Lubicensibus venal. . . ., (9)
1705 L ü n e b u r g , Inventarium Apothecae Luneburgensis, Renov. und
     Corrigirte Taxa der Medicamenta auf E. E. Hochw. Raths Apotheke zu
     Lüneburg,[17])
1705 S c h l e s w i g - H o l s t e i n , Catalogus medicamentorum officinalium
     in usum ducatuum Sleswigi et Holsatiae,[15])
1706 H a n n o v e r , Catalogus medicamentorum in officina pharmaceutica
     civitatis Hannoverae prostantium,[17])
1706 U l m , Des Heil. Reichs Stadt Ulm Erneuerte Apotheker Taxe, (9, 20, 39)
1706 H a l l (schwäb.), siehe Medizinalordnung,
1706 B r a u n s c h w e i g , Catalogus omnium medicamentorum . . ., (20)
1708 W i n d e s h e i m , Taxe der Stadt Windesheim,[15])
1710 F r a n k f u r t , Apotheker Taxe der Stadt Frankfurt a. M. Valor sive
     . . . prostant,[15])
1710 R o t h e n b u r g , Catalogus et Taxa omnium medicamentorum . . ., (9)
1710 A u g s b u r g , Taxe der Stadt Augsburg,[15])
1711 B r e m e n , V e r d e n , Bremische und Verdensche Apotheker Taxe,
     Stade,[17])
1711   Hellwig., Chr. Thesaurus pharmac. Worzu noch der Tax . . .,
     Leipzig,[16])
1712 G e r a , Taxa oder der Preiß derer medicamentorum tam . . ., welche
     in den beyden Apotheken zu Gera verkauft werden, (Gymnasial Bibl.),[11]]
1713 R o t h e n b u r g , Arzneitaxe siehe 1555,
1713 A u g s b u r g , Taxa seu pretium medicamentorum . . .,[15])
1713 P r e u ß e n , Taxa seu pretium omnium et usualium medicamentorum
     in Dispensatorio Borusso-Brandenburgico 1713, (9)
1714 A n s b a c h , siehe Apothekerordnung,
1714 T h ü r i n g e n , Hellwigs Med. Prakt. in Erffurt dreyf., als Thürin-
     gisch-Meißnischer und Niedersächsischer Apotheker-Tax, (39)
1714 O l d e n b u r g , siehe Apothekerordnung,
1715 P r e u ß e n , siehe Medicinal-Edict,
1715 M ü h l h a u s e n , Apotheker Taxa in der Kays. Reichs Statt Mühl-
     hausen, (20)
1717 S t r e h l e n , Apotheken Taxe der Stadt Strehlen,[15])
1717 H e s s e n - K a s s e l , Apotheken Taxe von Hessen-Cassel,[15])
1718 F r a n k f u r t , siehe Ordnung,
1718 G o t h a , siehe Medizinalordnung,
1719 B r a u n s c h w e i g - L ü n e b u r g , Apotheker Taxe, welche in . . .
     zu Braunschweig-Lüneburgischen Teutschen Landen eingeführet, (9, 48)

1720 W ü r t t e m b e r g , siehe Apothekerordnung,

1721 B r a u n s c h w e i g - W o l f e n b ü t t e l , siehe Medizinalordnung,[10])

1722 S t r a ß b u r g , Catalogus et taxatio medicamentorum . . ., (42, 48)

1722 C e l l e , Verzeichnis der Artzneyen und Materialien, welche in den Apotheken zu Zell vorhanden, (9)

1724 S t r e h l e n , Neu eingerichtete Apotheker Taxe unter einer Regierung des Briegischen Fürstenthums,[15])

1725 L ü b e c k , Lubecensium officinarum catalogus medicamentorum,[26])

1725 H a l b e r s t a d t , Halberstädtische Apothekertaxe,[8])

1725 M ü h l h a u s e n , Apotheker Taxe für Mühlhausen,[15])

1725 L ü n e b u r g , siehe 1719.

1726 W ü r z b u r g , Erneuerte Tax Ordnung derer Apothecke, (54)

1726 B r a n d e n b u r g , General Tax Ordnung in den Churf. brandenburgischen Landen wie auch anderen Orten zu gebrauchen, (27)

1726 Z i t t a u , siehe Apothekerordnung,

1726 Z e r b s t , siehe Apothekerordnung,

1726 H o f , Taxae medicamentorum Kretschmannianae Appendix, (27)

1727 R e g e n s b u r g , Pretium medicamentorum simpl. . . . in officinis Ratisbonensibus venalium, (9, 27, 39)

1728 F u l d a , siehe Medizinalordnung,

1731 G o s l a r , Erneuerte Apotheker Taxe, wonach die Artzneyen und andere in den Apotheken gehörige Materialien, auf denen genannten so wohl Einseitigen als Communion Bergstädten auf dem Hartz verkauft werden, (20, 27)

1734 A u g s b u r g , Taxa sive Pretium . . . in officinis pharmaceuticis August. usualium (In Pharmacopoea Augustana),[15]]

1735 W ü r z b u r g - F r a n k e n , Des Hochw. des Heil. Röm. Reichs Fürsten . . . Bischoffen zu Bamberg und Würtzburg Erneuerte Tax Ordnung derer Apothecken, wie solch in den Bisthüme Würtzburg und Hertzogthum zu Franken ins Künfftige gehalten werden soll, (42, 54)

1735 W ü r t t e m b e r g , Taxe von Württemberg,[15])

1737 U l m , Deß Heil. Reichs Stadt Ulm Erneuerte Apotheker Tax, (40, 42)

1739 M ü n s t e r , siehe Medizinalordnung,

1741 W ü r t t e m b e r g , Taxa seu pretium tam . . . juxta dispensatorium Wirtembergicum, (13)

1741 W i s m a r , Wismarsche Medicinal- und Apothekertaxe 1741, (42)

1744 S c h l e s i e n , siehe Medizinalordnung,

1745 A n s b a c h , siehe Apothekerordnung,

1745 L ü b e c k , Catalogus renovatus omnium medicamentorum . . . galenicorum s. chymicorum aliarumque rerum in officinis Lubicensibus venalium,[15])

1746 S c h w e i n f u r t , Taxa pharmaceutica in Pharm. . . . civitatis Svinfurtensis, (27, 46)

1746 B r a n d e n b u r g , General Tax Ordnung de 1726 der Brandenb. Lande,[15])

1747 N ü r n b e r g , Taxe der Stadt Nürnberg,
Taxa pharmaceutica universalis oder allgemeine Apotheker Taxe bestehend in der Augspurger-, Brandenburger-, Braunschweiger-, Frankfurter-, Leipziger-, Nürnberger-, Prager-, Ulmer-, Wiener-, Württemberger Taxe in J. Schröders Pharmacopoea universalis 1747,[15])

1749 P r e u ß e n , Königl. Preuß. und Churf. Brandenburgische Medicinal Taxe vom Jahre 1749, (42)

1749 M ü n s t e r , siehe Medizinalordnung,

1751 P r e u ß e n , siehe Medicinaledict,

1752 S t r a ß b u r g , Apotheker Taxe für Straßburg,

1755 W ü r t t e m b e r g , siehe Medicinalordnung,

1758 J e n a - W e i m a r , Weimar-Jenaische Apotheker Taxe, (27)

1759 L e i p z i g , Apotheker Taxe der Stadt Leipzig,[15])

1759 S t r a ß b u r g , Catalogus et taxatio medicamentorum, . . . in officinis pharmaceutic. Civitatis Argentinensis prostant et prostare debent . . . Register u. Tax aller Artzneyen in den Apotheken zu Straßburg, germ. lat. et gall. 1759, (40)

1764 P f a l z , Taxa sive pretium medicamentorum . . . . in Pharmacopoea Palatina,

1764 B r a u n s c h w e i g - L ü n e b u r g , Apotheker Taxe,[15])

1765 B r e m e n - V e r d e n , Apotheker Taxe zu der Wirtembergischen Pharmakopoeen und dazu verfertigten Supplemento, welche in den Herzogthümern Bremen und Verden publiciret und eingeführet worden, II. Aufl. 1766, (20, 42)

1767 P i r n a , Tax der Stadt Pirna[15])

1768 E r f u r t , Erffurtische Apotecker Taxa v. J. 1768, (9)

1770 L ü b e c k , Catalogus renovatus omnium medicamentorum . . . in officinis Lubecensibus. (Taxe der Stadt Lübeck), (9)

1772 D ä n e m a r k (Schleswig-Holstein, Oldenburg, Delmenhorst), Medicinal Taxe, nach welcher die Apotheker in den Herzogthümern Schleswig und Holstein, Königl. Antheils und den Grafschaften Oldenburg und Delmenhorst die in der Pharmacopoea Danica verzeichneten Simplicia und Composita verkaufen sollen, Kopenh. 1772 (Deutsche Übersetzung erschienen in Flensburg und Sangerhausen),

1773 L ü n e b u r g , Catalogus emend. Medicaminum . . ., quae in offic. pharmac. Luneburg . . . constare debent,[15])

1776 L i p p e , Apothekertaxe für Lippe, (42)

1777 B r a u n s c h w e i g , Pretium seu vulgo dicta Taxa medicamentorum . . . in pharmacopoliis nostris venalium ad dispensatorium Brunsvicensis (In Pharmacopoea Brunsvicens.),[15]]

1778 S t r a l s u n d , Verzeichnis und Preis der einfachen und zusammengesetzten Arzneyen, welche in den Stralsundischen Apotheken zu finden sind,[15])

1779 H a n n o v e r , Rev. Apotheker Taxe für das Churfürstentum Hannover. Verf. v. Dr. Lentin,

1779 W e i m a r , Fürstl. Sächsische Weimarsche und Eisenachsche Apotheker Taxe, Weimar, (27)

1784 L ü b e c k , Catalogus renovatus omnium medicamentorum . . . in officinis Lubecensibus venalium adductum Dispensatorii Wirtembergici concinnatus anno 1784 Lubecae, (42)

1785 F u l d a , siehe Apothekerordnung,

1785 R e g e n s b u r g , Verzeichnis der Unkosten sowohl der Apotheker selbst als derer darinnen sich befindlichen Arzneyen (In Dr. J. G. Schäfers Haus- und Reise-Apotheke),[15]]

1786 W ü r t t e m b e r g , Tax oder Preis der in der Württembergischen Pharmakopöe beschriebenen Medikamente, (23, 42)

1786 S c h l e s w i g - H o l s t e i n , Taxa seu pretium quam . . . siehe 1772,[15])

1787 G o t h a , Erneuerte Apotheker Taxe für das Herzogthum Gotha, (9, 27)

1787 U l m , Apotheker Taxe für Ulm,[15])

1790 A u g s b u r g , Taxa sive pretium medicamentorum . . . (In Pharmacopoea Augustana),[15]]

1790 M ü h l h a u s e n , Mühlhäusische neurevidirte Apotheker Taxe,[15])

1791 F u l d a , Hochf. Fuldaische neurevidirte Apotheker Taxe, (43)

1798 H a n n o v e r , Churf. Arzneitaxe von Braunschweig-Lüneburg,[15])

1799 H a n n o v e r , Revidirte Apotheker Taxe für das Churfürstenthum Hannover, verfaßt von Dr. Lentin 1799, (42)

1800 H a n n o v e r , Catalogus emendatus omnium medicaminum in officina civitatis Hannoverae prostantium, Hannover 1800,

1800 P r e u ß e n , Königl. Preuß. Neue Arzney Taxe, Berlin 1800, (42)

1801 H a n n o v e r , Taxe der Apotheker Waaren für die kurhannoverschen Lande, 2. Aufl. Hann. 1801, (40, 43)

1802 B r a u n s c h w e i g , Nachtrag,[18])
1803 P r e u ß e n , Arzneitaxe 1803 für Ansbach-Bayreuth, (43)
1803 P f a l z - N e u b u r g , Pfalzneuburgische Apothekertaxe 1803,
1803 S t r a l s u n d , Neue Apotheker Taxe für Stralsund, (47)
1805 P r e u ß e n , Neue Artzney Taxe zur Pharm. Borussica,
1805 S c h w e i n f u r t , Revisio taxae pharmaceutic., (46)
1806 P r e u ß e n , Arzneitaxe 1806, (9)
1808 W ü r t t e m b e r g , Bestätigung der Taxe vom Jahre 1755,[12])
1811 H e s s e n (Starkenburg), Großherzl. Hessische Arzneitaxe für die
    Apotheken des Fürstenthums Starkenburg,
1811 S c h l e s w i g - H o l s t e i n , Taxe der Apothekerwaaren für die Her-
    zogthümer Schleswig-Holstein, Kiel 1811,[18])
1812 P r e u ß e n , Neue Arzneytaxe zur Pharmacopoea Borussica, Nürn-
    berg, 1812,
1812 B a d e n , Neue Apothekertaxe für die Großherzogl. Badischen Lande,
    (9, 42)
1813 B a d e n , desgleichen,
1815 P r e u ß e n , Vierte Arzneitaxe 1815,
1819 P r e u ß e n , Neue Arzneytaxe zu Pharmacopoea Borussica,
1819 B a d e n , Neue Apotheker Taxe für die großherzogl. Lande,
1822 B a d e n , Medicamenten Taxe für das Großherzogl. Militär, 2. Aufl.
    Karlsruhe 1822,
1823 P r e u ß e n , Fünfte Arzneitaxe,
1823 S a c h s e n , Apothekentaxe für die sächsischen Lande,
1825 B a y e r n , Taxa pharmaceutica, Monach. 1825,
1827, 1832, 1836, 1842, 1865, K u r h e s s e n , Arzneitaxe für Kurhessen, (9)
1830 S a c h s e n , Arzneitaxe nebst Nachträgen zu der 2. Abteil. der Phar-
    makopöe für die Sächsischen Lande, (9)
1831 W ü r t t e m b e r g , Neue Arzneitaxe, rev. 1847,
1832 P r e u ß e n , Sechste Arzneitaxe, (9)
1833 P r e u ß e n , Siebente Arzneitaxe, (9)
1833 A n h a l t - D e s s a u , Arzneitaxe für Anhalt-Dessau 1833,
1833 L i p p e , Einführung der Preußischen Arzneitaxe,
1835 H a m b u r g , Arzneytaxe,
1837—1867 H a n n o v e r , Hannoversche Arzneitaxe,
1838 P r e u ß e n , Achte preuß. Arzneitaxe,
1840 S a c h s e n , Arzneien-Taxe für die Königl. Sächsischen Lande. 3. Auf-
    lage,
1841 P r e u ß e n , Neunte preuß. Arzneitaxe,
1842 K u r h e s s e n , Apotheker Taxe für Kurhessen-Kassel, (27)
1842 B a d e n , Großherzogl. Badische Medikamenten-Taxe,
1842 B a y e r n , Arzneitaxe,
1844 O l d e n b u r g , Arzneitaxe für das Herzogtum Oldenburg und die
    Erbherrschaft Jever, Oldenburg 1844,
1845 P r e u ß e n , Arzneitaxe,
1847 P r e u ß e n , Arzneitaxe,
1847 S a c h s e n , Arzneien-Taxe für die Königl. Sächsischen Lande. 4. Auf-
    lage,
1848 K u r h e s s e n , Arzneitaxe für Kurhessen, Cassel 1848, (9)
1849 F r a n k f u r t a. M., Arzneitaxe der freien Stadt Frankfurt,
1849 P r e u ß e n , Arzneitaxe,
1853—1904 P r e u ß e n , Arzneitaxe, alljährlich,
1853 B a d e n , Großherzogl. Badische Medikamenten-Taxe,
1854 H o l s t e i n , Arzneitaxe für Holstein, 1854,
1857 B r e m e n , Taxa medicamentorum in officinis rei publ. Bremens.
    Addimenta 1857 und 1863,
1857 M e c k l e n b u r g - S c h w e r i n , Revidierte Arzneitaxe für das Groß-
    herzogtum Mecklenburg-Schwerin,
1857 B a y e r n , Arzneitaxe,

1858 **H a m b u r g**, Hamburgische Arzneitaxe,
1858 **L ü b e c k**, Lübeckische Arzneitaxe,
1859 **S c h l e s w i g**, Apothekertaxt for Hertugdommet Sleswig — Taxe
der Apothekerwaaren für das Herzogthum Schleswig,
1860 **S a c h s e n**, Arzneien-Taxe für die Königl. Sächsischen Lande, 5. Auflage, bis 1902 insgesamt 14 Auflagen,
1860 **O l d e n b u r g**, Arzneitaxe für das Herzogthum Oldenburg,
1861 **F r a n k f u r t a. M.**, Arzneitaxe der freien Stadt Frankfurt,
1861 **H e s s e n**, Arzneimittel-Taxe für die Apotheken des Großherzogthums Hessen,
1864 **S a c h s e n**, Tierärztliche Arzneien-Taxe für die Apotheken des Landes, 2. Auflage 1868 bis zur 9. Auflage im Jahre 1902,
1863 **H o h e n z o l l e r n**, Königl. Preuß. Arzneitaxe für die Hohenzollern-
schen Lande, 1863 und 1864, (9)
1864 **S c h l e s w i g - H o l s t e i n**, Arzneitaxe für die Herzogtümer Schleswig-Holstein 1864 und 1867, (9)
1865 **C o b u r g**, Arzneitaxe für das Herzogthum Coburg,
1867 **H a n n o v e r**, Neue Arznei-Taxe für das preußische Gebiet des ehemaligen Königreich Hannover,
1867 **B a y e r n**, Arzneitaxe,
1868 **H e s s e n**, Arzneimittel-Taxe für die Apotheken des Großherzogthums Hessen,
1872 **S a c h s e n**, Arzneitaxe,
1872 und 1874 **W ü r t t e m b e r g**, Arzneitaxe,
1872 **B a y e r n**, Arzneitaxe,
1875 **H e s s e n**, Arzneitaxe,
1876 **B a y e r n**, Arzneitaxe,
1877 **M e c k l e n b u r g - S c h w e r i n**, Arzneitaxe,
1878 **B a y e r n**, Arzneitaxe,
1883 **B a y e r n**, Arzneitaxe, desgl. 1886, 1888, 1891, 1893, 1894 und 1902,
1887 **W ü r t t e m b e r g**, Arzneitaxe, desgl. 1890,
1888 **H e s s e n**, Arzneitaxe für das Großherzogtum Hessen,
1889 **M e c k l e n b u r g - S c h w e r i n**, Arzneitaxe,
1890 **B a d e n**, Ergänzungstaxe zu Preuß. Arzneitaxe für den Gebrauch in
den Apotheken des Großherzogtums Baden, 1893, 1897, 1899, 1900
desgl., (7)
1891 **H e s s e n**, Arzneitaxe für das Großherzogtum Hessen-Darmstadt,
1894 **H e s s e n**, Arzneitaxe für die Apotheken des Großherzogthums
Hessen,
1898 und 1899 **M e c k l e n b u r g - S c h w e r i n**, Arzneitaxe,
1902 **S a c h s e n**, Arzneitaxe für das Königreich Sachsen,
1902 **H e s s e n**, Arzneitaxe für die Apotheken des Großherzogtums Hessen,
1900—1903 **W ü r t t e m b e r g**, Arzneitaxe für das Königreich Württemberg,
1902 **M e c k l e n b u r g - S c h w e r i n**, Arzneitaxe für das Großherzogtum
Mecklenburg-Schwerin,
1904 **P r e u ß e n**, Letzte preußische Arzneitaxe,
1905 und folgende Jahre **D e u t s c h e s R e i c h**, Deutsche Arzneitaxe.

3. Amtliche Arzneibücher und Dispensatorien.

Augsburg.

1564 Pharmacopeia Augustana, Augusta Vindelicorum, Enchiridion sive ut
vulgo vocant dispensatorium . . . pro republica Augsburgens.,
Pharmacopoeis per **A d. O c c o n e m**, Aug. Vind. 1564[1]) (14), desgl.
1572 (12),

---

[1]) Faksimile 1922 (19).

1772 Pharmacopoea Danica Regia autoritate a Collegio medico Hauniens. conscripta, 1772,
1786 desgl. 1786 (12),
Pharmacopoeia sive medicamentarium pro Republica Augustana 1573, 1574, 1578 (1, 2, 7, 10, 12), desgl. 1580 (13, 22), 1581 (22), Pharmacopoea pro Republica Augustana in forma oblonga 1597 (12, 17),
Pharmacopoea Augustana jussu auctoritate ampliss. Senatus a Collegio medico emissa, Aug. Vind. 1613, 1615, 1622 (1, 2, 7, 8, 12, 13), desgl. septimum in lucem emissa 1629, (12, 14), desgl. 1633 (13), desgl. 8. Aufl. 1640 (2, 3, 12, 22), desgl. 1643 (12), desgl. 1646 (1, 4, 7, 10, 12, 13, 23),
Pharmacopoea Augustana, Roterdami 1653 (3), desgl. Norimberg 1667 (1, 2, 3, 5, 7, 8, 22), desgl. Dordrecht 1672 (1, 7, 10), desgl. Nürnberg 1675 (1, 2), desgl. 1693 (7), Pharmacopoea Augustana renovata 1684 (12, 13, 23), desgl. 1690, desgl. 1694 (4, 8, 10, 13, 14, 22), desgl. et Appendice aucta 1695, desgl. 1697, desgl. renovata 1710 (2, 7, 12, 13, 17, 22), desgl. 1711, desgl. 1714, desgl. 1716 (17), desgl. 1722, desgl. 1734 (3, 5, 12, 13, 14, 23), desgl. 1743,

Baden.

Mantissa Badensis in Pharmacopoeam Wirtenbergicam anno MDCCL editam Rastadii 1755 (23),
1841 Pharmacopoea Badensis, Heidelberg 1841 (1, 7, 19, 23),
1854 Pharmacopoea medicaminum quae in Pharmacopoea Badensi non recepta sunt. Auctor E. Q. Emilio R i e g e l , Carlsruhe 1854 (17),

Bamberg.

1807 Einführung der neuesten preußischen Pharmakopöe und Apothekertaxe in der Provinz Bamberg 1807 (Bayer. Regierungsbl. 1807 Nr. 24).

Bayern.

1754 Pharmacopoea militaris in Bavariae nosocomiis usitata Paris (Nach denen Grundlehren wohl eingerichetete Apotheke zum nützlichen Gebrauch für die Soldaten Spitäler, de Wolter aus dem Lateinischen übersetzt v. S c h a u e r , München 1754), desgl.
1759 Frankfurt und Leipzig 1759,
1822 Pharmacopoea Bavarica 1822 (1, 12, 13),
1823 Bayrische Pharmakopoe (1, 12, 13), aus dem Lateinischen übersetzt, München 1823 (1, 19),
1859 Zweite Auflage 1859 (1),

Brandenburg-Preußen.

1698 Dispensatorium Brandenburgicum seu norma, juxta quam in provinciis Marchionatus Brandenburgici medicamenta officinis familiaria dispensanda ac praeparanda sunt. 1698 (1, 12, 22),
1713 Dispensatorium Regium et Electorale Borusso-Brandenburgicum nebst Taxe, 1713 (1, 12, 23),
1726 Dispensatorium Borusso-Brandenburgicum, Berol. 1726,
1731 Dispensatorium Regium et Electorale Borusso-Brandenburgicum juxta quod in provinciis Regiis et Electoralibus, medicamenta officinis familiaria praeparanda et dispensanda Auspiciis Sacrae Regiae Maj. Borussiae Regii Collegii medici superioris cura et opera denue editum, revisum, emendatum et auctum, Berol. Mich. 1731 (1, 22, 23),
1734 Dispensatorium Regium et Electorale Borusso-Brandenburgicum, Erfordiae 1734 (1, 12, 17, 23),
1735 desgl. 1735,
1744 Dispensatorium Reg. et Electorale Borusso-Brandenburgicum juxta quod in Silesia medicamenta officinis familiaria praeparanda et dispensanda denuo editum, Wratislaviae 1744 (1, 12, 17),

medicamentorum adhibendas, complectentibus, hinc et inde interspersis, olim locupletatum ab Ernst Fagino nunc vero in nova hac editione quarta, praeter notas nonnullas etiam quorundam medicamentorum utilissimorum praescriptiones et elaborationes ante hac omissae taxa medicamentorum et norma medica accesserunt, Erfordiae Homeyer 1758, (1, 17),

1781 Dispensatorium Regium et Electorale Borusso-Brandenburgicum juxta quod in provinciis Regiis et Electoralibus medicamenta simplicia comparanda et composita praeparanda Auspiciis sacrae Regiae . . . Collegii medici superioris denuo editum, revisum, emendatum et auctum, Berol. Spener 1781 (1, 13, 23),

1799 Pharmacopoea Borussica, Berol. Decker 1799 (1, 19, 23),

1801 Pharmacopoea Borussica Editio secunda et emendata, Frankfurt und Leipzig Sumpt. Collegii medic. et Sanitatis, 1801 (12, 13, 17),

1804 Pharmacopoea Borussica, 1804 (1, 19),

1805 Pharmacopoea Borussica 1804, deutsch übersetzt von L. A. K r a u s , Braunschweig 1805 (2, 7, 8),

1808 Pharmacopoea Borussica 1804, deutsch von Wilh. J u c h , 1808 (2, 5, 7, 8),

1813 Pharmacopoea Borussica Editio tertia emendata, Berol. 1813 (1, 19),

1813 Preußische Pharmakopöe 3. verb. Ausgabe. Aus der lat. Urschrift übersetzt, Berlin, Stettin 1813 (1, 17),

1827 Pharmacopoea Borussica Ed. IV, Berlin 1827 (1, 17),

1827 Preußische Pharmakopöe. Übersetzt 1827 (1, 19),

1828 Pharmacopoea Borussica, die Preußische Pharmakopöe, übersetzt von D u l k 1828 (1),

1829 Appendix ad Pharmacopoeam Borussicam Ed. IV, Berol. 1829 (1),

1829 Pharmacopoea Borussica Ed. V., Berol. 1829 (1),

1829 Preußische Pharmakopöe 5. Ausg. Übersetzt 1829 (1),

1846 Pharmacopoea Borussica Ed. VI, Berol. 1846 (1, 17, 19),

1847 Pharmacopoea Borussica deutsch übersetzt von D u l k 1847 (2, 4, 5, 6, 7, 8, 10),

1862 Pharmacopoea Borussica Ed. VII, Berol. 1862 (1, 17, 19),

1862 Preußische Pharmakopöe Sieb. Aufl., herausg. v. G. A. V o l k 1862 (1).

Pharmacopoea castrensis.

1790 Pharmacopoea castrensis Borussica Congessit Joan. Andreas Riemer, Berol, 1790,

1791 Ed. altera, 1791 (23),

1794 Ed. tertia, 1794,

Weitere Ausgaben 1805, 1813 (13, 19), 1828, 1836 (1, 19), 1841 (2, 6, 7), 1847, 1849, 1868 (1, 2).

Braunschweig.

1777 Dispensatorium pharmaceuticum Brunsvicense, jussu Caroli Ser. Duc. Brunsv. Luneburg adornatum et pharmacopoeis ducatus Brunsvic. Wolffenbuttelami a collegio ducali supremo sanitati civium dicato in normam praescriptum atque ordinatum additi sunt indices necessarii Brunsv. offic. lib. orphanotroph., Brunsv. 1777 (5, 7, 8).

Bremen.

1792 Pharmacopoea in usum officinarum rei publicae Bremensis conscripta, Bremen 1792 (1, 4, 5, 7, 13).

Dänemark.

(Berücksichtigt, soweit innerhalb des derzeitigen deutschen Reichsgebietes seinerzeit amtlich in Geltung.)

1658 Dispensatorium Hafniense Jussu Superiorum a medicis Hafniensibus adornatum . . ., Hafniae 1658 (1, 8, 9),

1747 Dispensatorium Regium et Electorale Borusso-Brandenburgicum 1747 (17).

1758 Dispensatorium Regium et Electorale Borusso-Brandenburgicum et auctum. Variis utilissimis annotationibus et observationibus, partim genuinum usum, partim encheiresis commodissimas in praeperatione
1776 Apothekerbuch nach der Pharmacopoea Danica ausgearbeitet von I. E. T. S c h l e g e l , Gotha 1776,
1805 Pharmacopoea Danica Regia autoritate a collegio sanitatis Regio medico chirurgico, Hafniensi conscripta Hafn. 1805,
1840 Dänische Pharmakopöe, 1840 (17),

Deutsches Reich.

1865 Pharmacopoea Germaniae, Magdeburg und Halle 1865 (1, 17)
1867 Ed. II, 1867,
1872 Pharmacopoea Germanica, Berol. 1872 (1, 17),
1872 Pharmacopoea Germanica, Deutsche Pharmakopöe, übersetzt von Hermann Hager 1872 (1, 17),
1882 Pharmacopoea Germanica Ed. altera, 1882,
dazu deutsche Ausgabe (1),
1890 Arzneibuch für das Deutsche Reich, III. Ausgabe 1890 (1),
1900 Arzneibuch für das Deutsche Reich, IV. Ausgabe 1900 (1),
1910 Deutsches Arzneibuch, 5. Ausgabe 1910 (1)
1921 Deutsches Arzneibuch (Neudruck) 1921 (1)
1926 Deutsches Arzneibuch, 6. Ausgabe 1926 (1),
1932 I. Nachtrag zum Deutschen Arzneibuch 6. Ausgabe, 1932.
1933 Erster und zweiter Nachtrag zum Deutschen Arzneibuch 6. Ausgabe, 1926, 1933.

Erfurt.

1808 Neue Pharmacopöe, dem gegenwärtigen Zustande der Arzneikunde und Pharmakologie angemessen. Nebst einem Anhange, welcher die französische Militärpharmakopöe enthält, von I. B. T r o m m s d o r f f , Erfurt, Hennings 1808,
1811 Zweite verbesserte Auflage 1811,

Frankfurt a. M.

1624 Antidotarium Romanum seu de modo componendi medicamenta quae in usu sunt, opus (Deutsche Übersetzung), 1624,
1626 Dispensatorium chymicum Francof., 1626 (13, 17),

Fulda.

1787 Dispensatorium Fuldense tripartitum, tam patriaee usibus quam saeculi moderni genio accomodatum a Franc. Ant. S c h l e r e t h c. tab. aen. Fulda, Stahel 1787 (13),
1791 Editio altera 1791 (1, 23).

Hamburg.

1716 Dispensatorium Hamburgense, juxta quod medicamenta tam chymica quam galenica . . . praeparanda sunt. Conscripsit Joan. K a l d e , Hamburg 1716 (1, 17, 22),
1768—1772 Neues verbessertes Dispensatorium oder Arzneibuch, in welchem Alles, was zur Apotheker Kunst gehört, nach den Londoner und Edinburger Pharmakopoen vorgetragen wird, Hamburg 1768—1772 (13),
1835 Codex medicamentorum Hamburgens., Hamburg 1835 (1, 19),
1845 Ed. II 1845 (19),
1852 Ed. III 1852.

Hannover.

1617 Pharmacopoea Veneta seu de vera pharmacia conficiendi et praeparandi methodo, 1617,
1706 Pharmacopoea Hannoverana seu catalogus medicamentorum in officina pharmaceutica civitatis Hannoveranae prostantium, 1706, (Scherer),

1819 Pharmacopoea Hannoverana, Hannover 1819 (1, 2, 3, 6, 7, 19),
1820 Hannoversche Pharmakopöe aus dem lateinischen Urtext übersetzt
von G r u n e r 1820 (1, 7),
1833 Pharmacopoea Hannoverana nova, 1833 (1, 7),
1861 Pharmacopoea Hannoverana, Pharmakopöe für das Königreich Hannover, 1861 (1, 2, 7, 8, 19), 1868 (19).

H e s s e n.

1806 Dispensatorium Electorale Hassiacum, Marburg. 1806 (4, 5, 13),
1807 Übersetzt von Christian Friedrich E l i a s und P. J. P i d e r i t, Marburg 1807 (1, 13, 17, 22),
1816 Addiamenta ad Dispensatorium Electorale Hassiacum, Marburg, von
P. J. P i d e r i t, 1816 (Scherer),
1827 Dispensatorium Electorale Hassiacum, Marburg 1827 (1, 13, 17),
1860 Editio II 1860 (1).

K ö l n.

1565 Dispensatorium usuale pro pharmacopoeis inclyti Reipubl. Coloniensis,
Coloniae 1565 (1, 12, 17),
1627 Pharmacopoea sive Dispensatorium Coloniense Jussu et authoritate
S. P. Q. Agrippinensis Revisum et auctum *l*abore cl. et Exp. V. D.
Petri H o l t z e m i i Com. Palatini, In ea*d*em Academia Med. Prof.
Ordin. pp, Coloniae 1627 (5, 6, 12).

L i p p e.

1792 Dispensatorium Lippiacum genio moderno accomodatum auctoritate
collegii medici redigit J. C. F. S c h e r f, Lemgo Pars I 1792 (13, 22, 23),
1794 Pars II 1794,
1799 Lippisches Dispensatorium; aus dem lateinischen Urtext verdeutscht,
verbessert und vermehrt von dem Herausgeber Joh. Chr. Friedrich
S c h e r f, T. I 1799 (13),
1801 T. II 1801 (1).

M e t z.

1561 Pharmacopoea Mediomatrica, Anutius F o e s i u s, 1561,

M ü n s t e r.

1739 Dispensatorium Monasteriense, Münstersche Apothekertax und Dispensatorium, 1739.

N ü r n b e r g.

1546 Pharmacorum conficiendorum ratio vulgo uocant Dispensatorium, Authore Valerio C o r d o, Norimberg 1546 (2, 22),
Dispensatorium hoc est Pharmacorum ratio authore Valerio C o r d o
1549, 1552, 1556 (1), 1556 (Venet.) (23), 1559, 1563 (22),
Dispensatorium pharmacoporum omnium, auct. Val. C o r d o nunc vero
opera et studio Collegii medici Rei publicae Norimbergensis publ.
Norimberg 1592 (22), 1598 (22, 23), desgl. 1612 (22, 23), desgl. 1666
(12, 22, 23), Ed. Antwerpen 1561, desgl. 1568, desgl. a Petro Couden-
bergio 1580, Ed. Lyon 1551, desgl. 1553, desgl. 1559, desgl. 1579, desgl.
1590 (19), Ed. Leyden 1599 (14), desgl. 1627, ferner Valerii Cordi Dispensatorium sive Pharmacoporum conficiendorum ratio cum Petri
Coudenbergii Matthiae Lobelli scholis, 1637, Ed. Paris 1548, Ed. Venedig 1556, desgl. 1563, 1618 (23), Ed. Tübingen 1548, desgl. 1608,
desgl. Lugd. Batav. 1652.

O l d e n b u r g.

1801 Pharmacopoea Oldenburgica cum gratia et Priv. Oldenburgi, Oldenburg 1801 (1, 2, 3, 12).

P f a l z.

1764 Dispensatorium medico-pharmaceuticum Jussu clementissimi Ser. ac
Pot. Princ. Elect. Caroli Theodori succinctum in ordinem congestum,

una cum Taxa ex justo et aequo statuta, in lucem emissum a Concilio medico Elect. Palatino Manhemii 1764 (1, 5, 13),
1802 Dispensatorium Palatinum, Mannheim 1802, (Scherer).

Regensburg.

1727 Dispensatorium pharmaceuticum Ratisbonense. In secunda inscriptione legitur: Conspectus materiae medicae selectioris. Quo eliminatis plurimam partem obsoletis, medicamenta usitatiora, simplicia, cum recta eorundem praeparatione, quam composita, cum concinnis formulis, serie alphabetica exhibentur, et communis normae instar, pharmacopolibus Ratisbonensibus jussu et auctoritate III Senatus cura et opera Collegii medici praescriptus et adornatus. Ratisbonae 1727 (1, 12, 13, 17, 23),
1737 desgl. erschienen in Augsburg 1737 (Scherer).

Sachsen.

1779 Pharmacia rationalis Eruditorum examini a societate quadam medica, Casselis Fasciculus I und II 1779, Fasciculus II bis VI 1780,
1782 Pharmacia rationalis denuo correcta et aucta. Edidit eam P. J. Piderit, Casselis 1782,
1791 Pharmacia rationalis Editio III revisa, aucta et emendata, Cassel 1791 (22),
1797 Pharmaciae rationalis supplementum primum Collegii medici auctoritate conscripsit P. J. Piderit, Cassel 1797,
1806 Dr. Phil. Jac. Pideritii Pharmacia rationalis. Ad. Editionem tertiam, quae, vigore Edicti Celsiss. pharmacopolis Saxonicis dispensatorii loco praescripta est, denuo recusa, Freyberg 1806,
1806 Dispensatorium für die chursächsischen Lande oder P. J. Piderit Pharmacia rationalis, deutsch bearbeitet und vornemlich zum Gebrauch für Ärzte, Wundärzte und Apotheker in den chursächsischen Landen erläutert von Dr. Carl Ferd. Burdach, Leipzig 1806,
1807 Nachtrag zu dem Dispensatorium für die Königl. sächs. Lande von C. F. Burdach, Leipzig 1807, (Scherer),
1820 Pharmacopoea saxonica jussu Regio et auctoritate publica, edita Dresd. 1820 (1, 13, 19),
1821 Apothekerbuch für die Königl. Sächs. Lande. Übersetzung der Pharmacopoea Saxonica, Dresden 1821,
1837 Pharmacopoea Saxonica, 1837 (1, 19).

Schleswig-Holstein.

1831 Pharmacopoea Slesvico-Holsatia, Kiel 1831 (1, 19),
1844 Nachträge bis 1843, Deutsche Bearbeitung (17),

Stralsund.

1645 Actuarium pharmacopoeae Stralsundensis auct., Neukranz 1645 (Berendes),
1785 Stralsundische Pharmazie, 1785, (Scherer).

Straßburg.

1722 Pharmacopoeia Argentoratensis inclyti Magistratus Jussu revisa et ad hodiernum usum medicum accomodata a Collegio medico, Argent. 1722,
1725 Pharmacopoeia Argentoratensis incl. senatus jussu publ. a Collegio medico adornata, Argent. 1725 (12, 13, 17, 23),
1729 desgl. 1729,
1757 Pharmacopolia Argentoratensis incl. magistratus jussu revisa et ad usum hodiernun accomodata a Collegio medico, Argent. 1757 (23), Bremen und Leipzig 1758 (1, 12),
1777 desgl. 1777.

W e i m a r.

1678 Weymarisches Arzneybuch, Frankfurt und Leipzig 1678 (1, 19),

W e s t f a l e n.

1808 Dispensatorium Westphalicum. Aus dem Lateinischen übersetzt von
Dr. Cp. Ferd. E l i a s , Cassel 1808, (Scherer),

W ü r t t e m b e r g.

1741 Pharmacopoea Wirtembergica, in duas partes divisa, quarum prior
materiam medicam, historio-physisico medice descriptam, posterior
composita et praeparata, modum praeparandi et encheireses exhibet,
Stuttgart 1741 (2, 5, 12, 23),
1750 Editio secunda, 1750 (7, 12, 17, 23),
1754 Editio tertia, 1754 (8, 12, 13, 23),
1760 Editio quarta nova, revisa, aucta et emendata, 1760 (4, 8, 13, 23),
1771 Editio quinta, 1771 (1, 5, 7, 12), Jussu Serenissimi Domini ducis adornata et Pharmacopoeis Wirtembergicis in normam praescripta. Acce-
dunt syllabus medicamentorum compositorum in classis divisus et
indices necessarii,
1785 desgl. ed. Lausannae Helv., 1785 (1, 12),
1786 desgl. Stuttgardiae 1786 (3, 7, 8, 12, 22, 23),
1798 desgl. 1798 (2, 3, 5, 7, 8, 13, 19, 23),
1845 Pharmacopoea Würtembergica Editio sexta, 1845,
1847 Pharmakopöe für das Königreich Württemberg. Neue Bearbeitung,
Stuttgart 1847 (1, 7, 8).

W ü r z b u r g.

1778 Pharmacopoea Herbispolitana, Wirceburg 1778,
1782 Pharmacopoea Herbispolitana in usum patriae congesta pp, Wirceburg
1782 (1, 14),
1796 Pharmacopoea Wirceburgensis. Editio secunda et immutata, Bamberg
1796,
1813 Würzburger Militärpharmakopöe, 1813 (14),
1845 Nova pars altera praeparata et composita complectens, 1845.

4. Armen-Arzneibücher, Homöopathische Arzneibücher und Arzneibücher-Kommentare.

P h a r m a c o p o e a e P a u p e r u m.

1529 Apotheck für den gemeinen Mann, Erffurdt 1529, desgl. Wittenberg
1529 (12),
1512 Thesaurus pauperum oder Hausapothek guter gebräuchlicher Arzney,
Straßburg 1512, 1529, 1532, Erffurt 1529, Frankfurt 1537 (12, 23), Erffurt,
Leipzig 1543 (18), Frankfurt 1561, 1576, 1585, 1594, 1598, Leipzig 1591,
durch Hieronymum B r a u n s c h w e i g k und Michael S c h r i c k ,
Erffurt 1619,
1666 Medicina pauperum v. J. P r e v o t , Hannov. 1666,
1763 Pharmacopoea Pauperum in usum Nosocomii regii Edinburgensis,
Edinburg 1759 (12), desgl. Bremen et Lips. 1761 (12), desgl. Edinburg
1763 (17),
1781 Pharmacopoea Pauperum in usum Instituti Clinici Hamburgensis edita
a societate medica, Hamb. 1781 (2, 3, 12), desgl. 1785 (17), desgl.
1804 (13),
1789 Pharmacopoea Pauperum Oldenburgensis, 1789 (6),
1800 Armenapotheke zum Gebrauch des Königl. Armeninstituts der Stadt
H a n n o v e r. Mit Genehmigung hoh. Landesreg. verfaßt und herausgegeb. v. C. C. N o l t e , Hannover 1800,

1805 Pharmacopoea zum Gebrauch für die Armenpraxis. Herausgegeben v.
Dr. Friedr. S c h u l t z , Berlin 1805,
1807 Würzburger Armenpharmakopöe, 1807 (14),
1829 Pharmacopoea ad pauperes curandos accomodata. In usum Scholae
Policlinicae Lipsiens., Lips. 1829 (13).

H o m ö o p a t h i s c h e A r z n e i b ü c h e r.

1825 C a s p a r i , C., Homöopathisches Dispensatorium für Ärzte und Apotheker, Leipzig 1825 und 1828 (1),
1829 H a r t m a n n , F., Pharmacopoea homoeopathica, Lips. 1829 (1),
1845 G r u n e r , Ernst, Homöopathische Pharmakopöe, 2. Auflage, Leipzig
1854 (1, 19), 5. Auflage 1878 (21),
1860 D e v e n t e r , Ludwig, Homöopathische Pharmakopöe, Berlin 1860 (1),
1861 H a g e r , H., Medicamenta homoeopathica et isopathica omnia ad id
tempus a medicis examinata aut usu recepta Lesmiae, 1861 (1, 19),
1872 S c h w a b e , Wilmar, Pharmacopoea homoeopathica polyglotta, Leipzig 1872, ferner Homöopathisches Arzneibuch (1),
2. Ausg. 1924 (21), 2. abgeänderte Ausgabe 1934,
1901 D e u t s c h e r A p o t h e k e r - V e r e i n , Deutsches homöopathisches
Arzneibuch, Berlin 1901 (1, 21),
1925 H e n n i g , Max, Homöopathische Pharmakopöe und Arzneimittellehre
1925 bis 1927 (1),
1932 M a d a u s , G., Abgekürzte homöopathische Pharmakopöe (1).

K o m m e n t a r e z u A r z n e i b ü c h e r n.

1652 Z w e l f f e r i , Joannis, Animadversiones in Pharmacopoeam Augu-
stanam et annexum ejus mantissam sive Pharmacopoeia Augustana
reformata in qua vera et accuratissima methodo medicamentorum
simpl. et comp. praeparationis... antiquorum errores deteguntur...
Opera et studio. Vindobon. 1652 (1, 5, 7, 10, 12, 22, 23), desgl. Nunc
secundum revisa . . . adaucta . . . cum annexa appendice, Norimberg
1657 (1, 5, 7, 23),
S c h r o e c k e r , Luc., Pharmacopoea Augustana restituta sive examen
animadversionum in Dispensatorium Augustanum ejusdemque mantissam hermeticam Joannis Zwelferi adornatum a Luca Schroeckio,
Aug. Vind (17),
1675 S c h r o e c k e r , Lucas, Pharmacopoeae Augustanae restitutae ab ejus
autore L. Schroeckio. Luc. fil. suscepta defensio. Qua imprim. D. Fr.
Hoffmanni argumentis, in clave pharmaceutica Schroederina, contra
praedictum Dispensatorium pro Zwelferi defensione, prolatis respon-
detur, simulque cujusdam ficto nomine vocati Philonis Nasturtii post-
scriptum et hanc respiciens Schmuziana antithesis excutitur. Aug.
Vind. 1675,
1805 J u c h , Carl Wilh., Übersetzungen der Pharmacopoea Borussica II u. III
nebst Kommentar, 1805, 1807, 1814 u. 1830 bearbeitet v. R a a b ,
1827 D u l k , Friedr. Wilh., Die preuß. Pharmakopöe, 4. Aufl. übersetzt und
erläutert 1827/29,
1847 M o h r , Friedr., Kommentar zur Pharmacopoea Borussica nebst Übersetzung des Textes, Braunschweig 1847,
1847 W i l m s , Friedr. Wilh., Vergleichende Übersicht der Pharmacopoea
Borussica V und VI 1847, Vorschläge für die Septima,
1847—1895 H i r s c h , Heinrich Gustav Bruno, Vergleichende Übersichten
zwischen der 5. und 6. Auflage der Preuß. Pharmakopöe, 1847,
desgl. d. 6. u. 7. Aufl., 1863,
  — — Pharmacopoea Germanica vergl. mit der Pharmacopoea Borussica, 1873, Vergleichende Übersicht zwischen der 1. und 2. Ausg. der
Pharmacopoea Germanica, 1883,
  — — Verschiedenheiten gleichnamiger offizineller Arzneimittel, 1895,

1872 B u c h n e r , L. A., Commentar zur Pharmacopoea Germanica, München
    1872/79,
1873 H a g e r , H., Kommentar zur Pharmacopoea Germanica Berlin 1873/74,
    Editio altera 1882/84 (19),
1878 B i l t z , Ernst, Kritische u. praktische Notizen zur Pharmacopoea Ger-
    manica 1878,
1884—1903 H i r s c h , Br. und S c h n e i d e r , Alfr., Kommentar zum Arz-
    neibuch für das Deutsche Reich (Pharmacopoea Germanica Ed. II, III
    und IV 1884/90, 1890/91, 1902/03,
1886 S c h l i c k u m , O., Kommentar zur 2. Aufl. der Pharmacopoea Ger-
    manica, 2. Aufl. Leipzig 1886 (19),
1890 V u l p i u s und H o l d e r m a n n , Kommentar zum Arzneibuch für das
    Deutsche Reich (Pharmacopoea Germanica Ed. III), Leipzig 1890/91,
1891 H a g e r , H., F i s c h e r , B. u. H a r t w i c h , C., Kommentar zum Arz-
    neibuch für das Deutsche Reich, 3. Ausg., Berlin 1891/92, Kommentar
    zum Nachtrag der 3. Ausg., 1895, 2. Aufl. 1895/96, 4. Aufl. z. 4. Ausg.
    des Arzneibuchs 1901,
1896 H o l d e r m a n n , E., Kommentar des Nachtrages zum Arzneibuch für
    das Deutsche Reich (Pharmacopoea Germanica Ed. III), 1896,
1900 S c h n e i d e r , Alfr. u. S ü ß , P., Handkommentar zum Arzneibuch für
    das Deutsche Reich, 4. Ausg., Göttingen 1900/02,
1901 J e h n , C. und C r a t o , C., Kommentar zum Arzneibuch für das
    Deutsche Reich (Pharmacopoea Germanica Ed. IV), Leipzig 1901,
1911 A n s e l m i n o , Dr. O. und G i l g , Dr. E., Kommentar zum Deutschen
    Arzneibuch, 5. Ausg., Berlin 1911, 6. Ausg. Berlin 1926,
1922 R o s e n b e r g , Pharmacompendium, 1922.

5. Nichtamtliche Arzneibücher, Antidotarien und dergl.

7.—13. Jahrhundert.

Antidotarium (7. oder 8. Jahrh. im Brit. Museum London),
    „   (9. Jahrh. in der Stiftsbiblioth. St. Gallen),
    „   (9. od. 9./10. Jahrh. — Bamb. Handschrift — Dombibl. Bamb.),
    „   (9./10. Jahrh. — Reichenauer Handschrift — Karlsruh. Bibl.),
    „   (9./10. Jahrh. — Codex Philippicus — Berl. Staats-Bibl.),
    „   (9./10. Jahrh. — Codex Hunterianus — Glasgower Bibl.),
    „   (11. Jahrh. — Univ.-Bibl. Cambrigde),
P r a e p o s i t u s , Nicolaus, Antidotarium magnum um 1100,
— — Antidotarium parvum um 1100,
— — Dispensarium um 1490 (23),
M e s u e der Jüngere, Antidotarium medicamentorum, Practica medicinarum
    particularium, De medicinis laxativis um 1000,
S e r a p i o n , Liber de medicamentis simplicibus de temperamentis simpli-
    cium, 11. Jahrhundert,
H e i l i g e H i l d e g a r d , Physica oder Liber simplicis medicinae (1099 bis
    1179),
J a n u e n s i s , Simon, Synonyma medicina seu clavis sanationis, 13. Jahrh.,
W a s s e r k i r c h s Handschrift, Arzneibuch, 12. Jahrh. 2. Hälfte (Zürich.
    Bibl.),
A l b i c i u s , Magnus, Liber aureus medicinalis compositus (21),
B a r t h o l o m a e u s , Arzneibuch des Meisters, 13. Jahrh. Mitte (39),
W a m p e n v a n E v e r h a r d , Gothaer Arzneibuch (P f e i f f e r , Dr. Fr.,
    Arzneibücher, zwei deutsche aus dem XII. und XIII. Jahrh.) (9, 10, 13, 22),
M a e r l a n t , Jacob, Buch der Natur verarbeitet zu einem gereimten Arz-
    neibuch unter dem Titel „Naturen Blome", 1264 und 1269,

15.—20. Jahrhundert.

D o n e l d e y, Arnoldus, Bremen, Arzneibuch (24),

P r a e p o s i t u s, Nicolaus, Dispensatorium ad aromatorios, Venet. 1471, Lugd. 1505 und 1512 (39, 43),

M e g e n b e r g, Conrad v., Buch der Natur, Augsburg 1475 und 1481 (9), 1482 (9, 20), 1499 (12, 30),

B e y e r l a n d t, Ortolff, Artzneypuch von allen gepräßten der menschen, wye den helffen soll pp, 1. Ausg. Nürnberg 1477 (9, 20, 39), Augsburg 1479 (9, 23), 1488 (9, 37), 1585 und Mainz 1591,

S a l a d i n d e A s c o l o, Compendium aromatariorum, Bononiae 1488,

S t ö c k e l, Wolfgang, Ein warhaftig Ertzny u. Schatz / des lebens wider die Pestilentz, 1494 und 1517 (9),

T a l l a t, Johann, Artznye Büchlein der kreuter, oder Margerita medicine, Erffurt 1497, 1498, Augsburg 1502, 1507, Straßburg 1512, Augsburg 1516, 1529, 1530, 1532 und Leiptzigk 1522 (39),

F r i e s, L., Spiegel der Artzney, Straßburg 1518, 1524 (42), 1529, 1532 (39, 42),

  — — Defensio medicor. princip. Avicennae ad Germaniae, Argent. 1530 (39),

  — — Artzney Buch/lein / wider allerlei Kran-/ckheiten vnd gebrechen, Franckfurt 1536 (39),

  — — In Antidotarium Johann. Fil. Mesue cum declarat. simpl. medicinarum, Venet. 1523 (39),

K u e f n e r, J., Pharmacopoliterion, 1542 (43),

S a c h s e, Artzneybuch, köstlich für mancherlej Krankheit des gantzen leibs, 1546 (28),

S a c h s e, Melchior, Artzneybuch / Vast wunder köstlich für allerley . . . des gantzen leibs gebrechlichkeit, 1549 (20),

S t u p a n u s, A., Enchiridium (dispensarium) compositorum, 1546 (43)

V o g t e r, Bernhard, Ain Artzney Büchlein f. d. gemein. menschen, Augsb. 1531 (42, 43),

G e s n e r, Conrad, Schatz viel heimlicher Artzney, Zürich 1555 (39),

D r y a n d e r, J., Arzneispiegel, 1557 (43),

  — — Artzney-Büchlein, 1537 (42),

P l a c o t o m u s, J., Pharmacopoea in compendium redacta ejusdem Dispensatorium, 1560 (39),

M a r i n e l l u s, J., Luminare majus, 1564 (43),

R i v i u s (Ryff), Gualth, Kleinere teutsche Apoteck: Straßburg 1562 (39), 1573 und 1602 verbessert von Nicol. A g e r i u s,

  — — Confect Buch / vnd Haußapoteck, Frankfurt 1548 (42), 1563 (42),

W i t t i c h i u s, Johann, Artzneybuch für alle Menschen, Arnstadt 1595 (39), Vade mecum (deutsch), Leipzig 1595, 1597 (39, 42),

  — — Epitome Antidotarii Bononiensis, Bononiae 1574 (39),

D a u b m a n n, Johann, Hausapoteck oder Artzney von allerlei zufällen, Königsberg 1555 (20, 31), 1556 (28, 42), 1565 (31),

C l u s i u s, C., Antidotarium, 1561 (43),

W i r s u n g, Christoph, Arzneybuch, 1568 (43), Arzneybuch, Newes verbessert d. P. U f f e n b a c h, 1619 (42, 43),

W e c k e r, Johann Jacob, Antidotarium speciale, Basel 1561,

  — — Antidotarium generale, Basel 1576 (9, 43),

  — — Antidotarium geminum generale et speciale, Basel 1595,

M e t r i, de N., Artzneybuch, 1572 (43),

T a b e r n a e m o n t a n u s, J. Th., Ein newes Artzny Buch, Frankfurt a. M. 1577 (3),

C o l e r, J., Pharmacopaeus oder Hausapoteck-Oeconomiae Th. 6 1610 (43),

W e i c k a r t, Arnold, Thesaurus pharmaceuticus galenico-chymicus, Frankfurt, 1616,

  — — Pharmacopoea domestica, d. i. Hausapotheke, Frankfurt 1626 und 1627,

Ziegler, Adrian, Tigurinus, Pharmacopoea spagyrica, 1616,
Rondeletius, W., Pharmacopoea cum animadvers. Matth. Lobelii et
Lud. Myrei, Lugd. Bat. 1618 (39),
— — Antidotarium Romanum, 1583, 1624 (43),
Glauber, Johann Rud., Pharmacopoea spagyrica od. gründliche Be-
schreibung, wie man aus den Vegetabilien, Animalien und Mineralien
Artzneyen zurichten und bereiten soll, Amsterd. 1656 (9, 42),
Gäbelkhoner, Oswald, Artzneybuch, Tübingen 1589, 1596 (42), 1603,
1610 (42), 1618 (23) und Erfurt 1680 (39),
Bapst, Michael aus Rochlitz, Artzneybuch (Artzney-Kunst- und Wun-
derbuch), 1594,
Summer, Balthasar, Artzneybüchlein sehr nitzlich einem jeden Hausvater
täglich zu gebrauchen, 1599,
Santinus, Dispensatorium med. oder Güldene Apoteck, 1606 (43),
Dorncreil, T., Dispensatorium novum . . ., Hamburg 1604 (42), 1623 (42),
Schenck, Jo. Ge., New Artney Buch, Erfurt 1608 (39),
Apolinaris, Quint., Ein auserlesen schön Artzney und Kräuterbuch,
Buch 1—3, Erfurdt 1629 (39),
Schroeder, Johann Christoph, Pharmacopoea medico-physica, Ulm 1641,
1644, 1649, 1655 pp (9, 42), 1676 (42), 1705 (42),
— — Pharmacopoea Schroedero-Hoffmanna illustrata, Col. 1687 (39),
Renodaeus, Joh. Dispensatorium galeno-chymicum primo Joa. Renodaei
Instit. pharmaceuticas lib. V. s. Joh. Quercetani pharmacopoeam dog-
maticorum Hanoviae, Ausg. 1607, 1614, 1615, 1631 (9), 1631 (9, 23, 27),
Quercetanus, J., Pharmacopoea dogmaticorum restituta II Editio 1607 (42),
Schonwetter, Th., Dispensatorium chymicum . . ., Frankfurt 1626 (13,
20, 22, 41),
Lemery, Nic., Pharmacopoe universelle, Paris 1698 (42), 1738 (42),
Horstius, Joh., Pharmacopoea galeno-chemica catholica, Frankfurt 1656
(39, 42),
Zwelfer, Joh., Pharmacopoea regia, 1652, 1668 (42, 43),
Bate, Georg, Pharmacopoea Bateana, London 1688 (27, 40), Frankfurt
1709 (40),
Mangetus, Joh. Jac., Bibliotheca pharmaceutica-medica, Coll. Allobrog.
1703 (39),
Lebenwaldt, Ad., Land-, Stadt- und Haus-Artzneybuch, Nürnberg
1705 (9),
Fuller, Th., Pharmacopoea extemporana Ed. 6, 1709 (42, 43),
Elias, Jacobus, Pharmacopoea Almeriana, Almeriana 1723 (20, 28),
Schroeder, Johann, Pharmacopoeia universalis. Allgemeiner Mediz.
chemischer Arznei Schatz nebst Anmerkungen, 1746 (3, 5, 43),
Bojer, Joh. Bapt., Codex medicamentarius, Paris 1758 (39),
Triller, Wilh. Dan., Dispensatorium pharmaceuticum universale sive
Thesaurus medicamentorum, 1764 (5, 42),
Pfingsten, Joh. Herm., Deutsches Dispensatorium, Frankfurt und Leip-
zig 1783 (39),
Spielmann, J. Reinh., Pharmacopoea generalis, Straßburg 1783 (42, 43),
Reuß, C. F., Dispensatorium universale etc. Argent. 1786 u. 1789 (42),
Mayr, Christophorus, Dispensatorium universale seu Lexicon chemico-
pharmaceuticum ad tempora nostra accomodatum Ed. II 1791 (3),
— — Dispensatorium universale, 1798 (42),
Eimbcke, D. G., Apparatus medicaminum, Hamburg 1820,
— — Pharmacopoea Universalis, 1832 (13, 22, 27),
— — Pharmacopoea Universalis, 1845 (20, 27, 28),
Hirsch, H. G. B., Universalpharmakopöe, 1884/90, 1902/03,

Ergänzungsbücher.

Hartmann, Dr., Schwarzburg, Ergänzungspharmakopöe, 1842,
Riegel, E., Ergänzungsbuch, Karlsruhe 1854,

V u l p i u s , Ergänzungsbuch des Deutschen Apotheker-Vereins zur Ed. III,
Arzneimittel, welche im Arzneibuch nicht enthalten, 1895, zweite Aus-
gabe 1897, dritte 1906, Nachtrag 1912, vierte 1916 und fünfte 1930.
Die letzte Auflage ist von H e r z o g in Gemeinschaft mit Z ö r n i g ,
S c h u l z e und D i e p e n b r o c k bearbeitet worden.

6. Kräuterbücher und dergleichen.

1484 „Herbarius oder „Aggregator practicus de simplicibus", Verfasser unbekannt, 1484 von Peter S c h o e f f e r in Mainz herausgegeben,
1485 Hortus Sanitatis des Johannes d e C u b a , des Frankfurter Stadtarztes
Johannes W o n n e c k e (umstritten) erschien in Straßburg (1, 2, 4, 5, 9),
1485 Hortus Sanitatis, Garten der Gesundheit (deutsch), Baseler Ausgabe
1485 (1, 7), 1486 (1, 2), 1487 (1), 1488, 1496, 1499 (2), 1507 (1), Ausg.
Mogunt. v. J. Meydenbach 1491 (1, 2, 3, 6, 7), Straßburger Ausg. 1507
(7), 1511 Venedig (1), 1517 (1, 3, 6, 7, 11), Straßburg, Ausg. 1515 (1, 7),
1527 (2), 1528 (7, 10), 1529 (1, 2), 1530 (1, 10), 1533 (3, 7, 8), Frankfurter Ausg. 1534 (7), 1535 (1, 2), 1536 (9), Straßburger Ausg. 1536 (3),
Frankfurter Ausg. 1546 (7) und 1550 (6),
1519 Synonyma (der medizinischen Kräuter) von Laurentius F r i e s , Straßburg 1519 und 1535 (12),
De natura Stirpium von Joh. R u e l l i u s , Paris 1536, Basel 1543,
1539 New Kreutter Buch von underscheydt, würkung und namen der kreutter, die in Teutschen landen wachsen, Beschreibung von Hieronnymus
B o c k , Straßburg 1539—1546 (1 unvollst., 7 vollständig), Ausg. 1546
(1 vollst., 3, 7, 10), 1551 (1, 2), 1556 (1, 2, 3), 1560 (2, 5). 1565 (1),
1572 (1, 7), 1580 (1), desgl. 1587,
Hieronymi T r a g i (Bock) De stirpium maxime earum, quae in Ger-
mania nascuntur (1, 2, 4, 9, 10), durch Melchior S e b i z i u m gemehrt
1595 (1, 4), desgl. 1630 (1, 2, 7, 8),
1530 Herbarium vivae eicones ad naturae imitationes summa diligentia et
artificio effigiatae Argent. 1530, 1531, 1536 (Deutsches Contrafayt
Kreuterbuch) von Otto B r u n f e l s ,
1542 De stirpium historia commentarii insignes . . . Basil. 1542, Lugdu-
num. 1555 deutsch New Kreuterbuch, bearbeitet von Leonhard F u c h s
. . . Basel 1543, desgl. 1563 (1),
1551 Botanicon Plantarum historia . . . von Adam L o n i c e r. Francof.
1551 (4),
1555 Naturalis historia tomus II De plantarum . . . descriptae Franc. 1555
(10), Kreuterbuch neu zu gericht von allerhand Bäumen pp, Frankfurt
1557 (1), 1560 (10), Kreutterbuch, Künstl. Conterfeyunge, Frankfurt
1564 (1), Kreuterbuch, zum 6 tenmal gebessert, Frankf. 1577 (2, 7),
1593 (2), 1603 (7), 1604 (7, 8), 1609 (1, 9), 1630 (2, 4, 8), 1678 (2, 5),
1703 (2), 1713 von Peter U f f e n b a c h übersehen (1, 6), 1737 (1, 7),
1765 und 1770 (1), und 1783 Vollständiges Kräuterbuch, Augsburg
(deutsch) (19),
1563 Gart der Gesundheit, Straßburg 1529 und 1536 (22), 1563 (1),
1563 Petri Andr. M a t t h i o l i de plantis, New Kreuterbuch mit den aller-
schönsten Figuren, Prag 1563 (1, 2, 3, 7, 10), 1586 (1, 9), Frankf. 1590
(1, 4, 7), 1600 (2, 3, 4, 8, 9), 1626 (1, 2, 10). 1678 (1. 2. 7).
1588 Hortus medicus und Hortus medicus et philosoph. von Joachim C a -
m e r a r i u s , Francof. 1588 (12),
1590 Kräuterbuch des hochgelehrten und weltberühmeten Herrn Dr. Petri
Andr. M a t t h i o l i vers. durch Joachim C a m e r a r i u m , gedr.
Frankf. a. M. 1590 (18),
1591 New vollkommlich Kreuterbuch des Joh. Theodorus T a b e r n a e -
m o n t a n u s , 1591 (18),
1613 desgl. herausgegeben von Caspar B a u h i n , 1613,

1687 desgl. 1687 darinnen 3000 Kräuter beschrieben (18),
1650 Historia Plantarum universalis auct. Joh. B a u h i n i o , Joh. Henr.
C h e r l e r o , 1650 (19),
1696 Theatrum botanicum, das ist neu vollkommens Kräuterbuch von Th.
Z w i n g e r , Basel 1696 (18),
1613 Hortus Eystettensis von Basilius B e s l e r , 1613 (14),
1779—1790 Icones plantarum med. Abbildungen von Arzneygewächsen von
J. Z o r n , Bd. 1—6, Nbg. 1779—1790 (22).

7. Wichtiges Schrifttum über pharmazeutische Gesetzeskunde.

A d l u n g , Alfred, Die Apothekenbesitzrechte in den deutschen Ländern,
Berlin 1927,
A n s e l m i n o , Otto, Apothekenbetriebsordnungen, Berlin 1912,
— — und H a m b u r g e r , Kommentar zum Opiumgesetz, Berlin 1931,
B i e c h e l e , M., Die gesetzlichen Bestimmungen über das Apothekenwe-
sen in Bayern, Eichstädt 1891 und 1899,
B o e t t g e r , Hermann, Die Apothekengesetzgebung des Deutschen Reichs
und der Einzelstaaten, 1880,
— — Die preußischen Apothekengesetze mit Einschluß der reichsge-
setzlichen Bestimmungen über den Betrieb des Apothekengewerbes,
Berlin 1894, 3. Auflage 1907, mit U r b a n , E., 5. Auflage 1913,
— — Die reichsgesetzl. Bestimmungen über den Verkehr mit Arznei-
mitteln und den Handel mit Giften, Berlin 1895,
— — Geschichte der Apothekenreformbewegung in Deutschland von
1862—1882, Berlin 1882,
D e i c h m a n n , Dr., Preußische Apothekenbesitzverhältnisse, 1913,
E c k e r t , Ernst, Apothekenbetriebsrechte in Bayern mit besonderer Be-
rücksichtigung der Personalkonzession, Würzburg 1929,
E u l e n b e r g , Hermann, Apothekenwesen in Preußen, Berlin 1873,
F e l d h a u s , S., Die Apothekengesetze in Preußen, Münster i. W. 1891,
G n e i s t , von, Die Apothekengesetze des Deutschen Reiches und Preu-
ßens, Berlin 1925,
H a m b u r g e r , Dr. A., Die preußischen Apothekenbetriebsrechte, Berlin 1928,
H a n d b u c h des Deutschen Apotheker-Vereins, Berlin 1911—1932, der
Standesgemeinschaft Deutscher Apotheker, 1933—1934,
H e l l w i g , Alte Taxen und Medizinalordnungen (Apoth.-Ztg. 1906),
H e y l , Dr. G., Das Hessische Apothekenwesen, Darmstadt 1908,
K r a u ß , J., Das Medizinalwesen im Königreich Württemberg, Stuttgart 1891,
K u h n , Die Rechtsverhältnisse der Apotheken in Preußen (Verw.-Arch. Bd.
15, 1906).
K u n z - K r a u s e , Die Apothekengesetzgebung in Sachsen, Bd. I—IV,
Leipzig 1908—1928,
L a u x , W., Preußische Apothekerordnung auf Grund der z. Zt. geltenden
gesetzlichen Bestimmungen, 5. Auflage, Berlin, Wien 1922,
L e w i n s k y , Die Apothekenbetriebsrechte in Preußen, 1917,
M a i r , J., Das Apothekenwesen und der Verkehr mit Arzneien und Giften
im Königreich Bayern, Würzburg 1879,
R a d e k e , Das deutsche Apothekenprivilegienrecht, 1912,
S a m m l u n g der Gesetze, Verordnungen und Erlasse für das Apotheken-
wesen im Großherzogtum Baden, Karlsruhe 1898,
S p r i n g f e l d , Zur Entwicklungsgeschichte der Apothekenreform, Leipzig
1896,
S t a a c k , Das Med.- und Gesundheitswesen unter besonderer Berücksich-
tigung der Provinz Schleswig-Holstein, 1891,
S t a a s , W., Die preußischen Apothekengesetze mit sämtlichen Ergänzungen, Berlin 1858, 3. Auflage 1870,

U r b a n , E., Apothekengesetze, Berlin 1927 (siehe auch Boettger),
— — Die Apothekenreformbewegung seit 1918, Berlin 1929,
V a t e r , Carl Friedrich, Preuß. Schles. Civil-Medicinal- und Sanitätsver-
fassung, Band 1 und 2, 1800,
W o l f f , E., Die Einrichtung, Verwaltung und Revision der Apotheken in
den deutschen Bundesstaaten pp, Breslau 1873,
Z i u r e k , A., Sammlung der Gesetze und Verordnungen, welche im preu-
ßischen Staate für den Verkehr mit Arzneien erlassen sind, Berlin 1855,

8. Pharmaziegeschichtliches Schrifttum.

A. A l l g e m e i n e s.

A d l u n g , Dr. Alfred, Das Thüringische Apothekenwesen unter Berück-
sichtigung der Geschichte der thüringischen Apotheken, (Pharm. Ztg.
1932 und 1933),
— — Das Apothekenwesen im ehemaligen Königreich Hannover (Apo-
theker-Ztg. 1931),
— — Die Entwicklung des brandenburg.-preußischen Apothekenwesens
bis zum Jahre 1801 (Pharm. Ztg. 1931),
— — Die deutschen Arzneibücher seit dem Jahre 1546 (Pharm. Ztg.1927),
— — Hervorragende Apotheker des 19. Jahrhunderts (Apoth.-Ztg. 1932),
B e d a l l , C. D., Verzeichnis der Apotheken Bayerns, Stuttgart 1926,
B e r e n d e s , J., Das Apothekenwesen, 1907,
D a n n , Gg. Edmund, Hervorragende deutsche Apotheker des 19. Jahrhun-
derts (Apoth.-Ztg. 1925, 1926, 1929),[1]
D e i c h e r t , H., Geschichte des Medizinalwesens im Königreich Hanno-
ver, 1908,
E i l e r s , A., Die Staatsapotheke in Braunschweig 1750—1771 (Apoth.-Ztg.
1898),
F e r c h l , Fritz, Die Apotheke von der Gotik bis zum Biedermeier, Mitten-
wald 1920,[1])
— — Illustrierter Apothekerkalender von 1925—1934,
F l ü c k i g e r , A., Das Nördlinger Register (Archiv. d. Pharm. 1877),
— — Die Frankfurter Liste, Halle 1873,
— — Dokumente zur Geschichte der Pharmazie, 1876,
F r e d e r k i n g , C., Grundzüge der Geschichte der Pharmazie und derjen.
Zweige der Naturwissenschaft, auf welchen sie basiert, Göttingen 1874,
F r i e d e , Vom mittelalter. Apothekenwesen in Franken (Pharm. Ztg. 1931),
G e l d e r , Hermann, Apothekerbildnisse (Pharm. Ztg. 1926—1931),
— — Bücher und Schriftenkunde zur Geschichte der Pharmazie (Pharm.
Ztg. 1928—1929),[1]
— — Hervorragende deutsche Apotheker des 19. Jahrhunderts (Apoth.-
Ztg. 1929),

Gesellschaft für Geschichte der Pharmazie, Veröffentlichungen:
Als erste programmatische Veröffentlichung versandte die Gesellschaft
die 1927 im Verlage von Julius Springer, Berlin, erschienene Broschüre
von U r d a n g , Wesen und Bedeutung der Geschichte der Pharmazie.
Von da ab wurden in nachstehender Folge herausgegeben:
P e t e r s , Hermann, Aus der Geschichte der Pflanzenwelt in Wort u. Bild,
F e r c h l , Fr., Apotheker-Lehr- und Gehilfenbriefe aus drei Jahrhunderten,
H ä f l i g e r , Dr. F. A., Flückiger als Pharmazie-Historiker,
L ü d y , Dr. jun., Alchemistische und chemische Zeichen,
W i n k l e r , Dr. L., Die Winkler'sche Stadtapotheke in Innsbruck,

---

[1]) Außerdem noch zahlreiche Abhandlungen über pharmazeutisch-
kunst- und kulturgeschichtliche Themen. Siehe auch unter B.

S c h n i d e r s c h i t s c h , Dr., Die Geschichte der Pharmazie in Steier-
   mark bis zum Jahre 1850,
O r i e n t , Dr. Prof., Aus pharmazeutischer Vergangenheit Siebenbürgens,
A p o t h e k e n - T a x der Stadt Anneberg aus dem Jahre 1563 (Faksi-
   miledruck),
S c h m i d t , Dr. Alfr., Die Kölner Apotheken (2. Auflage),
A d l u n g , Dr. A., Die ältesten deutschen Apothekerordnungen,
Z e k e r t , Dr. O., Eine altösterreichische Apothekerfamilie (Firbas),
   — — Carl Wilhelm Scheele, Sein Leben und seine Werke, Teil I,
   Teil II und III—VII,
S c h w a r z , Dr. H., Pharmaziegeschichtliche Pflanzenstudien,
Wiener Hauptversammlungs-Vorträge,
F e r c h l , Dr. F., Von Liebau bis Liebig,
M a r t i u s , Ernst Wilhelm, Erinnerungen aus meinem neunzigjährigen
   Leben”, 1847 (Neuausgabe),
F e s t s c h r i f t vom Apothekerverein Nürnberg und Umgebung zur Er-
   innerung an die vor 300 Jahren erfolgte Gründung des „Collegium
   Pharmaceuticum Norimbergense,
B ö h n e r , K., Geschichte der Cecidologie,
W i n k l e r , L., Die älteste deutsche Pharmakopöe von Valerius Cordus.[1]
Baseler Hauptversammlungs-Vorträge 1934,
S e i f e r t , Dr. A., Die Apothekerfamilie Linck in Leipzig und ihr Natu-
   ralien- und Kunstkabinett (1670—1840),
G ö p p e r t , H., Zur Geschichte der Pharmazie (Arch. d. Pharm. 1874),
G r o t e , Die braunschweigischen Apothekenregister (Arch. d. Pharm. 1883),
H ä f l i g e r , Dr. J. A., Pharmazeutische Altertumskunde, Zürich 1931,
   — — Basels mittelalterliche Apothekerordnungen, Basel 1926,
   — — Die Fachbücherei der mittelalterl. Apotheken Basels, Basel 1927,
   — — Die Apotheker und Apotheken Basels, Basel 1932,
   — — Biographikon in Tschirchs Handbuch der Pharmakognosie,
H a r t m a n n , G., Magdeburger Apothekerkonferenz, Magdeburg 1898, 1928,
H a u s m a n n , Ulr., Das bremische Apothekenwesen bis 1872 (Brem. Jahr-
   bücher, Band 27),
H o r n , v. Frh., Geschichte der Apotheken zu Bamberg (Arch. d. Pharm. 1878),
J u n g c l a u s s e n , C. A., Geschichte der Hamburger Apotheken 1818—1912,
   Hamburg 1912,
L e i n e r , O., Beiträge zur Geschichte der Pharmazie (Apoth.-Ztg. 1890),
L i n d e und G r o ß m a n n , Dokumente zur Geschichte der Pharmazie, 1885,
M ü l l e r , J. Th., Die Gerechtsamen der Apotheker in der Oberlausitz
   (Neues Laus. Magazin, Band 84),
M e i ß n e r , Dr. R., Eine deutsche Apotheke des 16. Jahrhunderts, Berlin 1908,
M ö h s e n , Geschichte der Wissenschaften in der Mark Brandenburg, be-
   sonders der Arzneiwissenschaften, 1781,
P e t e r s , Hermann, Aus pharmazeutischer Vorzeit, Berlin 1886, 1899,
   — — Arzt- u. Heilkunst in der deutschen Vergangenheit, Leipzig 1900,[2]
P f e i f f e r , A., Die Apothekenverhältnisse im vorm. Herzogtum Nassau
   (Nassauische Annalen 1916/17),
P h i l i p p e , A., Geschichte der Apotheken bei den wichtigsten Völkern
   der Erde, übersetzt von Professor Ludwig, Jena 1858,
R e b e r , B., Beiträge zur Geschichte der Pharmazie, Wien 1899,
R e i c h a r d t , Beiträge zur Geschichte der Apotheken unter vorzüglicher
   Berücksichtigung der Apotheken und Apotheker zu Ulm, 1825,
R u p p e r s b e r g , Ärzte und Apotheker aus alter Zeit in Saarbrücken
   (Saarbrücker Ztg. 1928),

---

[1] Des weiteren sei auf die Arbeiten Winklers über Animalia (Pharmakozoologie) in Tschirchs Handbuch der Pharmakognosie hingewiesen.
[2] Außerdem noch zahlreiche Abhandlungen über pharmazeutisch-
kunst- und kulturgeschichtliche Themen. Siehe auch unter B.

S c h e l e n z , H., Geschichte der Pharmazie, 1904,
— — Zur Geschichte der pharmazeutisch-chemischen Destilliergeräte,
Miltitz 1911,
— — Shakespeare und sein Wissen auf dem Gebiete der Arznei- und
Volkskunde, Leipzig 1914,[1])
S c h e r e r , Codex medicamentorum aus Literatura pharmacopoearum,
Leipzig und Sorau 1822,
S c h m i d t , D. P. H., Historisches Taschenbuch über die Entstehung der
Apotheken, Flensburg 1855,
S e y b o l d , Dokumente zur Geschichte der Pharmazie (Pharm. Ztg. 1889,
1890, 1894, 1896, 1897),
— — Rothenburger Apotheken 1374—1817 (Südd. Apoth.-Ztg. 1932),
T u n m a n n , Eine Zusammenstellung alter Arzneitaxen (Pharm. Zentral-
halle 1907),
T s c h i r c h , A., Handbuch der Pharmakognosie (Pharmakohistoria), Leip-
zig 1909, 1931/33,
V a l e n t i n , Dr., Entwicklung des ostpreuß. Apothekenwesens (Apoth.-
Ztg. 1928),
W e r n i c k e , Dr. E., Zur älteren Geschichte des Apothekenwesens in
Brandenburg und Preußen, (Pharm. Ztg. 1902),
— — Apothekengeschichtliches aus Schlesien und der Lausitz (Pharm.
Ztg. 1906),
— — Analekten zur Geschichte des Apothekenwesens in Schlesien
(Pharm. Ztg. 1901),
— — Zur Geschichte der schlesischen Apotheken (Pharm. Ztg. 1907),
Z i u r e k , O. A., Der Staat und die Apotheken, 1849,
U r b a n , E., Die Apothekenreformbewegung seit dem 9. November 1918,
Berlin 1929, (siehe auch Boettger),
U r d a n g , Dr. G., Der Apotheker im Spiegel der Literatur, Berlin 1921,
— — Der Apotheker als Subjekt und Objekt der Literatur, Berlin 1926,
— — Wesen und Bedeutung der Geschichte der Pharmazie, Berlin 1927,
— — Zur Geschichte der Metalle in den amtlichen deutschen Arznei-
büchern, 1933,
— — Die deutsche Apotheke als Keimzelle der deutschen pharmazeu-
tischen Industrie, 1931,
— — Kunst- u. Kulturgeschichtliches aus alten Apotheken, Berlin 1929,
Z i m m e r m a n n , W., Aufbau- und Einigungsziele der Gesellschaft für
Geschichte der Pharmazie (Apoth.-Ztg. 1926),
— — Arzt- und Apothekerspiegel, Dresden 1924,
— — Exlibris, Dresden 1925,
— — Geschichte süddeutscher Apothekenentwicklung bis zum Anfang
des 17. Jahrhunderts (Südd. Apoth.-Ztg. 1922),
— — Beiträge zur Apothekengeschichte Süddeutschlands (Südd. Apoth.-
Ztg. 1927).[2]]

B. A r b e i t e n   ü b e r   E i n z e l a p o t h e k e n .
A d l u n g , Dr., Geschichte der Auricher Apotheken (Apoth.-Ztg. 1932),
— — Die Apotheken zu Brandenburg a. d. H. im 16.—18. Jahrhundert
(Apoth.-Ztg. 1932),
— — Die Ratsapotheke zu Görlitz (Apoth.-Ztg. 1929),
— — Geschichte der Erfurter Apotheken (Pharm. Ztg. 1928),
— — Alte Apothekerfamilien und ihre Apotheken (Pharm. Ztg. 1928/30),
A t h e n s t ä d t , Kurzer Beitrag zur Geschichte der Lippstädter Apotheken
(Apoth.-Ztg. 1906),
B e d a l l , K., Verzeichnis der Apotheken Bayerns, 1926,

---

[1]) Dazu eine außerordentliche Zahl von pharmaziegeschichtlichen Aufsätzen.
[2]) Außerdem zahlreiche geschichtlich-botanische, pharmakognostische
und volkskundliche Arbeiten. Siehe auch unter B.

Bellingrodt, Fr., Beiträge zur Gesch. der Pharmazie (Apoth.-Ztg. 1898),
Berendes, J., Geschichte der Ratsapotheke der vormaligen freien Reichs-
        stadt Goslar (Apoth.-Ztg. 1912),
Berg, R., Die Geschichte der Apotheke zu Arnswalde, 1926,
Böhner, Geschichtliches über die Apotheken zu Creußen, 1901,
Bohlmann, R., Die Apotheken der Stadt Braunschweig (Apoth.-Ztg.
        1910),
Bormann, E., Geschichte der Apotheke zum Goldenen Löwen zu Leip-
        zig, 1909,
Braun, H., Geschichte der Apotheke zu Melsungen, 1914,
    — — Geschichte der Apotheke in Eschwege, 1914,
Brocke v., W. und Meyer, Hans, Zur Geschichte der Apotheken in der
        Markgrafschaft Bayreuth (Südd.-Apoth.-Ztg. 1929),
Bülow, v., Geschichte der Apotheke zu Barth in Vorpommern (Balt.
        Studien 1880),
Caro, Die Hofapotheke zu Dresden (Pharm. Ztg. 1923),
Cleßler, Geschichte der Apotheken in Stuttgart (Südd. Apoth.-Ztg. 1897),
Dann, Gg. Edm., Aus der Apothekengeschichte der Kreise Königsberg
        in der Neumark (Apoth.-Ztg. 1929),
    — — Deutsche Apothekerfamilien (Pharm. Ztg. 1927),
    — — Aus der Gesch. der Freienwalder Hofapotheke (Apoth.-Ztg. 1925),
    — — Aus der Apothekengeschichte des Kreises Oberbarnim (Apoth.-
        Ztg. 1925),
Deml, J., Geschichte der Apotheke zu Sulzbach, 1926,
Detmold, Geschichte der Priesterschen Hofapotheke in Detmold (Lippesche
        Heimatkunde),
Deußen, E., Das Leipziger Apothekenwesen im 16. und 17. Jahrhundert,
        (Heger Apoth.-Bilder 4),
Dörr, W., Stuttgarter Hofapotheke im alten Schloß (Südd. Apoth.-Ztg. 1932),
Donat, W., Geschichte der Heidelberger Apotheken,
Eberl, Die Stadt- und Hofapotheke zu Neuburg (Südd. Apoth.-Ztg. 1927),
Feldtmann, Geschichte der Apotheke zu Wildungen (Pharm. Ztg. 1907),
    — — 300 Jahre Apotheke in Bad Wildungen (Pharm. Ztg. 1929),
Ferchl, F., Von alten süddeutschen Apotheken und Apothekern (Südd.
        Apoth.-Ztg. 1925),
    — — Die Nürnberger Mohrenapotheke im Besitz der Familie Besler-
        Engelland (Pharm. Ztg. 1928),
    — — Von Apothekern u. Apotheken Alt-Nürnbergs (Apoth.-Ztg. 1927),
    — — Apotheker und Apotheken Alt-Münchens (Pharm. Ztg. 1926),
    — — Aus der Geschichte der Mohrenapotheke zu München (Südd.
        Apoth.-Ztg. 1924),
    — — Münchens älteste Apotheke (Pharm. Ztg. 1923),
    — — Die Apotheke der Barmherzigen Brüder, jetzt Krankenhaus-
        Apotheke (Pharm. Ztg. 1924),
    — — Die Stadtapotheke „Zum Elefanten" in Mühldorf a. Inn (Südd.
        Apoth.-Ztg. 1927),
    — — Die St.-Afra-Apotheke in Augsburg (Zentralbl. der Pharm. 1908),
Frickhinger, H., Beiträge zur Medizinalgeschichte der Stadt Nörd-
        lingen, 7. Nördlinger Jahrbuch 1918/19,
Friede, Würzburger Apotheken (Pharm. Ztg. 1927),
    — — Vom mittelalterl. Apothekenwesen in Franken (Pharm. Ztg. 1931),
    — — Aus der Geschichte des Würzburger Apothekenwesens (Pharm.
        Ztg. 1926),
Fritzsche, Dr., Löwenapotheke in Leipzig (Pharm. Ztg. 1931),
Fromm, P., Zum vierhundertjährigen Bestehen der Stadtapotheke zu
        Zittau (Pharm. Ztg. 1919),
Geißhirt, Chronik von Schmalkalden,
Gelder, H., Zur Geschichte der älteren Apotheke Neuruppins (Apoth.-
        Ztg. 1925),

G e l d e r , H., Zur Gesch. der Charlottenburger Apotheke (Apoth.-Ztg. 1930),
— — Zur Geschichte der Apotheken in Vacha (Rhön) (Apoth.-Ztg. 1929),
— — Die Apotheken zu Rotenburg a. d. Fulda (Pharm. Ztg. 1926),
— — Zur Geschichte der privil. Apotheken Berlins (Pharm. Ztg. 1925),
— — Die Apotheken Itzehoes (Apoth.-Ztg. 1908),
— — Zur Geschichte der Hofapotheke zu Berlin (Apoth.-Ztg. 1925),
G o m m e l , O., Geschichte der Ratsapotheke zu Aschersleben (Apoth.-Ztg.
1925),
G u m p e l s h a i m e r , Chr. G., Regensburger Geschichte 1830—1838,
G u t b i e r , Beiträge zur Geschichte der Apotheken in Langensalza (Hei-
matbeilage zum Langensalzaer Tageblatt, 1929, Nr. 4),
H a r t m a n n , Dr. G., Die Magdeburger Apotheker-Konferenz 1898, 1928
neu bearbeitet von Dr. E. B l e l l ,
H e g e r , H., Die Apotheke in Heppenheim (Apoth.-Bilder aus Nah u. Fern),
H e i d e l b a c h , Die Kasseler Einhornapotheke (Pharm. Ztg. 1930),
H e l m , O., Geschichtl. über die Apotheken in Danzig (Apoth.-Ztg. 1898),
H e l l w i g , Baruther Apotheken (Apoth.-Ztg. 1913),
H o l l e r , R., Die Apotheke in Memmingen (Pharm. Ztg. und Apoth.-Ztg.
1928),
J e h n , Privilegium der Stadt Gesecke (Apoth.-Ztg. 1886),
J e n d r e y c z y k , E., Die Apotheke zu Meldorf (Pharm. Ztg. 1907),
— — Die ältesten Apotheken im Norddithmarschen (Dithm. Bote 1910),
— — Die Apotheke zu Tönning, Kiel 1910,
— — Die Apotheke zu Rügenwalde, 1912,
— — Geschichte der Adlerapotheke in Pyritz bis 1800 (Pyritzer Kreis-
Kalender 1927),
— — Geschichte der privilegierten Apotheke in Stolp in Pommern
(Apoth.-Ztg. 1928),
— — Die Stettiner Apotheken im 16. und 17. Jahrhundert (Stett. Mo-
natsbl., herausgegeg. v. d. Gesellsch. f. pomm. Gesch. u. Altertumsk.
1926),
— — Zur Geschichte der privilegierten Apotheken in Königsberg im
16., 17. und 18. Jahrhundert (Apoth.-Ztg. 1928),
Die Apotheken in Rastenburg i. Ostpr. (Rastenburg. Ztg. 1930),
Ärzte 1892,
K a d e , Dr., Freibergs alte Apotheken,
K a ß n e r , Geschichte der Apotheken der Stadt Neisse (Philomatie 1865),
K a u p i t z , W., Unsere Altvordern (Apoth.-Ztg. 1901),
K e r s t e i n , Die Gesch. der Ratsapotheke zu Hameln (Pharm. Ztg. 1927),
K e u n e , J. B., Von Apotheken und Apothekern zu Trier (Apoth.-Ztg. 1931),
K i n d e r , Joh., Die Errichtung der Plöner Hofapotheke (Pharm. Ztg. 1893),
K o s t r z e n s k i , v., Geschichte der vier ältesten Posener Apotheken
(Pharm. Ztg. 1922),
K r a m e r , W., Aus der Geschichte der Blieskasteler Apotheke des 18.
Jahrhunderts (Pharm. Ztg. 1927),
K u n z - K r a u s e , Zum dreihundertfünfzigjährigen Jubiläum der Stadt-
apotheke „Zum Löwen" in Pirna, 1928),
— — Die Mohrenapotheke zu Dresden im Wandel der Zeiten (Pharm.
Ztg. 1930),
L a i b l e , Aus der Geschichte der Apotheken und Apotheker der ehemali-
gen Reichsstadt Eßlingen (Südd. Apoth.-Ztg. 1903),
L e u b e , G., Alter der Apotheken zu Ulm (Archiv der Pharmazie 1886),
L i n d n e r , Fr., Zweihundert Jahre im Dienst der Kranken der internati-
onalen Apotheke zu Karlsruhe, 1927,
L o h m e y e r , Die Ratsapotheke zu Verden 1815—1915,
L o r e n z , Dr., Zum dreihundertfünfzigjährigen Bestehen der Adler- und
Ratsapotheke in Quedlinburg (Pharm. Ztg. 1925),
M a r q u a r t , Calwer Apotheke (Südd. Apoth.-Ztg. 1911 und 1912),
— — Die Apotheken in Alt-Stuttgart (Südd. Apoth.-Ztg. 1926),

Marquart, Geschichtl. aus der guten alten Zeit (Südd. Apoth.-Ztg. 1907),
— — Von den Apotheken in Ludwigsburg (Südd. Apoth.-Ztg. 1928),
Matthias, Beiträge zur Geschichte der Pharmazie (Schmalkalden)
    (Pharm. Ztg. 1881),
Meinecke, Th., Geschichte der Apotheke zu Winsen a. d. Luhe, 1903,
Meyer, H., Die Gesch. der Adlerapotheke in Grimma (Apoth.-Ztg. 1931),
Oldenburg, Jahrbuch 1896 (Oldenburger Apotheken),
Öhler, H., Schorndorfer Apotheken in alter Zeit (Südd. Apoth.-Ztg. 1929),
Peters, H., Die Apotheke zum Mohren in Nürnberg, umgearbeitet von
    Ferchl 1928,
— — Zur Geschichte des Apothekenwesens in Nürnberg (Festschrift
    zur fünfundsechzigsten Versammlung deutscher Naturforscher und
    Ärzte, 1892,
Ramdohr, P., Geschichte der Darmstädter Apotheken, 1908,
Range, Gg., Von den Wormser Apotheken und ihren Besitzern in Hei-
    mat am Rhein, Beilage der Wormser Zeitung, 1927,
Reidel, E., Apotheker und Apothekerordnungen im alten Konstanz
    (Pharm. Ztg. 1927),
Reinsch, J., Gesch. der Adlerapotheke zu Weferlingen (Apoth.-Ztg. 1926),
Richter, Dr., Zweihundert Jahre privilegierte Apotheke zu Gütersloh
    (Apoth.-Ztg. 1932),
Rhodius, Geschichte der Familie Rhodius und der Engelapotheke zu
    Mergentheim (Südd. Apoth.-Ztg. 1927),
Rode, Ä. W., Adlerapotheke in Barmstedt (Apoth.-Ztg. 1908 und 1909),
Rottenkolber, Aus der Geschichte der Kemptner Hofapotheke, 1928,
Rüthning, Dr. G., Die Apotheken der Stadt Oldenburg, Jahrbuch für die
    Geschichte des Herzogtums Oldenburg, 1896,
Sasse, H., Die Geschichte der Apotheke zu Fraustadt, 1904,
Sautermeister, O., Alte Apotheken zu Rottweil (Apoth.-Ztg. 1904),
Sax, Jul., Med. Wesen im Hochstift Eichstädt bis 1803 (45. Jahrgang des
    Historischen Vereins von Mittelfranken, 1896),
Schelenz, H., Emmendingen und seine Apotheke (Südd. Apoth.-Ztg.
    1912),
— — Rendsburger Altstädter Apotheke (Pharm. Ztg. 1896),
Schmidt, Dr. Alf., Die Kölner Apotheken von den ältesten Zeiten bis
    zum Ende der reichsstädtischen Verfassung, 1918,
Schöppler, H., Aus der Geschichte der Regensburger Apotheken, Alt
    Regensburg, 1911,
Seyboth, Das alte Straßburg, 1890,
Sellmann, A., Über die ältesten Hagener Apotheken (Pharm. Ztg. 1828),
Sembritzki, J., Die Memeler Apotheken 1669—1878 (Pharm. Ztg. 1904),
Siemens, R., Zur Geschichte der Apotheken Fuldas (Apoth.-Ztg. 1911),
Specht, Dr., Die Rats- und Stadtapotheke in Zerbst 1531—1931,
Springklee, A. und Ferchl, F., Zur Geschichte der ältesten Apo-
    theke der Stadt Meißen, 1929,
Stätsch, A., Die Falkenapotheke in Juliusburg (Pharm. Ztg. 1927),
Stöcker, Zur Geschichte der Apotheken Elberfelds (Apoth.-Ztg. 1910),
Trappen, v. d., Geschichte der Trappenschen Apotheke in Mörs (Pharm.
    Ztg. 1896),
Tröger, Apotheken und Apotheker in Sulzbach (Sulzbacher Wochenbl.),
Uhlig, G., Das Kamenzer Apothekenprivileg (Neues Laus. Magaz. 1910),
Valentin, Dr., Zur Geschichte der Tragheimer Apotheke in Königsberg
    i. Pr. (Pharm. Ztg. 1929),
— — Die Falkenapotheke und die grüne Apotheke in Tilsit (Pharm.
    Ztg. 1927),
Voß, K., Die Apotheke in Burg a. Fehmarn (Pharm. Ztg. 1927),
Weißbecker, H., Die Apotheken zu Rothenburg o. T.,
Wernicke, Zwickauer älteste Apotheke (Pharm. Ztg. 1901),
Winkler, F., Beiträge zur Geschichte der Potsdamer Apotheken (Apoth.-
    Ztg. 1906),

W i n t e r , Otto, Zur Geschichte der Apotheken in den Städten Hannover
   u. Linden 1600—1901 (Festschr. des Deutschen Apoth.-Vereins, 1901),
W o h l ä n k , P., Zur Gesch. der Apotheke in Bärwalde (Pharm. Ztg. 1927),
W o l f , M., Vierhundertjähriges Jubiläum der privilegierten Hof- und Stadt-
   apotheke zu Sagan (Apoth.-Ztg. 1921),
W ü s t e f e l d , Ratsapotheke im Ratskeller im alten Hannover (Hannover-
   sche Geschichtsbibliothek, 1899),
Z e r n d t , Von der Schwiebuser Ratsapotheke (Pharm. Ztg. 1925),
Z i m m e r m a n n , W., Zur Geschichte der zweiten Apotheke in Villingen
   (Südd. Apoth.-Ztg. 1924),
   — — Aus der Geschichte der Medizinalreformation zu Überlingen am
   Bodensee (Südd. Apoth.-Ztg. 1926),
   — — Von Apotheken und Apothekern in Dessau (Pharm. Zentral-
   halle 1922),
   — — Geschichte der Adlerapotheke in Dessau (Mitt. des Vereins für
   Anhalter Geschichte und Altertumskunde, Band 9),
   — — Aus der Geschichte einiger oberbayerischer Apotheken (Südd.
   Apoth.-Ztg. 1929),
Z ö l l n e r , Zur Geschichte der Chemnitzer Apotheken (Pharm. Ztg. 1888),

9. Sonstiges pharmazeutisch wichtiges Schrifttum.

(Berücksicht ist nur das wesentlichste bzw. meistgebrauchte Schrifttum bis
etwa 1890. Die Sterne vor den Namen kennzeichnen die Verfasser als
                              Apotheker.)

T e r t h o n a d e , August. Quir., Lumen apothecariorum Taur., 1492, Cre-
   mona 1494, Venet. 1495, 1497, 1504 (39),
B r u n s (c h) w i g , Hieronymus, auch B r u n s w i c k , Liber de arte distil-
   landi, zuerst Straßburg um 1500 erschienen,
   — — Medicinarius (Über de arte distillandi), 1505 (39, 42),
   — — De arte destillandi, Straßburg 1508, 1512 (39), 1512 (43),
   — — Das neuere Destillierbuch, Straßburg 1515 (39),
   — — Das Buch zu destillieren, Straßburg 1519 (39),
   — — Das Destillierbuch, Straßburg 1521 (39),
   — — Das newe Destillierbuch, Straßburg 1531 (39),
   — — Das Buch zu destillieren, Straßburg 1537 (39),
   — — Das new Distillierbuch, Straßburg 1537 (39),
   — — New Vollkommen Distillierbuch, herausgeg. von G u a l t h (39),
P l a t e a r i u s , De simplici medicina, neue Auflage L. 1512,
*S u a r d u s , Paulus, Thesaurus Aromatariorum ad . . . Mediolanenses
   medicos, Mediolan. 1512 (42),
M e g o b a c h u s (Meckbach), Johann, Compositiones quaedam medicae et
   antidota usu longo comprobata, etwa 1530,
S e r a p i o n , J., De simplicibus medicinis, 1531 (43),
F u c h s , Leonhard, In medendi artem, $\sigma\varepsilon i\ \alpha\gamma\omega\gamma\dot{\eta}$, 1531 (43),
   — — Annotationes de simplicibus a medicis hactenus perperam intel-
   lectis et aestimatis, Argent. 1532, mußte 1627 noch in den Kölner
   Apotheken vorhanden sein,
   — — De componend. medicamentorum ratione, Basel 1549, Basel 1555
   (39), 1556 (43), 1566 (43),
   — — Übersetzte des M y r e p s i u s Alex., Medicamentorum opus e
   graeco in lat., Basel 1549 (39),
C a m p e g i u s , Symph., Officina apothecariorum, 1532 (43),
   — — Castigationes apothecariorum, 1532 (43),
B r u n f e l s (Brunfelsius), Otto, Onomasticon medicinae Argent. 1534, 1543 (39)
   — — Theses s. communes loci totius rei Medicae, 1532 (43),

Brunfels (Brunfelsius), Otto, Reformation der Apotheken. Aus dem Lat.
    übers. von H. Eles, Straßburg 1536 (39),
    — — Von allerhand Apoteckischen Confectionen, Erfurt 1552 (39, 43),
    — — Spiegel der Arzney, Straßburg 1532,
    — — Jatron medicamentorum simpl. ca. 1540 (43),
Agricola, Jo., Medicina herbaria, 1539 (43),
Cordus, Valerius, De artificiosis extraxtionibus, 1540, von K. Geßner
    1561 herausgegeben,
Geßner, Conr., Succiduorum medicaminum tabula (1540) (43),
    — — Thesaurus Evonymi Philiatri, 1552, 1554, 1569 (43),
    — — De secretis remediis, 1554 (43),
Mesue, J., Universales Canones, 1545 (43),
Ruellius, J., Interpretatio Dioscorides, De med. materia, 1543 (43),
Brassavolus (Anton Musa), Examen omn. simpl. medicamentorum,
    1545 (43),
    — — Examen omn. catapotium vel pilularum, 1543 (42, 43),
    — — Ars componendorum medicamentorum externorum, Lugd. 1577 (39),
Mutonius, Nicolaus, erklärte das Luminare majus von Johann Jacob
    Manlius de Bosco, zuerst erschienen Venedig 1494, im Jahre
    1556 (43),
    — — De simplicium medicament. historia libr. VII von Jo. Sera-
    pion, Venet. 1552,
Rivius, Gualth., (Walther Hermann Ryff), Konfectbuch und Hausapo-
    theke, Frankfurt 1544, 1548 und 1567,
    — — Rechter Gebrauch aller Taxationen, Straßburg 1541 (39),
    — — New Kochbuch für die Kranken, Frankfurt 1545 (39),
    — — Kleine teutsche Apoteck, Straßburg 1562 (39),
    — — Reformierte deutsche Apoteck, Straßburg 1573 (39, 43),
    — — Verbesserte deutsche Apothek durch Nic. Agerius, Straßburg 1602,
    — — Destillierbuch 1567 (siehe Brunswick) (43),
Myrepsus, Nicol., Medicamentorum opera lat., 1549 (43),
Montanus, J. B., De differentiis medicamentorum, 1551 (43),
Rondeletius, W., De ponderibus medicamentorum, 1563 (43),
    — — Formulae remediorum 1576 (43),
Oellinger, Georg, Magnarum medicinae partium herbariae et zoogra-
    phiae, imagines quamplurimae excellentes, Norimb. 1553 (16),
Silvius, Jacobus, De delectu compositione et duratione simplicium, de
    eorum adulterationibus cognoscendis et succedanea, erschienen mit dem
    Dispensat. Valerii Cordi, Ven. 1550, Norimb. 1612, Leiden 1651,
    — — Appendix [zu V. Cord.] pro instructione pharmacopolarum, 1559(43),
    — — Methodus medicamenta componendi, 1548, 1558 (43),
Dessenius, Bernhard von Cronenburg, De compositione medica-
    mentorum, Frankfurt 1555, Lugd. 1556, Colon. 1573,
Paracelsus (Theophrastus), Modus pharmacandi, Cölln 1562 (39),
Matthiolus, P. A., De simpl. medicamentorum facultatibus, Ven.
    1569 (43),
Pedemontanus, Alexius (Hieronymus Rosello), De secretis naturae,
    1557 übersetzt von J. J. Wecker, Basel 1570 (3), Lib. VI 1559 (42),
Libau, Andreas, Alchemia e dispers . . . exemplis optimorum autorum,
    Frankfurt 1595, 1597, 1606, 1613,
    — — Praxis Alchymiae, 1605, 1607,
    — — Seine Werke sind gesammelt in Opera omnia medico-chymica,
    Frankfurt 1613—1615,
Penstus (Bern.), Vademecum, Tract. v. d. wahrhaft Bereitung der Chym.
    Medicamente, Magdeburg 1597 (39),
*Thurneysser v. Thurn, Leonh., Reise- und Kriegsapotheke, her-
    ausgegeben von Ag. Kotzer, Leipzig 1602,
Ellinger, Andreas, Reise- und Kriegsapotheke, Zerbst 1602,
    — — Von rechter Extraktion der seelischen und spiritualischen Kräf-
    ten und allerley Kräutern, Wittenb. 1609,

B r e c h t e l i u s , Christoph Fabius, Nomenclatura pharmaceutica, Nürn-
    berg 1603,
B é g u i n , Jean, Tyrocinum chymicum e naturae fonte et manuali expe-
    rentia deprompt. zuerst 1608 erschienen, 1640 (43),
C r o l l (i u s), Oswald, Basilica chymica continens Philosophicam propria
    laborum experientia confirmatam, Frankfurt 1608,
M ü l l e r , Philipp, Miracula et Mysteria, 1610,
T h ö l d e , Johann, Halographia, Bonon. 1612,
M i n d e r e r , Raymund, Aloedarium macrocostinum, 1616,
    — — De Chalcando, 1617,
    — — Medicina militaris, 1619, 1621 usw.,
    — — Pharmacopoliorum campestre et itinerarium, 1679 (42),
P a n s a , Martin, Pharmacotheca publica et privata, d. i. Stadt-, Hoff- und
    Hausapotheke, darinnen zu finden, wie die Stadtapotheken wohl zu
    bestellen und ohne Schaden zu erhalten, Leipzig 1622,
P o p p , Joh., Thesaurus medicinae (deutsch), Leipzig 1628 (39),
S e u m e n i c h t (Mynsicht), Adrian, Thesaurus et armamentarium medico-
    chymicum select. pharmacorum conficiendorum ratio . . . Hamburg
    1631, Lubec. 1636, 1638, 1646, 1662 (39),
G r ü l i n g , Philipp, Florilegium chymico-medicum, Lips. 1631, 1665, 1680,
    — — Deutsches Arzneibuch nebst dem Tractat von Pest-Weiber und
    Kinderkrankheiten, 1676 (3),
*T a c h e n i u s , Otto, Hippocrates chymicus Ven. 1666, Brunsw. 1668,
    Leid. 1667, Paris 1674,
*G u l d i n i u s , Paul, Onomasticon Latino-Germanico-Polonicum rerum ad
    ˙ artem pharmaceuticam pertinentium, 1642,
H a r t m a n n , Joh., Praxis chimiatrica, 1634 (43),
    — — Officina sanitatis . . . nunc. revindicata a J. H. C a r d i l u c i o ,
    Nbg. 1677 (43),
    — — Chym. Artzney-Übung, Nbg. 1678,
S a l a , Angelus, Anatomia Antimonii, 1647,
    — — Tartarologia
    — — Essentiarum vegetabilium Anatome 1635 (43),
    — — Dissertatio de natura, proprietatibus et usu spiritus vitrioli, 1613,
    — — Opera medico-chemica quae extant omnia, Frankfurt 1647, 1682
    und Rom 1650,
G l a u b e r , Johann Rud., Prosperitales Germaniae, Amsterdam 1656—1661,
*F e b v r e (Lefèvre), Nicolaus le, Traité de Chymie, Paris 1660 usw.,
M ü l l e r , Friedrich, Lexicon medicogaleno-chymico-pharmaceuticum, Frank-
    furt 1661 (9),
T u d e c i u s , S. A., Nucleus pharmaceuticus, Nürnberg 1695 (43),
    — — Appendix sive nucleus alter pharmaceuticus ex armentario Myn-
    sichtiano, Nürnberg 1699 (43),
B e c h e r , Johann Joachim, Parnassus medicinalis illustratus, Ulm 1663,
    — — Acta laboratorii chymici monacensis, Frankfurt 1669,
    — — Chymischer Glückshafen, Frankfurt 1682, Hist. Bibl. Basel,
    — — Opuscula chymica rariora . . . multis Figuris, Norimb. et Altorf
    1719 (3),
R o l f i n k , Werner, De purgantibus vegetabilibus, 1667,
    — — Chymia in artis forman redacta, Jenae 1661,
*O e l l i n g e r , Georg Erasmus, Designatio alphabetica medicamentorum in
    der Oellingerschen Apotheke, Nürnberg 1663,
B o r c h , Ole, De lingua Pharmacopoearum s. de accurata vocabulorum in
    pharmacopoliis pronunciatione, Hafniae 1670,
L u d o v o c i , Daniel, Dissertationes III de Pharmacia moderno seculo
    applicanda, Gotha, 1671, 1685,
S c h u r t z , Georg Nicolaus, Neu eingerichtete Materialkammer, d. i. gründ-
    liche Beschreibung aller Materialien . . ., Nürnberg 1672,
B a r t h o l i n u s , Thomas, De visitatione Pharmacopoearum, Hafn. 1672,

Cardilucius, J. H., Neu aufgerichtete Stadt- und Land Apotheke, 1673 bis 1683 (42),

Ryff pseud. Appollinaris, Kurtzes Handbüchlein und Experiment vieler Artzneyen . . . Jetz von newen mit vielen Kräutern und Experimenten gemehret und gebessert . . ., Straßburg 1677 (3),

Kunkel, Johann, Von dem Phosphoro mirabili und dessen leuchtende Pilulen usw., 1678,

Hornick, L. v., Vier Fragen, die Apotheker u. Materialien betr., 1679 (2. Aufl.) (43), 1697 (43),

Sylvius, Franz de le Boe, Opera medica, Amsterdam 1680,

Bohn, Johann, Dissertationes chymico-physica, Lips. 1685,

Wedel, Johann Wolfgang, Pharmacia acroamatica, Jenae 1686,

— — De medicamentorum compositione extemporanea ad usum hodiernum accomodata, Jenae 1678, 1683, 1691

Gogler, Carl de, Erneuerte Hauß, und Feld Apotheck, Oder Stadt und Land Artzney Buch, Frankfurt 1686 (42),

Marx, Joh. Jac., Teutsche Material-Kammer, Nürnberg 1687 (43),

Jüngken, Johann Helfrich, Lexicon chymico-pharmaceuticum, Frankfurt 1693 (43), 1699, 1729,

— — Corpus pharmaceutico-chymico-medicum universale s. concordantia pharmaceuticorum compositorum, Francof. 1697 (9, 39, 42), 1711 (43),

— — Manuale Pharmaceuticum, Frankfurt 1698,

— — Kompendieuse Reise-, Feld- und Hausapotheke, Frankfurt 1716,

Heidede, Anton, Neues Licht vor die Apotheker. Nebst einem Anhang, aus dem Holländischen übersetzt, Leipzig 1690 (40),

— — Chemica rationalis . . . praxis chymiatrica, 1696 (43),

Waldschmidt, Johann Jacob, Descriptio virium Medicamentorum tam simpl. quam comp. in officinis Francfurtensibus maxime extant, Frankfurt 1693,

Ettner, J. C., Dess getreuen Eckarts ungewissenhaffter Apotheker, 1695 (43), Augsp. 1700 (42),

Paullini, Christian Frantz, Heilsame Dreckapotheke, Frankfurt 1699,

— — Neu vermehrte Dreckapotheke, Frankfurt und Leipzig 1748,

Frauendorffer, Phil., Tabula Medico-Pharmaceutica, Nürnberg 1699(43),

*Sommerhoff, Joh. Christoph, Lexicon pharmaceutico-chymicum, Norimb. 1701, 1713 (9, 42),

Gottlieb, Joh. Gottfr., Neu eröffnete Apotheker-Schule, Frankfurt und Leipzig 1701 (42),

Mangetus, Joh. Jacob, Bibliotheca Pharmaceutico-medica Col., Allobr. 1703 (42),

Valentini, Bernh. Michael, Natur- und Materialien Kammer, Frankfurt a. M. 1704—1714 (3),

*Lemery, Nicolaus, Cours de Chymie oder der vollkommene Chymist, 1705 (3),

— — Traité universelle de drogues simples, Paris 1714 (39),

— — Dictionaire des drogues simples, Amsterdam 1716 (39),

— — Materialien Lexicon, aus dem Französischen von G. Friedrich Richter, Leipzig 1721 (36),

Schröder, Johann, Vollständige und nutzreiche Apotheke oder . . . Artzney-Schatz, Frankfurt und Leipzig 1709 (3),

Hellwig, L., Vermehrt und verbessertes Lexicon Medico-Chymicum nebst einem Anhang etlicher Apotheker-Taxen (27, 39),

— — Chr. Thesaurus pharmaceuticus (deutsch), 1711 (43),

Richter, Christian Friedrich, Die höchst nöthige Erkenntnis der Wünsche . . . zu einer bequemen Haus-, Reise- und Feldapotheken abgefasset . . ., Leipzig 1710,

Benz, Ad. Christoph, Schatz chimischer Processen, 1715 (43),

— — Thesaurus processuum chimicorum, Nürnberg 1725,

H o f f m a n n , Friedrich, Zahlreiche Abhandlungen in Observationum phy-
sico-chemicarum selectiorum lib. III, 1722,
*N e u m a n n , Caspar, Vorlesungen über pharm. Chemie, Berlin 1723
[Handschrift] (43),
— — Lectiones chymicae von salibus alkalino-fixis, 1727 (43),
— — Lectiones publicae . . ., 1730 (43),
— — Lectiones publicae vom Gemeinen Saltze . . ., 1737 (43),
— — Praelectiones chemicae s. Chemica-medico-pharmaceutica experi-
mentalis et rationalis, Berlin 1740,
— — Chymia medico-experimentalis oder gründlich und mit Experi-
menten erwiesene Chemie, Züllichau 1749—1755,
B o e r h a v e , Hermann, Elementa Chemiae, quae anniversario labore do-
cuit in publicis privatisque scholis . . ., Lugd. 1732,
— — De materia medica Ed. II 1727 (43),
— — Libellus de Materia medica et Remediorum Formulis . . ., No-
rimb. 1755 (3),
S c h u l z e , Joh. Heinrich, Praelectiones in dispensatorium regium et elec-
torale Borusso-Brandenburgicum, Nürnberg 1736,
— — Apothekerkatechismus,
K l e i n , L. G., Selectus medicaminum, 1760 (43),
*M a r g g r a f , Andreas Sigismund, Chymische Schriften, Berlin 1761 und
1767, 2 Bände,
*S p i e l m a n n , J. R., Institutiones chymicae praelectionibus academicis
accomodat., Argentor., 1763, 1766 (9),
M e l l i n , Christ. J., Landapotheke . . . beste Arzneyen für Menschen und
Tiere, 1772 (43),
*R e t z (i u s), Andr. Joh., Anfangsgründe der Apothekerkunst, Lemgo 1777,
*G ö t t l i n g , Johann Ferdinand August, Einleitung in die pharmazeutische
Chemie für Lernende, Altenburg 1778
— — Handbuch der Pharmazie, Jena 1800 (9),
*H a g e n , Carl Gottfried, Lehrbuch der Apothekerkunst, Königsberg 1778,
1792 (19), 1797 (19), 1806 (19) und 1829 (9),
H o f e r , Johannes, Manuale pharmaceuticum in usum minorum urbium,
Bas. 1779 (9),
G m e l i n , Joh. Friedr., Einleitung in die Pharmazie, Götting. 1781,
— — Grundriß der Pharmazie, 1792 (9),
*G r e e n , Friedr. Albert Karl, Grundriß der Pharmacologie, 1790,
— — Handbuch der Pharmacologie, 1791/92,
*H e r m b s t a e d t , Sigismund Friedr., Katechismus der Apothekerkunst,
1792 (3),
K e u p , Jo. B., Libellus pharmaceuticus . . ., 1789 (43),
S p r e n g e l , Kurt, Versuch einer pragmatischen Geschichte der Arznei-
kunde, Halle 1792,
H a h n e m a n n , Samuel, Apothekerlexikon, 1793—1798 (43),
*W i e g l e b , Johann Christian, Deutsches Apothekerbuch mit Joh. Christ.
S c h l e g e l , Gotha 1793/1804,
*G u m b r e c h t , C. F., Pharmazeutisches Handbuch über die Güte und
Verfälschungen der Arzneimittel, Cassel 1794 (9),
E b e r m a i e r , Joh. Erdwin Christoph, Vergleichung der in der Apotheke
leicht zu verwechselnden Pflanzen, Braunschweig 1794,
— — Tabellarische Übersicht der Kennzeichen der Echtheit und Güte
sämtlicher Arzneimittel, Leipzig 1804, später Pharmakognostische Ta-
bellen von S c h w a r t z e (5),
— — Pharmazeutische Rezeptierkunst, 1804,
*W e s t r u m b , Johann Friedrich, Handbuch für die Anfänger der Apothe-
kerkunst, 1795/1815 (9, 43),
*K l u g e , Joh. Heinr. Wilhelm, Handbuch für Apotheker, 1796 (9),
*S c h a u b , Johann, Pharmazeutisches Handbuch über die Güte und die
Verfälschungen der Arzneimittel, 1797/99,

Mellin, Christian Jacob, Praktische Materia medica, 1798 (9),
*Trommsdorff, Joh. Barthol., Chemische Rezeptierkunst oder Ta-
    schenbuch für Ärzte usw., 1797,
    — — Kurzes Handbuch der Apothekerkunst, 1790,
    — — Systematisches Handbuch der Pharmazie, 1792,
    — — Handbuch der pharmaz. Warenkunde, 1799, 1806, 1822 (9),
    — — Die Apothekerschule, 1803, 1810 (9),
    — — Lehrbuch der pharmaz. Experimentalchemie, 1796, 1803, 1811 (9),
    — — Historisches Taschenbuch für Ärzte, Chemiker und Apotheker,
    1803, 1804, 1805,
*Piepenbring, Georg Heinr., Grundbegriffe pharmazeutischer Opera-
    tionen nebst den allgemeinen Regeln und Kunstgriffen, Erfurt 1799,
*Giese, Ferdinand, Lehrbuch der Pharmazie, Riga, 1800/11 (9),
*Dörffurt, Aug. Ferd. Ludw., Neues deutsches Arzneibuch nach der
    letzten Ausgabe der preußischen Pharmakopöe (1799) bearbeitet,
    Leipzig 1801—1804,
*Juch, Carl Wilhelm, Handbuch der Botanik, Nürnberg 1800/03 (9),
    — — Handbuch der Pharmazie, Nürnberg 1817 (9),
*Fischer, Justus Wilhelm Christian, Handbuch der pharmazeutischen
    Praxis, 1801, 3. Ausg. 1826, von Karstens bearbeitet, (9),
*Wildenow, R. L., Grundriß der Kräuterkunde, zu Vorlesungen ent-
    worfen, 1804,
Niemann, Joh. Friedr., Anleitung zur Visitation der Apotheken, Preuß.
    Med. Verf., 1807 (43),
*Fuchs, Georg Friedrich Christian, Repertorium der chemischen Literatur
    von 494 v. Chr. bis 1806, Jena 1806—1812,
*Bucholz, Christian Friedrich, Katechismus der Apothekerkunst, 1810,
    1820 (19),
    — — Theorie und Praxis der pharm.-chem. Arbeiten, 1812/13, 1818,
    neubearbeitet von R. Brandes 1821,
    — — Grundriß der Pharmazie, 1803 (9), aufs Neue durchgesehen von
    Brandes, 1819, gänzlich umgearbeitet von I. W. Döbereiner,
    1848,
Roloff, C. H., Anleitung zur Prüfung der Arzneikörper bei Apotheken-
    visitationen, 1812, 1817 (5),
*Döbereiner, Joh. Wolfgang, Elemente der pharm. Chemie, 1816 und
    1819 (5),
    — — Handbuch der pharm. Praxis oder deutsches Apothekerbuch,
    Stuttgart 1840, mit seinem Sohne,
    — — Grundriß der Pharmazie, 1848,
    — — Lehrbuch: Anfangsgründe der Chemie und Stöchiometrie, 1819
    und 1826,
*Buchner, Johann Andreas, Würdigung der Pharmazie, 1818,
    — — Über die Trennung der Pharmazie von der Heilkunst, 1819,
    — — Vollständiger Inbegriff der Pharmazie (7 Bände), 1821—1827 (5),
    — — Einleitung in die Pharmazie, 1827 (3. Aufl.) (5),
    — — Repertorium der Pharmazie, 1815—1851 pp,
Graumüller, I. A. T., Handbuch der medizinisch-pharmazeutischen
    Botanik, Eisenberg 1818,
*Dierbach, Joh. Heinrich, Handbuch der pharm. Botanik, Heidelberg
    1819 (1),
*Hänle, Georg Friedrich, Lehrbuch der Apothekerkunst, Leipzig 1820/26 (9),
*Göbel, Friedemann, C. C. T., Handbuch der pharmazeutischen Wa-
    renkunde, Jena 1820, 1827 (1),
Guibourth, N. J. B. G., Pharm. Warenkunde 1, 2, 3, Nürnberg 1823 (43),
*Geiger, Phil. Lorenz, Handbuch der Pharmazie, Heidelberg 1824, 1827,
    1832 (5),
    — — Pharmazeutische Botanik, 1839/40 (9, 5),
*Schenck, Ernst, Pharm. Warenkunde, 1827/29, 1830/34 (9),

* R o s e , Heinrich, Handbuch der analytischen Chemie, 1829 (mehrere Auf-
      lagen),
* L i n d e s , Aug. Wilh., Vollständiges Wörterbuch zur V. Ausgabe der
      Pharmacopoea Borussica und ihrem Anhang, Berlin 1830, ferner zur
      VI. Ausgabe 1847,
* N e e s v. E s e n b e c k , Th. Fr. L., Handbuch der med.-pharmazeutischen
      Botanik 1830/32,
      — — Herbarium pharmaceuticum, 1830/31,
* W i n c k l e r , Ferdinand L., Lehrbuch der pharmazeutischen Chemie und
      Pharmakognosie, 1831/35,
A n t h o n , E. F., Handwörterbuch der chem.-pharm. Normenclaturen, Nürn-
      berg 1833 (43),
* D u l k , Fr. Ph., Handbuch der (pharmazeutischen) Chemie, 1833,
* M o h r , Carl Friedrich, Verbesserung der Waagen, 1832,
      — — Anweisung zur Prüfung chem. Arzneimittel, 1849, 1862 (5),
      — — Lehrbuch der pharm. Technik, 1847, 1853, 1866 (5),
      — — Lehrbuch der chemisch-analytischen Titriermethode, Braunschweig
      1855, 1862, 1877 (5),
* M a r t i u s , Theod. Wilh. Christ., Grundriß der Pharmakognosie des
      Pflanzenreichs, 1832,
      — — Lehrbuch der pharm. Zoologie, Stuttgart 1833,
* J o n a s , L., E., Vorschule der Apothekerkunst, Leipzig 1835,
* W a c k e n r o d e r , Heinr. Wilh. Ferd., Anleitung zur qualitativen Ana-
      lyse, Jena 1836,
B a c h m a n n , Wilh. L., Handwörterbuch der praktischen Apothekerkunst
      1, 2, 3, Nürnberg 1837 (43),
* S c h a r l a n , G. W., Lehrbuch der Pharmazie und ihrer Hilfswissen-
      schaften, 1837,
* A r t u s , Willibald, Handbuch der Pharmazie, Eisenach 1840,
      — — Repetitorium und Examinatorium über pharmazeutische Chemie,
      Weimar 1842 (5),
* W i g g e r s , Heinr. Ludw. August, Grundriß der Pharmakognosie, 1840,
* M a r q u a r d t , Ludwig Clamor, Lehrbuch der theoretischen und prak-
      tischen Pharmazie, 1842,
L i e b i g , Just. v., Handbuch der organischen Chemie mit Rücksicht auf die
      Pharmazie, 1843,
* D u f l o s , A., Chemisches Apothekerbuch, Theorie und Praxis der im
      pharm. Laboratorium vorkommenden pharm. Arbeiten, Breslau 1843,
      1844, 1847, 1867, 1880 (5),
      — — Grundriß der pharmazeutischen Chemie, 1847 (9, 5),
      — — Handbuch der pharm. und chem. Praxis, 1835, 1838 (5),
      — — Handbuch der angewandten pharm. und techn. chem. Analyse,
      1871 (19),
* W i t t s t e i n , Georg Christoph, Anleitung zur Darstellung und Prüfung
      chemischer und pharmazeutischer Präparate, 1845,
* S t ö c k h a r d t , Julius Adolph, Schule der Chemie, 1843,
* S c h n i t z l e i n , Adalbert, Enzyklopaedie der Naturwissenschaften als
      Hilfslehre der Pharmazie, 1846,
* W i l m s , Friedrich Wilhelm, Denkschrift über den Zustand der Pharma-
      zie (mit Geiseler und Herzog),
* H a g e r , Hermann, Handbuch der pharm. Rezeptierkunst, 1850, späterer
      Titel: Technik der pharmazeutischen Rezeptur,
      — — Manuale pharmaceuticum s. Promptuarium . . ., 1860/61, 1873,
      1875/76 (5),
      Handbuch der pharmazeutischen Praxis, 1880, 1883, 1900, 1902 (5),
      — — Erster Unterricht der Pharmazeuten, 1868, 1877, 1880, 1885,
      — — Botanischer Unterricht in 150 Lectionen, 1869 (5),
* E r d m a n n , O. L., Lehrbuch der Chemie, 1851,
      — — Grundriß der Warenkunde, 1853,

*B e h n k e , Gustav Adolph, Das Staatsexamen der Apotheker und ihre
Ausbildung, 1851,
*B e r g , Otto, Pharmazeutische Warenkunde, 1858—1864 (5),
— — Anatomischer Atlas zur pharm. Warenkunde, 1864,
— — Charakteristik d. offizinellen Pflanzen m. C. Schmidt, 1853, 1862,
— — Charakteristik der für die Arzneikunde u. Technik wichtigsten
Pflanzen, 1845 (6),
*S c h l e i d e n , Matthias Jacob, Handbuch der medizinisch-pharmazeuti-
schen Botanik, II botanische Pharmakognosie, 1857,
— — Pharmazeutische Botanik, 1845 (1. Aufl.), 1850 (2. Aufl.), 4. Aufl.,
5. Aufl. (5),
*H e n k e l , I. B., Grundriß der Pharmakognosie des Pflanzen- und Tier-
reichs, 1859 (5),
— — Pharmakologie des Pflanzen- und Tierreichs, 1859 (5),
— — Handbuch der Pharmakognosie des Pflanzen- und Tierreichs,
1867 (19),
— — Lehrbuch der allgemeinen und med.-pharm. Botanik, (5),
*H u s e m a n n , Theod., mit August H u s e m a n n Handbuch der Pflan-
zenstoffe, 1860,
— — Handbuch der Toxikologie, 1867,
W i g a n d , J. W., Lehrbuch der Pharmakognosie, 1863, 1874, 1879, 1887 (5),
*S c h w a n e r t , Hugo, Hilfsbuch zur Ausführung chem. Arbeiten, 1866,
— — Lehrbuch der pharm. Chemie, 1879/83,
*F l ü c k i g e r , Friedrich, Grundlagen der pharm. Warenkunde, 1873,
— — Pharmazeutische Chemie, Berlin 1879 (5),
— — Lehrbuch der Pharmakognosie des Pflanzenreichs, 1867,
— — Grundriß der Pharmakognosie, 1884, 1894 (5),
— — mit T s c h i r c h Grundlagen der Pharmakognosie, 1885,
— — mit Daniel H a n b u r y Pharmacographica, 1874 (5),
*E l s n e r , Fr., Leitfaden zur Vorbereitung auf die deutsche pharm. Ge-
hilfenprüfung, Berlin 1876,
— — Grundriß der pharm. Chemie, 1876 (2. Aufl.),
*D r a g e n d o r f f , J. G. N., Qualit. und quant. Analyse von Pflanzen und
Pflanzent., 1882,
*S c h l i c k u m , Oskar, Die wissenschaftliche Ausbildung des Apotheker-
Lehrlings, Leipzig 1877, 1890 (5. Aufl.) (5), Ausbildung der jungen
Pharmazeuten u. s. Vorbereitung zur pharm. Vorprüfung. XV. Aufl.
Bearbeit. von Prof. Dr. B a u e r , Apoth. F e c h t y , Dr. G i e ß l e r ,
H e l d , Dr. P e y e r , Prof. S c h i l l e r und Dr. S t i c h , Leipzig 1932,
*S c h m i d t , Ernst, Lehrbuch der pharmazeutischen Chemie, 1. Aufl., 1879,
*D i e t e r i c h , Eugen, Pharmazeutisches Manuale, 1885, später Neues
Pharmazeutisches Manual, 1887 pp,
*B e c k u r t s und H i r s c h , Handbuch der praktischen Pharmazie, 1887 (5),

10. Verzeichnis der benutzten Archive und Bibliotheken.

1. A l t e n b u r g , Landesarchiv
2. A u r i c h , Staatsarchiv
3. B a s e l , Histor. Bibliothek
4.   „   Staatsarchiv
5. B e r l i n , Bibliothek der Ges. für
    Gesch. der Pharmazie
6.   „   Bibliothek des Instit.
    für Gesch. der Mediz.
    u. Naturwissenschaft.
7.   „   Bibliothek des Reichs-
    gesundheitsamts
8.   „   Geh. Staatsarchiv
9.   „   Staatsbibliothek
10.   „   Universitätsbibliothek
11. B o n n , Univ.-Bibliothek
12. B r e s l a u , Staatsarchiv
13   „   Univ.-Bibliothek
14. D r e s d e n , Landesbibliothek
15. E r f u r t , Stadtarchiv
16. E r l a n g e n , Univ.-Bibliothek
17. E ß l i n g e n , Stadtarchiv
18. F r a n k f u r t a. M., Stadtarch.

19. G i e ß e n , Universitätsbibliothek
20. G ö t t i n g e n , Univ.-Bibliothek
21. G o t h a , Staatsbibliothek
22. G r e i f s w a l d , Univ.-Bibliothek
23. H a l l e , Universitätsbibliothek
24. H a n n o v e r , Staatsarchiv
25. H e i d e l b e r g , Univ.-Bibliothek
26. H i l d e s h e i m , Stadtarchiv
27. J e n a , Universitätsbibliothek
28. K i e l , Universitätsbibliothek
29. K ö l n , Ratsarchiv
30. K ö n i g s b e r g , Staatsarchiv
31.   „   Univ.-Biblioth.
32. K o n s t a n z , Ratsarchiv
33. L i n d a u , Stadtarchiv
34. L ü b e c k , Staatsarchiv
35. L ü n e b u r g , Staatsarchiv
36. M a g d e b u r g , Staatsarchiv

37. M a r b u r g , Univ.-Bibliothek
38. M e i n i n g e n , Staatsarchiv
39. M ü n c h e n , Staatsbibliothek
40.   „   Univ.-Bibliothek
41. M ü n s t e r , Univ.-Bibliothek
42. N ü r n b e r g , German. Museum
43.   „   Stadtbibliothek
44. O s n a b r ü c k , Stadtarchiv
45. R u d o l s t a d t , Staatsarchiv
46. S c h w e i n f u r t , Stadtbibliothek
47. S t r a l s u n d , Stadtarchiv
48. S t r a ß b u r g , Bibliothek
49. S t u t t g a r t , Bibliothek
50.   „   Staatsarchiv
51. W e i m a r , Staatsarchiv
52. W o l f e n b ü t t e l , Bibliothek
53. W ü r z b u r g , Staatsarchiv
54.   „   Univ.-Bibliothek

11. Verzeichnis älterer, in der Gegenwart nicht oder in anderer Bedeutung bestehender Arzneiformen.[1])

A l c a l i , jedes Salz, das aus der Asche ausgezogen wird,

A n t i d o t a , ursprünglich „Gegenmittel" gegen Gifte usw., später Arzneimittel überhaupt,

B a l s a m u m , (simpl. et composit.) Terpentin und Harz mit Rosenöl, Wachs und Kräutern verarbeitet,

B u c c e l l a , kleine Boli,

C e r a t a , aus Wachs und Fett mit verschiedenen Wirkstoffen hergestellte Arzneimittel,

C o l l y r i a , Augenwässer,

C o n d i t a , mit Sirup oder Honig überzogene Wurzeln, Früchte, Blüten und Rinden,

C o n f e c t a , Zuckerkonfekt, mit Zucker überzogene aromatische Samen, Wurzeln und Schalen,

C o n f e c t i o n e s , Mischungen von Zucker mit Species, manchmal wird der Ausdruck auch mit Electuarium gleichgesetzt,

C o n s e r v a e , Kräuter und Blüten, manchmal auch zerstoßene Wurzeln mit Zucker gemischt, vielfach mit Confectiones gleichgesetzt,

E l e c t u a r i a , dünne Arznei mit Sirup, auch Gemisch von gepulverter Droge mit Honig,

E l i x i r i u m , Essenzen mit verschiedenen Zusätzen,

E p i t h e m a t a , Überschläge,

E p u l o t i a , hautbildende Mittel,

E s s e n t i a , die heutigen Tinkturen,

D i a c i t o n i u m , Quittenkäse (Latwerge),

F l o r e s , sublimati, auch chymici, durch Sublimation gewonnene Produkte,

H i e r a Electuaria,

---

[1]) M e i ß n e r , R., Eine norddeutsche Apotheke des 16. Jahrh., 1903.
W i n k l e r , L., Die Entwicklung der Arzneiformen (Vorträge der Gesellschaft für Geschichte der Pharmazie in Wien).
Z i m m e r m a n n , W., Der Heilmittelschatz eines Bruch- und Schnittarztes des 16. Jahrhunderts ebenda.
Außerdem Angaben in alten Encyklopädien, Wörterbüchern usw.

Holippae, nach Sommerhoff Arzneiauszug, vermischt mit Stärke unter Zusatz von Zucker,

Julep, Julebus, Julapium, ausgepreßte, infundierte oder destillierte Kräuter mit der doppelten Menge Zucker eingekocht,

Jusculum, Brühe,

Kataplasma, Mittel zum Bestreichen, Aufstreichen, Auflegen,

Klistiere, verschiedenartig zusammengesetzte Präparate zu Einläufen,

Lingualia, Zuckerwaren aus verschiedenen Arzneistoffen mit Zucker, die auf der Zunge zergehen,

Looch, Lohoch, Loch, Linctus, dickflüssige Mixtur, bestehend aus Arzneistoffen verarbeitet mit Mel depuratum und Mel rosatum, Lecksaft, weiche Latwerge,

Lotiones, Waschflüssigkeiten,

Magisterium, Niederschläge aus in Säure gelösten Drogen des Tier-, Pflanzen- und Mineralreiches mittels Kaliumkarbonat oder Alaun,

Mineralia, außer Mineralien in heutigem Sinne auch chemische Präparate wie Sublimat,

Miva, mit Gewürzen und Zucker versetzter Mus aus säuerlichen Früchten,

Morselli, Morsulla, mit Gewürzen vermengte Zuckerwaren, die in Formen ausgegossen wurden,

Oxymel, Species mit Honig und Essig behandelt,

Penidium, Konfekt aus Zucker nach Art unserer Bonbons,

Philonium, Species mit Rosenhonig, ähnlich dem Theriak,

Poma, Riechstoffe in Kugelform,

Potus, zusammengesetzter Trank,

Pulpa, mit Zucker eingekochtes Fruchtmark,

Roob, Rob, Succus mit Honig gekocht, Fruchtmus,

Sacculi medicati, Kräuterkissen, Kräutersäckchen zu Bähungen, auch contra pestem,

Salia, einst Aschen vegetabilischen und animalischen Ursprungs, mit Wasser extrahiert und wieder eingedampft,

Sapa vini, gesottener Wein,

Sief, Augenmittel in Zeltchenform, die zum Gebrauch in Regenwasser aufgelöst wurden,

Species, nach Schroeder einfache Stücke, woraus die zusammengesetzten bereitet werden, auch aromatische und purgierende Kräuter-Pulver zur Herstellung von Latwergen und Morsellen, später nur noch Sammelbezeichnung für zerkleinerte gemischte oder ungemischte Kräutertees,

Succus, ausgepreßter und eingedickter Saft, auch durch Ausfließen aus saftreichen Gewächsen gewonnen,

Suffimenta, (Candelae, Massa, Pastilli, Suffitus, Teda),

Suffuf, gemischte feingepulverte Drogen,

Tabulae, Täfelchen,

Theriaca, wie Elektuarium,

Tincturae, einst weingeistige Drogenauszüge von roter Farbe, in denen eine mehr oder minder große Zahl fester Stoffe gelöst war,

Tragea, (Dryett), ursprünglich leckerer Nachtisch, eine Art gewürztes Fruchtkonfekt,

Trochisci, unter Verwendung von Tragacanth oder Eibischschleim mit Spezies und Pulver hergestellte Zeltchen,

Trypherae, wie Electuaria, hergestellt, Species mit Honig.

11. Entdeckungsdaten der wichtigsten chemischen Arzneimittel.[1]

(Eingefügt sind zugleich die Daten der Einführung einiger besonders wichtiger Drogen in den offiziellen Arzneimittelschatz.)

Acetaldehyd von Döbereiner 1821 entdeckt, Zusammensetzung von Liebig 1835 festgestellt,

Acetanilid von Gerhard 1843 entdeckt, wird auf Grund der Angaben von Cahn und Hepp seit 1886 arzneilich angewendet,

Aceton als Spiritus pyro-aceticus schon im XV. Jahrhundert beobachtet, Zusammensetzung von Liebig 1832 ermittelt,

Acidum benzoicum, schon 1608 von Türquet de Mayerne erwähnt, Bereitung lehrte Scheele 1775, Zusammensetzung sfellte Liebig mit Wöhler 1832 fest,

Acidum boricum aus dem Borax durch Homberg 1702 ausgeschieden, benannt Sal sedativum Hombergi,

Acidum citricum 1784 durch Scheele in kristallisiertem Zustande dargestellt,

Acidum chromicum von Vauquelin 1797 dargestellt, Zusammensetzung von Berzelius ermittelt,

Acidum formicicum aus Ameisen durch J. Wray 1670, auch von Samuel Fischer im gleichen Jahre gewonnen, synthetisch 1822 von Döbereiner hergestellt, untersucht von Berzelius und Liebig.

Acidum gallicum 1785 von Scheele in reinem Zustande hergestellt, von Pelouze 1834 und Liebig 1834 analysiert,

Acidum hydrochloricum im XV. Jahrhundert von „Basilius Valentinus" dargestellt, von Glauber als Spiritus fumans Glauberi durch Destillation mit Kochsalz gewonnen,

Acidum lacticum 1780 von Scheele entdeckt, Zusammensetzung von Liebig und Mitscherlich 1832 festgestellt,

Acidum monochloraceticum von Leblanc 1841 entdeckt, von R. Hoffmann 1857 rein dargestellt,

Acidum nitricum angeblich bereits im 18. Jahrhundert dargestellt, Zusammensetzung von Lavoisier 1776 und Cavendish 1784 erkannt,

Acidum picrinicum 1771 von Woulfe dargestellt, 1842 von Laurent als Phenolabkömmling erkannt,

Acidum phosphoricum 1746 von Marggraf entdeckt,

Acidum salicylicum 1839 von Löwig und Weidmann in Spiraea ulmaria isoliert, fabrikmäßige, synthetische Darstellung lehrte Kolbe 1874,

Acidum sulfuricum im XV. Jahrhundert von „Basilius Valentinus" beschrieben, 1777 Zusammensetzung von Lavoisier ermittelt,

Acidum tannicum Ende des 18. Jahrhunderts von Devreux und Seguin erkannt, von Berzelius in nahezu reinem Zustande dargestellt,

Acidum tartaricum 1768 von Scheele isoliert, Zusammensetzung von Gay-Lussac, Thénard, Berzelius und anderen ermittelt, optische Eigenschaften von Biot (seit 1815) und Pasteur (seit 1841) erforscht,

---

[1] Unter Benutzung von Schmidt E. Pharmazeutische Chemie, Schelenz H. Geschichte der Pharmazie, der Arbeiten von E. v. Lippmann und Arends G. Die geschichtliche Entwicklung des Arzneimittelwesens in Deutschland (Pharm. Ztg. 1931 Seite 972) zusammengestellt.

A c i d u m t r i c h l o r a c e t i c u m 1838 von D u m a s dargestellt,
A c i d u m v a l e r i a n i c u m 1817 von C h e v r e u l entdeckt, von P e n t z
   1829, 1831 von G r o t e in der Baldrianwurzel nachgewiesen, Eigen-
   schaften von T r o m m s d o r f f 1832 und 1833 festgestellt,
A c o n i t i n 1833 von G e i g e r und H e s s e dargestellt,
A c o n i t u m 1762 von Anton von S t ö r c k für den Arzneigebrauch empfohlen,
A d r e n a l i n in kristallinischer Form zuerst 1901 von T a k a m i n i e und
   A l d r i c h erhalten, Synthese von S t o l z und F l ä c h e r (1906 bis
   1908),
A e t h e r. Das Rezept ist von Valerius C o r d u s 1540 in der von G e s n e r
   1561 herausgegebenen Schrift „De artificiosis extractionibus" ange-
   geben — „Oleum vitrioli dulce" aus Alkohol und Schwefelsäure —,
   geriet in Vergessenheit, zum zweiten Male 1730 von Apotheker F r o -
   b e n i u s in L o n d o n entdeckt,
A e t h e r a c e t i c u s 1759 von Graf L a u r a g a i s dargestellt, Darstel-
   lungsweise von S c h e e l e 1782 verbessert,
A e t h y l a l k o h o l in konzentrierter Form bereits im 13. Jahrhundert
   Raimund L u l l u s als ultima consolatio corporis humani bekannt,
   L a v o i s i e r erkannte 1787 die Hauptbestandteile, T h é o d o r e d e
   S a u s s u r e 1814 die Mengenverhältnisse,
A e t h y l i d e n u m c h l o r a t u m von R e g n a u l t dargestellt, von W ü r t z
   1857, G e u t h e r 1858 und B e i l s t e i n 1859 näher untersucht,
A l l y l s e n f ö l 1660 von L e f e b u r e beobachtet, künstlich dargestellt von
   Z i n i n, B e r t h e l o t und d e L u c a 1855,
A l u m i n i u m aus Aluminiumchlorat zuerst von W ö h l e r 1827 abge-
   schieden,
A l u m i n i u m h y d r o x y d von M a r g g r a f 1754 bestimmt,
A l u m i n i u m - K a l i u m s u l f a t. Von M a r g g r a f 1754 nachgewiesen,
   daß die im Alaun befindliche Erde von der Kalkerde verschieden,
   jedoch identisch mit Ton sei,
A m m o n i a k zuerst gasförmig von P r i s t l e y dargestellt, alkalische Luft
   genannt, später Alkali volatile bezeichnet,
A m m o n i u m a c e t i c u m 1634 von Raymund M i n d e r e r hergestellt,
   Spiritus oder Liquor Mindereri, auch ophthalmicus benannt, T a c h e -
   n i u s lehrte 1666 die Bestandteile,
A m m o n i u m c a r b o n i c u m aus Salmiak von „Basilius V a l e n t i n u s"
   im 15. Jahrhundert bereitet,
A m y l a l k o h o l 1785 in unreinem Zustande von S c h e e l e dargestellt,
   Zusammensetzung 1834 von D u m a s ermittelt,
A m y l n i t r i t von B a l l a r d 1844 dargestellt,
A n i l i n 1826 von U n v e r d o r b e n entdeckt, Krystallin genannt, 1834
   fand R u n g e Anilin im Steinkohlenteer,
A n t i d o t u m A r s e n i c i (Eisenoxydhydrat) 1834 von B u n s e n und
   B e r t h o l d empfohlen,
A n t i m o n o x y d 1802 in reinem Zustande von P r o u s t dargestellt,
A n t i m o n i u m d i a p h o r e t i c u m (Kaliumsalz der Metantimonsäure)
   von „Basilius V a l e n t i n u s" bereitet, die Metantimonsäure 1665 von
   K e r k r i n g als Materia perlata arzneilich verwendet,
A n t i m o n y l - K a l i u m t a r t r a t 1631 von M y n s i c h t entdeckt, 1648
   von G l a u b e r Bereitungsweise angegeben, Bestandteile lehrte 1773
   B e r g m a n n,
A n t i p y r i n 1884 von Ludwig K n o r r entdeckt,
A p o m o r p h i n 1869 von M a t t h i e s s e n und W r i g h t entdeckt,
A r g e n t u m n i t r i c u m seit alters bekannt, zu Beginn des 17. Jahrhun-
   derts zum arzneilichen Gebrauch von Angelus S a l a als Magisterium
   argenti oder Crystalli dianae empfohlen,
A q u a L a u r o c e r a s i 1773 in den Arzneischatz eingeführt,
A r s e n 1694 von S c h r ö d e r, 1733 von B r a n d t rein dargestellt.

Atropin 1831 von Mein und unabhängig davon von Geiger und
    Hesse 1833 entdeckt,
Barbitursäure, Pseudoharnsäure, Harnsäure-Derivate, 1863 von
    Baeyer entdeckt, 1879 Barbitursäure von Grimaux aus Harnstoff
    und Malonsäure hergestellt,
Benzaldehyd in reinem Zustande 1837 von Liebig und Wöhler
    dargestellt,
Benzol 1825 von Faraday entdeckt, Auffindung im Steinkohlenteer
    durch Leigh 1842, A. W. Hofmann 1845 und Mansfield 1847,
Berberin 1824 von Hüttenschmidt isoliert,
Berlinerblau beim Arbeiten mit cyanhaltigem Kaliumcarbonat mit
    Eisenvitriol vom Berliner Färber Diesbach entdeckt, wird 1710
    von Stahl erwähnt, von Marggraf als Reaktion zum Auffinden
    von Eisen empfohlen,
Bismutum nitricum basicum 1786 von L. Odier zuerst arzneilich
    verwendet,
Bismutum subnitricum von Lemery als Magisterium Bismuthi
    bereitet, wurde ursprünglich als Schminke (Spanisch Weiß) verwen-
    det, seit 1786 durch L. Odier in den Arzneischatz eingeführt,
Bleiacetat im 15. Jahrhundert von „Basilius Valentinus" bereitet,
Bleiessig seit alters bekannt, seit 1760 arzneilich verwendet (Extractum
    Saturni),
Bleiweiß als Bleicarbonat 1774 von Bergmann erkannt,
Bor 1807 in reinem Zustande von Davy dargestellt,
Borax von Apotheker Hubert Franz Höfer, Verwalter der Herzogl.
    Apotheke zu Florenz, entdeckt und Sedativsalz benannt,
Brom 1826 von Balard in Montpellier entdeckt,
Bromäthyl 1827 durch Serullas dargestellt,
Bromal und Bromalhydrat 1832 von Löwig entdeckt,
Bromkalium 1826 von Balard dargestellt,
Bromoform 1832 von Löwig entdeckt,
Brucin 1819 von Pelletier und Caventou entdeckt, Zusammen-
    setzung von Liebig und anderen ermittelt,
Buthylchloralum 1870 von Krämer und Pinner entdeckt,
Butyrum Antimonii im 15. Jahrhundert von „Basilius Valentinus"
    aus Schwefelantimon und Quecksilberchlorid dargestellt,
Calcium 1808 durch Davy elektrisch gewonnen,
Calciumphosphat 1769 bis 1717 von Scheele und Gahn als
    Hauptbestandteil der Knochenasche erkannt,
Calciumsulfat, Bestandteile lehrt Marggraf 1780,
Camphor wurde um die Mitte des 6. Jahrhunderts nach Europa gebracht,
    ist von Neumann 1725 als besonderer Körper erkannt und 1837 von
    Dumas analysiert,
Carboneum chloratum 1839 von Regnault entdeckt,
Carrageen 1831 durch Todhunter in den Arzneischatz eingeführt,
Chinasäure von Hermbstaedt in der Chinarinde beobachtet in Form
    einer Calciumverbindung, als Säure von Apotheker Hoffmann in
    Leer 1790 erkannt,
Chinin aus der Chinarinde 1820 von Pelletier u. Caventou isoliert,
Chiniodin 1828 von Sertürner dargestellt,
Chlor von Scheele 1774 bei der Behandlung von Braunstein mit
    Salzsäure entdeckt (Dephlogistisierte Salzsäure), als einfacher Stoff
    erkannt von Gay-Lussac, Thénard und Davy (1809—1810),
Chloralformamid 1889 von Mering in den Arzneischatz eingeführt,
Chloralhydrat von Liebig 1832 entdeckt, Zusammensetzung von
    Dumas 1834 ermittelt, 1869 von Liebreich als Hypnoticum emp-
    fohlen,
Chloraethyl 1648 von Glauber aus Alkohol und Salzsäure herge-
    stellt,

Chlorbaryum 1775 von Scheele entdeckt, 1787 von Crawford arzneilich angewendet,

Chlorcalcium im 14. Jahrhundert als Sal ammoniacum fixum bereits bekannt, näher untersucht Anfang des 18. Jahrhunderts von Bergmann,

Chlorkalk 1799 von Tennant in Glasgow in größeren Mengen zuerst dargestellt,

Chloroform 1831 von Liebig und fast gleichzeitig von Soubeiran entdeckt, Zusammensetzung 1834 von Dumas ermittelt, 1847 von Simpson als Anästhetikum empfohlen,

Chlorophyll, 1879 kristallisiert von Gautier hergestellt,

Chlorwasserstoff, 1810 Zusammensetzung von Davy, Gay-Lussac und Thénard festgestellt,

Chrysarobin 1864 in den Arzneischatz aufgenommen,

Cinchonidin 1847 von Winkler entdeckt und als Chinidin bezeichnet,

Cinchonin 1811 von Gomez aus Chinarindenextrakt isoliert,

Cocain 1855 von Gaedcke unter der Bezeichnung Erythroxylin isoliert, 1860 von Niemann neu dargestellt, 1884 von Koller in den Arzneischatz eingeführt,

Codein 1832 von Robiquet entdeckt,

Coffein 1820 von Runge, 1821 von Robiquet, Pelletier und Caventou im Kaffee entdeckt,

Coffeino-Natrium benzoicum 1882 von Tanret in den Arzneischatz eingeführt,

Colchicin 1820 von Pelletier und Cavendou zuerst dargestellt und für Veratrin gehalten, Geiger wies 1833 die Eigentümlichkeiten des Colchicins nach,

Collodium 1848 von Meynard dargestellt,

Coniin 1827 von Giesecke beobachtet, 1831 von Geiger rein dargestellt, 1886 von Ladenburg synthetisch gewonnen,

Cortex Chinae wird 1668 in die Frankfurter Taxe aufgenommen,

Cortex Frangulae 1843 in den Arzneischatz aufgenommen,

Cortex Radicis Granati 1807 von Buchmann empfohlen,

Cresolum crudum 1864 im schweren Steinkohlenteer nachgewiesen,

Cyankalium von Scheele 1782—1785 entdeckt, seit 1841 nach Liebigs Angaben technisch dargestellt,

Cyanwasserstoff von Gay-Lussac 1811 zuerst rein dargestellt,

Dermatol 1891 entdeckt, 1900 in den Arzneischatz aufgenommen,

Digitalin 1845 von Homolle dargestellt,

Diphtherie-Serum 1893 von Behring hergestellt,

Diuretin 1890 dargestellt, 1900 in den Arzneischatz aufgenommen,

Emetin 1817 unrein von Pelletier und Magendie, rein 1829 von Pelletier und Dumas dargestellt,

Ergotin 1831 von Wiggers aus Mutterkorn hergestellt,

Essigsäure seit alters bekannt, von „Basilius Valentinus" im 15. Jahrhundert dargestellt, als Holzessig von Glauber 1648 erwähnt, Schnellessigfabrikation 1823 von Schützenbach eingeführt,

Extractum Opii wird 1664 in die Ulmer Taxe aufgenommen,

Ferrichlorid war „Basilius Valentinus" bekannt, Glauber lehrte 1648 seine Darstellung als Oleum martis oder Oleum martis per deliquium,

Ferricyankalium von Gmelin 1822 entdeckt,

Ferrocarbonat, zuckerhaltiges von Blaud und Vallet als Massa pilularum Blaud. oder Valleti arzneilich angewendet,

Ferrocyankalium 1710 von Dippel in unreinem, von Maquer 1750 in reinem Zustande dargestellt,

Ferrosulfat von „Basilius Valentinus" im 15. Jahrhundert dargestellt,

Ferrum hydroxydatum dialysatum zuerst von Graham 1861 bereitet, 1867 von Apotheker Wagner in den Arzneischatz eingeführt,

Ferrum lacticum oxydulatum 1840 in den Arzneischatz aufgenommen, von Engelhardt und Maddrell 1847 untersucht,

Ferrum oxydatum saccharatum 1866 von Hager dargestellt,

Ferrum oxydatum (Crocus martis), Scheele wies 1777 den Unterschied zwischen Eisenoxyd und Eisenoxydul nach,

Ferrum sesquichloratum im 15. Jahrhundert von „Basilius Valentinus” dargestellt,

Folia Digitalis vom Arzt und Botaniker Wm. Withering 1775 als Arzneimittel empfohlen,

Folia Thea 1656 in die Nordhäuser Taxe aufgenommen,

Formaldehyd 1869 von A. W. Hofmann dargestellt,

Fruchtzucker 1847 von Dubrunfaut entdeckt,

Fuchsin 1859 von Verguin in Lyon zum ersten Male im großen dargestellt,

Glycerin von Scheele 1799 bei der Bereitung des Bleipflasters entdeckt und Ölsüß benannt, 1814 durch Chevreul näher studiert, von Berthelot 1853 als dreiwertiger Alkohol erkannt,

Harnstoff 1773 als Bestandteil des Harns von Rouell entdeckt, im reinen Zustande 1799 von Fourcroy und Vauquelin dargestellt, Zusammensetzung von Liebig und Wöhler erkannt,

Homatropin 1879 von Ladenburg entdeckt, von Merck im großen dargestellt,

Hydrargyrum aceticum etwa 1660 von Lefèvre bereitet,

Hydrargyrum amidatum bichloratum als Weißer Präzipitat schon im 13. Jahrhundert von Raimundus Lullus dargestellt, Zusammensetzung von Kane 1836 und anderen untersucht,

Hydrargyrum bichloratum seit alters bekannt, von Kunkel 1716 durch Sublimation von Quecksilberoxydsulfat und Chlornatrium hergestellt, chemische Natur 1809 und 1810 von Bavy festgestellt,

Hydrargyrum bijodatum rubrum (Quecksilberjodid) und Hydrargyrum jodatum flavum (Quecksilberjodür) durch Untersuchungen von Colin nach 1811 bekannt geworden,

Hydrargyrum chloratum im 16. Jahrhundert schon bekannt, Vorschriften 1608 von Oswald Croll und 1609 von Beguin bekanntgegeben, Darstellung auf nassem Wege von Scheele 1778 gelehrt, chemische Natur 1809—1810 von Davy bekanntgegeben,

Hydrargyrum cyanatum 1783 von Scheele dargestellt,

Hydrargyrum nitricum oxydulatum von „Basilius Valentinus” im 15. Jahrhundert dargestellt und als Vitriolum mercurii arzneilich verwendet, chemische Zusammensetzung lehrte 1775 Bergmann,

Hydrargyrum oxydatum von Raimundus Lullus im 13. Jahrhundert dargestellt,

Hydrargyrum oxydatum via humida paratum 1860 durch Pagenstecher in den Arzneischatz übernommen,

Hydrargyrum sulfuratum rubrum (Zinnober) seit alters bekannt, praktische Darstellung lehrte Kirchhoff 1797, Zusammensetzung Proust 1801 und Seguin 1814,

Hydrastis cannadensis vor 1831 nur als Gerbmaterial, seitdem arzneilich verwendet,

Hyoscyamin 1833 von Geiger und Hesse entdeckt,

Hyoscyamus von Anton von Störck für den Arzneigebrauch 1762 empfohlen,

Jalappa als Chelapa oder Celapa 1609 nach Kaspar Bauhin aus Indien nach Europa gebracht,

Ichthyol 1880 von Rudolf Schrödter in den Handel gebracht,

Jod von **Courtois** in Paris 1811 entdeckt,

Jodblei 1813 von **Gay-Lussac** dargestellt,

Jodoform 1822 von **Serullas** hergestellt, 1834 Zusammensetzung von **Dumas** ermittelt, 1880 von **Mosettig** in den Arzneischatz eingeführt,

Kadmium 1817 von **Stromeyer** und **Hermann** gleichzeitig entdeckt,

Kakodyl 1760 bei Destillation von Kaliumacetat mit arseniger Säure durch **Cadet** beobachtet,

Kali chloricum 1786 von **Berthollet** hergestellt und Sal de Berthollet genannt,

Kalium 1807 von **Davy** elektrisch gewonnen,

Kalium aceticum als Soda acetata von Johann Friedrich **Meyer** in **Osnabrück** 1752 aus Alcale minerale und Essigsäure bereitet, war als Terra foliata Tartari bereits 1610 vom Arzt Phil. **Müller** beschrieben worden,

Kalium bromatum 1826 von **Balard** entdeckt,

Kaliumcarbonat, 1755 lehrte **Black** die Zusammensetzung,

Kaliumcarbonat, saures, 1757 von **Cartheuser** dargestellt,

Kalium jodatum. Sylvius unterschied es von Natrium chloratum, nannte es Sal s. Specificum febrifugum s. digestivum Sylvii, 1786 von **Berthollet** dargestellt, 1821 von **Coindet** in den Arzneischatz eingeführt,

Kalium hydricum seit langem bekannt, 1807 wies **Davy** seine Natur nach,

Kalium nitricum schon „**Geber**" als Sal petrae bekannt,

Kalium permanganicum, Entstehung von **Glauber** 1659 beobachtet, von **Pott** 1740 und **Scheele** 1774 näher untersucht, Chamaeleon minerale benannt, 1830 von **Mitscherlich** Zusammensetzung bestimmt,

Kalium sulfuratum schon Albertus **Magnus** bekannt, von „Basilius **Valentinus**" im 15. Jahrhundert dargestellt, genaue Vorschriften von **Spielmann** 1766 und **Bucholz** 1800 gegeben,

Kalium sulfuricum als Tartarus vitriolatus, Sal polychrestum seit langem bekannt, 1608 durch Oswald **Croll** als Specificum purgans Paracelsi dem Arzneischatz einverleibt,

Kalium tartaricum im 16. Jahrhundert dargestellt, 1770 von **Marggraf** und **Rouelle** untersucht,

Karbolsäure 1834 von **Runge** entdeckt, 1889 durch die Badische Anilin- und Sodafabrik synthetisch hergestellt,

Kermes minerale als Pulvis Carthusianorum 1658 von **Glauber** hergestellt, später Stibium sulfuratum rubeum benannt, 1720 wurde Vorschrift bekanntgegeben,

Kino wurde 1757 als Novum Gummi rubrum adstringens Gambiense von John **Fothergill** empfohlen,

Kohle wurde erstmalig 1790 zur Entfärbung von Flüssigkeiten von **Lowitz** verwendet,

Kohlensäure 1851 zum ersten Male von **Natterer** in festem Zustande dargestellt,

Kosso 1832 von **Nees v. Esenbeck** als Bandwurmmittel in den Arzneischatz eingeführt,

Kreosot 1833 von **Reichenbach** entdeckt, 1847 fabrikmäßig hergestellt,

Kupferacetat (Aerugo crystallisata) scheint zuerst von „Basilius **Valentinus**" im 15. Jahrhundert hergestellt zu sein,

Kupfer-Ammoniumsulfat von **Stisser** in Helmstedt bereitet 1693 und als Arcanum epilepticum arzneilich angewendet,

Kupferchlorid von **Boyle** 1664 dargestellt, Unterschied von Kupferchlorür 1800 von **Proust** festgestellt,

K u p f e r n i t r a t 1648 von G l a u b e r hergestellt,

K u p f e r s u l f a t als Atramentum sutorium im Altertum bekannt, Vorschriften zur künstlichen Darstellung gaben van H e l m o n t 1644 und
G l a u b e r 1648,

L e c i t h i n 1868 von S t r e c k e r aus Gehirnsubstanz hergestellt,

L i q u o r A l u m i n i i a c e t i c i, die wäßrige Lösung des neutralen Alu-
miniumazetats wurde durch B u r o w in den Arzneischatz aufgenommen und 1827 als Mittel zum Einbalsamieren beschrieben,

L i q u o r A m m o n i i c a u s t i c i als Spiritus urinae und Spiritus cornu
cervi seit langem bekannt, rein Anfang 18. Jahrhundert durch K u n -
k e l dargestellt,

L i q u o r a r s e n i c a l i s vom Londoner Apotheker, später Arzt, Thom
F o w l e r 1786 als Antifebrile empfohlen,

L i q u o r F e r r i a c e t i c i, Vorschrift 1801 von K l a p r o t h angegeben,

L i q u o r F e r r i a l b u m i n a t i 1877 von F r i e s e empfohlen, später von
D r e e s und D i e t r i c h studiert,

L i t h i u m c a r b o n a t 1817 von A r f v e d s o n und B e r z e l i u s dargestellt, 1843 von L i p o w i t z in den Arzneischatz eingeführt,

M a g i s t e r i u m O p i i 1688 vom Gothaischen Leibarzt Daniel L u d o v i c i
besprochen,

M a g n e s i a c a r b o n i c a als Geheimmittel unter der Bezeichnung Magnesia alba Anfang des 18. Jahrhunderts vielfach verwendet, Bereitungsweise von V a l e n t i n 1707 und S l e v o g t 1709 bekanntgegeben, Bestandteile lehrte 1756 B l a c k,

M a g n e s i u m o x y d a t u m 1755 von B l a c k bereitet, von M a r g g r a f
1759 näher untersucht,

M a g n e s i u m s u l f u r i c u m 1695 im Epsom-Wasser von Nehemias
G r e w entdeckt, Epsomsalz, Sal anglicum bezeichnet,

M a n g a n o s u l f a t von S c h e e l e zuerst in reinem Zustande dargestellt,

M a n g a n s u p e r o x y d als Braunstein von „Basilius V a l e n t i n u s" erwähnt, S c h e e l e wies 1774 nach, daß in demselben ein eigentümliches Metall vorhanden sei,

M a t e, Paraguay Tee 1815 von L o c h n e r empfohlen, 1843 wies S t e n -
h o u s e darin Coffein nach,

M e n t h o l 1857 entdeckt,

M e t h y l a l k o h o l 1661 von B o y l e bei der Holzdestillation beobachtet,
1812 von Ph. T a y l o r hergestellt, 1835 von D u m a s und P é l i g o t
näher untersucht,

M e t h y l e n u m c h l o r a t u m 1840 von R e g n a u l t entdeckt, 1867 von
R i c h a r d s o n als Anaestheticum empfohlen,

M o r p h i u m im unreinen Zustande als Magisterium Opii im Mittelalter
bekannt, von S e r t ü r n e r 1803—1805 isoliert, Zusammensetzung
ermittelten 1823 D u m a s und P e l l e t i e r,

N a p h t h a l i n 1820 von G a r d e n im Steinkohlenteer entdeckt, 1886 von
G r a e b e die Formel festgestellt,

N a p h t h o l 1881 von L a u t e r b a c h entdeckt,

N a r c e i n 1832 von P e l l e t i e r entdeckt,

N a r c o t i n 1803 von D e r o s n e dargestellt, 1817 von R o b i q u e t als
Alkaloid des Opiums erkannt,

N a t r i u m 1807 von D a v y elektrisch gewonnen,

N a t r i u m a c e t i c u m 1736 von D u h a m e l dargestellt,

N a t r i u m c a r b o n i c u m, Duhamel und M a r g g r a f wiesen Unterschied zwischen Soda und Pottasche nach, Gewinnung nach L e b l a n c
1794, nach S o l v a y seit 1873,

N a t r i u m b i c a r b o n i c u m 1801 von Valentin R o s e dargestellt,

N a t r i u m n i t r i c u m von Johann B o h n 1683 entdeckt, von D u h a m e l
1736 und M a r g g r a f 1761 näher untersucht,

N a t r i u m s a l i c y l i c u m 1875 dargestellt,

Natrium sulfuricum von Glauber 1658 dargestellt und als Sal mirabile Glauberi beschrieben,

Nicotin 1828 von Posselt und Reimann isoliert, 1904 synthetisch dargestellt,

Nitrobenzol 1834 von Mitscherlich entdeckt,

Nitroglycerin 1846 von Sobrero, 1865 von Alfred Nobel hergestellt,

Oleum Cacao 1695 von Homberg durch Pressen erwärmter „Cacaubohnen" gewonnen,

Oleum Jecoris Aselli 1822 von Dr. Scherer in Siegen als Arzneimittel empfohlen, 1823 von Wurzer, Marburg, chemisch untersucht, 1837 fand Apotheker Hopfer de l'Orme in Hanau Jod im Lebertran,

Oleum Valerianae 1782 durch Destillation von Graberg gewonnen,

Opium 1818 von Apotheker J. M. Schiller in Rothenburg zum ersten Male aus deutschem Mohn dargestellt,

Oxalsäure, das saure Kaliumsalz wurde 1647 von Angelus Sala dargestellt, 1769 erkannte Wiegleb Oxalsäure als besondere im Sauerkleesalz enthaltene Säure, Scheele, zugleich auch Bergman gewannen 1776 freie Oxalsäure durch Oxydation von Zucker mit Salpetersäure,

Papaverin 1848 von Merck entdeckt,

Paraffin 1809 von Buchner aus dem Quirinöl von Tegernsee als Bergfett gewonnen,

Pepsin 1836 von Schwann hergestellt,

Phenacetin 1887 von Kast und Hinsberg dargestellt,

Phosphor 1669 von Brand in Hamburg im Harn entdeckt, Bereitungsprozeß von Kunkel veröffentlicht, chemische Natur von Lavoisier erkannt, 1730 in alkoholischer Lösung arzneilich angewendet,

Physostigmin 1864 von Jobst und Hesse entdeckt,

Pilocarpin 1875 von Gerrard und Hardy entdeckt,

Piperin 1819 von Oerstedt entdeckt,

Pyrogallol 1785 von Scheele beobachtet, 1827 von Jarisch als Arzneimittel empfohlen,

Radix Calumbae (Colombae) 1771 von Gaubius in Leiden zuerst arzneilich verwendet,

Radix Cichorii 1771 als Kaffeesurrogat verwendet,

Radix Ginseng 1686 von Christian Mentzel beschrieben,

Radix Ipecacuanhae 1570 vom portugiesischen Mönch Tristram erwähnt, von Johann Adrian Helveticus als Antidysentericum erkannt, von Valentin beschrieben,

Radix Senegae 1736 vom Arzt Tennet in Philadelphia in den Arzneischatz eingeführt,

Resorcin 1864 von Hlasiwetz und Barth dargestellt,

Rohrzucker seit alters bekannt, Darstellung aus Runkelrüben geschah 1747 durch Apotheker Marggraf,

Saccharin 1878 von Fahlberg und List dargestellt,

Saccharum Lactis 1619 von Bartoletti entdeckt, 1698 in den Arzneischatz eingeführt,

Salol 1886 von Nencki dargestellt,

Salvarsan Anfang des 20. Jahrhunderts von Ehrlich hergestellt,

Santonin 1830 von Apotheker Kahler in Düsseldorf und unabhängig davon einige Monate später von Alms in Prenzlau entdeckt,

Schwefelkohlenstoff 1796 von Lampadius dargestellt,

Secale cornutum 1820 von den Amerikanern Prescott und Stearns arzneilich empfohlen,

Seife, medizinische, Chevreul lehrte 1823 die Natur der Fette und klärte den Verseifungsprozeß auf,

S e l e n 1817 von B e r z e l i u s entdeckt,

S i l i c i u m 1823 von B e r z e l i u s amorph gewonnen,

S o l a n i n 1821 von D e s f o s s e s entdeckt,

S p i r i t u s A e t h e r i s n i t r o s i im 15. Jahrhundert von „Basilius V a -
l e n t i n u s” dargestellt,

S p i r i t u s S u l f u r i s per campanam 1660 erwähnt, wahrscheinlich wäßrige, schweflige oder Schwefelsäure,

S t i b i u m K a l i o t a r t a r i c u m 1631 von M y n s i c h t dargestellt,

S t i b i u m s u l f u r a t u m a u r a n t i a c u m von „Basilius V a l e n t i n u s”
im 15. Jahrhundert dargestellt, von Q u e r c e t a n u s 1603 und besonders von G l a u b e r in den Arzneischatz eingeführt,

S t i b i u m s u l f u r a t u m n i g r u m seit alters bekannt, von „Basilius
V a l e n t i n u s” gleichfalls dargestellt,

S t r a m o n i u m 1762 von Anton von S t ö r c k für den Arzneigebrauch
empfohlen,

S t r y c h n i n 1818 von P e l l e t i e r und C a v e n t o u isoliert, von L i e -
b i g und anderen Zusammensetzung ermittelt,

S u l f o n a l 1886 von B a u m a n n entdeckt, von K a r s t arzneilich angewendet,

T a r t a r u s b o r a x a t u s 1727 von L e F é v r e bereitet,

T a r t a r u s s t i b i a t u s 1631 von M y n s i c h t in die Medizin eingeführt,

T e l l u r als Aurum paradoxum oder Metallum problematicum den alten
Mineralogen bekannt, von dem österreichischen Bergbeamten M ü l -
l e r von Reichenstein als Tellur erkannt,

T h e o b r o m i n 1841 von W o s k r e s e n s k y entdeckt, 1847 von G l a -
s e r näher untersucht,

T h y m o l 1719 von Caspar N e u m a n n, der es für Campher hielt, im
Thymianöl festgestellt, 1725 von B r o w n als besonderer Körper
erkannt,

T i n c t u r a t o n i c o n e r v i n a, die spätere Tinctura ferri chlorata aethe-
rea, Mitte des 18. Jahrhunderts vom Grafen Alexander B e s t u -
s c h e f f erfunden, Zusammensetzung von L i p h a r d t und K l a p -
r o t h und anderen erkannt,

T r a u b e n z u c k e r 1660 von G l a u b e r aus Honig, Rosinen und einge-
dicktem Most hergestellt, 1792 von L o w i t z in seiner Eigenart erkannt, 1811 lehrte K i r c h h o f f Darstellung aus Stärkezucker,

T r i n i t r o c e l l u l o s e, 1838 zeigte P e l o u z e Einwirkung von Salpetersäure auf Baumwolle, 1846 von S c h ö n b e i n technisch verwertet,

T r i o n a l 1893 entdeckt, 1900 in den Arzneischatz übernommen,

T u b e r k u l i n 1890 von Robert K o c h hergestellt,

V e r a t r i n 1819 von W. M e i ß n e r, unabhängig davon von P e l l e -
t i e r und C a v e n t o u entdeckt,

V e r o n a l 1882 Erstherstellung von Diaethylbarbitursäure von C o n r a d
und G u t h z e i t, Namengebung und Einführung in die Therapie
1903 von M e h r i n g,

W a s s e r s t o f f s u p e r o x y d 1818 von T h é n a r d entdeckt,

W e i n s t e i n seit alters bekannt, 1764 Alkaligehalt von M a r g g r a f angegeben,

Z i n c u m c h l o r a t u m 1648 von G l a u b e r dargestellt,

Z i n c u m s u l f o c a r b o l i c u m 1872 entdeckt,

Z i n c u m s u l f u r i c u m von „Basilius V a l e n t i n u s” dargestellt, Bestandteile von B \ n d t 1735 angegeben.

13. Zusammenstellung der aus dem Apothekerstande hervorgegangenen pharmazeutischen Hochschullehrer.[1)]

(Nach Hochschulen geordnet).

Altdorf.
Juch, Carl Wilhelm, 1801—1805 (Chemie, Medizin).

Berlin.
Neumann, Kaspar, 1723—1737 (Chemie),
Klaproth, Martin Heinrich, 1782—1817 (Chemie),
Wildenow, Karl Ludwig, 1798—1812 (Naturwissenschaften, Botanik),
Hermbstaedt, Sigismund Friedrich, 1810—1833 (Chemie),
Runge, Friedlieb Ferdinand, 1822—1823 (Chemie),
Rose, Heinrich, 1822—1864 (Chemie),
Ratzeburg, Julius Theodor Christian, 1828—1830 (Naturwissenschaften),
Rammelsberg, Karl Friedrich, 1841—1899 (Anorganische Chemie),
Berg, Otto Karl, 1849—1866 (Botanik und Pharmakognosie),
Sonnenschein, Franz Leopold, 1851—1879 (Chemie),
Schneider, Robert, 1853—1900 (Chemie),
Brefeld, Oskar, 1873—1877 (Botanik),
Tiemann, Ferdinand, 1878—1899 (Chemie),
Degener, Paul, 1884—1889 (Chemie),
Thoms, Hermann, 1900—1931 (Pharmazeutische Chemie),
Lenz, Wilhelm Georg Leberecht, 1900—1916 (Chemie),

Bonn.
Kastner, Karl Wilhelm Gottlob, 1818—1821 (Chemie und Physik),
Nees von Esenbeck, Theodor Friedrich Ludwig, 1819—1837 (Pharmazie und Botanik),
Marquardt, Ludwig Clamor, 1844—1881 (Pharmazie),
Bödecker, Karl Heinrich Detleff, 1850—1854 (Pharmazie),
Mohr, Karl Friedrich, 1864 (Pharmazie),
Engelbach, Theophil, 1869—1872 (Chemie),
Zincke, Ernst Carl Theodor, 1873—1875 (Chemie),
Partheil, Alfred, 1895—1903 (Pharmazie),
Mannheim, Emil, 1906—1924 (Pharmazeutische Chemie).

Braunschweig.
Otto, Friedrich Julius, 1832—1871 (Angewandte Chemie),
Varrentrapp, Franz, 1843—1867 (Chemie),
Knapp, Friedrich Ludwig, 1863—1889 (Technische Chemie),
Grote, Carl, 1872—1888 (Pharmakognosie),
Beckurts, Heinrich August, 1880—1929 (Pharmazeutische Chemie),
Beckmann, Ernst Otto, 1882—1884 (Chemie und Pharmazie),
Degener, Paul, 1889—1901 (Chemie),

Breslau.
Göppert, Heinrich Robert, 1827—1884 (Botanik, Medizin und Pharmazie),
Duflos, Adolf Ferdinand, 1843—1866 (Pharmazie),
Löwig, Carl Jacob, 1853—1890 (Chemie),
Poleck, Theodor, 1867—1906 (Pharmazie),
Scholtz, Max, 1895—1902 (Pharmazie),
Brefeld, Oskar, 1898—1907 (Botanik),
Gadamer, Johannes Georg, 1902—1919 (Pharmazie),
Gaebel, Gustav Otto, 1910—1912 (Pharmazeutische Chemie).

[1)] Es sind nur Persönlichkeiten erwähnt worden, die nicht mehr unter den Lebenden weilen.

Darmstadt.

Büchner, Philipp Theodor, 1855—1890 (Chemie),
Hanstein, Heinrich, 1867—1871 (Botanik und Zoologie),
Uloth, Wilhelm, 1884—1895 (Pharmakognosie),
Krauße r, Georg, 1895—1903 (Pharmakognosie und pharmazeutische
  Gesetzeskunde),
Kolb, Adalbert, 1896—1913 (Chemie).

Dresden.

Ficinus, Heinrich David August, etwa 1800 (Physik und Chemie),
Stein, Heinrich Wilhelm, 1852—1889 (Physik und Chemie),
Fleck, Wilhelm Hugo, 1857—1894 (Physik und Chemie).

Erlangen.

Kastner, Karl Wilhelm Gottlob, 1821—1857 (Chemie und Physik),
Martius, Theodor Wilhelm Christian, 1824—1863 (Pharmazie und Phar-
  makognosie),
Schnitzlein, Adalbert, 1845—1868 (Botanik),
Hilger, Albert, 1872—1892 (Pharmazie und angewandte Chemie),
Beckmann, Ernst Otto, 1892—1897 (Angewandte Chemie und Nahrungs-
  mittelchemie).

Erfurt.

Trommsdorff, Johann Bartholomäus, 1795—1837 (Chemie und Physik).

Frankfurt a. M.

Brandt, Andreas Wilhelm Heinrich, 1920—1929 (Pharmakognosie).

Freiburg.

Authenrieth, Wilhelm, 1895—1920 (Pharmazeutische und medizinische
  Chemie).

Gießen.

Mettenheimer, Johann Friedrich Wilhelm, 1829—1864 (Pharmakologie),
Will, Heinrich, 1844—1882 (Chemie),
Engelbach, Theophill, 1857—1869 (Chemie),
Hansen, Adolph, 1891—1920 (Botanik),
Beckmann, Ernst Otto, 1891—1892 (Chemie).

Göttingen.

Wiggers, Heinrich Ludwig August, 1835—1880 (Pharmakologie und
  Pharmakognosie),
Staedeler, Georg Andreas, 1849—1855 (Chemie),
Bödecker, Karl Heinrich Detleff, 1854—1886 (Pharmazie),
Uslar von, Julius Wilhelm Louis, 1857—1876 (Chemie),
Husemann, August, 1862—1863 (Chemie),
Buff, Heinrich Ludwig, 1863—1867 (Chemie),
Husemann, Theodor, 1865—1901 (Pharmakologie und Toxikologie),
Tollens, Bernhard, 1870—1918 (Agrikulturchemie),
Polstorff, Karl, 1876—1911 (Chemie),
Meyer, Arthur, 1885—1891 (Pharmazeutische Chemie und Pharmako-
  gnosie).

Greifswald.

Schwanert, Hugo, 1860—1902 (Chemie und Pharmazie),
Scholtz, Max, 1903—1919 (Chemie).

Halle.

Gren, Friedrich Albert Karl, 1787—1798 (Chemie und Medizin),
Kastner, Karl Wilhelm Gottlob, 1812—1818 (Chemie),
Schweigger-Seidel, Franz Wilhelm,   —1838 (Pharmazie),
Stoltze, Georg Heinrich, 1816—1826 (Pharmazie).

Steinberg, Karl, um 1840—1852 (Chemie und Pharmazie),
Schmidt, Ernst Albert, 1874—1884 (Pharmazeutische Chemie),
Schulze, Heinrich, 1907—1926 (Pharmazeutische Chemie).

Heidelberg.

Kastner, Karl Wilhelm Gottlob, 1805—1812 (Chemie),
Dierbach, Johann Heinrich,   —1845 (Botanik und Pharmakologie),
Geiger, Philipp Lorenz, 1818—1836 (Pharmazie),
May, Wilhelm, 1789—1814 (Pharmazeutische Chemie),
Löwig, Johann Friedrich Hermann, 1833 (Chemie),
Probst, Johann Maximilian Alexander, 1836—1842 (Pharmazie),
Wilhelmy, Ludwig Ferdinand, 1846—1854 (Chemie),
Walz, Georg Friedrich, 1853—1862 (Pharmazeutische Chemie),
Carius, Ludwig, 1861 (Chemie),

Ingolstadt.

Roussau, Georg Ludwig Claudius, 1760—1794 (Chemie und Naturwissenschaften).

Jena.

Göttling, Johann Friedrich August, 1788—1809 (Chemie und Pharmazie),
Döbereiner, Johann Wolfgang, 1810—1849 (Chemie, Pharmazie und Technologie),
Göbel, Karl Christoph Traugott Friedemann, 1819—1828 (Pharmazie),
Wackenroder, Heinrich Wilhelm Ferdinand, 1828—1853 (Pharmazie),
Artus, Willibald, 1840—1880 (Pharmazie),
Ludwig, Johann Friedrich Hermann, 1852—1873 (Pharmazie),
Reichardt, Eduard, 1857—1891 (Technische und pharm. Chemie),
Gutzeit, Heinrich Wilhelm Theodor, 1875—1888 (Chemie und Pharmazie),
Matthes, Hermann, 1899—1918 (Pharmazie und Nahrungsmittelchemie).

Kiel.

Jacobsen, Oscar Georg Friedrich, 1871—1873 (Chemie).

Königsberg.

Haupt, Friedrich Gottlieb, etwa 1710—1742 (Chemie),
Hagen, Karl Gottfried, 1779—1829 (Chemie, Physik und Naturwissenschaften),
Dulk, Friedrich Philipp, 1825—1852 (Pharmazeutische Chemie),
Spirgatis, Johann Julius Hermann, 1855—1896 (Pharmazeutische Chemie),
Partheil, Alfred, 1903—1909 (Pharmazie),
Matthes, Hermann, 1920—1931 (Pharmazie).

Landshut.

Buchner, Johann Andreas, 1818 (Pharmazie).

Leipzig.

Erdmann, Otto Linné, 1825—1869 (Chemie),
Wagner, Johann Rudolph, 1850—1857 (Technische Chemie),
Hirzel, Christoph Heinrich, 1852—1856 (Chemie und Pharmazie),
Beckmann, Ernst Otto, 1885—1891 u. 1897—1912 (Angewandte Chemie),
Paul, Theodor, 1894—1898 (Chemie).

Marburg.

Mönch, Konrad, 1785—1805 (Botanik),
Wenderoth, Georg Wilhelm Franz, 1803—1806, 1810—1860 (Pharmakologie und Botanik),
Winkelblech, Karl Georg, 1835—1839 (Botanik),
Carius, Ludwig, 1861—1875 (Chemie),
Pfeffer, Wilhelm Friedrich Philipp, 1871—1873 (Botanik),
Fittica, Bernhard, 1876—1912 (Chemie),

Z i n c k e , Ernst Carl Theodor, 1875—1928 (Chemie),
S c h m i d t , Ernst Albert, 1884—1921 (Pharmazeutische Chemie),
M e y e r , Arthur, 1891—1922 (Botanik und Pharmakognosie),
P a r t h e i l , Alfred, 1892—1895 (Pharmazeutische Chemie),
G a d a m e r , Johannes Georg, 1897—1902, 1919—1928 (Pharmazeutische
    Chemie),
S c h u l z e , Heinrich, 1906—1907 (Pharmazeutische Chemie).

M ü n c h e n.

J u c h , Karl Wilhelm, 1805—1808 (Chemie und Medizin),
G e h l e n , Adolph Ferdinand, 1807—1815 (Chemie),
B u c h n e r , Johann Andreas, 1819—1852 (Pharmazie),
B u c h n e r , Ludwig Andreas, 1842—1892 (Pharmazie),
K n a p p , Friedrich Ludwig, 1854—1889 (Technische Chemie),
P e t t e n k o f e r , Max Joseph, 1847—1901 (Medizinische Chemie),
H i l g e r , Albert, 1892—1905 (Chemie),
H a r z , Karl Otto,   —   (Botanik),
P a u l , Theodor, 1905—1930 (Pharmazeutische und angewandte Chemie).

M ü n s t e r.

H e r o l d , Ferdinand, 1809—1818 (Pharmazie),
B r e f e l d , Oskar, 1882—1898 (Botanik),
M e y e r , Arthur, 1886—1891 (Pharmazeutische Chemie und Botanik),
K a ß n e r , Georg Max Julius, 1891—1899 (Pharmazeutische Chemie).

R i n t e l n.

P i e p e n b r i n g , Georg Heinrich, 1805—1806 (Pharmazie und Chemie),
W e n d e r o t h , Georg Wilhelm Franz, 1806—1810 (Pharmakologie, Botanik
    und Medizin).

R o s t o c k.

J a c o b s e n , Oscar Georg Friedrich, 1873—1889 (Chemie und Pharmazie),
D r a g e n d o r f f , Johann Georg Noel, 1894—1898 (Pharmazie).

S t r a ß b u r g.

S p i e l m a n n , Johann Julius Hermann, 1755—1783 (Medizin und Chemie),
S c h a e r , Eduard, 1892—1913 (Pharmazie),
F l ü c k i g e r , Friedrich August, 1873—1892 (Pharmakognosie und Phar-
    mazie),
O e s t e r l e , Otto Adolf, 1913 (Pharmakochemie),
M a t t h e s , Hermann, 1918—1920 (Pharmazie).

S t u t t g a r t.

F e h l i n g , Hermann von, 1849—1882 (Chemie),
S c h m i d t , Ottomar, 1873—1903 (Pharmazie).

T ü b i n g e n.

P a u l , Theodor, 1898—1902 (Pharmazeutische und analytische Chemie).

W ü r z b u r g.

W a g n e r , Johann Rudolph, 1857—1880 (Technische und Agrikulturchemie),
H i l g e r , Albert, 1869—1872 (Chemie),
H a n s e n , Adolph, 1887—1891 (Botanik).

14. Fabriken und Drogengroßhandlungen der Gegenwart, die aus Apotheken hervorgegangen sind.

1. Fabriken.[1])

a) Pharmazeutische Fabriken.

Firma:	Gründungsjahr:	Mutterapotheke:
Athenstaedt & Redeker, Hemelingen	(1885) 1889	Apotheke in Hemelingen
P. Beiersdorf & Co., AG., Hamburg	(1882) 1884	Merkur-Apotheke in Hamburg
B. Braun, Melsungen	(1836) 1867	Rosen-Apotheke in Melsungen
Dr. Christian Brunnengräber, Rostock (seit 1926 Schwaan-Meckl.)	(1859) 1926	Universitäts-Apotheke in Rostock
Johannes Bürger, Ysatfabr., Wernigerode a. H.	(1901) 1903	Rats-Apotheke in Halberstadt
Dr. Degen & Kuth, Düren (Rhld.)	(1887) 1889	Löwen-Apotheke in Düren
Karl Engelhard, Frankfurt a. M.	(1872) 1890	Rosen-Apotheke in Frankfurt a. M.
Dr. Fresenius, Frankfurt a. M.	(1895) 1912	Hirsch-Apotheke in Frankfurt a. M.
Dr. E. Holdermann Söhne, Baden-Baden	(1887) 1920	Kronen-Apotheke in Lichtenthal-Baden-Baden
Iso-Werk-AG., Regensburg	(1893) 1924	Engel-Apotheke in Regensburg
Dr. Kade, Berlin	(1887) 1919	Oranien-Apotheke in Berlin
Kyffhäuser-Laboratorium Bad Frankenhausen	1919	Henkelsche Apotheke in Bad Frankenhausen und Apotheke in Kelbra a. K.
Dr. Laboschin AG., Berlin (später abgezw.: Labopharma, Dr. Laboschin G.m.b.H.	1898	Viktoria-Apotheke in Berlin
Leo-Werk G.m.b.H., Dresden	(1907) 1917	Löwen-Apotheke in Dresden
E. Merck, Darmstadt,	1827	Engel-Apotheke in Darmstadt
Dr. Rudolf Reiß, Berlin	1905	Marien-Apotheke in Augsburg
J. D. Riedel, Berlin	1814	Schweizer-Apotheke in Berlin
Hugo Rosenberg, Freiburg i. Br.	1903	Pelikan-Apotheke in Berlin
Dr. Ernst Sandow, Hamburg	(1880) 1887	Sandmeyersche Apotheke in Hamburg
Schering - Kahlbaum AG. (früher E. Schering)	1852	Grüne Apotheke in Berlin
E. Scheurich, Hirschberg in Schlesien	(1913) 1920	Elisabeth-Apotheke in Hirschberg
Dr. Willmar Schwabe, Leipzig	1866	Homöopath. Zentr.-Offizin Dr. Willmar Schwabe in Leipzig
Sepdelen-Werk, Bad Kreuznach		Löwen-Apotheke in Bad Kreuznach

[1]) Die in Klammern gesetzten Zahlen bedeuten das Jahr des Fabrikationsbeginns im Apothekenlaboratorium, die danebenstehenden das Datum der Abtrennung der Fabrikation von der Apotheke bzw. ihrer Verlegung in besondere Fabrikgebäude.

Firma:	Gründungsjahr:	Mutterapotheke:
Sicco-AG., Berlin	1898	Priv. Apotheke in Schneidemühl
Dr. Ernst Silten, Berlin	1901	Kaiser-Friedrich-Apotheke in Berlin
Dr. Struve & Soltmann AG., Berlin	1823	Salomonis-Apotheke in Dresden
E. Taeschner, Potsdam	(1894) 1900	Kommandanten-Apotheke in Berlin
H. Trommsdorff (Erfurt) Aachen	(1813) 1837	Schwanen-Ring-Apotheke in Erfurt
Dr. R. u. Dr. O. Weil, Frankfurt a. M.	1906	Schwanen-Apotheke in Frankfurt a. M.
Friedrich Witte, Rostock	(1856) 1862	Hirsch-Apotheke in Rostock

b) Chemisch-technische Fabriken.

Eduard Beyer, Fabrik für chemischen Bürobedarf, Chemnitz	(1856) 1863	Löwen-Apotheke in Chemnitz
Wilhelm Brauns G.m.b.H. Anilinfabriken Quedlinburg	(1874) 1878	Apotheke in Brome (Hannover)
Platinschmelze W. C. Heraeus, Hanau	(1851) 1896	Einhorn-Apotheke in Hanau

2. Drogengroßhandlungen.

Richard Braune & Co., Hamburg	1894	Kohlhöfen-Apotheke in Hamburg
C. H. Burk, Stuttgart (jetzt Filiale von Gehe & Co., Dresden)	1876	Adler-Apotheke in Stuttgart
Diedrich Buschmann-Wilh. Kahlert, Braunschweig	1818	Kahlertsche St.-Martini-Apotheke in Braunschweig
Richard Jacobi, Elberfeld	1872	Reichsadler-Apotheke in Elberfeld
Max Jenne, Lübeck	1900	Sonnen-Apotheke in Lübeck
Dr. Otto Krause, Magdeburg	1873	Löwen-Apotheke in Magdeburg
Dr. Krey & Vigener, Düsseldorf	1900	Elefanten-Apotheke in Düsseldorf
Dr. Hugo Nadelmann, Stettin	1896	Hof- und Garnison-Apotheke in Stettin
Pharmazeutische'Handelsgesellschaft Stettin	1905	Pelikan-Apotheke in Stettin
F. Reichelt AG., Breslau	1862	Adler-Apotheke in Breslau
F. Reichelt AG., Königsberg, vorm. H. Kahles, Großhandl. (Filiale von Breslau	1876	Kahles Apotheke zur Altstadt in Königsberg i. Pr.
H. Wolfrum & Co., Augsburg	1878	Engel-Apotheke in Augsburg

Namen- und Sachverzeichnis.

Der Tabellenteil ist, da er selbst Verzeichnischarakter hat,
hier nicht registriert worden.

1. Namenverzeichnis.

(Die durch Fettdruck hervorgehobenen Ziffern bezeichnen die Stellen
mit eingehenderen biographischen Angaben).

Abul Quasis 307
Ackermann, Heinrich 114
Acoluth, R. G. J. **422**
Adler, Johann 115
Adlung, A. 134, 145, 256, 413
Aegidi, Dr., Arzt 367
Agster, Alfred 417
Aengeli, Johann 277
Albertus Magnus 339, 384
Albrecht von Preußen, Herzog 2
Almansur, Bagdad 5
Altenstein v., Minister 420
Althoff, Ministerialdirektor 78, 256
Ambrosius, Köln 412
Ammenhusen von, Konrad 182
Andreae, Johann Gerhard Reinhard
 323 **422**
Andreae, Johann, Pfarrer 419
Andreae, Maria Hofapothekerin 419
Angelo, Florenz 345
Anna von Sachsen, Kurfürstin
 172, 502, 503
Anschütz 468
Anselmino 87, 98, 337
Appelius, J. A. H., Berlin 416
Arends, Georg 263
Aristoteles 339
Arnaldus de Villanova 6, 316, 339
Arnold, Ansbach 76
Arnold, Hannover **449**
Arnoldus Doneldey 314
Arndt, Rudolf, Greifswald 364
Artus, Willibald 260, 261, 450
Aschenbrenner, Michael 403, 412
Aschoff, Christoph Bernhard,
 Bielefeld 413
Aschoff, Ernst Friedrich **422**
Aschoff, Heinrich Adolf 422
Aschoff, Ludwig Philipp 239, **422**
Ascolanus (Asculanus) 131, 314, 395
August der Starke 402, 487
Aumüller, Julius 250

Auslasser, Vitus 340
Autenrieth, Wilhelm **450**
Averroes 339
Avicenna (Ibn Sinâ) 5, 99, 132, 301,
 302, 313, 315, 339, 340, 500

Bakpusch, Strehlen 505
Baetcke, Berlin 24
Bartholomaeus Anglicus 339
Bartholomäus in Neisse 99
Bärwald, Berlin 416
Bauer, Leipzig 261
Bauhinius, Kaspar 342, 343
Baumann, Eugen **450**
Bayer, Friedrich 167, 422
Becher 303, 507
Bechstein, Ludwig 403, 405, **486**, 510
Becker, Johann Philipp **422**
Beckmann, Ernst Otto 149, **450**, 467
Beckurts, Heinrich August
 262, 265, **451**
Bedall, Karl, Vater 259, 361, **423**
Behring 312
Behnke, Gustav Adolph **451**
Beiersdorf, Paul 178, 199
Beilschmidt, Karl Traugott **423**
Beilstein, F. 465
Beinert, Carl Christian **423**
Beissenhirtz, Friedrich Wilhelm
 239, **423**, 425, 436, 512
Belitz, Joh. Christoph, Spandau 349
Bellingrodt, Friedrich, Köln 241, **423**
Benancio, Lisset 198
Berckmann, Nürnberg 52
Berendes, Julius 1, 2, 131, 133, 137, 166,
 248, 259, 343, 368, 394, **424**
Berg, Otto Carl, Berlin 334, **451**
Berger, Fritz 270
Bergius, P. J. 442
Bernegau, Ludwig 284, **424**
Bernhard, Christian, Fürstbischof 277
Bernoulli (y), Basel 112
Berzelius 386, 387, 475

Besler, Basilius, Nürnberg 342, 413,
424, 507
Besnard, Generalinspektor 290
Besneri, Johann 277
Bethmann-Hollweg v. 420
Beurer, Johann Ambrosius **424**
Beyer, Eduard Leopold **486**
Beyerle 344
Bibra von, Lorenz, Bischof 10
Biechele, Max, Eichstätt 264, **424**
Bielau, Alexander 403, **486**
Bier, August, Chirurg 365
Biernath, Essen 80, 246, 268
Biltz, Ernst **425**
Biltz, Friedrich Heinrich **425**
Binz, Arthur 166
Blell, Magdeburg 238
Bley, Ludwig Franz, Oberdirektor
240, **425**, 468, 483
Bleyer, R. 136, 145, 147
Blumenau, Brasilien 417
Bock (Tragus), Hieronymus
262, 340, 342
Bödecker, Karl Heinrich, Detleff **452**
Bohlmann 262
Böhme, Bernau 402, 408
Bohrisch, Paul 261
Bois-Reymond, du Emil 310, 450
Boleslaus III, Herzog von Liegnitz 8
Bosse, Minister 221
Bosson, Georg 263
Böttger, Johann Friedrich 383, **486**
Böttger, Dr. Hermann
73, 75, 79, 207, 263, **487**, 491
Böttger, Max, Görlitz 410
Bouchholtz, Fritz 404
Boullay, Paris 389
Brailier, Pierre 198
Brand, Richard, Schaffhausen 176
Brandes, Dr. Rudolf 150, 239, 240, 260,
265, 266, 311, 388, 423, **425**, 436, 483,
509, 512, 514
Brandt, Andreas Wilhelm Heinrich
149, **452**
Braun, Landtagsabgeordneter 214
Braun, Bernhard 425
Braun, Carl **425**
Braun, Julius W. 404
Braun, Wilhelm 112
Brauns, Wilh. 107
Breddin 389
Brefeld, Handelsminister 421
Brefeld, Geh. Med.-Rat 73
Brefeld, Oskar **452**
Breitfeld, Wilhelm 117
Bremer, Hermann 75, 249, 269
Brentano, München 328
Brenzinger, Wilh. 404
Brettschneider-Placotomus 318

Brieger, Richard 263
Brockedon, William, Maler 390
Bruchhausen, von 262
Brücke, von Ernst Wilhelm 310
Brunnengräber, Christian, Rostock
24, 74, 166, **425**, 428
Brunfels, Otto 340
Brunschwygk, Hieronymus
338, 340, 381, 385, 399
Buch, Johann Samuel, Wertheim 113
Buchheister, G. A. 126, 127
Buchholtz = Bucholz 150
Buchner, Johann Andreas
135, 149, 259, 363, **452**, 462, 485
Buchner, K. 137, 259
Buchner, Ludwig Andreas
136, 169, 337, **452**, 458
Büchner, Joh. Aug. Wilh. **426**, 453
Büchner, Philipp Theodor **453**
Bucholz, Christian Friedrich
239, 326, **426**,432, 436,458, 460, 514
Bucholz, Wilh. Heinr. Sebastian
191, **426**, 432, 460, 509
Budde, Th. 390, 391
Buff, Heinrich Ludwig 453
Bunsen 452, 468
Burckhardt, Georg 417
Burdach, C. Friedr. 328
Burger, Hamburg 252
Bürger, Johannes 178
Burkart, F. 150
Büttner, Johann, Görlitz 15, 17, 152

Camerarius, Joachim 342, 345
Carius, Ludwig, Heidelberg 441, **453**
Carl 502
Carl, Theodor, Kurfürst v. d. Pfalz 323
Caro 503
Carsten 451
Caspari 363
Cassebeer, Gelnhausen 149
Casselmann, A., Hamburg 261, **426**
Catel, Johann August **426**
Caventou 311
Champier, Symphorien 197
Chinow 103
Choulant, Ludwig 487
Christian IV., dänischer König 120
Christiani, Apotheker aus Grimma 190
Christiani, Conrad **426**
Christiani, David, Med. practicus 190
Celsus 301
Clefeld, Ernst 405
Clemens August, Kurfürst von Münster
324
Clemens, Direktor 248
Cohn 452
Conti, Ministerialrat 236
Contze, Frankfurt 412

Cordus, Val. 199, 302, 316, 317, 322,
    341, 343, 396
Cothenius 274, 279
Cotta, Christian 120
Coudenbergius, Petrus 317
Craanen 303
Cramer, F. A., Paderborn 444
Cranach, Lucas 38, 114, 199, 343
Crato 337
Croll, Oswald 303, 305
Crusius, Dresden 170
Curie Mme 312
Curio 219

Dach, Simon 417
Dalberg 481
Damm, H. 268
Dancker, Johann Jacob 113
Danckwortt, Wilhelm 74, 240, 334, **427**
Dann, Georg Edmund 145, 149, 165, 413
Daubrava 334
Decker, W. 404
Degener, Paul **453**
Degner, Schweinfurt 418
Delbrück 78
Descartes 387
Detten 277
Deussen, Leipzig 395
Deutsch, Karl 404
Deventer 363
Devin 275, 276
Diepenbrock, Felix 267, 338
Diepgen 151, 380
Diepoldt, Gottfr. Ehregott 190
Dierbach, Johann Heinrich **453**, 471
Dieterich, Karl **454**
Dieterich, Eugen 169, 265, **427**, 454
Dietrich (Theodorius) 415
Dietter, Basel 182
Dietz, Alexander
    112, 113, 117, 121, 411, 414
Dietze 262
Dingler, Johann Gottfried **487**
Dioskurides (Dioskorides) 3, 5, 132, 301,
    307, 313, 315, 339, 394, 500, 504
Dittersdorf, Ditter von 410
Döbereiner, Joh. Wolfgang
    146, 259, 326, 450, **454**, 459, 509
Doehnel, Matthias 120, 219
Doehnel, Elias 120
Donat, Walter 417
Dorrien, C. 249
Dörr, Walter s. Druckfehlerbericht.
Dörffurt, Aug. Ferd. Ludw. **427**, 508
Dorveaux 99
Duflos, Adolf Ferdinand **455**, 460, 473
Duisberg, Carl 167
Dulk, Friedrich Albert 404, **427**
Dulk, Friedrich Philipp 146, 427 **455**

Dumas, Paris 260
Duschl, Heinr., Würzburg 80, 242, 417
Drach, Köln 412
Dragendorff, Johann Georg Noel
    109, 262, **454**
Drescher, Oskar 404

Eberhard, Darmstadt 236
Eberhard v. Württemberg, Graf 277
Ebermaier, Heinrich Christoph **427**
Ebers, Georg 1
Edebold, Berlin 415
Egen, Johann 272
Ehrhardt, Merseburg 367
Ehrhardt, Balthasar 342
Ehrlich, C. 251, 270, 312, 404, 512
Eichhorn von, Minister 371
Eimbke, Georg 330, 331, **427**
Elias, Friedr. 329
Ellinger, Andreas 277
Elsner, Franz Carl Leonhard **427**
Elsner, Fritz 109, **427**
Elsner-Ziebingen 76
Emde 262
Engelbach, Theophil **455**
Engelhard, Gg. Heinr. 170
Engelhard, Karl 170
Engelke, L. 269
Engelland, Mich. Christ., Nürnberg 413
Engmann, Falkenberg 79, 80
Enndorfer, Innsbruck 403
Erdmann, Otto Linné **456**
Ernsting, A. Konrad 150
Ettling, Joh. Jakob 113
Evers, Albert, Wittstock 81, 245
Evers, Karl Heinz 81
Eydam, H. 261

Fahr, Max 252
Falkenhagen, Hermann 410
Fassler, Wilhelm 270
Fehling von, Hermann 310, **456**
Feist, Göttingen 256
Ferchl, F., Mittenwald
    104, 256, 267, 401, 406, 512
Ferdinand, Herzog von Anhalt-Köthen
    368
Fernow, Carl Ludwig 404, **487**
Fettich, Heidelberg 412
Ficinus, David Franz Andreas **428, 456**
Ficinus, Heinrich David August **456**
Fiedler, Gottlieb Friedrich 149
Fiedler, Karl Wilhelm **456**
Fiek, Emil **428**
Fiek, H. R. 222, 252, 268, 514
Fikentscher 162
Finkh, Ludwig 404
Fincke, Heinrich 109
Finold, Materialist in Leipzig 115
Finzelberg 255

Firsching, Hannover 81, 252
Fischer, Bernhard 263, **456**, 462
Fischer, Apothekendirektor 52, 257
Fischer, Heinrich, Berlin 80, 246, 251
Fischer, Hermann 338, 339, 344
Fittica, Bernhard 404, **457**
Flaischer 277
Fleck, Wilhelm Hugo **457**
Fleck, Matthaeus, Berlin 219, 348
Flittner, Berlin 404
Flötner, Peter 403
Flückiger, Friedrich August
    317, **457**, 470, 476
Föhse, Anne-Liese 421
Fontane, Theodor 105, 404, 405, **488**, 510
Foësius, Anutius 318
Franck 280
Francke, Hermann 174
Frank, Adolf **488**
Frank, Bruno 405
Franz Josef, Kaiser 412
Fräßdorf 211
Frerichs, G. 262
Frerichs, H. 262
Fresenius, Heinrich 457
Fresenius, Carl Remigius 109, **457**, 471
Frickhinger, Albert 74, 259, **428**
Friedländer, Berlin 392
Friedrich der Weise 38
Friedrich von Sachsen, Kurfürst 114
Friedrich I. von Hohenzollern 278
Friedrich II., Kaiser
    6, 7, 93, 314, 346, 495
Friedrich der Große 173, 192, 279, 421
Friedrich I., König von Preußen
    18, 102, 104, 321, 486
Friedrich III., Kurfürst v. Brandenburg
    19, 25, 153
Friedrich, Herzog u. Pfalzgraf 120
Friedrich Wilhelm, Herzog v. Sachsen-
    Altenburg 120
Friedrich Wilhelm, Kurfürst von Bran-
    denburg 18, 20, 434
Friedrich Wilhelm I., König v. Preußen
    21, 104, 220, 402
Friedrich Wilhelm IV. 371
Fritsche von, Carl Julius **428**
Froelich, Max 75, 222, 241, 260, **428**,
    514
Fromme, Egeln 80, 246
Fromme, Georg **429**
Fronsperger, Leonhard 272
Fuchs, Georg Friedrich Christian **429**
Fuchs, Leonhard 340, 341
Fuchs, Jacob, Wohlau 345
Fuckel, Leopold **429**
Fullmaurer, Heinrich 341
Funke 471
Fuß 105

Gadamer, Johann Georg 265, 309, 458
Gaebel, Gustav Otto **458**
Gaedcke 311, 478
Gahema, Johann Abraham a 278
Gähler, von, Präsident v. Altona 173
Galen 3, 4, 5, 301, 307, 313, 339, 394, 500
Gamer 213, 214
Gause, Sorau 410
Gaertner, Karl Ludwig **429**
Gärtner, Kassel 324
Gaertner, Gottfried **429**, 509
Gay-Lussac 387
Geber (Pseudo-) 6
Gehlen, Adolph Ferdinand
    239, 259, 428, 440, 454, **458**
Geiger, Philipp Lorenz 135, 147, 148,
    181, 260, 265, 311, 326, 387, **458**, 474
Geinitz, Hans Bruno **459**
Geiseler, Theodor **429**
Geißler, Ewald Albert 261, **459**
Geißler, Heinrich 387
Gelder, Hermann 145, 149, 404, 407,
    413, 471
Gemeinhardt 300
Gemminger, Joh. Konr., Bischof von
    Eichstätt 507
Genthe, Franz 404, **488**
Georg der Bärtige, Herzog 104, 499
Georg Wilhelm von Brandenburg 45
Gerhard, H. 404
Gerke, Hannover 257
Gerlach, Daniel, Brieg 505
Gersch, Johannes 270
Gesinger, Philipp 45
Gesner, Johann Albrecht **429**
Gesner, Konrad, Basel 302, 341
Geuther, Jena 461
Giesecke 301
Gilbert, G. 461
Gilg, Berlin 149, 265, **337**, 452, 480
Girtanner 259
Gissinger, Oberhausen 515
Gmelin, Johann Georg **429**
Gmelin, Johann Konrad **429**
Gmelin, Leopold 310
Göbel, Hermann 262
Göbel, Karl Christoph Traugott Fd.
    135, **459**, 483
Goldmann, F. 266
Goeldner 255
Göppert, Heinrich Robert **460**
Görke 327
Göschel, Adolf 404
Goethe, v., Wolfg. 190, 388, 415, 418,
    426, 444, 454, 460, 488, 496, 509, 511
Göttling, Johann Friedrich August
    259, 326, **460**, 509, 514
Grabowsky, Heinrich Emanuel **429**

Graeger, Nikolaus **429**
Graham, London 260
Grawichen, Georg 190
Greiß, J. 267
Gren, Friedrich Albert Karl 460
Grischow, Karl Christoph 430
Groß, Jüterbogk 377
Großer Kurfürst 19, 220, 272, 321, 345
Großmann 269
Grote, Karl **460**
Grund, Bernh. Josef, Breslau 117
Gruner, Joh. Ludw. Wilh. 363, **430**
Gscheidlen 456
Guldinus, Paul **430**
Gutzeit, Heinr. Wilh. Theod. **461**
Gutzkow 255

Häfliger, Basel 84, 131, 132, 386, 397,
    504, 505
Hagen, Heinrich **430**, 461
Hagen, Johann Heinrich **430**
Hagen, Karl Gottfried
    135, 146, 147, 363, **461**, 508
Hager, Hans Hermann Julius
    261, 264, 337, **430**, 454, 462,489
Haehl 361, 363, 366, 367, 373, 377
Hahnemann, Fritz 368
Hahnemann, Samuel 362, 364, 365, 366,
    373, 375
Haid, Johann Jacob 447
Halle von 471
Hamburger, Berlin 81, 87
Hampe, Ernst **430**
Han, Jacob, Überlingen 343
Hänle, Georg Friedrich 259, 260, 265,
    430, 459
Hansen, Adolph **461**
Hanstein, Heinrich **461**
Happe, Andreas Friedrich **431**
Hardenberg, Friedrich v. (Novalis) 447
Harder, Hieronymus, Überlingen 343
Harmsen, Adolf 404
Hart, Marie 404
Hartmann, Emil Friedrich Gustav
    73, 238, 337, 360, 361, **431**
Hartwich, Karl 456, **461**
Harz, Karl Otto **462**
Häseler 366
Haupt, Friedrich Gottlieb **462**
Hausknecht, Carl **462**
Haydn, 409
Heber 242, 269, 387
Hecht 108
Heffter 269
Heger, Wien 411
Heim, Heilbronn 263
Heinecken, Johannes 325
Heinrici, Halle a. S. 402
Heinrich, Herzog v. Anhalt-Köthen 368

Heintz 476
Hellwig, F. 351, 352
Helm, Otto **488**
Helmholtz, v. H. 310
Helwig, Nikolaus Ulrich **431** .
Hempel, Johann Gottfried **431**
Hempel, K. W. **431**
Henkel, J. B. **462**
Henning 412
Hennricus apothecarius 49
Henrici, Johann Bernhard 415
Henrici, Joh. Matthias 113
Henrici, Joh. Rudolf, Frankfurt 415
Henschke (Klabund) 404, 510
Hensel, Julius 264, 376, 377
Heppe 264
Herberger, Joh. Eduard 259, 268, **462**
Heräus, Dr. med. 324
Heraeus, Carl Wilhelm 388, **431**
Hering, Konstantin, Philadelphia 377
Hering, Driesen 178
Hermann, Karl Samuel Leberecht **431**
Hermann, Kaspar 53
Hermbstaedt, Sigismund 109, 134, 164,
    259, 273, 274, 280, 309, 326, 327, 331,
    386, 447, **462**, 508
Hermann, Plön 155
Hermes, Otto 417, **488**
Herold, Ferdinand 135, **463**
Hersch 421
Herzog, Josef, Berlin 338, 389
Herzog, Ludwig Theodor **431**
Hesse 311, 459
Heuß, Franz 112
Heuß, Johann Matthes 112
Heyl 230
Heymann, sozialdem. Minister 213, 214
Hiepe, Kurt, Wetzlar 413
Hildebrand, Honnover 334
Hildegard von Bingen 344, 345
Hilger, Albert 109, **463**, 472
Hille, P. 102, 107
Himmelmann, Pößneck 262
Hintz 275
Hippokrates 2, 3, 4, 100
Hirsch, Heinrich Gustav Bruno
    333, 337, **432**, 443
Hirzel, Christoph Heinrich 269, **463**
Hofius, 469
Hofmair, Nikolaus, Augsburg 403
Hoffmann, Friedrich 304, 320
Hoffmann, Hermann, Gießen 461
Hoffmann, A. 260
Hoffmann, Karl August **432**, 508
Hofmann, A. W. 456, 489, 491
Hofmann, Dr., Generalstabsmedik. 289
Hofmeister 452
Höhne, Heinz, Berlin 410

Holdermann, Eugen 170, 337, **432**
Holfert, Johannes 255, 263, **488**
Holstein, A., Berlin 266
Holtz, Julius Friedrich 165, **432**
Holz, Arno 404, 510
Holz, Kurt 268
Holz, Dr., Oberstabsapotheker 275
Homeyer, Paul 410, **489**
Hopff, Georg Ludwig 156
Hoppe, David Heinrich **464**
Hoppe-Seyler 310
Hörlein 312
Horrmann 256, 265
Hornick, Ludwig v. Dr. 123, 124
Horstius, Joh. Daniel, Frankfurt
    320, 326
Hufeland 191, 312, 327
Hügel, H. 268
Huillard-Bréholles 7
Hülsemann, O., Witten/Ruhr 251
Hültenschmidt, Dortmund 76
Husemann, August 262, 463, **464**
Husemann, Theodor **464**
Hutten, von Ulrich 305

Ibsen 510
Ilsemann, Johann Christoph **433**

Jack, J. B. 490
Jacobsen, Emil 176, 264, 404, **489**
Jacobsen, Oscar Georg Friedrich **465**
Jäger, Heinr. Gottlieb 190
Jaeger, C. 466
Jahns, F. Göttingen 311, 433
Jammitzer, Wenzel Nürnberg 403
Janotau sen. 511
Jehn, C., Gesecke 249, 337
Jendreyczyk, E. 102, 104, 107, 192
Jenner, Edward 312
Joachim II., Kurfürst von Brandenburg
    190
Job 219
Jobst, Friedrich, Stuttgart 162
Jochner, Nikolaus, Berlin 402
Jöel, Franz 192
Johann Friedrich der Mittlere, Herzog
    219
Johann Georg, Kurfürst von Branden-
    burg 120, 219, 348
Johann Georg II., Kurfürst v. Sachsen
    434
Johann Georg IV., Kurfürst v. Sachsen
    190
Johann, Markgraf v. Brandenburg 496
Johannsen-Esens 76
Jolly 169
Jonas, L. E. 74, **433**
Juch, Carl Wilhelm 259, **465**
Juckenack 109, 222

Jungclausen, Caesar Albrecht **433**
Junge 132
Jünger, C. 404
Jüngken, Joh. Helferich, Arzt 326

Kahler, Apotheker 311
Kahler, Ministerialrat 236
Kaiser, Stuttgart 151, 255
Kalde, Joh., Hamburg 325
Kammerer 167
Kant 461
Karl August, Herzog von Weimar
    454, 460
Karl der Große 51, 343, 344
Karl IV., Kaiser 8, 93, 107, 182, 345, 346
Karl V., Kaiser 11, 90, 93, 347
Karun 419
Kassner, Georg Max Julius **465**
Kastner, Karl Wilh. Gottlob 259, **465**
Katharina, Kurfürstin 46
Kekulé 167
Keller, O., Jena 145
Keller, Paul 410
Kelner, Johann Leonhard 277
Kempf, E. F. 74
Kerner, Georg **433**
Keßler, Berlin 81
Kestner, Joachim 101
Kjellström, P. M. 441
Kindt, Lübeck 467
Kindt, Georg Christian **433**
Kindt, Heinrich Hugo **433**
Kirsner, Ludwig, Donaueschingen
    417, **433**
Kirstein, Gustav 404
Klabund (Henschke) 404, 510
Klaproth 109, 164, 176, 259, 309, 326,
    331, 386, 426, 440, 462, **465**, 484, 508
Klaunig, Gotthard 505
Klebs 340
Klein, Julius **489**
Kleist 274, 281
Klettenberg, Frl. v. 496
Klingner, Carl 404, **489**
Knapp, Friedrich Ludwig **466**
Kober, 263, 264
Kobert, Rostock 157
Koblank, H., Berlin 416
Kobligk 361
Kobylinski, Berlin 81, 246
Koch, Johann Michael 113
Koch, Ludwig Friedrich **434**
Kofler, Ludwig 310
Kohlmann, Leipzig 110, 264
Koch, Robert 312
Koenemann, Kassel 80
König, Emanuel 343
Koenig, München 80
Konrad, Markgraf v. Brandenburg 496

Konstantinus Africanus 6
Kopp, H. 260, 485
Körber, R. 74
Kortum 404
Koschwitz, Georg Daniel 320, **434**
Kraatz, Karl 404
Kraemer, Gustav Wilhelm **489**
Kraft, Ernst 110, 111
Kranach, Lukas 38, 114, 199, 343
Krause, Ernst Ludwig **489**
Krause, Georg **489**
Krause, Otto, Magdeburg 117
Krauß, Th. 378
Kraußer, Georg **466**
Kraut, Karl Johann **467**
Kremers, Eduard 411
Kreß, Hieronymus 272, 277
Krischke 352, 353
Krohn, 120
Kroeber, Ludwig 346
Krüger (Jonon) 480
Krüger, Julius 264
Kube 460
Kubel 480
Küchler, Dessau 366
Küchler, Henriette 366
Kugelann, Johann Gottlieb **490**
Kühlmann 416
Kühtge,R., Urft 244
Kunkel, Johann **434**
Kurfürst Friedrich v. Brandenburg 185
Kützing, Friedrich Traugott **434**

Laboschin, Josef, Berlin 170
Ladenburg 311, 477
Lahmann, Weißer Hirsch 377
Lampadius, Wilhelm August
    146, 259, 418, **467**
Lamprecht, Bamberg 418
Langeberg, G. v., Köln 412
Lappe, Neudietendorf 373
Latté 400, 409
Lauenburg, Herzog von 434
Lautensack, Heinrich 405
Laux, Friedrich Wilhelm 361, **434**
Laves, Ernst **467**
Lavoisier 309, 397, 463, 507
Lechler, H. 391
Lederer 410
Leers 507
Lehmann, Clemens 404
Lehmann, Kurt Idar 252
Lehmann, Geschäftsführer des Orts-
    krankenkassenverbandes 212, 216
Lehnert 76
Leiner, Ludwig, Konstanz 418, **490**
Lémery, Nicol. 326
Lenz, Wilhelm Georg Leberecht **467**
Leo, Kaiser 5

Leonhardi, Johann Kasimir 113, 115
Leonhardi, Johann Peter 113, 115
Leopold v. Anhalt-Dessau 421
Leube, Gustav, Sohn **434**
Leube, Gustav, Vater **490**
Leuschner, Karolus: Meißen
    104, 498, 499
Leverkus, Carl Alfred **435**
Liebig, Justus, Gießen 146, 148, 164,
    167, 169, 181, 260, 386, 451, 456, 466,
    473, 477, 479, 485
Lieblein, Franz Kaspar **467**
Liebreich, O. 265
Limousin, Paris 392
Limpricht 478
Linck, Heinrich 435
Linck, Johann Heinrich 417, **435**
Linck, Johann Wilhelm **435**
Lindes, August Wilhelm **467**
Linke, A. 249, 269
Linné 507
Linz 236, 514
Lippmann, v. E. 99, 100, 101
Lissauer 421
Lobelius, Matthias 317
Lockemann 150
Lohmann, Paul 267
Lohmeyer, Karl Leopold, Neiße
    343, **468**
Lohmeyer, Julius 404, **490**, 510
Lonicerus, Adam 341
Loerke, Georg 404
Lose, Ludwig **490**
Löbl 418, 511
Lothar, Kurfürst von Trier 125
Löw, Fürth 420
Löwenstjern, von **434**
Löwig, Carl Jacob **468**
Lucae 259
Lucanus, v., Kabinettschef 248, 421
Lucas, Christian Friedrich Ernst **435**
Ludolff, M. M. 139
Ludolph, apothecarius, Köln 415
Ludwig, Johann Friedrich Hermann
    265, 461, **468**, 475
Ludwig, Karl 310
Ludovici 303
Ludwig der Fromme 344
Ludwig Wilhelm von Baden 277
Luther 219
Lutz, G. 110
Lutze, Köthen 362
Lux, M., Leipzig 377

Maaß, Wegeleben 246
Madaus, Radebeul 374
Magenbuch, Helene 419
Magenpusch, J. 90
Maibom 47

Manasse, Albert 268
Mann, Heinrich 405
Manné 262
Männer, Heidelberg 412
Mannheim, Emil **468**
Mannich 256, 265
Marck von der, Wilhelm **469**
Mardner 379
Marggraf, Andreas Sigismund **435,** 507
Marggraf, Henning Christ. 435
Marggraf, Leipzig 363, 375
Marggraff, Karl Arnold 416, **490**
Marquart, Ludwig Clamor **469**
Marschall, William, Leipzig 502
Marsson, Theodor Friedrich **469**
Martius, Ernst Wilhelm 115, 149, 155,
    432, **436,** 464, 469, 471, 500
Martius, Theod. Wilh. Christ. 262, **469**
Marzell, Heinrich 340, 341
Maschke, Otto **436**
Mathias, Frankfurt 412
Mattern, Danzig 246, 247, 248
Matthaeus Platearius 315
Matthes, Hermann **469**
Matthias, Kaiser 173
Matthieu, Daniel 173
Matthiolus, Andreas 342
Maubach, Hugo 275, **491**
Mauch, Göppingen 374
Max von Baden, Prinz 47, 497
Maximilian II., Kaiser 277
May, Wilhelm 135, 147, **470**
Mayenburg, Ottomar Heinsius von
    170, **436**
Mayer, Jo, Wiesbaden 402
Mayer, Theod. Heinr. 404, 510
Megenberg, von, Kunrot 314
Meier, Gerhard, Bremen 325
Meinecke 253
Meinecke, Winsen 80
Meißner, Karl Friedrich Wilhelm
    259, **436,** 480
Meixner, Christof 400
Melich, Georg **436**
Menadie, Johann Peter 173
Mênil du 239, 265, 423, 425, **436,** 514
Menzel, Ad. 279
Merck, Johann Anton 437
Merck, Georg Franz 164, **437**
Merck, Louis **437**
Merck, Heinrich Emanuel 163, 164, 165,
    168, 181, 260, 311, **437**
Merckel, Johann Gottlieb 190, 412
Merckel, Mathaeus 412
Merkl, Kaspar Ludwig 404, 510
Merrem, Köln 191
Mesue 132, 301, 303, 314, 316, 339

Metlinger, Mathäus, Frankfurt 412
Mettenheimer, Johann Friedrich
    Wilhelm **469**
Meurer, Friedrich **437**
Meydenbach, Jacob 339
Meyer, Albertus 341
Meyer, Arthur **470**
Meyer, Hans 267
Meyer, Johann Friedrich **437**
Meyer, Johann Karl **437**
Meyer-Steineg, Th. 1, 2, 3
Meyer, Theodor, Colditz 346
Meyer, V. 465
Michaelis, Alfred 402, 406
Michel, Frankfurt a. M. 412
Miller 270
Minding 103
Mindner, Raymund 277
Mirus, Anton Wilhelm Friedrich
    Ehrenfried Richard 334, **437**
Mithridates-Eupator von Pontos 3, 83
Mitlacher 482
Möbius 157, 253, 512
Mohr, Carl Friedrich 148, 259, 326, 337,
    387, 388, **437**
Moleschott 374
Möller 459
Mönch, Kassel 324, **470**
Monheim, Johann Peter Joseph **438**
Moritz von Hessen, Landgraf 343
Moritz zu Sachsen, Herzog 12
Moerler, Danzig 248
Moser, Valent., Vogt z. Herrenberg 419
Mühsam, Erich 404
Müller, Alexander, Bad Kreuznach 379
Müller, Angermünde 102
Müller, Dresden 76
Müller, Ferdinand von **470**
Müller, Hermann, Bunzlau 79, 262, 263,
    491, 514
Müller-Holtzapfel, Familie 415
Müller, Johannes 310, 414, **438**
Müller, genannt von Halle, Karl **471**
Müller, Martin, Apotheker 415
Müller, Neckarau 76
Müller, Schöningen 373
Müller, Ulrich 320
Müller, württembergischer Apothe-
    kenvisitator 227
Musculus, Friedrich Alphons **438**
Mutschler, Ernst 258, 404
Mutter Anna 172
Mylius, Carl 491
Mylius, Ernst 169, **438**
Mylius, Franz **491**
Mylius, Polycarpus, Regensburg 413
Mynsicht (Seumenicht) 303

Napoleon 43, 497
Neefe, Christian Gottlob 410
Nees von Esenbeck, Theodor Friedrich Ludwig **471**
Neubauer, Weimar 219
Neubauer, Karl Theod. Ludw. 110, **471**
Neuer, Heidelberg 412
Neumann, Caspar N. 139, 220, 279, 313, 315, 316, 414, **471**, 507
Neustadt, Karl 420
Nicolaus Praepositus 6, 8, 10, 11, 132, 301, 303, 339, 395
Niemann, Chemiker 311
Niemann, Dichter 421
Nithack-Obernigk 76, 416
Nöcker, Duisburg 245
Novalis (Friedrich v. Hardenberg) 447

Oberdörffer, Adolf 330, **438**
Oberdörffer, Joh. Heinr. Christ. **438**
Oefele, von 2
Ohloff, Magdeburg 417
Öllinger, Georg, Nürnberg 53, 345
Oken, Leipzig 253
Olitzsch, Theodor 190
Orsbeck, Hugo von, Kurfürst von Trier 122
Ortollf 314
Osiander, Königsberg 419
Oesterle, Otto Adolf **471**
Oswald 451
Ottenbach 153
Otto, Markgraf von Brandenburg 39, 496
Otto, Rötha 373
Otto, Friedrich Julius **472**
Oetzel, Franz August von 421, **491**
Overbeck, Lemgo 267

Pannes 73
Pansa, Martinus 502
Panzer, Caspar, Königsberg 417
Paracelsus 129, 172, 304, 339, 383, 500, 502, 511
Pappenheim 74
Patermann, Eduard 81, 152, 244, 246
Patermann, Myro 152
Partheil, Alfred **472**
Pasteur 312
Patin, Charles 503
Paul, Theodor **472**
Paulcke, R. H. 169
Paullini, Kristian Franz 304
Paulos von Aigina 15
Peickert, Heinz 174
Peiser, Berlin 80, 251
Pelargus, Rügenwalde 103
Pelletier 311
Peters, Cornelius 112

Peters, Hermann 119, 124, 154, 382, 419, **438**
Peters, Kurt 265, 269, 316
Petersen, Jens 410
Petri 451
Pettenkofer, Franz Xaver 328, **439**, 473, 492
Pettenkofer, Max Joseph 404, 473
Peyer, Willy 150, 176, 404
Pfaff 330
Pflüger, W. 310
Pfreund, Kaspar 198, 343
Philinos von Kos 3
Philipp Ludwig, Herzog von Bayern 54, 132
Philippe-Ludwig 150, 468
Phöbus 74
Pickel 418
Pictet, Raoul 266
Piderit, Philipp Jacob, Kassel 324, 328, 329, 447, 470
Piepenbring, Georg Heinrich **473**, 476, 484
Pipius, Peitz 107
Pirschinger 412
Pistor 74
Placotomus = Brettschneider 318
Platearius, Matthaeus 339
Plinius 5, 301, 313, 339, 394, 500
Poggendorff, Johann Christian **473**
Poleck, Theodor **473**
Poll, Leopold 305
Pollich, Martinus, Wittenberg 39
Polstorff, Karl **474**
Pomp, J. 80
Pontanus 219
Poppe, Frankfurt a. O. 105
Pott, Johann 139
Prevost, Johann 326
Probst, Johann Maximilian Alexander **474**
Proelß 294
Purtzel, Danzig 236
Pusch, Theodor **439**

Quercetanus 303
Quincke, Kiel 441

Raab, Christian Wilhelm Julius 439
Ralla, Johann, Leipzig 198
Ramdohr, Paul 414
Rammelsberg, Karl Friedrich **474**
Ratje, Arnold 263
Ratzeburg, Julius Theodor Christian **475**
Ratzel, Friedrich **474**
Ratzenberger, Caspar 343
Raubenheimer 256
Rauwolf 343

Razes (Ar-Râzî) 5, 6, 301, 303
Real, Graf 388
Rehefeld, Erfurt 133
Reichardt, Eduard 109, 265, 459, **475**, 490
Reichmann 47
Reichnow 278
Reimann, Karl Ludwig **439**
Reiß, Rudolf 178, **492**
Remler, Johann Christian Wilhelm **439**
Reuß, Christian Friedrich 326
Rhases 5, 6, 301, 303
Rhodius, Johann 373
Richter, Dr. Christ. Friedr., 174
Richter, Fried. Rud. 176
Richter, Johannes 404
Rieckher, Theodor 240, 334, **439**
Riedel, Joh. Daniel, Vater 164, 165, **439**
Riedel, Johann Daniel, Sohn **440**, 513
Riedinger, Johann Elias 447
Riegil, E. 337
Riemer 274
Rietschel, Ernst 409
Rihel, W., Straßburg 340
Ritsert 255
Ritter, Johann Wilhelm **440**, 509
Robiquet 311
Rödelius 289
Rodocanachi, E. 198
Rogl 269
Röhr, L. 260
Rojahn 150, 176, 262
Rolfink 303
Rollet 397
Rönefahrt, Dresden 170
Röper, H. 268
Rose, Adolph **440**
Rose, Familie 508
Rose, Heinrich **475**
Rose, Valentin der Ältere **440**, 466
Rose, Valentin der Jüngere
    109, 259, 309, 326, 331, **440**, 458, 462
Rosenthal, J., Erlangen 390
Röstel, 74
Roth, Justus Ludwig **475**
Rothe, Walter 222
Roufs, Biesenthal 268
Rousseau, Georg Ludwig Claudius
    136, 147, **475**
Ruckher 419
Rüde, Georg Wilhelm 149, **440**
Rudek, Eugen 404
Rüder, Ilse 262
Rühle, Kaspar Konrad 414
Rummel 367
Runge, Friedr. Ferd. 311, **475**, 509
Russ, Karl **492**
Ryff, H. 101

Sabalitschka 145, 373
Sack, Gustav 404
Saladin de Ascolo 99, 131, 132, 153, 314, 315, 395, 504
Salus, Hugo 410
Saltzwedel, Nikolaus 414
Salzer, Karl Friedrich **440**
Salzer, Theodor **440**
Salzmann, Berlin 80, 216, 241, 243, 266, 267
Sande, van d. 365, 366
Sandow, Ernst **441**
Sarepta, Thomas von 8
Sautermeister, Rottweil 360
Schacht, Apothekerfamilie 415
Schacht, Julius Edmund 361, **441**, 448
Schacht, Karl 74, 241, **441**
Schallehn, C. A., Magdeburg 270
Schaer, Eduard 461, 471, **476**
Scharlau, Gustav Wilhelm **441**
Schaub, Johann 476
Schauer, F. J., München 327
Scheele, Karl Wilh. 386, **441**, 463, 508
Scheer, Fr., Lingen 81
Schermesser, Wilhelm 404
Scheibler, Karl Bernhard Wilhelm **492**
Scheidemantel 410
Schelenz, Hermann 99, 100, 105, 129, 131, 135, 150, 151, 153, 161, 162, 172, 174, 257, 319, 323, 325, 340, 342, 343, 345, 386, 387, 390, 410, 414, 420, **442**, 443, 467
Schenk, Berlin 415
Scherer, Johann Josef 259, 262
Scherf, Johann Christian Ferd. 325
Scherlemmer, Potsdam 408
Schering, Ernst Friedrich Christian 165, **442**
Schering, Richard 165
Schiller, Johann Michael **442**
Schilling, Bartholomäus 408
Schimmel 343
Schirges, Georg 405
Schlegel, Johann Christian Traugott 325, 447
Schlenther, Paul 404
Schlereth, Franz Anton 324
Schlickum, Oskar 337, 428, 432, **442**
Schliepmann, Hans 404, 405
Schlipp, Heinrich 252, 512
Schmeden, Oldenburg 375
Schmedicke 471
Schmeißer, Johann Gottlieb **443**
Schmidt, Alfred 4, 5, 191, 412, 415, 494
Schmidt, C. 451
Schmidt, David Peter Hermann **443**
Schmidt, Ernst Albert 265, 309, 458, **476**, 477
Schmidt-Ewald, Walter 118

Schmidt, Matth. 172
Schmidt, Ottmar 477
Schmiedel, Stuttgart 227, 263, 264
Schmierer, A. 247
Schmiedling, Conrad 120
Schmitten, H., Gladbach 246
Schnabel, C., Kötschenbroda 360
Schnaus, Cyriakus, Koburg 404, **492**
Schneider, Bernh. Alfred 261, 337, 432, **443**
Schneider, Robert **477**
Schneller, Franz 404, 405
Schnitzlein Adalbert **477**
Schödler, Friedrich **477**
Schöffer, Mainz 338, 339, 340, 500
Scholle, Lukas, Brandenburg 219, 348
Scholtz, Max **477**
Scholz, J. A. 258
Schönlein 167
Schöps, Martin, Breslau 505
Schrader, Joh. Christ. Karl 259, **443**
Schrader, Johann Christoph **443**, 508
Schröck, Michael 340
Schröder, Joh. Christian 320, 385
Schugt, Paul 110
Schule, Jacob 53
Schultz, Friedrich Wilhelm **444**
Schultz, Karl Heinrich, genannt
    Schultzenstein **477**
Schultze, F. W., Köln 257
Schulz, Hugo, Pharmakologe,
    Greifswald 364
Schulz, Otto 251, 270
Schulze, Dr., Stabsapotheker 297
Schulze, Heinrich **478**
Schulze, K. D., Berlin 338
Schulze, Max **478**
Schulze, Rostock 454
Schumacher 492
Schumann, Gotthelf Daniel **478**
Schüßler 374, 375
Schuster, J. 339
Schütz, Caspar 99
Schwabe, Willmar 362, 373, **444**, 516
Schwabe, Samuel Heinrich **492**
Schwanert, Hugo **478**
Schwann, Theodor 310
Schwartz, Dr. 74
Schwartz, Ernst **492**
Schwarzer, Otfried 117
Schwarzkopf 337
Schweigger-Seidel, Franz Wilhelm
    135, **478**, 455
Schweikhard, Erzbischof v. Mainz 15
Schwertfeger, Grünstadt 135
Scribonius Largus 213
Seeholz, München 423
Seifert, Alfred 146

Selberg, A., 416
Serapion 9, 132, 314, 315, 339, 500
Sertürner, Friedrich Wilhelm Adam
    310, 326, **444**, 508
Seuter, Bartholomäus 447
Seyfried, Hans 114
Sido, Max 263
Siebert 262, 417
Siecke, Hans, Grimma 81
Siedler, Paul 255, 256, 263, 265, 266
Sievert, Heinrich 118
Siewert, Tenor 410
Silvaticus, Matthaeus 339
Simon Januensis 132, 314, 315, 504
Simon, Johann Eduard **444**, 466
Skibbe, Conrad 263
Solvay 167
Sommerhoff Johann Christoph **445**
Sonder, Otto Wilhelm **445**
Sonnenschein, Franz Leopold 109, 311,
    478
Sonntag, Johann 364
Spaeth, Eduard 110
Sparrer, Georg 75, 80, 224, 250, 417,
    512
Speckle, Vitus Rodolph 341
Spielhagen 210
Spielmann, Jacob Reinbold
    147, 164, 429, 470, **479**, 496, 508
Spielmann, Johann Jakob 435, 479
Spieß, Wilhelm 379
Spirgatis, Johann Julius Hermann **479**
Spitzweg, Carl 404, 406, **492**
Sprenger, Philipp Steph., Heidelberg
    345
Springer, Julius, Berlin 263
Springfeld 206, 207
Springsklee 104
Sprung, Adolph Richard Friedrich **493**
Staberoh, Joh. Heinr. Ludwig **445**
Stadel, Eberhard Friedrich **445**
Staedeler, Georg Andreas **479**
Stader, Wilhelm 177
Stahl, Ernst 304, 507
Stallknecht 464
Stange, Karl Heinrich **445**
Stapedius, F., Köln 412
Stein, Heinrich Wilhelm **479**
Stein 509
Steinbeis, v. 77
Steinberg, Karl **479**
Steiner Rudolf 379
Steinkopff, Dresden 261
Stengel 8
Stephan, C., Dresden 170
Sterne, Carus 489
Stiegler, Brünn 410
Stinde, Julius 404, **493**, 510

Stizenberger 490
Stöberlein, Johann Leonhard
   Nürnberg 404, **493**
Stöcker,Elberfeld 76
Stöckhardt, Julius Adolph **479**
Stolle, Köln 415
Stoltze, Georg Heinrich 259, **480**
Stolz, A. 404
Stolz, Friedrich 166, 312
Stör 459
Strasser, Gregor 252
Strauß, Hugo 270
Strigel, Bernhard 407
Stromeyer, L. A. W. 146, 312, 329, 482,
   484
Strunk 284
Struve, Friedrich Adolph August
   108, 428, **445**, 479
Stumpf, H., Crossen 245
Suardus, Paulus 110
Sudermann, Hermann 404, 405
Sudhof, Karl 1, 2, 5, 6, 302, 303, 314
Sükenbürger, Trier 153
Suerssen, Joh. Friedrich Hermann **445**
Süß, Paul Theodor 261, **480**
Sybille. Herzogin, Leonberg 419
Sydenham 302
Sylvius, Franz de la Boë 303, 304, 317

Tabernaemontanus, Theoderus 342
Tachen(ius), Otto **445**
Taeschner, Ed., Berlin 178
Tato, Abt von Reichenau 344
Temmler, Berlin 402
Thilo 290
Thoms, Hermann 145, 165, 176, 254,
   255, 256, 261, 265, 266, 267, 309, **480**,
   488, 513
Thunberg 485
Thurneysser zum Thurn, Leonhard
   172, 277, 397
Tielebein, Christian Friedrich **445**
Tiemann, Ferdinand **480**
Tillmann 278
Toehnel, Gotha 219
Tollens, Bernhard 481
Torer, Luzern 153
Tornow 86, 93
Tosetti 485
Tötzschmann, David 272, 278
Tragus (Bock), Hieronymus 340
Trakl, Georg 404, 516
Trautmann, Albert 404
Trautwein, Jakob Bernhard 446
Treitel, Berlin 81
Treviran, Heidelberg 415
Triller, Daniel Wilh., Wittenberg 326
Trommsdorff, Christian Wilhelm
   Hermann 165, **446**

Trommsdorff, Johann Bartholomäus
   134, 165, 239, 253, 259, 326, 423, 426,
   452, 458, 460, 462, 465, **481**, 508, 514
Trommsdorff, Wilhelm Bernhard 481
Tröthandl, Karl 404
Tschirnhaus 383, 487
Tschirch 135, 145, 254, 305, 341, 342,
   454, 472
Tunmann, Paul Otto **481**

Uellenberg, Emil 404, 510
Uffenbach, Peter 342
Uhde-Bernays 406
Ulex, Georg Ludwig 109, **446**
Uloth, Wilhelm 466, **482**, 484
Umgelter, Stuttgart 213, 214
Unna 199
Unverdorben 311
Urban, Ernst 77, 78, 79, 80, 160, 263, 487
Urdang, Georg 117, 163, 256, 263
Uslar von, Julius Wilhelm Louis **482**

Valerius Cordus 199, 302, 316, 317,
   322, 341, 343, 396
Varnhagen 264
Varrentrapp, Franz **482**, 485
Vetter 270
Villanova, Arnaldus 6, 316, 339
Virchow 374
Voget 260
Voght von, Flottbeck 443
Vogl 417
Vogt, Emil **446**
Volk, Richard **482**
Volkhardt 169
Vollandt, Jorgen 272
Vorwerk, Friedrich 268
Vulpius, Gustav 337, 338, 432, **446**

Wächter, Tilsit 415, **493**
Wachsmuth-Melm, Örlinghausen 245
Wackenroder, Heinr. Wilh. Ferd., Jena
   109, 265, 326, 425, 468, 475, **482**, 509
Wagener, Itzehoe 155
Wagner, Johann Rudolph **483**
Wahler, Kupferzell 173
Walahfried 344, 348
Wald 73
Waller, Peter 168
Walther jun., Prenzlau 39
Walz, Georg Friedrich 240, 268, **483**
Wander, A. G. 471
Wangerin, Carl Albert **483**
Wantzen, Paul 404
Wasicky, Richard 310
Watson, Joh.,, Rügenwalde 103
Weber, Ernst, Heinrich 310
Wecker, Jacob 319
Wegener, A. B. 267
Weiditz, Hans 340

Weigel, Greifswald 387
Weihe 471
Weil, R., Frankfurt 178
Weinmann, Joh. Wilh. 342, **447**, 507
Weith, Hans 270
Weller, Heinrich **483**
Welten, Heinr. (Martin Philippsohn) 404, 405, **493**
Wenderoth, Georg Wilhelm Franz **484**
Wentzel, Berlin 257
Wenzel, Karl Friedrich **446**
Werneberg, Berlin 415
Wernerus, Konstanz 411
Westphal, Greifswald 173
Westrumb, Johann Friedrich 236, **447**
Wettstein 176
Weyrauch 102
Wied, Gustav 410
Wiegand 465
Wiegleb, Johann Christian 134, 162, **447**, 462, 484, 508
Wiegmann, A. J. **447**
Wienholt, Arnold, Bremen 325
Wiese 289
Wiggers, Heinrich Ludwig August 262, 464, **484**
Wild, v. General 421
Wild, Ob.-Medizinalassessor, Kassel 149, 324, **447**
Wild, Rudolf **447**
Wildt, Eugen 80, 268, 361
Wilhelm, F. H. M. 324
Wilhelm, Hans, Köln 412
Wilhelm IV., Landgraf in Kassel 345
Wilhelmi, Eman. Chr., Jena 415, 509
Wilhelmy, Ludwig Ferdinand **484**
Will 482, **485**
Willdenow, Karl Ludwig 484
Willstätter 260
Wilms, Friedrich Wilhelm **448**
Wimmel, Theodor **447**
Winckler, Ferdinand Ludwig 268, **447**, 462, 483
Winkler, Ludwig, Innsbruck 256, 304, 305, 306, 316, 317, 394, 396, 411, 413
Wingerter, Lorenz 404
Winkelblech, Karl Georg **485**

Winter 101
Wiskirchen 250
Wislicenus 368
Witte, Friedrich, Rostock 166, 412, **448**
Witting, Ernst 239, 265, 423, 425, 436, **448**, 514
Wittstein 169, 262, **485**
Witzel 320
Wobbe, M. 266, 267
Wöhler 260, 311, 479, 482, 484
Wolfrum, Augsburg 240, 241, 334
Wolgemut, Michael 407
Wolfegg 47
Wolkenstein 368
Wollhard, Memmingen 407
Wolter, J. A. von 327
Wolter 471
Wonnecke v. Cube (Caub), Johann 339
Worm, Oberweißbach 174
Wulfsberg 262
Wund 270
Würth 334
Wurtz 303
Wurzer 485

Zaubzer, Ignaz, München 413
Zehender, Joh., Berlin 403
Zeise, Heinrich, der Ältere **448**
Zeise, Heinrich, der Jüngere 404, **493**
Zerkaulen, Heinrich 404
Zickner, Lichtentanne 226, 245
Zier, Konradin Friedrich Eduard 126, **448**
Zier, Konrad Heinrich 448
Zimmer, Frankfurt a. M. 162, 433, 483
Zimmermann, Walther 38, 256, 270, 343, 380, 404
Zincke, Ernst Carl Theodor **486**
Ziurek, Otto Oskar Albert 74, 109, **448**
Ziz, Johann Baptist **449**
Zönsch, J., Darmstadt 414
Zorn, Georg Ernst, Meiningen 120
Zorn, Berlin 383
Zörnig, Basel 338
Zumbroich, L. 267, 416
Zwelffer, Johann 303, 319, **449**
Zwelfer, Bozen 403
Zwink, Göppingen 263, 515

2. Sachverzeichnis.

Aachen, Trommsdorffische Fabrik 165
Abdampfschalen 387
Abensberger Handschrift 314
Abgabe bei Erteilung einer Konzession in Anhalt 36
Abgabe selbsthergestellter Mittel an Stelle verordneter Arzneispezialitäten 168
Abgabe starkwirkend. Arzneimittel 86
Abgähren 385
Abiturienten, Lehrzeit 143
Abkommen zwischen den Spitzenverbänden der Krankenkassen u. dem Apotheker-Verein 205, 216
— zwischen lokalen Apothekerorganisationen u. Krankenkassen 216
Ablösung eines Materialwarenprivilegs 105, 499
Ablösungspfandbriefe 78
Abpressen 385
Abschlag auf die Arzneipreise 216, 218
Abteilungsapotheker in Feldlazaretten 281, 282
Abwicklungsämter 297, 298
Academia Georgia Augustana 134
Acetanilid 335
Acetabulum 397
Aceton 337
Acid-acetylo-salicyl. 336
Acid. carbolicum 334
Acid. diaethylbarbituric. 336
Acid. phenylaethylbarbituricum 337
Acid. phenylchinolin carbonic. 337
Acid. salicylicum 333
Ada 79, 81
Adalin 337
Adelung von Apothekern 412, 421
Adeps Lanae 336
Adrenalin, Erfinder des synthetischen 166
Aequalia aequalibus 377
Aestimatio (Taxe), Brandenburg 1574 348
Aether chloratus 336
Aethylmorphin 336
Agaricin 335

Aggregator practicus 338
Agrikulturchemiekenntnisse des Apothekers 111
Ägypten-Alt Arzneischatz 1
Ahak 213
Ähnlichkeitsgesetz (-lehre, -prinzip, -regel) 362, 364, 377
Akademische Heilberufe 199
Akademisches Studium der Pharmazeuten 133, 134, 135, 136, 141, 142 152, 507
Aktiengesellschaft für Anilinfabrikation, Berlin 167
Albarellen 401
Albargin 337
Alchemie 501, 508
Alembik 384
Alkaloidforschung 310, 311
Allgemeine Bestimmungen der Arzneitaxe 354
Allgem. deutscher Apotheker-Congreß 248
Allgemein. deutscher Apothekerverein 240, 334, 512
Allgemeiner deutscher Pharmazeuten-Verein 249
Allgemeine Dienstpflicht 280
Allgemeine Homöopathische Zeitung 374
Allgem. pharmazeut. Zeitschrift 260
Allgemeine Zeitschrift für Pharmacie, Pharmakologie und Toxikologie 261
Allgemeines preußisches Landrecht 24, 88, 125
Allheilmittel 130, 504
Allöopathie 362
Allopathie 362
Almanache 259
Almanach für Scheidekünstler 95, 259, 506
Altägyptische Vorschriften-Sammlungen 313
Alteration des Bluts 378
Altersfürsorge 200
Altonaische oder Schweerische wunderbare Essenz 173
Altorf, Universität 133

Altpreußen 171
Alves-Stiftung 242
Alypin 337
Amerika, Entdeckung 305, 504, 511
Ampla bulla 392
Ampoule 392
Ampulle 391
Ampt der Medicorum in Frankfurt 123
Amtsapotheker 48
Amtsärzte 219
Amulettwesen 382
Amylenhydrat 335
Amylnitrit 335
Anaesthesin 336
Analysenwaagen 397
Analyse, toxikologische 141
Anbindefahnen 382
Anciennität bei Konzessionsverleihungen 44
Angermünde 102
Angestelltenverbände pharmazeut. 248—252, 512
Angestelltenversicherung 200
Angestellte, verheiratete 158, 159
Anhalt, Abgabe bei Erteilung einer Konzession 36
— Apothekenbetriebsordnung 1903 91
— Apothekenbetriebsrechte 36
— Apothekenrevisionen 234
— Dispensierrecht, homöopathisches 368, 369
— Dispensierrecht d. Tierärzte 195
— Gemeinde-Apotheke 49
— Hausapotheken, ärztl. 59
— Homöopathie 370
— Klage der Apotheker 126
— Krankenhaus-Apotheke 55
— Landesmedizinal und Landesveterinärausschuß 234
— Medizinalkollegium 234
— Medizinalrat als Dienstbezeichnung für die pharmazeut. Sachverständigen 234
— pharmazeutischer Sachverständiger 234
— Witwenrecht 36
— Zerbst, fürstliche Verordnung 17. Jahrhundert 122
Anilinstoffarben 107
Animadversiones in Pharmac. Aug. Zwelffer 1652 319, 320
Animalia 304, 501
Anker Pain-Expeller 176
Ankündigungen v. Arzneimitteln usw. 130, 175
Ankündigungsverbot von Arzneimitteln 175
Annaberg, Apothekentax 1563 348

Annaberg, Löwenapotheke 114
Annalen der Pharmazie 259, 260, 265
Annalen für Chemie u. Pharmazie 260
Annalen, Helfenberger 169
Ansbach, Manufakturen 401
Ansbach u. Bayreuth, Arzneitaxe 352
Anschauungsunterricht durch Kräutergärten 345
Anstellungsverhältnisse der Apothekergesellen 153, 154
Anthroposophische Heilmittel 379
Antiangioitici 378
Antidotarium 313, 316, 318
— generale Wecker 1553 319, 382
— magnum des Nicolaus 313, 315
— medicamentorum 313
— Mesue 10, 11, 504
— Mithridates 3
— Nicolaus 8, 10, 11, 313, 315, 504
— Romanum Frankf. 1629 319
— salernitanisches 6
Antidotum 4, 306, 313, 504
Antike, Arzneibereitung 4
— Arzneimittelhandel 4
Antiphlogist. Anschauungswelt 309
Antipsoricum 373
Antipyrin 167, 335
Antiscrofolosi 378
Antitoxine 377
Antrorarium 6
Antwerpen, Kaufleute 112
— Messen 13
Antwerpener Pharmacopoea 318
Anzeigenwerbung 189
Aphorismen des Arnaldus de Villanova 339
Aphrodisiakum 304
Apomorphin 335
Apothecae herbarum 342
Apothecae pigmentorum 342
Apothecarius 495
Apothek für den gemeyne man 326
Apotheke, als Aktiengesellschaft, Hamburg 239
— als Arzneimittel - Produktionsstätte 518
— als Keimzelle der Industrie 163, 179, 181
— der Barmherzigen Brüder in München 52
— Erbpacht- in Gotha 50
— erste öffentliche 5
— im Familienbesitz 413
— Stamm- (Mutter-) 56
Apothekenassistenten-Krankenversicherung 201
— Stellenvermittlung 115
Apotheken aus Drogengroßhandlungen entstanden 126

Apotheken, Ausschaltung bei der Be-
   lieferung der Versicherten 211
— Ausstattung 381
— Bauten 399, 400, 511
— Belehnung 498
— Besichtigungen (Visitationen)
   13, 18, 20, 21, 26, 96, 97, 98, 197,
   220, 505, 506
Apothekenbesitzer, Berliner 207
— Machtbefugnisse 152
Apothekenbetriebsordnungen 90, 392
Apotheken - Betriebsordnung Braun-
   schweig 91
— — Hamburg 1910 91
— — Lippe 98
— — Lübeck 92
— — Preußen 54, 90, 97, 108, 140,
   170, 187, 188
— — Schaumburg-Lippe 1902 370
— — Thüringen 59, 160, 229
— — Waldeck 92
— — Württemberg 58, 168, 170
Apotheken-Betriebsrecht, landesherr-
   liches 24
— — verkäufliches 72
Apotheken-Betriebssystem, Reform
   157, 245
— — Thüringen 34
Apotheken, Brauereigerechtigkeit 108
— der Reichswehr 47
— der Schutzpolizei 48
— des Versorgungswesens 48
— Einrichtungen 511, 516
— Embleme 409
— Erbrecht 25
— Gefäße 84, 401
— Gesetzgebung, Vorlesung 144
— größerer Städte 350
— Grundstücks-Abschätzung in
   Mecklenburg 35
— Häuser, bildl. Darstellung 406
— Hinterstübchen 105
— homöopathische 369
— — in Braunschweig 369
— — in Thüringen 369
— Inflationszeit 210
— Innenräume 399, 401
— Inhaber, Strafrecht 152, 153
— Inventar-Aufstellung 415
— kleiner Städte 351
— Konkurse 416
— Konzessionen 24—27, 42—45
— — vererbliche 498
— Laboratorien 385
— — als Hersteller chem.-pharma-
   zeutischer Präparate 162, 163
— — Neubelebung 178
— Möbel 511
— Monopol 39, 125

Apotheken, Musterung, bayer. 97
— Namen 494
— Nebenbetrieb 105
— Neuanlagen 26
— Oberaufsicht 26
— Personal 152
— Praktikanten, Krankenversiche-
   rung 201
— Privileg, ältestes 496
— Privilegien 22, 24—42
— — Verleihung an Nichtapo-
   theker 38
— — Verleihung an Ärzte 38, 190
— Reform 71, 72, 77, 201, 246,
   249, 251
— Reformation, sächs. 1567 12
— Revisoren-Entschädigung 197
— — Mecklenburg-Strelitz 233
— — Thüringen 97
— — Württemberg 227
— Schacher 72
— Schließung 9
— Schluß an Sonn- und Feierta-
   gen 416
— Symbol 409
— u. Apothekerordnung, bad. 59
— und Orts-Krankenkasse in
   Speyer 213
— Ursprung 4
— Vorläufer d. pharmazeutischen
   Industrie 161
— Wahrzeichen 407
— Werbung 267
— Werkzeuge 383
Apothekenwesen, Beaufsichtigung 197
— bei Gründung des Reiches 334
— Bremen 36
— erste amtliche Regelung 7
— Lübeck 37
— Regelung gesetzliche in Bayern
   und in Württemberg 81
— reichsgesetzl. Regelung 77, 78
— Reichsregierung 236
— Reichswehr 48
— Schutzpolizei 48
— Verordnung, bayerische vom
   Jahre 1913 194
— Versorgungswesen 48
Apotheken, wilde 118
— Wucher 72
— zweiten Grades 118
Apotheker als Abgeordnete 417
— als Berater f. pharmazeutische
   Angelegenheiten 219
— als Botaniker 111
— als Bürger 411
— als Bürgerhauptleute 412
— als Bürgermeister 412
— als dextera manus d. Arztes 199

Apotheker, als Ehrenbürger 416
— als Erfinder 179
— als Förderer von Heimatmuseen 418
— als Hausvater 152, 156
— als Hochschullehrer 146, 147,
449—486
— als Hofbeamter 45
— als Honoratiore 511
— als Industrieller 179
— als Leiter der Opiumstelle beim
Reichsgesundheitsamt 236
— als Medizinstudierende 133
— als Mitarbeiter des Reichsgesundheitsamtes 236
— als Mitglieder der preußischen
Collegia medica 21, 138, 139
— als Münzmeister 412
— als naturwissenschaftliche Berater 111
— als Objekt der Literatur 405
— als Patrizier 411, 412
— als Pilzkenner 111
— als Sachverständige bei Besichtigung von Apotheken 220
— als Staatsbeamte in Sachsen 289
— als Stadtälteste 416
— als städtische Beamte 49
— Amtleute in Köln 412
— Angehörig. d. Geschlechter 411
— an Hochschulen 133
— Anstel. als Assessores 139
— Approbationspatent 25
— -Ärzte 149, 190, 308
— -Arzt, Miniaturbild 381
— Ausbildung 25, 31, 131—151
— beamtete 71, 497
— Beirat, Lübeck 235
— Berufungsgericht in Thür. 230
— Bezirksverein, bayer. 224, 225
— Bildnisse 407
— Bildung, Vertiefung 507
— Buch 130, 325, 508
— Buch Saladins 131
— der (Zeitschrift) 262
— des Beurlaubtenstandes 275, 282
— Dichter 403—406, 410, 510
— Diener 13
— Discipuli 14, 19, 23
— Dynastien 413
— Ehrenämter 416
— Ehrengericht in Thüringen 229
— Ehrenger. in Württemberg 227
— erster Klasse 139, 140, 141
Apotheker-Eid 7, 8, 10, 11, 13, 21, 64,
66, 68, 69, 70, 131
— — badischer 70
— — Baseler 1271—1322 8, 11, 13

Apotheker-Eid, braunschweig. 70
— — bremischer 70
— — Geschichte d. brandenburgisch-preußischen 66
— — hessischer 70
— — lübeckischer 70
— — mecklenburgischer 70
— — preußischer 68
— — sächsischer 69
— — thüringischer 70
— — württembergischer 70
Apotheker-Ex-Libris 407
Apothekerfamilien 413
Apotheker, Familienstand 159
Apothekerfayencen 401
Apotheker-Forschertätigkeit 500
Apothekergärten 345
Apotheker, geadelte 412
Apothekergehilfen auf der Wander-
schaft 155
— bayerische 1. u. 2. Kl. 291
Apothekergehülfen-Verein, Leipzig
248
Apotheker-Gemeinschaft e. V. 252, 360
Apothekergenossenschaft, mitteldeut-
sche 116
— C. Stephan in Dresden 243
— sächsische 170
Apothekergeselle 506
— beim Feldapotheker, Sachsen
288
Apothekergesellen, Eid 10, 68
— im Heer 279
— Lohn- und Kostbedingun-
gen 154
Apotheker, gesellschaftl. Stellung 511
— Grabdenkmäler 403
— Gremium 224
— Groschen 273, 278
— Gewicht 396
— homöopath. Ausbildung 516
— im Drogenkleinhandel 158
— im Landsknechtshaufen 272
— immature 150
— in der Literatur 510
Apothekerinnen 419
Apothekerkalender, Illustrierter
399, 401, 406, 408
Apothekerkammer-Ausschuß preußischer 223
Apothekerkammer 513
— badische 229
— bayerische 224
— Berlin-Brandenburg. 249
— Danzig 235
— preußische 249
— Thüringen 229
— württembergische 227
Apothekerknecht, Vereidung 10

Apothekerkollegien in Nürnberg 197, 237, 238
Apotheker, Kompositionen 410
— Konferenz, Magdeburg 118
— Konflikt mit den Düsseldorfer Kassen 207
— Konzessionar als Krankenkassenangestellter 213
— Kräutergarten 345
— kursierte 25, 139
— Lehrlinge, Handschrift 140
— Lehrjunge 13, 14, 19, 152
— Lehr- u. Gehilfenbriefe 407
— Lexikon 365
— Memorandum, Nürnberger 188
— mit Beamtencharakter 71
— nichtkursierte 139
Apothekerordnung, Bamberg 1584 14
— Basel 8, 9, 131, 347, 498, 505
— bayer. v. 1842, 69, 97, 224, 513
— bayerische von 1913 58, 69
— Bremen 1665 17
— Coburg u. Saalfeld 1558 12
— deutsche, erste 8
— Frankfurt a. M. 9, 10, 93
— Fulda 1785 23
— Görlitz 153
— Hannover 1820 33, 69, 193
— Heidelberg 1471 9
— Henneberg 1612 25, 94
— holsteinische 1854 69
— Jena 12
— Köln 9, 347
— Königsberg 12
— Konstanz 9, 385
— kurhessische 69
— Lübeck 12
— nebst Taxe für Preußen 1683 17
— Neuburg 14
— norddeutsche, erste 12
— Nürnberger 12, 385
— Ober-Pfalz 16
— preußisch revidierte 1801 24, 57, 69, 86, 171
— Regensburg 1397 8
— Reuß ält. Linie 33
— Sachsen-Meiningen 33
— Schwarzburg-Rudolstadt 33
— Stuttgart 9, 347
— thüringische 1567 219
— Ulm 9, 385
— und Ärzteordnung, Würzburg 1502 10
— und Tax, Worms 13
— u. Tax, Württemberg 1641 16
Apotheker-Portraits 407
— Praktikanten 144, 258
— Preise, Amtl. Regelung 505
— Prüfung in Hessen 15

Apotheker-Rat 221, 223, 513
— Realgerechtigk., Erwerb 41
— Sachverständige auf pharmazeutischem Gebiete 219
— Schutzpatron 409
— Subjekt 152
— Subjekte im bayerischen Militärdienst 290
— Tarifvertrag 251
Apotheker-Taxe, brandenburg. 219
— — Frankfurt 1461 505
— — Fulda 1785 24
— — Karls IV. 505
Apotheker-Tentamen 25
— und Ärzte 14, 181—199
— u. Krankenkassen 200—218
Apothekervereine, bezirkliche 177, 243
Apothekerverein, Gau Danzig 236
— im nördlichen Teutschland 150, 239, 240, 388, 509, 512
— Nürnberger 238
— Wahlspruch „Hora ruit" 239
— Westphalen 239
Apotheker, Verhältnis zu Hahnemann 365
— Versorgung, bayer. 225
— württembergische als Mitrevisoren 97
— Waren, Begriff 127, 499
— Zeitung 264, 267, 269, 515
— Zeitung, Korrespondenzblatt für Apotheker, Ärzte pp. 264
— zweiter Klasse 140, 143
Apparatebau 386
Apparateindustrie 388
Approbationserteilung an Frauen 159
Approbation durch das preußische Obermedizinalkollegium 139
Aquae aromaticae 503
Aqua vitae 101
Aquitanien (Südfrankreich) 344
Arabische Heilkunst 500
Arabismus 500
Arbeitsamt 299
Arbeitsgebiet des Apothekers, außerpharmazeutisches 98—111
Arbeitsgemeinschaft deutscher Apotheker 79, 252, 514
Arbeitsgemeinschaft hessischer Apotheker u. Krankenkassen (Ahak) 213
Arbeitsgemeinschaft zwischen Arzt u. Chemiker 312
Arbeitsgeräte, pharmazeutische 381—393
Arbeitslosenhilfe 252
Arbeitslosigk. im Apothekerstand 159
Arbeitspreise 349, 356, 358
Arcana 130, 172
Architektur, pharmazeutische 399

Archiv des Apothekervereins im nördlichen Teutschland 260, 265, 514
Archiv der Pharmazie 261, 265, 268, 343, 514
Archiv der Pharmazie und Berichte der Deutschen Pharm. Gesellschaft 265, 514
Arecolin 336
Argent. colloidale 336
Argent. nitricum 332
Argent. proteinic. 336
Ariernachweis 31, 145, 421
Arles, Medizinalgesetz 6, 7, 8, 13, 14, 495
Armarium pigmentorum 344
Armarius 51
Armee-Apotheker, bayerischer 291
— Konservenfabriken 276
— Rangliste 286
Armenanstalten, Belieferung mit Arzneien 353
Armenapotheke Hannover 327
Armenpharmakopöe Hufeland 327
Arnstädt, Apothekenvisitation 94
Aromatarius 5, 395
Arretierung bei Waagen 397
Ars memorativa 381
Artziedien 105
Arwin, Einkaufs-Genossenschaft der Apotheker des Rheinisch-westfälischen Industriegebiets 248
Arzneiabgabe und Herstellung durch Tierärzte 192—196
Arzneianfertigung, homöopathische 366—373, 516
Arzneibereiter, älteste 1
Arzneibereitung der Antike 4
Arzneibezug der Versicherten, Sonderbestimmungen 209
Arzneibezug der sächsischen Tierärzte 194
Arzneibranntwein 105
Arzneibuch, erstes deutsches 198, 316, 504
— deutsches 128, 305
— des Ortolff 314
— für das Deutsche Reich, 3. Ausgabe 335
— für das Deutsche Reich, 4. Ausgabe 336
— homöopathisches 372, 516
Arzneibuchkommission 337
Arzneibuchliteratur 321
Arzneibuch, Weymarisches 320, 321
Arzneibücher 107, 312, 313—337
— älteste deutschgeschr. 314
— in der preuß. Armee 274
— Kommentierung 337
Arzneien auf Borg 19

Arzneien, Beschaffung im Ausland für Schiffe 59
Arzneien, Eigenherstellung abgabefertiger, abgepackter 177
Arzneiformen, Entwicklung 305
— zuckerhaltige 99
Arzneiformeln, älteste 6
Arzneigaben, homöopathische 362
Arznei-Halbpräparate, Indenverkehrbringen fertiger 215
Arzneihandelsmonopol 127, 499
Arzneikostenanteil 201, 204, 205, 211, 218
Arzneikräutergärten 346
Arzneimittel, Amtl. Vorschriften über die Güte 316
— Beschaffung durch Feldapotheker 278
Arzneimittelbezug der ärztl. Hausapotheken 187
Arzneimittel, Gesamtverbrauch in Deutschland 176
Arzneimittelhandel der Antike 4
— durch Ärzte 129
— erweiterte Freigabe 214
— illegaler 118, 126
Arzneimittelhändler, jüdische 419
Arzneimittel-Hausierer 118
— Herstellung, Industrialisierung 179, 180
— Lieferung an Krankenkassenabgabestellen 215
— Lieferung auf Kosten des Staates usw. 203
— Prüfung am gesunden Menschen 362
— Selbstabgabe durch Kassen 216
— starkwirkende 19, 86
Arzneimittelverkehr außerhalb der Apotheken 112—131
— innerhalb der Apotheke 81—98
Arzneiöle 306
Arzneipflanzen 343
Arzneipflanzenkultur, fremde 345
Arzneipflanzenkultur, mittelalterl. 344
Arzneipreise, Druck der Krankenkassen 202
Arzneiproduktion durch die Industrie 161
Arzneiprüfung am Gesunden 364
Arzneireserven bei der Armee 282
Arzneischatz, altägyptischer 1
Arzneischatz, Bereicherung 180
Arzneischatz, Entwickl. 301—312
Arzneischränke in Klöstern u. Krankenanstalten 51, 98
Arzneischränke, homöopath. in Bremen 370
Arzneispezialitäten 172—177, 516

Arzneispezialitäten, Berechnung 355
— Inhaltsangabe 175
— Vorschriften zur Selbstherstellung 177
Arzneistoffe, älteste 3
— chemo-therapeutische 167, 312
— komprimierte 390
— menschliche 504
Arzneitaxe 346—361
— brandenburgische 1574 348
— brandenburgische 1693 350
— deutsche, erste 1905 209
— Dresdener 1552 347
— Einfluß d.Krankenkasse 202
— Einhaltung 498
— erste gedruckte 347
— handschriftlich 347
— hessische 356
— Kämpfe um die Gestaltung 206
— preußische 211, 351, 352, 353, 354
— Sonderbestimmungen für Ver-
sicherte 218
— Technische Kommission zur Be-
arbeitung 221
— Ulmer 1491 347
— u. Krankenkassen 202, 207, 209
— und Tierärzte 196
Arzneitaxen der Länder 354
Arzneitherapie des Sylvius 303
Arznei- und Tintelieferung an Ärzte
in Worms 1582 183
Arzneiverbrauch der Versicherten
205, 217, 218
Arzneiverordnung, wirtschaftliche
202, 218
Arzneiverordnungen der Tierärzte 193
Arzneiverordnungsbücher 217
Arzneiwein 106
Arzt-Apotheker 190, 310
— Apotheker — Krankenhaus (Zeit-
schrift) 270
— Arcana 185
— Empfehl. durch Apotheker 184
— geschworener 10, 132
— Hochschule, Krankenhaus (Zeit-
schrift) 270
Ärzte, Apotheken-Besichtigungen in
Regensburg 182
— arzneikundige 308
— Arzneimittelhandel 129
— Bund, deutscher nationalsozia-
listischer 252
— Dispensations-Verbot 120, 182,
183, 184, 186
— homöopath. 365, 369, 370
— Kleinhandel mit Arzneimit-
teln 118
— Muster 129
— Schule, Knidos 2, 4

Ärzte, Schule, Kos 2, 4
— und Apotheker 181—199
— und Apothekerordnung der Stadt
Arles 7
Aspirin 167
Assessor der Pharmazie in Hamburg
232
Assessores Collegii medici 220
— Pharmaciae 220 221
Assistent, Apotheken 152
Assistent, Einführung der Bezeich-
nung 144
Assistenten, approbierte, Gehälter 158
— Ersatz 157
— Prüfung 135
— stellungslose 157
Atropin 333
Aufbausalze 130
Aufgaben des Apothekerstandes 189
Aufhebung der Fremdherrschaft in
Kurhannover 43
Auflösung 386
Aufsichtsrecht der Ärzte 197
Aufsuchen von Bestellungen auf nicht-
freigegebene Arzneimittel 130
Augsburg, Ausbildung der Apotheker
137
— Collegium medicum 420
— Geschlechter 411
— Marienapotheke 178
— Reichstag 11, 93, 197, 506
— Stadtapotheke 49
August des Starken Feldapotheke 45
— — — Hof-Apotheke in Pill-
nitz 402
Augustana 83
Ausbildung, pharmazeutische 131—151
— der Apotheker in Augsburg 137
— der Marineapotheker 295
Außeramtliche Vertretung des Apo-
thekerstandes 237—258
Ausgrabungen, römische 392
Auslernung 154
Ausschaltung einzeln. Apotheken von
der Belieferung der Versicherten 211
Ausschank von Wein, Bier, Korn und
Aquavit in Apotheken 99, 101, 105
Ausscheidungen, tierische u. mensch-
liche als Arzneimittel 317, 319, 321,
501, 502, 504
Ausschluß der Juden aus der deut-
schen Pharmazie 420
— der Belieferung der Apotheken
mit Tier-Arzneimitteln der Firma
Bengen 195
Ausschreibung von Konzessionen in
Mecklenburg 35
Ausübung der Tierheilkunde durch
Apotheker 197

Ausübung der Heilkunst durch Apotheker 187
— — im Umherziehen 130
— des Apothekergewerbes durch Juden 420
Auswanderung nach Amerika 417
Autorität des Apothekenbesitzers 152

Bacilli 306
Baden, Apotheken- und Apothekerordnung 48, 59, 91, 137
— Apothekereid 70
— Apothekerkammer 229
— Dispensierverbot für Tierärzte 194
— Disziplinarkammer für Apotheker 229
— Gemeindeapotheken 33, 49
— Gesetz über die Rechtsverhältnisse des Sanitätspersonals 229
— Hausapotheke, ärztliche 59
— Hilfsreferent für pharmazeutische Angelegenheiten 228
— Homöopathie 369
— Instruktion für Apothekenvisitation 97
— Kommissarischer Vorsitzender der Kammer 229
— Kommunalapotheken 498
— Landesgesundheitsrat 228
— Militär-Medikamententaxe 293
— Militärpharmazie 293
— Obermedizinalrat 228
— Pharmakopöe 331
— Pharmazeut. Verein 240
— und Hessen, Pharmazeutischer Verein 268
— Referent für pharmazeutische Angelegenheiten 228
— Tierärzte 194
— Verordnung über die Standesvertretung 228
— Verordnung über Geschäftsbetrieb in den Apotheken 91
— Visitationsbezirke 228
Badische Anilin- und Soda-Fabriken Ludwigshafen AG. 167
Bakteriologie 144
Balsam, Köstlicher 107
Balsamkrämer 122
Balsamum 306
Balsamum Sulfuris 172
Bamberg, Apotheken-Tax 1584 348
— Domkapitel 420
— Hochstift 324
— Neue Apothekerord. 348
Bamberger Apothekerordnung 1584 14

Bandwurmmittel-Rezept, staatl. Ankauf 173
Bannmeile für Apotheke in Prenzlau 39
Barleistungen statt Arzneien für Versicherte 204
Barock 399, 400, 516
— Einrichtungen 400
Basel, Apotheke, goldene 112
— Apothekereid 8, 11, 13, 64
— Apotheker - Ordnung 8, 9, 65, 82, 87, 88, 132, 182, 315, 498, 505
— Arzneitaxe 1404 347
— Instruktionen 182
— Safranzunft 237
— Tagung der Gesellschaft für Geschichte der Pharmazie 1934 343
— Trennung von Arzt und Apotheker 182
— Universitätsbibliothek 315
Bauberatung 116
Bayer & Co. Friedrich, Elberfeld 167
Bayern, Apoth.-Gesetz 1933 421
— Apotheker-Bezirksvereine 224, 225
— Apoth.-Medizinalrat 224
— Apothekerordnung 1842 56, 69, 91, 97, 224, 513
— Apothekerordnung 1913 58, 69, 91, 97
— Apoth.-Pharmazieräte 224
— Apothekerversorgung 225
— Berufsvertretung der Apotheker 225
— Gesetz über die Ärzteversorgung 1925 225
— Gesetz über die Berufsvertretung der Ärzte, Tierärzte und Apotheker 1927 224
— Gewerbevereine 513
— Gremien 513
— Hausapotheken, ärztl. 58
— homöopath. Haus- und Handapotheken 369
— Konzessionsverfahren 45
— Krankenhausapotheken 54
— Landesapothekerkammer 224, 225
— Landesberufsgericht für Apotheker 225
— Medizinalkomitee 223
— Militärpharmazie 276, 290
— Obermedizinalausschuß 223, 224, 513
— Organisches Edikt über das Medizinalwesen 223
— Pharmakopöe 328
— Pharmazeuten-Verein 240
— Taxordnung 354

Bayern, Tierärzte 194
— Universitätsinstitute, pharmazeutische 136
— Verordnung über Zubereitung und Feilhalten der Arzneien in den Apotheken 91
— Zwangsversorg.-Institut 225
Bayreuth, Fayenze-Manufaktur 401
Beamte, höhere der Heeresverwaltung 274
Beamteneid 71
Beamteneigenschaft der Apotheker 47, 48
Beaufsichtigung der Apotheken 92—98
— des Verkehrs mit Betäubungsmitteln 87, 236
Befähigungsnachweis für Nahrungsmittelchemiker 284
Begnadigung 41
Begründer des prakt. chem. Hochschulunterrichts in Deutschland 146
Beiersdorf & Cie., Fabrik 199
Beindorff, Dampfapparat 387
Bekleidungsamt 275
Bengen & Co., Hannover 195
Benediktiner 52, 344
Beratungen der Taxkommission, Zuziehung von Krankenkassenvertretern 209
Bereitung fabrikmäßig hergestellter Zubereitungen 358, 356
Berg, Großherzogtum 43
— Medizinalordnung und Instruktion 1773 22, 23, 26, 125, 186
Bergakademie in Freiberg, Sa. 146
Bergbau, Krankenfürsorge 200
Berggesetz 1865 200
Bergter Stiftung 242
Berichte der Deutschen Pharmazeutischen Gesellschaft 255, 265
Berlin, Altes Museum, Antikenabteilung 397
— Apotheke am Zoo 400
— Apothekergarten 345
— Botanischer Garten 345
— Fayencefabrik 402
— Hofapotheke 21, 46, 151, 185, 220, 400, 402
— Hohenzollernmuseum 400
— Kommandantenapoth. 178
— Nikolaikirche 403
— Oranien-Apotheke, Dr. Kade 178, 392
— Schloßmuseum 402
— Simons-Apotheke 392
— und Breslau, Pharmazeuten-Verein 248
— Universität 142, 145, 373
— Universitätsapotheke 497

Berlin, Viktoria-Apotheke 170
— Zornsche Apotheke 383
Berliner Apothekenbesichtigungen 21
— Apothekerkonferenz 238
— Apotheker-Orchester 409
— Apoth.-Verein 208, 235, 251
— Apotheker-Zeitung 264
— Krankenkassenkampf 209
— Magistralformeln 217
— Pharmazeuten-Verein 248
— Pharmaz. Gesellschaft 253
Berlinisches Jahrbuch für die Pharmacie 259
Berater, biochemische 375
Berechnung der Spezialitäten 357
Berechnungsgrundsätze der Arzneimittel 356
Bernburg, Fayenze-Manufaktur 401
Berufung von Nichtapothekern auf Lehrstühle für pharm. Chemie 148
Berufseid 64—71
Berufsgemeinschaft angestellter Ärzte und Apotheker in der Deutschen Arbeitsfront 250, 512
Berufsgericht der bayerischen Apothekerkammer 225
Berufsmilitärapotheker 271
Berufsüberfüllung 145
Beschaffung der Arzneien für Landsknechte 272
Beschwerdeschrift Leipziger Apotheker gegen Hahnemann 366
Besemer Waagen 397
Besichtigung Berliner Apotheken 21
— der Apotheken 21, 26, 92—98, 220, 224—235
Besichtigungen, Kosten 96
Besichtigung von Apotheken in Hamburg 98
— — — in Mecklenburg-Schwerin 98
— — — in Preußen 97
Besoldungsfestsetzungen, Darmstädter 414
Bestattungsbeihilfen 258
Bestrahlungstherapie 312
Betäubungsmittel, Beaufsichtigung des Verkehrs 87, 236
— Bezug der Tierärzte 193
— Bezugsscheinpflicht 87
— Gesetzgebung 236
— Verarbeit. zu Zubereitungen 172
— Verschreibungsverord. 1930 87
Betriebsabgabe 78, 245
Betriebs-Krankenkasse 201, 203
Betriebsrechtsreformbeweg., pharmazeutische 71—81
Bevollmächtigte, pharmazeutische 506
Beyerle, Kultur der Reichenau 344

Bezahlungsablehnung durch die Kassen 204
Bezetta 306
Bezoarsteine 382
Bibliothek, pharmaziegeschichtliche u. Sammlung 257, 411
Bidam 199
Biedermeier 399
Bier, fremdes, Ausschank in Apotheken 105
Biobund 376
Biochemie 374, 375
Biologisch-astrologische Lehre 379
Biologisches Grundgesetz 364
Biopastillen 376
Bismarckisches Sozialistengesetz 200
Blumenkonserven 99
Blütenmodelle 343
Boehringer C. F. & Söhne 168
Bologna 133
Bonn, Chemisches Unterrichts-Laboratorium 147
— Universität 149, 500
Botanik, Prüfungsfach 142
Botaniker-Apotheker 111
Botanische Gärten 345
— Gesellschaft, Bayerische 343
Brandenburg-Altstadt 350
— Arzneitaxe 321, 348, 350
— Bürgermeister u. Apotheker 219
— Dispensator 1698 321
— Dispensat. 1713 350
— Edikt 1685 18, 67, 82, 137, 185, 220, 321, 350
— Edikt 1693 67, 83, 86, 88, 137, 138, 153, 185, 350
— Edikt 1701 185
— Neustädter Apoth., Visitat. 220
— Polizeiordnung 1688 153
— Polizeiordnung für das Herzogtum Magdeburg 1688 18
— Ratsapotheke 108
— Stadtarchiv 94
Brandenburg-Preußen, Amtl. Regelung des Materialienhandels 103
— — Dispensatorium 1714 322
— — Dispensatorium 1744 322
— — Dispensatorium 1781 322
— — Militärpharmazie 273, 278
Brandessche Stiftung 242
Branntwein-Ausschank u. Apotheken 105
— Brenner 101
— Brennmonopol der Apoth. 498
— für Arzneizwecke 106
— für Genußzwecke 106
— für Heilmittel, vorwiegend zum äußerlichen Gebrauch 106
— gefärbter 105

Branntwein, Handel 106, 119, 127
— Konzession 106, 107
— Monopolgesetz 1922 106
— Steuergesetzgebung 106
Brasilien, Auswanderung 417
Brauereigerechtigkeit der Apoth. 108
Braunsche Stiftung 242
Braunschweig, Apothekereid 70
— Apothekenbetriebsord. 91
— Bereitung von tierärztlichen Arzneien 194
— Dispensatorium 1717 323
— Disziplinarhof 234
— Disziplinarverfügung der Kammer 233
— Exklusivrecht 35
— Gewerbegesetz 1864 35
— Giftgesetz 1901 89
— homöopathische Apotheken 369, 370, 373
— Kammer für Ärzte und Apotheker 233
— Krankenhausapotheken 55
— Landes-Medizinalkollegium 36, 233, 234
— Medizinalgesetz 1903 194, 233
— Rechte der Kammer 233
— Staatsapotheke 497
— Standesordnung 233
— Techn. Hochschule 143, 149
— Verbietungsrechte 35
— Verstaatl. d. Apotheken 497
— Zentrallaboratorium 47
Braunschweiger Apotheker-Register 315
Braunschweig-Wolfenbüttel, Aufhebung der Fremdherrschaft 43
Brauthahn 107
Bremen, Apothekenbetriebsordnung 17, 91, 122, 184
— Apothekenvisitationen 234
— Apothekenwesen 36
— Apothekereid 70
— Arzneitaxe 354
— Behörde für das Gesundheitswesen 234
— Bereitung selbsterfund. Mittel durch Ärzte 1616 184
— Filialapotheken 56
— Gesundheitsrat 234
— Hausapotheken, ärztl. 59
— Homöopathie 370
— Konzessionverfahren 37
— Krankenhausapotheken 55
— Medizinal-Kommissar des Senats 234
— Medizinalordnung 195, 234
— Pharmakopöe 1792 325
— Präsentationsrecht 36

Bremen, Ratsapotheke 119
— Senats-Kommission zur Ver-
waltung der Medizinalpolizei 234
— Stadtarchiv 119
— Verord. d. Senats 1821 234
Brennen von Wassern 503
Brennöfen 385
Breslau, Apotheke des Barmherzig.-
Brüder-Konvents 497
— Apotheke, Jesuiten 52
— Stipendium 152
— Universität 142
— Universitätsbibliothek 316
Breslauer Drogengroßhandel 117
— Handschrift 9, 64, 107, 182, 346
Brockedons Patent 390
Brom u. Bromsalze 335
Bromoform 336
Bromural 337
Bronze-Epitaphien 403
Bruchschneider 119
Brückner, Lampe & Co. 117
Brüdergemeinde-Apotheken 50
Brugsch, Papyros 313
Brunfels, Reformation der Apoth. 83
Brunnengräber-Dr.-Christ.-Stift. 242
Brunschwygk, liber de arte distillandi
340
Brustwasser 101
Buchführung, Kurse
Buchhandlungen als Geheimmittelver-
triebsstellen 130
Bucholzische Stiftung 242
Bucholz - Gehlen - Trommsdorffsche
Stiftung zur Unterstützung würdi-
ger, ausgedienter Apothekergehil-
fen 242, 243
Bund in Deutschland approb. Medizi-
nalpersonen 199
Bünde, homöopathische 376
Bundesratsbeschluß vom Jahre 1903
(betr. Geheimmittel) 175
— betr. Vorschriften über die Prü-
fung als Nahrungsmittelchemiker 274
Bundesratsbeschlüsse über den Han-
del mit Giften 88
Bureau für die Medicinal-Angelegen-
heiten der Krankenkassen in Bop-
pard 217
Bürgereid 67
Bürgerl. Stellung des Apothekers 411
Burroughs Wellcome 168
Bußmann, die Elektrohomöopathie 378
Byzantiner 5
Byzantinische Zeit 5

Calcinieren 384
Calor innatus 303
Camphora synthetica 337

Candelae 306
Capern 102
Capitulare de Villis 344
Cassel, Fayenze-Manufaktur 401
Castel Durante 401
Catalogus Lubicens 1705, 1741, 1770
325
Catalogi medicamentorum 360
Catus senex emasculatus 308
Cavete Tübingen 148
Centralkommission der Krankenkas-
sen Berlins 207, 208
Central-Niederlage von pharm. und
chemischen Gegenständen 181
Cepha 178
Cerate 306
Cesare Mattei Heilmittel 378
Charlottenburg, Hofapotheke 165
Chemiatrische Richtung 303
Chemie, pharmazeutische 142
Chemieunterricht 146
Chemiewerk und Konzern 166
Chemikaliengroßhandel 112
Chemiker (Apotheker) beim mediz.-
chirurgischen Laboratorium 284, 285
Chemische Fabrik Athenstädt u. Re-
deker Hemelingen 178
— — Beiersdorf AG., Hamburg
178
— — Dr. Christian Brunnengrä-
ber 166
— — Griesheim Elektron, Frank-
furt a. M. 167
— — Helfenberg AG., vormals
Eugen Dieterich in Helfenberg 170
— — Dr. Kade, Berlin 178
— — J. D. Riedel 255
— — H. Trommsdorff 165
Chemische Fabriken vorm. Weiler-
ter-Mer in Ürdingen 168
Chemische Industrie, Ursprung und
Entwicklung 166
Chemische Untersuchungsstellen bei
den Etappenärzten 287
Chemischer Hochschulunterricht 146
Chemisches Mitglied beim bayeri-
schen Kreismedizinalrat 224
Chemisch-pharmazeutische Fabrik E.
Taeschner, Potsdam 178
Chemotherapie 312, 517
Chinaexpedition 284
Chinin 332, 333
Chininum hydrochloricum 333
Chininum sulfuricum 333
Chininfabrik 433
Chinin-Gewinnung in Deutsch - Ost-
Afrika 297
— Gewinnungsverfahr. Merk 164
Chinin, Großdarstellung 165

Chloralhydrat 334
Chloramin 337
Chloroform 333
Chronologische Zusammenstel. über
    die Geschichte der deutschen Mi-
    litärpharmazie 277—300
Chymia rationalis Pharmaceutica 139
Cinchorakulturen im Usambarabezirk
    297
Circa instans des Matthaeus Platear-
    cus 132, 315, 339
Circuliergefäß 383
Citronen 102
Cives imperii, Juden als 420
Claret 100
Clarificatio 384
Clausula salutaris 41
Coagulare 384
Coburg, Apothekerordnung 1558 12
Cocain 335
Cochlear 397
Codein 334
Codex medicamentarius Hamburg 330
Codices Germanicae 314
Coffein 333
Coffeinum natrio-benzoicum 336
Coffeino-Natrium salicyl. 336
Colchicin 337
Collationsverbot 23
College of Pharmacy Philadelphia 156
Collegium Albertinum Königsberg 147
— medico-chirurgicum 139
— medico-chirurgicum in Berlin u.
    Dresden 289
— medicum 15, 18, 19, 20, 21, 23,
    138, 220, 221, 223, 414
— Medicum et Sanitatis 140
— pharmaceut. Nürnberg 197, 238
— spageiricum zu Erfurt 133
Collyria 306
Compendium aromatariorum 99, 131,
    153, 314, 395, 504
Composita, Anfertigung 83
Compretten M. B. K. 165, 175
Condire 384
Condita 306
„Conditionen" f. einen Lehrjungen 156
Confecta 306
Confectionarii 64
Confectiones 306
Conficere 384
Congius 397
Consilium medicum Pfalz 323
Constitutio 495
Constitutio criminalis Carolina 111, 88
Contraria contrariis 2, 303, 362
Corpus pharmac. chym. univ. Jüngcken
    1697 326
Cosmas, Schutzpatron 409

Cotarninium 337
Cottbus, Apothekereid des Apothe-
    kers Lippius 67
Crocus 306
Cyathus 397

Daguerreotypien 433
Damian, Schutzpatron 409
Dampfapparat 387
Dampfdestillierapparat 388
Dänemark, Pharmakopöe 325, 329
Danik 395
Danzig, Apothekerordnung 1934 235
— Apothekerkammer 235
— Apothekerschaft 236
— Führerrat 236
— Gesundheitswesen 118
— Pharmazeut. Beirat 236
— Rechtsverordnung betr. Erlaß
    einer Apothekerordnung 235
— Schutzverband 246
— Selbstverwaltung des Apothe-
    kerstandes 235
Darlehen zum Ankauf von Apoth. 115
Darmstadt, Engelapotheke 164, 413
— Hofapotheke 414, 419
— Stadtapotheke 414
— Techn. Hochschule 143
Declaration zur brandenburg. Medi-
    zinalordnung 1696 20, 67, 86
Declaration zur preuß. Medizinalord-
    nung 1725 v. J. 1727 22, 104, 186
Defensionsordnung 288
Degentragen der Apotheker 133, 154
Delfter Fayencen 401
Denkmünzen auf Apotheker 407
Denkschrift, Lehnert 76
Dephlegmieren 384
Deplazierungsverfahren 388
Depotapotheken bei der Marine 295
Designatio medicamentorum 322
Dessau, Apotheke, homöopath. 369
— Mohrenapotheke 366
Destillatio per balneum 385
Destillation 384
Destillationsapparate 384, 385, 386, 503
Destillationsherde 385
Destillierbuch, Brunschwigk, Hiero-
    nymus 338
Destillierzeug 385
Deutsche Apotheke, die 268, 515
Deutsche Apothekerschaft 247, 248,
    258, 271, 512
Deutsche Apothekerschaft, Gau Dan-
    zig, 236
Deutsche Apotheker-Zeitung 267, 515
Deutsche Arbeitsfront 247, 250, 270, 512
Deutsche Arzneimittelkommission 217
Deutsche Arzneitaxe 355
— — Aufstellung der 236

Deutsche Arzneitaxverhandl. 224
Deutsche, erste Apothekerordnung 8
Deutsche Gesellschaft für innere Medizin 218
Deutsche Heilpflanzen, die (Sonderdruck) 267
Deutsche Pharmazeutenschaft 257, 258, 512, 573
Deutsche Pharmaz. Gesellschaft 151, 254, 255, 258, **265**, 266, 419
Deutscher Apothekerbund 252
Deutscher Apotheker-Verein 76, 79, 110, 117, 151, 157, 199, 205, 210, 216, 218, 222, 238, 239, 240, 247, 250, 251, 254, 262, 263, 264, 271, 275, 335, 338, 354, 416, 512, 514
— — Hauptversamml. Dortmund 1906 177
— — Haupversamml. Elster 79
— — Hauptversammlung Freiburg 1911 244
— — Hauptversammlung zu Görlitz 1924 211, 410
— — Haupt-Versammlung Hanno- 1907 177
— — Hauptversammlung Koblenz 1902 169
— — Stiftungen 24
— — Verlag 243
Deutscher Apotheker-Gehilfen-Verein 269
Deutscher Ärztebund 267
Deutscher Ärztevereinsbund 199, 218
Deutscher Drogistenverband 126, 128, 499
Deutscher New-Yorker Apothekerverein 417
Deutscher Pharmazeuten-Verein 76, 250, 269, 512
Deutsches Arzneibuch, Aufstellung 236
— — aus dem 12. Jahrhundert 314
— — 3. Ausgabe 335
— — 4. Ausgabe 336
— — 5. Ausgabe 336
— — 6. Ausgabe 171, 305, 309, 336, 337, 393
— — 6. Ausgabe, 1. u. 2. Nachtrag 337
Deutsches Arzneiverordnungsbuch 217, 218
Deutsches homöopathisches Arzneibuch 363
Deutsches Jahrbuch der Pharmacie 259
Deutsches Museum, München 343, 402, 511
Deutsches Reich, Gewerbegesetz 91
— — Gewerbeordnung 88
Dezimalgewicht 397
Dezimalsystem 398

Diacetylmorphin 336
Diacitonium 306
Diakonissen 53
Diakonissenhaus 53
Dichtkunst, Professor 496
Diener 152, 347
Dienstalterszulage 251
Dienstbereitschaft d. Apothekers 9, 10
Dienstbezeichnungen der Heeresapotheker 298
Dienstbotenkrankenversicherung 201
Dienstinstruktion für Ärzte u. Wundärzte der preußischen Armee 279
Dienstjahr der Angestellten 158
Dienstpflicht, militärische, Ableistung der Apotheker 284
Dienstverträge 498
Dieterichs Manual 170
Differentialhebelpressen 386
Digestion 384, 386, 389
Dioxyanthrachinon 337
Dirhem 395
Discipel 140, 152
Dispensationsgebühr 354, 355, 356, 357
Dispensatorien, brandenburg.-preuß. 1714, 1744, 1758 322
Dispensatorium Brandenburgicum 1698 302, 303, 505
— — 1713 330, 350
— Brunsvicense 323
— Coloniens. 1565 319
— Frankfurtense 1626 319
— Fuldense 1787, 1791 324
— für die chursächs. Lande 328
— Hafniense 320
— Hassiac. 1807 329
— medico-chym. 1651 325
— Monasteriense 1739 324
— univ. Argentor. 1786 326
— universale pharm. 1767 326
— Valerii Cordi 12, 13, 14, 99, 198, 199, 302, 316, 317, 318, 330, 341, 343, 396, 504, 505
Dispensieranstalten 53, 273, 281, 282, 290, 292, 293, 369
— badische 293
— bayerische 292
— der Militärlazarette 290
— homöopath., Braunschweig 369
Dispensierbefugn. homöopath. Ärzte 365, 368—371
Dispensierrecht der Tierärzte 129, 193, 194, 195, 196
Dispensierrecht der Tierärzte, Eingriff in die Befugnisse der Apotheker 195
Dispensierstuben, homöopathische 98
Dispensierung durch „Chirurgen" in der preußischen Armee 281

Disziplinarkammer für Apotheker, badische 229
Döbereiners Feuerzeug 509
— Laboratorium 388
Dogmatik Hahnemann 362
Dogmatiker 2
Doktordiplom des Schusters Menadie 173
Doktorgrad, medizinischer 149
Dr. med. et pharm. hon. causa 149
Dr pharmaciae 149, 150
Dorfarzt, selbstdispensierender 191
Dozenten der Chemie pharmazeutischen Ursprungs 146
Dozenten der Pharmazie aus dem Apothekerstand 148
Drach, Apothekerbildnis 412
Drachme (a) 351, 393, 394—396
Dreckapotheke 304, 321, 501
Dreißigjähriger Krieg 15, 237, 272, 415
Dresden, Arzneitaxe 1533 348
— Hofapotheke 46, 101, 154, 497, 501, 502, 503
— Kronenapotheke 170
— Löwenapotheke 178, 436
— Mohrenapotheke 409
Drogen, Analyse 310
— aus dem Mineralreich 307
— ausländische 82, 305, 504
— Begutachtung durch Ärzte 82
— Einkauf 82
— Einsammelzeiten 308
— Geschäfte, die ersten 82
— geschichtl. Entwicklung der Zubereitung 306, 307, 308
— Großhandel 112—117
— — Breslauer, Leipziger 117
— — Geschichte 117
— — Entwicklung 115
— Großhandlungen 113, 115, 126
— — als Stellenvermittler 155
— Handel, deutscher 117
— Kleinhandel 117, 126
— Kleinhandlungen, Beteiligung am Kampf zwischen Apothekern und Kassen 208
— — Revisionsanweisungen 129
— menschlicher und tierischer Herkunft 317—321, 507, 516
— orientalische 14
— überseeische 305
— und Drogenhandel im Altertum 14
— vegetabilische 307
— Zubereitung 306
Drogisten 119
— Berliner 208
— Beruf 119
— Bestrebungen 126
— Kleinhandel mit Arzneimitteln 118

Drogisten, Revisionswesen 128
Duflos, Stipendium Breslau 152
Dulcin 337
Duodezimalsystem 353
Düren, Löwenapotheke 170
Durlach, Fayence-Manufaktur 401
Düsseldorf, Kassenkonflikt mit den Apothekern 207
— medizinische Fakultät 150
— Universität 150
Düten 382
Dynamisation 363
Dynamische Oligokomplexe 377

Ebers, Papyros 313
Edelreferate 266
Edikt des Kaisers Leo 5
Egwa, Einkaufs-Genossenschaft der württembergischen Apotheker 248
Ehrenämter der Apotheker 416
Ehrenbürger, Apotheker als 416, 417
Eichordnung 398
Eid, Apotheker 7, 64—71, 185
— des Hippokrates 64
— militärischer 70
Eidesformel 68
Eigenherstellung abgabefertig abgepackter Arzneien 177
Eigenpräparate der Apotheker 217
Eigenversorgung der Tierärzte 196
Eigenverwaltung des Arzneimittelbedarfs der Krankenkassen 202, 215
Einführungsverordnung zur Pharmac. Germanica Ed. I 171
Einführungsverordnungen zur Arzneitaxe 355
Einheitssystem der unverkäuflichen Apothekenkonzession 76
— der verkäufl. u. vererbl. Apotheken 81
Einheitstaxe 209, 354
Einheitsverordnungsbuch 218
Einhornapotheke in Frankfurt 113
Einj. freiwillige Militärapotheker 282, 283, 284, 285, 292, 293, 294
Einj. freiw. Militärdienstberechtigung 142, 143
Einkaufsgenossenschaften 116, 215, 248
— der Krankenkassen-Verbände 212, 215
Einkaufsvereinigung der Apotheker Berlins 116
Einquartierungslasten, Befreiung v. 41
Einrichtung u. Betrieb in Apotheken, Vorschriften 90—92
Einsammelzeiten für Drogen 308
Eisenacher Stadtapotheke 219
Eisenalleinverkauf in Apotheken 107
Eiserne Kreuze für Militärapotheker 288

Electro-Homöopathie 378
Electro-Komplexhomöopathie 378
Electuaria 99, 306
Electuarium Mithridat 83
— securitatis 90
— theriacale 83
Elektrohomöopathische Präparate 378
Elektro-Komplex-Mittel 378
Elektrolyten 379
Elenchus Medicamentorum 291, 292
Elixiere 306
Elsaß-Lothringen, Arzneitaxe 354
Elze-Hannover, Stadtapotheke 196
Emailmalereien auf Hohlglas 402
Emanzipation der deutschen Juden 420
Embleme, Apotheker 409
Emetin 337
Emetin-Gewinnungsverfahren 164
Empire 399
Emplastra 313
Emulsio 306
Enchiridion . . . Augustan. 1564 318
Endermann, Patent 390, 391
Engelapotheke, Darmstadt 165
— Frankfurt a. M. 113
— Leipzig 169
Englersche Maschine 390
Enrollementsfreiheit 273
Entdecker des Zuckers in der Zuk-
    kerrübe 507
Entwicklung d. Krankenkassengesetz-
    gebung 202—206
— der pharmazeutischen Industrie
    aus der Apotheke 161—172, 178
— der wissenschaftl. Chemie 162,
    309—312
Entwicklungsgeschichte der Apothe-
    kenreform von Springfeld 201, 207
— der pharmazeutischen Universi-
    tätsinstitute von Tschirch 135
Epitaphen von Apothekern 403, 414
Epithemata 313
Erben und Erbnehmer 39
Erbrecht bei preuß. Privilegien 25
Erfurt, Botanischer Garten der med.
    Fakultät 345
— Collegium 133
— Kränzchen 238
— Lehranstalt für Pharmazeuten 508
— Schwanen-Ring-Apotheke 165
— Universität 134
— Verein zur Unterstützung ausge-
    dienter würdiger Apothekergehül-
    fen 242
— Verordnung v. Jahre 1645 101, 122
Ergänzungsbuch, badisches 337
Ergänzungsbücher z. Deutschen Arz-
    neibuch 305, 337, 338

Ergänzungs-Pharmakopöe in Hessen
    337
— Taxe 360, 365
Erinnerungen aus meinem 90jährigen
    Leben von Martius 115
Erlangen, pharmaz. Institut 135
— Universität 135, 149, 435, 500
Erlaubnis (Konzession) 24, 42
— für Tierärzte nach dem Opium-
    gesetz 193
— zur Verarbeitung v. Betäubungs-
    mitteln 172
Erlaubnislisten für die Verordnung von
    Arzneispezialitäten 217
Errichtung eigener Krankenkassen-
    Apotheken 207
Ersatz der Kosten für Arzneien und
    kleinere Heilmittel durch Kranken-
    kassen 205
Ersatzkassen 201, 203, 358
Esculenta 124
Essentia 306
— dulcis 174
Esterhazysche Bibliothek 411
Etappenarzt 285, 286
Etappenlazarettpersonal 282, 283
Etappensanitätsdepot 287
Eukodal 337
Exagium 396
Examensvorschriften, älteste preußi-
    sche 139
Excelsiormühlen 389
Exklusivrecht 39, 496
— Ablösung 39
— in Braunschweig 35
Exkremente 319
Exotica 82
Expeditionskorps, ostafrikanisch. 284
Exsikkator 393
Extension 39
Extractum 306
Extractum Filicis 333
Extractum Hydrastis fluidum 335
Extractum Secalis cornuti 334
Extrahieren 385
Extrakte 389
— Bezug aus anderen Apotheken
    171, 712
Extraktion 386
Fabrikation chem. Präparate im 14.
    Jahrhundert 161
— synthetischer Heilmittel 166
— von Apothekenstandgefäßen 401
Fabrik chemisch-pharmazeut. Präpa-
    rate, Dr. R. & Dr. O. Weil, Frankfurt
    a. M. 178
— chemisch-pharm. Produkte Fried-
    rich Witte 166

Fabrik medizin. Verbandstoffe und chem.-pharmaz. Präparate von Dr. Degen u. Kuth, Düren, Rheinl. 170
— pharmaz. Präparate Karl Engelhard Frankfurt a. M. 170
— pharm. Präparate Dr. E. Holdermann Baden-Baden 170
Fabrikgründungen v. Merck usw. 166
Fabrikmuster, Abgabe 129
Fachbildung, wissenschaftliche im 16. und 17. Jahrhundert 132
Fachdrogisten 128, 499
Fachgruppe: Apotheker in der Deutschen Arbeitsfront 247
— Pharmazeutische Erzeugnisse 179
Fachpolitische Vertretung von Verwaltern und Pächtern 252
Fachpresse 258—271, 514
Fachreferenten 222, 224, 227, 228, 230, 514
Fachzeitschriften 258—271
Facultas medicinalis provinc. (hessische) 15
Faenza 401
Familienangehörige d. Kassenmitglieder 203
Familienhilfe 205
Familienprivilegien in Lippe 37
Familienwappen auf Mörsern 381
Famulus 131, 347
Färbekunst 5
Farbenfabriken vorm. Friedrich Bayer & Co., Leverkusen 167, 168
Farbenfabriken I. G. 166
Farbenhandel in Apotheken 107
Farbschrank 51
Farbwerke vorm. Meister Lucius & Brüning, Höchst a. M. 168
Fayencen, deutsche 402
— Standgefäße 401, 402
Febrifugi 378
Feigen 102
Feldapotheke 45, 273, 277, 278, 279
— August des Starken 45
— Friedrichs des Großen 45
— Kelners 277
— preußische Ausstattung 279
Feldapotheker 8, 71, 273, 278, 282, 284, 290, 293
— badische 293
— sächsische 288, 290
— württembergische 293, 294
Feldhospital, badisches 293
Feldlazarett 273, 274, 281, 282, 283, 284
— Reglement, preußisches 279
— Stab 281
— Verwaltungsdienst Ausbildung 284
Feldmedikus 273, 290
Feldmedizinkasten 277, 290

Feldoberprovisor 289
Feldpharmakopöe, vereinigte 1875 328
Feldscherer 272, 273, 277, 288, 290
— Gehilfe 289
— Kompagnie 288, 290
— Regiments- 288
— Stabs- 288
Feldstabsapotheker 283
Feldunterapotheker 280
Ferchl, Illustr. Apoth.-Kalender 401
Fermentation 303
Fermentieren 385
Feuerherde 385, 386
Feuerstoff 309
Feuerungsmaterial 385
Feuerzeug Döbereiners 509
Fiedlersches Stipendium Marburg 152
Filialapotheken 55, 56, 57, 60—63
Fleischbeschau 111
Florenz, Markt 82
Flores (sublimati) 306
Flückiger-Medaille 407
Fluidextrakte 335, 389
forma curiae 495
Formaldehyd. solut. 336
Formulare-Pharmacopoea castr. 274
Forschertätigkeit der Apotheker 500
Forschungsinstitut Leverkusen 166
Forstwirtschaftl. Arbeiter, Krankenversicherung der 200
Fortbildungskurse 111, 151
— für Militärapotheker 286
— homöopathische 372
Fränkel-Dr.-Martin-Stiftung 242
Frankfurt a. M., Ampt d. Medicorum 123
— Apothekeranstellung 1461 9
— Apothekerordnung 1461 9, 347
— — 1500 10, 82, 90, 93, 183
— — 1668 123
— Apothekertaxe 1461 347, 505
— Apotheke zum Engel 113, 412
— Apotheke zum Hirschen 113
— Apotheke zum weißen Schwan 113
— Arzneitaxe 1461 347, 505
— Drogengroßhandlungen 82, 112
— Edikt 1624 130
— Einhornapotheke 113
— Hirschapotheke 415
— Kopfapotheke 414
— Liste 1450 315
— Messe 13, 115
— Reichstag 12, 94
— Rosenapotheke 170
— Schwanenapotheke 414
— Stadtarzt 123
— Universität 143, 149
Frankfurt a. O., Apotheke zur goldenen Kugel 400, 409

Frankfurt a. O., Privileg 1578 105
— Taxe 1609 348
— Universität 105
Franzosengebiet im Rheinland 26
Frau im Apothekerberuf 14, 15, 143, 159, 419
Frauen, Zulassung zur Pharmazie 143
— Zulage bei den Gehältern 217
Freie Arznei der Knechte 272
— Berufe 247
— Vereinigung deutsch. Apotheker 244
Frickhinger, Apothekerfamilie 413
Friedens Sanitätsordnung 284
Friedrich-Althoff-Gesellschaft 256
Friedrich des Großen Feldapotheke 45
Frontkämpfer 44
Frostsalbe, Vorschrift 173
Fructus Coffé 107
Fruchtsaft 306
Früchte, kandierte 101
Frühempire 400
Frühgotik, Mörser 403
Führerprinzip 247
Führerrat, Danzig 236
Führungs-Zeugnisse durch Collegia medica 138
Fulda, Apothekertaxe 1791 24
— Apothekerverordnung 1785 22, 24
— Dispensatorien 1787, 1791 324
— Fayenze-Manufakturen 402
— Kloster 51
— Medizinalordnung 1728 23
Funktionsmittel, physiologische 375
Fürsorge bei Krankheit, Unfall, Invalidität 200
— für die Hinterbliebenen 258
Fürstenberg, Fayenze-Manufaktur 402

Galenica 4
Gallen, Sankt 344
Garantie - Genossenschaft Hamburg-Altonaer Apotheker 248
Garcke-Stiftung 242
Garnisonapotheker 274, 284, 285, 290, 292
Garnisonlazarett, erstes in Dresden 289
Gartenpflanzenkultur, mittelalt. 344
Gasanstalt, erste 418
Gaskurse für Militärapotheker 287
Gasschutz 276
Gasschutzgerät, Beschaffungsstelle 287
Gastereien 94
Gaststättengesetz 106
Gebrauchsanweisung, handschriftl. 356
Gedicht: Der Ring 191
Gefäße, Fayence 84, 401, 402
— Inhaltsangabe 84

Gefäße, Sammlungen 402
— Verschluß alter 84
— Wappen 84
Geflügelchlora-Serum 337
Gehag in Hamburg 178, 243
Gehälter der bayer. Militärapotheker 292
Gehaltszuschüsse, gestaffelte 251
Gehe-Stiftung 242
Geheimmittel 21, 130, 172—176
— Analyse 176
— Ankündigungsverbot 175
— Bekämpfung durch die Apoth. 173
— Bundesratsbeschluß 175
— Hersteller und -Händler 174
— Untersuchungen 176
— Verkauf auf Märkten 173
— — im Umherziehen 173
— Vertriebsstellen 130
— Volkamersche 130
— Wesen, Deutschlands, Blütezeit 173
Gehilfe 140, 144, 152, 155
— Anstellungsverhältnisse 155
— ausgelernter 140
Gehilfen, Entlohnung 155
— Jahre, Zahl 133
— Pensionskasse, süddeutsche 242
— Prüfung 132, 137, 143, 183
— Unterstützungskasse 238, 242
— Verein in Breslau 248
— — in Hamburg 157, 248
Gehorsam gegenüber dem Collegio medico in Nürnberg 1592 184
Geldentwertung 357
Geldpreise 243
Gemeindeapotheken 49, 50
Gemeinschaft deutscher Apotheken-besitzer 247, 252
— nichtbesitzender Apothekenleiter 252
Gemeinschaftsarbeit zwischen Apotheke, Pharmakognost und Arzt 309
Gemeinschaft zwischen Arzt u. Apotheker 495
Gemischtwaren-Handlungen (Apotheken) 496
Genehmigung z. Eintritt in den Apothekerberuf 145
Genehmigungspflicht von Nebenge-schäften 108
General-Chirurg 279
Generaldirektorium, preußisches 25
Generale, sächsisches 1805 226
Generalinspektor, bayerischer 291
Generallazarettinspektion, bayer. 291
Generalmedizinalordnung, preußische 1744 26
— Friedrich des Großen 1758 68

Generalstabsapotheker 273, 280
— der Armee 282
Generalstabsarzt, badischer 293
General-Staabs-Bediente bei d. bran-
    denburgisch-preußischen Armee 278
Generalstabschirurgus 290
Generalstabsmedikus 274, 289
Generalvisitation der Apoth. in Preu-
    ßen 96
Genfer Abkommen, internationales 87
Genua, Markt 82
Geräte, chemische 386
— neue des DAB. VI. 393
Gerichtsbarkeit der bayer. Landes-
    apothekerkammer 225
Gerichtsordnung, peinliche 11
Germanin 167
Germanisches Museum Nürnberg 96,
    238, 277, 397, 400, 402, 407, 438, 511
Gersfeld, Kreis 69
Gerstenkorn 395
Gesamtverband der deutschen Ange-
    stellten 250, 270
Geschenke an Ärzte 155, 183, 184, 186
Geschenke der Apotheker an Behörden
    101
Geschichte der Chemie, Lehrauftr. 150
— der deutschen Militärpharmazie
    271
— der deutschen Pharmazeutischen
    Gesellschaft 255
— der Medizin u. Naturwissenschaf-
    ten 151
— der Pharmazie, Lehrauftrag 150,
    151
— — — Prüfungsgegenstand 144
— des deutschen Drogengroßhandels
    117
— des deutschen Laborantenhandels
    174
Geschlechter 411
Geschützte Namen 356
Gesellen, Apotheker- 131, 132, 133,
    134, 154
— Degentragen 133, 154
— Rangordnung 154
— Servierzeit 139, 140
Gesellschaft deutscher Naturforscher
    und Ärzte 256
— für Geschichte der Pharmazie
    256, 316, 343, 411, 513
— konditionierend. Pharmazeut. 512
— zur Bekämpfung d. Kurpfuscher-
    tums 199
— zur Förderung des pharmazeuti-
    schen akadem. Nachwuchses 256
Gesellschaften, pharmazeutische 237
Gesetz betr. die Bekämpfung gemein-
    gefährlicher Krankheiten 1900 237

Gesetz zum Schutze der Warenbe-
    zeichnungen 1894 177
Gesetzeskunde, Prüfungsfach 141, 142
Gesetzesverletzungen, Gewohnheits-
    mäßigkeit 128
Gesetzgebung, französ., Wirksamkeit
    in Deutschland 42
— nationalsozialistische 420
Gesetznovellen zum Krankenversiche-
    rungsgesetz 201
Gesundheitsamt, Kaiserliches Gutach-
    ten gegen Krankenkassentaxe 1902
    209
Gesundheitsbehörde, Hamburg 98, 232
Gesundheitsrat in Bremen 234
Gesundheitstees 130
Gewandschneiderzunft 107
Gewerbeberechtigung subjektiv-ding-
    liche u. subjektiv-persönliche 40
Gewerbeedikt, preuß. 1810 26, 71, 72,
    498
Gewerbefreiheit, volle 26
Gewerbegesetz, bayerisches 1825 224
— braunschweigisches 1864 35
— für das Deutsche Reich 71
— hessisches 1827 34
— sächsisches 1861 105
Gewerbekommission beim DApV. 76
Gewerbeordnung 88, 106, 128, 354, 355
— für den Nordd. Bund 1869 127
Gewerbeordnungsnovelle 1881 200
Gewerbepatent 26, 32
Gewerbeschein 26
Gewerbsvereine bayerische 224, 503
Gewerkschaftsbund der Angestellten
    250, 512
Gewerkskrankenkasse 207
Gewichtssysteme 394—397
Gewohnheitsrecht 40
Gewürze, Alleinverkauf der 99
Gewürz-Handel 5, 40, 102, 119
— Kram 125
— Krämer 121
— Kramladen in Gotha 118
— Verkauf 103
— Weine 100
Gießen, Medizinische Fakultät 133
— Universität 133
Gießpickel 384
Gifte in den Apotheken 89
— Kenntnis 141
— Vorrätighalt. durch Tierärzte 193
Giftgesetz Friedrichs II. 87
— Braunschweig 1901 89
Gifthandlungen, Revision 128
Giftkammer 89
Giftordnung, Württemberg 1932 89
Giftschein 19
Giftverkaufsbuch 88

Giftverordnung, preußische 1800 88
Giftverordnungen, landesrechtliche 89
Glandulae Thyreoideae 337
Glasbläserei 386
Glasindustrie 386
Glaskühler 393
Gläßnersches Benefizium, Dr. Marburg 152
Globuli 306
Glocken, gläserne 383
Glockengießer 403
Glyzerin 333
Göbel-Stipendium, Leipzig 152
Goda in Breslau 178, 243
Goldschmiedetiegel 383
— Waagen 397
Goldsucher 383
Goldtinktur (Halle) 174
Göppert-Stipendium, Breslau 152
Görlitz, Leges de regimine pharm. offic. Büttner. Gorlicens. 1629 15
Gotha, Arzneibuch 314
— Medizinalordnung 1694 33
— Privileg 121
— Staatsapotheke 49, 497
— zweite Apotheke 118
Goethe, Herrmann und Dorothea 405, 509, 510
Goethes Auskunft über die Apotheker 418
— Beziehungen zu Fikentscher 162
— — zur Pharmazie 508, 509, 510
— Chemielehrer 190
Göttingen, Stipendium 152
— Universität 134
Gouvernementsapotheker in Deutsch-Ostafrika 297
— in Kiautschau 295
Grabdenkmäler von Apothekern 403, 419
Gran 395, 396
Greifswald, Anstellung eines Arzt-Apothekers 191
— Universität, medizin. Fakultät 173
Greiner, Glasfabrikation 386
Gremien 225 513
— bayerische, Aufhebung 225
Grimmelshausen, Werke 405
Großbreitenbach, Apotheke 130
Großhandel, Chemikalien 112
— Kennzeichen 117
— Unterschied v. Kleinhandel 117
Großhandels-Vertreter bei den Arzneitaxverhandlungen 355
— Preis in der Arzneitaxe 358, 359
Großhändler als Kreditgeber 114
Großherstellung von chemisch-pharmazeut. Arzneistoffen 163—169

Großherstellung von galenischen Präparaten und Arzneispezialitäten 169—172
— von homöopath. Arzneimitteln 373
Grundbuchblatt f. Apothekenrealrecht 40
Grundbuchnummer f. Apothekenrealrecht 40
Grundgesetz, biologisches 364
Grundsätze für Berechnung von Arzneien 355
Grundzüge für die reichsgesetzliche Regelung des Apothekenwesens 77
— über die Regelung des Verkehrs mit Arzneimitteln außerh. der Apotheken usw. 1912 129
Grüne Apotheke, Berlin 165
Gruppenarzt bei der Reichswehr 298
Gruppensanitätsdepot 298
Guajacol. carbon. 336
Güterdepot für Lazaretterfordernisse 283 285
Gymnasialsekundareife 143, 507

Haager, Abkommen, Internat. 1912 87
Habbat 395
Hadeln, Medizinalordnung 1736 22
Hadersleben, Hirschapotheke 105
Hafen 384
Hageda 116
Hagen-Bucholz-Medaille 243, 407
Hagen-Bucholz- und Meurer-Stiftung 242, 243
Hagen-Stiftung 242
Hager — Fischer — Hartwich, Kommentatoren 337
Hahnemann, Apothekerlexikon 363
— Briefe 367, 368
— Hausapotheke 367
— Honorare 377
— Sendschreiben 367, 370
— Verhältnis zu den Apothekern 365—368
— Verteidigungsschrift 366
Halberstadt, Ratsapotheke 178
— Trichinenepidemie 111
Halle, Apothekerordnung 1643 133, 184
— Botanischer Garten 345
— Pharmazeutisches Institut 135
— Stipendium 152
Halle-Wittenberg, Universität 150
Halsbrücke, erste Gasanstalt 418
Hamburg, Allg. Krankenhaus 53
— Anweisung zur amtlichen Besichtigung der Apotheken 98
— Apoth. als Aktiengesellschaft 239
— Apothekenbetriebsord. 1910 91
— Apothekerverein 239
— Apparatus medicaminus 330
— Arzneibücher 330, 331

Hamburg, Arzneischrank 98
— Assessor der Pharmazie 232
— Drogengeschäft 82
— Gesundheitsbehörde 98, 232
— Halten von tierärztlichen Haus-
apotheken 195
— Homöopathie 370
— Krankenhausapotheke 55
— Kräutergarten 345
— Medizinalkollegium 232
— Medizinalordnungen 1818 34, 35,
185, 187, 232, 239, 330
— Museum für Hamb. Geschichte 400
— Naturforscherversammlung 253
— Niederlassungsfreiheit 34
— Oberapotheker 232
— Pelikanapotheke 400
— Pharmakopöe 1716 325
— Pharmazeut. Lehranstalt 135, 438
— Präsident der Gesundheitsbehörde
232
— Preis-Courant 1693 185
— Ratsapotheke 345
— Revisions-Kommission 232
— Senatsbeschluß 1856 35
— Specification d. chym. . . . Medi-
kamente 1628 325
— Staatsapotheke 100
— Universität 143
— Vertreter d. Apothekenwesens 232
— Zweigapotheke 56
Hanau, Fayence-Manufaktur 402
Handapotheken, ärztl. in Württemb. 58
Handarbeiter bei den Feldlazaretten
279, 281
Handdampfkocher 388
Handel mit Arzneiweinen 106
— mit Branntwein 119, 127
— mit Drogen 108
— mit Gewürzen 119
— mit Giften, Bundesratsbeschl. 88
— mit hygien. Bedarfsartikeln 108
— mit Kaffee 107
— mit Konfekten 127
— mit kosmet. Bedarfsartikeln 108
— mit Markterzeugnissen 121
— mit Materialwaren 127
— mit Materialwaren in Meißen 104
— mit Rohdrogen 127
— mit Schreibmaterialien 107, 506
— mit Tabak 107, 119
— mit Zucker 119
Handelsfreiheit auf Märkten 121
Handels-Gesellschaft deutscher Apotheker 116, 170
Handelsgeschichte, Frankfurter 112
Handelsgewicht 396
Handelsministerium, preußisches, Erlasse 208, 210

Handelsverbot für Arzneimittel auf
Märkten 121
Handkauf 125
Händler, umherziehende 121
Handschrift d. Apothekerlehrlinge 140
Handschriftliche Kräuterbücher 338
Handverkauf 160, 499
Handverkaufsliste 202, 207, 209, 360
Handverkaufsmittel 208
Handverkaufspreise 204
Handverkaufstaxe 202, 207, 209, 360
Handvoll 350
Hannover, Apothekerordnung 1820 33,
56, 69, 187, 193
— Arzneimittelbezug f. ärztl. Haus-
apotheken 187
— Bezug von Arzneien durch Tier-
ärzte 193
— -Elze, Stadtapotheke 196
— Medizinalordnung 1731 22
— Pharmacopoea 323, 329
— Pharmazeutenverein 248
— Ratsapotheke 95, 101
— Übersichtstaxe 1700 349
Hansegrebergilde Kassel 232
Harlemer Öl 173
Harnschau 110
Harnstoffsynthese 311
Harnuntersuchungen 111
Hartmannbund 218
Hartmannsche Handverkaufstaxe 360
Hauptausschuß für Fortbildungskurse
der Apotheker in Preußen 151
Hauptbuch und Schaufenster (Beilage
zur Deutsch. Apoth.-Ztg.) 267
Hauptfeldlazarett 280, 281
Hauptgasschutzlager 287
Hauptlazarett 273, 280
Hauptmannsgleichachtung bayerischer
Oberapotheker 291
Hauptprüfung = pharm. Prüfung 144
Hauptsanitätsdepot 284, 285, 297
Hauptverband deutsch. Ortskranken-
kassen, Tagung in Darmstadt 1914
211
Hauptverband kondit. Apotheker 250
Hauptversammlung d. Verbandes un-
verkäuflicher Apotheken Düsseldorf
1908 245
Hauptversorgungsämter 299
Hausapotheken, ärztliche allopathische
37, 57—59, 90, 129, 187, 192, 372
— — homöopathische 90, 369, 370,
372, 373
— — — Bayern 369
— — — Thüringen 369
— Fürstliche 401
— Hahnemanns 367
— Hannover 187

Hausapotheken, tierärztl. 193, 194, 195
— — in Bayern 194
— — in Hamburg 195
— — in Thüringen 194
Hausgemeinschaft des Apothekenbe-
sitzers 152
Hausierhandel mit Arzneimitteln 118,
119, 129, 130
Hausmittel, Verdrängung durch Spe-
zialitäten 177
Haydnsche Oper „Der Apotheker" 410,
411
Heeresbeamte mit akademischer Vor-
bildung 274
Heerespharmakopöen 327, 328
Heeressanitätsausrüstung 275
Heeres-Sanitätsinspektion d. Reichs-
wehr 298
— — Pharmazeut. Referent 290
Heeressanitätswesen der Reichswehr
298
Heer- und Wehrordnung, neue 283
Heidelberg, Apothekerordnung 1471
9, 85
— Botanischer Garten 345
— Einhornapotheke 412
— Universität 133, 135, 147
Heilbeflissener, Aufgabe 181, 375
Heilbehandlung durch Laien 189
Heilige als Apothekerwahrzeichen 408
Heilkunde, Ausübung durch Apothe-
ker 182, 183, 184, 185, 186, 187
— Ausübung im Umherziehen 130
— Systematisierung 3
— Ursprung 1
Heilmethode biochemische 375
— homöopathische 365
Heilmittel, anthroposophische 379
— aus dem Tierreich, Gewinnung
307
— Herstellung im Nebenbetrieb 166
— kleine in der Reichsversicherungs-
ordnung 203, 205
Heilmittelschatz, Bereicherung 310
Heilmittelversorgung deutscher Kran-
kenkassen AG. 212
Heilmittelvertriebsgesellschaften 212,
215
Heilpflanzen, deutsche 344
Heilsystem, kosmisches 379
Heimatkundl. Bestrebungen der Apo-
theker 418
Heimatmuseen, deutsche 418
Helfenberg, Annalen 169
— Fabrik, Gründung 169
Helferinnenwesen, Zusammenstellung
160, 161
Henneberg, Apotheker-Ordnung 1612
15, 94, 121, 160, 184

Henselwerk, Cannstatt 376
Herbarien 342, 343
Herbarius 338, 339, 343
Herbularius 344
Herero- und Hottentottenaufstand 296
Herrmann und Dorothea 509 511
Herrichtungsgebühr 354
Hersfeld, Kloster 51
Herstellung abgabefertiger, verpack-
ter Arzneien 172
— galenischer u. pharm.-chemisch.
Präparate in den Apotheken 171
— synthet. neuer Arzneistoffe 177
— verschiedener Arcana 172
— von Extrakten unter Aufsicht ei-
nes appr. Apothekers 172
— von Zuckerwaren durch Apothe-
ker 100
Hessen, Apothekenbetriebsord. 1897,
1924 91
— Apothekengerechtsame 34
— Apothekereid 70
— Apothekerkammer 230
— Apothekerordnung 1727 133
— Apothekerprüfung 15
— Arzneitaxe 107, 354
— Ärzte, homöopathische 369
— Ausübung der Heilkunde durch
Apotheker 186
— Chemisch-pharmazeut. Sachver-
ständiger 230
— Dispensatorium elect. 328
— Disziplinargerichte 231
— Disziplinarkammer der Apothe-
kerkammer 231
— Disziplinarstrafen 231
— Gemeindeapotheken 49
— Gesetz über die Standesverhält-
nisse der Apotheker 230
— Gewerbegesetz 1827 34
— Hausapotheken, ärztliche 59
— Kommunalapotheke 498
— Krankenhausapotheke 55
— Medizinalordnungen 1616 97, 134,
184, 230
— Niederlassungsfreiheit 133
— Oberregierungsrat, Amtsbezeich-
nung 230
— Personal-Konzessionen, Übertra-
gung durch Vererbung 34
— pharmaz. Provinzialvereine 230
— pharmaz. Zentralausschuß 230
— Präsentationsrecht 34, 44
— Selbstdispensieren der Tierärzte,
Verbot 194
— Technische Räte 230
— Verordnungen 1526, 1537 105
— Versorgungskasse 258
— Zentralausschuß 230

Hexamethylentetramin 336
Hilfskassen 200, 201, 203
Hilfspersonal. nichtfachmänn. 160
Hinterpommern, Herzogtum, Tax- u.
 Victualordnung 1681 17
Hinterstübchen der Apotheken 105
Hippocras 101
Hippokrates, Eid 64
— Krankheitslehre 2
— Schriften 313
Hippokratismus 302
Hirschau, Kloster 51
Historia diplomat. Friderici Secundi 7
— naturalis 4
Hochpotenzen 361
Hochschule, salernitanische 6
Hochschulen, deutsche, Pharmaziestu-
 dium 133—136, 141—151
Hochschullehrer, pharmaz. 145—151
Höchstbetrag f. kleinere Heilmittel 203
Höchstpreise einfach. Arzneimittel 204
Hochzeitshahn 107
Hofapotheke 21, 22, 28, 37, 45—47,
 101, 165, 278, 496, 497
— Berlin 21, 46, 278
— Dresdner 46, 101, 503
— Stuttgart 22, 28, 47
Hofapotheken-Gelder 279
— Reglement, preußisches 278
Hofapotheker 46, 219, 220, 414
— als Prädikat 46
Hofapothekerin, württemb. 419
Hofbedienstete 414
Hofmann, Alexander, Stipendium in
 Leipzig 152
Hohlmaße 397
Holippae 306
Holstein, Apothekerordnung 1854 69
Holzschnitte 381
Homöopathie 144, 361, 378, 516, 517
— Vorlesungen 372
Homöopathische Arzneimitteltaxe 355
— Zentraloffiz. Dr. WillmarSchwabe
 373, 444, 516
Homöopathisches Arzneibuch 236, 363,
 372
Homoios = ähnlich 362
Honig als Apothekenware 101
Honigarzneien 6
Honigtränke 306
Hormontherapie 312, 321
Hortulus des Walahfried 344
Hortus 344
— Eystettensis 342, 507
— medicus 342
— Sanitatis 339, 381, 500
Hühner, Destillate 347
Humoralpathologie 2, 303
Hussitenfeldzug 278

Hutzucker 102
Hydraulische Presse 386
Hydrogen. peroxydat 336
Hygiene, Vorlesung 144
— Apotheker als Berater 111
Hygienisch-chemisches Laboratorium
 274, 283
— chem. Untersuchungsstationen
 274, 284
Hygienische Untersuchungsstation bei
 den Marine-Sanitätsämtern 295
— Überwachung der Armeekonser-
 venfabriken 275
Hypocras 100
Idealwerte, Ablösung 248
I. G. Farbenindustrie 167, 271, 434
Illustrierter Apotheker-Kalender 392,
 401, 406, 512
Immatrikulation ohne Reifezeugnis 142
Immunotherapie 377
Impfmittel 312
Incunabeln des XV. Jahrhunderts, bo-
 tanische 338
— naturwissenschaftliche 339
Inden (Cornelimünster) 344
Indersdorf, Kloster, Handschrift 314
Industrialisierung der Arzneimittel-
 herstellung 180
Industriearbeiter 213
Industrie-Bezirk, rheinisch - westfäli-
 scher, Knappschaftskassen 206
— Bibliothek 164
— Blätter 176, 264
— pharmazeutische 161—181
Inflation 80, 210, 243, 248, 255, 258
Infusion 386
Ingolstadt, Klosterapotheke 52
— Universität 136, 147
Innsbruck, Stadtapotheke 413
Innungskrankenkassen 200, 201, 203
Inskription für das pharmazeutische
 Studium in Berlin 1829 u. 1857 142
Institut für angewandte Chemie in
 Leipzig 149
— für Geschichte der Medizin und
 der Naturwissenschaften, Berlin 151
— für pharmazeutische Chemie 148
Instruktion, badische, für Apotheken-
 visitation 97
— für das Apothekenpersonal 280
— für die Feldapotheker 273
— preußische über Apothekenvisita-
 tionen 1779 und 1819 96
— württembergische für Oberamts-
 ärzte 1814 97
Instrumenta chymica 383
Instrumente, pharmazeutische 386
Insulin 312
Intelligenzblatt 267

Intendanturen, Militär-Apotheker bei
den 292
Interessengemeinschaft der Realkon-
zessionare 246
Invalididätsfürsorge 200
Isopathie 377
Iso-Werke AG., Regensburg 378
Italienische Gefäße 401
Itzehoer Apotheken 120

Jahrbuch für praktische Pharmacie
und verwandte Fächer 268
— statistisches f. das Deutsche Reich
159
Jahresbericht der Pharmazie 262
Jahresberichte über die Fortschritte
der Pharmazie in allen Ländern 262
— über die Fortschritte der gesam-
ten Pharmacie und Pharmakologie
im In- und Ausland 262
Jahrmärkte, Handel mit Arzneimitteln
121, 122
Jatrochemie 303
Jehn Dr. Carl, Stiftung 242
Jena, Apothekerordnung 1554 12
— pharmazeutische Anstalt 135
— Universität 219
— Universitätsapotheke 48, 49
Jerusalemer Balsam 52
Jesuiten-Apotheken 51
Jodoform 334
Jodum 332
Joel, Anstellungsurkunde 192
John-Stiftung 243
Jordansches Stipendium Göttingen 152
Journal der Pharmacie 259, 514
Judenabkömmlinge 421
Juden-Apotheker 419—421
— Arzte 419
— Emanzipation 419
Julep 99, 101
Jülich und Berg, Medizinalordnungen
1708 und 1773 23, 26
Juliushospital zu Würzburg 11
Jungen 153
Jungpharmazeutischer Kreis 81
Juramentum fidelitatis 14
— Aromaticorum sive Apothecario-
rum Frankfurt 1500 10, 65
Jusculum 306
Jus minuendi 41
— prohibendi 39, 101

Kabinettsorder, Preuß. 1886 43, 274
Kade, Dr., Oranienapotheke Berlin 178
Kaffee 101, 107
Kahlbaum, Chem. Fabrik G. m. b. H.
Berlin-Adlershof 165
Kaiserliche Botschaft 1881 200
— Verordnungen 123, 127, 130

Kaiser-Wilhelms-Akademie 285, 286
Kalium jodatum 332
Kaliumpermanganat 335
Kamerun, Gouvernement 284
Kammergerichts - Entscheidung über
Großhandel und Kleinhandel 117
— über das Recht der Krankenkas-
sen zur Selbstabgabe von Arznei-
mitteln 208, 215
Kammin, Tax- und Victualordnung 17
Kampf gegen Geheimmittel 173, 264
— um die Gestaltung der Arzneitaxe
206
— zwischen Apotheken und Kran-
kenkassen 202—216, 338
Kampfer, Aufbewahrung 9
Kanarizucker 13
Kandidatenzeit 143, 144
Kanon = jährliche Abgabe 38, 50
Kanon des Avicenna 5, 339, 500
Kantharidin-Therapie 265
Kantonfreiheit der Feldapotheker 280
Kapaune, Destillate 347
Kapelle 385
Kardinalsäfte 2
Karikaturen, Apotheker 406
Karlsruhe, Technische Hochschule 143
Karmeliter-Apotheke 52
Karolingerzeit 344
Karthäuser 52
Kassel, Botanischer Garten 345
— Naturaliensammlung 343
Kassenapotheker 213, 214
Kassenärztl. Dienstverhältnis, Ausfüh-
rungs- und Überleitungsbestimmun-
gen 206
Kassenhandverkaufslisten 209
Kassenkampf, Berliner 209
Kassenpatientenbehandlung 207
Kassenselbstabgabe von Arznei und
Heilmitteln 206, 211, 218
Kassenstreit, Berliner 210
Katalog für den Heidelberger Bota-
nischen Garten 345
Kataplasmata 313
Katartika 313
Katheder-Sozialisten 73
Kauffahrteischiffe, Apotheken 59
Keimzellen der Industrie, Apotheken
als 181
Kelbra a. K., Apotheke in 178
Kenntnis der Gifte 141
Keramik 402
Kettenhunddasein der Apotheker 416
Kiautschau, Lazarettapotheke 295
Kiel, Botanischer Garten 345
Kindbettpulver 100
Kinderzulage 251
Kirat 395

Klage auf Unterlassung des ungesetz-
lichen Arzneimittelhandels 129
— der Apotheker von Anhalt-Dessau
126
Kleinhandel m. Arzneimitteln 118—131
— mit Branntwein 105, 106, 107
— Unterschied vom Großhandel 117
Kleinmaterialisten 112
Kleinstadtapotheker u. Gewürzhandel
104
Klistierapplikation 107, 153, 347, 348,
349, 382
Klistierspritze 382
Klosterapotheken 37, 51, 52, 497
Klosterapotheke zu Ingolstadt 52
Klöster, Apotheken-, Fayencegefäße
401
— Arzneimittelindustrie 161
Klosterplan von St. Gallen 344
Kloster, Pollinger 52
— Spezialitäten 52
— St. Gallen 344
Knappschafts-Kassen 202, 203, 206
— Vereine 201, 202
— Versicherungszwang 200
Knecht, Apotheker 10, 132, 152
Knetmaschinen 391
Knidos, Ärzteschule 2, 4
Knoblauchsche Stiftung, Halle 152
Knoll & Co. AG., Ludwigshafen 168
Koburg, Apothekerordnung 1573 132
— Hof- und Stadtapotheke 39
Kochen 386
Kohlensäurebestimmungsapparat 387
Kokain, Erstdarstellung 164
Kolben 384, 387
Kollationen 197
Köln, Apothekenbesichtigungen 183
— Apothekengeschichte 191
— Apothekerordnung 1478 9, 85, 183,
347
— Apothekerordnung 1628 184
— Hospital- u. Wohlfahrtsapotheke
497
— Universität 143
Kolonienbelieferung mit Ampullen 392
Komik und Tragik des Apothekers in
der Literatur 405
Kommando der Schutztruppen in Ber-
lin, Korpsstabsapotheker 296
Kommentar zu Arzneibüchern 318, 337,
393
Kommission, ständ., zur Bearbeitung
des deutschen Arzneibuches 335
Kommunal-Apotheken 34, 50, 498
Kommunalisierung der Apotheken 207
Komplex-Homöopathie 377
Kompositionen von Apothekern 410
Kompressionspresse 390

Komprimiermaschine 390, 391
Konditorspritze 390
Konfekt 99, 101, 503
— Bereitungsmonopol 498
— Buch und Hausapotheke 100
— Handel 99, 127
Konfekte, Verfälschung mit Mehl 13
Kongreß, deutsch - volkswirtschatli-
cher 1862 73
Königsberg, Apothekerordnung 1555,
1563 12
— Botanischer Garten 345
— Hofapotheke 386
— Medizinische Fakultät 147
— Membrum facultatis 137
— Pflanzenglossar 314
— Pharmazeutische Prüfung 137
— Universität 142, 145, 508
Konjunkturgewinn, Ausschaltung 216
Konservierungsmittel für Drogen 307
Konstanz, Apotheke 65
— Apothekerordnung 1472 9, 65, 385
— Ausübung der Heilkunde durch
Apotheker 183
— Geschlechter 411
— Paktieren zwischen Apothekern
und Ärzten verboten 1378 182
— Verbot des Praktizieren der Apo-
theker 1472 183
— Verordnung 1387 8, 65
Konstantinopel, Militärmission 287
Kontrolle ärztl. Verordnungen durch
Apotheker 183
Konzession (Concession) 24—37, 42—
45
— Abgabe bei Erteilung einer Apo-
thekenkonzession in Anhalt 36
— auf Lebenszeit 44
— der Krankenhausapotheken 54
— persönliche, Verpachtung 45
— vererbliche in Thüringen 44
— Vererblichk. auf Sohn u. Schwie-
gersohn 246
— verkäufliche 37, 42—44
— Verleihung durch Landesherren 42
— zum Ausschank von Wein in Stolp
102
— zum Kleinhandel mit Branntwein
107
Konzessionsanwartschaft 158
Konzessionsanwärterverbände 249
Konzessionsbeschwerdeinstanz 45
Konzessionspflicht, Einführ. in Nürnberg 12
Konzessionssystem, Einführ. in Preußen 26
— Einführung in Sachsen - Weimar
1908 33
Konzessionsverfahren in Bayern 45

Konzessions-Verfahren, in Bremen, neues 37
— in Preußen 44
— in Württemberg 45
Konzessionsverleihung anFrontkämpfer 44
— an Kriegsbeschädigte 44
— an Kriegsteilnehmer 44
Konzessionszwang f. Branntweinvertrieb 106
Korkbohrer 387
Korn-Ausschank 105
Körner 395
Körnergewicht 396
Korpsarzt 286
Korpsstabs-Apotheker 109, 274, 276, 282, 283, 284, 285, 286, 287, 292, 296
Korresspondenzblatt 249
Kos, Ärzteschule 2, 4
Kosmetika 4, 108
Kosmisches Heilsystem 379
Kostenrechnung einer Visitation 94
Kramerzunft 237
Krankenanstalten, Rabattgeben 355
Krankenhausapotheken 37, 52, 53, 54, 110, 270, 498
Krankenhäuser als Verbraucher 117
Krankenhaus, links der Isar, München 52
Krankenhilfe bei den Krankenkassen 206
Krankenkassen, Abkommen mit Apothekern 205, 216
— Abschlag 360
— als Großzahler 211
— Apotheken 207, 211, 213, 214
— Gesetz 201, 202, 207, 217
— Gesetzgebung, Entwicklung der 200—218
— Handverkaufslisten 209
— Krankenpflegefonds 273
— Preise, besondere Bestimmungen 357
— rechtsfähige 201
— Rezeptrevisoren 217, 517
— Selbstabgabe von Arzneien 208, 212, 214, 215, 216
— Selbstverwaltung 201, 213
— Spitzenverbände 218
— Streik, Berliner 207, 211
— Taxberatungen 355
— Taxe 207
Krankenschein- und Arzneikostengebühr 205
Krankenschwestern 53
Kranken- und Sterbekasse 249
Krankenversicherung 200, 201, 218
Krankenversicherungsgesetz 1883 201
Krankenzwangsversicherung 201, 517
Krankheitserreger, Entdeckung 312

Krankheitsfürsorge 200
Krankheitslehre des Hippokrates 2
Kräuterauszüge 105
Kräuterboden 388
Kräuterbücher 4, 338—343
Kräuterdarstellungen 339
Kräuter, einheimische, Einsammeln 82
Kräutergewölbe 85
Kräuterkrämer 120
Kräutersammler 82
Kräutersammlungen 342
Kräuter- und Destillierbücher 338
Kräuterweiber 82
Kreda 247
Kreditentziehung der Apotheker gegenüber den Krankenkassen 208
Kredit-Verein deutscher Apotheker, 246, 247
Kreisarztgesetz 78
Kreismedizinalausschüsse, bayer. 224
Kreismedizinalrat, bayerischer 224
Kreisregierungen, württemb. 227
Kreistierarzt, thür., Verbot des Selbstdispensierrechts 194
Kreisvereine, sächsische 178, 513
Kreosotum 333
Kriegsbeschädigte als Konzessionsbewerber 44
Kriegsbeschädigtenfürsorge 276, 299
Kriegsdienstordnung, württemb. 293
Kriegs-Feldspitale in Bayern 290
Kriegslazarettpersonal 283, 284
Kriegs-Sanitätsordnung 283, 285
Kriegsteilnehmer als Konzessionsbewerber 44
Krudeherren, Hamburg 49
Krummhübel, Heimat des schlesischen Olitätenhandels 174
Kuchen-Cramer 122
Küchengarten 344
Küchlein 384
Kugelmühlen 389
Kühlfaß 384
Kühlvorrichtungen 384
Kuhpockenlymphe 312
Kultur fremder Arzneipflanzen 345
Kundschaftswert der Apothekenkonzession in Mecklenburg 35
— — — in Thüringen 34
Kunstärzte 93, 182, 505
Kupferstiche von Apotheken 400, 406
Kupferwasser 103
Kurhessen, Apothekerordnung 69
— Medizinalordnung 1842 56
Kurierbücher, homöopathische 364
Kurierrecht der Apotheker in kleinen Städten 1725 185
Kurierverbot 183, 184, 187
Kurpfuscherei 120, 189

Kurschmied 192
Kursus der Apotheker 139
Küstersche Apotheke in Groß-Umstadt 426
Kyffhäuserlaboratorium in Bad Frankenhausen 178

Laboranten 129
— Gewerbe 174
— Konzession 175
— Prüfung 175
Laborationsjournal 16
Laboratorien 383
— chemische 146
— der Untersuchungsstellen 299
Laboratorium chymicum Königsberg 147
— Döbereiner, Jena 388
— für den praktischen Chemieunterricht in Freiberg i. S. 146
Laborplatz als Stipendium 152
Laboschin Dr. A. G., Berlin 170
— Stiftung 242
Lactophenetidin 336
Laienbewegung, biochemische 375
Laien-Fleischbeschauer 111
Laienheilkunst 361, 374
Laienverein, homöopathischer 365
Lampe-Stiftung 242
Landapotheker 104, 240, 351, 416
— Bewegung 222, 416
Landapothekerschaft 245
Länder mit preußischer Pharmakopöe 333
Landes-Apothekerkammer, bayerische 224, 225
Landesbibliothek Wolfenbüttel 155
Landesgesundheitsrat, preuß. 223
— württembergischer 227
Landeshut, Stadtapotheke 400
Landesmedizinalkollegium in Braunschweig 36, 233, 234
Landesordnung (Polizei) 94
— württembergische 115
— sächsische 12, 16
Landespharmakopöen 321, 322, 328
Landesproduktengeschäft, mittelalterliches 112
Landesverband bayerischer Apothekenleiter 247
Landesverein, pharm., Württemberg 513
Landfahrer 119, 129
Landgüter, königliche 344
Landkrankenkassen 203, 213
Landshut, Universität 135, 136, 147, 149
Landsknechtsheere 272, 277
Landstreicher 122

Land- und Kleinstadtapotheker 244
Landwehrapotheker 292
Landwehrordnung 280
Landwirtschaftliche Arbeiter, Krankenversicherung 201
Langensalza, pharmazie-chemisches Lehrinstitut 134
Lapis 306
Lateinische Schule 132
Lateinkenntnisse 9, 13, 15, 19, 25, 132, 140, 506
Lateinprüfung 506
Latwerge 101, 306
Latwergenbuch von Ryff 101
Lazarett-Apotheke 281
— Apotheken, sächsische 290
— Apotheken, Vorstand 275
— fliegendes 280
— Gehilfe 282
— Kommission 285
— Ordnung, preußische 279
— Personaletat, preußischer 279
— Reservedepot 282, 283, 284
— Schiff 284
— Verwaltungsdienst 286
Lebenshaltungsindex 158
Lebenshaltungskosten 358
Lederalleinverkauf in Apotheken 107
Leges Arelatis 8
Leges de regimine Büttner. Görlicenses 15, 17
Lehranstalt für Pharmazeuten, Erfurt 508
Lehrapotheken 145, 159
Lehrauftrag für Geschichte der Pharmazie 151
Lehrbriefe 154
Lehrbuch 319
Lehre von den Signaturen 501
Lehrer der Pharmazie als Abteilungsleiter chem. Universitätsinstitute 148
Lehrer der Pharmazie, a. o. Professor 148
Lehrgang, akademischer 141
Lehrgeld 156, 157
Lehrinstitut, pharmazeutisch - chemisches, Langensalza 134
Lehrjahre 133, 142
Lehrjunge, Apotheke 131, 133, 134, 138, 140, 156
Lehrling 140, 144, 152, 153
Lehrstuhl der Chemie 509
— für Pharmakognosie 149
— pharmazeutischer in Tübingen 148
Lehr- und Gehilfenbriefe 408
Lehrzeit. 138, 140, 143
Leib- und Hofmedikus Berlin 220
Leichenpredigten 414

Leipzig, Apothekerbeschwerdeschrift gegen Hahnemann 366
— Apothekerverein 360
— Drogengeschäfte 82
— Drogengroßhandel 117
— homöopathische Zentralapotheke 516
— Institut für angewandte Chemie 149
— medizinische Fakultät 226
— Sankt-Jacob-Krankenhaus 53
— Stipendium 152
— Streit um das homöopath. Dispensierrecht 366—368
— Taxe und Ordnung 1669 349
Lemgo, Ratsapotheke 400
Lenicet-Fabrik, Berlin 178
Leo, Kaiser, Polizeiedikt 5
Leo-Werke, Dresden 170, 178, 436
Lesezirkel, wissenschaftlicher 151
Leverkusen 167
Liber de medicamentis simplicibus Serapis 314
Lichtenheldt, L. Fabrik Meuselbach 174
Liebeleien, Anknüpfen 153
Liebigs Briefe 148
Lieferungen auf Kosten des Staats, der Kommune u. Korporationen 202
Linksrheinische Lande 42, 43
Lippe, Apothekenbetriebsordnung 92, 98
— Dispensatorien 1792, 1794 324, 325
— Dispensierwesen der Tierärzte 195
— Homöopathie 370
— Kleinere Apotheken 55
— Medizinalordnung 1789 55, 91, 323
— Präsentationsrecht 37
— Sachverständiger für pharmazeutische Angelegenheiten 234
— Visitation der Apotheken 98
Lippstadt 506
Liquor 306
— Aluminii acetici 335
— Cresoli saponatus 336
— ferri albuminati 335
— Hydrargyri nitrici oxydulati 332
Liste galenischer Präparate der Standesgemeinschaft deutscher Apotheker 172
— negative 127, 499
— positive 120, 125, 127, 499
Listen der pharmazeutischen Offizinen 273
Literatur, Apotheker 403
— Komik und Tragik des Apothekers in der Literatur 405
Lobelin 337
Lohn- und Gehaltsempfänger, Krankenfürsorge 200

Lohröl 102
Lokariengeld 38
Loloch 122
Londoner Pharmakopöe 1618 321, 501
Lonicer, Kräuterbuch 339
Looch, Lohoch 99, 122, 306
Loskaufen vom Militärdienst 289
Loslösung der Apotheker v. der ärztlichen Aufsicht 192
Lossprechung, Apotheker- 138, 154
Löschpapier 384
Lot 351, 398
Lötrohr 386
Löwig-Stipendium, Breslau 152
Lübeck, Apothekenwesen 37
— Apothekerbeirat 235
— Apothekereid 70
— Apothekerordnung 12, 92
— Arzneibuch 331
— Arzneitaxe 356
— Catalogus medicament. 325
— Gesundheitsamt 235
— Hausapotheken, ärztliche 59
— Homöopathie 370
— Krankenhausapotheke 55
— Medizinalamt 235
— Medizinalordnungen 195, 235
— Senatsverordnung 37
Lüdicke, Fayence-Fabrik, Rheinsberg 402
Lüdke Dr. Friedrich, Stiftung 243
Luftpumpe 388
Luitpoldmuseum, Würzburg 402
Luneville, Frieden 26, 42
Lupe 393
Luzern, Heilkunde, Ausübung durch Apotheker 184
— Instruktion für den Stadtarzt 1592 182, 184
Lyon, Messen 13

Macer Floridus 132, 314, 316, 339, 504
Magazin für Pharmacie 260, 265
— für Pharmacie und Experimentalkritik 260
Magdeburg, Apothekerkonferenz 118, 238
— herzogl. Polizeiordnung 1688 18, 67
— Hofapotheke 118
— Polizeiordnung 153
— Ratsapotheke 417
— Taxe 1697 107
Magisterium 306
— großes 501
Magistralformeln 207
Mainz, Apothekerordnung 1605 15, 83, 184
— medizinische Fakultät 124

Maister der Arzney 316
Majolikaindustrie 401
Makrobiotik 191, 377
Malerei, Apotheker 403
Malteserapotheke 52
Mangel an pharmazeutischem Perso-
    nal 159
Manipulum 350, 351, 394
Mankiewicz Dr. Gustav, Stiftung 242
Manus Christi 122, 384
Manufakturen, Fayence in Porzellan
    401, 402
Marburg, medizin. Fakultät 124, 134
— Stipendium 152
— Universität 133, 150, 329
Marcipanum 306
Margareta appotekerin, Grabmal Ulm
    403, 419
Mariengroschen 351
Marine, Apothekenwesen 276, 294
— Apotheker 294
— Korps in Flandern 296
— Oberstabsapotheker 295, 296
— Sanitätskorps, Organisation 294
— Stabsapotheker 294, 295, 296
— Stationsapotheker 295
Markterzeugnisse, rohe, Handel 121
Märkte 82
— Handelsfreiheit 121
— öffentlicher Handel mit Arzneien
    15
— Wochen- und Jahr- 120
Markthändler, Kleinhandel mit Arznei-
    mitteln 118
Markthelfer 159
Marktlage, normale 358
Markt-Redwitz, Fabrik 162
Marmormörser 402
Marzipan 100
Massa 306
Mastix 102
Maßanalyse 387
Maßkolben 387
Maß- und Gewichtsordnung 398
Materialienhandel, Amtliche Regelung
    in Brandenburg-Preußen 103
Materialisten 112, 113, 117, 118, 119,
    123, 125, 127, 128
— Beruf 119
— Erlaubnislisten 127
— Kampf 498
— Kleinhandel mit Arzneimitteln 118
— Konkurrenz 498
— Rastenburger 104
Materialkammer, mittelalterliche 85
Materialprüfungsstelle 275
— beim Bekleidungsdepot 287
Materialwaren in Apotheken 102
— Großhandel 115

Materialwaren, Handel 127
— — in Meißen 499
— — in Stolp 102
— Handelsprivileg 105, 499
Matrikel, kleine 142
Mattei Cesare Graf, Bologna 378
Maturität 142, 144, 150, 507
Maximalrabatt 216
Mazeration 386, 389
Mecklenburg, Apotheken-Grundstück
    35
— Apothekereid 70
— Aufhebung der Pflichtbewirtung
    bei Revisionen 95
— Ausschreibung von Konzessionen
    35
— Hausapotheken, ärztliche 59
— Krankenhausapotheke 55
— Kundschaftswert 35
— Medizinalordnung 1830 35
Mecklenburg - Schwerin, Arzneitaxe
    354
— — Besichtung v. Apotheken 1887
    98
— — Bezug von Extrakten außer
    aus Apotheken auch aus industriel-
    len Betrieben gestattet 172
— — Medizinal-Ordnung 1830 91
    195
— — Verordnung von 1834 195
— — Verordnung von 1887 über die
    Apothekenvisitation 232
Mecklenburg-Strelitz, Apothekenge-
    rechtsame 37
— — Apothekenrevisor 233
— — Dispensierrecht der Tierärzte
    195
Medaillen, Apotheker 407
Medizin des Islam 5
Medikamentenverkauf außerhalb der
    Apotheken verboten 1685 185
Medizin, freie, aus der Hofapotheke
    Berlin 278
Medicina pauperum Hannover 327
Medizinalapotheker 1786 186
Medizinalassessores 139, 220
Medizinaldrogengeschäfte 126
Medizinaledikt, brandenburg. 1685 18,
    67 95, 124, 137, 220, 321, 350
— — Deklaration 1696 20, 67, 86
— Kaiser Friedrich II. 7, 8, 38, 64,
    93, 181, 314
— preußisches 1693 69, 350
— — 1725 21, 68, 94, 104, 124, 128,
    140, 220, 352, 355
Medizinalgesetz von Arles 6, 7, 113
— Braunschweig 1865, 1903, 1932 36,
    194, 234

Medizinalgesetz, Hamburg 1818, 1900, 1902 34, 38, 232, 239
Medizinalkollegium Hamburg 232
— württembergisches 227
Medizinalkomitees, bayerische 223
Medizinalordnung, brandenburgische 1693, 1695 19, 124, 137, 153
— — 1725. Deklaration 1727 22, 104
— Berg 1773 22, 23, 26, 43, 125
— Bremen 1871. 1872, 1901, 1927 37, 195, 234
— Fulda 1728 23
— Gothaische 1694 33
— Hadeln 1736 22
— Hannover 1731 22
— Hessen 1616 15
— Hessen 1861 34, 97
— Hessen-Kassel 1778 186
— Jülich und Berg 1708 23
— Kaiser Friedrichs II. 346, 495
— Kaiser Karls IV. 8, 64, 107, 346
— Lippe 1789 91, 98
— Lübeck 1867, 1899 37, 235
— Mecklenburg 1830 35
— Münster 1739 324
— Münster 1777 22, 23
— Regensburg 100
— und Tax, sächsische 1694 16
— Sachsen-Weimar-Eisenach 1858, 1905 33
— Schlesien 1744 22
— Württemberg 1755 22, 70
— Würzburg 1535, 1550, 1583 11
Medizinalpolizei, Würzburger 11
Medizinalräte bei den bayer. Kreiskommissariaten 223
Medizinalrat, bayerischer 224
Medizinalrat der Regierung 221
Medizinalstab, Oberfeldapotheker 280
— als Rechnungsprüfungsstelle 281
Medizinalverwaltung, preußische, Dezentralisation 138
Medizinalwein 106
Medizinalwesen im Herzogtum Nassau 48
Medizineingeben, Pflicht des Apothekers 153
Mediziner als Lehrer der Pharmakognosie 149
Medizingroschen 272, 273, 277, 280, 288, 289
Med.-chirurg. Friedrich-Wilhelms-Institut 283
Medizinischer Doktorgrad 150
Medizinische Fakultät zu Gießen prüft Apotheker 133
Medizinische Fakultäten, Gutachten über Ausübung des Apothekergewerbes durch Juden 420

Medizinische Mitteilungen der Firma Schering-Kahlbaum AG. 271
Medizinisches Untersuchungsamt bei der Kaiser-Wilhelms-Akademie 286
Medizinstudenten aus Prag 174
Medizinstudium-Berechtigung durch Gehilfenexamen 183
Meißen, Handel mit Materialwaren 104, 499
— Krämerinnung 104
— Marktapotheke 104, 105
Meister, Lucius & Brüning, Höchst a. M. 167
Membrum facultatis, Königsberg 137
Memorandum, pharmazeutisches der Apotheker Nürnbergs 1581 188
Meningokokkenserum 337
Menschenfett 317
Mensur 397
Menthol 335
Merck, E., Chemische Fabrik 162, 436, 515
Merck, Apothekerfamilie, Darmstadt 165, 413
Mercksche Präparate 163, 180
Mesue, Antidotarium 10, 11
— De medicinis laxativis 313, 315
Messen 13, 115
— zu Antwerpen 13, 115
— zu Breslau 115
— zu Frankfurt 13, 115
— zu Leipzig 115
— zu Lyon 13, 115
— zu Venedig 13, 115
Messer für Stoßkammer 389
Meßgeräte 382, 398
Messingbleche (Gewicht) 396
Messingringchen (Obolusgewicht) 396
Methylium phenylchinolin carbon. 337
Methylsulfonal 336
Meurer-Stiftung 242
Meyer, Theodor, Arzneipflanzenkultur und Kräuterhandel 346
Midephako 116
Mikroskop 387
Mikroskopische Untersuchungen 110
Militärapothekenwesen 274
Militärapotheker 26, 71, 109, 225
— als Herausgeber von Arzneibüchern 274
— als Regierungsapotheker 276
— badische 293
— bayerische 291, 292
— bei den Intendanturen 292
— bei der Schutztruppe 296
— und Eisernes Kreuz 288
— Rang 274, 275, 285, 290, 291, 292, 294, 298
— Reichswehr 276

Militärapotheker, sächsischer 289, 290
— — Beförderung 290
— wissenschaftl. Betätigung, Vor- und Ausbildung 274
Militärarzneimagazin 291
Militärarzt, oberer 282
Militärbeamte, obere 282
Militärdienst, einjährigfreiwilliger 142
Militärersatzinstruktion für den Norddeutschen Bund 282
Militärhufschmied 192
Militärlazaretteinrichtung, Churpfalzbayerische 290
Militärmedizinalabteilung im Kriegsministerium 282
Militärmedizinalabteilung, preuß. 283
Militärmedizinalwesen, Unterstellung unter das Preußische Kriegsministerium 282
Militärpflicht in den Militärapotheken 285
Militärpharmazie 271—300
— in Brandenburg-Preußen 273
— in den Bundesstaaten 276
Milizapotheker 290
Mindestalter der Lehrlinge 140
Mindestpreis der Arzneitaxe, preußische 354
Mineralsalzpastillen 376
Mineralsalztherapie 376
Mineralwasserapparate 108
Mineralwasserfabrik, erste 108
Miniatur, Apothekerarzt 381
Ministerialrat in der Heeresverwaltung 298, 299
— im Preußischen Volkswohlfahrtsministerium 222
Minoda 248
Minoritenpater von Regensburg 347
Mitglieder des Collegia medica 220
Mithridates v. Pontus 504
Mittäterschaft 168
Mittel mit Stern 356
Mittelalter, Krankenfürsorge 200
Mittelalterliche Arzneikunde 131
Mitteldeutsche Wiener Handschrift Macer Floridus 314
Mitteldeutscher Pharmazie-Konzern 116, 247
Mittel- und Großstadtapotheker 245
Mittel- und norddeutsche Apothekergenossenschaft 116, 248
Mitteilungen der Deutschen Pharmazeutischen Gesellschaft 266
— der Vereinigung deutscher Anstalts- und Krankenhausapotheker 270
Mitteilungsblatt der Fachgruppe Apotheker 268

Miva 306
Monopol, Apotheken 72, 103, 105, 394
— Arzneihandel 127
— Branntweinbrennen 498
— der Konfektbereitung 498
Montpellier 133
Moritz von Hessen, Medizinalordnung 1616 15
Morphium-Entdeckung 508
Morphiumgewinnungsverfahren 164
Morsellen 101
Mörser 384, 387, 402, 403
— Gießer 403
Moschus, Aufbewahrung 9
Mühlen 389
Müller Adolf, Arcanum - Vorschrift, Verkauf 173
München, Akademie der Wissenschaften, Laboratorium 147
— Deutsches Museum 343, 402, 511
— Hof- u. Ministerialbeamte, Arzneigratisbezug 101
— Krankenhaus links der Isar 53
— Pharmazeut. Laboratorium 147
— Residenzapotheke 497
— Storchenapotheke 413
— Universität 136, 147
Münster, Frieden von 1648 17
— Löwenapotheke 463
— Medizinalordnung 1739 324
— Medizinalordnung 1777 22, 23
— Universität 135
Musik, Apotheker 409
Musterungen der bayerischen Apotheken 97
Mutter Anna 503
Mylius, Apothekerfamilie 413

Nachbesichtigungen 96
Nachlaß bei Arzneilieferungen an Kassen usw. 355
Nachlaßinventare der Apotheker 414
Nachprüfung ärztlicher Verordnungen durch Apotheker 188
Nachrevisionen 97
Nachrichtenblatt der deutschen Pharmazeutenschaft 267
— der Standesjugend deutsch. Apotheker 267
Nachrufe auf Apotheker 414
Nachtdienst, Einschränkung 158
Nachtruhestörung 368
Nachttaxe 352, 356, 359
Nachweis arischer Abstammung 145
Nährsalzpräparate 376
Nahrungsmittelchemiker 109, 274, 285
Naphtalin 335
Narcophin 337
Narcotingewinnungsverfahren 164

Nasalia 306
Nassauisches Edikt von 1818 48, 56, 69
Nationalökonomen z. Apothekerfrage
Nationalsozialistischer deutscher Ärztebund 199, 252
National- und Weltwirtschaft 162
Nationalversammlung 1848 248
Natrium acetylarsanilicum 336
— arsanilicum 336
— diaethylbarbituric. 337
— kakodylic. 337
— phenylaethylbarbituric. 337
— salicylicum 335
Naturalienkabinett 417, 435
Naturforscherversammlung 151, 253,
   254, 256, 388
Nebengeschäfte der Apotheken 108,
   109, 111
Neuburg, Apothekerordnung 1595 14,
   132
Neues Jahrbuch der Pharmacie 259
— — für praktische Pharmacie und
   verwandte Fächer, eine Zeitschrift
   des allgemeinen deutschen Apothe-
   kervereins, Abteilung Süddeutsch-
   land 268
— Journal der Pharmacie für Ärzte,
   Apotheker und Chemiker 259
— Repertorium für die Pharmacie 259
Neujahrsgeschenk 101
Neuverleihung von Personalkonzessi-
   onen 44
New Kreuterbuch von Fuchs 341
New - Yorker deutscher Apotheker-
   verein 417
Nichtapotheker auf pharmazeutischem
   Lehrstuhl 148
Nichtarier 145, 421
Nichtpharmazeutisches Personal 159,
   161
Niederlassung v. Apothekern in klei-
   neren Städten 140
Niederlassungsberechtigung der hes-
   sischen Apotheker 133
Niederlassungsfreiheit 26, 34, 42, 72,
   73, 75
— Hamburg 34
— Rheinland 42
Nikolaus, Antidotar. 504
Nördlingen, Einhornapotheke 413
Nördlinger Register 315
Norddeutsche Gewerbeordnung 1869
   127
Norddeutscher Apotheker-Verein 238,
   240
Norddeutscher Bund 143
Norddeutscher Reichstag, Beschluß v.
   25. Mai 1869 77

Normale Marktlage 358
Normalgewicht, Nürnberger 395, 396
Notarzneimittel 59
Notgemeinschaft der Realkonzessio-
   nare 246
Notlage der Landapotheker 245
— deutscher Apotheken 359
Notland, Arbeit- u. Notgemeinschaft
   alleinarbeitender Land- und Klein-
   stadtapotheker 245
Notverbandzeug 292
Notverordnung 359
Novitäten - Cabinet, Pharmazeutisch-
   chemisches 164
Novocain 336
Nucleus chymico-pharmaceut. 324
Nürnberg, Ärztliche Prüfungskommis-
   sion, 16. Jahrhundert 507
— Apotheke z. Goldenen Kanne 277
— Apothekergewicht 396, 397
— Apotheker-Kollegium entschädigt
   die Apothekenrevisoren 192
— Apothekenrevision 95, 197, 505
— Apothekerordnung 1529 12
— — (Apotheker Pflicht und Ord-
   nung) 1547 12
— — 1555 385
— — 1592 1888, 385
— Ausbildung der Apotheker 137
— Botanischer Garten 345
— Collegium pharmaceuticum 237,
   238, 512
— Drogengeschäfte 82
— Einführung der Konzessionspflicht
   62
— Fayencemanufaktur 402
— Germanisches Museum 397, 400,
   402, 407, 511
— Gesetz und Ordnung 1592 184
— Gewerbefreiheit pharmazeutische
   506
— Kugelapotheke 400, 409, 504
— Mohrenapotheke 250, 512
— Normalgewicht 396
— öffentliche Herstellung von The-
   riak 83
— Polizeibehörde zum Degentragen
   der Apothekergesellen 154
— Ratsarchiv 238
— Ratserlaß 1350 12, 182
— Senatsbeschluß 1555 506
— Stadtapotheke 49
— Stadtbibliothek 316
— Sternapotheke 511
— Verbot der Arzneianfertig. durch
   Ärzte 1350 182
Nymphenburg, Porzellan-Manufaktur
   402

Oberapotheker 285, 286, 290, 291, 292, 293, 299, 300
— I. und II. Klasse, bayerische 291
— der Armee bei der Marine 296
— der Reserve 286
— der Schutztruppe 296
— Leiter des chemischen Laboratoriums in Loma 297
Ober Collegium medicum 21, 25, 82, 96, 138, 139, 141, 220, 351
— — Medicinae et Sanitatis 140 221, 352
— — Sanitatis 221
Oberdirektor des Apotheker-Vereins 240
Oberfeldapotheker 279, 280, 289, 290, 293, 299, 300
Oberlandesgerichts - Entscheid Stuttgart von 1931 über die Verpflichtung des Apothekers zur Abgabe verordneter Spezialitäten 168
Oberleutnantsgleichachtung der bayerischen Unterapotheker 291
Obermedizinalausschüsse, bayerische 223, 224, 513
Obermedizinaldirektion, Hessen 230
Oberregierungsapotheker 296, 298, 299
— bei der Marine 296
Oberregierungsrat 222, 298, 299
Oberregierungsräte als Mitglieder des Reichsgesundheitsamts 236
Obersanitätskollegium, bayer. 290
Obersekundareife 143
Oberstabsapotheker 274, 280, 281, 282, 283, 285, 286, 287, 299
— im Kriegsministerium 280, 283, 284, 285, 287, 298
— Landespolizei München 300
— Uniformänderung 282
Oberster Sanitäts-Offizier der deutschen Militärmission in Konstantinopel 287
Obertribunal, Gutachten 43
Ober- und Unterfeldapotheker 281
Oberversicherungsamt 203
Oberweißbach in Thüringen 174
Obolus 394, 396
Offenbach, Fayencemanufakturen 402
Officina Pharmaceutica Dietericiana, Nürnberg 400
Offizin, dekorative Ausstattung 401
Offizinen, bildliche Darstellung 406
— fürstliche 401
— in Klöstern und Spitälern 401
Okulisten 119
Oldenburg, Apotheken-Gesetzgebung 35
— Dispensierrecht der Tierärzte 195
— Homöopathie 370

Oldenburg, Krankenhausapotheke 55
— Pharmakopöen 330
— Revisionskommission 233
— Überwachung der Apotheken pp. 1930 98
— Witwenrecht 35
Olea 313
Oleum camphoratum 332
Oleum Jecoris Aselli 332
Oligoplexe, dynamische 377
Olitäten 52, 122, 129, 130, 161, 174, 175
— Handel 129, 174
— Herstellung 174, 175
— Krämer 122
— Thüringer 52, 161
Oper: der Apotheker 409
Opiata 122
Opium 504
Opiumgesetz 1929 87
— Ausführungs-Bestimmungen 1930 172
Opiumgesetzgebung 193
Opiumhaltige Mittel, Opiumgehaltsangabe 332
Opiumstelle beim Reichsgesundheitsamt 236
Opiumverbrauch, Einschränkung 9
Orb, Kreis 69
Ordensapotheken 51, 497
Ordensmitglieder, Versorg. mit Arzneien 497
Ordensverleihung an Schutztruppenapotheker 296
Ordinariate für pharmaz. Hochschullehrer 149
Ordinarius f. Pharmakognosie, Frankfurt 149
Ordinationsfreiheit, Eingriff in die 204
Ordinationszettel 291
Ordnung, Büttnersche 153
Organisation der Pharmaziestudierenden an den deutschen Universitäten u. technischen Hochschulen 257
— des Marinesanitätskorps 294
— des Sanitätskorps 282, 283
Organon 362, 363
Organtherapie 321, 502
Orient, Einfluß auf die Pharmazie 409
Orientalische Spezereien 401
Originalholzstöcke, Schoeffers 340
Originalpackung 355
Originalverkaufspreis 355
Ortskrankenkasse 176, 201, 203, 207, 209, 212, 215, 216
— Köln, Anteil an Spezialitäten 176
Ortskrankenkassen-Verband 209, 211, 212, 215
— Württembergs 207
— zu Würzburg 216

Ortsphysikus 140
Ortus Sanitatis 339, 399
Osnabrück, Frieden 1648 17
— Löwenapotheke 108
Oskar - Hans - Weber - Stipendium,
 Marburg 152

Pachtapotheken, städtische 49
Paderborn, Cramersche Apotheke 508
Padua 133
Papaverin 337
Papaverin, Entdecker 164
Papierhandel in Apotheken 107
Papiertekturen 382
Pappschachteln 382
Papyros Brugsch major 313
— Ebers 1, 313
Paracelsismus 302
Paraffinum liquidum u. solidum 335
Paraldehyd 335
Pastillenherstellung 390
Pastilli 306
Patentamt 167
Patentgesetz 167, 177
Patent, Gewerbe- 32
Patentrechtlicher Schutz der Arznei-
 stoffe 167
Pathos = Krankheit 362
Paullini, heylsam Dreckapotheke 321
Pauschalpreise 336
Pechblende 312
Peinliche Gerichtsordnung 11
Penidt 122
Pensionskasse 249
Pepsin 335
Perckmeister (Berkmeister), Bildnis 407
Pergamon 3
Perkolator 389
Personalkonzessionare, sächs. Versor-
 gungskasse 226
Personalkonzessionen 44, 45, 245, 246
— Hessen, Übertragung durch Ver-
 erbung 34
Personalunion zwischen Arzt u. Apo-
 theker 181, 190, 191, 495
Pestamulette 308
— Antidota 90
— Epidemien 89
— Erlasse und -Ordnungen 89
— Panacea 90
— Pentakuli 308
Pestillentz-Apotheke 89
Petersburger Pharmazeutische Gesell-
 schaft 262
Petroleum 102
Pfälzische Gesellschaft für Pharmazie
 und Technik 268
Pfalz, Dispensatorium 1764 323
— Ober, Apothekenordnung 1657 16

Pfefferkorn 395
Pfefferkuchen 102
Pflanzenanalyse 310
Pflanzenbasen, Fabrikation 311
Pflanzenglossare 338
Pflaster 306
— Maschinen 391
Pflichtleistungen bei Revisionen (Be-
 wirtung) 95
Pfunde 394, 395, 396, 397, 398
Pfuschertum, Abwehr 199
Pharmacia Antverpiensis 320
— elegans 382
— religiosa 406
Pharmacopée Lémery 1697 326
Pharmacopoea Argentoratensis 1722,
 1725, 1729, 1757, 1777 325
— Badensis 331
— Bavariae 1822 328, 387
Pharmacopoea Borussica 1799 141, 142,
 163, 171, 309, 331, 351, 352
— — II 332
— — III 332, 352
— — V, VI, 329 330, 331, 332, 333,
 337
— — VII 333, 353
— — in and. Ländern eingeführt
 333
— Bremensis 330
— Bruxellensis 320
— castrensis 327
— — Borussica 274, 279, 280, 327
— — conjuncta 1815 328
— Danica 325, 329, 330
— Germaniae 1865 und 1867 334
— Germanica 171, 274, 283, 292, 330,
 334, 354, 397, 505
— — ed. II und III 335
— Hagana 320
— Hannoverana 1708 323
— — 1852 329
— Helveticorum 320
— Herbis politana 1782 324
— Holmiensis 320
— homoeopath. polyglotta 373, 516
— in compend. Bretschneider-Pla-
 cotomus 1560 318
— Londinensis 308, 320, 321
— medica physica Schröder 320
— Mediomatrica 1561 318
— militaris Bavariae 327
— — Borussica 280, 282, 283, 327
— — in Bavariae nosocomiis usi-
 tata 290
— nova von Ruland 321
— Oldenburg 330
— Palatina 323
— pauperum Edinburg 327
— — Hamburg 327

Pharmacopoea pauperum Oldenburg
327
— rationalis 1779, 1780 324
— — Piderit 328
— Saxonica 328
— — Supplementa 328
— Slesvico-Holsatia 330
— teovardiniensis 320
— universalis 320, 326, 350
— — Geiger 326
— — Hirsch 326
— — Schröder 350
— Veneta 1617 319
—· Wirtemb. 1741 323
— — 1771 303, 393
— — 1845 330, 387
Pharmacopoeia Augustana 318
Pharmaciae et. Med. Dr. 150
Pharmacopolus 5
Pharmacorum conficiendorum ratio
vulgo vocant dispensatorium des
Valer. Cordus 316
Pharmakochemie 501
Pharmakognosie an den Hochschulen
149
Pharmakognosten 309
Pharmakognostische Schule in Wien
310
Pharmakognostisches Institut Frank-
furt 149
Pharmakologen als Lehrer der Phar-
makognosie 149
Pharmakon 4
Pharmakopöen, homöopathische 363
Pharmakozoologie 304
Pharma-Medico 271
Pharmazeut bei der bayer. Kreisre-
gierung 224
— der (Zeitschrift) 269
— Otto-Wilhelm-Stiftung 242
Pharmazeuten des Beurlaubtenstan-
des 282
— Mitglieder des württembergischen
Medizinalkollegiums 227
— musikalische 410
— Vereine 157
Pharmazeutisch - chemisches Novitä-
ten-Cabinett 164
— -naturwissenschaftlicher Verein,
Jena 248
Pharmazeutische Abteilungen bei den
bayer. Ober-Medizinalausschüssen
224
— Angestellte, Bezahlung 158
— Angestelltenorganisation 250
— Angestelltenpresse 269
— Arbeitsgeräte 393
— Berichte 271
— Centralhalle 261, 515

Pharmazeutische Erzeugnisse (Fach-
gruppe der Industrie) 179
— Fachblätter 155, 259—271
— Gehilfen beim Medizinalstab 281
— Gesellschaft, Berliner 164
— — deutsche 306, 512, 513
— — die (Beiblatt der Deutschen
Apothekerzeitung) 267
— — Dresden 256
— — erste 157
— — Grafschaft Mansfeld 253
— — München 256
— — Petersburg 262
— — Rheinbayern 240
— — Tübingen 256
— Gesellschaften 253, 255, 256, 512
— Industrie 161—181
— Instrumente 386
— Kreisvereine, sächsische 226
— Laboratorien 148
— Landesvereine, württembergische
227
— Lehranstalt Hamburg 135, 232, 438
— Mitglieder der bayerischen Kreis-
medizinalausschüsse 224
— Monatshefte 265
— Nachrichten 268
— „Operationen" 386
— Presse (Zeitschrift) 264
— Professoren als Ordinarien 149
— Sachbearbeiter bei der Marine 295
— Sektion der Naturforscher-Ver-
sammlung 253
— Staatsprüfung (Hauptprüf.) 144,
148, 274
— Vereine 237—258
— Vereinigung für Deutschland 249,
269, 512
— Wochenschrift 249, 269
— Zeitschrift für Rußland 262
— Zeitschriften von Industriefirmen
271
— Zeitung 75, 79, 160, 196, 262, 263,
266, 267, 514
— — Bunzlauer 267
— Zeitung 262
— — des Apotheker - Vereins im
nördlichen Teutschland 266
— — für Apotheker, Ärzte, Dro-
guisten etc. 262
— — Stipendium 152
— — Vereinsorgan 263, 266, 267
— Zentralhalle 261, 515
Pharmazeutischer Assessor 222
— Centralanzeiger 264, 575
— Dienst, militärischer 273, 289
— Hilfsarbeiter bei der Marine 295
— Referent bei den Abwicklungs-
ämtern 297

Pharmazeutischer Referent beim Hee-
ressanitätsinspekteur 298
— Sachbearbeiter für die staatliche
Polizei Preußens 300
— Verein für das Westfalenland 512
— Zentralanzeiger 264
Pharmazeutisches Institut Braun-
schweig 233
— — Leipzig 149
— Laboratorium München 147
— — im Reichsgesundheitsamt 237
— Lehrinstitut Rothenburg 442
— Nachrichtenblatt 268
— Prüfungswesen 137—145, 236
— Studium 135, 136, 142—145
— Vereinsorgan, ältestes 264, 265
— Wochenblatt 263, 515
Pharmazie-Abteilung der Naturfor-
scherversammlung 254
— als Hauptfach bei Promotionen 150
— amerikanische 417
— bei der Schutzpolizei 277
— galenische als Lehrfach 150
— geschichtliche Abteilung im Ber-
liner Universitäts-Institut für Ge-
schichte der Medizin und Naturwis-
senschaften 257
— geschichtl. Bibliothek u. Samm-
lung 257
— Grenz-Gebiete als Promotionsfä-
cher 150
— im Versorgungswesen 277
— Stellung im Rahmen der Chemie
253
Pharmazierat 224, 229, 300
Pharmazieschulen 134
Phenacetin 335
Phenolphalein 336
Philadelphia, College of Pharmacie 156
Philander v. Sittewald, Geschichte 405
Phlegma 384
Phlogistontheorie 304, 309, 330
Phoebus-Stiftung 242
Physica der Hildegard von Bingen 344
Physiologie, chemische 309
Physiologisch-chem. Untersuchungen
110, 111, 299
Physostigmin 335
Phytantozoiconographia von Wein-
mann 342
Pigmentarii 5
Pignolatum 306
Pille, Die (Zeitschrift) 267
Pillen 306
— Apparate 391
— Großherstellung 391
— Kamm 382
— Maschine 382
— Strangpressen 391

Pillen, Versilbern 382
Pillnitz, Hofapotheke 402
Pilocarpin 335
Pilzkenner, Apotheker als 111
Piment 100
Pipetten 387
Plaketten, Apotheker 407
Platin-Draht 393
— Gerät 388
— Schmelze W. C. Heraeus-Hanau
388, 431
Plattenpressen 386
Plexus solaris 379
Pochwerk 389
Podophyllin 335
Poeta laureatus 404
Polek-Stipendium, Breslau 152
Poliergläser 386
Politik des Deutschen Apothekerver-
eins 241
Polizeiapotheker 300
Polizeiedikt des oströmischen Kaisers
Leo 5
Polizeikrankenhaus 300
Polizeioberapotheker 300
Polizeiordnung der Oberen Pfalz 1657
16
— Herzogtum Magdeburg 1688 18
Polizei-Pharmazierat 300
— Staatliche, Sanitätswesen 300
— Verordnungen über den Handel
mit Giften 88
Pollinger-Pillen 52
Porträts von Apothekern 407
Porzellan-Gefäße 402
— Platten 389
Positive Listen 119
Postmeister, Apotheker als 108
Potenzierung 362, 374
Practica medicinarum Particularium
Mesue 313, 315
Prag, Botanischer Garten 345
— Medizinstudenten 174
— Pharmacopoea pauperum 24
— Universitätsgründung 345
Praktikant 144, 152
Praktikantenausbildung 144
Präliminarprüfungen 25
Präsentationsrecht 34, 36, 37, 43, 44
Präsident des Untersuchungsamts für
Lebensmittelchemie 222
Präzipitieren 385
Präzisionsgewichte 398
Preisabrundung 355
Preisberechnung, Ungleichmäßigkei-
ten 354
Preise für brave und tüchtige Lehr-
linge 242

Preisstiftung des Deutschen Apothe-
kervereins 243
Preisunterbietung, Verbot 352, 353
Preiszettel 1693 185
Prenzlau, ältestes Privileg 39, 496
Pressen 386
Pressestelle des Deutschen Apothe-
kervereins 243
Preußen, Allgemeines Landrecht 186
— Apotheken-Betriebsordnung 1902
54, 90, 140, 187, 188
— Apothekereid 68
— Apothekerkammer 222, 223, 249
— Apothekerordnung 1683 17, 18, 137
— — Revidierte 1801 24, 26, 40, 57,
69, 90, 96, 104, 125, 135, 137, 140, 171,
186
— Apothekerrat 221, 223
— Arzneibücher 141, 142, 163, 171,
309, 329, 330, 331, 332, 333, 337, 352
— Ausübung der Heilkunde durch
Apotheker 185
— Dispensierrecht der Tierärzte 195
— Einführung des Konzessionssy-
stems 26
— Generaldirektorium 25
— Generalvisitation 96
— Gewerbeedikt 1810 26, 71, 72
— Giftgesetz 88
— Hilfsarbeiter im Ministerium der
geistlichen, Schul- und Medizinal-
angelegenheiten 222
— Kommission für Bearbeitung der
Arzneitaxe 513
— Konzessionsverfahren 44, 45
— Krankenhausapotheken 54
— Landesgesundheitsrat 223
— Maximal- und Minimaltaxe 21,
352, 353
— Medizinal-Abteilung des preußi-
schen Ministeriums für geistliche-
Unterrichts- und Medizinalangele-
genheiten 221
— Medizinaledikt 1725 88, 185, 220,
352, 353
— Medizinaltaxe 1875 193
— Ministerium f. Volkswohlfahrt 222
— Pharmazeutische Bevollmächtigte
221
— Pharmazeutischer, ständ. (später
arzneikundiger) Hilfsarbeiter 222
— Pharmazeutischer Sachbearbeiter
bei der staatlichen Polizei 300
— privilegierte Apotheken 125
— Standes-Vertretungen, Schaffung
bei den Provinzialbehörden 222
— Taxe 350—355
— Technische Kommission für phar-
mazeutische Angelegenheiten 513

Preußen, Vorschriften über Einrich-
tung u. Betrieb v. Apotheken 189 90
— Wahlverfahren bei den Apothe-
kerkammern 223
— Witwenrecht 25, 45
Primareife 143, 507
Principium somniferum 508
Prise 350
Privatwirtschaftslehre, Kurse 144
Privileg-Besitzer, Zusammenschluß
247
— Charakter, Absprechung 40
— Materialwarenhandels- 105
— Universität Frankfurt 105
— Urkunden, Inhalt 41
Privilegia exclusiva 23, 39, 496
— personalia 25
— realia 25
Privilegialgewalt der Reichsstädte 49
Privilegien 7, 21, 23, 24, 25, 26, 37,
38, 40, 41, 42, 105, 496
— Abschaffung 26
— für Geheimmittel 173
— kaiserliche und fürstliche für Ar-
cana 173
— landesherrliche 25
— Vererblichkeit u. Verkäuflichkeit
in Thüringen 40
— Verleihung durch Landesherren 41
— Verleihung durch Städte 41
— Verlust 21
— Übertragung auf ein anderesHaus
40
— zu Berlin und Cölln 190
Processus Pharmaceutico - chymicus
139
Professoren für Chemie und Pharmazie 140, 147, 148
— für pharmazeutische Chemie als
a. o. Professoren 148
Promotion der Apotheker 149, 150
Promptuarium Pharmacopoeseos Erfurt 133
Protest gegen Dieterichs Fabrikation
galenischer Präparate 169
Provinziallazarette 280
Provinzialmedizinalkollegien, preußi-
sche 21, 138, 220
Provisor 132, 134, 140, 153, 155
Provisoren bei den Feldlazaretten 279
Prüfung der Apotheker, Reglement
1798 141
— der Arzneiwaren auf Märkten
durch Apotheker bzw. durch Ärzte
122
— pharmazeut. in Königsberg 137
Prüfungen, Präliminar- 25
Prüfungskommission, pharmazeutishe
143

Prüfungskommission, württemb. 137
Prüfungsordnung für Apotheker 141
—145, 152, 159, 372, 507
Pugillum 350, 351, 394
Pulpa 306
Punktartikel der Arzneitaxe 209, 357
Punsch 101
Purgantia 122
Pyramidon 166, 167, 336
Pyrazol. phenyldimethylsalicytat 336
Pyritz, Materialisten 103

Quacksalber 5, 119, 122
Qualifikation zum einjährig-freiwilli-
gen Militärdienst 143
Quecksilber 102
— Luftpumpe 387
Quedlinburg, Quedlinburgica officina
1665, 1701 325
Quid pro quo 4, 9
Quittenkäse 306

Rabatt, amtlicher 204, 218, 355, 359
— Forderungen der Krankenkassen
207—209
— Geben an Private 353, 354
Radium 312
Radizierte Realrechte 40
Rang bayer. Militärapotheker 291, 292
— der Marineapotheker 294
— der Oberstabsapoth. im Kriegsministerium 285
— der sächsischen Militärapotheker
290
— der württembergischen Militär-
apotheker 294
— Liste 275
— Ordnung, bürgerliche 154
— — der Gesellen 154
— Ordnungsschwierigkeiten b. Apo-
thekern 154
— persönlicher, als Räte IV. Klasse
275
— und Dienstverhältnisse der Be-
amten des Reichsheeres 298
Raritätenkabinette 417
Rastatt, Hofapotheke 400, 511
Rastenburger Heimatblätter 1929 102
— Materialisten 104
Rat für das Apothekenwesen, Hamburg 232
Rats-Apotheker 49, 95, 101, 108, 119,
496, 497, 498
— Delegierte besichtigen die Kölner
Apotheken 183
Räucherpulver 107
Räudemittel, Herstellung durch Tier-
ärzte 192
Reagenzgläser 386
— Gestell 387

Realgewerbeberechtigung 42
Realkonzessionare, Zusammenschluß
81, 244, 246
Realkonzessionen 37, 43, 44
— in Thüringen 44
Realrechte, nicht radizierte 40
Receptaculum 384
Recettario Florentino 1498 316
Rechte, subjektiv dingliche 25, 40
— subjektiv persönliche 25, 40
Rechtsberatung des Midephako 116
Rechtsgrundlage alter Apotheken 496
Rechtsschutz des Handelsgesetzes für
angestellte Apotheker 250
Rechtsunzulässigkeit d. Abgabe selbst-
angefertigter Tabletten an Stelle
ärztlich verordneter Kompretten 168
Referat über Arzneimittel- und Gift-
verkehr außerhalb der Apotheken
222
Referentenstelle, pharmazeutische 222,
227, 228, 230, 236, 514
Refoko, Refuko 79
Reformation guter Polizei 1548 11, 93,
197, 347
— und Ordnung der Apotheken in
Neuburg 1595 132
Reformbewegung, Betriebsrecht 71—
84, 245, 246
Reform- und Entschuldungskommis-
sion 79
Refugiés 350
Regale 38
Regelbetrag für den Verbrauch von
Arznei- und Heilmitteln bei Kran-
kenkassen 206, 218
Regelung der Anstellungs- und Ge-
haltsverhältnisse der konditionie-
renden Apotheker 157
Regensburg, Arzneitaxe 1490 347
— Besichtigung der Apotheken 182
— Dispensatorium Ratisbonense 324
— Medizinalkollegium 324
— Medizinalordnung 8, 65, 100, 132
— Tax- oder Preißordnung 1737 324
Regierungsapotheker 224, 276, 298, 299
— bei der Marine 296
Regierungs-Chemierat 300
— Chemiker 300
Regierungsrat als Mitarbeiter bzw. als
Mitglied des Reichsgesundheitsam-
tes 236
Regimen Sanitatis Salernitatum 6
Regimentsfeldscherer 273, 278, 279
Reglement 1836 125
— für den Eintritt in den Apothe-
kerberuf 1869 143
— für die preußischen Friedenslaza-
rette 280, 282

Reglement für die Prüfung der Apo-
  theker 1798 140, 141
— über das Debit der Arzneien 1802,
  1836 88
Regreßplicht der Ärzte 206, 218
Reibeschalen 387, 389
Reibesteine 384
Reichenau 57, 344
Reichsarbeitsministerium 210, 212, 276,
  299
Reichsarzneimittelgesetz 236
Reichsarzneitaxe 354
— für die deutschen Krankenkassen
  209
Reichsausschuß für Ärzte und Kran-
  kenkassen 217
— — — — — Richtlinien 204
Reichsbetriebsgemeinschaft 13 „Freie
  Berufe" 242
Reichsfachgruppe im GDA. 252
Reichsfachschaft pharmazeut. Groß-
  händler 112
Reichsgesetzliche Krankenkassen 358
Reichsgesundheitsamt 218, 222, 236,
  335, 355, 514
Reichsgesundheitsrat 237
Reichsgewerbeordnung 127, 130, 359,
  371, 499
Reichsheeresapotheker 223
Reichsheer, Rang der Beamten 298
Reichskolonialamt 296
Reichsmarine 276, 277, 298
Reichsmarineamt, Medizinalabteilung
  295
Reichsmarineapotheker 223
Reichsministerium des Innern 236
— Opiumstelle 236
Reichspolizeiordnung 1548 11, 12, 93,
  197, 347
— 1577 94
Reichsratsbeschluß betr. Arzneibuch
  1926 337
Reichsregierung, Apothekenwesen 236
Reichsstädte, freie 42
Reichstag zu Augsburg 1548 11, 93,
  197, 506
— Frankfurt a. M. 1577 12, 94
Reichstagsabgeordnete 417
Reichs- und Preußisches Ministerium
  des Innern 222, 223, 514
Reichsverband der Personalkonzes-
  sionare deutscher Apotheken 246
— der pharmazeutischen Großhändler 112
— der pharmazeutischen Industrie
  (Reipha) 179
— der pharmazeutischen und diätetischen Mittel- u. Kleinindustrie 178
— der Vertrauensapotheker e. V. 257

Reichsverband deutsch. Zahnärzte 199
— praktischer Tierärzte 199
Reichsversicherungsordnung 201, 203,
  210, 214
Reichswehr, Militärapotheker 71, 225,
  276, 297
— Ministerium 297, 299
— Vergünstigungen bei der Arznei-
  belieferung 357
Reindarstellung der in Arzneipflanzen
  enthaltenen Wirkungsstoffe 164
Reipha 179
Reise-Apotheken 37, 45, 187, 402
— Feldapotheken 279, 280
— oder Taschenapotheken, homöo-
  pathische, Anhalt 370
Rekognition 38
Remedia oeconomica 215, 216
Remmler, Dr. Hugo AG., Berlin 170
Renaissance 399, 400, 403
— Erker, Lemgo 400
— Stil, Apotheken 400
Reorganisation der Armee 282
Repertorium der Pharmazie 136, 259
Reputation des Apothekers 154
Reserve-Apotheker 292
— Armeekorps 286
— Lazarette 283
— Militärapotheke 275
Resorcin 335
Restitutio Dispensatorii August. con-
  tra Zwellferum 1670 319
Retorte, Die (Zeitschrift) 264
Reuß, Apothekerordnung 1839 33
— j. L., Apothekenbetriebsordnung
  1903 92
— Gewerbeordnung 106
— persönliche Konzessionen 34
Revision, Apotheken 92—98, 224—234,
  506
— bremischer Apotheken 234
— der Drogen-Materialisten-Hand-
  lungen 128
— der Gifthandlungen 128
— der Krämer 120
— der sächs. Apotheken pp. 226
Revisions-Anweisungen für Drogen-
  handlungen 129
— Bericht einer Reichsstadtapotheke
  95
— Kommission 93, 95, 231, 506
— — Schmauserei 506
— Protokolle 197, 506
Revolution, französische 26
— nationalsozialistische 512
Rezepte, Aufbewahrung in der Apotheke 9
— Anfertigung von Abschriften 9
— Arznei, individuelle 517

Rezepte, Fahnen 382
— Formeln 517
— Revision der Krankenkassen 517
— Revisionsstellen der Krankenkassen 217
— Sammlungen 313
— Wiederholung 14
Rezeptiertisch 382, 400
Rezeptur, Arbeitspreise 356
— Arznei, Verdrängung 168
— Waagen 397
Rezipiente 384
Rheinbayerische pharmazeutische Gesellschaft 268
Rheinischer Pharmazeutenverein 248
Rheinland, französische Gebiete 26
Rheinsberg, Fayencefabrik 402
Rhizotomen 4
Richters Fabrik in Rudolstadt 176
Richtlinien des Reichsausschusses für Ärzte und Krankenkassen 204, 206, 217, 218
— für bezirkliche Verträge zwischen Apothekern und Krankenkassen 217
— für wirtschaftliche Arzneiverordnung 217
Riedel, J. D., Berlin-Britz 165, 166, 515
— — — Stiftung 242
Rinteln, medizinische Fakultät 134
— Universität 150
Rohdrogenhandel 127
Röhrenkühler 387
Rokoko 399, 400, 516
Rom, altes, Krankenfürsorge 200
Römerwaagen 397
Römisches Gewichtssystem 394
Rommershausensche Luftpumpe 389
Roob 99, 306
Rosendoktor 510
Rosgarten in Konstanz 418
Rößlin, Kräuterbuch 339
Rostock, Apothekenwesen 35
— Brunnengräbers Universitätsapotheke 166
— Hirschapotheke 166
Rotationsmaschinen 391
Rothenburg, pharmazeutisches Lehrinstitut 442
Rotulae 306
Rückflußkühler 383, 387
Rudolstadt, Fayencemanufaktur 402
Rügenwalde, Cramer 103
Rühle v. Lilienstern, Familie 414
Rührpistille 383

Saalfeld, Apothekerordnung 1558 12
— Stadtapotheke 106
Sachkunde des Apothekers 99
Sachleistungen der Krankenversicherung 211

Sachsen-Altenburg 92
Sachsen, Apothekerordnung für das Herzogtum Coburg 1573 132
— Apotheken-Reformation 1567 12
— Arzneitaxe 354
— Ausschreiben vom Jahre 1550 betr. die Apothekenbesichtigungen 225
— Bezug von Extrakten 172
— Generale über den Arzneimittelverkehr 1750 126
— Gewerbegesetz 1861 105
— Hausapotheken, ärztliche 58, 91
— homöopathische Apotheken, reine 373
— Instruktion für die Apothekenrevision 1839 und 1923 97
— Krankenhausapotheke 53
— Kreisvereine, pharmaz. 360, 513
— Landesgesundheitsamt 226
— Landes-Medizinalkollegium 1865 226
— Landesordnung 1550 12
— Landesuniversität, philosophische Fakultät 226
— Mandat 1823 91, 225
— Medizinalordnung u. Taxe 1694 16
— Militärpharmazie 276, 288, 289
— Organisation der unteren Medizinalbehörden 226
— Personalkonzessionare 226
— Pharmakopoea 328
— Pharmazeutenverein 248
— Pharmazeutische Abteilung des Landesgesundheitsamts 226
— Pharmazeutische Kreisvereine 226
— Rang der Militärapotheker 290
— Reskript für homöop. Ärzte 368
— Sanitätscollegien 225
— Schaffung von Landesmedizinalkollegien 226
— Selbstdispensieren der Tierärzte 194
— Tierärzte 194
— Verleihung von Apotheken-Konzessionen 226
— Versorgungskasse 227
— Wahlkammer 226
Sachsen-Gotha, Apotheken-Betriebsordnung 1873 92
Sachsen-Koburg, Apothekenbetriebsordnung 1883 92
Sachsen - Meiningen, Apotheken-Betriebsordnung 1908 92
— — Apothekerordnung 1837 33
— — Zweigapotheken 56
Sachsen - Weimar, Medizinalordnung 33, 92
— — unverkäufl. Konzessionen 33
Sachverständigenkommission, württemb. 1869 77

Safranzunft 237, 505
Säftsiederinnen 100
Sal 306
Saladin, Apothekerbuch 130
Salarium 53
Salben 306
— Bereitung 5
— Krämer 119
— Mischmaschinen 390
— Mörser 389
— Mühlen 390
— Reibmaschinen 390
Salem 47, 497
Salernitanische Hochschule 6
Salerno 5, 6
Salizylsäure, Großhersteller 168
Salol 335
Salvarsan 167, 337
Salzmann - Stiftung deutscher Apo-
theker 243
Salzuflen, Apotheker Brandes 509
Sammelstation, militärische 283, 285
Sammlungen 402, 406, 407
Sammlung, zoologisch - naturwissen-
schaftliche 85
Sanatorien als Verbraucher 117
Sanitätsamt d. Schutztruppe in Wind-
huk 296
Sanitätsämter 274, 284, 285, 299
— bei den Nord- und Ostseestatio-
nen 296
— bei der Marine 294, 295
— Depot 284, 287
Sanitätsabteilungen, Leiter 275
— Depot in Keetmannshoop 297
— Detachement 282, 283
— Direktion, sächsische 289
— Kommission, bayerische 291
— Kompagnie, sächsische 289
— Korps Angliederung der Militär-
apotheker 285
— Material, Rückführung aus dem
besetzten Gebiet 276
— Offiziere 275
— Wesen, Hessen 230
Sankt Gallen, armarium pigmentorum:
Cubiculum valde infirmorum 51
— — Bauriß 51
— — domus medicorum 51
Sankt-Martinstag, Geschenke 183
Santonin 333
Sapones 306
Saufen und Spielen, Verbot 153
Schachzabelbuch 182
Schärfen = acrimonia 303
— alkalische 303
— saure 303
Schaufensterwerbung 189
Schaumburg - Lippe, Apotheken-Be-
triebsordnung 92, 370

Schaumburg-Lippe, Apothekenge-
rechtsame 37
— — Arzneitaxe 354
— — Dispensierrecht der Tierärzte
195
— — Hausapotheken, ärztliche 59
— — Homöopathie 370
— — Pharmakopöe 329
— — Revisor, preußischer 235
Scheidetrichter 384, 387
Schelenz, Hermann, Plakette 257, 407
Schering-Kahlbaum AG. 163, 165, 166,
271, 432, 515
Schiedsgericht in Mecklenburg 35
Schiffsapotheken 31, 59
Schlafmittel 312
Schlagkreuzmühlen 389
Schlagnasenmühlen 389
Schlagwasser 503
Schleiz, Stadtapotheke 101
Schlesien, Medizinalordnung 1744 22,
28, 32
Schleswig, herzogl. Hof 161
— Hofapotheke 161
Schleswig-Holstein, pharmazeutisches
Gehilfenexamen 133
— — Pharmakopoea 325, 330
Schloßmuseum, Berlin 402
Schmalkaldischer Balsam 173
Schmausereien bei Revisionen 506
Schmelzpunktsbestimmungsapparat
393
Schmidt, Ernst, Medaille 407
Schmidt, Johann Albert, Stiftung 242
Schmidtscher Balsam 173
Schminkläppchen 107
Schneidelade 382
Schneiderlohn in der Arzneitaxe 349
Schnellwaagen 397
Schriftsteller aus der Pharmazie 403,
404, 510
Schrotmaschinen 389
Schule, arabische 500
Schulmediziner 361, 380
Schüßlersche Lehre 376
Schutz des Herstellungsweges der
chem.-pharm. Erzeugnisse 167
Schutzgesetz für Apotheken 124, 129
Schutzmaßnahmen, Nachttaxe 356, 416
Schutzpatrone der Apotheker 409
Schutzpolizei 276, 300
Schutztaxe 356, 416
Schutztruppe, Auflösung 297
— für Deutsch-Südwestafrika 296
— für Ostafrika 297
— Militärpharmazie 276, 296
Schutztruppenuniform der Apotheker
296
Schutzverband bayer. Apothekenkon-
zessionsinhaber 247

Schutzverband bayer. Realrechtsinhaber 247
— der Realrechts- und Privilegbesitzer 247
— deutscher Apothekenbesitzer 246
Schutz vor Konkurrenz 346
— vor Überteuerung 346
Schwabesche Präparate 374
Schwaden 99
Schwarzburg-Rudolstadt, Apothekerordnung 33, 92
— — Arzneitaxe 354
Schwarzburg - Sondershausen, Apothekenbetriebsordnung 92
Schweinerotlaufserum 337
Schweinfurt, Stadtapotheke 418
Schweizer Apotheke, Berlin 165
Schweizer-Pillen 176
Schweizerische Städte, Amtliche Instruktion 182
Scripulum 394
Scrupel 395, 396
Sektenbildungen, medizinische 361
Selbstabgabe der Krankenkassen 208, 210, 211, 216, 218
Selbstablösung d. Apothekenbetriebswerte 79, 80
Selbständige Gerechtigkeiten 40
Selbstdispensation der Ärzte 182—192
— der Homöopathen 365, 366, 368—373
— der Tierärzte 194, 195
Selbstherstellung der Extrakte 171
— der Praeparata chymica u. Composita 162
— galenischer Präparate 172
— in Apothekenlaboratorien 162
Selbstverwaltung der Krankenkassen 201
— des Apothekerstandes 197, 513
— — in Danzig 235
Senckenbergischer Stiftsgarten 509
Sendschreiben Hahnemanns 370
Senkspindeln 398
Sepdelen 379
Sepdelenopathie 379
Seplasiagasse 4
Seplasiarie 4, 5
Serologie 377
Sertürner-Medaille 255, 407
Serum antidiphtericum 336
— antitetanicum 336
Serumtherapie 312, 517
Servierzeit 134, 140, 142, 143, 289
Servierzeugnis 408
Sextarius 397
Sexualhormone 312
Sicherheitspolizei 300
Sicherheitswehr 300

Siebenjähriger Krieg 274
Siebmaschinen 389
Siedethermometer 393
Siegelwachs 102, 107
Siena 401
Signaturen-Lehre 304, 305, 501
Silberglätte 383
Similia similibus 362, 364
Simon, Berlin, Fabrik 162
Simplicia 82
— exotica, Einkauf 22
Sinai-Expeditionskorps 287
Sinnbilder als Wahrzeichen 409
Sinopel 100
Sizilien 13, 495
Skrofulose 378
Soldatenfamilien 281
Söldner-Heere 272
Sondergebühr 357
Sonderrabatte 208, 216, 217, 218
Sonderumlage der Zutada 252
Sonnengeflecht 379
Sonntagsdienst 158, 416
Sozialdemokratische Partei 207
Sozialfürsorge 200
Sozialgesetzgebung 201, 206
Sozialisierung des Arznei- und Heilmittelwesens innerhalb der Krankenversicherung 212
— der Privatwirtschaft 213
Sozialversicherung 200, 213
Spanschachteln 382
Sparda, Spar- und Kreditgenossenschaft deutscher Apotheker 251
Spatel 384
Spätgotik 403
Speyer, Apotheken 213
Spezereien, medizinische 124
— orientalische 401
Spezial-Archiv der deutschen Wirtschaft 165
Spezialitäten 177, 180, 357
— Abgabe durch Apotheken 180
— Anteil bei der Ortskrankenkasse Köln 176
— Aufschlag 208, 358, 359
— Flut 178, 518
— Hersteller 172—180, 517, 518
— hygienisch-kosmetische 163
— Industrie 180
— Paragraph in der Arzneitaxe 357
— Taxe 361
— und Warenzeichen, Unternehmen des DAV. 177, 217, 243
Spindelpressen 386
Spirituosen zu Genußzwecken 106
Spiritus 306
Spirituslampe 387
Spital-Apotheken 52, 53, 291, 498

Spital-Apotheken, Ordnungen 53
— Reservedepots, württembergische 294
Spitzbeutel 384
Spottbilder, pharmazeutische 406
Sprechstunden in den Apotheken 85
Spritzflasche 387
Staatsapotheken 35, 37, 45, 46, 47, 49, 72, 74, 100, 149, 497
Staatliche Krankenfürsorge 200
Staatsarchiv, geheimes, Dahlem 273
Staatsvertrag Bayern und Coburg 1920 33
Stabsapotheker 282, 285, 286, 287, 298, 299, 300
— der Reserve 286
— der Schutztruppe 296, 297
Stabsfeldscherer 273, 278
— in Sachsen 287, 288
Stabsmedikus in Sachsen 288, 289
Stabswundarzt 291
Stadtälteste, Apotheker als 416, 417
Stadtapotheken 15, 49, 185, 271, 497
Stadtärzte 52, 93, 132, 184, 219
Staffelung des Spezialitätenaufschlages 356, 358
Standesgemeinschaft deutscher Apotheker 24, 172, 243, 247, 257, 258, 269, 271, 512
Standesherrliche Apotheken 47
Standesjugend deutsch. Apotheker 258
— und Pharmazeutenscheft 268
Standesleiter 269
Standesordnung für Braunschweig 233
Standesvertretung, pharmazeutische, amtliche u. halbamtliche 219—237
— — außeramtliche 237—258
Standeszeitung deutscher Apotheker 267, 269
Standgefäße, Fayence 401
Ständige Kommission zur Bearbeitung des deutschen Arzneibuchs 237
Standortlazarett 298
Standwaagen 397
Starkwirkende Arzneimittel, Abgabe 19, 86, 87
Starstecher 119
Stationarii 8, 64
Stätterechner 13
Statuta sive Leges Municipales Arelatis 1162—1202 7, 182, 314
Stechheber 387
Stehendes Heer 272
Stehwaagen 397
Steinkohlenteer 166, 167
Steinschneider 119
Steintherapie 382
Stellenvermittlung 115, 155
Sterbegeld 251

Sterbegeld, Versicherung, obligat. 258
Sterbekassen 258
Sterilisationen 144
Sterkora 304, 308, 504
Stettin, Apotheke zum Greif 401
Steuerkunde, Kurse in 144
thekergehilfen 239
Stiftungen 152
— für Unterstützungs- und Stipendienzwecke (DApV.) 241
— zur Auszeichnung wissenschaftlicher Arbeiten 242
Stiftungsapotheken 497
Stiftung zur Unterstützung von Apo-
Stipendien 152, 242, 243, 251
— für die studierende Jugend 152, 243, 251
Stocktragen 154
Störck, Gebrüder, Oberhausen 271
Störer 119, 129
Störgeld 122
Stößer 155, 159, 289, 293
Stoßkammer 389
Stoßmesser 382
Stovaine 336
Strafbestimmung, erste, für Apotheker und Ärzte 7
— im preuß. Medizinaledikt 1725 125
Strafen, ehrengerichtliche in Württemberg 228
Strafgewalt der preußischen Apothekerkammer 223
Straßburg, Drogengeschäfte 82
— Hirschapotheke 147, 164, 190, 496, 508
— — Laboratorium 147
— Pharmacopoea Argentoratensis 324
— Universität 191, 496
— Zivilhospizien 53
Streitigkeiten wegen Handels mit Gewürzen und Materialien 103
Streitschrift von Symphorien Champier 197, 198
Streit zwischen Apothekern und Materialisten bzw. Drogisten 119—129
Striemen aus Menschenhaut 317
Struve und Soltmann 440
Strychnin 333
Strychnin-Gewinnungsverfahren 164
Studiendirektion 142
Studiengang der Apotheker 139—145
— der Nahrungsmittelchemiker 109
Stuttgart, Angliederung einer Apotheke an die Krankenkassen 213
— Apothekerordnung 9, 15, 65, 183, 347
— Arzneibuch 330
— Hofapotheke 22, 28, 47, 497

Stuttgart, Ortskrankenkasse 213
— Sterndrogerie 214
— Technische Hochschule 143, 151
— Versammlung des Verbandes der Ortskrankenkassen 1901 209
Subjekte 131, 152, 271
Subjektiv dingliche Rechte 40
— persönliche Rechte 25, 40
Sublimation 384
Sublimatpastillen 336
Substituieren 10
Succedanea quid pro quo 317
Succolata Indica praeparata 107
Succus inspissatus 306
Süddeutsche Apotheker-Zeitung 227, 263, 264, 515
Süddeutscher Apothekerverein 240
Suffimenta 306
Suffitus 306
Sulfonal 335
Suppositorien 306
— Formen 390
Suprarenin 336
Süßwein 106
Symbol, Apotheken 409
Syndikat der Spezialitätenunternehmen des DApV. 243
Syndikatspräparate 178
Synonyma med. seu clavis sanationis Simon Januensis 314
Synonymenlexikon 504
Syropel 100
Syrupi 101, 122
— simplices et compositi 99
Systemänderung bei den Spezialitätenpreisen 357
System, mechanistisch - dynamisches 304

Tabak, Wundkraut 305
— Handel in Apotheken 107, 119
Tabletten-Packungen, billige 168
— Pressen 390
— Selbstanfertigung 168
Tabloids 168
Tabulae 306
Tabulierbrett 384
Tagebücher von Apothekern 155
Tannalbin 336
Tannigen 336
Tannoform 336
Tarene 346
Tarierwaagen 397
Tarif-Vertrag deutsch. Apotheker 158, 512
— Gehalt 158
— Gemeinschaft deutscher Apotheker 512
— und Zuschußkasse 251

Taschen-Apotheken, homöopathische, Anhalt 370
Taschenbuch für Scheidekünstler und Apotheker 259
Taeschner-Stiftung 242
Tauschverein pharmazeutischer und chemischer Gegenstände 181
Taxa, brandenburg. 1685 321
— pharmaceutica universalis 1747 350
— seu pretium usw. Brandenb. 1713 350
Tax-Beratungen 355
— Bestimmungen Kais. Friedrichs II. 7
— Einführungsverordnungen 355
— Sachverständige 355
— Überschreitung 20, 352
— und Viktualienordnung, Hinterpommern 1681 17
— Unterschreitung 352
— Verfahren, württemb. 354
Taxe, Dresdener 347
— Frankfurt a. O. 1609 348
— hessische 1655 107
— homöopathischer Arzneimittel 356
— Magdeburger 1697 107
— Maximal- und Minimal-, preußische 21
— preußische 1715 350
— private 360
— Übersichts-, Hannover 349
— Vergleichung verschiedener 349
— Wiener 23
— Wittenberg 1614 349
Technisch-chemische Untersuchungen 283
Technische Hochschulen 143
— Kommission für pharmazeutische Angelegenheiten 221, 223, 274, 513
Teda 306
Teerfarbstoffe, Fabrikation 166, 167
Tegernseer Handschrift 314
Teilungsgebühr 357
Temmler-Sammlung 402
Tenacula 384
Terpinhydrat 335
Teuerungszuschlag 357
Theatrum anatomicum 139
— Chemicum Britannicum, Kupferstich 397
Theobrominum natrio-salicylicum 336
Theologica mystica 406
Theriaca Andromachi 322
Theriak 9, 11, 24, 83, 161, 322, 504
— Büchsen, goldene 84
— Krämer 21, 122
— öffentliche Herstellung 83
— venetianischer 161
Thesaurus Aromaticorum 1512 110

Thesaurus pauperum oder Hausapotheek . . . 327
Thöldens Haligraphica 398
Thoms, Hermann, Jubiläums-Stiftung 255, 256
— — Medaille 407
Thüringen, Apotheken - Betriebsordnung 92, 160, 229
— Apothekenbetriebssystem 34
— Apotheken-Revisionsbestimmungen 1924 97
— Apothekergerichte 230
— Apothekerkammern 229
— Apothekerordnung für Schwarzburg-Rudolstadt 70
— Besichtigung der Apotheken 97
— Dispensierrecht der Tierärzte 194
— Ehrengericht der Apothekerkammer 230
— Gemeindeapotheken 50
— Gemeinschaftsvertrag 1920 35
— Gesetz über Schaffung einer Apothekerkammer 229
— Glasindustrie 386
— Hausapotheken, ärztliche 59
— homöopathische Apotheken und Hausapotheken 369
— Konzessionen, vererbliche 44
— Krankenhausapotheken 53
— Kundschaftswert 34
— Olitäten 52, 161, 174
— Privilegium, vererbliches 40
— Realkonzession 44
— Standesvertretung 229
— Witwen- und Waisenrecht 34
— Zusammenschluß der ehemaligen thüringisch. Bundesstaaten 1920 229
Thymol 335
Thyroxin 312
Tiegel 383
Tiepoltsche Stiftung, Königsberg 152
Tierarzneien 196, 355
Tierarzneikunde 192
Tierarzneimittelfabrik 195
Tierärzte 111, 193, 194, 195, 196
— Arzneiabgabe u. -Herstellung 192
— Arzneibezug 193, 194, 195, 196
— Dispensierrecht 129, 193, 194, 195
— Stand 192
— und die Arzneitaxe 196
Tierbehandlung, Verteuerung 196
Tierheilkunde 192
Tierkrankheiten, homöopathische Heilung 377
Tierorgane 504
Tierreich, Heilmittel aus dem 6, 308, 501, 502, 504
Tillytropfen 173
Tinctura 306

Tinctura Digitalis 172
Tinkturen 389
Tintehandel in Apotheken 102, 107
Titriermethode 387
Togo, Kolonie 284
Tokayer 106
Tollwut, Vorschrift gegen 173
Toxikologie 142
Toxine 377
Tragea 306
Tranksteuer 106
Traubenkerne, Gewichteprüfung 395
Traumaticin 336
Trennung der Berufe Arzt und Apotheker 12, 13, 182, 191, 495
Trichinenepidemie, Halberstadt 111
Trier, Apothekerordnung 1619 121
Trinkstuben in Apotheken 105
Trochisci 161, 306
Trockenboden 388
Trockenschrank 388
Trommsdorffs Almanach oder Taschenbuch für Chemiker 259
— Fabrik 162
— Institut, Erfurt 164
— Journal 259
— Medaille 407
— Stiftung 242
— Stipendium für hülfsbedürft. Apothekergehilfen 242
Tropococain 336
Trypaflavin 167
Tuben 390
— Füllapparate 390
Tuberkulin-Kochii 336
Tuberkuline 337
Tübingen, Apotheker 1457 271
— pharmazeutischer Lehrstuhl 148
Tuchhandel 107

Überlassen an andere, Begriff 215
Überlingen, Spitalordnung 53
— Stadtarchiv 343
Übernahme, obligatorische, des Apothekenhauses 245
Übersetzung der Pharmac. Borussica 142
Überwachung der oldenburg. Apotheken 98
Übungen der Militärapotheker 286
Ulm, Apothekerordnung 1564 385
Ulmer Apotheker-Gesetz u. -Eid 1491 9, 13, 65, 183, 316, 347
Umhängemedikamente 382
Umsatzsteuergesetz 357
Umschläge 306
Unfallfürsorge 200
Unguenta 313
Unguentarii 4

Uniformen, Militärapotheker 279, 281, 283, 298
Uniformierung württemb. Militärapotheker 294
Universal-Heilmittel 3, 501
— Maschinen 390
— Pharmakopöe 326
Universität Frankfurt a. M. 143
— Hamburg 143
— Jena 49
— Köln 143
— Leipzig 103
Universitätsinstitut für Geschichte der Medizin und Naturwissenschaften in Berlin 257
Universitätsinstitute, bayer. pharmazeutische 136
— chemische 146, 147, 148
— pharmazeutische 135, 136, 148, 149
Unterapotheker 279, 281, 282, 283, 285, 286, 290, 291, 292, 293
Unterfeldapotheker 280, 281
Unterleutnants-Gleichachtung bayerischer Unterapotheker 291
Unterrichtsanstalt für Pharmazeuten Erfurt 165
— zu Berlin 134
Unterricht, chemischer an deutschen Hochschulen 145
Unterrichtsschule f. angehende Pharmazeuten 135
Unterstützungsanstalt des DApV. 242
Unterstützungsstiftung des DApV. 243
Untersuchungsamt, nahrungsmittelchemisches 222
Untersuchungs-Station beim Marine-Sanitätsamt 295
Untersuchungsstellen, hygien., Leiter 275
— im Bereich des Arbeitsministeriums 299
Untersuchungen, physiologische 110
Unzen 346, 394, 395, 397
Urbino 401
Urethan 337
Ursprung und Entwicklung der chemischen Industrie 166
Urtinkturen, homöopathische 370

Vacuumapparatur 393
Vater der neuer. Scheidekunst, Marggraf 507
Väter der Botanik 340
Vedebua 246
Venedig 13, 82, 161, 396, 401
Verband angestellter Ärzte und Apotheker 250, 270
— der Ärzte Deutschlands 199
Verband der Besitzer unverkäuflicher Apotheken 245
— der Chemisch - Pharmazeutischen Großindustrie, Cepha 178
— der chemisch - technischen Industrie 178
— der deutschen wissenschaftlichen Vereinigungen 256
— der Vertrauensapotheker 270
— der Vertreter der wissenschaftlichen Pharmazie deutscher Hochschulen 256
— deutscher Apotheker 76, 79, 157, 246, 250, 251, 270, 512, 515
— deutscher Apotheker, Reichsfachgruppe des GDA. 250
— deutscher Drogisten 128
— konditionierender Apotheker 75, 76, 250, 270
— nationaler Apothek. Deutschlands 247
— pharmaz. Fabriken Deutschlands 178
— zum Schutze verkäuflicher Apotheken in Danzig 246
Verbände, pharmazeutische 237—258
Verbandmittelreserven 283
Verbandpäckchenanfertigungsstellen 275
Verbandstoffe, Bezug von Heilmittelvertriebsgesellschaften 216
Verbandstoff, Preisliste, gemeinsame Herausgabe 216
— Selbstabgabe der Krankenkassen 216
Verbietungsrecht 35, 39
Verbot der Ausübung der Apothekerei durch Ärzte 182—187
— der Ausübung der Heilkunst durch Apotheker 182, 183, 187, 197
— des Materialien- und Gewürzhandels 101
Verbotslisten, Aufstellung 119, 121
— für die Verordnung von Arzneispezialitäten 217
Verbraucher, Begriffsdefinition 117
Verdrängungsmethode 389
Vereinbarungen 363
Verein approbierter Fachgenossen des Apothekerstandes 249
— homöopathischer 131
— nichtbesitzender Apotheker 250
— zur Unterstützung der Apothekergehilfen 242
— zur Wahrung der wirtschaftlichen Interessen deutscher Apotheker 244
Vereine, biochemische 376
— pharmazeutische 237—258

Vereinigung des süd- und norddeutschen Apothekervereins 262
— deutscher Anstalts- und Krankenhausapotheker 257
Vereinsgedanken, demokratischer 241
Vereins-Organe 263, 264—270
—· Warenzeichen 177
— Zeitschriften 263—270
Verfälschungen 13, 319
Vergrößerungsglas 387
Vergütungsverfahren, bayerisches 243
Verhältnis der Apotheker zu den Ärzten 181—199
Verhältnis der Apotheker zu den Krankenkassen 200—218
Verheiratetenzuschußkasse 251
Verirrungen der Heilmittellehre 501
Verjährung, unvordenkliche 41
Verkauf von apothekenpflicht. Waren 117
Verkaufsvorrechte der Apotheker 119
Verkehr mit Arzneimitteln außerhalb der Apotheken 112—131
— mit Arzneimitteln, Großhandel 112—117
— mit Betäubungsmitteln 87, 236
Verkehrsfehlergrenze bei Meßgeräten 398
Verlag des Deutschen Apothekervereins 243
Venturoli 378
Vermifugi 378
Veröffentlichungen aus dem Gebiete des Militärsanitätswesens 274
— der Gesellschaft für Geschichte der Pharmazie 256
Verordnung, Danziger, zum Schutze der Volksgesundheit 118
— Kaiserliche vom 22. Oktober 1901 127, 215
— über die Krankenhilfe 204, 210
Verpachtung persönlicher Konzessionen 45
Versailler Vertrag 235
Versammlung deutsch. Naturforscher und Ärzte 253
Versandapotheken 114, 130
Verschreibungs - Verordnung, Betäubungsmittel 87
Verschreibweise, ökonomische 217
Versicherung von Familienangehörigen 517
Versicherungsamt 203
— Speyer 213
Versicherungs-Fürsorge 200
— Gesetze, soziale 200
— Pflicht der Apothekenassistenten und Praktikanten 201
— Träger 200

Versicherungs-Fürsorge, Zwang 200, 201
Versorgungs-Ämter 299
— Apotheker 276
— Kasse der Konzessionsanwärter 258
— — sächsische 227, 258
— Krankenhäuser 299
— Lazarette 276
— Wesen 276, 298, 299
Verstaatlichung d. Apotheken 207, 497
Versuchsanstalt für Landeskultur Kamerun 284
Verteidigungschrift Hahnemanns 360
Vertrags-Apotheker 298, 299, 300
— Ärzte 203
— Krankenhäuser 203
Vertrauensapotheker, Der (Zeitschrift) 270
Vertretung, akadem., der Geschichte der Pharmazie 257
— des Apothekerstandes, amtliche und halbamtliche 219—237
— — — außeramtliche 237—258
— der deutschen Apotheker, alleinige 247
Verunda, Ründeroth 271, 409, 515
Verwalter, Apotheken 140
Verwaltungsarbeit, kaufmännische in Apotheken 160
Verzeichnisse der dem freien Verkehr überlassenen Mittel 125
Vidarien 345
Vierteljahresschrift für prakt. Pharmacie 262, 266
Viperntrochiscen 504
Virchowsche Zellularpathologie 310
Visitation Arnstädter Apotheken 94
— bayerischer Apotheken 223
— der Apotheken, Lippe 1835 98
— der Nürnberger Apotheken 95
— der württembergischen Apotheken 227
— Instruktion in Baden 97
— Kostenrechnung 94
Volks-Heilkunde 380, 501
— Heilmittel 192, 301, 312, 380
Volontär-Pharmazeut 282
Vorbeugungsmittel 130
Vorbildung, wissenschaftl. der Apotheker 143, 506
Vorexamen 134, 143, 144
Vorlagen 384
Vorlesungen über Chemie und Botanik, erste 133
— über Homöopathie für Pharmazeuten 372
Vorrecht von Adeligen und Prälaten in Würzburg 11

Vorschriftenbücher 306
Vorschriften betr. die Abgabe starkwirkender Arzneimittel 86, 87
— betr. die Prüfung für Nahrungsmittelchemiker 109, 274
— für Spezialitäten-Herstellung auf
  wissenschaftlich-technischer Grundlage 178
— für wohlfeile Rezeptur-Arzneien
  217
— über den Verkehr mit Geheimmitteln und ähnlichen Arzneimitteln
  175
— zur Selbstherstellung einheitlicher
  Arzneispezialitäten 177
Vorträge, homöopathische 372
Vorwurf der Kurpfuscherei 189
Vorzugsbedingungen 203, 204, 210

Waage, Westphal 387
Waagen 389, 397
Waagenhalter 400, 401
Wackeroder-Stiftung 242
Wahlkammern, sächsische 226
Wahlrecht und Wählbarkeit zur preu-
  Bischen Apothekerkammer 223, 249
Wahlspruch: „Hora ruit" 239
Wahrheit in der Werbung 518
Wahrung wirtschaftlicher Interessen
  der angestellten Apotheker 248
Wahrzeichen der Apotheken 407, 408,
  409
Waisenhaus, Halle 130, 174
Waldeck, Apothekenbetriebsordnung
  92
— Apothekengerechtsame 37
— Tierärzte 195
Waldenburger Erde 383
Wandergewerbescheine 130
Wanderjahre der Apotheker 155
Wanderschaft der Apothekergehilfen
  155
Wappentiere 408
Warenkunde 142
Warenzeichen der Firma Merck 165
— des DApV. 177
Wasserbrennerinnen 100
Weber-Stiftung 242
Weckers Antidotarium 1644 321, 382,
  501
Wehrkreis-Apotheker 298
— Arzt 298
— Kommando 298
— Sanitätsdepot 298
Wehrmacht, deutsche 297
Wehrpflicht, allgemeine 297, 299
— Gesetz Änderung des 283
Wehr- und Heerordnung 283
Weiber der Apotheker 160

Weihnachtsgeschenke 134, 183, 186,
  238
Weimarischer Hofapotheker, Bucholz
  191
Weine, Ausschank 41, 99, 102
Wein, Gelage 105
— Großhandel in Apotheken 105
— Medizinal- 106
— Stube der Ratsapotheke Hanno-
  ver 105
Weißer Hirsch, Dresden 377
Weizenkörner als Gewichtsgrundlage
  395
Weltkrieg 151, 157, 212, 287
Weltwirtschaftskrise 159
Wenderoth-Stiftung 242
Werbe-Beratung 116
— Maßnahmen 116
— Stelle des Deutschen Apotheker-
  vereins 243
— Tätigkeit der Apotheker 189
Werbung, Kunst der 271, 517
— für Spezialitäten 177
Westfalen, Königreich, Pharmakopöe
  329
Westfälische Gesetze 43
Westphalsche Waage 387
Wetzlar, Hauptapotheke 413
Weymarisches Artzney-Buch 320, 321
Wiederbelebung der Apothekenlabo-
  ratorien 177, 178, 518
Wiederverkäufer, Begriffsdefinition
  117
Wiegemesser 382
Wien, Nationalbibliothek 411
— Naturforschermuseum 343
— Taxe 29
Wigesa, wirtschaftl. Genossenschaft
  saarländischer Apotheker 248
Wiggers-Stiftung, Göttingen 152
Windöfen 387
Winkelapotheker, jüdische 419
Winterarbeiten f. Stabsapotheker 286
Winterthur 401
Wirkungsstoff, pflanzlicher, Reindar-
  stellung 164
Wirtschaftl. lokale Vereinigung der
  Amts - Hauptmannschaften Plauen,
  Oelsnitz und Auerbach 248
— Vereinigung der Apotheker Nord-
  ostharz 248
— — Fraktion des Reichstags 196
— — westdeutscher Apotheker 246
Wirtschaftsgenossenschaft deutscher
  Tierärzte 195
Wirtschaftsverband deutscher Apo-
  theker 79, 116, 244, 245, 251
Wismar, Apothekenrecht 35

Wissenschaftl. Anforderungen, erstmalige 9
— Deputation für das Medizinalwesen in Preußen 221, 222, 352
— Zeitschriften 259—262, 264, 265
Wittenberg, Apotheke des Lukas Cranach 199
— Apothekenprivileg 114
— medizinische Fakultät 226
— Taxe 1611 349
Witwenrecht 25, 34, 35, 36, 45
— bei Personalkonzessionen 45
Witwe, Wiederverheiratung 45
Wivedea, wirtschaftliche Vereinigung deutscher Apotheker 248
Wivewea 246
Wochenmärkte, Handel mit Arzneimitteln 121
Wohlau, Kräutergärtlein 345
Wohlfahrtsapotheken 497
Wolbeer, Berlin 402
Wolff Geh.-Rat Dr. Ewald, Stiftung 242
Worczkremer 121
Worczler 121
Worms, Apothekerordnung 1582 13, 183, 189
Wortgeschützte Mittel 356
Wuchergericht in Stuttgart 214
Wundarzt 182
Wundkraut 305
Wundsalbe, Herstellung durch Tierärzte 192
Württemberg, Apotheker als Mitrevisoren 97
— Apothekereid 70
— Apothekenbetriebsordnung 58, 170
— Apothekerkammer 227, 228
— Apothekerordnung 1720 15, 16, 22
— Arzneimittelabgabe - Verordnung 1932 86
— Arzneitaxe 354
— Besichtigung von Apotheken 97
— Dispensierrecht der Tierärzte 194
— — homöopathisches 369
— Edikt vom Jahre 1817 227
— Ehrenrat der Kammer 227, 228
— Giftordnung 89
— homöopathische Apotheken 373
— — Ärzte 368
— Kreismedizinalräte 227
— Kreisregierungen 227
— Landesgesundheitsrat 227
— Landesordnung 1567 115
— Medizinalkollegien 227
— Medizinalordnung 13, 22, 70, 88, 108, 125
— Militärpharmazie 276, 293

Württemberg, Neuregelung des Apothekenwesens 81
— Pharmacopöen 1741 und 1798 322, 323, 336
— Pharmazeutischer Landesverein 227, 513
— Prüfungskommission 137
— Sachverständigen-Kommission 1869 77
— Selbstanfertigung von Tabletten in den Apotheken 168
— Taxverfahren 354
— Verordnung über Einrichtung u. Betrieb von Apotheken 1905 91
— Visitation der Apotheken 227
— — zur Durchführung des Ehrengerichtsverfahrens 228
Würzburg, Apotheker-Ordnung 1502 10, 184
— Juliusspitalapotheke 11, 53, 400, 401, 418, 511
— Medizinal-Ordnungen 1535, 1550, 1583 11
— Medizinalpolizei 11
— Pharmakopöe Herbispolit. 1778
— Vorrecht der Adeligen und Prälaten 11
Würzburger Rezept 393
Wurzelschneider 382
Würzwein, Ausschank 105

Yohimbin 337
Ysat-Fabrik 178, 271

Zahnbrecher 119
Zahnpulver 107
Zangen 384
Zaubertränke 153
Zeichen, ägyptische für pharmazeutische Verrichtungen 1, 2
Zeitschriften 258—277
Zeitung des Norddeutschen Apothekervereins 267
Zell, Schloß 47
Zellularpathologie 310, 374, 375
Zema 178
Zentralblatt für Pharmacie 270, 515
Zentralbüro des Deutschen Apothekervereins 267
Zentraleinkaufsstelle von Heilmitteln 212
Zentrallaboratorium in Braunschweig 47
Zentraloffizin, homöopathische 378
Zentralstelle für Markenschutz, Jena 178
— für Nahrungsmittelanalyse 110
Zerbst, Apothekerbeschwerde 369
— Geschichte der Rats- und Stadtapotheke 126

Zerbst, Fayencemanufaktur 402
Zimmer & Co., vereinigte Chininfabriken 162
Zinopel 100
Zivilbeamte der Heeres-Verwaltung 289, 298
— Apotheker bei der Marine 294
Zubereitung von Arzneimitteln ausschließliches Apothekerrecht 125
Zucker, Apothekerware 101, 503, 507
— Arzneien 6
— Bäcker 125
— Candis 102
— Geschichte 99
— Handel 119
— Kanari 13
— Verbrauch in der Ratsapotheke in Hannover 101
— Waren, Herstellung durch Apotheker 100
— Waren und Gewürze pp., Alleinverkauf durch Apotheker 99
Zunft, Krämer- 237
Zunftmäßige Zusammenschlüsse von Apothekern 237
Zunftordnungen 237
Zunft, Safran in Basel 237
Zunftverfassung 121
Zünfte, Krankenfürsorge 200

Zur Geschichte der deutschen Apotheke (Beiblatt zur Deutschen Apothekerzeitung) 267
Zusammenballung der Kapital- und Wirtschaftsmacht 162
Zusammenschluß der Besitzergruppen 243, 245
— nichtbesitzender Apotheker 248
— Realkonzessionare und Privilegienbesitzer 246
Zusatzgebühr 356, 358
Zuschlag auf Einkaufspreise 355
Zuschuß-Kasse der Tarifvertragsgemeinschaft deutsch. Apotheker (Zutada) 158, 250, 251, 258, 512
Zuständigkeitsstreitigkeiten zwischen Ärzten und Apothekern 181
Zutada 158, 250, 251, 258, 512
Zwangsabschlag 355, 359
— Vereinbarung zwischen Spitzenverbänden der Ärzte und Krankenkassen 306
— Versorgungsinstitut bayer. Apotheker 225
Zweigapotheken 37, 55—57, 60—63, 90, 372
— Tabellarische Zusammenstellung 60—63
Zwischenhandel, Begriffsdefinition 117, 118